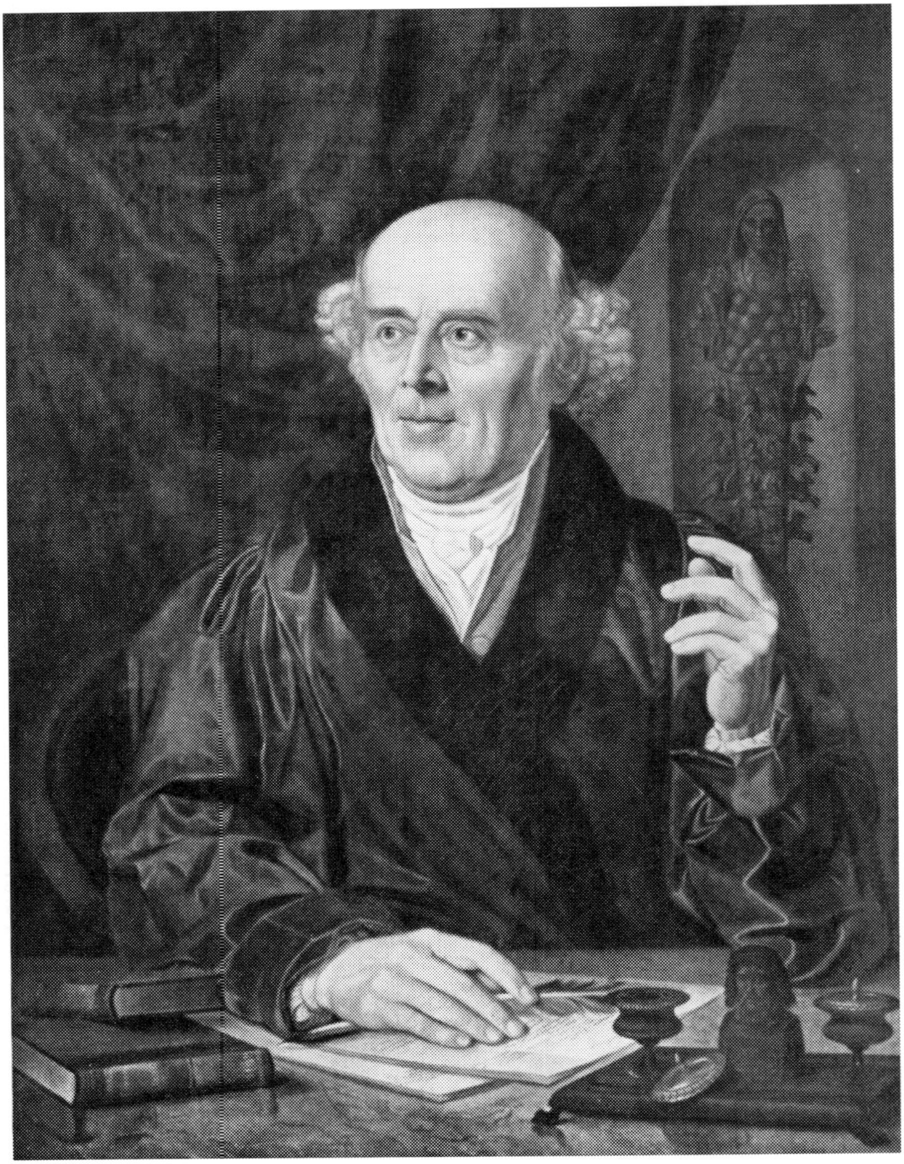

Hahnemann
nach dem Gemälde von Schoppe (Berlin)
(zur 50jährigen Doktorfeier am 10. August 1829)
(Original im Besitz des Herrn Hofrat Dr. Willmar Schwabe)

Rudolf Tischner

Geschichte der Homöopathie

SpringerWienNewYork

Dr. med. Rudolf Tischner †

Druck: A. Holzhausens Nfg., A-1070 Wien
Gedruckt auf säurefreiem, chlorfrei gebleichtem Papier - TCF

SPIN: 10667121

Mit zahlreichen Abbildungen

ISBN 3-211-83101-0 Springer-Verlag Wien New York

Vorwort

Mit der Fertigstellung des vierten Teiles meiner „Geschichte der Homöopathie“ liegt nunmehr nach achtjähriger Arbeit das Gesamtwerk abgeschlossen vor. Meine Aufgabe sah ich hauptsächlich darin, das Werden der Homöopathie als medizinische Lehre aus ihrer Zeit heraus verständlich zu machen, ihre Abwandlungen und Ausgestaltungen durch ihre führenden Köpfe zu schildern, sowie ihre Zusammenhänge mit anderen Bewegungen, insbesondere mit der Schulmedizin darzustellen. Daneben durfte aber auch das rein Berichtende über das Schicksal der Lehre und der Hauptpersonen nicht vernachlässigt werden. Über das Geschichtliche hinaus habe ich außerdem vielfach die Ansichten über Hahnemanns Lehre in sachlicher Hinsicht richtigstellen können, wie z. B. über die „innern Veränderungen“, die Naturheilkraft sowie die „festständigen Krankheiten“ und ihre Behandlung.

Keine Wissenschaft ist „voraussetzungslos“, wie dies jahrzehntelang totgehetzte Schlagwort glauben machen will, aber vorurteilslos sollte sie sein, und so habe ich mich bemüht, mich außerhalb der beiden Parteien der Homöopathie und der Allopathie und ihrer Vorurteile zu halten. In der gegenwärtigen taktischen Lage, bei der der kleinen Gruppe der Homöopathen die große Menge der andern Ärzte gegenübersteht, mußte ich bei der Unzahl der verwirrenden Vorurteile gegen das Gebiet sozusagen als Anwalt der verachteten kleinen Schwester erst einmal die Sachen zurechtrücken, was auch nicht ohne Einfluß bleiben konnte auf Stoffwahl und Art der Darstellung. Ich hielt es deshalb auch für geboten, meine Ansichten durch zahlreiche Anführungen zu belegen, was gewiß auch wegen der Seltenheit des homöopathischen Schrifttums in öffentlichen Büchereien erwünscht sein wird.

Diese mangelnde Anerkennung machte es außerdem notwendig, in kämpferischer Einstellung die berechtigten Ansprüche der Homöopathie vom geschichtlichen Standpunkt aus hervorzuheben und sich mit den gegnerischen Ansichten ausführlicher und schärfer auseinanderzusetzen, als es nötig gewesen wäre, wenn die Homöopathie schon längst im ruhigen Besitz der bürgerlichen Ehrenrechte wäre. —

Wenn man, wie der Verfasser, ein Menschenalter lang als Außenseiter gegen herrschende Meinungen kämpft und auch die Geschichte derartiger Außenseitergebiete (Parapsychologie, Mesmerismus, Homöopathie) genau kennt, und wenn man gesehen hat, mit wie wenig Wissen und Gewissenhaftigkeit Unschulgemäßes bekämpft zu werden pflegt, dann stimmt man Chamfort zu, die beste Philosophie für die Welt sei: «*d'allier le sarcasme de la gaieté avec l'indulgence du mépris*». — Es konnte nicht ausbleiben, daß diese Erkenntnis mitunter auch in diesem Werk ihren Niederschlag gefunden hat.

Im Gegensatz zu früher hält man die Homöopathie nicht mehr für Torheit und Schwindel, — oder vorsichtiger ausgedrückt: man sagt es wenigstens nicht mehr so offen, und die Urteile klingen jetzt gedämpfter! Ja, man hat sogar erklärt, die Homöopathie sei niemals von der Wissenschaft als Kurpfuscherei angesehen worden (s. A. H. Z., 1935, S. 458), so daß man von Geschichtsfälschung sprechen müßte, wenn dieses Urteil aus wissender Absicht statt aus gutherziger Unwissenheit hervorgegangen wäre, die zum Frieden beitragen wollte.

Aber so erfreulich in manchem diese veränderte Einstellung ist, so darf sie doch nicht darüber hinwegtäuschen, daß man der Homöopathie rein gefühlsmäßig vielfach noch nicht recht traut und daß immer noch intellektuell oder moralisch verdächtig ist, wer sich über sie in günstigem Sinn äußert.

Mit Befriedigung konnte ich feststellen, daß in letzter Zeit auch manche Arbeiten die Geschichte der Homöopathie streifen! Da andere Quellen meist nicht genannt werden, hat man offenbar nicht die Mühe gescheut, zu den oft recht entlegenen Originalen hinabzusteigen! Besonders freute mich dabei die Ähnlichkeit der Ansichten der Herren Verfasser mit den meinigen in bezug auf Auswahl, Darstellung und Urteil, eine Ähnlichkeit, die sich bei den Übersetzungen aus fremden Sprachen bis zu wörtlicher Übereinstimmung steigert. Ein geradezu „magisches Simile"! — Wenn man meine „Geschichte" noch etwas genauer gelesen hätte, wären manche Fehler vermeidlich gewesen!

* * *

Was die einzelnen Teile betrifft, war eine Hauptaufgabe des ersten, das homöopathische Simile gegen andere Auffassungen abzugrenzen, besonders gegen das „magische Simile", wie ich es genannt habe, und das des Paracelsus.

Der zweite, Hahnemann gewidmete Teil will weder eine neue Lebensbeschreibung noch eine sachliche Schilderung seiner Lehre geben; der

Schwerpunkt liegt vielmehr in der Darstellung von Hahnemanns wissenschaftlichem Werk von geschichtlichen Gesichtspunkten aus. Das Leben Hahnemanns wird nur als Rahmen für das Werk behandelt, wobei ich auf Richard Haehls Werk „Samuel Hahnemann, sein Leben und Schaffen" (Leipzig, 1922) fuße, das ausgesprochenermaßen das Hauptgewicht auf die Schilderung legt und das eigene Urteil zurücktreten läßt. Nur wo ich auf Grund eigenen Forschens Haehls Angaben berichtigen oder ergänzen kann, bin ich mitunter auf Einzelheiten des Lebens eingegangen und nehme auch auf Haehls Angaben Bezug, um so die Möglichkeit zu geben, seine Angaben zu verbessern und zu ergänzen.

In bezug auf Hahnemanns wissenschaftliches Werk bin ich völlig selbständig und fuße durchweg auf Kenntnis der Urschriften. Ich gestehe sogar, das von andern darüber Gesagte z. T. gar nicht zu kennen oder es erst kennengelernt zu haben, nachdem ich mir mein Urteil schon gebildet hatte. Ich habe deshalb nur selten mich darauf bezogen oder damit auseinandergesetzt.

Der dritte Teil behandelt den unbekanntesten und für das Werden der Homöopathie in vieler Beziehung wichtigsten Abschnitt, von dem insbesondere die schulmedizinischen geschichtlichen Darstellungen meist nur sehr kurz Vermerk nehmen; zudem schöpfen sie fast alle aus zweiter oder dritter Hand, wiederholen beinahe immer die Legende von der „mystischen Homöopathie" und werden zumal der kritischen Richtung nicht gerecht.

Der vierte Teil wird insofern manchem eine Enttäuschung bereiten, als ich die jüngste Zeit nur ganz kurz gestreift habe; die Gegenwart entzieht sich einer geschichtlichen Beurteilung.

In bibliographischer Hinsicht ist zu bemerken, daß der erste Teil „Vorläufer der Homöopathie" 1932 erschien, der zweite „Hahnemann, Leben und Werk" 1934, der dritte „Ausbreitung der Homöopathie (bis 1850)" 1937; der vierte Teil „Die Homöopathie seit 1850", und damit das Gesamtwerk, wurde 1938 fertiggestellt. Diese Erscheinungsart in vier gesonderten, in gewissem Sinne voneinander unabhängigen Teilen machte kleinere Wiederholungen nötig. Aus dem gleichen Grund ist eine doppelte Seitenzählung vorhanden.

Ein ausführliches, alle vier Teile umfassendes Personen- und Sachverzeichnis ist dem vierten Teil sowie dem Gesamtwerk beigegeben.

Schon im Vorwort zum ersten Teil im Jahre 1932 habe ich, halb entschuldigend, betont, daß ich mich bemüht habe, ein leidlich fremdwortfreies Deutsch zu schreiben; auch heute scheint es mir — leider! — noch nötig, das zu sagen.

Der Abschluß des Werkes hat sich infolge der wenigen brauchbaren Vorarbeiten sowie der Schwierigkeit der Bücherbeschaffung unliebsam hinausgezögert. Die meisten geschichtlichen Arbeiten der vielbeschäftigten homöopathischen Praktiker leiden — erklärlicherweise — an mangelndem Quellenstudium, so daß sich zahlreiche Fehler durch die Jahrzehnte „wie eine ewige Krankheit" forterben. Nur durch zufällige Funde war mir mitunter die Richtigstellung möglich.

Bei der außerordentlich schlechten Pflege, welche die öffentlichen Büchereien dem homöopathischen Schrifttum haben angedeihen lassen, war ich in hohem Maße auf die Bücherei des „Deutschen Zentralvereins homöopathischer Ärzte" angewiesen, ohne deren Hilfe das Werk nicht hätte geschrieben werden können. Ich danke deshalb dem Vorsitzenden des Vereins Herrn Hanns Rabe in Berlin sowie dem Bücherwart Herrn Möckel und besonders auch Herrn Hans Wapler, dem Leiter der Leipziger Poliklinik, in der die Bücherei untergebracht ist, für mannigfache Unterstützung.

Da der Druck des vierten Teils schon im Mai 1938 begann, war es leider nur ausnahmsweise möglich, später mir Bekanntgewordenes noch einzuschalten.

München, Im März 1939
Leopoldstr. 76

Dr. med. Rudolf Tischner

Inhalt

Teil I

Die Vorläufer der Homöopathie

Teil II

Hahnemann. Leben und Werk

Teil III

Ausbreitung der Homöopathie (bis 1850)

Teil IV
Die Homöopathie seit 1850

Verzeichnis der Abbildungen

Teil I

Teil II

Teil III

Teil IV

Zum Paracelsusbild. Diese herrliche Zeichnung Hans Holbeins d. J., jetzt in Basel, wird erst neuerdings von Karl Sudhoff unter Anführung guter Gründe auf Paracelsus bezogen. (Siehe: Paracelsus, Sämtliche Werke. München—Berlin, 1931, Bd. 4, S. XXXIX, sowie Acta Paracelsica, München, 1930, Heft 2, S. 62.)

Das Bild Dahlkes ist das einzige von ihm vorhandene; ich verdanke es der Freundlichkeit seiner Schwester, Frl. Bertha Dahlke in Berlin-Frohnau.

Zur Beachtung

Wie der Leser bemerken wird, sind die Gewichtsangaben nicht einheitlich, bald ist das Gewicht des Grans mit 0,073 g, bald mit 0,06 g oder noch anders angegeben. Das hängt mit der Ungleichheit der verschiedenen Gewichte in den einzelnen Staaten zusammen. Ich gebe infolgedessen hier die Gewichte einiger der wichtigsten Staaten

Pondus medicum noricum (Nürnberger Gewicht) früher in Deutschland allgemein gebräuchlich	Preuß. Pfund ab 1816—68	Österreich	England Apothecaries Weight
1 Pfund 357,84 g	1 Pfund 350,78 g	1 Pfund 420 g	1 Pfund 373,27 g
1 Gran 0,0621 g	1 Gran 0,069 g	1 Gran 0,073 g	1 Gran 0,065 g

Viele norddeutsche Staaten schlossen sich an Preußen an, in Süddeutschland waren wieder andere Gewichte. Die jeweilige Geltung der verschiedenen Gewichte in den vielen einzelnen deutschen Staaten ist eine Wissenschaft für sich; Genaueres würde hier viel zu weit führen.

Es sei nur noch das Verhältnis der verschiedenen deutschen Gewichte zueinander mitgeteilt. Ein Pfund = 12 Unzen = 96 Drachmen = 288 Skrupel = 5760 Gran.

Hahnemann bediente sich des „Pondus medicum noricum".

Von mir stammende Einschiebungen innerhalb von Anführungen eines anderen stehen in eckigen Klammern [ ].

Sperrungen innerhalb einer Anführung stehen in der Urschrift, soweit nicht ausdrücklich das Gegenteil vermerkt ist.

Die Verweisungen innerhalb dieses Werkes beziehen sich auf die am unteren Rande befindliche durchgehende Seitenbezifferung.

Die Anführungen aus Hahnemanns Arbeiten sind, soweit möglich, nach „Stapf" (s. u.) gemacht worden.

Die genaue Stelle, an der die öfter kurz erwähnten Arzneiprüfungen erschienen sind, ist aus der kleinen Schrift von Fritz Donner „Quellenverzeichnis der Arzneiprüfungen", Berlin—Leipzig 1937, zu ersehen.

Eine recht vollständige Bibliographie des homöopathischen Schrifttums stellt das „Verzeichnis der Bücherei des Deutschen Zentralvereins homöopathischer Ärzte" (Leipzig, 1932, Sidonienstr. 44 A) dar.

* * *

Verzeichnis der Abkürzungen:

„Ameke“ = Wilh. Ameke, „Die Entstehung und Bekämpfung der Homöopathie“, Berlin, 1884. (Wertvoll insbesondere als reichhaltige Stoffsammlung.)

„Bakody“ = Theod. v. Bakody, „Hahnemann redivivus“, Leipzig, 1883. (Verdienstliche kleine Auswahl aus Hahnemanns Schriften. Zu beachten ist aber, daß B. meist nur ausgewählte Abschnitte bringt und durch willkürliche Sperrungen sowie mitunter kleine stilistische Abänderungen einen nicht ganz getreuen Abdruck gibt.)

„Haehl“ = Richard Haehl, „Samuel Hahnemann. Sein Leben und Schaffen“ unter Mitwirkung von Karl Schmidt-Buhl, 2 Bde., Leipzig, 1922.

„Stapf“ = „Kleine medicinische Schriften von Samuel Hahnemann“, gesammelt und herausgegeben von Ernst Stapf, Dresden—Leipzig, 2 Bde., 1829.

Allg. Anz. d. D. = Allgemeiner Anzeiger der Deutschen, Gotha.

A. H. Z. = Allgemeine Homöopathische Zeitung, Leipzig.

B. H. Z. = Zeitschrift des Berliner Vereins homöopathischer Ärzte, Berlin. — Ab Bd. 29, 1910, heißt sie „Berliner homöopathische Zeitschrift“, mit doppelter Bandzählung; ich habe durchgezählt: Bd. 30 = Bd. 2.

Biogr. Lex. = Biographisches Lexikon hervorragender Ärzte, Wien—Leipzig, 1. Aufl. 1884, ff.; 2. Aufl. 1929, ff.

Chr. Kr. = „Chronische Krankheiten“.

D. M. W. = Deutsche Medizinische Wochenschrift, Berlin.

D. H. Z. (D. Z. f. H.) = Deutsche Zeitschrift für Homöopathie, Berlin.

Hom. Klin. = Zeitschrift für homöopathische Klinik, Leipzig. Ab Bd. 5 „Neue Zeitschrift für homöopathische Klinik“; ich habe durchgezählt: Bd. 6 = Bd. 2.

Huf. Journ. = Hufelands Journal der praktischen Heilkunde, Berlin.

Hyg. = Hygea, Karlsruhe.

L. P. Z. f. H. = Leipziger Populäre Zeitschrift für Homöopathie, Leipzig.

M. M. W. = Münchener Medizinische Wochenschrift, München.

R. A. = „Reine Arzneimittellehre“.

St. Arch. = Stapfs Archiv für die homöopathische Heilkunst, Leipzig.

I. TEIL
DIE VORLÄUFER DER HOMÖOPATHIE

AUGUST BIER
in Verehrung gewidmet

I. Einleitung

Der Gang der Menschheit aus den dumpfen Niederungen tierischen Daseins bis zu den geistigen und ethischen Höhen eines Goethe und Kant war unendlich weit und schwierig. Nur langsam wuchs aus dem instinkthaften Dahinleben eine bewußte Ordnung des Lebens jedes einzelnen und seiner Gruppe, der sozialen Einheit, heraus. Allmählich bildeten sich die ersten Anfänge menschlicher Sitte und des Rechts, durch die der Willkür des einzelnen Schranken gesetzt wurden; auch die erste planmäßige Vorsorge gegen Beeinträchtigung des Lebens durch Naturgewalten, Feinde und Krankheiten wurde geschaffen.

Diese Entwicklung und Umbildung führte allmählich weit von den ursprünglichen Zuständen fort und brachte tiefgreifende Veränderungen hervor, die mit dem Früheren oft nur entfernte Ähnlichkeit hatten, ja geradezu im Gegensatz dazu standen. Was einst Sitte und Recht oder gar heilige Pflicht gewesen war, wurde später nicht selten geächtet und mit schweren Strafen belegt; ich erinnere nur an die Geschwisterehe und die Blutrache.

Wie Sitte und Recht, so hat auch ein anderes Gebiet der Kultur, die Heilkunde, einen langen, schwierigen, abwechslungsreichen Weg hinter sich. Daß dabei sogar das klar vor den Augen liegende *Ziel*, kranke Menschen zu heilen und ihre Leiden zu lindern, mitunter nicht beachtet wurde, und man es im Dienste eines mißleiteten Wissenschaftsdranges nicht im *Handeln*, sondern im *Erkennen* sah, erscheint allerdings erstaunlich. Aber auch der *Weg* zu diesem hohen Ziel wurde nicht selten verfehlt, man geriet in Sumpf und Dornen, drehte sich im Kreise, und während die einen diese Richtung für die einzig wahre hielten, sahen andere gerade die entgegengesetzte für die richtige an; was heute angebetet wurde, wurde morgen verdammt.

Alle diese Unzulänglichkeiten brauchen uns nicht zu verwundern, und noch weniger kann — im großen gesehen — von einer „Schuld“ gesprochen werden. Die reine, ungestörte Erfahrung ist in der Heilkunde wesentlich schwerer als auf anderen Gebieten. Die ungeheure Verwickeltheit der körperlichen Verrichtungen und die Schwierigkeit, auf sie den gewollten Einfluß zu gewinnen, kann kaum überschätzt werden, zumal bei der Un- 1 möglichkeit in früheren Zeiten sich Kenntnis von den gröberen und zumal den feineren Vorgängen im Körper zu verschaffen. Dazu kommen noch einige im Wesen der Heilaufgabe liegende Besonderheiten. Viele Krankheiten heilen von selbst; man kann häufig nicht wissen, wie der Verlauf der Krankheit ohne die angewendete Maßnahme gewesen wäre, und ist deshalb geneigt, die danach eintretende Besserung, die auch ohne sie gekommen wäre, als ihre Wirkung anzusehen. Der dringende Wunsch zu helfen macht es schwer, objektiv zu sein, und der einfache Umstand, daß für ihn etwas geschieht, erzeugt bei dem Kranken eine Einstellung, die ihn eine Besserung seiner Leiden erwarten läßt, mit anderen Worten: die Tatsache, daß etwas gegen die Krankheit getan wird, wirkt als Suggestion und läßt den Kranken sich besser fühlen, ohne daß die Änderung im Befinden an sich auf die angewendete besondere Heilmaßnahme zurückgeführt werden dürfte. Mit dieser kurzen Aufzählung sind nur einige Hauptpunkte namhaft gemacht, die eine echte, kritische Erfahrung in der Heilkunde so sehr erschweren, und die auch heutzutage noch, wenn auch in verminderter Stärke, weiter wirken. — —

Schon Tiere vermeiden, wenn sie sich krank fühlen, instinktiv vieles, was sie in gesunden Tagen tun, und fressen Pflanzen, die sie sonst meiden. Man wird annehmen dürfen, daß in ähnlicher Weise in frühmenschlichen Zeiten in dumpfem, fast instinkthaftem Suchen die Pflanzenwelt nach Mitteln durchforscht wurde, von denen man sich Hilfe in Krankheiten versprach, wobei man sich hauptsächlich durch Geruch und Geschmack leiten ließ. Auf diese Weise wurde schon in sehr frühen Zeiten ein nicht unbeträchtliches Heilwissen angehäuft, von Geschlecht zu Geschlecht weitergegeben und etwas entwickelteren Zeiten übermittelt, in denen die ersten Anfänge einer geistigen Kultur sich in einer Person vereinigten, die zugleich Priester, Zauberer und Medizinmann war. Diese Vereinigung verschiedener Aufgaben in einem Menschen hatte neben dem Nachteil, daß die reine Erfahrung durch magisch-religiöse Gesichtspunkte getrübt und gefälscht wurde, auch mancherlei Vorteile, denn alle drei Berufe sind sich ja keineswegs wesensfremd, steckt ja auch noch heutzutage in jedem rechten Arzt von allen dreien etwas. Was den Priester angeht, so mag das in Zeiten des Kassentums veraltet klingen, ja als ein Witz, und nicht einmal als ein guter, wirken, aber es ist doch so. Gerade in unserer Zeit des sinkenden Einflusses der Kirchen sind die „seelsorgerischen" Aufgaben des Arztes größer denn je; wobei ich sogar noch nicht einmal in erster Linie an die Psychoanalyse denke, die man ja nicht selten, und mit Recht, mit der Beichte verglichen hat, sondern an die seelische Behandlung, wie sie jeder echte Arzt treibt. Und auch der Zauberer hat noch seine Stelle im Arzttum, wie besonders in neuerer Zeit Liek betont hat.

Diese Vereinigung der verschiedenen Aufgaben des Priesters, Zauberers und Arztes in einer Person löste sich später wieder, der Zauberer sank allmählich in die Niederungen primitiven Volkstums, der Priester betreute in den verschiedenen Religionen seine besonderen Pflichten, während die Aufgabe des Heilens den Ärzten zufiel, die dieser Heilaufgabe in der verschiedensten Weise gerecht zu werden suchten. Sowohl die theoretischen Ansichten, die oft in recht voreiliger Weise gezimmert wurden und vielfach mehr eine Vergewaltigung der einfachen Erfahrung darstellten als eine gedankliche Hilfe für sie, als auch die praktischen Maßnahmen wiesen eine bunte Mannigfaltigkeit auf, die hier auch nur in groben Umrissen zu schildern weit über den Rahmen dieser notgedrungen nur einige Punkte heraushebenden Einleitung hinausgehen würde.

Man würde sich jedoch sehr irren, wenn man glauben wollte, daß im Laufe der langen Zeit sich die demselben Ziele zustrebenden Wege beträchtlich genähert hätten. Zwischen zwei Aussprüchen wie den gleich folgenden scheinen Welten und Jahrtausende zu liegen und doch stammen sie von Zeitgenossen, von denen der jüngere sogar eingestandenermaßen von dem älteren beeinflußt worden war.

Der eine Ausspruch lautet: „Des Arztes höchster und einziger Beruf ist kranke Menschen gesund zu machen, was man Heilen nennt. Nicht aber das Zusammenspinnen leerer Einfälle und Hypothesen über das innere Wesen des Lebensvorgangs und der Krankheitsentstehung im unsichtbaren Innern zu sog. Systemen, oder die unzähligen Erklärungsversuche über die Erscheinungen in Krankheiten und die ihnen stets verborgen gebliebene nächste Ursache derselben.“ Der andere lautet: „Nach der Summe seines Wissens und nicht nach dem Erfolge seiner Kuren muß der Arzt beurteilt werden. Am Arzt muß der Naturforscher und nicht der Heilkünstler geschätzt werden. Solange die Medizin eine Kunst ist, wird sie keine Wissenschaft, solange es glückliche Ärzte gibt, solange gibt es keine wissenschaftlichen Ärzte... Im Wissen, nicht im Handeln liegt unsere Kraft.“

Der Urheber der ersten Anführung ist Samuel Hahnemann, der Gründer der Homöopathie (1755—1843), der der zweiten Joseph Dietl (1804—1878), ein angesehener, wenn auch extremer Anhänger der auf der pathologischen Anatomie fußenden nihilistischen Wiener Schule, der das Erkennen fast alles und das Heilen fast nichts bedeutete.

Ich möchte annehmen, daß die Dietlsche Auffassung heutzutage kaum mehr Anhänger haben wird; anders jedoch steht es um Hahnemann. Er hat seit jeher und auch heute noch begeisterte Anhänger unter Ärzten und Laien, es haben sich um seine Fahne in Deutschland immerhin jeweils 200 bis 600 Ärzte geschart, die in ihm den großen Reformator der Heil- 3 kunde verehren und in seiner Lehre auch heutzutage noch die Grundlage ihres Denkens und Tuns erblicken. Von keinem Arzte der ganzen Welt erhalten so viele Bildnisse, Büsten, Denkmünzen und Denkmäler die Erinnerung, und nie ist einem Arzte die Ehre zuteil geworden, in einem großen zweibändigen Werke gewürdigt zu werden, wie sie Richard Haehl seinem Meister hat zuteil werden lassen (Samuel Hahnemann, Leipzig, 1922).

Wenn Hahnemann auf der einen Seite, wie selten ein Arzt, von Ärzten und Laien geliebt und verehrt wurde, so fehlte es allerdings auch nicht an schärfsten Angriffen auf ihn; zu seinen Lebzeiten nannte man ihn „Scharlatan", „Betrüger", „Dummkopf" und verglich ihn sogar mit dem Teufel. Auch auf seine Anhänger dehnte sich diese Feindseligkeit aus, und die Zeit und Gewohnheit minderte kaum diese scharfe Gegensätzlichkeit beider Parteien. Als in den fünfziger Jahren des vorigen Jahrhunderts Professor Rapp, der Tübinger Kliniker und Direktor der medizinischen Universitätsklinik, der Nachfolger Wunderlichs, die Homöopathie nachzuprüfen gewagt hatte und zu bejahenden Ergebnissen gekommen war, wurde er gezwungen, auf seine Stelle zu verzichten. Noch vor 10 bis 20 Jahren waren die homöopathischen Ärzte, zumal in Norddeutschland, bei den anderen Ärzten verfemt, man unterhielt mit ihnen keine gesellschaftlichen Beziehungen und weigerte sich auch vielfach am Krankenbett zu einer Beratung zusammenzukommen.

Vor etwa 20 Jahren hatte ich von der Verwaltungsbehörde eines Bezirks das Recht erhalten, meine Kranken in das Bezirkskrankenhaus zu legen. Der leitende Arzt verbot mir, obwohl ich völlig selbständig und ihm nicht unterstellt war, die Verwendung homöopathischer Mittel, mit denen ich damals die ersten Versuche machte. Die Ironie des Schicksals wollte, daß ein Professor, der damals in dem Streitfall von der Gegenseite um eine gutachtliche Äußerung angegangen war, und der sich völlig ablehnend über die Homöopathie ausgesprochen hatte, später in seinem Fache ein Mittel empfahl, das dem homöopathischen Heilschatz entstammte.

Bald darauf lehnte der Herausgeber einer sehr angesehenen Zeitschrift eine Arbeit über die innere Behandlung des grauen Stars ab, da ich nicht darauf eingegangen war, einen Absatz zu streichen, in dem von der Behandlung mit homöopathischen Mitteln die Rede war. Daß er damit eine Fälschung forderte, war ihm wohl nicht klargeworden.

Wie haben sich die Zeiten gewandelt! Dieselbe Zeitschrift, die vor 20 Jahren die Homöopathen für Kurpfuscher erklärt hatte, veröffentlichte im Jahre 1925 Aufsätze des berühmten Berliner Chirurgen August Bier, in denen er unter anderem von der Homöopathie sagt, daß „viel an ihr ist, und daß wir sehr viel aus ihr lernen können". Gerade dieser Aufsatz, der von so bedeutender Seite kam, ließ aufhorchen, und seitdem ist die Erörterung nicht mehr zur Ruhe gekommen. Aber auch ganz unabhängig von Bier hatten und haben noch andere sich für die Homöopathie und ihre ernsthafte Berücksichtigung eingesetzt, ich nenne nur Hans Much und Honigmann. Hahnemann wird ein „großer Arzt" genannt und ist ein „Genie". Während man früher die Homöopathie für „Unsinn" erklärte und vernichten wollte, will man jetzt von ihr lernen, und Bier schickt einen Schüler an ein homöopathisches Krankenhaus, um die Homöopathie an der Quelle zu studieren. All das hier nur im Vorbeigehen Erwähnte wird später im richtigen historischen Zusammenhang noch ausführlicher berichtet werden; hier sollen mit dem Gesagten nur kurze Streiflichter auf die heutige Lage geworfen und damit gezeigt werden, daß es sich bei der Homöopathie offenbar um mehr handelt als um eine schnell vorbeigehende Mode, um eine Bewegung, die nach kurzer Zeit wieder verschwindet. Erst jetzt, 135 Jahre nach der ersten Verkündigung der neuen Lehre hat überhaupt die vertieftere, vorurteilslose Auseinandersetzung mit der Homöopathie begonnen. Es verlohnt sich deshalb wohl, die Geschichte der Homöopathie zu betrachten; erst dann wird man vieles in ihr und auch bei ihrer Gegnerin verstehen und für die Gegenwart aus dem Gewesenen lernen. Denn ich möchte annehmen, daß die Rolle der Homöopathie keineswegs ausgespielt ist, sondern daß sie weiteren Einfluß auf die Heilkunde gewinnen, ja daß man vielleicht von ihrer Aufnahme in die allgemeine Heilkunde eine neue Periode rechnen wird.

Zudem hat die Homöopathie manch wertvolles Gut aus alter Zeit besser bewahrt und niemals aus dem Gesichtskreis verloren, wie es in der „Schulmedizin", um dies kurze Wort zu gebrauchen, mit manchen Anschauungen, ich erinnere nur an die „Disposition" und „Konstitution", gegangen ist.

Geschichtsschreibung ist immer mehr oder weniger von den persönlichen Ansichten des jeweiligen Autors gefärbt. Schon die Auswahl des Stoffes hängt von dem Standpunkt des Forschers ab, und noch mehr macht sich die persönliche Einstellung zu dem Stoff geltend, wenn es sich darum handelt, urteilend zu den Ereignissen, zu den Persönlichkeiten und ihren Werken Stellung zu nehmen. Es ist deshalb wohl am Platze, gleich hier einige Worte über meine Stellung zur Homöopathie zu sagen, da mir dies für die Beurteilung des Werkes nicht unwichtig zu sein scheint. Als Sohn eines „Allopathen" geboren, hatte ich in meiner Jugend, von einigen gelegentlichen Bemerkungen abfälliger Art abgesehen, nie etwas Genaueres über die Homöopathie gehört. Student geworden, erfuhr ich nur das über sie, was der Pharmakologe in seiner Vorlesung in einigen schiefen und aburteilenden, sie z. T. auch lächerlich machenden Bemerkungen von ihr mitteilte. Erst einige Jahre später lernte ich zufällig das damals noch fast unbekannte „biologische Grundgesetz“ kennen, das mir fruchtbare Gedankengänge zu erschließen schien. Hierdurch wurde ich dahin geführt, mich auch näher mit der Homöopathie zu befassen, ohne daß ich aber jemals parteimäßiger Homöopath wurde; ich habe vielmehr immer meine Unabhängigkeit gewahrt und befand mich in der angenehmen Lage, zwischen zwei Stühlen zu sitzen. Schon in meiner ersten Veröffentlichung über das Gebiet (Das biologische Grundgesetz in der Medizin, München, 1914) habe ich diesen Standpunkt vertreten. In diesem Sinne habe ich damals unter anderem geschrieben: „Wenn Sie ein Schlagwort gestatten, so könnte man sagen, man muß die Homöopathie überflüssig machen und vernichten, indem man sie in die Schulmedizin einverleibt“ (S. 59). Und an anderer Stelle betone ich, daß die Homöopathie nur „eine Ergänzung in therapeutischer Hinsicht gibt.“ Ich habe, wie diese Stellen zeigen, schon damals außerhalb der beiden Parteien gestanden, während sonst fast durchweg bis in die neuste Zeit Homöopathie und Allopathie wie Wasser und Öl sich trennen, und habe versucht, beiden Richtungen gerecht zu werden.

Dementsprechend habe ich auch diese Geschichte der Homöopathie nicht vom sektiererischen Standpunkt des parteimäßig gebundenen Homöopathen abgefaßt. Ich werde vielmehr versuchen, Licht und Schatten gerecht zu verteilen, wenn ich natürlich auch das Wertvolle, noch Lebendige an ihr mehr betonen werde als überlebte Ansichten und Irrwege, Phantastereien u. dgl.

Jegliche Geschichte trifft bekanntlich eine Auswahl des „Wichtigen“. Es ist ihr gleichgültig, ob Hindenburg am Tage der Schlacht von Tannenberg zum Frühstück Kaffee oder Tee getrunken hat, aber nicht, welche Befehle er an dem Tage gab. Wenn ich also einerseits bei der Homöopathie mehr das Wertvolle betone als das Fragwürdige, ohne es zu verschweigen, so werde ich anderseits auch von ihrem großen Gegner mitunter mancherlei Einseitiges, Fehlerhaftes usw. berichten müssen, was bei der meist üblichen Art die Geschichte der Medizin zu schreiben unter den Tisch fällt, während ich andere Seiten nur kurz berühre. Letzteres ist in jeder Geschichte der Heilkunde nachzulesen, die sich auch das Recht nimmt, hauptsächlich das Wertvolle, die Errungenschaften jeder Periode zu schildern, während die Abwege, Übertreibungen wesentlich kürzer berichtet werden, so daß die Entwicklung der Medizin meist bedeutend folgerichtiger erscheint, als sie tatsächlich vor sich ging. Das Ungünstige, Überlebte der Medizin muß ich aber hier nicht selten ausführlicher berühren, da erst dadurch die Darstellung Licht und Leben gewinnt, indem ja vielfach der Standpunkt der Homöopathie und ihre Beurteilung durch die Gegner erst verständlich und erklärlich wird, wenn man auch die Irrwege, von denen meist weniger gesprochen wird, beleuchtet. Es ist ganz selbstverständlich, daß ich Licht und Schatten als Parteiloser mitunter anders verteile, als es die sonstige Geschichtsschreibung tut.

* * *

Auch heutzutage herrscht noch vielfach die größte Unklarheit über das Wesen der Homöopathie, indem man oft glaubt, ihr Hauptkennzeichen sei die Verordnung kleiner Gaben. Noch ganz vor kurzem meinte ein Arzt gesprächsweise, der bekannte Jodtropfen bei Schnupfen sei gar nicht homöopathisch, denn eine solche Dosis sei doch ein „Keulenschlag". Diese Bemerkung ist in zweierlei Hinsicht aufschlußreich, denn abgesehen davon, daß sie die Unkenntnis des Arztes über das Wesentliche der Homöopathie aufzeigt, läßt sie anderseits erkennen, daß er doch unwillkürlich schon durch die Homöopathie beeinflußt ist, da er einen Tropfen Jodtinktur für einen „Keulenschlag" hält, während früher eine solche Gabe, verteilt auf einen Tag, ein „Nichts" war.

Wegen dieser noch vielverbreiteten Unkenntnis scheint es mir zum Verständnis des Folgenden erwünscht zu sein, in aller Kürze die Grundsätze der Homöopathie darzulegen. Der erste lautet in der bekanntesten Form: „Similia similibus curentur" (oder wie man meist sagt: „curantur"), und er will besagen, daß Krankheiten mit Heilmitteln behandelt werden sollen, die ähnliche Erscheinungen (beim Gesunden) hervorzurufen imstande sind. Die zweite Eigentümlichkeit ist die Verabfolgung kleiner Gaben; es ist das aber kein Gesetz und noch weniger das Hauptgesetz der Homöopathie, sondern nur ein Grundsatz, der sozusagen von selbst aus dem ersten Satze folgt; denn es ist klar, daß, wenn ich bei einer Erkrankung ein Mittel gebe, das diese Erscheinungen schon an sich hervorruft, ich dann, um nicht starke Verschlimmerungen zu erleben, kleine Gaben anwenden muß. Das hindert aber nicht, daß der Homöopath auch mitunter stärkere Dosen gibt, ohne seinem Grundsatz damit untreu zu werden. Die dritte Eigenheit ist sodann die Prüfung der Arzneimittel am Gesunden, um auf diese Weise ihre Wirkungen kennenzulernen.

Abgesehen davon fordert Hahnemann, daß man jeweils nur ein Mittel anwenden solle.

Neben der Allopathie und der Homöopathie spricht man als dritter Richtung von der „Isopathie" (isos = gleich), die, wie der Name sagt, den Grundsatz vertritt, „dasselbe", was die Krankheit erzeugt hat, auch zur Heilung zu verwenden. So ist es z. B. Isopathie, wenn man die Tuberkulose mit Tuberkulin behandelt oder mit irgendwie abgeschwächten Tuberkelbazillen, wie bei der Impfung nach Calmette.

Die Grenzen zwischen Isopathie und Homöopathie sind jedoch nicht scharf zu ziehen, es kommt bei vielen Verfahren ganz auf den Standpunkt an. Da meine Aufgabe eine historische ist, wobei der Hauptpunkt der ist, ob ein Verfahren rein homöopathisch aufzufassen ist oder wenigstens homöopathische Gedanken oder homöopathieähnliche anregen oder unterstützen konnte, und gewiß die Isopathie Ähnlichkeit mit der Homöopathie hat, so braucht uns diese genaue Unterscheidung hier wenig zu kümmern. Eine Definition zu geben, wäre nicht leicht und unfruchtbar, es sei nur an einigen Beispielen die Verwickeltheit der Frage gezeigt.

Rein dialektisch könnte man die Frage dadurch entscheiden, daß man sagt, ein Gegenstand oder Vorgang sei nur sich selbst gleich. „Man steigt nie zweimal in ‚denselben' Fluß." Doch auch sachlich ist die Scheidung nicht so einfach.

Wenn ich ein Mittel nur dann homöopathisch nenne, wenn es bei der Prüfung am Gesunden ähnliche Erscheinungen erzeugt hat, die ein Kranker zeigt, bei dem ich das Mittel geben will, so scheidet bei dieser engeren und strengeren Auffassung vieles aus, was man bei weiterer Auffassung homöopathisch nennen könnte. Wenn ich bei der Bierschen Hyperämiebehandlung, bei der ich eine Entzündung mit bestehender Blutfülle mit weiterer Zufuhr von Blut behandle, so kann ich das „homöopathisch" nennen; da ich aber „dasselbe" zuführe, nämlich Blut, könnte ich, wenn es mir Spaß macht, auch vielleicht von Isopathie sprechen. — „Derselbe" Reiz ist bei gleicher objektiver Stärke nicht „derselbe", wenn ich ihn einmal auf den gesunden Menschen wirken lasse und ein zweites Mal auf den Entkräfteten; er kann geradezu umgekehrte Wirkung haben. Wenn ich bei der Tuberkulinbehandlung daran denke, daß ich dabei von demselben Material ausgehe, was die Krankheit erzeugt hat, kann ich von Isopathie sprechen; wenn ich aber die Verschiedenheit betone, da es in dem einen Falle die Bakteriengifte sind, im anderen Falle die Bakterien selbst, kann ich von Homöopathie sprechen. — Bier bezeichnet die Ätherbehandlung der Ätherbronchitis als ein Musterbeispiel der Isopathie, und mit Recht; aber wenn ich daran denke, daß es eben nicht derselbe Reiz ist, den ich anwende, denn bei „demselben" Reiz, der Einatmung, wirkt der Äther bekanntlich nicht heilend — das tut er vielmehr nur auf einem anderen Wege —, so ist das nicht mehr dasselbe, sondern nur etwas Ähnliches.

Ja sogar die Grenzen zur Allopathie sind nicht ganz scharf. Ich kann das Diphtherieserum ein Contrarium nennen, denn ich verwende damit Gegengifte, die das Diphtheriegift binden, neutralisieren sollen. Wenn ich aber das Ausgangsmaterial ansehe, kann ich es Isopathie nennen.

Diese Ausführungen mögen teilweise haarspalterisch erscheinen, ihr
8 Zweck ist jedoch keineswegs, Haare zu spalten, sondern im Gegenteil dar-

zulegen, daß man nicht unnötig spalten soll, was zusammengehört. Es kommt vielfach darauf an, ob ich bei der Beurteilung vom Ausgangsmaterial, der Anwendungsweise, vom Stoff, von der Reizgröße oder von der Wirkung der jeweiligen Substanz ausgehe, ob ich von Iso-, Homöo- oder gar Allo- (Enantio-) pathie sprechen will.

Jedenfalls leuchtet ein, daß Homöo- und Isopathie nahe Verwandte sind und ineinander übergehen. Auch in früheren Zeiten ist der Weg vom Simile (dem Ähnlichen) zum Simillimum (zum Ähnlichsten) und zum Aequale (Ison) nicht weit gewesen, ein isopathisches Verfahren wurde durch eine kleine Abänderung leicht ein homöopathisches oder konnte wenigstens zu homöopathischen Gedankengängen anregen oder sie unterstützen. Es ist also für unseren Zweck ziemlich gleichgültig, welches Wort man braucht, und ich werde mitunter den weiteren Begriff des homöopathischen gebrauchen, wo ein anderer vielleicht vom Ison sprechen würde, wenn es mir darauf ankommt, die Beziehung zur Homöopathie zu betonen.

Auch über das sog. „biologische Grundgesetz" seien im Interesse des Verständnisses gleich hier einige Bemerkungen gemacht. Das biologische Grundgesetz wurde vor fast 50 Jahren von dem Greifswalder Psychiater Rudolf Arndt aufgestellt und von dem Greifswalder Pharmakologen Hugo Schulz weiter ausgebaut und durch zahlreiche Versuchsreihen erhärtet. Das b. G. lautet: *„Kleine Reize fachen die Lebenstätigkeit an, mittelstarke fördern sie, starke hemmen sie und stärkste heben sie auf."* Beide Gelehrte betonten schon damals, daß es durchaus auf den einzelnen Fall ankomme, was sich als ein schwacher, mittlerer oder starker Reiz wirksam erweist. Das Gesetz stellt also die umgekehrte Wirkung kleiner und großer Gaben desselben Reizes fest.

Schon in meiner ersten Veröffentlichung darüber (Das biologische Grundgesetz in der Medizin, München, 1914, S. 13) habe ich mit den Worten: „Ob das b. G. ein Gesetz im strengen Sinne des Wortes ist, will ich hier nicht entscheiden, jedenfalls sind Tatsachen, die unter das Gesetz fallen, sehr weit verbreitet", angedeutet, daß ich schon damals keineswegs von der Gesetzesnatur überzeugt war, was dann ja später andere, wie z. B. Bier, auch betont haben, indem er von einer „Regel" spricht. Auch ich werde meinen Standpunkt dadurch zum Ausdruck bringen, indem ich meist von der „biologischen Reizregel" sprechen werde.

Wenn also das Gesetz wohl nicht ausnahmslos gilt, so scheint mir ihm doch ein größeres Geltungsbereich zuzukommen, als die Schulmedizin Wort haben will. Ich möchte annehmen, daß, wenn man in bezug auf die Reizgröße und während der ganzen Reizdauer noch feinere Untersuchungen als bisher macht, man vielfach die biologische Reizregel auch in Fällen bestätigt finden wird, wo man ihre Geltung bisher bestritten hat. Genaueres muß 9

Erörterungen vorbehalten bleiben, die sich seinerzeit an den Bericht über ihre Entdeckung anschließen werden. Doch wird es gut sein, hier noch zu betonen, daß es fraglich erscheint, ob die biologische Reizregel das Similia similibus (S. S.) zu erklären imstande ist, oder genauer: ob das S. S. der biologischen Reizregel so untergeordnet ist und aus ihr abgeleitet werden kann, wie die Keplerschen Planetengesetze aus dem Newtonschen Gravitationsgesetz. Einiges spricht dafür, daß die Verhältnisse in mancher Hinsicht noch verwickelter liegen. Aber die biologische Reizregel kann jedenfalls als Brücke des Verständnisses dienen, um das S. S. mit vielfach festzustellenden physiologischen Erscheinungen zu verbinden und es aus seiner inselhaften Absonderung zu befreien.

Als Gegensatz zur Homöopathie sind die Worte „Schulmedizin“ oder auch „Allopathie“ üblich, und auch ich werde der Kürze halber sie gebrauchen, obwohl dagegen manches einzuwenden wäre. Da aber jedes Kind einen Namen haben muß, so nehme man sie als kurze, unmißverständliche Bezeichnungen einfach hin.

II. Der Ähnlichkeitszauber

Wenn nun auch das homöopathische Heilverfahren als einheitliche Lehre erst von Hahnemann geschaffen worden ist, so ist doch das von ihm Gelehrte nicht völlig ohne Vorläufer gewesen. Es wird vielen bekannt sein, daß man schon bei Hippokrates und bei Paracelsus das Simileprinzip mehr oder weniger klar erwähnt findet. Weniger bekannt ist jedoch, daß ganz verwandte Gedanken bereits bei den primitiven Völkern seit Urzeiten gang und gäbe sind. Auch die Notwendigkeit, daß man je nach der Wirkung, die man erzielen will, große oder kleinere Gaben verordnen muß, finden wir schon, was ziemlich unbekannt ist, bei Hippokrates angedeutet. Und auch der dritte Grundsatz, die Prüfung der Arzneimittel am Gesunden, ist schon vor Hahnemann von verschiedenen Gelehrten gefordert und auch in die Tat umgesetzt worden.

Diese Vorläufer wollen wir nunmehr kennenlernen. Wie ich eben erwähnte, finden wir Spuren des Ähnlichkeitsgrundsatzes bei den primitiven Völkern, und zwar sowohl denen unserer Tage als auch bei den Halbkulturvölkern und Kulturvölkern des Altertums, und auch in der Volksheilkunde der europäischen Völker lassen sich zahlreiche Spuren eines Ähnlichkeitsgrundsatzes aufzeigen. Dieses „Ähnliches durch Ähnliches“ ist ein Ausfluß der magischen Weltansicht, die es zum besseren Verständnis des Ähnlichkeitsgrundsatzes etwas zu schildern gilt.

Wenn der Indianer die Federn des von ihm erlegten Adlers trägt, so tut er das nicht bloß des Schmuckes halber, oder weil er stolz darauf ist und seinen Sieg sich und anderen ständig vor Augen führen will, es spielt dabei auch die Vorstellung mit, ja sie ist vielfach wohl das Ursprüngliche und auch Wichtigste, daß er durch das Tragen der Federn auch an den Eigenschaften des Adlers teilhat und ebenso scharfsichtig und schnell wie dieser wird. Auch die Menschenfresserei, das Verzehren des getöteten Feindes hat hier wenigstens *eine* Wurzel; man will durch den Genuß des Fleisches auch die guten Eigenschaften des Feindes, seine Tapferkeit sich einverleiben. Bei manchen primitiven Völkern ist es üblich, wenn es lange nicht geregnet hat und die Feldfrüchte Feuchtigkeit brauchen, aus einem Gefäß Wasser zu vergießen, wobei man glaubt, daß auch in der Natur ähnliches geschehen wird. Bei manchen Indianerstämmen sind für diesen Zweck sogar noch wesentlich verwickeltere Gebräuche im Schwange. Man erzeugt Rauchwolken und ist überzeugt, daß am Himmel ähnliche Gebilde, die Wolken, entstehen werden, und außerdem stellt man auf den Altar das Himmelsgewölbe mit ungesponnener Baumwolle (= Wolken) belegt. Bei anderen Primitiven ist es üblich, an einen unfruchtbaren Baum den Rock einer Frau zu hängen, die viele Kinder gehabt hat.

Auf medizinischem Gebiete wirkt sich diese magische Weltansicht in den verschiedensten für uns ganz sinnlosen Handlungen aus. So gibt man unfruchtbaren Frauen den Absud von Wespen oder Fliegennestern zu trinken mit der Begründung, daß diese Tiere sich stark vermehren und deshalb ein solcher Trank günstig auf die unfruchtbaren Frauen wirke. Von einem anderen Stamm berichtet ein Reisender, daß ein Vater seinem stummen Sohne Wasser zu trinken gegeben habe, aus dem vorher eine Nachtigall getrunken hatte. Da die Nachtigall eine laute Stimme habe, so solle auch der Sohn durch das Wasser seine Stimme wiedererhalten. Bei einem südamerikanischen Stamme trank der Vater eines kranken Kindes die Medizin, die man ihm dafür gegeben hatte, selbst aus, in dem Glauben, was er selbst nähme, würde auch seinem Kinde zugute kommen.

Doch der Leser wird wohl ob der Fülle des „Unsinns" schon ungeduldig werden, und ich denke auch, daß das Gesagte genügen wird, um für die sog. „magische Weltansicht" etwas Verständnis zu erwecken. Indem ich von einer „magischen Weltansicht" spreche, ist ja schon angedeutet, daß all diese Handlungen und die ihnen zugrunde liegenden Anschauungen nicht reiner Unsinn sind, sondern ihnen im Rahmen einer bestimmten Weltanschauung ein entsprechender Sinn zukommt. Im Gegensatz zu früher, wo all das als jedes Sinnes entbehrend betrachtet wurde, haben wir das diesen einzelnen Handlungen zugrunde Liegende erkannt. Besonders der französische Forscher Levi-Brühl hat vieles zur Klärung des Gebietes beigetragen, indem er nachwies, daß der Leitgedanke der der „Anteilnahme" (participation) ist. Er sagt selbst über diese eigenartige 11

Verbindung von zwei für uns gar nicht zusammenhängenden Erscheinungsreihen: „Versuchen wir nicht mehr, diese Verbindungen, sei es durch die geistige Schwäche der Primitiven zu erklären, sei es die Gesetze der Ideenassoziation, sei es durch einen naiven Gebrauch des Kausalitätsprinzips, sei es durch das Sophisma ‚post hoc, ergo propter hoc' (danach — also infolgedessen), kurzum verzichten wir darauf, ihre Geistestätigkeit auf eine niedrigere Stufe der unseren zurückführen zu wollen. Dagegen ist es angezeigt, diese Verbindungen für sich zu betrachten und zu untersuchen, ob sie nicht von einem allgemeinen Gesetz abhängen, einem gemeinsamen Fundament dieser mystischen Zusammenhänge, welche für den Geist der Primitiven sooft zwischen den Wesen und den Gegenständen gegeben sind. Nun, es gibt ein Element, das in diesen Zusammenhängen niemals fehlt. Es liegt in ihnen allen eine ‚Partizipation' [Anteilnahme] zwischen den Wesen und den Gegenständen, Formen und Graden zugrunde." (Das Denken der Naturvölker, Wien—Leipzig, 1921, S. 57.)

Was wir bei den sog. Wilden anderer Erdteile gefunden haben, lebt aber auch noch in unserer Mitte. Was ist es anders als „Anteilnahme", wenn man einem Rotlaufkranken roten Siegellack auflegt oder einem Krebskranken einen Krebs auf den Leib bindet? Man nennt solche Verfahren bekanntlich meist Krankheitsbehandlung durch „Sympathie". Vielfach sind die Beziehungen auch nicht ohne weiteres zu erkennen; so z. B. wenn eine Vorschrift über die Behandlung der Warzen sagt, man solle mit einer Klette die Warzen bestreichen und dann die Klette über den Rücken in den Dorfbach werfen. Auf den ersten Blick sieht ein solches Tun offenbar ganz unsinnig aus, man gewinnt aber Verständnis dafür, wenn man den Grundsatz der Anteilnahme kennt. Kletten haben bekanntlich eine stark anhaftende Fähigkeit, wenn ich also damit eine Warze bestreiche, so bleibt sie dabei „magisch" an der Klette haften, und da doppelt genäht besser hält, so wirft man die Klette noch in den Dorfbach, damit er sie und zugleich die Warze mit fort nehme. Dergleichen Vorschriften gibt es viele, und sie helfen, wie hier nebenbei gesagt sei, gewiß nicht selten, da eine solche Vornahme auf abergläubische Gemüte durch Suggestion wirkt. Von der Warzenbehandlung gibt neuerdings sogar die Schulmedizin die Wirksamkeit einer solchen Methode zu und wendet selbst solche an, die im Grunde auf dasselbe hinauslaufen (vgl. z. B. Grumach; Münch. med. Wochenschr. 1927, Nr. 26; sowie Bloch; Klin. Wochenschr. 1927, Nr. 48/49).

Das soeben von den Kultur- und Naturvölkern unserer Tage Gesagte gilt natürlich auch von früheren Zeiten; sowohl in Babylonien als Ägypten, Indien und China läßt sich dergleichen nachweisen, und auch die Volksmedizin bei den Griechen und Römern ist voll davon.

So lautet z. B. im alten Ägypten eine Vorschrift, man solle bei Schädelwunden die Stelle mit einem Öl einreiben, in dem sich der Panzer einer Schildkröte und Falkenkrallen befinden. Der Sinn dieser Vorschrift ist offenbar, dadurch den Schädel wieder so hart und widerstandsfähig zu machen wie diese Gegenstände. Gichtiker sollen sich ein Amulett aus Hirschhaut an den Fuß binden, damit sie an der Schnellfüßigkeit der Hirsche „teilhaben". Bei Grauwerden der Haare empfiehlt man eine Salbe, die Blut eines schwarzen Rindes enthält. Man sieht, diese Tausende von Jahren alten Vorschriften unterscheiden sich in nichts von den noch heutzutage bei den Primitiven und im Volk üblichen Verfahren. (Vgl. F. Lexa, La magie dans l'Egypte antique; Paris, 1925, S. 70 bis 71; der berühmte „Papyrus Ebers", etwa aus der Zeit von 1560 v. Chr., enthält zahlreiche magische, medizinische Vorschriften.)

Genau das gleiche haben wir in Griechenland und Rom. Eines der ältesten Beispiele aus dem europäischen Kulturkreis findet sich in der Erzählung von dem vor Troja eine Rolle spielenden Telephos. Er wird von Achilles verwundet, die Wunde heilt jedoch nicht, worauf Telephos das Orakel um Rat fragt, das ihm antwortet, die Wunde könne nur geheilt werden durch den, der die Wunde schlug. Auf langen Irrwegen findet sich Telephos nun zu Achilles, der die Wunde dann durch Rost von dem Speer, der die Wunde erzeugte, auch heilt. Wie wir noch sehen werden, finden sich Anklänge an den Grundsatz sogar in den Hippokratischen Schriften, aber auch noch später läßt sich bei Ärzten dergleichen hier und da nachweisen.

Im Volke jedoch wucherten die magischen Heilverfahren ruhig weiter, unbekümmert um diese allmähliche Klärung bei den Ärzten; besonders gut sind wir aus römischer Zeit durch Plinius darüber unterrichtet, der in der unkritischsten Weise die wunderbarsten Dinge, wie aus der Naturkunde so auch über Wundermedizin zu berichten weiß (Historia naturalis, Buch 28, ed. Detlefsen, Berlin 1866—82). Nach ihm ist man vor Schlangenbiß gefeit, wenn man das Herz eines Geiers bei sich trägt, denn die beiden Tiere sind einander todfeind. Man glaubte, daß den Eidechsen die herausgestochenen Augen wieder wüchsen, infolgedessen verwendete man Eidechsen bei der Behandlung von Augenerkrankungen, ja Ailianos erzählt, daß auch ein Ring wirksam war, auf dem sich das Bild einer Eidechse in einem Achatstein befand.

Ein Gebiet bedarf noch der besonderen Besprechung, das der sog. „Signaturen". Die Lehre von den Signaturen beruht offenbar auch auf dem Grundsatz der Anteilnahme, und sie besteht darin, daß von den äußeren Eigenschaften einer Pflanze auf ihre arzneiliche Wirksamkeit geschlossen wird. Auch sie ist altes Volksgut, aber auch berühmte Gelehrte haben diese Lehre vertreten, wie Paracelsus und Porta. Ersterer sagt:

„Denn durch die Kunst der Chiromantie, Physiognomie und Magie ist es möglich, gleich von Stund an dem äußeren Ansehen nach eines jeden Krauts und Wurzel Eigenschaft und Tugend zu erkennen an seinen Signatis, an seiner Gestalt, Form und Farbe, und es bedarf sonst keiner Probierung oder langen Erfahrenheit... Also die Distel, stechen ihre Blätter nicht wie Nadeln? Dieses Zeichens halber ist durch Magie gefunden worden, daß kein besseres Kraut ist gegen inwendiges Stechen. Also die Siegwurz hat ein Geflecht um sich wie ein Panzer: das ist auch ein magisches Zeichen und Bedeutung, daß sie behütet vor Waffen wie ein Panzer." (Paracelsus, Bücher und Schriften, Husersche Quartausgabe, 1589—91, Bd. IX, S. 383.)

Sogar bei Linné, dem berühmten Botaniker im aufgeklärten 18. Jahrhundert finden sich Anklänge an die Signaturenlehre, indem er meint, daß rotblühende Pflanzen Styptica sind, daß gelbblühende auf die Galle wirken und schwarzblühende Blutflüsse stillen (nach E. Schlegel, Religion der Arznei, Leipzig, 1915).

In all diesen Anschauungen der primitiven Völker und der Volksmedizin und auch in der Signaturenlehre leuchtet der Grundsatz der Anteilnahme durch. Diese Anteilnahme kann, wie die oben gegebenen Beispiele zeigen, in den verschiedenartigsten Beziehungen zwischen zwei Gegenständen, Vorgängen usw. bestehen. Die Beziehungen können räumlicher Art sein, indem die Adlerfedern, die der Indianer an sich trägt, ihn an der Scharfsichtigkeit des Adlers teilnehmen lassen. Die Beziehungen können aber auch zeitlich sein, indem zwei gleichzeitige oder aufeinanderfolgende Geschehnisse, die in unserem Sinne gar nicht ursächlich zusammenhängen, miteinander in Beziehung gebracht werden. Diese magische Anteilnahme kann aber auch in irgendwelcher äußerlichen Ähnlichkeit bestehen, sei es eine Ähnlichkeit in der Farbe oder Gestalt, eine Ähnlichkeit oder Gleichheit des Namens u. dgl. Aus all dem geht jedenfalls hervor, daß die Ähnlichkeit eine magische Anteilnahme bedeutet, und damit scheint die Homöopathie endgültig entlarvt und gerichtet zu sein, denn sie beruht ja anscheinend auf demselben Grundsatz.

Und in der Tat haben Gegner der Homöopathie so geurteilt, wie S. Seligmann, der in der Münch. med. Wochenschr. (1925, Nr. 34) die Homöopathie in Zusammenhang mit der magischen Heilkunde der Primitiven bringt. Er sagt darüber unter anderem: „Die reinste, unverfälschteste und ungekünstelte Homöopathie finden wir bei den primitiven Naturvölkern. Homöopathie ist hier identisch mit Sympathie, sie ist ein Mittel der Magie, der Zauberei. Eine medizinische Ehrenrettung der Homöopathie ist daher unmöglich, denn Zauberei gibt es nur in Märchenbüchern." Nach der An-

14

führung einiger Signaturen fährt Seligmann dann fort: „Nichts anderes ist es, was Hahnemann und seine Anhänger unter Homöopathie verstehen.“

Das klingt in der Tat im ersten Augenblick sehr vernichtend für die Homöopathie, es scheint an Folgerichtigkeit und Klarheit nicht überboten werden zu können! Seligmann scheint damit das Problem bis zum Grund durchschaut zu haben! Ist es aber nicht doch nur die Klarheit der Oberflächlichkeit, so wie man die flachen Buchten am Strande auch bis zum Grunde durchschauen kann, während an den tieferen Stellen eines Sees der Blick nur schwer und selten den Grund erschaut? Goethe sagt einmal: „Haß und Mißgunst beschränken den Beobachter auf die Oberfläche, selbst wenn Scharfsinn sich zu ihnen gesellt.“ Ob hier Scharfsinn mit im Spiele ist, will ich unentschieden lassen, aber daß hier Haß und Mißgunst die Feder geführt hat, scheint mir unbestreitbar.

Es geht nicht an, einer äußeren Ähnlichkeit zuliebe zwei Dinge in einen Topf zu werfen, die nichts miteinander zu tun haben, man begeht andernfalls gerade den Fehler, den man bei der Homöopathie zu Unrecht rügt.

Betrachten wir nur einmal die Art und Weise, wie die Ähnlichkeitsbeziehungen bei den Primitiven und bei der Homöopathie festgestellt werden. Weil eine Krankheit, der Krebs, denselben Namen hat wie ein Tier, wird auf Grund dieser Namensgleichheit — wir haben also in gewissem Sinne eine „magische Isopathie“ vor uns! — das Tier bei der Krankheit verwendet. Weil das Knabenkraut hodenähnliche Knollen hat, wird es bei Unfruchtbarkeit verwendet. Es ist, wie man sieht, nur eine ganz zufällige und äußerliche Ähnlichkeit, die mit dem Wesen der Sache gar nichts zu tun hat. Der Homöopath dagegen stellt im Arzneiversuch fest, was für Wirkungen irgendein Stoff auf die Verrichtungen des menschlichen Körpers hat, er stellt also wesentliche physiologische Wirkungen eines Naturkörpers fest, diese setzt er dann mit ähnlichen Erscheinungen beim Kranken in Beziehung. Es ist also ein grundsätzlich ganz anderes Verfahren, das mit der magischen Ähnlichkeitsbeziehung nur den Namen gemein hat. Man nennt letztere am besten wohl „Ähnlichkeitszauber“ oder zum Unterschied von anderen Similearten, die wir bald kennenlernen werden, das „magische Simile“.

Bedenken die Gegner, die sich diese Beweisführung von Seligmann zu eigen machen, nicht, daß sie damit auch die Schulmedizin treffen, und zwar auf einem Gebiete, auf das sie als eine Errungenschaft der letzten Jahrzehnte besonders stolz ist? Bei den vielfältigen Impfverfahren wird bekanntlich ein Stoff in abgeschwächter Form dem Körper einverleibt, der die gleiche Erkrankung, vor der er schützen soll, selbst hervorzurufen imstande ist. Auch die Serumtherapie sowie die Tuberkulinbehandlung 15 haben zum wenigsten, wie wir schon kurz sahen, enge Beziehungen zum Similegrundsatz. Diese „isopathischen" Verfahren sind nun alter Besitz der Primitiven und der alten Kulturvölker. Die Pockenimpfung ist seit jeher in China und Indien üblich, man kennt sie im nahen Orient schon lange, woher sie durch die Lady Montague Anfang des 18. Jahrhunderts nach England kam, — und auch bei den Negern ist sie schon seit langem als ein Teil der Volksheilkunde verbreitet. Wenn die Homöopathie primitiver Zauber ist, weil primitive Völker Verfahren anwenden, die äußerlich mit ihr eine gewisse Ähnlichkeit haben, warum sagt Seligmann nicht das gleiche von den isopathischen Verfahren der modernen Medizin, obwohl die Ähnlichkeit mit gewissen urtümlichen Heilverfahren größer ist und gerade das Wesentliche betrifft?

Die Pockenimpfung hat allerdings, wenn auch recht spät, ihren Einzug in die europäische Heilkunde gehalten, es gibt jedoch noch eine Anzahl anderer Verfahren in der Heilkunde primitiver Völker, die man geneigt ist als Ähnlichkeitszauber zu bezeichnen, die aber vielleicht einen richtigen Kern haben. Ich denke da z. B. an das weitverbreitete Verfahren, dem von einem tollen Hund Gebissenen die Leber des tollen Hundes zu essen zu geben. Besteht hier nicht die Möglichkeit, daß gerade dieses Organ, die größte chemische Werkstatt des Körpers, Gegengifte enthält? Auf der Insel Nias bei Sumatra reibt man bei Schlangenbiß die Wunde mit dem Gehirn der Schlange ein (s. Kleiweg de Zwaan, „Die Heilkunde der Niasser", Haag, 1913).

Von Feiungen gegen Schlangenbisse mittels des Kopfes der giftigen Schlangen berichten Smith und Dale (The Ila-Speaking Peoples of North-Rhodesia, London, 1920). Die Mitteilung einer noch verwickelteren isopathischen Methode entnehme ich dem Buch von Emil Schlegel, „Reform der Heilkunde" (Brugg, Schweiz, 1903), der den Bericht dem „Monatsblatt" von Gustav Jäger ohne Angabe der Stelle entlehnt hat. Danach feien die Barotseneger am Zambesi ihre Hunde, die sie zur Jagd benötigen, gegen den Stich der Tsetsefliege. Sie bringen trächtige Hündinnen in das Hauptverbreitungsgebiet der Fliege, so daß sie von der Tsetse gestochen werden. Ist die Zeit dazu richtig gewählt, so geht das Muttertier ein und der Wurf ist gegen die Tsetse gefeit und zur Jagd in den Gegenden geeignet.

Die indische Volksmedizin kennt als sicheres Heilmittel der Ruhr das Einnehmen vom Stuhlgang eines von der Ruhrkrankheit Genesenden. Das wird dem modernen Mediziner nur als ekelhaftes Überbleibsel der einst auch in Europa vielverwendeten „Dreckapotheke" erscheinen. Und doch gewinnt diese Methode im Lichte neuer Erkenntnisse ein anderes Gesicht.
16 Man hat festgestellt, daß bei der Ruhr im Stuhl des Erkrankenden noch

keine „Bakteriophagen“ vorhanden sind, d. h. allerkleinste Lebewesen, die zerstörenden Einfluß auf die Ruhrbazillen haben. Auf der Höhe der Erkrankung dagegen ist der Darminhalt reich an Bakteriophagen, die dann wieder allmählich abnehmen. So widerlich auch dieses Heilmittel erscheinen mag, es ist die Möglichkeit, damit günstig auf die Krankheit einzuwirken, keineswegs von der Hand zu weisen.

Dergleichen Heilverfahren, ich erinnere noch an die Verwendung von Vipernfleisch gegen Schlangenbiß sowie auch vom eigenen Harn gegen Krankheiten, finden wir im Volksglauben sowie nicht selten auch bei Ärzten von den ältesten Zeiten bis auf unsere Tage. Gewiß ist der Gedanke auf magischem Boden gewachsen, aber er enthält vielleicht mehr Wahrheit als wir bisher wissen. Die neuere Forschung hat jedenfalls schon nachgewiesen, daß im Schlangengift und der Schlangenleber ein Gegengift vorhanden ist, und aus Viperngift wurde der antitoxische Eiweißkörper „Echidnovakzine“ dargestellt. Ob die obenerwähnten Methoden nun alle ihre Richtigkeit haben, soll hier unentschieden bleiben, in diesem Zusammenhang braucht uns diese Frage aber wenig zu kümmern; ich wollte mit diesen Hinweisen nur zeigen, daß isopathische Verfahren und daran erinnernde bei den Primitiven vielfach üblich sind, ohne daß man daraus einen ungünstigen Schluß auf unsere isopathischen Methoden ziehen dürfte. Außerdem sind diese Verfahren mit ihrer Anwendung des Ähnlichen oder Gleichen insofern von Wichtigkeit für unser Thema, als sie den homöopathischen Gedanken lebendig erhielten und immer wieder ähnliche aus sich erzeugen konnten.

Es würde zu weit führen und wäre für unsere Zwecke auch unwichtig, wenn wir die Frage erörtern wollten, wie die magische Anschauung zustande gekommen ist. Nachdem sie aber einmal bestand, hat sie gewiß in der Wirkung des Ähnlichkeitszaubers, wozu ich im Augenblick auch die homöo- und isopathischen Heilverfahren der damaligen Frühzeit rechne, immer wieder eine Bestätigung ihrer Ansicht gesehen, sei nun die günstige Wirkung auf suggestivem Wege zustande gekommen, sei es auf demselben Wege, wie heutzutage noch homöo- oder isopathische Behandlungen zum Ziele führen.

Gerade diese isopathischen Verfahren der Frühzeit konnten zu der auch später immer wieder ausgesprochenen Ansicht führen, daß jedes Gift sein eigenes Gegengift (sein Heilmittel) sei, oder sein Gegengift mit sich führe. Es verdient vielleicht angemerkt zu werden, daß das griechische Wort „pharmakon“ sowohl „Gift“ als auch „Heilmittel“ bedeutet. Ohne daraus weitgehende Schlüsse zu ziehen, ist diese Doppelbedeutung jedenfalls beachtenswert, sie könnte auf Gedankengänge hindeuten, die im vorhergehenden Satze berührt wurden. 17

Wie ist nun der Zusammenhang zwischen dem Ähnlichkeitszauber und dem Ähnlichkeitsgrundsatz? Es geht offenbar nicht an, mit Seligmann einfach die Homöopathie als primitiven „Ähnlichkeitszauber" anzusehen und zu schließen, weil das Eine Unsinn sei, müsse es auch notwendig das Andere sein. So einfach ist die Frage nicht zu erledigen. Mir scheint es hier ganz ähnlich zu liegen wie bei so vielen Dingen des Volksglaubens, bei denen auch aus allerlei Unsinn schließlich ein richtiger Kern sich hat herausschälen lassen. Die Astronomie war in früheren Zeiten eng verquickt mit astrologischen Anschauungen; die mit abergläubischen Vorstellungen umgebene Wünschelrute ist in letzter Zeit in den Gesichtskreis ernsthafter Wissenschaftler getreten (vgl. „Handbuch der Wünschelrute" von Graf Klinckowstroem und Frhr. v. Maltzahn, München, 1931). Das gleiche darf man von dem Glauben an eine Gedankenübertragung sagen. Auch auf die Isopathie, wie sie von der Schulmedizin getrieben wird, sei nochmals verwiesen, die auch nicht dadurch entwertet wird, weil primitive Völker grundsätzlich das gleiche auch schon angewendet haben.

Wenn man will, könnte man auch die für den Unbefangenen ganz harmlose Massage durch Vergleich mit der Massage der Primitiven als „Aberglauben" verdächtigen. Der englische Forscher W. H. R. Rivers berichtet in seinem Buch „Psychology and Ethnology" (London, 1926, S. 57f.), daß er auf den Salomoninseln einen eingeborenen Arzt auf seiner Praxis begleitet habe, und er dabei gewesen sei, wie jener eine Frau wegen chronischer Verstopfung kunstgerecht mit Massage behandelt habe. Es wurde hier also eine durchaus moderne Methode in zweckmäßiger Weise angewendet. Nachträglich aber kam heraus, daß nach den Vorstellungen der Eingeborenen die Kranke einen Tintenfisch in ihrem Leibe beherberge, der durch die Massage vertrieben werden sollte. Was würde man zu einem Manne sagen, der die moderne Massage, eine Errungenschaft der letzten Jahrzehnte, dadurch herabsetzen wollte, weil man auf den Salomoninseln dasselbe von ganz falschen Voraussetzungen ausgehend ausübt? —

Wenn ich einen scharfen Schnitt zwischen dem Ähnlichkeitszauber und der Homöopathie mit ihrem Similegrundsatz mache, so soll damit nicht gesagt sein, daß beide miteinander gar nichts zu tun haben. Die Anwendung des Ähnlichen im Sinne der Homöopathie mag vielfach in früheren Zeiten ihre Anregung aus dem Ähnlichkeitszauber geschöpft haben, es mag ein gewisser sachlicher und geschichtlicher Zusammenhang zwischen beiden bestehen, genau wie bei der Isopathie und ähnlich wie bei Astrologie und Astronomie, aber gerade deshalb ist es notwendig, eine scharfe Grenze zwischen beiden zu ziehen und von homöopathischen Ähnlichkeitsbeziehungen im Sinne Hahnemanns nur zu sprechen, wenn ein Mittel beim Gesunden ähnliche Erscheinungen hervorruft, wie sie anderseits bei Krankheiten auftreten können.

Gerade weil die Signaturenlehre mit der Homöopathie nichts zu tun hat, seien an dieser Stelle noch einige Bemerkungen darüber gemacht, da später kein Anlaß dazu vorhanden sein würde.

Emil Schlegel, ein bekannter Homöopath, tritt in dem schon obenerwähnten Buch „Religion der Arznei" für die Berechtigung der Signaturenlehre ein und führt eine größere Anzahl von Fällen an, in denen sie angeblich stimmt, indem er mit phantasievollem Denken und bilderreicher, poetischer Sprache aus den Pflanzen die Wirkung herausliest, oder, wohl besser gesagt, hineindeutet. Aber welch geistreicher Mensch könnte nicht aus irgendwelchen Eigenschaften der Pflanzen Beziehungen zu einer Krankheit herauslesen, zumal wenn er die Pflanze und ihren Anwendungsbereich kennt. Von der Christrose (Helleborus niger), die bekanntlich um Weihnachten blüht, worauf dann ihre weißen Blütenblätter ergrünen, um sich in dieser lichtarmen Zeit am Ausreifungsprozeß zu beteiligen, sagt Schlegel: „Ja, man kann sagen: eine verrückte Pflanze, um diese Zeit zu fruchten, und so führt sie denn schon Hippokrates unter den Wahnsinnspflanzen auf." Von der Mistel (Viscum album) meint Schlegel, daß es naheliege, sie wegen des Aufsitzens auf anderen Pflanzen, auf denen sie schmarotzt, bei Besessenheit zu gebrauchen. Wenn hier nicht mehr das Aussehen der Pflanze, sondern ihr Sitz zur Signatur verwendet wird, so wird auf diese Weise der Phantasie natürlich das Tor weit geöffnet, irgendwelche treffenden Beziehungen werden sich immer finden lassen.

Da nun Schlegel homöopathischer Arzt ist, hat man versucht, der Homöopathie die Signaturenlehre anzukreiden. Aber völlig mit Unrecht, denn die Ansichten Schlegels sind fast durchweg von den homöopathischen Kritikern abgelehnt worden. Infolgedessen wäre es eine Irreführung, wenn man die Meinung eines einzelnen Homöopathen als normalen und notwendigen Bestandteil der Homöopathie betrachten wollte.

Während Hahnemann gar keinen Anlaß hatte, sich mit der magischen Anschauung in bejahendem oder verneinendem Sinne auseinanderzusetzen, da die geschlossene magische Weltansicht damals keine Rolle spielte, ja kaum bekannt war, so hat er doch gerade der Signaturenlehre gegenüber in ablehnendem Sinne Stellung genommen. Er schreibt darüber:

„Hier erlasse ich dem gewöhnlichen Arzneiwesen die Demütigung, sie an die Torheit jener älteren Ärzte zu erinnern, welche nach der Signatur, das ist, nach Farbe und Form, der rohen Arzneidroguen auf ihre Heilkraft schlossen, die hodenartige Orchiswurzel zur Herstellung der Mannskraft, die Stertmorchel zur Befestigung wankender Erektionen, die gelbe Kurkumey heilsam in der Gelbsucht, und die beim Quetschen rothen Saft von sich gebenden, gelben Blumen des Hypericums für Sankt Johannis Blut, dienlich in Blutungen und Wunden usw., ausgaben; ich erlasse sie den jetzigen

Ärzten, obgleich Spuren genug von diesem Unsinn selbst in den neuesten Arzneimittellehren noch mit fortgeführt werden." (Reine Arzneimittellehre, Dresden 1817, Erste Auflage, Bd. 3, S. XIX.)

Ich denke, das ist deutlich genug. Diese Stelle findet sich in einer Arbeit über „die Beleuchtung der Quellen der gewöhnlichen Materia medica". Hahnemann unterzieht darin die in der Medizin damals üblichen Methoden, Erkenntnisse auf dem Gebiete der Arzneimittelwirkungen zu erlangen, einer scharfen Kritik, und bei dieser Gelegenheit kommt er im Vorbeigehen auch kurz auf die Signaturen zu sprechen. Über andere magische Maßnahmen zu sprechen hatte er weder an dieser Stelle noch anderswo einen begründeten Anlaß, er hätte sonst gewiß jeglichen Ähnlichkeitszauber und jede Sympathiekur ebenso scharf abgelehnt wie die Signaturenlehre.

III. Die Ähnlichkeitsregel in der Heilkunde vor Hahnemann

a) Vorbemerkungen

Wir verlassen jetzt das Gebiet der magischen Heilkunde und des Ähnlichkeitszaubers — diese Anschauungen sind ja nur uneigentlich als „Vorläufer" der Homöopathie zu bezeichnen — und kommen nunmehr zu den echten Vorläufern. Mit dem Wort „Vorläufer" ist ja sozusagen schon mitgegeben, daß wir keine ausgebildeten homöopathischen Anschauungen erwarten können, sondern nur Anklänge; Anschauungen und Maßnahmen, die man als Keime der Homöopathie betrachten kann. Auch Überbleibsel aus dem Volksaberglauben werden noch hier und da erwähnt werden, soweit sie bei im übrigen wissenschaftlich denkenden Ärzten zu finden sind.

Der Nachweis von Vorläufern kann verschiedenen Sinn haben. Erstens ist es von Belang, den Gang eines Gedankens durch den Wandel der Zeit zu verfolgen und zu sehen, wie er allmählich aus kleinen, unklaren, oft auch phantastischen Anfängen sich zu Klarheit und Bedeutung hindurchgearbeitet hat. Es gilt zu zeigen, daß der einmal aufgetauchte Gedanke, wenn er auch lange nicht zu klarer Ausgestaltung gelangte, doch weiter lebte, und die Meinungen Früherer dann immer wieder bei den Späteren ähnliche Gedanken wachriefen oder wenigstens unterstützten.

Die Vorläufer gilt es aber auch deshalb zu untersuchen, weil mit dem Hinweis auf Vorläufer nicht selten die Bedeutung des endgültigen Schöpfers einer Ansicht herabgesetzt werden soll, weil „das ja schon längst andere gesagt haben", oder weil damit auf Entlehnung, ja auf Plagiat hingedeutet werden soll. Und schließlich ist es auch in bezug auf die Ansichten des

Begründers einer neuen Lehre nicht unwichtig, zu sehen, wieweit er sich mit Recht auf Frühere berufen hat, und inwiefern sie in der Tat zur Stützung seiner Ansicht dienen können.

Wie schon eben gesagt wurde, handelt es sich in früheren Zeiten meist nur um unklare Andeutungen des Similegrundsatzes oder um die praktische Anwendung im einzelnen Falle, über deren theoretische Bedeutung der Heilkundige sich wohl häufig nicht im klaren war. Es kann sich nun hier nicht darum handeln, festzustellen, ob in jedem Falle ein Heilverfahren nach dem echten homöopathischen Similegrundsatz vorliegt. Das Wesentliche für uns ist vielmehr, ob rein der Erscheinung nach ein bestimmter Fall zur Aufstellung des Grundsatzes führen oder als seine Bestätigung angesehen werden konnte. Wenn ich also dergleichen Fälle als Vorahnungen der Homöopathie ansehe, so geschieht es nicht, um möglichst viel Kronzeugen für sie anführen zu können, sondern weil sie in früheren Zeiten bei ihren beschränkteren Kenntnissen oberflächlich angesehen in der Tat als homöopathisch betrachtet werden konnten.

Es gibt aber noch, auch wenn wir von der magischen Ähnlichkeitsbeziehung absehen, mehrere Arten des Simile. Erstens das „oberflächlich-homöopathische Simile“, wie man es vielleicht nennen kann. Ich verstehe darunter die Fälle, in denen nur e i n e hervorstechende Erscheinung bei Feststellung einer Ähnlichkeit berücksichtigt wird wie etwa Durchfall, Husten u. dgl. Diese „Diagnosen“ (auf deutsch „Unterscheidungen“) sind im Grunde keine Diagnosen, da sie zuwenig unterscheiden, und Husten der verschiedensten Herkunft und Eigenart ununterschieden in einen Topf werfen. Immerhin sind sie der Beginn einer sachlichen Unterscheidung, wenn sie auch kaum zur Stellung einer homöopathischen Arzneidiagnose ausreichen kann.

Als zweite Art nenne ich das „echt homöopathische H a h n e m a n n sche Simile“, das auf dem genauen Vergleich der Krankheitserscheinungen mit den Erscheinungen, die eine Arzneisubstanz hervorruft, beruht; dies war im wesentlichen das Vorgehen H a h n e m a n n s. Tiefer versucht noch eine dritte Art zu dringen, die von den Symptomen, d. h. den objektiven und subjektiven Erscheinungen, zu den ihnen zugrunde liegenden physiologischen und im besonderen pathologisch-physiologischen Vorgängen vordringen will, wie es die naturwissenschaftliche Richtung der modernen Homöopathie anstrebt; man könnte vielleicht vom „physiologischen Simile“ sprechen. Vielfach wird das H a h n e m a n n sche Simile auch das physiologische sein, in manchen Fällen wird aber nur das physiologische Simile einer wesenhaften Ähnlichkeitsbeziehung entsprechen. — Eine vierte Art des Simile werden wir bei Besprechung des galenischen Systems kennenlernen.

21

Es scheint mir wichtig, diese Unterscheidungen zu treffen; gerade zum Verständnis der geschichtlichen Entwicklung ist es nötig, sich über diesen Punkt im klaren zu sein. Wegen mangelnder Unterscheidung der verschiedenen Simile sind viele Mißverständnisse entstanden, indem man häufig, sobald man das Wort „ähnliche Mittel“ las, darin schon die Hahnemannsche Homöopathie glaubte sehen zu dürfen. Wir werden im Laufe der Darstellung zahlreiche Belege für dies Mißverstehen bei Allopathen und Homöopathen kennenlernen.

Das oben schon kurz behandelte oberflächlich-homöopathische Simile bedarf zur Vermeidung von Mißdeutungen noch einiger Erläuterungen. Nicht selten wird von Behandlung durch ähnliche Mittel bei Durchfall und auch beim Erbrechen berichtet; schon Hippokrates erwähnt diese Ähnlichkeitsbeziehung, und bis in die neue Zeit kann man in dieser allgemeinen Form davon lesen; ebenso häufig kann man demgegenüber von allopathisch eingestellten Forschern hören, daß das keine Homöopathie sei, da es sich dabei nur um Entfernung des schädlichen Stoffes handele, was mit dem Similegrundsatz nichts zu tun habe. Mir scheint, beide Parteien haben dabei unrecht; die erstere, indem sie ohne weiteres Ähnlichkeitsbeziehungen annimmt, die andere, weil es nicht angeht, sie ohne weiteres zu bestreiten. Gewiß ist nicht selten die Wirksamkeit der Behandlung darin zu suchen, daß schädliche Stoffe entfernt werden; insofern hat letztere Partei recht, wenn sie darin im Grunde überhaupt keine Ähnlichkeitsbeziehung sehen will; man könnte vielleicht von einem „scheinbaren Simile“ sprechen. Anderseits fallen jedoch nicht alle Fälle unter dies scheinbare Simile, vielfach handelt es sich dabei um das oberflächliche Simile oder, falls eine genauere Arzneimitteldiagnose gestellt wird, um das echte Hahnemannsche Simile, wenn nicht gar das physiologische Simile vorliegt, in dem sich eine weitgehende Ähnlichkeit der Erscheinungen findet und auch die pathologisch-physiologischen und anatomischen Erscheinungen einander ähnlich sind. Allerdings ist es in den aus früherer Zeit berichteten Fällen selten möglich, darüber Genaueres zu sagen, da wir meist zuwenig über das angewendete Mittel und die Gabengröße unterrichtet werden.

Ich erwähne das schon hier, um zu zeigen, daß dieser Gesichtspunkt keineswegs übersehen ist, und außerdem, um darauf aufmerksam zu machen, daß die Frage doch verwickelter ist, als man gemeinhin glaubt.

b) Von Hippokrates bis Paracelsus

Wie der Großteil unserer heutigen Kultur, so hat sich auch unsere heutige Medizin aus der griechisch-römischen entwickelt, die es deshalb jetzt kurz in ihren Beziehungen zu unserem Gegenstand zu betrachten gilt. Wie überall, so hat auch in Griechenland die magische Heilkunde in den Urzeiten eine große Rolle gespielt; aber es ist bemerkenswert, daß bei den Griechen schon frühzeitig der magische Anteil in der Heilkunde zurücktrat. So wird z. B. in der Homerischen Ilias nicht ein einziges Mal eine Krankheitsheilung mittels Beschwörung erwähnt; außerdem zeigt die Beschreibung von Verwundungen ein überraschend großes Wissen über den menschlichen Körperbau und die Lage innerer Organe.

Wie die magische Weltansicht zum guten Teil auf der Tatsache beruht, daß es in der uns umgebenden Erscheinungswelt zwischen den Dingen Beziehungen gibt, die wir als „Ähnlichkeit" bezeichnen, so lag es auch für die beginnende Philosophie in Griechenland nahe, mit dieser sich überall aufdrängenden Tatsache auseinanderzusetzen. Dementsprechend finden wir denn auch in der frühen griechischen Philosophie vielfach Erörterungen über die Ähnlichkeit, so besonders bei Empedokles (etwa 490 bis 430 v. Chr.), der einmal sagt: „So ergreift das Süße das Süße, das Bittere strebt zum Bitteren, das Scharfe geht zum Scharfen, das Warme verbindet sich mit dem Warmen." (S. Herm. Diels, „Poetarum Philosoph. Fragmenta"; Berlin, 1901, S. 140.) Derartige Gedanken waren so lebendig, daß Macrobius, ein im 5. Jahrhundert n. Chr. lebender Schriftsteller diese Stelle noch erwähnt. (Siehe Macrobius, „Saturnalia", ed. F. Eyssenhardt, Lips. 1868.)

Auch die Erkenntnistheorie des Empedokles beruht auf dem Ähnlichkeitsgrundsatz. Er sagt: „Denn mit der Erde in uns erkennen wir die Erde, mit dem Wasser das Wasser, mit der Luft die göttliche Luft, mit dem Feuer aber das verderbliche Feuer, die Liebe mit der Liebe, den Haß aber mit dem traurigen Haß[1]." (Siehe Diels a. a. O., 109.) — Verwandte Gedanken äußerte auch Parmenides (vgl. die Schrift des Theophrast: „De sensibus" in „Theophrast and the Greek physiological psychology" von G. M. Stratton, London, 1917).

Platon erörtert mehrfach die Beziehungen des Ähnlichen zueinander und die des Unähnlichen, wie z. B. in „Timaios" (ed. Bury, London—New York, 1929, S. 216), wo er von der Ernährung sprechend sagt: „Diese Anfüllung aber und Entleerung vollzieht sich genau so wie die Bewegung aller Dinge im Weltall, der gemäß alles Verwandte einander zustrebt." — Im Vorbeigehen seien nur kurz noch andere Stellen erwähnt, an denen sich Ausführungen über die Verwandtschaft des Ähnlichen findet („Lysis", Übers. Schleiermacher, Berlin, 1805, Vol. V, S. 233, sowie „Parmenides", Vol. X, S. 76).

---

[1] Man wird dadurch an das berühmte Wort von Goethe erinnert: „Wär' nicht das Auge sonnenhaft, die Sonne könnt' es nie erblicken."

Auch bei Aristoteles finden sich längere stark dialektisch gefärbte Erörterungen über das Gleiche, Ähnliche und Ungleiche. In seiner Schrift „Über Entstehen und Vergehen“ (ed. Prantl, Lps., 1857, Kap. 7, S. 398) sagt er über das Ausüben und Erfahren von Einwirkungen: „Wir haben hierüber von Früheren einander widersprechende Begründungen überkommen. Die Mehrzahl sagt nämlich übereinstimmend, daß alles Gleiche (‚ὅμοιος‘ hier richtiger so zu übersetzen) keine Einwirkung erfahre, weil das Eine in keiner Weise geeigneter sei zum Tun und Erleiden als das Andere, denn alles komme dem einander Gleichen in gleicher Weise zu. Das Ungleiche aber und das Verschiedene sei von Natur dazu bestimmt, wechselseitige Einwirkung auszuüben und zu erfahren. Demokritos aber äußert als Einziger im Gegensatz zu den Andern eine besondere Ansicht. Er behauptete nämlich, Ein und Dasselbe, das Gleiche sei es, das Einwirkungen sowohl ausübe als auch erfahre.“ Nach längeren, z. T. etwas spitzfindigen Erörterungen kommt Aristoteles zu dem Ergebnis, daß das Gleiche und in nichts Verschiedene nicht aufeinander wirken könne, und ebenso stehe es mit den voneinander völlig verschiedenen Dingen. Um aufeinander wirken zu können, müssen die Dinge in einer Beziehung gleich, in anderer jedoch ungleich sein. Das heißt also, sie müssen ähnlich sein, denn ähnlich ist eine teilweise Gleichheit.

Wie Reinhold Bahmann mit Recht bemerkt (Allg. Hom. Zeitg., Bd. 173, S. 146), enthält die wohl berühmteste Stelle in Aristoteles, die jeder Gymnasiast auswendig kennt, auch das „Similia similibus“, nämlich die Stelle aus der „Poetik“ (Kap. 7), in der Aristoteles von der Wirkung der Tragödie sagt: „daß sie durch Erregung von Furcht und Mitleid eine Reinigung (καθάρσις) von solchen Gemütsbewegungen herbeiführt“, wie Lessing die Stelle übersetzt. Wie auch sonst im seelischen Bereich die Ähnlichkeitsregel besonders klar hervortritt, indem eine Leidenschaft durch eine andere geheilt wird u. dgl. mehr, und wie in ihm auch die biologische Reizregel, die umgekehrte Wirkung kleiner und großer Reize, besonders deutlich ist, so haben wir auch an dieser Stelle des Aristoteles die seelische Heilung durch Ähnliches. Diese Katharsis spielt ja bekanntlich in der Psychoanalyse, in der auch dasselbe Leiden in abgeschwächter Form die Heilung herbeiführt, eine entscheidende Rolle.

Die glänzend aufblühende griechische Philosophie beeinflußte mit ihren dem suchenden Verstande erste Klarheit und Ordnung bringenden verführerischen Spekulationen auch die Heilkunde stark; wenig haltbare Theorien überwucherten in unheilvoller Weise die nüchterne Beobachtung, zumal die Lehre des Empedokles von den vier „Elementen“ des Warmen, Kalten, Trockenen und Feuchten drang damals in die Heilkunde ein und beherrschte bald sowohl die Physiologie als auch die Krankheitslehre und

24

die Behandlung. Erst die Zeit des Hippokrates (etwa 460 bis 377 v. Chr.) erkannte das dem Wesen der Heilkunst Fremde, ja Feindliche dieser Entwicklung, schränkte die Herrschaft der philosophischen Theorie auf medizinischem Gebiete wieder ein und machte aus einer philosophierenden Wissenschaft wieder eine Kunst. Etwa zu gleicher Zeit vollendete sich auch die Loslösung von der magischen Volksheilkunde und die Befreiung von der Priesterheilkunde, wie sie in den Tempelheilstätten auf Grund der Vorstellungen von Dämoneneinwirkung und direktem Einfluß der Götter betrieben wurde. Die letzten Auseinandersetzungen damit kann man noch in der sog. hippokratischen Schriftensammlung (corpus hippocraticum) verfolgen. Die Sammlung wird so genannt, weil die Überlieferung sie alle als die Werke von Hippokrates, dem Großen, ansah, jenen Stern am Ärztehimmel, der auch für uns noch trotz der weiten zeitlichen Entfernung als Stern ersten Ranges erscheint. Wenn hier der Kürze halber von „Hippokrates" gesprochen wird, so ist damit die Sammlung medizinischer Schriften gemeint, die unter seinem Namen uns erhalten ist, obwohl gewiß nur ein kleiner Teil der über 50 Schriften von ihm selbst verfaßt ist. Diese Sammlung ist wie auch andere Sammlungen aus dem Altertume, etwa die Bibel, kein einheitliches Ganze, es sind recht verschiedenwertige Schriften, die sich auch nicht selten widersprechen.

Hippokrates ist das auch heute noch nicht übertroffene Idealbild eines echten Arztes. Ebenso wie er betont, daß der Arzt nicht zu wissen brauche, was der Mensch sei, will er auch bei der Aufgabe des Arztes wenig von der Philosophie und Klügeleien über das Wesen der Krankheit wissen. Er strebt vielmehr danach, alles, was sich mit den Sinnen erkennen läßt, in Erfahrung zu bringen und darauf dann die Behandlung und die Vorhersage aufzubauen. Es wird beim Kranken alles aufs genaueste erforscht, was zeitlich vor der Krankheit liegt. Die klimatischen Verhältnisse, Jahreszeit, Lebensgewohnheiten, Eigenart des Kranken, Ernährung, Alter, Geschlecht usw. Sodann werden alle Krankheitszeichen festgestellt: Fieber, Puls, Stuhlgang, Geistestätigkeit, Art der Schmerzen u. dgl. Das mit den Mitteln der Zeit Erforschbare wird soweit wie möglich erforscht, über das — zum mindesten vorerst — Unerfahrbare werden keine mehr oder minder falschen oder bestreitbaren Vermutungen geäußert. Damit man nicht glaube, daß ich meine Darstellung in meinem Sinne färbe, gebe ich hier wie auch sonst später noch mehrfach einem anderen „unverdächtigeren" Forscher das Wort.

Richard Koch stellt in seinem Buche „Die ärztliche Diagnose" (2. Aufl. Wiesbaden, 1920, S. 9) in einem treffenden Vergleiche einmal das Wesen der hippokratischen Heilkunde dar: „Da sie sich außerstande fühlt, das Wesen des Krankheitsvorganges innerhalb des Körpers zu erkennen, sucht sie um die Notwendigkeit dieser Erkenntnis herumzukommen, indem sie den Vorgang gewissermaßen von vorn und von hinten ansieht, da wo die Kausalkette den Körper noch nicht erreicht, und da wo sie ihn eben verlassen hat; gerade wie ein Fluß, der für eine Strecke in die Erde hinein verschwindet, für seinen unterirdischen Lauf der Erforschung mit einfachen Mitteln entzogen ist, während wir uns aus dem Verlaufe des Flußteils bis zur Stelle des Versickerns und dem anderen Teile von der Stelle des Neuaustritts aus so gut ein Bild machen können von dem ganzen Flußlaufe, daß uns die Unkenntnis der unterirdischen Strecke bedeutungslos wird. Dem unterirdischen Laufe entsprechen im hippokratischen Denken die Vorgänge im Körper selbst, dem Flußlaufe vor dem Verschwinden in die Erde die ätiologischen Verhältnisse, die Krankheitsursachen im allerweitesten Sinne, dem wieder ans Tageslicht getretenen Laufe die Symptome, die Erscheinungen."

Diese beiden Erscheinungsgruppen bei dem einzelnen Kranken werden dann mit ähnlich verlaufenden Fällen verglichen, und auf diese Weise ein allgemeiner Erfahrungsschatz geschaffen, der jeweils verwendet wird, ohne daß dies allgemeine, lebendige Wissen zu grauer Theorie verblaßt. Eine weitere damit zusammenhängende Eigenheit der hippokratischen Heilkunde sei wieder mit den Worten von Richard Koch gekennzeichnet (S. 11): „Deshalb haftet die hippokratische Diagnose immer an der Person. Es wird wenig von den Krankheiten gesprochen, aber viel von den Personen, die von Krankheiten befallen sind. Und wenn ein Krankheitsname gebraucht wird, dann wird er meist im Plural benutzt oder adjektivisch, die Pleuropneumonien, die Schwindsüchtigen, wodurch zum Ausdruck kommt, daß die Abstraktion der Krankheit aus den vielen einzelnen Kranken nicht das Wesentliche ist."

Wenn wir hier also im Grundsatz eine Höhe der ärztlichen Heilkunde erreicht sehen, die später nie wieder übertroffen ist und nur selten von einzelnen erreicht wurde, so wird es uns trotzdem nicht wundern, wenn wir auch in der hippokratischen Heilkunde Anklänge an die magische Heilkunde früherer Zeiten finden. Wenn z. B. eine Vorschrift aus dem Buche „Über innere Krankheiten" lautet: „Gelbsucht, man gebe die Brühe vom Regenpfeifer zu trinken", so wird man hier an die Signaturenlehre erinnert, denn der Regenpfeifer hat ein gelbes Federkleid (Littré, Oeuvres complètes d'Hippocrate, Bd. VII, S. 260). Das gleiche gilt allem Anscheine nach, wenn er gegen Blutungen den roten Saft des Granatapfels nehmen läßt. An den Grundsatz der Anteilnahme erinnert auch die Vorschrift, zur Begünstigung der Befruchtung Frauenmilch von einer einen Knaben stillenden Frau zu nehmen, sowie die Kerne eines frischen Granatapfels zu zerreiben und den Saft auszudrücken, sodann die Geschlechtsteile einer Meerschild-

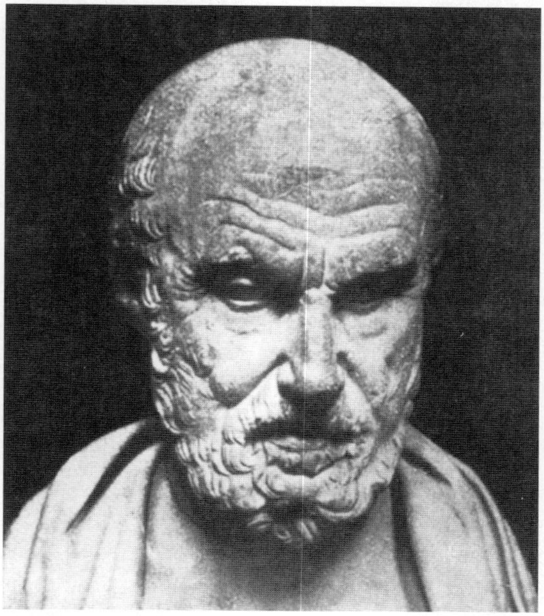

Hippokrates

(Mit Genehmigung des Verlags Ferdinand Enke, Stuttgart, aus: Heelsbergen, Mensch und Tier im Zyklus des Kontagiums)

kröte zu verbrennen, zu pulverisieren und das Gemisch in die Geschlechtsteile zu gießen. (Erstes Buch über Frauenkrankheiten, Kap. 75, Littré, Bd. VIII, S. 164.) Eine magische Ähnlichkeitsbeziehung liegt zweifellos auch der Vorschrift zugrunde, unfruchtbare Frauen sollten den Stein gebrauchen, der Eisen anzieht, d. h. also den Magnetstein. (Über unfruchtbare Frauen, Littré, Bd. VIII, S. 456.)

Zeigen diese bisher angeführten Stellen unverkennbare Beziehungen zum Ähnlichkeitszauber vergangener Zeiten, so dürfen andere Stellen wohl als Vorahnungen echter Ähnlichkeitsbeziehung aufgefaßt werden. Mehrfach wird ein Mittel zur Behandlung empfohlen, von dem anderseits gesagt wird, daß es ähnliche Zustände erzeuge. Das mag man z. T. als Widersprüche auffassen können, z. T. dürften aber auch diesen Bemerkungen Ahnungen des Ähnlichkeitsgesetzes zugrunde liegen, so z. B., wenn Knoblauch gegen den Rausch empfohlen wird, obwohl ausdrücklich gesagt wird, er erzeuge Schwere im Kopf (Littré, Bd. II, S. 484). Auch die Verwendung von *Helleborus* bei Cholera (Epidemiorum, Littré, Bd. V, S. 210), der auch heute von den Homöopathen noch dabei benutzt wird, sowie die von Kanthariden als Diureticum bei Wassersucht darf man als homöopathisch ansehen. (Diät bei akuten Krankheiten, Anhang, Littré, Bd. II, S. 512; Fuchs, Bd. III, S. 57).

Aber auch in allgemeiner Form wird der Ähnlichkeitsgrundsatz ausgesprochen, wie z. B. wenn es heißt: „Man muß dem Kranken von demselben Wasser zu trinken geben, durch das er die Krankheit bekam.“ (Littré Bd. VII, S. 234.)

An mehreren Stellen werden das „Similia similibus“ und das „Contraria contrariis“ nebeneinander als berechtigte Heilgrundsätze erwähnt. „Gleichartiges muß man vornehmen, da ja der eine Schmerz den anderen lindert und dann wieder Ungleichartiges, wenn etwas nach oben drängt, muß man es abwärts lösen.“ (Sechstes Buch der epidemischen Krankheiten, II, Kap. 1, Littré, Bd. V, S. 276.)

Die berühmteste Stelle, in der das „Similia similibus“ als ein allgemeiner Heilgrundsatz ausgesprochen wird, findet sich in der Schrift „Von den Stellen im Menschen“ (Littré, Bd. VI, S. 334), und auch Hahnemann hat schon in der ersten Auflage seines „Organon“ diese Stelle angeführt, um zu zeigen, daß er Vorläufer gehabt hat[2].

[2] Diese Anführung enthält übrigens, wie hier nebenbei erwähnt sei, in den meisten Ausgaben einen Druckfehler, der zuerst in der dritten Auflage auftritt und auch in posthumen Auflagen, wie der von Lutze herausgegebenen (1865, S. 100) und in der von Haehl (1921, S. 61) sich findet, sogar in mindestens eine englisch-amerikanische (New York, 1849) übergegangen ist und auch in manchen diesen Auflagen entnommenen Anführungen spukt. Statt ἔμετος steht das Wort ἔπετος, was gar keinen Sinn ergibt.

„Die Schmerzen [Beschwerden] werden durch das ihnen Entgegengesetzte behoben, jede Krankheit nach ihrer Eigenart. So entspricht den der Konstitution nach Warmen, die durch Kälte erkrankt sind, das Warme, und so entsprechend das andere. Eine andere Art ist folgende: durch das Ähnliche entsteht die Krankheit, und durch Anwendung des Ähnlichen wird die Krankheit geheilt."

Diese Stelle ist deshalb so bedeutungsvoll, da sie sowohl über die Similebehandlung als auch über die durch das Contrarium spricht, und zwar werden diese beiden Möglichkeiten nicht in einem unklaren und unentschiedenen Nebeneinander als zwei gleichberechtigte Verfahren erwähnt, sie werden vielmehr deutlich in bezug auf ihre Bedeutung und ihr Anwendungsgebiet unterschieden.

Es war wohl Hugo Schulz, der in seiner kleinen Schrift „Similia similibus curantur" (München, 1920) als erster darauf hinwies, daß bei der Erwähnung der gegensätzlichen Behandlung von „Beschwerden" des Kranken, bei Erwähnung des Ähnlichen jedoch von „Krankheit" die Rede ist. Schulz meint wohl mit Recht, daß mit dieser verschiedenartigen Ausdrucksweise auch Verschiedenartiges gesagt werden soll. Im ersten Satz handelt es sich um die symptomatische, palliative Stillung von Beschwerden, während im zweiten Satz von der Heilung der Krankheit auf Grund des Ähnlichkeitsgrundsatzes die Rede ist. Wenn man den recht knapp gehaltenen Satz etwas breiter umschreibend übersetzen will, so will er sagen, daß die Krankheiten durch Einflüsse entstehen, die ähnliche Wirkungen hervorrufen wie gewisse Heilmittel, und daß diese Krankheitszustände wiederum durch Mittel geheilt werden, die imstande sind, den Krankheitszuständen ähnliche Erscheinungen zu erzeugen.

Hier ist also klar das Similia similibus als allgemeiner Heilgrundsatz ausgesprochen, und daß dies kein Hineindeuten ist, zeigen die folgenden Sätze:

„So heilt das, was beim Gesunden Harnzwang erzeugt, ihn beim Kranken. Der Husten wird geradeso wie der Harnzwang durch dieselben Mittel hervorgerufen und geheilt. Ein anderes Verfahren: das Fieber, das durch eine Entzündung[3] entstanden ist, wird bald durch dieselben Mittel hervorgerufen und geheilt, bald durch das Entgegengesetzte von dem, durch das es entstanden ist. Wenn man den Kranken in warmem Wasser baden und viele Tränke eingeben will, dann wird er durch den Überfluß von Flüssigkeit geheilt; das, was die Anschwellung verursacht, heilt das bestehende Fieber. Und wenn jemand ein Abführmittel zum Trinken geben will und

[3] Littré übersetzt φλεγμασία in dieser Schrift der hippokratischen Sammlung immer mit „abondance des sucs" im Gegensatz zu anderen Schriften, wo er es mit Entzündung oder ähnlich übersetzt; ich bin ihm darin nur teilweise gefolgt.

ein Brechmittel, so wird die Krankheit in derselben Weise durch das, was sie erzeugt, geheilt, und durch das, was sie heilt, erzeugt. Wenn man nämlich einem Menschen, welcher an Erbrechen leidet, viel Wasser zu trinken geben würde, so würde das Brechenerregende durch das Brechen herausgespült. So wird durch das Erbrechen das Brechen gestillt. Man kann das Erbrechen aber auch stillen, indem man nach unten das abführt, was, solange es im Körper ist, erbrechen macht. So wird auf zwei entgegengesetzte Weisen die Gesundheit wiederhergestellt. Wenn es sich in allen Fällen so verhielte, dann würde es wohl üblich sein, bald je nach Natur und Ursprung der Krankheit durch das Entgegengesetzte zu behandeln, bald auch je nach Natur und Ursprung der Krankheit durch Ähnliches."

„Die Ursache [dieser Regellosigkeit] ist die Schwäche des Körpers. Der Körper wird gleichmäßig ernährt durch gleichmäßige Nahrung, und der Körper verdaut die Speisen. Wenn die Nahrungszufuhr entweder übermäßig oder zu gering ist, oder der Körper durch irgendeine andere Einwirkung geschwächt ist, dann bekommen die Speisen die Oberhand. Wenn das Aufgenommene stärker als der Körper ist, dann wird er von demselben, was ihn [sonst] gedeihen läßt, bezwungen, und die Wirkung ist die gegenteilige. Z. B. wirkt ein warmes Bad günstig, wenn der Körper die Anwendung bewältigt; wenn der Körper aber bezwungen wird, läßt es abmagern. Eine gute Tafel wirkt ähnlich wie das Bad; wenn sie bewältigt wird, dann schlägt sie an; wenn sie aber den Körper überwältigt, ruft sie Leibbeschwerden und andere Unzuträglichkeiten hervor. . . Genau so ist es mit den Abführmitteln, und den Mitteln, die Körperansatz oder Abmagerung verursachen: sie haben diese Wirkungen auf den Körper, aber sie bringen auch alle Wirkungen hervor, die dem entgegengesetzt sind."

Der erste Teil dieser Anführung bringt einige Beispiele von der Behandlung desselben Leidens durch Ähnliches und Entgegengesetztes. Es wird uns bei den damaligen mangelnden Kenntnissen über die Verrichtungen des Körpers und die feineren Wirkungen von Arzneimitteln nicht wundern, daß die angeführten Beispiele ungleichwertig sind, indem man z. B. die Heilung des Erbrechens durch Brechmittel im Grunde vielfach nicht eigentlich eine Heilung durch Ähnliches nennen kann, da die Heilung durch Entfernung des schädlichen Stoffes zustande kommt; aber rein der Erscheinung nach liegt ja in der Tat auch eine Heilung durch Ähnliches vor, wodurch die Similia similibus-Behandlung eine Anregung und Bestätigung erhalten konnte.

Sehr bemerkenswert und merkwürdig wenig bekannt sind die Erörterungen des zweiten Absatzes, trotzdem sie in der Beachtung des Verhältnisses zwischen Organismus und Reiz geradezu an die biologische Reizregel anklingen, und zwar an die für praktisch-therapeutische Zwecke wichtigste

29

Seite, nämlich an die von Arndt in dem Nachsatze berührte, was eine starke oder schwache Gabe sei, hänge von dem Zustand des einzelnen Kranken ab. Gerade diese individuellste Beziehung zwischen Krankem und Heilmittel wird hier klar erkannt. Diese Erkenntnis von der umgekehrten Wirkung zweier objektiv gleichgroßer Reize und der Bedeutung des Verhältnisses von Reizempfindlichkeit des Organismus zum äußeren Reiz wird man um so höher einschätzen dürfen, als noch in unserem Jahrhundert drei deutsche medizinische Fakultäten in einem amtlichen Gutachten die umgekehrte Wirkung kleiner und großer Reize offenbar nicht kannten, ja bestritten[4].

Die in dem letzten Zitat erörterten Verhältnisse werden auch in den nächsten Kapiteln behandelt, aus allem geht die Beachtung dieses eigenartigen Verhältnisses zwischen Reiz und Lebewesen hervor[5].

Man wird der Beobachtungsgabe und dem Scharfsinn des Verfassers seine Hochachtung nicht versagen können. Gewiß aber wird man nicht verlangen können, daß in dieser Frühzeit der wissenschaftlichen Heilkunde die Sachverhalte in Form eines physiologischen Gesetzes ausgesprochen werden; trotz des merkbaren Ringens mit dem Stoff geht jedenfalls eines klar aus all diesen Anführungen hervor, daß in den Hippokratischen Schriften die umgekehrte Wirkung kleiner und großer Reize, die Verschiedenheit der individuellen Reizempfindlichkeit bekannt war, und daß das „Similia similibus“

[4] In einem Gutachten, das die drei medizinischen Fakultäten der bayrischen Universitäten im Jahre 1904 anläßlich der im Landtage erörterten Frage von der Errichtung eines homöopathischen Lehrstuhles abgaben, heißt es: „Die Arzneiwirkung ist eine chemische Wirkung. Diese erfolgt nach dem Gesetz der Äquivalenz von Ursache und Wirkung. Geringes Gift schadet nicht, mehr Gift tötet. Dosis und Wirkung stehen in geradem, nicht in ungeradem Verhältnis, das heißt, eine geringe Dosis wirkt entsprechend schwach, eine größere Dosis entsprechend stärker.“ (Stenograph. Bericht über die Verhandlungen der bayrischen Kammer der Abgeordneten, Bd. XIV, Nr. 509, den 17. Mai 1904.)

[5] Daß diese Ausführungen bisher so wenig beachtet worden sind, beruht wohl z. T. darauf, daß frühere Zeiten noch nicht die biologische Reizregel von Arndt-Schulz kannten, es also an einem leitenden Gesichtspunkt zum Verständnis der Erörterungen des Hippokrates fehlte. In neuerer Zeit mag außerdem dazu beigetragen haben, daß die Übersetzung von Fuchs (München, 1895—99, 3 Bde.) in diesem Punkte unklar, ja mitunter geradezu unverständlich ist. Insbesondere wird meiner Meinung nach der Sinn verfehlt, wenn Fuchs in Kapitel 43 (Littré 44) καιρός (kairos) immer mit „günstige Gelegenheit“ übersetzt, das Wort bedeutet aber außerdem „gehöriges Maß, richtiges Verhältnis, obwaltende Umstände, rechte Beschaffenheit, das Rechte, Schickliche“. In einem Zusammenhange, in dem vom Verhältnis von Reiz und Lebewesen die Rede ist, wird man an jeder Stelle sich überlegen müssen, ob es sich nicht um quantitative Verhältnisse handelt, an manchen Stellen könnte man geradezu versucht sein, das Wort mit „richtige Gabe“ zu übersetzen.

nicht nur praktisch im einzelnen Falle angewendet, sondern daß diese Erkenntnis auch in allgemeinen Sätzen ausgesprochen wurde. Die Fassung der Hauptstelle spricht außerdem, wie wir sahen, dafür, daß das Gegenprinzip bei Beschwerden angewendet werden sollte, das Simileprinzip dagegen zur Behebung der Krankheit. Es ist das also ganz die Auffassung der Homöopathie. Gegner der Homöopathie haben alles getan, um die Bedeutung dieser Stellen zugunsten der Homöopathie abzuschwächen und zu bestreiten, meiner Meinung nach im wesentlichen zu Unrecht. Abgesehen von einigen Stellen, an denen noch der urtümliche Ähnlichkeitszauber durchleuchtet, finden wir in den Hippokratischen Schriften Anschauungen, die eine Anerkennung der Ähnlichkeitsregel bedeuten, und es ist gewiß kein Zufall, daß die Stelle, die am eingehendsten die vorliegenden Fragen behandelt, auch die ausführlichsten Erörterungen über das Verhältnis zwischen Reiz und Organismus bringt, die man geradezu als eine Vorahnung der biologischen Reizregel bezeichnen darf, — beide gehören eben wesentlich zusammen!

Wir haben es in diesem Zusammenhange im wesentlichen mit der Frage zu tun, ob Hippokrates den Similegrundsatz im Sinne der Homöopathie gekannt hat, und ich denke, man wird sie insofern bejahen müssen, als er das oberflächlich-homöopathische Simile anerkannte. Damit sollen aber Hippokrates und die Hippokratiker nicht zu „Homöopathen" gemacht werden, denn die Heilung durch Gegensätzliches wird ja mehrfach ausgesprochen, und auch die im Einzelfall berichteten Heilmaßnahmen sind meist nach diesem Grundsatz gewählt. Im besonderen erfahren wir selten, welche Arzneimittel und sonstigen Heilmaßnahmen nun im einzelnen Falle auf Grund des „Similegrundsatzes" angewendet worden sind, und man hat den Eindruck, daß er vielfach mehr eine ideale Forderung als ein allgemeiner Heilgrundsatz gewesen ist, denn es bleibt alles sehr im Allgemeinen.

Daß sich Hippokrates nicht einseitig auf einen Heilgrundsatz festlegt, sondern über diesen Gegensatz erhaben ist, spricht für seine allesumfassende Größe und dogmenlose Vorurteilslosigkeit, wie er sich auch in Aussprüchen dartut: „Heilmittel ist alles, was den gegenwärtigen Zustand verändert" und: „Dem Kranken nützt jede Veränderung, ausgenommen der augenblickliche Zustand." (Die Stellen am Menschen, Littré, Bd. 6, S. 340.)

Es ist ein tragisches Verhängnis in der menschlichen Kulturentwicklung, daß solche einmal erklommenen Höhen nicht dauernd gehalten werden, und so sank auch die griechische Heilkunde von dieser Höhe herab. Neben einer hohen ethischen Auffassung seines Berufs bedarf der Hippokratiker eines guten Stückes Künstlertums, das nicht erlernbar ist. Auch ein beträchtliches Wissen wird gefordert, soweit es die Heilkunst nötig erscheinen läßt, dagegen hat der hippokratische Arzt mit der Medizin als Wissenschaft recht wenig zu tun, ja sie ist in gewissem Sinne dem Arzte geradezu hinderlich. Dem theoretisch veranlagten Menschen mutet die hippokratische Medizin einen Verzicht zu, den er nicht gewillt ist auf sich zu nehmen. Der Hippokratiker bedarf also besonderer Anlagen, die in hervorragendem Maße nur selten beieinander sein werden. — Ein Blick auf unsere Zeit zeigt wohl, wie weit wir von echtem Hippokratismus entfernt sind; noch immer ist für die meisten die Heilkunde eine Wissenschaft. Und dieser Zustand wird einen nicht wundernehmen, wenn man bedenkt, daß die Auslese der zu führenden Stellen Gelangenden, fast ausschließlich auf Grund von theoretisch-wissenschaftlicher Laboratoriumsarbeit getroffen wird; nur der Zufall entscheidet darüber, ob der Betreffende nebenbei oder hauptsächlich hippokratischer Arzt ist, dem der einzelne Kranke das Wichtigste ist.

Es war ein besonderer Glücksfall der Geschichte, daß zur rechten Zeit der rechte Mann erschien, um dies Gebäude der hippokratischen Heilkunde zu errichten und sie im wesentlichen aus der Abhängigkeit von der Philosophie und dem Zusammenhang mit der magischen Volksheilkunde und Priestermedizin zu befreien. Zu derselben Zeit, als um das Jahr 400 die griechische Dramatik einen nie wieder erreichten Höhepunkt erklomm, und die Philosophie in dem großen Zerfaserer Sokrates und dem großen, zusammenschauenden Platon, ihren Gipfelpunkt erreichte, brachte auch die Heilkunde in Hippokrates ihren Größten hervor. Die im schöpferischen frühen Mannesalter stehende griechische Kultur war alt genug, um ein gut Teil Wissen und Erfahrung ihr eigen zu nennen, und noch jung genug, um unbekümmert und ohne durch greisenhaftes Bedenken gehemmt zu werden, über die Einzelerfahrung hinaus in reifer Methodik eine Zusammenschau zu wagen, die am grünen Baum des Lebens gepflückt war und nicht zu grauer Theorie verblaßte.

Genau wie von Sokrates ausgehend sich die verschiedenen Richtungen der Kyniker, Kyrenaiker und des Platonismus entwickelt haben, Richtungen, die alle drei irgendwie in der Lehre des Sokrates enthalten waren, so verlor auch die griechische Heilkunde nach Hippokrates ihre Allseitigkeit und spaltete sich in einseitigere Richtungen, wie die Dogmatiker, Empiriker und Methodiker. Das schön ausgewogene Gleichgewicht des Hippokratismus ging verloren, es überwog entweder eine auf ungenügender tatsächlicher Grundlage beruhende Theorie oder es bildete sich eine flache, nicht auf Zusammenschau fußende Empirie ohne die elastische und undogmatische Eigenart des Hippokrates.

In diesen nachhippokratischen Zeiten hört man sehr wenig vom Similesatz; soweit wir von dieser Literatur Kenntnis haben, — sie ist zu einem sehr großen Teil verlorengegangen, — ist nur ein Arzt mit Namen Petro er-

32

wähnenswert, von dem z. B. Kobert in seinem „Lehrbuch der Pharmakotherapie“ schreibt, er neige „wissentlich oder unwissentlich entschieden zur Homöopathie“. Auch seine Schriften sind leider nicht mehr vorhanden, und wir kennen seine Ansichten oder vielmehr sein Verfahren nur aus zweiter Hand, da ihn Celsus in seinem Werk „de medicina“ (Buch III, Kap. 9) in einem Abschnitt über schleichende Fieber erwähnt. „Schon bei den älteren Ärzten (apud antiquos) vor Herophilos und Eresistratos und besonders nach Hippokrates war es ein gewisser Petro, der den Fieberkranken, sobald er ihn in Behandlung nahm, in viele Decken hüllte, um zugleich sehr große Wärme und Durst zu erregen.“ (ed. Marx, Leipzig, 1915, S. 116.) Auch Galen erwähnt ihn kurz unter dem Namen „Petronas“ (Opera, ed. Kühn, Lips., 1826, Bd. I, S. 144).

Erst in römischer Zeit, zu der das antike Wissen mehrfach in größeren Werken systematisiert und zusammengefaßt wurde, hören wir wieder einiges, was an das Simile erinnert. Wir wollen es nicht — nach auch heute noch beliebtem Brauche — so machen wie Galen, und den eben schon erwähnten Celsus deshalb totschweigen, weil er kein Arzt, sondern ein Laie war, denn sein in klassischem Latein um das Jahr 30 n. Chr. abgefaßtes Werk ist wohl die beste, offenbar zum guten Teil auf eigener Erfahrung beruhende Zusammenfassung der antiken Heilkunde. An der gleichen Stelle, an der er den Petro erwähnt, schreibt er auch über seine Behandlung der schleichenden Fieber und empfiehlt: „während des Fiebers selbst drei oder vier Spitzgläser voll Weinmost oder neben den Speisen sehr verdünnten Wein zu trinken. Denn hiernach wächst das Fieber oft und die danach entstandene Wärme beseitigt zugleich die frühere Krankheit“. (S. 116.)

Längere theoretische Auseinandersetzungen wie die in den Hippokratischen Schriften über das Simile vermeidet Celsus in seinem praktischen Zwecken dienenden Werke, aber Maßnahmen, die man als homöopathisch bezeichnen kann, finden sich noch mehrfach. Bei Verbrennungen empfiehlt er z. B.: „zuerst mäßig ätzen und zerteilende Dinge, die anfangs die Bildung von Blasen verhindern und die Haut rauh machen (entzünden)“. Absichtlich führe ich hier eine Übersetzung von anderer Hand an (Scheller, Braunschweig, 1906, S. 286), damit man nicht annimmt, ich deute in die Sätze etwas hinein; das in Klammern gesetzte Wort steht in dieser Übersetzung.

Hat jemand die Ruhr, „muß er Portulak entweder gekocht oder mit starker Salzbrühe eingemacht essen“ (ed. Marx, S. 176). Portulak gilt bei Celsus als stuhlanregendes Mittel (S. 95), während ich ihn bei dem bedeutendsten Pharmakologen des Altertums, zu dem wir jetzt übergehen, Dioskurides, als leichtes Stopfmittel angegeben finde. (Dioskurides,

De materia medica, griechisch-lateinische Ausgabe von Kurt Sprengel, Leipzig, 1829—30, Tom. II, S. 295; deutsche Ausgabe von Berendes, Stuttgart, 1902.)

Auch Dioskurides nimmt im ganzen einen ziemlich nüchternen Standpunkt ein, es fehlen jedoch in seiner „Arzneimittellehre“, geschrieben etwa 75 n. Chr., auch Vorschriften nicht ganz, die offenbar auf den Ähnlichkeitszauber zurückzuführen sind, so wenn er gegen Schwachsichtigkeit junge Schwalben in verschiedener Zubereitung empfiehlt (T. I, S. 189).

Im Zweifel könnte man sein, ob es Ähnlichkeitszauber ist, oder sozusagen Isopathie, wenn er den eigenen Urin gegen den Biß der Viper nehmen läßt (Tom I, S. 227), oder den Urin des wütenden Hundes gegen dessen Biß (S. 227). Das gleiche könnte man vielleicht sagen, wenn er schreibt: „Der rohe, fein zerriebene Skorpion, auf die Wunde gelegt, ist ein Heilmittel gegen den Stich“ (S. 173), auch die Spitzmaus verwendet er gegen ihren eigenen Biß (S. 195).

Über eine opiumhaltige Mohnart (vermutlich Klatschmohn, Papaver Rhoeas) sagt Dioskurides: „Ein Essignäpfchen vom Samen mit Honigmet getrunken, erweicht den Bauch gelinde. Zu demselben Zweck werden sie den Honigkuchen und dem Gebäck beigemischt.“ (Tom I, S. 553.)

Von einer anderen Mohnart schreibt er (Tom I, S. 555): „Der Saft selbst, welcher noch mehr kältend, verdichtend und austrocknend ist, wirkt, in kleiner Gabe (ληφθεὶς βραχὺς), etwa in der Größe einer Erbse, genommen, schmerzstillend, schlafmachend und die Verdauung befördernd. Im Übermaß getrunken schadet er, indem er Lethargie bewirkt und tötet.“

Mitunter findet man berichtet, daß Dioskurides und auch Galen die Kanthariden (Spanische Fliege) als Gegenmittel gegen die Kanthariden-vergiftung gegeben haben, das ist jedoch ein Irrtum (vgl. Finger, Allg. Hom. Zeitg., 1931, Bd. 179, Nr. 1). Dioskurides schreibt über Buprestis (ein nicht sicher bestimmtes, offenbar kantharidenähnliches Insekt): „Einige berichten, daß die Kanthariden den Wassersüchtigen helfen, indem sie den Gegenmitteln zugemischt werden, nämlich den harntreibenden. Andere haben ihre Flügel und Füße für diejenigen, welche sie genossen haben, als Gegenmittel ausgegeben.“ Dioskurides verhält sich hier offenbar rein berichtend, indem er von den Maßnahmen anderer berichtet; ob er selbst ebenso verfahren ist, geht daraus nicht hervor, ja er scheint das Verfahren nicht angewendet zu haben, und es abzulehnen, wenn er auch im Gegensatz zu anderen Stellen, wo er gegen abergläubische Maßnahmen ausdrücklich Stellung nimmt, hier das nicht tut, sei es nun, weil er die Frage für unentschieden hält, sei es aus einem anderen Grunde.

Von Belang ist jedenfalls, daß in dem ersten Satze ein „homöopathisches“ Heilverfahren vorliegt. Wie aus dem Buche „De venenis“ (ed.

Sprengel, Tom II, S. 15), das man vielfach, wenn wohl auch zu Unrecht, dem Dioskurides zuschreibt, hervorgeht, kannte man damals die nach Vergiftung mit Kantharis und Buprestis auftretende Harnverhaltung, „trotzdem" verwendet man sie als harntreibendes Mittel.

Um hier schon Galens Stellung zu den Kanthariden vorwegzunehmen, finde ich auch bei ihm keine deutlich bejahende Stelle. Er schreibt von den Kanthariden (Opera, ed. Kühn, Lips., 1826, Bd. XII, S. 635): „Einer meiner Lehrer pflegt ein wenig in harntreibende Mittel zu tun. Einige benützen nur Flügel und Füße zugleich auch als Gegenmittel gegen Vergiftung mit dem ganzen Körper des Insekts. Andere wieder und auch wir geben die ganzen." Auch daraus scheint mir nicht mit Sicherheit hervorzugehen, daß Galen sich der Kanthariden als Gegengift bedient habe. Wahrscheinlich will er damit nur sagen, daß er bei der Verwendung der Tiere überhaupt sich der ganzen bedient.

Von Interesse ist dann weiter, daß Galen davon berichtet, daß man ein wenig in die harntreibenden Mittel tat. Es zeigt das wieder die Wichtigkeit der kleinen Gabe, sobald es sich um eine Heilung nach dem Similegrundsatz handelt.

Wenn wir auch bei Dioskurides kleine Rückfälle in die magische Heilkunde gefunden haben und sogar beim großen Galen einen kleinen Einschlag davon finden werden, so hielt sich doch die wissenschaftliche Heilkunde im ganzen bemerkenswert rein davon in dieser Zeit, die, wie das Beispiel von Plinius zeigt, einen starken Hang zum Aberglauben hatte.

Neuburger erwähnt in seiner „Geschichte der Medizin" (Stuttgart, 1906, Bd. I, S. 345): Soranos, der berühmteste Frauenarzt des Altertums, zu Trajans Zeiten lebend, habe gegen die Empfängnis den Genuß des Uterus von — bekanntlich unfruchtbaren — Mauleselinnen empfohlen. Das ist jedoch ein Irrtum. Soranos schreibt bei Besprechung konzeptionsverhindernder Mittel: „Manche gebrauchen Amulette in der festen Überzeugung von ihrer antipathischen Wirkung. Diese Amulette enthalten die Gebärmutter einer Mauleselin oder ihren Ohrenschmutz u. dgl. mehr. Jedoch ist [oder ‚scheint'] der Erfolg dieser Amulette trügerisch (φαίνεται ψευδῆ)." (Siehe Soranos „γυναικείων"; ed. Rose, „Sorani gynaeciorum . . .", Leipzig, 1882, S. 232; deutsch von Lüneburg und Huber, München, 1894, S. 94.)

Auf ähnlichem Standpunkt wie Dioskurides steht Scribonius Largus, es erübrigt sich deshalb, näher auf ihn einzugehen. (Vgl. D. Receptbuch des Sc. L. in „Histor. Studien aus d. Pharmakol. Institut Dorpat", herausgegeben von Kobert, Bd. V, Halle, 1896.)

Wir kommen nunmehr zu dem zweiten Gipfelpunkt der antiken Heilkunst, zu Galen, der anderthalb Jahrtausende in der europäischen Heilkunde, aber auch in der arabischen, persischen usw. den tiefstgehenden Ein- 35 fluß geübt hat. Er hat während des ganzen Mittelalters sozusagen unbeschränkt geherrscht und ist der einflußreichste Arzt, der je gelebt hat. Ich gebe zu seiner Kennzeichnung und seines Verhältnisses zu Hippokrates wieder Richard Koch das Wort (l. c. S. 17):

„Galen glaubte, daß er auch den Hippokratismus in sein System eingebaut hatte. Hierin irrte er. Sein Geist war dem Geiste, der uns in den heute für echt gehaltenen Schriften des Corpus Hippokraticum entgegentritt, fremd. Das Wesentliche am eigentlichen Hippokratismus ist, daß er mit einer ärztlichen Erkenntnis arbeitet, die nicht tiefer dringt als die Erkenntnismittel reichen, und daß es sich um eine eigenartige Erkenntnis handelt, die aus der ärztlichen Versorgung kranker Menschen gewachsen ist. Mit reiner Erkenntnis hat die Hippokratische Krankenerkenntnis unmittelbar nichts zu tun. Die Ableitung der Heilkunde aus der Wissenschaft erscheint gerade als die größte Gefahr, Galen hingegen stützt sich auf die Hippokratischen Schriften, die wir heute als unecht bezeichnen, in denen eine auf der altgriechischen Elementarlehre fußende Humoralpathologie vorgetragen wird. Er ist im Wesen theoretisch. Der galenische Arzt weiß, wie Welt und Menschen entstanden sind, was Gesundsein und Kranksein ist, und aus dieser Erkenntnis heilt er. Der hippokratische Arzt hingegen weiß nur, wie kranken Menschen nach Kräften genutzt werden kann."

Während bei Hippokrates die Lehre von den vier Elementen nur eine untergeordnete Rolle spielt, ist bei Galen das ganze System darauf aufgebaut. Die Lebewesen bestehen aus den vier Elementen, denen die vier Körperbestandteile entsprechen, und diesen waren dann wieder die vier Eigenschaften kalt, warm, trocken und feucht zugeordnet. Nach diesen vier Qualitäten wurden die Krankheiten eingeteilt und auch den Heilmitteln kamen diese Eigenschaften in verschiedener Stärke und Mischung zu. Aus diesen und einigen weiteren Begriffen webte Galen ein Netz, das er bei der Diagnosenstellung anwandte. Wie der Jurist glaubt mit seinem toten Paragraphennetz das ganze Leben einfangen zu können, so daß es keinen Fall gibt, der sich nicht irgendwo in diesem Netze fängt, so machte auch Galen sich anheischig, mit seinem Diagnosennetz die Krankheiten zu fangen; in irgendeiner Masche mußte sich jeglicher Krankheitsfall einhaken. Hatte man auf diese Weise die Diagnose gestellt, so folgte wie beim Juristen die Bestrafung, wollte sagen Behandlung, die mit der Diagnose gewissermaßen von selbst gegeben war.

Um noch einmal Richard Koch über Galen das Wort zu geben: „Er war, wie er selbst sagte, ein vorwiegend mathematischer Geist, sicher kein rein ärztlicher. Er wurde nicht der große Reformator der Heilkunde, den die Zeit gebraucht hätte, sondern ihr gewaltiger und gewaltsamer Zusammenfasser.

Er hat nichts prinzipiell Neues gebracht, aber das Vorhandene unübertroffen konzentriert auf eine Formel gebracht."

Es ist von vornherein zu erwarten, daß eine solche starre, unlebendige Anschauung kaum Raum für Behandlung nach dem Ähnlichkeitsgrundsatz hat. Ein System, das mit Begriffen arbeitet, die der unbelebten Natur entnommen sind, wird auch bei Vorgängen in Lebewesen, bei Krankheiten auf dieser Grundlage bleiben; wie man etwas Feuchtes dadurch entfernt, daß man etwas Trockenes verwendet, oder etwas Warmes mit etwas Kaltem abkühlt, so wird man in gleicher Weise auch bei Lebewesen denken und handeln, wenn man eine Krankheit behandelt, deren Kennzeichen etwa die Wärme ist. Das „Contraria contrariis" ist sozusagen die logische Folgerung aus dieser Denkweise. Hat es aber auch denselben Sinn wie bei uns? In der Tat finden wir das Simileprinzip als allgemeinen Heilgrundsatz nirgends ausgesprochen wie bei Hippokrates; Galen gilt als strenger „Allopath". Aber ist das wirklich richtig? Wenn ich eben sagte, Galen „gilt" als Allopath, so will ich damit andeuten, daß man gegen diese Feststellungen wohl einige Einwendungen machen kann.

Er betont allerdings allgemein: „Jedes Übermaß einer Qualität wird durch das Übermaß der entgegengesetzten geheilt" (Methodus medendi, Buch VII, Kap. 1), und auch im einzelnen Falle ist die Behandlung meist von diesem Grundsatz geleitet. Aber im Grunde steht Galen über dem Gegensatz des Simile und des Contrarium in unserem Sinne, denn das Contrarium und Simile haben bei ihm einen ganz anderen Sinn. Die Frage: war Galen ein Vertreter der „Allopathie"? (im heutigen Sinne), ist überhaupt falsch gestellt. Wir sahen schon oben, daß Dioskurides den Mohn kältend, verdichtend und austrocknend nennt; diese Denkungsweise finden wir auch bei Galen, ja er hat in seinem großartigen medizinischen System diese Lehre von den Qualitäten und ihre Anwendung in der Praxis zur Vollkommenheit gebracht. Aber was hat diese Einteilung in kühlende, austrocknende, verdichtende Mittel und ähnliche Worte mit der physiologischen Wirkung zu tun? Es handelt sich bei Galen nicht um eine auf physiologischen Wirkungen beruhende Einteilung und Verwendung der Heilmittel — eine solche Einteilung war damals überhaupt nicht möglich —, sondern im Grunde um ein am Schreibtisch ausgedachtes System, das wohl an gewisse Erfahrungen anknüpfte, dann diese aber im Interesse des Systems voreilig irgendwie um- oder wenigstens ausdeutete, so daß etwas entstehen mußte, das zu wesenhafter Physiologie oft nur noch sehr entfernte Beziehungen hatte, ja sich vielfach von einem Wahnsystem nur wenig unterschied. Nach gewissen, oft ganz äußerlichen, ja willkürlichen Gesichtspunkten wurden einer Krankheit warme und trockene Eigenschaften zugeschrieben; ebenso willkürlich wurden einem Heilmittel kühle und feuchte

Eigenschaften ersten, zweiten, dritten Grades angedichtet, und diese zwei Erzeugnisse einer Vermutungskunst wurden dann aufeinander bezogen, d. h. bei einer bestimmten Krankheit mit bestimmten Qualitäten wurde ein Mittel mit den „entgegengesetzten" Qualitäten angewendet. Wenn also auch dem Wortlaut nach etwas der Krankheit „Entgegengesetztes" gegeben wurde, so ist damit keineswegs gesagt, daß nun wirklich das verwendete Mittel nach seiner physiologischen Wirkung einen Zustand hervorbrachte, der auf die meist unbekannten Krankheitszustände bezogen als ein entgegengesetzter zu bezeichnen wäre. Es ist das ebensowenig wesenhafte Heilung durch das Gegenteil wie der Ähnlichkeitszauber Heilung durch wesenhafte Ähnlichkeit, oder die Anwendung eines Brechmittels bei Erbrechen immer echte Homöopathie ist. Man könnte bei Galen kurz wohl von einem „theoretischen Contrarium" und Simile sprechen.

Dies Galenische Simile und Contrarium hat zu vielen Mißverständnissen geführt, da man sich durch das Wort „simile" blenden ließ und vielfach Beziehungen zu homöopathischen Gedankengängen sah, wo keine vorhanden sind. Diesem Irrtum sind sowohl Allopathen als auch Homöopathen häufig zum Opfer gefallen, wie wir später noch sehen werden.

Wie wir schon oben hörten, lehnt Galen die „Isopathie", Kanthariden-vergiftung mittels Kanthariden zu heilen, ab. Weniger kritisch ist er in bezug auf die Verwendung von Knabenkraut (Orchis morio). Er schreibt: „Diese Pflanze wird auch ‚Hundehoden' genannt, sie hat eine doppelte knollige Wurzel, welche feucht und warm macht und süßlich schmeckt. Die größere Wurzelknolle scheint eine gewisse unreine und lufthaltige Feuchtigkeit zu haben und wirkt eingenommen anregend auf den Geschlechtstrieb." Die kleinere, ältere Knolle hat nach ihm entgegengesetzte Eigenschaft (ed. Kühn, Bd. XII, S. 92). Hier haben wir also das magische Simile auf Grund der Signatur!

Galen empfiehlt das Schöllkraut *(Chelidonium)* zur Stärkung des Sehvermögens, Plinius berichtet, daß die Schwalben (Chelone) es zur Herstellung der Sehkraft verwenden, und Celsus sowie Dioskurides wenden junge Schwalben gegen Schwachsichtigkeit an. Das alles beruht auf magischen Vorstellungen. Die Schwalben stehen nicht nur im Rufe besonderer Scharfsichtigkeit, sondern ein alter Volksglaube, den auch Aristoteles teilt, sagt, daß den Schwalben, wenn sie durch eine Verletzung ein Auge verlieren, es wieder wächst. Das Schöllkraut nimmt an der Eigenschaft, ein Augenheilmittel zu sein, teil, da es angeblich die Schwalben benützen. — Gegen Magenbeschwerden empfiehlt Galen, als Amulett um den Hals einen Jaspis zu tragen, ein seit alten Zeiten beliebtes Amulett (ed. Kühn, Bd. XII, S. 207).

38

Das „Simile" wird bei Galen mehrfach erwähnt, aber meist handelt es sich dabei um die Ernährung; so sagt er z. B.: „Bei der Ernährung wird das, was zufließt, dem, was schon entstanden ist, angeähnelt" (συνεξομοιοῦται) (De naturalibus facultatibus, ed. Kühn, Bd. II, Buch I, Kap. 8, S. 19). Dieses Simile, die „Assimilation", wird auch sonst noch besprochen. Bei der Behandlung jedoch hört man fast immer vom Contrarium.

Manchmal aber horcht man doch auf, wenn bei der Erörterung der Behandlung eines Falles von Verwendung ähnlicher Mittel die Rede ist. So sagt er z. B. einmal über die Behandlung von Geschwüren:

„Da Weihrauch in einem Körper von feuchter Natur Granulationen bilden kann, so kann er es bei trockener nicht. Man muß nämlich die beiden Unterschiede der ersten Indikation kennen: die eine verlangt Schutz der Natur und benötigt deshalb ein ihr ähnliches Heilmittel, die andere verlangt Beseitigung dessen, was naturwidrig ist und deshalb etwas Entgegengesetztes. Denn es geht alles in und durch das Entgegengesetzte zugrunde. Nun bedarf ein Geschwür, je feuchter es ist, eines um so stärker austrocknenden Heilmittels! Die Natur des Körpers fordert, je feuchter sie ist, ein Mittel, was weniger austrocknet. Deshalb fordert von einigen Geschwüren, die gleichstark absondern, das eines Kranken von trockener Konstitution ein stärker austrocknendes Mittel als das, welches sich an einem Körper von feuchterer Konstitution befindet" (Galen, ed. Kühn, Bd. X, S. 178).

Eine ähnliche Stelle findet sich in demselben Werk in Buch VIII, Kap. 9, ed. Kühn, Bd. X, S. 593. Er spricht über die Behandlung des Fiebers und sagt:

„Ich setze den Fall, daß zwei Menschen vom Fieber befallen sind, die in einem gemäßigten Klima geboren und erzogen sind, jetzt aber nicht dort leben, sondern der eine in einer warmen und trockenen, der andere in einer feuchten und kalten Gegend sich aufhält. Außerdem nehme man an, daß die beiden sowohl in bezug auf Temperament als auch ihre Natur, Gewohnheit und Alter verschieden sind, und daß sie, nehme ich an, zu verschiedenen Jahreszeiten und Witterungsverhältnissen erkranken. Der eine von den beiden sei warm und trocken von Natur und im ganzen an eine dementsprechende Lebensweise gewöhnt, außerdem jung, im Winter erkrankt in feuchter, kalter Gegend und ähnlicher Witterung; der andere feucht und kalt und an eine entsprechende Lebensweise gewöhnt, dem Alter nach ein Knabe und zur warmen und trockenen Sommerszeit und ebensolchem Wetter erkrankt. Welches sind nun bei jedem von ihnen die Anzeigen [Indikationen]? Die aus dem Fieberzustand folgende ist beiden gemeinsam und fordert kühlende und anfeuchtende Mittel. Von den übrigen Anzeigen ist keine gemeinsam. Denn wenn für den ersten, den durch Natur und Alter an

39

eine entsprechende Lebensart Gewöhnten eine Speise von trockener und wärmerer Beschaffenheit geeignet ist, und diese auch der Jahreszeit, der Witterung und Gegend entspricht, so folgt daraus aber nicht die Anzeige, Ähnliches anzuwenden, sondern Entgegengesetztes. Für den andern sind dem Alter, Natur und Gewohnheit gemäß ähnliche Mittel angezeigt. Dem Alter nach feuchte und mäßig warme, wegen der Natur und Gewohnheit feuchte und kalte Mittel, in Rücksicht auf Gegend, Jahreszeit und Witterung aber entgegengesetzte, die ihrerseits ohne Frage um so viel die gemäßigten Mittel an Kälte und Feuchtigkeit überragen, als die betreffenden Gegenden selbst wärmer und trockener sind als die gemäßigten. In bezug auf die Gewohnheit sind immer die ähnlichen Mittel angezeigt, wenn die Menschen erkranken. In bezug auf Alter, Natur, Jahreszeit und Witterung, wenn diese gemäßigt sind, sind immer ähnliche Lebensweise und ähnliche Mittel angezeigt, mögen die Menschen gesund oder krank sein." (Galen, Methodus medendi, Buch VIII, Kap. 9, ed. Kühn, Bd. X, S. 593.)

Hier ist also von Behandlung durch Ähnliches die Rede, aber trotz der Ähnlichkeit der Worte ist damit doch etwas anderes gemeint als man gewöhnlich darunter versteht. Um es in unserer Sprache noch einmal kurz auszudrücken, will Galen damit die Eigenheit des jeweiligen Kranken berücksichtigen und außerdem die gewohnte Umwelt im weitesten Sinne. Galen trennt das selbst streng von der eigentlichen Behandlung des Fiebers, das er als Feind betrachtet, der mit chemisch-physikalischen Mitteln bekämpft werden muß. Es ist ja im Grunde selbstverständlich, daß man den Körper nur mit Vorsicht unter ganz bestimmten Umständen in eine gänzlich verschiedene Umwelt bringt und außerdem noch gegen die Konstitution des Kranken eingreift, anstatt auf sie Rücksicht zu nehmen, andernfalls müßte ja der Körper vielfach einen Krieg mit zwei Fronten führen. So ist also auch dies Zugeständnis der Behandlung durch Ähnliches nur Schein.

Kennzeichnend für die theoretische Einstellung von Galen ist gleich der Anfang der ersten Anführung, indem rein logisch daraus, daß Weihrauch in einem Körper von feuchter Natur Granulationen bildet, gefolgert wird, daß er es deshalb bei trocknem nicht kann.

Die beiden Anführungen zeigen die Denkweise Galens sehr klar. Man sieht, wie das Denken und Handeln in die spanischen Stiefel eines Systems eingeschnürt ist, und man wird an die Worte Mephistos erinnert:

Dann lehret man Euch jeden Tag,
Daß, was Ihr sonst auf einen Schlag
Getrieben, wie Essen und Trinken frei,
Eins! Zwei! Drei! dazu nötig sei!

Es ha [illegible] eich verschiedener Heilanzeig [illegible] ıß. Gerade diese Überlegung [illegible] de unlebendig ist, wenn er a [illegible] iche in seiner Anpassung a [illegible] heinungen leistet. Gerade di [illegible] es ihm trotz allen Drehens u [illegible] n treu zu bleiben. Zu G a l e [illegible] ücklicherweise im einzelnen [illegible] s seine Anhänger, die oft pä [illegible] etzten.

Diese Anführungen zeigen außerdem, wie leicht diese Art der Dialektik zu einem leeren Wortgeplänkel wird, und daß man „nur mit ein bißchen anderen Worten“ auch das Gegenteil beweisen kann. Wenn man von der Erhaltung der Gesundheit ausgeht, dann gebe ich mit der Nahrung ein Simile, wenn ich dagegen vom Hunger ausgehe, so kann ich mit demselben Recht die Nahrung als ein Contrarium bezeichnen, denn sie bekämpft und vertreibt ja den Hunger. Es konnte nicht ausbleiben, daß durch diese Möglichkeit der willkürlichen Deutung die Verwirrung über das Galenische Simile und Contrarium noch gesteigert wurde.

Das Denken bei Aufstellung eines Galenischen Heilplanes erinnert in mancher Hinsicht an das Lösen einer Rechenaufgabe. Während die Hippokratische Heilkunst mit ihrem starken künstlerischen Einschlag im Grunde nicht erlernbar ist — zum hippokratischen Arzt ist man geboren —, war das Galenische medizinische Denken jedem mittelmäßigen Verstande zugänglich; dies klare System war lehr- und lernbar wie eine Rechenarbeit, und so nimmt es nicht wunder, daß G a l e n schulebildend wirkte.

Aber daß es so unverbrüchlich festgehalten wurde und 15 Jahrhunderte der Kanon der Heilkunde war, erklärt sich wohl nur, wenn man an die von der unseren gänzlich verschiedene geistige Einstellung, an das ganz andere Weltbild denkt. G a l e n bildete jedoch nicht nur eine Schule, sondern blieb auch während 15 Jahrhunderten sozusagen ihr einziger Lehrer, die späteren waren nur seine Kommentatoren, seine Ausleger. Die Autorität des G a l e n war so unbestritten, daß man lieber seine eigenen Augen Lügen strafte, als daß man gesagt hätte, G a l e n habe sich geirrt. Eine eigentliche Weiterbildung fand, abgesehen von Bereicherung durch Einzeltatsachen und Heilmittel, kaum statt; die späteren Schriften der Periode waren im wesentlichen nur Kommentare und Kommentare der Kommentare zu H i p p o k r a t e s und G a l e n. Man merkt ihnen, soweit sie sozusagen eigene Feststellungen machen, geradezu an, wie sie auf G a l e n schielen und zum Schluß mit Befriedigung feststellen, daß sie zu denselben Ergebnissen wie er gekommen sind. Galen war nicht nur die selbstverständliche Grundlage alles medizinischen Wissens und Handelns, sondern das Zusammenstimmen mit seinen Ansichten auch das Ziel aller Ärzte dieser Jahrhunderte.

Man wird ganz unwillkürlich an die Darlegungen Oswald Spenglers über die „magische Weltansicht"[6] erinnert. Er betont den „Consensus", das Zusammenstimmen aller zu einer geistigen Gemeinschaft des magischen Zeitalters Gehörigen, und zwar gilt dieser Consensus der Gemeinschaft nicht nur, wie Spengler ausdrücklich bemerkt, in bezug auf das kirchliche Dogma, sondern auch vom Recht und, wie er hätte hinzufügen können, sogar von der Heilkunde. Die kanonischen Schriften dieser Gemeinschaften bezeichnet er als ihren „Koran", und so darf man Galens Schriften als den „Koran" der Heilkunde dieser Zeit bezeichnen.

Die völlig andere Einstellung wird klar, wenn man sich unsere heutige Zeit vor Augen hält, wo ein großer Teil des medizinischen Schrifttums davon lebt, zu bestreiten, was ein anderer, und sei es der Größte, gesagt hat; im Gegensatz zum Autoritätsbedürfnis könnte man manchmal eher von „Sucht der eigenen Meinung" sprechen; nicht das Gemeinsame, sondern der Unterschied wird betont. Über die Fortbildung der Lehrmeinung im magischen Weltbild sagt Spengler: „Die einzige streng wissenschaftliche Methode, welche ein unveränderlicher Koran für die Fortentwicklung übrigläßt, ist die kommentierende" (Untergang des Abendlandes, 16. bis 30. Auflage, Bd. II, S. 302, München, 1922).

Ich verkenne natürlich nicht, daß eine Erfahrungswissenschaft wie die Heilkunde gewisse Unterschiede von den Dogmen der damaligen Kirchen und dem Recht erkennen läßt, darüber braucht man sich bei den ganz verschiedenen Gegenständen nicht zu wundern, wundern kann man sich vielmehr über die trotz der Verschiedenheit des Gegenstandes überraschend große Ähnlichkeit der grundsätzlichen Einstellung in Kirche, Recht und Heilkunde.

Vielleicht ist manchem schon die Ähnlichkeit des Denkens von Galen mit dem Denken Spinozas „more geometrico" aufgefallen; in der Tat rechnet Spengler Spinoza zu den Vertretern der magischen Geisteseinstellung. „Bei Spinoza finden sich alle Elemente der magischen Metaphysik" (Bd. II, S. 294).

Wie schon oben kurz bemerkt, bringen diese Jahrhunderte keinen irgendwie wesentlichen Fortschritt, wenn man von Einzelheiten absieht. Es wird deshalb nicht überraschen, daß auch in der Frage des Simile und des

---

[6] Ich möchte hier sofort betonen, daß dieses magische Weltbild im Sinne Spenglers ganz etwas anderes ist, als die oben geschilderte magische Weltansicht der frühen primitiven Zeiten; mögen auch gewisse Ähnlichkeiten vorhanden sein, so sind diese beiden Geistesperioden doch scharf auseinanderzuhalten.

Contrariums die Zeit auf dem Standpunkt des Galens beharren blieb. Es bedarf deshalb auch keines weiteren Eingehens auf diese Zeit des Galenismus. Bemerken möchte ich nur, daß gewisse aus dem Zusammenhang gerissene Sätze so aussehen können, als ob wir es mit dem echten Similegrundsatz zu tun haben, soweit ich sehe, beziehen sie sich aber entweder auf die Assimilation oder auf Anwendung des Ähnlichen bei Krankheiten in bezug auf Nahrung, gewohnte Umwelt usw. genau so wie bei Galen. Ich habe nichts gefunden, was man anders deuten müßte.

Diese Ausführungen über die antike Heilkunde zeigen wohl zur Genüge, daß unsere moderne Medizin sachlich auf ganz anderen Grundlagen beruht. Geschichtlich betrachtet hat sie sich allerdings zum guten Teil aus jener entwickelt, aber grundsätzlich ist sie anders eingestellt, wenn wir von dem geläuterten Empirismus der besten Hippokratischen Schriften absehen. Wir können mit der Lehre von den Elementen und Qualitäten nichts mehr anfangen, und auch die darauf aufgebaute Behandlung ist grundsätzlich eine ganz andere. Die „Allopathie" Galens zeigt auch, daß die heutige „allopathische" Medizin sich mit Unrecht auf Galen beruft, denn diese beiden „Allopathien" sind auf ganz verschiedenen Gedanken aufgebaut. Mit dieser Berufung auf Galen fühlt die heutige Allopathie sich als rechtsgültigen Sproß aus altem Geschlecht, mit einem gewissen Adelsstolz auf andere Richtungen als Emporkömmlinge und Bastarde herabsehend. Ich wage jedoch die Behauptung, und hoffe sie später beweisen zu können, daß die Homöopathie mehr vom reinen Hippokratismus hat als die Schulmedizin der letzten 100 Jahre, die, sich als Naturwissenschaft fühlend, in dieser Hinsicht mehr dem Galenismus ähnelt. (Vgl. Tischner: Hahnemann und die hippokratische Medizin, Janus, 1923; Abdruck in der Allg. Hom. Ztg. 1924.)

c) Von Paracelsus bis Hahnemann

Um das Jahr 1500 kam der Geist einer neuen Zeit zum Durchbruch. Auf religiösem Gebiete war es Luther, der die Fesseln sprengte, und es ist kein zufälliger Gleichlauf der Dinge, daß auch auf anderen Gebieten wie der Kunst und der Heilkunde in ähnlicher Weise ein Bruch mit der Vergangenheit eintrat. In der Heilkunde war der Reformator Teophrastus Bombastus von Hohenheim, meist Paracelsus genannt (1493 bis 1541). Er steht an der Wende zweier Zeiten, und wenngleich er die Tür zur Neuzeit aufmachte, so stand er wenigstens mit einem Fuß noch außerhalb der Tür. Er war wie Luther, mit dem er auch sonst viel Ähnlichkeit hatte, zum guten Teil ein gotischer Mensch, und wenn er auch den beherrschenden Einfluß des Galen brach, so war er, wie wir schon oben gesehen haben, doch noch ein Gefolgsmann der magischen Heilkunde. Neben den Signaturen kennt er auch vieles von dem sonstigen Ähnlichkeitszauber, rühmt den Wert der „Mumie", d. h. den Heilwert von Körperbestandteilen eines Menschen, der eines nicht natürlichen Todes gestorben ist, wie z. B. eines Gehenkten, und anerkennt auch die Bedeutung der Astrologie für die Heilkunde. Es sei das hier ausdrücklich betont, da man heutzutage, wo man die Bedeutung von Paracelsus immer mehr erkennt, geneigt ist, diese Seiten, die dem modernen Bewußtsein fremd und feindlich sind, bei Schilderung und Beurteilung seiner Ansichten möglichst zurückzudrängen. Da das gerade von führenden Gelehrten wie Sudhoff (Iatromathematiker, Breslau, 1902) und Fr. Gundolf (Paracelsus, Berlin, 1927) geschieht, so ist zu befürchten, daß diese Verzeichnung seines Wesens an Raum gewinnt. Ich habe hier in bezug auf mein Thema gar kein Interesse daran, diese Seite des Paracelsus übermäßig zu betonen, da ich ja gerade zwischen dieser magischen Anschauung und dem Ähnlichkeitsgrundsatz einen tunlichst scharfen Trennungsstrich ziehen will, aber das darf nicht dazu führen, diese Seiten nicht zu sehen oder gar abstreiten zu wollen, da sich nun einmal beide, sowohl die magische als auch die andere moderne gegenwarts-, ja zukunftswichtige bei Paracelsus in merkwürdiger Personalunion finden.

Paracelsus schreibt ein eigenartiges, kerniges und bildhaftes Deutsch, die begriffliche Ausdrucksweise des Gelehrten lag seiner umfassenden Natur nicht, auch war die deutsche Sprache damals nicht reif dazu. Seine Sprache ist nicht am Gelehrtentisch gemacht, sondern — wie auch seine Anschauungen zum guten Teil — aus dem Umgang mit der Natur, mit Bergleuten, Schäfern, Schmieden, Scharfrichtern und fahrendem Volk, den Bewahrern so manchen alten Volkswissens und Aberglaubens, hervorgewachsen; sie ist oft gleichnishaft und seine Worte haben neben ihrer eigentlichen noch eine hintergründliche Bedeutung. Jedoch wollen diese gleichnishaften Bezeichnungen oft mehr sein als Gleichnisse, sie zielen vielmehr mit dem bildhaften Ausdruck auf das Wesen der Sache. Da ein Wort infolgedessen an einer Stelle einen bestimmten engeren Sinn hat, an einer anderen einen umfassenderen, unbestimmteren, so ist es häufig nicht leicht, den Sinn einer Stelle einwandfrei festzustellen, oft geht er nur aus dem Zusammenhang hervor. Und auch wenn man den Zusammenhang berücksichtigt, wird man oft nicht zu einer klaren Entscheidung darüber kommen können, was gemeint ist. Infolgedessen ist es ein heikles Beginnen, auf notgedrungen engem Raum sich mit Paracelsus auseinanderzusetzen; da ich deshalb seine Grundanschauungen nicht darlegen kann, werden meine Erläuterungen zu den Anführungen vielfach nur mehr oder weniger behauptenden Charakter haben können. Das Fragwürdige, die Meinung des Paracelsus aus einigen Zitaten klarzulegen, ist mir durch-

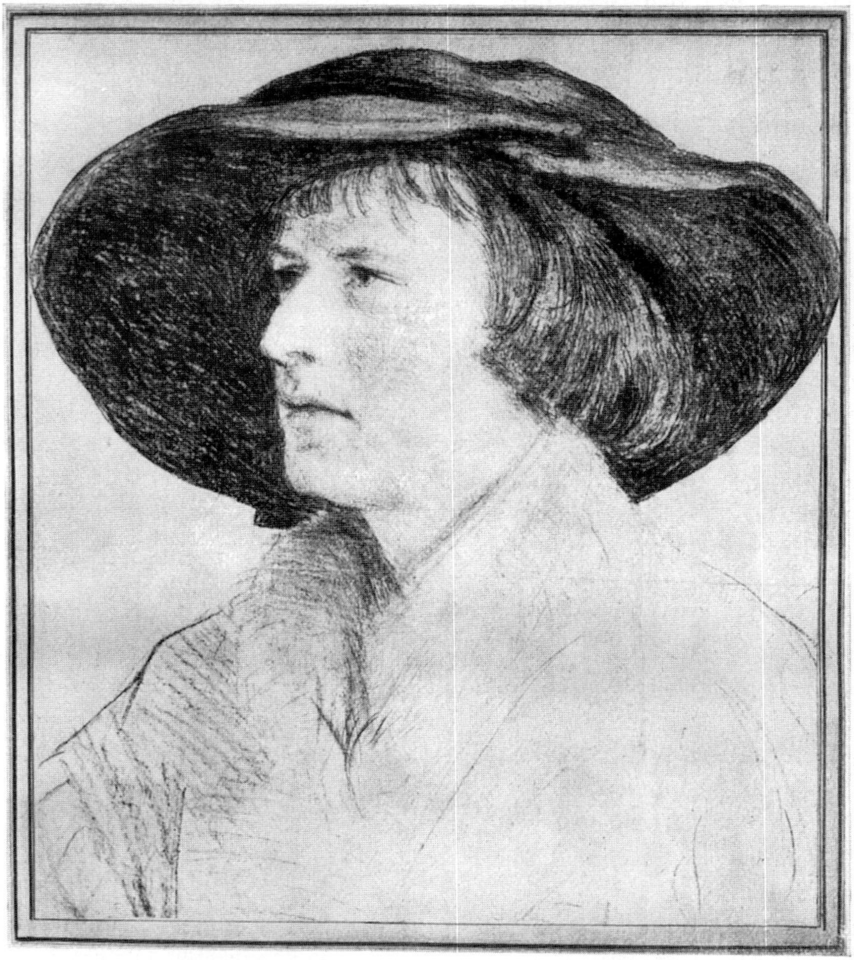

Paracelsus

(Zeichnung von Hans Holbein d. Jüngeren)

(Mit Genehmigung des Verlags R. Oldenbourg, München, aus: Paracelsus' Sämtliche Werke Bd. 3)

aus bewußt, und so können und wollen diese Ausführungen kaum mehr als eine Anregung sein, selbst sich mit Paracelsus zu beschäftigen, wozu ja nunmehr nach Erscheinen der großen Ausgabe von Sudhoff die beste Gelegenheit gegeben ist (München, 1922ff.; leichter zugänglich ist die Ausgabe von B. Aschner, der ihn in die Sprache unserer Tage übersetzt hat, Jena, 1926ff.; der Forscher wird jedoch immer auf die Sudhoffsche Ausgabe zurückgehen müssen).

Bei Schriften von solch dunkler und vieldeutiger Eigenart besteht die Versuchung, seine eigene Meinung in sie hineinzudeuten, und so hat man vielfach die Worte des Paracelsus vor den Wagen der eigenen Beweisführung gespannt und das darin gesehen, was der eigenen Anschauung entsprach. Sudhoff ist der Ansicht, daß die Homöopathen sich zu Unrecht auf Paracelsus berufen (Kurzes Handbuch der Geschichte der Medizin, Berlin, 1922, S. 350), während schon zu Hahnemanns Lebzeiten der Berliner Professor C. H. Schultz, ein Gegner der Homöopathie, in seiner Schrift „Die Homöobiotik" (Berlin, 1831) Hahnemann der Entlehnung seiner Gedanken aus Paracelsus zieh, und der Homöopath Katsch anscheinend unabhängig von Schultz zu derselben Ansicht gekommen war (Zeitschrift d. Berl. Vereins hom. Ärzte, Bd. 9, 1890). Hinwiederum sind die meisten Homöopathen der Ansicht, daß keine Entlehnung vorliegt, dabei jedoch die Ähnlichkeit der Gedanken Hahnemanns mit denen des Paracelsus keineswegs bestreitend. (Vgl. z. B. Rich. Haehl in der Allg. Hom. Ztg. 1929, S. 400ff., und H. Wapler, Allg. Hom. Ztg. 1922, S. 1ff.)

Wenn ich parteigebundener Schulmediziner wäre, könnte mir vielleicht daran liegen, Paracelsus von dem Vorwurf, der Homöopathie zuzuneigen, zu reinigen, oder auch ihm den Ruhm geben zu wollen, schon längst vor Hahnemann die entscheidenden Gedanken klar ausgesprochen zu haben. Wäre ich reiner Homöopath, wäre es vielleicht mein Streben, Hahnemann die ganze Ehre, die Homöopathie geschaffen zu haben, allein zuzubilligen; ich könnte aber auch versucht sein, der Homöopathie einen solch erlauchten Ahnen wie Paracelsus verschaffen zu wollen. Aus diesem gedoppelten Dilemma kann ich mich nur retten, wenn ich „sine ira et studio" versuche, die Ausführungen des Paracelsus im Rahmen seiner Weltanschauung zu verstehen, ohne den Worten und dem Sinn Gewalt anzutun. Ich gebe den Versuch einer Deutung, ohne daß er den Anspruch macht, immer das Richtige zu treffen.

Einer der bekanntesten Aussprüche des Paracelsus, der meist in homöopathischem Sinne aufgefaßt worden ist, lautet: „Contraria a contrariis curantur, das ist: Heiß vertreibt Kaltes, das ist falsch, in der Arznei nie wahr gewesen." (Huser, Folioausgabe, Straßburg, 1602, S. 211, Paragra- 45 num; Sudhoff, Bd. 8, S. 88.) Dieser Satz scheint in der Tat den Homöopathen das Recht zu geben, sich auf Paracelsus als ihren Ahnherrn zu berufen. Und doch ist trotz aller anscheinenden Klarheit dieser Satz anders zu verstehen; aber nur wer die antike Heilkunde und insbesondere den Galen, des Paracelsus erbittert bekämpften Gegner, kennt, wird merken, daß der Satz einen anderen Sinn hat. Er bezieht sich offenbar gar nicht auf den Gegensatz des homöopathischen Simile — man könnte etwas kühn von einem „homöopathischen“ Contrarium sprechen —, sondern auf das theoretische des Galen. Paracelsus bekämpft hier wie an anderen Stellen Galen und seine Qualitätenlehre. Ähnliches gilt auch von dem Satze: „Nicht contrarium per contrarium... Kalt überwindet das Heiß nicht, noch Heiß das Kalt... es geht die Kur durch das, was die Krankheit erzeugt hat.“ (Huser, Bd. 1, S. 324. Von den ersten dreien Essentiis, Sudhoff, Bd. 3, S. 6.) Der zweite Teil der Anführung könnte schon eher in homöopathischem Sinne verstanden werden.

In dem Buche von den Bergkrankheiten (Huser, Bd. 1, S. 649, Sudhoff, Bd. 9, S. 481) lesen wir:

„Was die Gelbsucht macht, heilt auch die Gelbsucht. Das ist also, im selben Ding ist das Böse und das Gute, aus dem Bösen wächst die Gelbsucht, und wenn das Gute geschieden wird vom Bösen, so ist das Arcanum wider die Gelbsucht da... Denn die Arznei, die die Lähmung heilen soll, muß aus demselbigen gehen, das sie gemacht hat... Also werden die Arcana verstanden hier auch von den Mineralen, daß auch das Gold eine Arznei sei aller Krankheiten, die seine Erzknappen erlangen. Also der Saturnus hat bei sich sein Arcanum der Krankheiten, die aus dem Blei gehen... Was uns durch unsere Hände schädlich sein mag, dasselbige wird auch durch unsere Hände wieder zu der Arznei gebracht.“

Auch diese Stelle ist nicht selten von Homöopathen als Beweise dafür angesehen worden, daß Paracelsus hier das Simile, ja das Simillimum, angewendet wissen will. Und das scheint in der Tat so, wenn man nur den ersten kurzen Satz anführt, das weitere zeigt jedoch, daß die Sache nicht so einfach liegt, wie es bei oberflächlichem Lesen den Anschein haben mag. Wie oben schon erwähnt, ist der Glaube, ein Gift enthalte zugleich sein eigenes Heilmittel, ein alter magischer Gedanke, wobei es im unklaren bleibt, ob derselbe Stoff zugleich sein Gegengift ist, oder ob das Gift als einen zweiten Stoff magischerweise zugleich sein Gegengift mit sich führe. Diese Stelle bei Paracelsus ist offenbar auch auf magischem Boden gewachsen, mögen auch Erfahrungen im Sinne der Iso- oder Homöopathie mit hineinspielen. Insbesondere den Satz vom Gold könnte man vielleicht so verstehen, als ob Paracelsus sagen will, man könne das Gold bei denjenigen Krankheiten geben, die dieselben Symptome haben wie eine chronische Goldvergiftung der Bergleute. Doch scheint mir auch das recht zweifelhaft, wenn auch Paracelsus die Möglichkeit gehabt hätte, gewisse Arzneivergiftungsbilder nach Art der Homöopathen in Vergleich mit ähnlichen Krankheitserscheinungen zu setzen und dementsprechend das Mittel als Simile zu verwerten. So beschreibt er z. B. die bei Bergleuten beobachtete chronische Arsenvergiftung überraschend richtig; wobei zu bemerken ist, daß er unter „Realgar“ alle Arsenverbindungen versteht.

„Das Einnehmen des Realgars macht eine ausgedörrte Lunge, aus welcher Dürre der Atem verwandelt wird, hiermit ein Keuchen auch mit einer Entfärbung des Gesichts. Macht auch Spalten und Schrunden in der Leber, damit läuft ein unnatürlicher Durst einher, nagt und zermahlt die Falten im Magen, daß sie wie Rinde am Baum abschilfert; damit ein Drücken im Grüble, eine schwere harte Verdauung. Auf solches nachfolgend viel zufallende Hitze, Klopfen und Zittern im Herzgrüble, demnach ein Ausschlagen in allen Gliedern, auf solches die Bräune und eine mitlaufende Hautsucht.“ (Von der Bergsucht, H., Bd. I, 647, S. IX, S. 478.)

Wie man sieht, ist vieles recht gut beobachtet und könnte wohl als Grundlage einer Behandlung nach der Ähnlichkeitsregel dienen. Aber es muß doch wohl zweifelhaft bleiben, ob man das Recht hat, die vorletzte Anführung derart auszulegen. Andere Stellen scheinen mir eher für eine homöopathische Anschauung zu sprechen, wenn es auch hier, wie meist bei Paracelsus, nicht auf der flachen Hand liegt und deshalb zum Verständnis einiges vorausgeschickt werden muß.

Es hängt mit der Eigenart der Homöopathie als einer ihrer „Idee“ nach nicht ursächlich forschenden und theoretisierenden, sondern bei den einzelnen Erscheinungen stehenbleibenden Methode zusammen, daß sie auch die Arzneiwirkungen nicht ursächlich erklärt, sondern rein beschreibend behandelt. Infolgedessen ist es ein bewährtes Verfahren in der Homöopathie, daß der Lernende sich aus den verschiedenen Erscheinungen, die ein Mittel hervorruft, sie in die Anschauung übersetzend, ein Gesamtbild ihres Charakters aufbaut und sich die Hauptmittel als bestimmte Menschentypen vorstellt; so etwa *Pulsatilla* als blondes, nachgiebiges Mädchen mit leicht veränderlicher Stimmung, wie sie in dem bekannten Worte ausgedrückt wird: „himmelhoch jauchzend — zum Tode betrübt“, mit Neigung zu Erkältungen, Frostigkeit und Regelbeschwerden. *Nux vomica* als nervösüberreizten, rastlosen Geschäftsmann usw.

Bei Paracelsus finden sich Ausführungen, die ganz ähnlich verstanden werden können. Bevor ich jedoch die Stellen anführe, noch eine Vorbemerkung. Wenn er von „Anatomie“ spricht, so versteht er darunter 47 meist etwas anderes als wir; er bezeichnet mit diesem Wort vielfach das Wesen der in den Körpern wirkenden Kräfte, also bei Heilmitteln etwa das, was der Homöopath „Arzneiwirkungsbilder“ nennt.

Ich denke, daß die folgende Anführung diesen Sinn ahnen läßt: „Anatomie ist eine Kunst, die euch lehrt erkennen die Form eines jeglichen Dinges; denn ihr seht, nichts ist ohne Form, auch die Krankheiten nicht ohne Form, sondern sie sind formig, darum sie eine Anatomie haben und einen besonderen Menschen, sozusagen... Nun, wenn ihr das wißt, so ist weiter vonnöten, daß ihr in solcher Gestalt die Anatomie der Kräuter wisset und aller Gewächse, auf daß ihr da zusammen die gleiche Anatomie der Kräuter und gleiche Anatomie der Krankheiten in eine Ordnung bringet. Dies Gleichnis gibt Verständnis der Heilung, wonach ihr handeln sollt.“ (Podagr. Krankheiten; H. I, 588.)

Klarer ist vielleicht noch folgende Stelle: „Ihr sehet, daß alle Körper Formen haben, in denen sie stehen. Also haben auch alle ihre Arzneien, die in ihnen sind, Formen. Die eine ist sichtbar, die andere unsichtbar, d. h., die eine körperlich, elementisch, die andere spiritalisch, siderisch. Auf das folgt nun, daß ein jeglicher Arzt sein *Herbarium spiritualem sidereum* haben soll, auf daß er wisse, wie dieselbige Arznei in der Form stehe. Denn eine Arznei, die da eingenommen, so bald sie in den Leib kommt, so steht sie in ihrer Form, in gleicher Weise wie ein Regenbogen im Himmel oder ein Bild im Spiegel.“ (Labyr. medicor.; H. I, 278, S. XI, 209.) Dieser Satz mit seinen sehr glücklich gewählten Vergleichen zeigt noch klarer, was mit „Anatomie“ gemeint ist. Der Arzt soll sich eine große Menge anschaulicher Arzneiwirkungsbilder verschaffen, ein ganzes „geistiges Herbarium“. Gerade die Bemerkung, daß die Arznei ihre „spiritalische“ Form bekomme, wenn sie in den Leib des Kranken kommt, zeigt, was gemeint ist. Denn den *äußeren* Leib, die *äußere* Anatomie verliert die Pflanze ja spätestens gerade in diesem Augenblick, wenn sie etwa in Form des frischen Krautes gekaut wird. Aber statt dessen entfaltet sie gerade dann erst ihr inneres wahres Wesen als Arznei, d. h. sie wirkt gemäß ihrer eigentümlichen Beschaffenheit. Daß das alles unkörperlich gemeint ist, zeigen ja besonders schlagend die beiden Vergleiche vom Regenbogen und Spiegel, indem dabei mit feinem Bedacht gerade zwei anschauliche und doch unkörperliche Erscheinungen herangezogen werden.

Nach gleicher Richtung führt folgender Ausspruch:

„Es ist nicht bewährt, wenn der Arzt spricht, ich muß die Cholera mit der Coloquint oder Phlegma mit dem Turbith hinwegnehmen u. dgl. Das sind Sophisten, die mit Wähnen ihre Kunst probieren; also müßt ihr probieren, daß ihr Anatomie auf Anatomie setzt..., jetzt habt ihr die Überein-

48

stimmung, die euch nicht betrügt." (Von d. podagr. Krankh., H. I, 589.) Man wird dadurch an das „Decken der Symptome" der Homöopathen erinnert. Hier wird es auch deutlicher, was mit „Anatomie" gemeint ist. Und weiter!

„Nun soll die Anatomie in diesem äußeren Menschen ganz dem Arzt eingeleibt sein, und zwar so ganz, daß er nicht ein Härchen auf dem Haupt, nicht eine Pore finde, die er nicht außen auch vorher zehnfach gefunden habe... Denn hieraus, aus der Anatomie, gehet die Kunst der Recepten, daß Glied zu Glied, Arcanum zu Arcanum und Krankheit zu Krankheit gesetzet werde." (Paragranum, H. I, 211, S. VIII, 87.) „Also nach Inhalt solcher Anatomie sollt ihr verstehen die Krankheiten zu erkennen, damit ihr wisset, warum Scorpio scorpionisch Gift heilet, darum daß er des andern Anatomie ist. Denn also heilt Arsenicus Arsenicum, also Realgar Realgar, also Herz das Herz, Lunge Lunge, Milz Milz; nicht Milz von Kühen, nicht Hirn von Säuen, dem Hirn des Menschen, sondern das Hirn, das des inneren Menschen äußeres Hirn ist." (Paragranum, H. I, 239, S. VIII, 157.)

In der vorletzten Anführung wird ausdrücklich betont, daß der Arzt sein Herbarium der Arzneiwirkungen oder in einem anderen Bild die Galerie aller möglichen Menschenbilder, den *Pulsatilla-*, *Sulfur-*, *Nux vomica*-Menschen völlig in sich aufgenommen habe. Die Personifikation dieser Arzneibilder ist also bei Paracelsus so weit getrieben, daß er geradezu von äußeren Menschen spricht. Das, worauf unwillkürlich fast jeder Schüler bei der Homöopathie von selbst kommt, das finden wir im Grundsatz auch schon bei Paracelsus. Werden hier demnach die Organe am Menschen nach außen in die Natur projiziert, so finden wir bei Paracelsus aber auch das Umgekehrte, indem er von den Gegenständen der Außenwelt ausgeht und das Innere des Menschen damit in Beziehung setzt. Er sagt:

„Das ist nun das vierte Buch, daß er lerne erkennen, daß weder mehr noch minder im physischen Körper sei, als er auswendig weiß, wie vielerlei Arten der Hölzer, Steine und Pflanzen usw., und daß diese Arten auch im Menschen sind, aber nicht in der Gestalt wie in den Elementen, sondern in Gesundheitsweise oder Krankheitgestalt sollen sie im Menschen gefunden werden. Das Gold in Elementen ist als ein Gold im Menschen, als ein natürliches Stärkungsmittel, wie in seinem Kapitel erklärt wird. Also weiter, so wisse von allen andern Arten der Elemente, daß auch sie alle im Mikrokosmus [= Mensch] sind. Wer nun weiß die Arten zu nehmen und im physischen Körper zu erkennen also: das ist im Menschen der Saphir, das ist der Mercurius, das ist der Cupressus, das ist flos cheiri etc., 49 der hat das Buch des physischen Körpers wohl erfahren und ergründet“ (Labyrinthus medicorum errantium, 4. Kapitel; H. I, 270; S. XI, S. 182 bis 183.)

Besonders deutlich ist die Beziehung zwischen Krankheit und Arznei ausgesprochen an folgender Stelle: „So Euch einfällt Estiomenum [Lupus], Cancer [Krebs], so wisset, daß am selbigen Ort Arsenicus liegt, der macht das. Nun heißt der Morbus arsenicalis, denn er ist so. Warum geschieht diese philosophische Austeilung in der Arznei, die einen jeden Arzt unterrichten könnte? Darum geschieht es, wenn dieser Name da ist, dann ist auch die Eigenschaft des Namens da. Kennst du nun den Arsenik in seiner Natur, so weißt du auch im Leib den Arsenik zu erkennen ... So du nun das hast, so zeigt es dir die Kur an, denn Arsenik heilt den Arsenik, Anthrax den Anthrax, wie da Gift Gift heilet ... und also heilt gleiche Anatomie je eins das andere; das ist Philosophie. So du nun weist, was Arsenik ist, so heile nach Inhalt der Anatomie den Arsenik mit dem Arsenik, wie dich Anatomie lehrt“ (Aufzeichnungen zum „Paragranum“, Sudhoff, Bd. VIII, S. 120).

Überall haben wir also hier das Inbeziehungsetzen von Heilmittel und menschlichem Körper, auf Grund der gleichen „Anatomie“. Es scheint in der Sprache einer anderen Zeit und der sehr persönlichen Anschauung des Paracelsus grundsätzlich dasselbe wie das „Similia similibus“ der Homöopathie.

Aber nicht nur diesen Grundsatz und das darauf beruhende Inbeziehungsetzen von Krankheit und Heilmittel finden wir bei Paracelsus, auch den zweiten Hauptgrundsatz der Homöopathie die Kleinheit der Arzneigaben hat er schon ausgesprochen.

„Denn nicht mit dem Gewicht, sondern außerhalb des Gewichts soll die Arznei administriert werden. Denn wer kann den Schein der Sonne wägen, wer kann die Luft wägen, wer wiegt den spiritum arcanum? Niemand. In diesem liegt nun die Arznei ... Nun aber in welchem Weg soll die Arznei administriert werden? Die Arznei soll im Leib als ein Feuer wirken, wie bisher von den Elementen erzählt worden ist, und soll dermaßen gewaltig in den Krankheiten handeln, wie ein Feuer handelt in einem Scheiterhaufen. ... Mag man ein Gewicht des Feuers finden, wieviel auf einen Holzhaufen gehöre, denselbigen zu verbrennen, oder wieviel Feuers zu einem Haus? Nein, man kann auch nicht das Feuer wägen. Nun seht ihr aber, wie ein Fünklein schon genug ist, einen Wald zu verbrennen. Nun ist das Fünklein ohne Gewicht. Also dermaßen verstehet auch die Administrierung der Arznei. ... Also merket in diesem Buch, daß nicht die Quantität des Körpers, sondern das Fünklein soll betrachtet werden als ein Element, das sein Widerwertiges verzehrt und sich groß und stark macht, so sein Feind groß und stark ist.... Dieweil nun kein Gewicht dem Holz zu geben, sondern es genug ist, das wenigste anzuzünden, also soll auch die Administrierung der Krankheiten dermaßen verstanden und erkannt werden (Vom Ursprung und Herkommen der Franzosen, H. III, 227, S. VII, S. 300—302).

Und man glaubt geradezu Hahnemann zu hören, wenn Paracelsus gegen die Mischerei der verschiedensten Heilmittel in einer Verschreibung eifert. „Denn das ist eine verzweifelte Hoffnung und Meinung, soviel Simplicia in ein Recept zu ordnen, denn die armen Leut meinen, dieweil sie so viel Simplicia in ein Recept ordnen, es werde wegen der vielen, wo nicht eins, so doch das andere helfen. Ach des armen Komponierens! Es ist doch nicht anders, als daß sie vergessen, daß ein Dreck den andern verderbt und ungeschlacht macht.“ (De pestilitate, H. I, S. 340.)

„Also verstehet mich, daß die Kraft ganz in einem Simplex liegt und dasselbig Simplex bedarf nichts als allein der Alchemie ...; es liegt im Herausziehen und nicht im Komponieren. ... Welcher weise Mann ist so einfältig und so gar schlecht, daß er vermeinen wollte, die Natur hätte eine Kraft geteilt, in das Kraut so viel, in das so viel usw., und danach euch Herrn Doktoren befohlen zusammen zu setzen.?“ (H. I, 210; S. VIII, S. 84, Paragranum[7].)

Ähnlich äußert er sich noch mehrfach; die Ähnlichkeit mit Hahnemann wird jedoch noch größer und man denkt an dessen Kämpfe mit den Apothekern, wenn man bei Paracelsus liest:

„Nun ist in den Apotheken kein Präparat, allein Durcheinanderkochung, wie ein Suppenwust, im selbigen Kochen ertrinken die Arcanen und kommen zu keiner Wirkung.“ (Das Buch Paragranum, H. I, 223, S. VIII, S. 195.) Auch sonst schimpft Paracelsus auf die „Sudelköch der Apotheken“.

Die Homöopathie gibt bekanntlich den Vorwurf, sie behandle nur Symptome, zurück und behauptet das von der Schulmedizin, während sie selbst anstrebe, die individuellen Krankheitserscheinungen zu berücksichtigen. Bei Paracelsus finden wir auch schon dergleichen, wenn er sagt:

„Nun aber von der Arzneiwirkung wisset, daß die Natur des Menschen ist anders und anders [d. h. verschieden]. Darum in einem treibts viel Schweiß, und ist gut, im andern nicht, er ist nicht diaphoretischer Natur. Also auch in einem viel Vomieren, im andern nicht, denn er ist nicht von der vomitivischen Art. Und ebenso in anderen Dingen. Darum ist es ein Irrsal, wenn man sagt, einer müsse mit Schwitzen gesund werden, oder mit Vomieren: Dieser betrachtet nicht die mannigfaltige Natur der Menschen.“ (H. I, 551; Elf Traktate; Von der Wassersucht.)

---

[7] Er hat aber selbst oft nicht danach gehandelt.

Was hier in allgemeiner Art über Individualisieren gesagt wird, bezieht sich dann auch auf die einzelnen Krankheitsfälle und die dabei zu verschreibenden Heilmittel und zeigt das, was Paracelsus über das Setzen der Anatomie auf die Anatomie (siehe oben) gesagt hat, von einer etwas anderen Seite.

„Ein natürlicher, wahrhaftiger Arzt spricht: Das ist Morbus Terpentinus, das ist Morbus Sileris Montani, das ist Morbus Helleborinus etc. Und nicht: das ist Phlegma, das ist Branchus [Heiserkeit], das ist Rheuma, das ist Coryza, (das ist Katarrhus). Diese Namen kommen nicht aus dem Grund der Arznei, denn Gleich soll seinem Gleichen mit dem Namen verglichen werden, denn aus dieser Vergleichung kommen die Werke, das ist, die Arkana eröffnen sie in ihren Krankheiten. Denn nicht allein eine Colica, sondern vielerlei und so vielerlei als vielerlei Arcana in Colica sind. Hieraus folgt Colica zibetina, Colica muscata, nicht Colica ventosa, nicht Colica fellis [Galle] etc. oder nach anderm Ursprung, wie ihrs beschreibet.“ (Paragranum, H. I, 207, S. VIII, 75.)

Etwas moderner ausgedrückt will Paracelsus hier wohl sagen, daß es nicht auf die Ursache der Krankheit ankomme oder auf eine äußerliche Namensdiagnose, der Name der Krankheit solle vielmehr durch Vergleichung nach der Ähnlichkeit der Erscheinung des individuellen Falles mit der entsprechenden Arzneikrankheit gewonnen werden.

Hier haben wir den „*Sulfur*-Patienten“, die „*Nux vomica*-Natur“ vorgeahnt!

Daß er ein Gegner des palliativen Symptomenkurierens ist, zeigt auch der Satz:

„Denn die Dinge, die da laxieren, die konstringieren, sind nicht Arcana.“ (Paragranum, H. I, 222, S. VIII, 193.)

An gleicher Stelle sagt er:

„Was zu scheißen dient und kotzen, das weist du, was aber Heilung betrifft und die Arcanen, von alledem bist du Bruder Löffel.“

Er macht also hier einen scharfen Schnitt zwischen dem echten Heilen und der symptomatischen Behandlung einer Verstopfung mit Abführmitteln u. dgl.

Ganz allgemein und besonders klar wird dieser Gesichtspunkt noch in folgender Anführung ausgesprochen:

„Denn aus dem ganzen Menschen wird der Mensch gesund, und nicht aus dem zerbrochenen, das denn bei den hohen Schulen nie betrachtet worden ist, haben allzeit nur geflickt, heiß zu kaltem, Constriktiv zu Laxativem, darin kein Grund, der einem Arzt zusteht, je gewesen ist.“ (De caduco matricis, H. I, 606.)

Zum Schluß die Frage, ob *Paracelsus* schon Arzneiprüfungen am Gesunden gemacht hat. Soviel ich weiß, ist darüber nichts Genaues bekannt, aber man darf es für nicht recht wahrscheinlich halten. Was man an solchen Arzneiwirkungsbildern bei ihm findet, kann sehr wohl aus gelegentlich beobachteten Vergiftungsfällen, aus von ihm erlebten Fällen von Gewerbekrankheiten sowie aus altem Volkswissen stammen, soweit die Kenntnisse nicht aus der Schulwissenschaft übernommen werden konnten. Außerdem wird man bei *Paracelsus* immer fragen müssen, wie weit sein Denken dem Handeln nicht vorauseilte, wie es gewiß manchmal bei ihm ist, so daß vieles, was sich bei ihm so liest, als ob er aus seinen Erfahrungen berichtet, nur ideale Forderung gemäß seinen Theorien ist.

Überschauen wir nochmals den zurückgelegten Weg, so zeigt sich, daß es recht versteckte und verschlungene Pfade waren, auf denen wir zu dem verborgenen paracelsischen Gedankenbau vorgedrungen sind, während zuerst einige offen daliegende gangbare Wege sich als Sackgassen erwiesen. Das Gebäude, zu dem wir durch vielerlei Gestrüpp vorgedrungen sind, hat trotz aller Schnörkel und Winkel unverkennbare Ähnlichkeit mit dem Bau *Hahnemanns*, und wir dürfen es wohl als einen etwas verunglückten und nicht ganz ausgeführten Vorentwurf ansehen, wenn — ja wenn wir nicht genarrt wurden, und es sich doch nur um eine Kulisse handelt, während der eigentliche Bau des *Paracelsus* noch irgendwo im Walde versteckt liegt.

Mit anderen Worten: wir fanden neben Aussprüchen, die vielfach zu Unrecht als Vorahnungen der Homöopathie angesehen werden, andere, die man wohl, ohne sich an den übrigen Anschauungen des *Paracelsus* zu versündigen oder dem Sinn der einzelnen Anführung sowie dem Zusammenhang Gewalt anzutun, in ihrer Gesamtheit als Vorahnungen der Homöopathie *Hahnemanns* bezeichnen darf. Ausdrücklich sei aber gesagt, daß damit *Paracelsus* nicht zu einem Homöopathen gemacht werden soll. Er ist zu vielseitig und überragend, als daß er durch das Entweder-Oder des Simile oder Contrarium erschöpfend gekennzeichnet werden könnte.

Es darf auch nicht übersehen werden, daß die Ähnlichkeiten größer aussehen, als sie in Wirklichkeit sind; die aus vielen Bänden herausgesuchten Anführungen, die zudem von mir in einen geistigen Zusammenhang und in eine Art System gebracht worden sind, sind natürlich eindrucksvoller als in ihrer Zerstreuung über das ganze große Werk des *Paracelsus*. Dazu kommt, daß man bei *Paracelsus* auch nicht selten Stellen findet, die im Widerspruch zu dem Gebrachten stehen oder wenigstens zu stehen scheinen; nirgendswo findet man seine Ansichten über diese Fragen im Zusammenhang vorgetragen. Auch sonst wird noch manch Wasser in den Wein geschüttet, indem wir bei *Paracelsus* nicht nur die Ähnlichkeit auf Grund der inneren unsichtbaren „Anatomie“ verwendet finden, sondern auch den

53

magischen Ähnlichkeitszauber auf Grund der Signaturen, astrologischer Beziehungen, Chiromantie, der Mumie u. dgl.

Trotzdem ist die Frage berechtigt und muß hier erörtert werden, ob und in welcher Hinsicht Hahnemann durch Paracelsus beeinflußt worden ist. Wenn man vielleicht auch zuerst beeindruckt wird und meint, eine solche Ähnlichkeit könne nur auf Entlehnung beruhen, so zeigen einige Überlegungen die Frage doch in anderem Licht.

Man wird bei der Frage, ob Hahnemann durch die dunkeln, vieldeutigen Gedanken des Paracelsus entscheidend beeinflußt worden ist, unwillkürlich an gewisse, oft gleichfalls so dunkle Prophezeiungen erinnert, deren Sinn man erst versteht, wenn das Ereignis eingetreten ist. Bevor ein anderer die Grundgedanken der Homöopathie selbst gefunden hatte, mußte es sehr schwer sein, in dem Labyrinth der Paracelsischen Schriften diese verstreuten Brocken aufzufinden und zu einem sinnvollen Gebäude zusammenzufügen.

Aber auch sonst spricht manches noch gegen eine wesentliche Abhängigkeit Hahnemanns von Paracelsus. Daß Hahnemann den Paracelsus als Quelle seiner Gedanken nicht nennt, während er Hippokrates und andere erwähnt, ist an sich nicht beweisend, er könnte ja gerade, weil er ihm das meiste verdankt, über ihn schweigen. Da Hahnemann im ärztlichen Schrifttum ungewöhnlich belesen war, so könnte es in der Tat wundernehmen, daß er den berühmten Paracelsus nicht gekannt haben sollte. Und doch ist manches zugunsten dieser Ansicht anzuführen. Hahnemann erwähnt überhaupt den Paracelsus sehr selten, und Katsch meint in der Tat, er habe gerade deshalb über ihn geschwiegen, weil er ihm seine Gedanken entlehnt habe. Wie Haehl schon ganz richtig sagt, hat Hahnemann ihn aber auch in früheren Zeiten, als er noch gar nicht das Interesse haben konnte, seinen Namen zu verschweigen, nur sehr selten erwähnt. (Haehl, Allg. Hom. Ztg., 1929, S. 418.)

Diese Tatsache erklärt sich ungezwungen aus dem Umstand, daß Paracelsus aus dem Gesichtskreis der Ärzte des 18. Jahrhunderts fast vollständig verschwunden war. Der rationalistisch eingestellten Zeit mußte Paracelsus sehr befremdend, ja als ein Ärgernis und völliger Aberwitz erscheinen, und wenn wirklich einmal ein Arzt darauf verfallen sein sollte, ein Buch von ihm in die Hand zu nehmen, so wird er es wohl bald wieder hingelegt haben, es sei denn, er wäre zufällig ein engerer Geistesverwandter von Paracelsus gewesen. Obwohl man ja bekanntlich Hahnemann vielfach zum „Mystiker" gestempelt hat, so werden wir später doch sehen, daß er im Gegenteil dem Grundzug seines Wesens nach ein Rationalist, Empirist, ja man könnte sagen ein Positivist gewesen ist; ihm mußte demnach Paracelsus recht fernliegen.

Daß das keine willkürliche Konstruktion zugunsten von Hahnemann ist, mögen einige Angaben über die Schätzung, die man Paracelsus im 18. Jahrhundert angedeihen ließ, zeigen. In einer weiter unten noch näher besprochenen Doktorarbeit „De curatione per similia“ aus dem Jahre 1734, die unter dem sehr kenntnisreichen Professor Alberti in Halle gemacht und von ihm offenbar stark beeinflußt war, gibt der Verfasser la Brugiere am Schluß ein Literaturverzeichnis von 74 Nummern von Hippokrates bis auf seine eigene Zeit reichend über Schriften, in denen die Heilung durch Ähnliches berührt wird, aber Paracelsus kommt nicht darin vor, und auch kein Paracelsist wie Crollius, van Helmont und ähnliche. Und das braucht uns gar nicht so sehr zu wundern. Diese ganze Richtung der Paracelsischen Heilkunde stand damals etwa so außerhalb der offiziellen an den Universitäten gelehrten Medizin, wie die Homöopathie heutzutage noch steht. Bis vor ganz kurzer Zeit dachte z. B. selten ein Forscher daran, wenn er in einer Arbeit die bisherige Verwendung eines Heilmittels behandelte, die Homöopathie zu berücksichtigen, obwohl sie manchen Stoff, der jetzt auch in der Schulmedizin verwendet wird, in die Heilkunde eingeführt hat, und auch heutzutage ist es keineswegs schon Brauch, auch die Erfahrungen der homöopathischen Schule zu erwähnen.

Diese Stellung zu Paracelsus blieb im wesentlichen im ganzen 18. Jahrhundert und darüber hinaus die gleiche. Der berühmte Anatom Blumenbach in Göttingen belegt ihn in seiner „Introductio in historiam medicinae litterariam“ (Göttingen, 1786) mit folgenden Namen: „ungebildet, Vagabund, Zechbruder (combibo), an Sitten und Stil ein Bauer, unverschämt, ein Prahler, Schöpfer der astralen und tartarischen Therapie und ähnlicher Träume, großmäuliger Verheißer des Steins der Weisen und dieser Art von Kleinodien“.

I. D. Metzger sagt in seiner „Skizze einer pragmatischen Literärgeschichte der Medizin“ (Königsberg, 1792) über ihn: „Den größten Schaden aber stiftete der Schwärmer Paracelsus, welcher die Träumerei der Theosophie auf Alchemie, Naturlehre, Arzneigelehrsamkeit anwendete“ (S. 173). Weiter unten meint er: „daß die durch theosophischen Unsinn verschrobenen Seelenkräfte des Mannes mehr Fluch als Segen über die Arzneiwissenschaft gebracht haben“ (S. 195). — Und weiter: „Ungereimter kann nichts sein, als die Theorie des H., wenn man seine Träume mit diesem Namen belegen kann“ (S. 196).

Ich meine, diese Anführungen zeigen zur Genüge, wie das 18. Jahrhundert durchweg über Paracelsus dachte, und auch der bedeutendste Historiker der Medizin, der geniale Kurt Sprengel (geb. 1766), wird ihm noch nicht gerecht.

55

Nicht nur die Medizinhistoriker der damaligen Zeit, auch die Ärzte des 18. Jahrhunderts haben sich in dieser Weise über Paracelsus ausgesprochen wie z. B. Cullen, in der von Hahnemann übersetzten „Materia medica“ (Leipzig, 1790, Bd. I, S. 22), in der er ihn „berüchtigt“ nennt. In ähnlicher Weise urteilte man fast durchweg, so A. F. Hecker und Zimmermann (s. über letztere die schon erwähnte Arbeit von Haehl).

Als Hahnemann im Jahre 1775 die Universität bezog, herrschte noch durchaus die Aufklärung, eben erst begannen die geistigen Führer eines neuen Zeitalters wie Kant und Lessing sich die Waffen zu schmieden, mit denen sie dann bald die Aufklärung überwanden. Hahnemann ist also noch durchaus im Zeitalter der Aufklärung aufgewachsen und Arzt geworden. Er wird sich deshalb von der Paracelsischen Heilkunde keineswegs angezogen gefühlt haben, und auch später wird er sich als Rationalist, der er im Grunde war, kaum gedrängt gefühlt haben, diese Lücke auszufüllen.

Von den Homöopathen lehnte ihn nicht nur Hahnemann selbst ab, sondern auch andere Homöopathen; z. B. spricht der angesehene Gottl. Ludw. Rau noch im Jahre 1824 in seiner Schrift „Über den Wert des homöopathischen Verfahrens“ recht abfällig über Paracelsus. Er kommt darin auch darauf zu sprechen, daß man Hahnemann mit Paracelsus in eine Klasse versetzt habe, verteidigt jedoch Hahnemann gegen den Vorwurf, rückt weit von Paracelsus ab, nennt ihn einen „abergläubischen Theosophen“ und meint, „sein System strotzt von verworrenem Unsinn“. Erst mit den 30er Jahren des vorigen Jahrhunderts beginnt man wieder, sich mit Paracelsus zu beschäftigen und ihn besser zu verstehen. Es ist also keineswegs ohne weiteres wahrscheinlich, daß Hahnemann Paracelsus eingehender studiert hat, und eingehend hätte diese Beschäftigung sein müssen, denn nirgendswo gibt Paracelsus seine „homöopathischen“ Ansichten zusammenhängend in einer Nußschale. Wie die Anführungen gezeigt haben, ist alles über sein ganzes ungeheures Werk zerstreut. Nur eingehende Beschäftigung hätte vermocht die Anschauungen des Paracelsus, wie sie oben dargestellt sind, zu verstehen und auszubauen.

Aber auch noch andere Überlegungen zeigen, daß man aus der Ähnlichkeit der Ansichten nicht ohne weiteres auf Abhängigkeit Hahnemanns von Paracelsus schließen darf. Wenn Hahnemann einmal auf den Similegrundsatz gekommen war, sei es selbständig, sei es durch andere angeregt, z. B. Hippokrates, so lagen die weiteren Gedankengänge sozusagen von selbst in der Richtung der Ansichten, wie wir sie bei Paracelsus gefunden haben. Wir haben oben gesehen, daß der Verfasser der Hippokratischen Schrift „Über die Örter am Menschen“ im Anschluß an die berühmte Stelle über das Simile und Contrarium in der Krankheitsbehandlung eingehende Überlegungen über die Beziehungen von Reizstärke zum

Körperzustand des Kranken bringt und betont, daß verschiedene relative Reizstärken entgegengesetzte Wirkungen haben können. Überlegungen über das Simile- und Contrariumprinzip führen, wie man sieht, leicht zur Erkenntnis von der Bedeutung der Reizstärke und damit zur Gabenfrage und Beachtung kleiner Reize. Wir brauchen uns deshalb auch nicht zu wundern, daß Hahnemann von selbst auf die Anwendung kleiner Gaben gekommen ist. Was den dritten Punkt, die Prüfung am Gesunden, angeht, so ist in diesem Punkte Hahnemann ja erwiesenermaßen von Paracelsus unabhängig, da dieser solche Prüfungen unseres Wissens nicht gemacht hat.

Bei einer Anschauung, die hauptsächlich die Ähnlichkeitsbeziehungen zwischen den Erscheinungen am Kranken und bei den Arzneiprüfungen zum Ausgangspunkt ihrer Überlegungen macht, ist es auch verständlich und nur logisch, daß man die Kur aus dem Namen der Krankheit und ihrer Ursache weniger beachtet, soweit die Ursache nicht klar auf der Hand liegt und leicht abstellbar ist. Auch die Verwendung einfacher Arzneimittel liegt für den nahe, der die Fragwürdigkeit der damaligen Arzneimittellehre erkannt und dementsprechend Prüfungen am Gesunden gemacht hatte. Da er nun sich Klarheit über die Wirksamkeit eines einzelnen Stoffes verschafft hatte, war es nur folgerichtig, diese Stoffe auch einzeln anzuwenden, Gedanken, die auch Albrecht von Haller kurz vor Hahnemann geäußert hatte (s. unten). Im Zusammenhang damit, insbesondere mit der Verwendung kleiner Gaben steht dann weiterhin die Gegnerschaft gegen die Apotheker. Das gleiche gilt von der Individualisierung. Bei der Schulmedizin ist es seit jeher mehr eine ideale Forderung als ein allgemeiner Brauch gewesen, den einzelnen Kranken individuell zu behandeln; aus allen Zeiten hören wir über diesen Punkt Mahnungen und Klagen. Bei der Behandlung nach dem Ähnlichkeitsgrundsatz ist es jedoch eine sozusagen selbstverständliche Folgerung, ja eine Begleiterscheinung, denn eine dem Grundsatz nach sich an die Erscheinung haltende Methode hat zur Vergleichung eben diese individuellen Erscheinungen. Auch die Einstellung zur palliativen Behandlung einzelner Symptome ergibt sich aus der Grundanschauung von selbst, weist mithin an sich auf eine Abhängigkeit nicht ohne weiteres hin.

Man sieht also, die auf den ersten Augenblick vielleicht überraschende Ähnlichkeit zwischen den Aussprüchen von Paracelsus und Hahnemann beweist keine Abhängigkeit, sondern erklärt sich aus der Eigenart des Similegrundsatzes. Historische, sachliche und psychologische Gründe lassen sich dafür geltend machen, eine Abhängigkeit Hahnemanns von Paracelsus abzulehnen.

Nachdem wir eine Anzahl Gründe kennengelernt haben, die die Verurteilung des Paracelsus durch Schultz, Katsch und andere als ungerechtfertigt erscheinen lassen, wollen wir auch kurz noch den Angeklagten 57 selbst zu Wort kommen lassen. Als der bekannte Homöopath Trinks im Jahre 1825 Hahnemann darauf aufmerksam machte, daß die Grundzüge der Homöopathie schon bei Paracelsus zu finden seien, erwiderte Hahnemann ihm, das sei ihm völlig fremd gewesen. Und auch in einem Brief an seinen Freund Stapf äußerte er sich über die damals von Schultz behauptete Entlehnung seiner Gedanken aus Paracelsus scharf ablehnend, dessen Schriften als „unverständliches Kauderwelsch" bezeichnend. (Siehe R. Haehl, Allg. Hom. Ztg. 1929, Nr. 4, S. 414.) Da die Aussage des Angeklagten mit den sonstigen Erhebungen aufs beste übereinstimmt, wird man um so weniger ihm die Glaubwürdigkeit versagen wollen!

* * *

Die Gedanken des Paracelsus wurden, wie es uns nicht wundernehmen wird, von niemand in ihrer ganzen Tiefe geahnt, aber von vielen falsch verstanden und einseitig ausgelegt. Er hat jedoch auch abgesehen von denen, die man seine Schüler und Anhänger nennen kann, auf viele seiner Zeitgenossen und die Späteren einen mehr oder weniger tiefgehenden Einfluß ausgeübt, und sei es auch nur, indem man sich mit seinen Gedanken kritisch und ablehnend auseinandersetzte. Zudem stand er im Streit um den Galenismus keineswegs allein, sondern hatte Kampfgenossen in allen Kulturvölkern Europas. So braucht es uns nicht zu wundern, daß die Schriften der Folgezeit zahlreiche Auseinandersetzungen über das galenische Simile enthalten. Der Galenismus war nun einmal mit Anbruch der Neuzeit in Gärung geraten, die vielfach noch durch den Sauerteig der paracelsischen Ideen beschleunigt und verstärkt wurde. Wenn auch die notwendige begriffliche Klarheit über die verschiedenen Arten des Simile fehlte, so sorgten diese Erörterungen doch dafür, daß die in Gärung befindlichen Massen gehörig durchgeknetet wurden und mit der Zeit ein brauchbarer Stoff daraus entstand, ein Vorgang, der sich bis ins 18. Jahrhundert hinzog. Mit wachsender Aufklärung trat das magische Simile zurück, und mit dem Hinschwinden des Galenismus und seiner Qualitäten als geschlossener Lehre wurde auch dem theoretischen Simile des Galen der Boden entzogen.

Allopathen, besonders aber Homöopathen, unter ihnen schon Hahnemann, haben als Kronzeugen für die Homöopathie aus dem 16. bis 18. Jahrhundert zahlreiche Ärzte namhaft gemacht, die ungewollt schon homöopathisch verfahren seien (sog. „Homöopathia involuntaria"). Meist handelt es sich um gelegentliche Mitteilung der Behandlung und Heilung eines oder mehrerer Kranken mit einem Mittel, von dem anderseits — oft ganz unabhängig davon und von ganz anderen Ärzten — berichtet wird, es seien ähnliche Erscheinungen nach seiner Anwendung oder bei gelegentlichen Vergiftungen aufgetreten. Diese Mitteilungen sind jedoch meist nur von sehr bedingtem Werte. Wer das Schrifttum dieser Jahrhunderte kennt, weiß, daß auf Grund aller möglichen fragwürdigen Theorien alle nur denkbaren Arzneistoffe auf sämtliche Krankheiten losgelassen wurden, wobei außerdem meist verschiedene Stoffe miteinander vermischt gegeben zu werden pflegten. Es ist gewiß wahrscheinlich, daß nicht selten Besserungen n a c h solch einer Anwendung eines Mittels aufgetreten sind; aber bei der Fragwürdigkeit der damaligen Diagnosen, der Anwendung der Vielgemische und den meist fehlenden Angaben über die Gabengröße wird man kaum je zu einem bestimmten Urteil darüber kommen können, ob die Besserung auch wirklich d u r c h die Verwendung eines bestimmten Mittels erfolgt ist. Auch die Angaben, daß ein Mittel diese oder jene Erscheinungen hervorgerufen habe, sind meist schlecht verwendbar, so daß es kaum angeht, dies gebrechliche Material zur Stützung einer Ansicht zu verwerten. Immerhin werden wir einige nach irgendeiner bestimmten Richtung interessante Verfahren kennenlernen.

Anders steht es mit Ausführungen allgemeiner Art über das Simile, die wir in dieser Zeit gleichfalls häufig finden, und die nicht selten von Allopathen und Homöopathen aus dem Zusammenhang gerissen angeführt werden. Soweit ich sehe, handelt es sich jedoch fast immer um Mißverständnisse des wahren Sinnes der Stellen; da aber diese Erörterungen zeigen, daß der Similegedanke in den verschiedensten Formen damals lebendig war, so scheint es mir erwünscht, darauf hier näher einzugehen. Doch sind der Autoren zu viele; eine in gewissem Sinne willkürliche Auswahl, die leicht vermehrt werden könnte, möge zeigen, was die damaligen Zeiten über das Simile zu sagen haben, und wie die Beziehungen zum homöopathischen Simile sind. Ich werde dabei vorzugsweise einige berühmte Autoren auswählen und außerdem noch einige andere kurz besprechen, die von allo- oder homöopathischen Ärzten als Vorläufer des „Similia similibus" erwähnt werden.

Von den unmittelbar an P a r a c e l s u s anknüpfenden Ärzten braucht nicht viel gesagt zu werden. Allerdings reden sie nicht selten vom Simile und wenden die Ausdrucksweise des P a r a c e l s u s an, indem sie von Mercur- und Sulfurkrankheiten sprechen. Genaueres Zusehen aber zeigt, daß es sich entweder um das rein magische Simile handelt, das auf Signaturen, Astrologie, Alchemie aufgebaut ist, oder um das theoretische Simile, das hier allerdings auf den ersten Blick von dem galenischen gänzlich verschieden ist, aber im Grundsatz auf dasselbe hinausläuft. Der Unterschied beruht nur darauf, daß die zugrunde liegende Theorie eine andere ist. Statt der Qualitäten des G a l e n sind die Erörterungen der Paracelsisten auf 59 auf den paracelsischen Prinzipien Mercur, Sulfur und Sal aufgebaut. Die Krankheiten, die man aus irgendwelchen oft sehr weit hergeholten Vermutungen und Theorien als Sulfurkrankheiten glaubte ansehen zu dürfen, wurden nach dem theoretischen Similegrundsatz mit *Sulfur* behandelt; entsprechendes gilt von den Mercurkrankheiten usw. Wir brauchen deshalb nicht im einzelnen auf die Paracelsisten, wie Oswald Croll (1560—1609), P. Severinus (1540—1602), Goclenius (1572—1621) und ähnlich denkende Autoren einzugehen, von denen besonders letzterer wegen seines unkritischen Eintretens für die magisch-magnetische Heilkunde bekannt geworden ist[8].

Nur einige der an Paracelsus anknüpfenden Ärzte seien aus diesem oder jenem Grunde etwas ausführlicher besprochen, als erster der Engländer Robert Fludd (latein.: de Fluctibus, 1574—1637), der in vielem an Paracelsus anknüpft; aber nicht deshalb sei er erwähnt, sondern weil er in gewissem Sinne Neues brachte oder wenigstens in der Neuzeit als erster aussprach.

Wenn auch Paracelsus schon mehrfach den Magneten als Vergleich und, wenn ich ihn recht verstehe, auch zur Erklärung magischer Wirkungen heranzieht, so ist doch Fludd derjenige, der den Magnetismus zur Grundlage des größten Teils der magischen Wirkungen verwendet. Auch den Ähnlichkeitsgrundsatz, den er häufig erwähnt, erklärt er auf diese Weise und sagt, „daß das Ähnliche durch eine gewissermaßen magnetische Eigenschaft das sich Ähnliche anzieht". Dem Ähnlichkeitsgrundsatz hat er aber in der neueren Medizin als erster eine besondere Wendung gegeben, durch die er berühmt geworden ist.

„Sehen wir nicht im allgemeinen, daß das Ähnliche, dessen Natur durch Fäulnis geändert ist, am verderblichsten auf das ihm Ähnliche wirkt? So töten die vom Körper ausgeschiedenen Würmer, getrocknet, in Pulver verwandelt und innerlich eingegeben die Würmer. Der Auswurf eines Schwindsüchtigen heilt nach der nötigen Zubereitung die Lungenschwindsucht. Die Milz des Menschen ist, zubereitet, ein Gegenmittel gegen die geschwollene Milz. Der Blasen- und Nierenstein heilt und löst den Stein." (Philosophia Moysaica, Goudae, 1638, fol. 149, col. 2.)

Dieser Gedanke ist auf echt magischem Boden erwachsen, aber wo ist der grundsätzliche sachliche Unterschied von der modernen Tuberkulintherapie, wenn auch die „nötige Zubereitung" offenbar etwas anders ist. Von dem volksmedizinischen Verfahren in Indien, die Dysenterie isopathisch

[8] Eine unterrichtende Erörterung über die Anschauungen der Galenisten und Paracelsisten, insbesondere über das theoretische Simile der letzteren findet sich in den „Opera omnia" des Daniel Sennert (Lugd., 1674, Tom I, S. 271).

zu behandeln, geht über Fludd und den Gründer der modernen Isopathie, Lux, eine zusammenhängende Kette bis zu den modernsten Verfahren der Isopathie der Schulmedizin. Und auch die Organtherapie des Fludd erinnert in manchem an unsere Zeiten. Aber trotz dieser Ähnlichkeit der Fluddschen Behandlung mit homöopathischen und isopathischen Verfahren, ist doch das seine auf anderem Boden erwachsen als diese; er kann infolgedessen ebensowenig und ebensoviel als echter Vorläufer der Homöopathie betrachtet werden wie als solcher der modernen Isopathie und Organtherapie.

Auch den Gedanken des Paracelsus ist Fludd damit nicht gerecht geworden. Es war im Grunde bei ihm ein Zurücksinken in die magischen Niederungen der Volksmedizin und ein durch hemmungsloses Zu-Ende-Denken Adabsurdumführen der magischen Heilkunde, so z. B. wenn er das geronnene Blut eines Toten — am besten eines Gehenkten — als Gegenmittel gegen Blutungen empfiehlt.

Auch Basilius Valentinus wird mitunter unter denen genannt, die schon das Simile gekannt haben, ja er soll sogar in neueren Zeiten als erster das „Similia similibus" ausgesprochen haben. Angeblich hat Basilius schon Anfang des 15. Jahrhunderts gelebt und dann hätte er in neuerer Zeit in der Tat als erster und noch vor Paracelsus das Simile vertreten. Basilius ist jedoch allem Anschein nach eine erfundene Persönlichkeit, seine Schriften scheinen erst um 1600 von einem gewissen J. Thölde, einem Rosenkreuzer, geschrieben worden zu sein.

Aber wenn auch die Basiliusschriften nach Paracelsus verfaßt sind, wie es auch mir nach Inhalt und Stil wahrscheinlich ist, und wenn auch der vermutliche Verfasser kein Arzt war, so verdient er hier doch Berücksichtigung, da die bis in die zweite Hälfte des 18. Jahrhunderts hinein mehrfach neu aufgelegten Schriften seinerzeit großen Einfluß ausgeübt haben. Zwei Anführungen mögen zeigen, was von dem Simile bei Basilius Valentinus zu halten ist.

„Dann gleich muß mit seinesgleichen vertrieben werden, und mit keiner Widerwärtigkeit, als Hitze mit Hitze, Kälte mit Kälte, Stechen mit Stechen, denn eine Hitze zeucht eine andere an sich, eine Kälte die ander, wie der Magnet das Eisen. Also stachelichte Simplicia können stechende Krankheiten vertreiben und gifftige Mineralia können gifftige Zufäll wieder heilen und zurecht bringen, wann sie in ihre Bereitung bracht sind." (Fratris Basilii Valentini Chymische Schriften, Hamburg, 1760, Bd. 1, S. 123.)

Im einzelnen wird hier nicht klar, wie die Ähnlichkeitsbeziehungen aufzufassen sind.

61

Bei der Behandlung von Hitze durch Hitze könnte eine homöopathische Beziehung vorliegen, wie wir sie oben bei Petro fanden, es könnte sich dabei aber auch um das theoretische galenische Simile handeln, indem eine heiße Erkrankung mit einem heißen Mittel behandelt werden soll. Anderes, wie die stacheligen Simplicia, die er bei stechenden Krankheiten angewendet wissen will, erinnern stark an eine oben gebrachte Stelle im Paracelsus; wir haben es hier mit dem auf der Signaturenlehre beruhenden magischen Simile zu tun.

An einer anderen Stelle (S. 334) schreibt Basilius: „Daher nun die Ärtzte Ursach empfangen, dem Handel weiter nachzudenken, daß da Gifft wiederum Gifft: und was ohne Gifft, wiederum so nichts gifftiges bey sich hat, an sich nehmen, und endlich magnetischer Art an sich ziehen kan."

„Wenn mans so hört, möcht's leidlich scheinen, steht aber doch immer schief darum," — denn dicht davor berichtet er über „einige Versuche mit dem echten, wahren Einhorn", das bekanntlich eine in sehr hohem Ansehen stehende Substanz war, die vielfach in der magischen Heilkunde angewendet wurde. Wenn man berücksichtigt, daß Basilius bei allen beachtenswerten chemischen Kenntnissen im Grunde doch magisch eingestellt ist — die Erwähnung der „magnetischen Art" ist schon verdächtig —, so wird man beide Anführungen wohl auch im magischen oder z. T. im Sinne des theoretischen Simile verstehen müssen, bestenfalls könnte einiges darin im Sinne des oberflächlich-homöopathischen Simile aufgefaßt werden.

Ein etwas später lebender Arzt, der auch mitunter als Vertreter des Similegrundsatzes erwähnt wird (z. B. von Koeck, „Medizinische Briefe über Homöopathie", München, 1889, 2. Aufl.) ist Joh. Pharamundus Rummel (Rhumelius, geb. etwa 1600). In seiner „Medicina spagyrica", (Frankfurt, 1662) sagt er: „Aus welchem principio der Morbus entsprungen, ebenfalls aus gleichem principio die cura muß angestellt werden." Rummel wird auf Grund dieses Satzes zum Kronzeugen für die Homöopathie gemacht; dazu ist er jedoch völlig ungeeignet, denn er vertritt den Standpunkt des magischen Heilkünstlers in ziemlich reiner Form. Einige Anführungen mögen das zeigen!

„Darum wann man erfahren will, wozu dies oder jenes gut ist, so soll mans an den Zeichen und Namen erkennen. Denn alle Kräfte, so in den natürlichen Dingen sind, werden durch die Signatur und Zeichen erkannt. Gleich wie ein roter Bart eines Menschen ein Zeichen ist, was seine Natur und Art ist, der schwarze Bart auch, die Kleidung und anderes auch, aus dem man bald siehet, was der Mensch im Schilde führet." (Joh. Phar. Rummel, Medicina Spagyrica, Frankfurt, 1662, S. 19.)

„Die Curation belangend, ist dieselbe generalis oder specialis, und geschieht entweder auf die gemeine oder Galenische Weise oder aber nach Art der neuen hermetischen[9] und paracelsischen Medizin, neben welchen auch die natürliche Magia, was bisher durch die gemeine galenische Art zu kurieren verrichtet, will ich lieber stillschweigend vorbei gehen — — —, welche darin beharrlich besteht, daß man Gegensätzliches durch Gegensätzliches heilen soll (quod contraria contrariis curari debeant).

Was im Gegenteil die alte Hermetische Art zu kurieren praestiret, lehret die tägliche Erfahrung und wird der menschliche Leib so dadurch vielmals glücklich von auch unheilbar gehaltenen Krankheiten (mit Göttlicher Hülfe) liberiret wie auch unsere wiewohl geringe Erfahrung genugsam bezeugen. Diese 4 beruhet in dem quod similia similibus curentur.

Der Grund dieser Curierung ist die Sympathie und Antipathie, deren Wissenschaft sich der Medicus befleißen muß, denen daraus entfället die wahre Arznei und Mittel die Krankheiten zu heilen. Besonders da die Analogie und magnetische Concordanz des Makrokosmos und Mikrokosmos beobachtet wird. Dann welches Pflänzlein, Tier oder Mineral eine Signatur und Gleichförmigkeit hat mit etwa einem Teil des menschlichen Leibs (des Mikrokosmus) dasselbe ist solchem Teil nützlich und vertreibt die Krankheit desselben Glieds, dessen Signatur es repräsentieret.“ (S. 83 ff.)

Diese Anführungen zeigen wohl zur Genüge, daß Rhumelius ein gänzlich magisch eingestellter Arzt ist, der von Paracelsus herzlich wenig begriffen hat; er baut seine Heilkunde rein auf Signaturenlehre, Sympathie, Astrologie, Alchimie und allem, was damit zusammenhängt, auf. Was von ihm gilt, trifft auch auf die anderen magisch eingestellten Ärzte zu, deren es damals gerade nicht wenige gab.

Da eben auch die Astrologie erwähnt wurde, seien auch über die astrologische Heilkunde einige Worte gesagt, soweit sie Beziehungen zum Simile hat. Astrologische Ärzte — man spricht auch von „Iatromathematikern“ — gab es besonders im 16. und 17. Jahrhundert eine große Anzahl, und meist waren ihre Anhänger auch sonst magisch eingestellt, wie wir es eben bei Rummel gesehen haben. Der astrologische Grundsatz lautet „wie oben, so unten“, d. h. was am Himmel vor sich geht, hat jeweils seine Entsprechungen auch auf der Erde und in der Menschenwelt; es leuchtet also klar die magische Anteilnahme hindurch. Magische Entsprechungen verbinden die einzelnen „Planeten“ — unter ihnen auch Sonne und Mond — mit bestimmten Körperteilen, so z. B. Sonne und Herz, Jupiter und Leber, und auch den Tierkreiszeichen entsprechen einzelne

---

[9] Magische, insbesondere alchimistische Verfahren, die auf den sagenhaften Hermes Trismegistos zurückgeführt wurden. R. T.

Körperteile. Mit diesem magischen Simile ist aber in eigentümlicher Weise auch das theoretische, galenische Simile verbunden, indem die Sonne im Sinne der galenischen Qualitätenlehre als heiß und trocken, der Mond als feucht und kalt, der Jupiter als warm und feucht angesehen wurden; diesen waren wiederum die einzelnen Heilmittel zugeordnet, die dann nach den Grundsätzen der Sympathie (Simile) oder Antipathie (Contrarium) gegeben werden. Dies mag genügen, um zu zeigen, daß auch das astrologische Simile dem Wesen nach mit dem homöopathischen nichts zu tun hat.

Wie wichtig es ist, die verschiedenen Arten des Simile zu unterscheiden, wenn man Klarheit haben will, und wie notwendig es außerdem ist, nicht einen Satz aus dem Zusammenhang gerissen anzuführen, um irgend etwas beweisen zu wollen, mögen noch die Zitate eines angesehenen Pharmakologen in einem Lehrbuche, das weite Verbreitung in der Schulmedizin gefunden hat, zeigen.

R. Kobert schreibt in seinem „Lehrbuch der Pharmakotherapie" (Stuttgart, 2. Aufl., 1908), es stehe „in den von den Jesuiten niedergeschriebenen Acta Sanctorum (Antwerpiae, 1658, Januar, II, p. 439): Sancti non contraria contrariis, ut mortales medici solent, sed similia similium usu curant." Ich konnte an der angeführten Stelle diesen Satz nicht finden, auch sonst ist die Anführung ungenau. Da der genannte Band schon 1643 erschienen ist und es vielleicht, so unwahrscheinlich mir das auch war, noch eine zweite mir nicht zur Verfügung stehende Ausgabe geben konnte, habe ich mich an den jetzigen Herausgeber der Acta Sanctorum, den Pater Hippolyt Delehaye in Brüssel, gewendet, der mir mitteilte, daß diese Verweisung falsch ist. Ich kann diese Angabe Koberts in den vielen Riesenfolianten nicht nachprüfen, möchte aber stark bezweifeln, daß wir es bei diesem aus dem Zusammenhang gerissenen Zitat mit dem echten homöopathischen Simile zu tun haben; die sonstigen derartigen Anführungen berechtigen zu diesem Mißtrauen. Ich glaube deshalb, wir können es mit Ruhe erwarten, bis uns einmal ein Zufall gestattet, diese Stelle im Zusammenhang kennenzulernen.

Dies Mißtrauen wird geradezu durch Kobert selbst bestätigt, wenn er im unmittelbaren Anschluß an den obigen Satz schreibt: „Ganz in Übereinstimmung damit lehrte 1680 der vielseitig gebildete Jesuit Athanasius Kircher, daß jedes Gift sein eigenes Gegengift sei." Wer Kircher ein wenig kennt, wird, auch wenn ihm dieser Satz unbekannt war, keineswegs davon überrascht sein; er wird es aber bezweifeln, ob damit das echt homöopathische Simile gemeint ist. Kircher ist bei all seinen Verdiensten um die Naturwissenschaften stark magisch eingestellt, und soweit er sich mit Heilkunde beschäftigt hat, ein Vertreter der magischmagnetischen Richtung. Die Nachforschung zeigte, wie berechtigt der Zweifel war. Es gelang mir, die Stelle aufzufinden, die Kobert wohl im Auge gehabt hat, oder wenigstens eine ihr ganz ähnliche. In seinem Werke „Magnes sive de arte magnetica“ (Rom, 1641, S. 824 bis 825; das Werk ist später noch oft aufgelegt) schreibt Kircher: „Vergiftungen werden meist durch ihre eigenen Gegengifte geheilt. So wird der Spinnenbiß durch die aufgelegte Spinne geheilt, der Skorpionstich durch den aufgelegten Skorpion, das Gift des wutkranken Hundes ziehen dessen Haare an sich.“ Daß das nicht eine einzelne Entgleisung Kirchers ist, sondern daß seine ganze Einstellung dem Ähnlichkeitszauber zugeneigt ist, möge noch eine andere Anführung zeigen. In seiner Schrift „Scrutinium physico-medicum contagiosae luis, quae dicitur pestis“ (Leipzig, 1671, S. 118 bis 119) empfiehlt er als Schutzmittel gegen die Pest ein Krötenamulett zu tragen. Die Beobachtung habe gezeigt, daß dem Auftreten der Pest eine Vermehrung der Kröten vorangehe, so entstammen beide derselben Ursache, die Kröte ist demnach der Pest nahe verwandt, das Krötenamulett zieht infolgedessen aus Wahlverwandtschaft die Pest vom Menschen auf sich.

Kobert hat offenbar den Kircherschen Satz nur irgendwo einmal aus dem Zusammenhang gerissen kennengelernt, andernfalls hätte er wohl kaum den Magier Kircher der Homöopathie an die Rockschöße gehängt. Diese Art der Isopathie hat, wenn man unbedingt Beziehungen feststellen will, mit Behring immerhin noch mehr zu tun als mit Hahnemann. Die „homöopathische“ Prophylaxe (Krankheitsverhütung) Kirchers mittels des Krötenamuletts gegen die Pest zu feien, zeigt eine interessante Staffel auf dem Wege zur Feiung gegen die ansteckenden Krankheiten mittels Isopathie, wie sie heutzutage überall anerkannt, angewendet oder angestrebt wird; mit echter Homöopathie hat das magische Simile Kirchers nichts zu tun.

Da sich die Kirchersche Ansicht nach Kobert „ganz in Übereinstimmung“ mit den „Acta Sanctorum“ befindet, so wird man durch Rückschluß zur Annahme geführt, daß es sich auch in diesen aller Wahrscheinlichkeit um das magische Simile handelt.

Nachdem wir nun die stark magisch eingestellten Autoren abgehandelt haben, gehen wir zeitlich wieder etwas zurück und wenden uns einem Manne zu, der allerdings auch an Paracelsus anknüpft, aber zu ihm nicht in einem so unkritischen Schülerverhältnis stand wie die vorhergehenden: J. B. van Helmont (1577—1644), einem flamischen Edelmann, der nicht nur als Chemiker einen Ruf hatte, sondern sich auch als bedeutender, selbständiger Kopf in der Heilkunde bewährte (vgl. Ortus medicinae, 1648 und noch mehrfach, deutsch: Aufgang der Arzneikunst, 65

Sulzbach, 1683). Entgegen der Erwartung ist jedoch die Ausbeute zu unserem Thema nur gering. An einigen Stellen finden wir Überbleibsel der Signaturenlehre, so wenn er gegen Gelbsucht Safran oder Curcuma oder gegen Rotlauf Hasenblut verwendet. Auch sympathetische Mittel verwendet er, es ist aber wohl als eine Ahnung des richtigen Zusammenhanges zu werten, wenn er schreibt: „Ich habe infolgedessen immer die beste Wirkung gesehen, wenn ich das Mittel mit liebevollem Wunsche und freundlicher Sorge verabfolgte, wenig glücklich war der Erfolg, wenn der Handelnde unachtsam ist oder berauscht." (Ort. med., Amsterdam, 1652, S. 489.) Es spricht daraus wohl die Erkenntnis, daß dabei die seelischen Beziehungen zwischen Arzt und Krankem ins Spiel treten, und daß, mit anderen Worten gesagt, der Arzt auf den Kranken bei Anwendung dieser Mittel einen suggestiven Einfluß üben muß.

An einer anderen Stelle wiederum weiß man nicht, ob man es mit einer Ansicht, die aus dem Gesetz der Anteilnahme entsprungen ist, oder mit einer genialen Vorahnung späterer Erkenntnisse zu tun hat, wenn er gelegentlich mitteilt, daß bei einer Krankheit, die er „Zinzilla" nennt, das Bestreichen mit Blut eines Menschen, der sie überstanden hat, gut wirkt. „Wer nämlich von dieser Krankheit einmal genesen ist, hat ein so balsamisches Blut bekommen, daß er fortan vor dieser Krankheit sicher ist. Er kann sogar denselben Zustand auch an seinem Nächsten heilen und dessen Blut durch bloße Berührung seiner Haut vermöge seiner magnetischen Kraft in einen ähnlichen Balsam verwandeln" (l. c. S. 602).

* * *

Aber auch Ärzte, die der Magie und der paracelsischen Heilkunde fernstanden, sprachen nicht selten von „Similia similibus curantur"; jedoch auch hier wäre es falsch oder zum wenigsten verfrüht, eine aus dem Zusammenhang gerissene Stelle im Sinne homöopathischer Anschauung zu verstehen. Das gilt z. B. auch für den berühmten Italiener G. Cardano (1501 bis 1576). Bei dem unten näher besprochenen la Bruguiere findet sich eine Anführung aus Cardano: „So ist also die Heilung durch das Ähnliche ziemlich klar und einfach, und wirklich weder dunkel, zweideutig und gezwungen, wie sie ja auch in Ärztekreisen häufig genug ausgeübt wird." (la Bruguiere, „De curatione per similia", Neuausgabe, Leipzig, 1926, S. 16.) Ich habe diese Stelle an dem von la Bruguiere angeführten Orte nicht gefunden, aber es scheint mir nach anderen Ausführungen von Cardanus unwahrscheinlich, daß die Stelle den Sinn hat, den man ihr unterzulegen geneigt sein könnte. Er spricht in seiner Schrift „De methodo medendi" (Paris, 1565, S. 76ff.) ausführlich über die Frage der Heilung

66

mittels des Contrariums und des Simile, und es findet sich auch ein Satz: „Die Sache wird durch das ihm Entgegengesetzte zerstört, wie sie durch das ihm Ähnliche gefördert wird.“ Der Zusammenhang zeigt jedoch, daß Cardanus hier, während er sonst in mancher Beziehung sich von den Fesseln des Galenismus losringt, noch ganz auf den alten galenischen Vorstellungen fußt; es handelt sich an diesen Stellen offenbar um Auswirkung der Qualitätenlehre Galens, also um das „theoretische Simile“.

Wie man die beiden kurzen Anführungen aus Cardanus mißverstehen würde, wenn man sie im Sinne des homöopathischen Simile verstehen wollte, so steht es auch bei vielen anderen angesehenen Ärzten des 16. und 17. Jahrhunderts, von denen ich wenigstens kurz einige nennen will, die in der schon erwähnten, weiter unten besprochenen Dissertation von la Bruguiere für das Simileprinzip in Anspruch genommen werden. Wenn Vidius in „De cura generat.“ (Frankfurt, 1626, Tom. II, S. 123) bei Erörterung des Simile den Vers anführt:

vulnera dum sanas, dolor est medicina doloris,
(Wenn du Wunden heilst, ist der Schmerz die Medizin des Schmerzes),

so ist das kaum mehr als ein Wortspiel. Aber auch seine sonstigen Ansichten halten sich im Rahmen des Galenismus, so z. B. wenn er es eine Similebehandlung nennt, daß man nach Hippokrates „Nervorum rigor“ (Muskelstarre), eine „kalte“ Affektion, mit kaltem Wasser behandelt. Dasselbe gilt von Valesius, Vega, Zacutus Lusitanus und Damascenus, sie alle werden von la Bruguiere als Vertreter des Simile angeführt; wie aber aus dem Zusammenhang klar hervorgeht, sind die von ihm angeführten Stellen bei allen weder im Sinne des Simile zu verstehen, wie es la Bruguiere auffaßt, noch in dem Sinne Hahnemanns. Sie alle stehen im wesentlichen auf galenischem Standpunkt.

Abgesehen von diesem galenischen theoretischen Simile finden sich jedoch, wie schon bei Hippokrates, bei diesen Forschern und anderen dieser Zeit eine Anzahl von Behandlungsarten als Similebehandlung beurteilt, wie die Anwendung von Abführmitteln bei Durchfall und von Brechmitteln bei Erbrechen, was, wie wir schon sahen, nur bedingt richtig ist. Auch die Behandlung von Verbrennungen mit Wärme und der Erfrierung mit Kälte wird als Anwendung des Simile mehrfach erwähnt, ohne daß aber diese seit jeher im Volksgebrauch bewährten Verfahren den Anstoß gegeben hätten, von größeren Gesichtspunkten aus zu versuchen, demselben Grundsatz einen breiteren Wirkungskreis zu verschaffen.

Die akuten Infektionskrankheiten haben seit jeher eine Sonderstellung eingenommen, und wie bei ihnen in unserer Zeit isopathische Verfahren sich durchgesetzt haben oder wenigstens immer wieder angestrebt werden, so hat man seit jeher diese Krankheiten mit mehr oder weniger Glück isopathisch zu behandeln versucht; ich erinnere nur an die Blatternimpfung, die seit alten Zeiten in Indien, China und auch im nahen Orient üblich war. Im folgenden seien einige der Neuzeit angehörige Versuche auf diesem Gebiete berührt, angefangen mit zwei Berichten, die vielleicht nur Kuriositätswert besitzen und gewissermaßen nur „zufällig" einen Sinn zu haben scheinen, vielleicht aber doch etwas mehr bedeuten.

Der oben schon kurz erwähnte Daniel Sennert (1572—1637, Professor in Wittenberg) war kein Paracelsist oder magisch eingestellter Arzt, er stand vielmehr auf vermittelndem Standpunkt, ist aber doch der Verwendung von Amuletten nicht ganz abgeneigt. Insbesondere empfiehlt er ein Amulett, dessen Hauptbestandteil Arsen war, gegen die Pest, gegen die man in der Verzweiflung über die Unwirksamkeit jeglicher Behandlung nach allem griff, was sich darbot. Bei Erörterung und Erklärung der Wirkung des Amuletts sagt er: „Die behaupten wahrscheinlicheres, die sagen, daß die Ähnlichkeit der Substanz das Pestgift an sich ziehe." Es wird nicht ganz klar, worin die Ähnlichkeit zwischen der Pest und dem Arsen besteht, und so wird man geneigt sein, darin einfach einen sympathetischen Ähnlichkeitszauber zu sehen, wobei allerdings auch auf magischem Boden diese Beziehung für uns unklar bleibt. Auffallend ist es jedoch, daß das Arsen im homöopathischen Sinne ein Simile gegen die Pest ist und von Homöopathen auch als solches empfohlen worden ist. (Sennert, Opera omnia, Lugd., 1674, Tom V, S. 465.)

Nebenbei sei erwähnt, daß Andreas Buxbaum in einer unter dem Leipziger Professor Joh. Bohn gearbeiteten „Disputatio de variolis" (Leipzig, 1679) neben Quecksilber das Antimon bei Blattern empfahl, das nach homöopathischen Untersuchungen blatternähnliche Ausschläge erzeugt und in der Homöopathie als Simile bei Blattern gilt. Auch der berühmte Boerhave empfahl das Mittel.

Die iso- oder homöopathische Behandlung der akuten Infektionskrankheiten trat erst Anfang des 18. Jahrhunderts in der Gestalt der Blatternimpfung in den Gesichtskreis der europäischen Heilkunde. Es war die Frau des englischen Gesandten bei der Pforte, Lady Montague, die den Mut hatte, ihr eigenes Kind nach dem in der Türkei üblichen Verfahren impfen zu lassen, bei dem die Haut geritzt und etwas alter Blatterninhalt, also abgeschwächter Infektionsstoff, in die Wunde eingerieben wurde. Nach einem ersten Ausbreiten des Verfahrens erlitt es durch einige aufsehenerregende Todesfälle schwere Rückschläge, von dem es sich nur langsam erholte.

Es lag natürlich nahe, dies Verfahren auch sonst noch anzuwenden, und
68 in der Tat versuchte man es bei anderen Infektionskrankheiten, wie z. B. bei

der Pest, den Masern und anderen. Bei der Pest machte Stephan Weszprémi in seiner Schrift „Tentamen de inoculanda peste“ (London, 1755) den Vorschlag, in Pestzeiten das Pestgift künstlich einzuimpfen; da die künstlich eingeimpften Blattern milder verliefen als die natürlichen, hoffte er, mit abgeschwächtem Pestgift auch bei der Pest eine Erkrankung leichteren Grades erzeugen zu können.

Anscheinend unabhängig davon empfahl ein russischer Arzt Samöilowitz auf Grund gewisser Erfahrungen in einer Pestepidemie in Moskau (1771) eine Schutzimpfung, indem er vorschlug einen mit Eiter aus einer reifen Pestbeule getränkten Charpiebausch auf der unverletzten Haut, etwa dem Arm, anzubringen; der reife Eiter enthalte „abgeschwächtes“ (rappetissé) Gift, so daß dann die Erkrankung nicht so schwer werde und doch gegen die natürliche Pest schütze (Opuscules sur la peste, Paris, 1787, S. 106 bis 107).

Bei den Masern machte Francis Home in Edinburgh ganz ähnliche Vorschläge (Medical facts and experiments, London, 1759, S. 266 f.). Die Masern verliefen damals vielfach noch nicht so milde wie jetzt, insbesondere waren gefährliche Lungenerscheinungen wesentlich häufiger, und so empfahl Home, um diese zu vermeiden, die Einimpfung der Masern in die Haut mittels Blutes von Masernkranken. Doch scheint sich das Verfahren nicht recht bewährt oder aus irgendeinem Grunde nicht eingeführt zu haben; in einer späteren Schrift (Clinical experiments, Edinburgh, 1780, deutsch: Clinische Versuche, Leipzig, 1781) kommt Home nicht mehr darauf zu sprechen, obwohl im Verlaufe anderer Erörterungen über die Masern dazu Gelegenheit gewesen wäre. Auch Alexander Monro, der Jüngere, empfahl die Masernimpfung (De venis lymphaticis valvulosis, Berlin, 1760, S. 59 f.[10]).

Alle diese Verfahren konnten sich jedoch damals nicht durchsetzen, dazu waren sie zu primitiv und auch mehr oder weniger gefährlich. Das gilt, wie schon angedeutet, auch von dem damaligen Verfahren der Blatternimpfung. Durchsetzen konnte sich die Impfung erst, als Jenner 1796 die beim Volk schon angewendete Methode der Überimpfung der Kuhpocken in die Heilkunde einführte, und auch dies Verfahren hatte bei den Ärzten der damaligen Zeit bis weit ins 19. Jahrhundert hinein noch harte Kämpfe zu bestehen. (Jenner: An inquiry into the causes and effects of the cow-pox, or variolae vaccinae, London 1798.)

---

[10] Ausführlicheres über diese isopathischen Verfahren des 17. und 18. Jahrhunderts siehe in Max Neuburgers Schrift: „Die Vorgeschichte der antitoxischen Therapie der akuten Infektionskrankheiten (Stuttgart, 1901), auf die ich mich stütze, soweit mir die Schriften nicht selbst zugänglich waren.

Während, wie wir eben sahen, die Blatterninokulation zu Versuchen ähnlicher Art bei anderen Infektionskrankheiten anregte, scheint sie selten zu Überlegungen allgemeiner Art in bezug auf das Simileprinzip geführt zu haben, und auch nachdem Hahnemann seine Lehre aufgestellt hatte, hat die Impfung nur eine geringe Rolle in der Erörterung gespielt und insbesondere nicht zu einer entgegenkommenderen Stellungnahme gegenüber der neuen Lehre beigetragen.

Hahnemann selbst stand der Impfung freundlich gegenüber, indem er im „Organon" (6. Aufl., Leipzig, 1921, § 46, S. 98, Anm. 6) schreibt: „Dies scheint der Grund des so wohltätigen, merkwürdigen Ereignisses zu sein, daß, seit der allgemeinen Verbreitung der Jennerschen Kuhpockenimpfung, die Menschenpocken nie wieder unter uns weder so epidemisch, noch so bösartig erscheinen, wie vor 40 bis 50 Jahren, wo eine davon ergriffene Stadt, wenigstens die Hälfte und oft drei Viertel ihrer Kinder durch den jämmerlichsten Pest-Tod verlor." Hahnemann faßt übrigens die Impfung als ein homöo- und nicht isopathisches Verfahren auf, da Kuh- und Menschenpocken in manchen Punkten verschieden seien (l. c. Anm. zu § 56).

Die kurze Besprechung der Isotherapie der akuten Infektionskrankheiten hat uns unvermerkt bis in die Zeit Hahnemanns geführt, nunmehr gehen wir zeitlich wieder ein wenig zurück, um uns mit einem Buche zu beschäftigen, das vor einigen Jahren ein gewisses Aufsehen erregte, als der Marburger Kliniker E. Müller darauf als eine unbekannte Schrift über unser Thema hinwies: die Dissertation von la Bruguiere: „De curatione per similia", die dieser unter dem kenntnisreichen Hallischen Kliniker Michael Alberti im Jahre 1734 veröffentlicht hatte, wobei er offensichtlich im wesentlichen die Ansichten seines Lehrers Alberti wiedergab. (Siehe die Neuausgabe mit deutscher Übersetzung, Leipzig, 1926, von Richard Planer.)

Einen Fortschritt stellt das Buch insofern dar, als es von der magischen Heilkunde deutlich abrückt. Es erinnert daran nur die Erwähnung, „daß Skorpionen, Nattern und Schlangen ihr eigenes Gift vernichten". Auch die Heilung von Bissen und Verletzungen durch wilde Tiere mittels Körperteilen dieser Tiere wird als durch Zeugnisse erwiesen angesehen. Auch ist es dankenswert, daß hier zum ersten Male das ganze damals in der schulgemäßen Heilkunde verfügbare Material gebracht wird, das irgendwelche Beziehungen zum „Similia similibus" hat. Man fühlt das nüchterne Morgenlicht der Aufklärung, wenn dabei betont wird, daß „die heilbringende Kraft und eine vernünftige[11] und erfahrungsmäßige Beziehung zwischen der krank-

[11] „rationalis", die Übersetzung sagt „natürlich".

machenden Ursache und dem Heilmittel festgestellt werden muß" (S. 12). Damit wird sowohl das magische als auch das theoretische Simile abgewiesen.

Im übrigen enttäuscht die Schrift aber in vielem; es ist im Grunde eine wenig eindringende Erörterung von nicht selten recht mäßiger begrifflicher Klarheit, manchen Widersprüchen und Mißverständnissen. Sie läuft letzten Endes auf eine dürftige Zusammenstellung alles dessen hinaus, was von den in der damaligen Heilkunde üblichen Maßnahmen im Sinne der Unterstützung des natürlichen Heilvorganges angesehen werden kann. Es behandelt damit Teile des Gebietes, das man das „scheinbare Simile" nennen kann, so bei der Erörterung der Behandlung des Erbrechens mit Brechmitteln und des Durchfalls[12], wo ohne genauere Angaben über die Krankheitserscheinungen, die angewendeten Mittel und die Gabengröße die Grenze zwischen dem scheinbaren Simile und dem oberflächlichen Simile schwer zu ziehen ist. Außerdem werden auch die Erfrierung und Verbrennung behandelt und einiges andere, das man zum oberflächlichen Simile rechnen kann.

Man findet weder klare Definitionen noch eingehendere und tiefdringendere theoretische Erörterungen allgemeinerer Art über das Simile, geschweige denn den Versuch die Tür zu einem bisher noch unbekannten Raume aufzustoßen. Es ist eine Arbeit im Stile der Zeit, in der bekanntlich die Vielwisser, die Polyhistoren eigene Gedanken durch ihr Vielwissen zu ersetzen suchten; Alberti wird mehrfach als „kenntnisreich", aber wenig bedeutend geschildert. Die Schrift vertritt den Standpunkt der Mittelmäßigkeit des Jahres 1734.

Auffallend ist, und es spricht nicht für besondere gedankliche Klarheit von Alberti-la Bruguiere, daß sie für ihre Ansicht von der Zweckmäßigkeit, unter Umständen nach dem Simile zu handeln, wie schon oben erwähnt, eine große Anzahl Schriftsteller aus dem 16. und 17. Jahrhundert anführen, anscheinend ohne zu merken, daß das Wort „simile" innerhalb der von diesen vertretenen galenischen Anschauungen ganz etwas anderes bedeutet.

Daß die Schrift die Berechtigung der Heilung durch Ähnliches einmal ausführlich, wenn auch ziemlich oberflächlich erörtert, ist gewiß verdienstlich, da auf diese Weise es oft möglich ist, schonender und der Natur des Lebewesens besser entsprechend auf die Krankheit zu wirken. Als Vorläufer Hahnemanns kann man aber Alberti-la Bruguiere nicht ansprechen, insbesondere ist es bedauerlich, daß mit Ausschaltung aller magischen Heilkunde auch Paracelsus fortfiel. Eine Auseinandersetzung mit seinen Gedanken hätte der Schrift einen wesentlich größeren Tiefgang geben können.

---

[12] „fluxus alvi", die Übersetzung sagt mehrfach „Stuhlgang".

Größeren Einfluß hat die Schrift offenbar nicht gehabt, jedenfalls hat sie nicht zu einer ausgiebigeren Erörterung des Themas, die damals eingeschlafen war, beigetragen. Auch Hahnemann hat sie allem Anschein nach nicht gekannt, während er andere Arbeiten von Alberti anführt; er hätte ja auch wenig aus ihr lernen können. Es wäre aber ein Irrtum, wenn man glauben sollte, sie sei den Homöopathen bis zum Jahre 1925 unbekannt geblieben; sie wird z. B. nebst der „Dissertatio de curatione per contraria" (Halle, 1732) in einem Verzeichnis in dem zweiten Band der Allg. Hom. Ztg. (1833) sowie im dritten Band, S. 218, der Öst. Ztschr. f. Hom. 1847 erwähnt.

Die längste Anführung über das Simile, die Hahnemann selbst bei der Erwähnung seiner Vorläufer im „Organon der rationellen Heilkunde" (1810) bringt, handelt über einen dänischen Regimentsarzt namens Stahl. Sie lautet bei Hahnemann: „Ganz falsch und verkehrt sei die in der Arzneikunst angenommene Regel, man müsse durch gegenseitige Mittel (Contraria contrariis) curieren; er sey im Gegentheile überzeugt, daß durch ein ähnliches Leiden erzeugendes Mittel (Similia similibus) die Krankheiten weichen und geheilt werden, — Verbrennungen durch Annäherung ans Feuer, erfrorene Glieder durch aufgelegten Schnee und das kälteste Wasser, Entzündung und Quetschung durch abgezogene Geister." Der Rest der Anführung bei Hahnemann ist keine wörtliche Anführung.

Diese Stelle hört sich sehr schön an, leider aber steht es mit ihr allem Anschein nach nicht besser als mit den Anführungen aus Rummel, Kircher und ähnlichen. Hahnemann zitiert aus einem Buche „Commentatio de Arthritide tam tartarea, quam scorbutica ... seu podagra et scorbuto" (Büdingae, 1738), dessen Verfasser Joh. Hummel(ius) ein stark magisch-hermetisch eingestellter Arzt ist. Sein Gewährsmann für die von Hahnemann angezogene Stelle ist der bekannte Joh. Konrad Dippel, Theologe und magisch denkender Mediziner, der während einer Gefangenschaft in Schloß Hammershus auf Bornholm diesen dänischen Regimentsarzt Stahl kennenlernte. Aus dem ganzen Zusammenhang geht hervor, daß Stahl in vielem ein Gesinnungsgenosse von Dippel war; wir haben es hier offenbar mit dem magischen Simile zu tun, und Hahnemann beruft sich zu unrecht auf den Militärarzt Stahl, der auf diese Weise zu einer unverdienten Berühmtheit gekommen ist. Es wäre aber natürlich ein Mißverstehen Hahnemanns, wenn man glauben wollte, er habe mit Absicht eine Stelle angeführt, die das magische Simile vertritt. Die mangelnde Unterscheidung der verschiedenen Similearten haben wir oben ja schon mehrfach bei la Bruguiere, Koeck, Kobert und anderen gefunden, man darf diesen Fehler Hahnemann also nicht besonders ankreiden. Vielleicht hat er die Stelle auch nur außerhalb des Zusammenhangs kennengelernt.

Zwischen Stahl und dem Auftreten Hahnemanns ist nur noch ein Autor für die Geschichte des Simile von Belang: Anton Stoerck. Ehe wir jedoch zu ihm übergehen wollen, soll eine andere Entwicklungsreihe verfolgt werden, die gleichfalls über Stoerck zu Hahnemann führt.

IV. Die Arzneiprüfungen am Gesunden

Der letzte, der als Vorahner des Simileprinzipes Erwähnung verdient, Anton Stoerck, ist zugleich der erste, bei dem es sich mit einem zweiten Grundsatz der Homöopathie verknüpft findet: mit der Arzneiprüfung am Gesunden. Ehe wir unsere Darstellung in der Zeit weiterführen, sei deshalb nunmehr die Vorgeschichte dieser Prüfungen gegeben!

Man sollte meinen, es wäre die erste Aufgabe der wissenschaftlichen Heilkunde sich möglichst bald und ausführlich Klarheit über die Wirkungen der Stoffe zu verschaffen, die sie im Kampfe mit der Krankheit, ja oft im Kampfe mit dem Tode ihren Kranken gibt. Zur größten Überraschung sieht man aber, daß man Jahrhunderte und Jahrtausende über die reinen Arzneimittelwirkungen recht im Dunkeln tappte, und die Ärzte die Wirkungen ihrer Mittel fast nur aus der unreinen Erfahrung am Krankenbett kannten, wenn man von gelegentlichen Vergiftungsfällen absieht. Im übrigen spielte die Überlieferung die größte Rolle, der Glaube, ein Mittel wirke so oder so. Soweit man sich von Erfahrungen leiten ließ, erprobte man Arzneimittel durch Geruch und Geschmack, wenn nicht Beziehungen magischer Art, wie die obenerwähnten Signaturen u. dgl., den Ausschlag gaben. Daß diese Schilderung nicht übertrieben ist, werden gelegentliche Anführungen unverdächtiger Autoren zeigen. Die reine Erfahrung, in bewußt zum Heilzwecke angestellten Versuchen errungen, ist lange recht dünn gesät, und auch die moderne Medizin hat der Prüfung am gesunden Menschen noch nicht die ihr gebührende Stelle eingeräumt. Als das Ungenügende der Arzneiwirkungslehre eingesehen wurde, wandte die an die Naturwissenschaften sich anlehnende Schulmedizin sich fast ausschließlich dem Tierversuch zu, der auch schon früher, wenn auch in wesentlich gröberer Form, verwendet worden war.

Auch die Historiker der Medizin haben dies Thema, soweit mir bekannt ist, noch nie in einer ausführlicheren, auf die Originale zurückgehenden Arbeit behandelt. Es wird nur hie und da ganz kurz erwähnt, dieser und jener habe Arzneien am Gesunden geprüft, und diese Angaben werden seit Jahrzehnten von einem dem andern abgeschrieben. So wird die Geschichte dieses doch sicherlich nicht unwichtigen Themas hier zum ersten Male — gewiß noch recht lückenhaft — gegeben.

Wenn ich vorhin sagte, es seien die Arzneistoffe vor Hahnemann fast nie am Gesunden geprüft worden, so gilt dies Urteil vielleicht am wenigsten von den frühesten Zeiten, aus denen uns schriftliche Kunde nicht vorliegt. Geruch und Geschmack der Pflanzen ist gewiß seit jeher — wie auch später — ein wichtiger Wegweiser zur Auswahl der Arzneipflanzen gewesen, und es liegt wohl nahe, daß mancher steinzeitliche Heilkundige und manches Kräuterweib der Frühzeit mitunter die Probe weitergetrieben hat, wenn natürlich auch nichts Genaueres darüber zu sagen ist. Die Arzneikenntnisse der Volksmedizin sind jedenfalls bewundernswert, stammen ja sozusagen alle Heilmittel, die von Ärzten angewendet wurden, von Kräuterweibern und Volksheilkundigen; das gilt z. B., um nur ganz wenige Mittel zu nennen, die erst in den letzten Jahrhunderten bei den Ärzten Bürgerrecht erhielten, vom Quecksilber und vom Arsen, vom Mutterkorn und Fingerhut sowie von der Chinarinde, um von den vielen aus früheren Zeiten ganz zu schweigen.

Die erste bestimmtere Kunde über Arzneiprüfungen kommt aus Griechenland; besonders bekannt war auf diesem Gebiete der Empiriker Herakleides von Taras, der eine Anzahl von Heilmitteln geprüft haben soll. Leider ist nichts von seinen Schriften auf unsere Zeit gekommen, aber er hat offenbar die Heilkunde mit seinen Arbeiten beeinflußt, wird er doch von den späteren griechisch-römischen Schriftstellern rühmend erwähnt.

Obwohl es in engerem Sinne nicht zu unserem Thema gehört, seien auch einige Worte über die Giftprüfungen gesagt, die einige Könige des Ostens an Verbrechern und ihren eigenen getreuen Untertanen anstellen ließen, um auf Grund der dabei erworbenen Kenntnisse über die Wirkung der Gifte und Gegengifte sich besser gegen die damals vielfach übliche Vergiftung schützen zu können. Als solche sind besonders bekannt geworden Attalus III. von Pergamon (regierte von 138 bis 133 v. Chr.) und Mithridates von Pontus (lebte von 124 bis 64 v. Chr.). Mithridates nahm täglich Gift und Gegengift und gewöhnte sich dadurch so an Gifte, daß, wie erzählt wird, als er sich nach einer Niederlage gegen die Römer vergiften wollte, es ihm nicht gelang und er zum Schwert gegen sich greifen mußte. Bei diesen Untersuchungen wurden gewiß die pharmakologischen Kenntnisse wesentlich erweitert, leider sind jedoch die Schriften über diese Versuche nicht auf uns gekommen.

Es wird nicht überraschen, daß bei der zur Römerzeit einsetzenden Erstarrung der Heilkunde, besonders zur Zeit der Herrschaft des Galenismus, auch von Arzneimittelprüfungen nichts bekannt ist. Erst die beginnende Neuzeit kennt dergleichen wieder. Es wurde schon oben kurz die Frage
74 gestreift, ob Paracelsus Arzneimittelprüfungen gemacht hat. Soviel ich

weiß, erwähnt er nichts über den Punkt, und es ist wohl das Wahrscheinlichste, daß seine Arzneimittelkenntnisse aus der Beobachtung von chronischen oder akuten Vergiftungen oder von Kranken stammen, soweit er sie nicht aus der Überlieferung überkommen hat. Es ist eine eigenartige Schikkung, daß auch in der Neuzeit die ersten Versuche dieser Art nicht gemacht wurden, um die Wirkungen der Gifte zum Wohle der Kranken zu studieren, sondern, daß es sich wiederum dabei um Versuche zur Erprobung von Gegengiften handelt, wie zur Zeit des Mithridates. Die Versuche fanden auf Befehl des Papstes Clemens VII. im Jahre 1524 im Kapitol statt, worüber uns ein kurzer Bericht des berühmten Botanikers P. A. Mattioli vorliegt. Mattiolis Lehrer, der Bologneser Chirurg G. Caravita, hatte ein Gegengift gegen innere Vergiftungen und die Bisse und Stiche giftiger Tiere hergestellt, das an zwei zum Tode verurteilten Verbrechern erprobt werden sollte. Jedoch werden diese beiden Versuche nur ganz kurz und oberflächlich, vermutlich erst nach langer Zeit aus der Erinnerung geschildert (Opera omnia, Basel, 1574, S. 707). Einzelheiten gibt er nicht an, er sagt nur, daß alle die Erscheinungen beobachtet wurden, die nach Avicenna für die Aconitvergiftung kennzeichnend sind. Es sei über diese Versuche nur gesagt, daß der eine nicht mit dem Gegengift Eingeriebene nach einigen Stunden starb, der andere jedoch mit dem Leben davon kam, obwohl er mehr von dem Aconit bekommen hatte. Ob man dafür wirklich das Gegengift verantwortlich machen kann, oder ob vielleicht andere Umstände z. B. frühzeitiges Erbrechen die Ursache davon sind, geht aus dem Bericht nicht hervor.

Zwei andere derartige Versuche, die auf Befehl von Kaiser Ferdinand I. 1561 in Prag vorgenommen wurden, erzählt Mattioli genauer. Einem Verbrecher wurde eine Drachme (etwa 3,65 g) der Wurzel von Aconit gereicht, um zu sehen, ob sich dagegen das Gegengift ebensogut wie gegen Arsen, das man offenbar schon früher in einem Versuch geprüft hatte, bewähren würde. Da nach $5^{1}/_{2}$ Stunden noch keine Erscheinungen aufgetreten waren, „fürchtete" man schon, wie Mattioli sagt, daß der Aconit aus irgendeinem Grunde nicht giftig genug sei, man verabreichte also noch eine tüchtige aus den Stengeln, Blättern, Blüten und Samen bereitete Gabe. Nach einer Stunde traten endlich Erscheinungen auf, große Schwäche am ganzen Körper und Schweregefühl am Herzen. Der Verbrecher führte freche Reden bei ungetrübtem Bewußtsein und lebhaften Augen, auf der Stirne stand kalter Schweiß, der Puls war fast unfühlbar. Nun hielt es Mattioli für an der Zeit, das Gegenmittel zu geben, worauf sofort sich die Augen verdrehten und der Mund in die Breite gezogen wurde. Der Kopf stak steif zwischen den Schultern, der Verbrecher verfiel in tiefe Bewußtlosigkeit, und er wäre auf den Boden gestürzt, wenn ihn nicht der Wärter gehalten hätte. Durch Begießen des Gesichts mit Wein und Schütteln des Kopfes kam er wieder zu sich, nachdem er Stuhl unter sich gelassen hatte. M. läßt ihn nun auf eine Streu werfen, um ihn zu beobachten. Der Verbrecher klagte über Kälte und erbrach stinkende, gallig- und bleichgefärbte Massen, wodurch er sich sehr erleichtert fühlte. Er wollte sich nun auf die Seite legen, als ob er schlafen wollte, was M. aber verhinderte, um noch mehr Beobachtungen machen zu können; gleich darauf aber verstummte er und ohne weitere Symptome starb er plötzlich, nachdem er bleich geworden war, als ob er mit dem Strick gehängt worden wäre.

Ganz anders waren die Erscheinungen bei dem anderen Verbrecher. Bei ihm wollte man die Wirkung des Bezoarsteins sehen, eines von den Arabern stammenden berühmten Gegengiftes, das aus Zusammenballungen von Haaren usw. aus den Gedärmen von Ziegenarten besteht.

Der Verbrecher war etwa 27 Jahre alt; nach Leerung des Trankes gab er an, er schmecke ganz nach Pfeffer. Nachdem er nach etwa einer Stunde erbrochen hatte, reichte man ihm sieben Körner des Gegengiftes, worauf starke Erscheinungen auftraten, Erbrechen von lauchfarbener Galle, ein Kugelgefühl in der Nabelgegend, das nach oben strebte und nach oberen und hinteren Teilen des Kopfes einen kalten Hauch ausstrahlte. Dazu traten lähmungsartige Erscheinungen am linken Arm und Bein, so daß er nur die Finger bewegen konnte. Bald ließ diese Erscheinung nach und wanderte langsam nach der rechten Seite; das trat im Wechsel auf, so daß er, während er den rechten Arm nicht heben konnte, er es mit dem linken konnte und umgekehrt, bis das Symptom ganz verschwand. Er gab an, das Gefühl zu haben, als ob alle Adern erkalteten. Es traten weiter Schwindelanfälle und starke Gehirnreizungen auf, die, wie der Mann sagte, ähnlich waren, als ob Wasser in einem Topfe brodele. Dazu traten Zuckungen des Mundes und der Augen sowie ein sehr scharfer Schmerz in den Kiefern, so daß der Mann öfter mit den Händen nach den betroffenen Teilen faßte, ob sie nicht abgefallen seien, dazu kamen hervortretende Augen, bleiches (livida) Gesicht und schwarze Lippen, sogar eine Schwellung des Leibes war zu beobachten, als ob er Wassersucht hätte. Der Puls war verschieden, ebenso der Bewußtseinszustand, je nach der Stärke der Symptome. Bald verzweifelte er am Leben, bald richtete er sich an der Hoffnung auf, bald war er im Besitz der Vernunft, bald delirierte er, einmal weinte er, bald sang er. Er äußerte starkes Verlangen nach kaltem Wasser, da er glaubte, er würde dadurch bald befreit werden. Dreimal sei er während der Zeit erblindet und dreimal habe er mit dem Tode gerungen. Die Sprache blieb dauernd ungestört erhalten. — Nach sieben Stunden waren alle Erscheinungen wieder verschwunden.

Der Bericht bringt meines Wissens die erste Beschreibung einer absichtlich zu wissenschaftlichen Zwecken herbeigeführten Aconitvergiftung beim Menschen; ich habe ihn deshalb nur wenig gekürzt im Anschluß an das Original wiedergegeben. Wir dürfen wohl ungezwungen die Erscheinungen als Folgen einer Aconitvergiftung ansehen. Der Bezoar, falls er überhaupt Erscheinungen machen sollte, wird er gewiß nicht solche akuten Erscheinungen hervorrufen, so daß wir in der Tat hier eine reine Aconitvergiftung vor uns haben, die man ja auch unschwer erkennt. Auch Hahnemann führt in seiner „Reinen Arzneimittellehre“ die Beschreibung von Mattioli mehrfach an.

Der erste, der zu rein ärztlichen Forschungszwecken in der Neuzeit mit einer Anzahl von Arzneimitteln Versuche am gesunden, und zwar am eigenen Körper gemacht hat, ist der berühmte Züricher Polyhistor Konrad Gesner. Bei einer großen Anzahl von Pflanzen hat er diese Versuche mit zum Teil starken Wirkungen angestellt, so daß seine Freunde ihm davon abrieten, da sie wegen seiner Gesundheit besorgt waren. Wie er aber seinem Freunde Gasser einmal schreibt, nimmt er sich auf die Mahnung seines Freundes hin in acht (siehe „Epistolarum medicinalium Conradi Gesneri libri tres“, Zürich, 1577, fol. 44).

Leider hat er über die Versuche nirgends im Zusammenhang berichtet, es finden sich diese Angaben verstreut in dem eben genannten Briefband, besonders in den Briefen an seinen Freund Occo. Von „Eupatorium aquaticum“ machte er sich eine Weinabkochung, von deren Wirkung er starken Stuhlgang und Harnabgang, sowie oftmaliges Erbrechen mit starker Schleimabsonderung berichtet, er meint, das Brechen sei sicherer und leichter als beim Helleborus (a. a. O., fol. 63). Auch über den eben genannten „Helleborus albus“ teilt er uns einen Versuch mit (fol. 69). Zwei Stunden vor dem Essen nahm er von dem Aufguß, aber erst während der Mahlzeit spürte er die Wirkung in Form von Hitze in Zunge und Kehle, Brennen an den Schulterblättern, im Gesicht und am Kopfe, er bekam einen lange dauernden Schlucken; da er nicht aufhören wollte, führte er dann mit Feder und Finger Erbrechen herbei.

Der ausführlichste und auch aus anderen kulturgeschichtlichen Gründen besonders interessante Bericht in einem Brief an Occo vom 5. November 1565 bezieht sich auf Versuche mit dem Tabak, den ich ausführlich bringe (fol. 79):

„Das Blatt jedoch, das mir kürzlich D. Funckius als von Dir erhalten sandte, hast Du vermutlich aus Frankreich geschickt bekommen. Als ich, da weder Name noch Eigenschaft erwähnt waren, ein kleines Stück des Blattes kauend ohne etwas herunterzuschlucken versuchte, wirkte es alsbald wunderbar auf mich, so daß ich mir wie berauscht vorkam, als ob mich im Schiff den Fluß hinunterfahrend ein Schwindel überkommen hätte. Bei drei- bis viermaliger Wiederholung ging es mir ähnlich, so daß ich dem D. Funckius schrieb, und ihn bat, Dir den Brief zu übersenden. Nachdem ich ihm geschrieben hatte, gab ich auch einem Hunde ein Stück des zerriebenen Blattes mit Fleisch; nach einigen Stunden erbrach er ziemlich reichlich, aber sonst ereignete, soviel ich weiß, nichts, und ich ließ ihn deshalb fort. Da ich im Buche des Thevetus, eines französischen Mönches, in dem er das antarktische Frankreich [Kanada] beschreibt, gelesen hatte, daß ein bei den Amerikanern Petum (pun) genannte Pflanze, die der Ochsenzunge ähnlich ist, solche Wirkungen hervorruft, von jenen Völkern täglich aber zum Räuchern benutzt wird, zerrieb ich etwas von dem Blatt, warf es auf Kohlen, zog den Rauch durch einen Trichter in Nase und Mund ein und empfand, abgesehen von einer Schärfe, nichts Unangenehmes. Den nächsten Tag nahm ich mehr zu mir und fühlte Schwindel, aber weniger als bei dem gekauten Blatt. Wunderbar ist wahrlich seine Kraft und Schnelligkeit, Schwindel und eine Art von Rausch hervorzurufen. Deshalb nehmen diese Völker den Rauch zu sich, wenn sie einer Schlacht oder einer anderen Gefahr entgegengehen. Ich zweifle deshalb überhaupt nicht mehr, daß es dieselbe Pflanze ist. Ich höre, daß sie von den Franzosen ‚Nicotiana‘ genannt wird, nach dem Namen eines Gesandten [Nicot], der sie zuerst nach Frankreich brachte. Wenn Du noch einigen Vorrat hast, so schicke mehr, damit ich auch die übrigen Eigenschaften, die mir ein Freund beschrieb, erprobe.“

Auch andere wurden durch seinen wissenschaftlichen Eifer allem Anschein nach angeregt, so wird z. B. in seiner Schrift „De Aconito primo“ (ohne Ort, 1777, fol. 18) erwähnt, daß ein Freund den Aconit, den er von Gesner geschickt bekommen hatte, selbst an sich erprobte, und offenbar starke Erscheinungen erhielt, von denen jedoch nichts Genaueres berichtet wird.

Er schreibt auch sonst nicht selten von Versuchen wie z. B. auf Blatt 22, er habe Gratiola (Gnadenkraut) genommen und Stuhlgang sowie Erbrechen bekommen und habe an dem Tag außerdem sehr viel zähen und auch wäßrigen Schleim ausgeworfen.

Derartige Versuche, mittels einiger oder weniger Gaben eine akute Vergiftung von einiger Stärke zu erzeugen, die nur allzu häufig Erbrechen und Durchfall im Gefolge hat, und dadurch der Wirkung der Substanz ein vorzeitiges Ende bereitet, sind natürlich recht grob, einförmig und für die genauere Kenntnis der Arzneimittel hinsichtlich ihrer individuellen Eigenart ziemlich unergiebig. Nur jemand, der sich dieser Aufgabe völlig widmet und durch vielfältiges Ausproben die jeweils richtige Art der Versuchsanordnung findet, wird auf diesem Gebiete der Natur ihre Geheimnisse entreißen können; und dieser Mann war noch nicht gekommen. Es ist deshalb nicht zu verwundern, daß man längere Zeit nichts von Arzneiversuchen am Gesunden hört, obwohl hie und da berühmte Männer wie Baglivi, Sydenham, Fr. Hoffmann solche Versuche befürworteten. Die meisten haben es offenbar gehalten wie Daniel Sennert, der bei Erörterung dieser Frage die Ansicht vertritt, man solle nach dem Rat des Avicenna Arzneiversuche an den Kranken bei einfachen Krankheiten anstellen (Sennert, Opera omnia, Lugd., 1674, Tom. II, S. 669).

Die Zeit war für derartige Versuche wohl noch nicht reif. Das 16. und 17. Jahrhundert ist die Zeit der aufblühenden anorganischen Naturwissenschaften, der Physik und der Chemie. Mit der üblichen Überschätzung neuer Forschungsergebnisse glaubte man auch die Vorgänge im menschlichen Körper erklären zu können, was meist sehr voreilig und in ganz primitiven Analogien auch geschah. Die neuzeitliche, eben erstehende und sich dem Galenismus entwindende Heilkunde warf sich in jugendlicher Begeisterung den anorganischen Naturwissenschaften in die Arme; es entstanden die großen medizinischen Systeme der „Iatrophysiker“ und „Iatrochemiker“.

Auch die Ansichten über die Heilmittel wurden mehr oder weniger gewaltsam dem jeweiligen System angepaßt und ihre Wirkungen auf seinem Boden „erklärt“. Nur langsam wurde man sich über das Fragwürdige dieses Vorgehens klar, und erst im 18. Jahrhundert war auch der richtige psychologische Augenblick gekommen, um nun endlich systematisch daran zu gehen, die Wirkungen der Arzneimittel am Gesunden auszuproben, wozu sich in erster Linie der eigene Körper des Forschers darbot.

Als erster schlug diesen neuen Weg der schon erwähnte Anton Stoerck ein, der jedem, der das „Organon der Heilkunst“ von Hahnemann gelesen hat, wohl als einer von denjenigen, bekannt ist, „welche ahneten, daß die Arzneien durch ihre Kraft, analoge Krankheits-Symptome zu erregen, analoge Krankheitszustände heilen“. Aber obwohl deshalb gerade Stoerck doppeltes Interesse erregen sollte, ist er noch niemals in dieser Hinsicht ausführlicher gewürdigt worden. Er verdient es deshalb wohl, daß hier etwas genauer auf ihn eingegangen wird.

Anton Stoerck (1731—1803) wurde im Dorfe Sulgau im schwäbischen Schwarzwald, nicht weit von Rottweil, von armen Eltern geboren und kam schon als Knabe nach Wien wie sein älterer Bruder Melchior, der einer der frühesten Schüler des berühmten und allmächtigen Leibarztes von Maria Theresia und Leiters des österreichischen Medizinalwesens G. van Swieten war und durch diesen im Jahre 1751 die Professur für

79

theoretische Medizin in Wien erhalten hatte. Wie dieser Bruder gewann auch Anton Stoerck die Gunst van Swietens und wurde schon mit 29 Jahren „Hofmedicus".

Bereits in diesen Jahren hatte Stoerck damit begonnen, neue Arzneipflanzen in den Arzneischatz einzuführen. Die erste Frucht dieser Bemühungen war die kleine Schrift „Libellus de cicuta, quo demonstratur, cicutam non solum usu interno tutissime exhiberi, sed simul remedium valde utile in multis morbis, qui hucusque curatu impossibiles dicebantur" (Vindobonae[13], 1760).

Wenn Stoerck selbst und auch andere von seinen „neuen" Mitteln sprechen, so ist das nur bedingt richtig. Sowohl „Cicuta", wie Stoerck die Pflanze nennt, die heutzutage und auch schon von Hahnemann „Conium maculatum" genannt wird, als auch die anderen von Stoerck untersuchten Pflanzen waren schon früher mehr oder weniger im Volk bei Krankheiten verwendet worden und manche auch hie und da von Ärzten, sie hatten sich aber, wohl hauptsächlich wegen ihrer Giftigkeit nie recht einführen können, und insofern waren sie in der Tat „neu".

Allerdings sind die Beziehungen dieser Schrift zu unserem Thema recht schwach[14], doch muß darauf etwas eingegangen werden, da es eine Stufe in der Entwicklung von Stoercks Ideen ist. Zuerst machte er einige Versuche an einem Hunde, dem er einige Tage lang den eingedickten Saft von Conium gab. Nachdem er bei ihm keine krankhaften Erscheinungen feststellen konnte, nahm er selbst acht Tage lang zweimal täglich ein Gran (0,073 g) des Extraktes, und als er davon nichts verspürte, eine Woche lang täglich zweimal je zwei Gran, die auch keine Erscheinungen hervorriefen. Ehe er zu Versuchen an Kranken überging, machte er auch einen Selbstversuch mit der Wurzel und nahm ein bis zwei Tropfen von dem Saft auf die Zunge, die davon steif wurde, anschwoll und stark schmerzte, so daß er kein Wort sprechen konnte. Er wurde dadurch erschreckt und

---

[13] Wie alle seine Schriften.

[14] Auf den ersten Blick könnte es so scheinen, als ob St. gleich mit dem Ähnlichkeitsgrundsatz beginnt; nachdem er im ersten kurzen Absatz davon gesprochen hat, daß es viele Krankheiten gibt, gegen die man noch kein Heilmittel entdeckt hat, fährt er nämlich fort: „Ut igitur ad simile remedium eruendum omnes nostros intendamus nervos, suadet ratio, officium jubet. An fors in plantis, quarum virtutes ignoramus, aut quas pro suspectis habemus, simile quid latet?" Zweimal also ist von „simile" die Rede; da jedoch damals die Erwähnung des Similegrundsatzes ungewöhnlich war, hätte es zuerst einer Begründung des Ausdruckes „simile remedium" bedurft. Das Wort hat hier offenbar nur den Sinn von „talis", eine Bedeutung, in der es Stoerck und andere damals nicht selten verwendeten, und will an dieser Stelle nur besagen, daß man sich bemühen solle, „solche" Mittel zu finden, die bisher unheilbare Krankheiten heilen könnten.

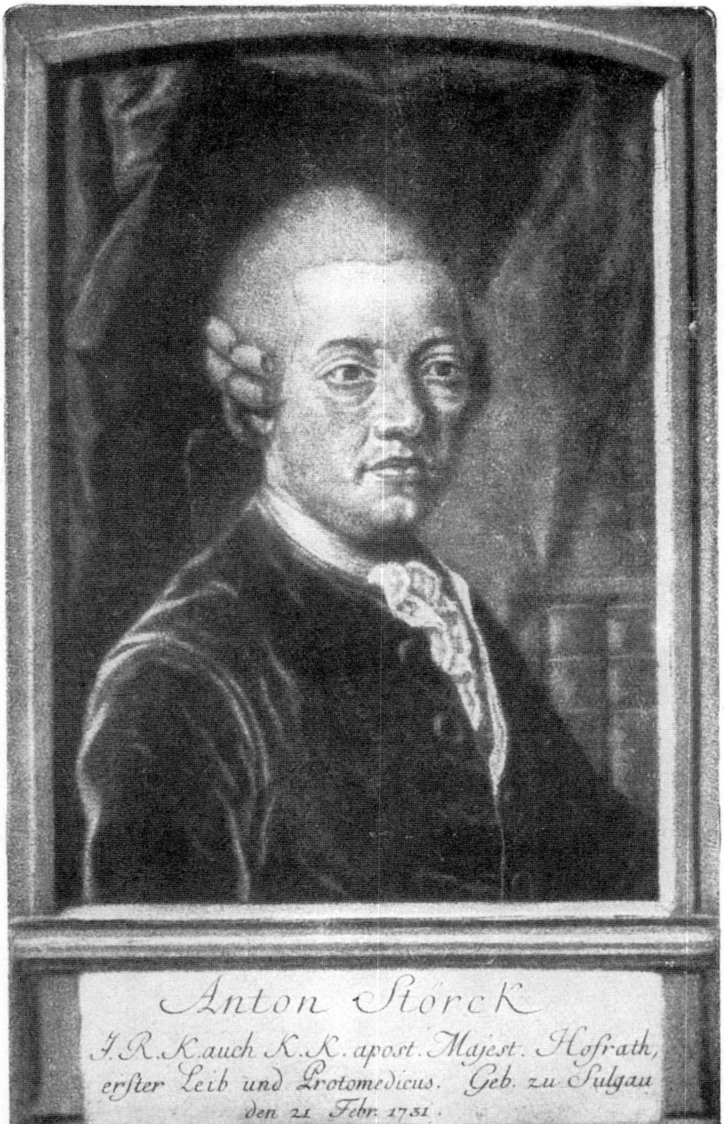

(Mit Genehmigung des Verlags Moritz Perles, Wien, aus: Prof. Neuburger, Das alte medizinische Wien in zeitgenössischen Schilderungen, Wien 1919)

fürchtete Schlimmes, konnte aber durch Abwaschen der Zunge mit Zitronensaft die Erscheinungen mildern.

Wir sehen also, es ist herzlich wenig, was Stoerck im Selbstversuch feststellte, und er bezweckte wohl auch kaum mehr, als zu erfahren, wieviel man einem Menschen ohne Schaden verabreichen dürfte.

Was die Verwendung bei Kranken angeht, so konnten ihm seine Versuche naturgemäß keinen Anhalt geben, weil sie, von örtlichen Reizerscheinungen abgesehen, keine Symptome ergeben hatten; er verwendete das Mittel nach den aus früherer Zeit überkommenen Anzeigen vorwiegend bei Geschwülsten verschiedenster Art, sowohl bösartigen als auch Drüsengeschwülsten skrofulöser Natur u. dgl.

Zwei Jahre später erschien ein zweites Büchlein: „Libellus, quo demonstratur Stramonium, Hyoscyamum, Aconitum . . .", in dem über Versuche mit den genannten Pflanzen berichtet wird. Auf Seite 8 findet sich nun folgender gesperrt gedruckter Satz: „Wenn Stramonium durch Verwirrung des Geistes Gesunde geisteskrank macht, warum darf man nicht den Versuch machen, ob es nicht, indem es den Geisteskranken und Verrückten die Gedanken und die Sinne stört und ändert, Geistesgesundheit gebe und den mit Krämpfen Behafteten anderseits die Krämpfe nehmen könne[15]?"

Hier wird also, wenn auch in fragender Form, unzweideutig der Ähnlichkeitsgrundsatz ausgesprochen.

Auch diese drei Pflanzen hat er, bevor er sie an Kranken verwendete, an sich selbst geprüft und auch einige, wenn auch recht spärliche Erscheinungen festgestellt. Beim Stechapfel berichtet er über Kopfschmerzen beim Erwachen, nach Hyoscyamus bekam er mehr Stuhlgang als gewöhnlich und einen wesentlich größeren Appetit. Beim Kosten des Aconitsaftes empfand er ein Brennen auf der Zunge und hin- und herfahrende Schmerzen in ihr. Beim Einnehmen stellte er bei sich fest, „daß ich an den äußeren Teilen und am ganzen Leib, gegen meine Gewohnheit, den ganzen Tag stark schwitzte und feucht war".

Wenn man nun die Krankengeschichten daraufhin ansieht, so kann man feststellen, daß Stoerck in der Tat den Versuch macht, diese wenn auch sehr spärlichen Prüfungsergebnisse und auch die Angaben Früherer im Sinne des Ähnlichkeitsgrundsatzes zu verwenden. Beim Stechapfel, dessen Prüfung, abgesehen von Kopfschmerzen, keine Erscheinungen bei ihm her-

---

15 Im Original: Si Stramonium turbando mentem adfert insaniam sanis, an non licet experiri, num insanientibus et mente captis turbando mutandoque ideas et sensorium commune adferret mentem sanem et convulsis tolleret contrario modo convulsiones?

vorrief, greift er auf die Angaben früherer Autoren zurück, daß es Verrücktheit erzeuge und verwendet es dementsprechend bei einem wahnsinnigen Mädchen, das verwirrte Antworten gab, einer geisteskranken Patientin, die an Schwindel litt, sowie anderen Kranken mit Krämpfen und Epilepsie.

Bei Hyoscyamus hat er, offenbar auf Vergiftungsfällen mit Erregungszuständen und Krämpfen fußend, hauptsächlich Kranke behandelt, die ähnliche Erscheinungen darboten, wie eine Melancholie, die sich zu einer Manie entwickelt hatte, Fälle mit Herzklopfen, Krämpfen, eine unruhige Kranke mit Lungenblutung und Verwirrtheit, die darauf ruhig wurde und glaubte, man habe ihr Opium gegeben. Auch sonst wurden noch einige Fälle mit Geistesstörungen behandelt. Bei Aconit hat er entsprechend der bei ihm aufgetretenen Erscheinungen zur Behandlung Kranke mit Fieber bevorzugt. Außerdem gab er ihn besonders in Fällen mit Schmerzen; ob er das auf Grund der Schmerzen an der Zunge gegeben hat, oder ob er dabei durch ältere Berichte geleitet worden ist, bleibt unklar.

Im Jahre 1763 erschien eine weitere Schrift über Colchicum (Libellus, quo demonstratur colchici autumnal. radicem ...). Er selbst nahm von der Knolle mehrfach ein und beobachtete dabei sehr starke Reizwirkungen auf Magen, Darm, die Nieren und Harnwege, starken, dauernden Harndrang mit starkem Juckreiz in den Harnwegen, sowie Darmkolik mit starken Schmerzen, außerdem Brechneigung, starken Kopfschmerz, beschleunigten Puls, keinen Appetit, dagegen starken Durst. Als Milderungsmittel nahm er eine saure Limonade, da er gefunden hatte, daß Säure die Wirkung abschwäche. Erst am vierten Tage war er von seiner Arzneikrankheit genesen. Zusammenfassend sagt er: „Das Mittel besitzt eine harntreibende Kraft. Man kann es versuchen in allen Krankheiten, in denen das Blutwasser sich staut, oder in die Gewebe übertritt, und wo der schädliche Stoff über die Harnwege weggeführt werden muß. Am meisten kann es denen nützen, die an Wassersucht leiden.“ Dementsprechend hat er denn auch verfahren und es als harntreibendes Mittel in Fällen mangelnder Nierenabsonderung und Wassersucht gegeben. Eine Beziehung zum homöopathischen Grundsatz ist hier demnach nicht festzustellen.

Zwei Jahre später erschien wieder ein Buch, „Libellus, quo continuantur experimenta et observationes circa nova sua medicamenta“ (1765). Im Vorwort entschuldigt er sich, daß er seinem Versprechen, über neue Versuche zu berichten, nicht im gehofften Maße nachkommen könne, jedoch sei er infolge von Reisen mit dem Hof und wegen Krankheit wenig zu diesen Arbeiten gekommen. Er habe zwar auch in letzter Zeit zwei Pflanzen geprüft, er könne aber noch nichts Sicheres über die Eigenschaften und die Verwendung sagen.

Im Jahre 1769 erschien ein weiteres Büchlein: „Libellus, quo demonstr. Flammulam Jovis . . .“. Er berichtet in dieser Schrift über Verwendung von Clematis erecta und Dictamnus albus, wir können aber kurz darüber hinweggehen, da er keine Versuche an Gesunden mitteilt und er die Pflanzen offenbar rein probierend und tastend bei allen möglichen Leiden verwendete.

Wichtiger ist die nächste und zugleich letzte Schrift über dies Thema: „Libellus de usu medico Pulsatillae nigricantis“ (1771). Allerdings findet er bei der Prüfung an sich selbst nur ein Symptom, nämlich einen Schmerz am rechten Auge, an dem er zwei Jahre vorher bei einem Wagenunfall eine Prellung erlitten hatte. Es ist nun bemerkenswert, daß über die Hälfte der berichteten Fälle sich auf Augenkranke bezieht oder solche, die neben anderen Beschwerden auch solche an den Augen angegeben hatten, während in seinen sonstigen Berichten nur selten von Kranken mit Augenleiden berichtet wird. Es sind die verschiedensten Augenleiden, bei denen er das Mittel angewendet hat wie Augeneiterung, Hornhautfell, grauer Star und Blindheit.

In der Zusammenfassung sagt er, daß Pulsatilla bei manchen Augenkrankheiten sehr gut tue (maxime convenire), und kaum nicht spezifisch (vix non specifice) wirke, besonders scheine es in den Fällen zu wirken, die davon Schmerzen bekommen.

Wir sehen also, daß Stoerck in dieser Schrift mehr und bewußter denn je nach dem Ähnlichkeitsgrundsatz handelt, und zwar, obwohl die Symptomenausbeute bei der Prüfung gewiß sehr spärlich gewesen war.

Leider ist, wie schon erwähnt, diese Schrift Stoercks die letzte, in der er über Arzneiprüfungen an Gesunden und Verwendung von Heilmitteln nach dem Ähnlichkeitsgrundsatz berichtete. Wie das Vorhergehende zeigt, ist mehr die Absicht als die Durchführung zu loben, denn die Berücksichtigung des Ähnlichkeitsgrundsatzes wird nicht folgerichtig durchgeführt und die Anstellung der Prüfungen kann auch nicht befriedigen, weder nach Zahl der Einzelversuche und Personen noch nach Wechsel der Gabengröße, und so war denn auch der Ertrag an Arzneisymptomen sehr gering und außerdem recht unbestimmt, so daß genauere Heilanzeigen daraus vielfach nicht zu gewinnen waren. Wenn die Hahnemannschen Prüfungen an einem Zuviel an Symptomen kranken, so die Stoerckschen meist an einem Zuwenig.

Seine theoretischen Ausführungen zur Begründung zweier solch neuartiger Verfahren sind auffallend kurz, im Grunde bestehen sie nur in dem einzigen Fragesatz, ob man nicht mit Stramonium, da es Gesunde wahnsinnig mache, Wahnsinnige gesund machen könne. Das deutet vielleicht darauf hin, daß auf theoretischem Gebiete nicht die Stärke seiner Begabung lag, und das würde dann wenigstens zum Teil erklären, daß er seine 83 große Aufgabe im Beginn unvollendet liegenließ. Es gelang ihm anscheinend nicht, seine beiden guten Einfälle, das Ähnlichkeitsgesetz in der Behandlung zu verwenden und die Prüfungen am Gesunden entsprechend auszubauen, gedanklich weiter zu klären, mit anderem zu verknüpfen und in einen größeren Zusammenhang zu bringen. Jetzt liegen beide da wie zwei kaum bearbeitete erratische Blöcke.

Wenn man die Gesamtheit dieser Arzneiversuche betrachtet, so fällt ein eigentümliches Schwanken auf, indem Stoerck die Prüfungsergebnisse bald nach dem Simile, bald nach dem Contrarium auswertet, und dies Schwanken ist wohl kein Zufall, sondern in der Eigenart der Behandlung nach dem Simile und Contrarium begründet.

Bei Stramonium und Hyoscyamus war ihm bekannt, daß sie Geistesverwirrung und Krämpfe hervorrufen, in diesem Falle waren also nach dem Contrariumgrundsatz keine Heilanzeigen zu gewinnen, denn man müßte die Mittel beim Gegenteil dessen anwenden von dem, was sie hervorrufen, was bedeuten würde, sie bei Personen zu geben, die keine Geistesverwirrung oder Krämpfe haben, und das wäre offenbar sinnlos. Vielleicht ist Stoerck überhaupt auf diesem Wege dazu gekommen, einmal das „Similia similibus" zu versuchen. Wenn er bei der Herbstzeitlose dann wieder zum Contrarium zurückkehrt, er also wieder in die altgewohnten Pfade einbiegt, ist er gewissermaßen den Weg des kleineren Widerstandes gegangen, denn an sich hätte er ja auch hier die Möglichkeit gehabt Colchicum nach dem Ähnlichkeitssatze zu geben. Das ist ja das Kennzeichnende bei den Prüfungen am Gesunden: die sich ergebenden Symptome können wohl sozusagen alle nach dem Simile verwendet werden, nach dem Contrarium aber nur, soweit das Gegenteil des Symptomes Gegenstand einer Krankenbehandlung sein kann. Wenn man bei Prüfungen Durchfall, Verstopfung, Pulsbeschleunigung u. dgl. findet, kann ich das Mittel nach dem Contrarium bei den entgegengesetzten Krankheitserscheinungen, also Verstopfung, Durchfall, Pulsverlangsamung anwenden; dagegen ist das Gegenteil eines Ausschlages, eines Mundgeschwürs, eines Furunkels für das Contrarium kein Gegenstand der Behandlung, denn Gesunde behandelt man nicht. Man sieht, für Anhänger des „Contraria contrariis" sind die Prüfungen am Gesunden wesentlich unergiebiger als für Anhänger des Simile, und außerdem ist die Sachlage verwirrend; infolgedessen wird der Gegner des Simile geneigt sein, auch von den Prüfungen am Gesunden nicht viel zu halten.

Diese inneren Schwierigkeiten mögen Stoerck verhindert haben, auf dem Gebiete seine Gedanken und Pläne ausreifen zu lassen; dazu kommen aber auch noch äußere Umstände, die dazu beitrugen, daß er diese Forschungen nicht weiter fortsetzen und die sich selbst gestellte Aufgabe klären konnte. Abgesehen davon, daß er Leibarzt war und als solcher, wie er selbst schreibt, vielfach Abhaltungen hatte, wurde er im Jahre 1771, in dem seine letzte Schrift über unser Thema erschien, Direktor der medizinischen Fakultät und Leiter des medizinischen Studienwesens, als welcher er große Reformen durchführte; einige Jahre später erhielt er außerdem die Leitung des gesamten Medizinalwesens in den österreichischen Ländern. Bei dieser Fülle der organisatorischen Arbeit konnte er kaum die Vertiefung aufbringen, um solche Forschungen grundlegender Art zu betreiben.

Welche Wirkung übte er nun auf Mit- und Nachwelt aus? Seine Schrift über den Schierling machte großes Aufsehen, war es doch seit längerer Zeit der erste Versuch, einheimische giftige Pflanzen in die Heilkunde einzuführen. Und auch seine weiteren Arbeiten fanden Anerkennung, aber es ist fast immer das Interesse für das Streben, neue Heilmittel einzuführen, daneben noch die Vornahme von Selbstversuchen, fast nie, soweit ich sehe, die Absicht, den Similegrundsatz für die Behandlung zu verwerten.

In etwas journalistisch abgefaßten Bemerkungen eines Berliner Arztes über Wiener medizinische Verhältnisse (abgedruckt in Max Neuburger, „Das alte Medizinische Wien", Beilage zur „Wiener med. Wochenschr." (Wien, 1919), sagt der anonyme Verfasser im Jahre 1787 (nach Neuburger ein gewisser Jonas) über Stoerck: „Er wußte aus Erfahrung, daß diese Pflanzen einen großen Einfluß auf die Verderbung der Gesundheit hatten, und nun schloß er sonderbar, oder wie man will, scharfsinnig genug, daß sie gehörig gebraucht, vielleicht auch die durch diese oder jene Krankheit verletzte Gesundheit wieder herstellen könnten."

Wie man sieht, ist der entscheidende Gedanke aber auch hier nicht klar erkannt oder wenigstens ausgesprochen, denn das Simile wird gar nicht erwähnt, obwohl allem Anschein nach der Verfasser doch das Besondere der Stoerckschen Versuche ahnte, denn andernfalls wäre es nicht verständlich, daß er es „sonderbar" findet, daß ein Forscher versucht, auch stärkere Gifte zur Behandlung zu verwenden, denn Quecksilber, Arsen, Antimon usw. waren damals schon gebräuchlich. Es mögen in der damaligen Literatur vielleicht noch einige den Hauptpunkt heraushebenden Besprechungen vorhanden sein, die spätere Zeit aber hat davon keinen Vermerk genommen, kein medizinischer Historiker ist, soweit ich sehe, auf diesen Punkt eingegangen, auch nicht Puschmann und Neuburger, die sich mit der Geschichte der Medizin in Wien besonders beschäftigt haben.

Stoerck war früh in einflußreiche Stellungen gekommen, und so ist es verständlich, daß gerade die Wiener Schule sich für seine Bestrebungen einsetzte; ich nenne besonders seinen getreuen Schüler Collin und den mit Stoerck etwa gleichaltrigen Jos. Quarin, den späteren Direktor des allgemeinen Krankenhauses in Wien. Jedoch finden wir in dessen Schrift „Tentamina de cicuta“ (Wien, 1761) nichts über Selbstversuche oder das Ähnlichkeitsgesetz, sondern nur die Mitteilung einiger mit Schierling behandelter Fälle. Auch in einem späteren Werk „Methodus medendi inflammationum“ (Wien, 1774) empfiehlt Quarin Schierling bei Geschwülsten, ohne aber sonst auf die Ideen und Bestrebungen Stoercks einzugehen. Das alles zeigt, daß man kein Verständnis für die wichtigsten Seiten der Stoerckschen Arbeiten hatte.

Stoerck selbst erwähnt seine Neueinführungen wie Aconit, Cicuta, Pulsatilla usw. auch in seinem Buche „Unterricht für die Feld- und Wundärzte“ (Wien, 1775), das das sozusagen offizielle Lehrbuch für diese niedere Arztgruppe gewesen zu sein scheint. Es fehlte also gewiß nicht an der Möglichkeit, Einfluß auf die Ärzte zu nehmen, zumal auf die in den österreichischen Landen.

Daß Stoerck trotzdem nicht durchdrang, hängt mit gewissen Schwächen seiner therapeutischen Versuche zusammen, auf die hier kurz eingegangen sei, obwohl die Frage keine rein historische ist. Stoerck war offenbar ein recht optimistischer Arzt und in der Beurteilung seiner Erfolge vielfach unkritisch, so wenn er z. B. bei warmen Überschlägen mit Schierlingskraut, die angeblich gute Wirkung dem Schierling und nicht der Wärme gutschreibt. Es ist infolgedessen verständlich, daß darunter nicht nur die Anerkennung seiner Mittel leiden mußte, sondern daß auch die beiden neuen Forschungsgrundsätze, die in ihrem Zusammenwirken in praxi wirklich völlig neu waren, nicht die Beachtung gefunden haben, die sie hätten beanspruchen können. So wurden denn die von ihm eingeführten Mittel in der Schulwissenschaft meist bald wieder „obsolet“, und erst Hahnemann blieb es vorbehalten, dem Ähnlichkeitsgrundsatz und den Prüfungen am Gesunden einen großen Widerhall, wenn er auch vielfach mißtönend war, zu verschaffen.

Was die Gabengröße angeht, so betont Stoerck wohl gelegentlich, man solle kleine Gaben verabreichen und bemerkt auch, daß man den Schierling längere Zeit ohne Schaden geben könne, immerhin gibt er jeden Tag 2 bis 4 Drachmen (1 Dr. = 4,4 g) Schierlingsextrakt. Wir kennen allerdings die Stärke des Extraktes nicht, jedoch scheint diese Gabe nicht klein zu sein, wenn man bedenkt, daß man in späteren Zeiten von dem Extrakt nur $1/2$ bis 3 Gran (1 preuß. Gran = 0,06 g) nehmen ließ. (Vgl. „Arzneimittellehre“ von Bernhard Schuchardt, Braunschweig, 1858.)

86 Die anregende Wirkung der Stoerckschen Untersuchungen war, was die Prüfung am Gesunden angeht, nicht groß. Mir sind in Deutschland zwei

Ärzte bekannt geworden, die an sich und anderen Versuche dieser Art gemacht haben, beide dem Wiener Kreise angehörend, wenn auch nicht immer dort lebend: Kratochwill und Krapf.

Carl Kratochwill schrieb eine Doktorarbeit „Dissertatio chymico-medica de radice colchici autumnalis" (Frankfurt a. d. O., 1764); sie geht allem Anschein nach auf den berühmten de Haen zurück, der wie van Swieten ein Boerhave-Schüler war. De Haen gilt als Feind aller Neuerungen, außerdem war er ein persönlicher Gegner Stoercks und hat wohl Kratochwill dazu angeregt, die Arbeit von Stoerck nachzuprüfen. Die Versuche sind in Wien begonnen, da Kratochwill jedoch aus Ratibor in Oberschlesien stammte, zog er es offenbar vor, an einer preußischen Universität weiter zu studieren, da nach dem Siebenjährigen Kriege Schlesien endgültig von Österreich aufgegeben wurde. Infolgedessen hat Kr. nicht nur die bei Wien wachsende Pflanze, sondern auch die in Oberschlesien und bei Frankfurt a. d. O. vorkommende geprüft; der Wiener Botaniker Laugier bescheinigte ihm außerdem, daß er die richtige Pflanze prüfe. Trotzdem waren die Ergebnisse sämtlich negativ, weder bei sich selbst noch bei anderen Prüfern noch an Hunden konnte er irgendwelche Erscheinungen feststellen. Woran das lag, ist nicht mit Sicherheit zu sagen. Bemerkenswert ist, daß er Stoerck und dessen getreuen, aber unbedeutenden Schüler Collin wegen Unstimmigkeiten in den Krankengeschichten angreift. In der Versuchsanordnung bedeuteten diese Experimente insofern einen Fortschritt, als Kr. eine Anzahl Personen die Wurzel einnehmen ließ, wodurch bei einem wirksamen Präparat sicher eine wesentlich breitere Erfahrungsgrundlage erreicht worden wäre.

Neben Kratochwill ist in Deutschland nur noch einer zu nennen, der Versuche am Gesunden gemacht hat, und zwar Selbstversuche, Karl Krapf aus Wien. In seiner Schrift „Experimenta de nonnullorum Ranunculorum venenata qualitate" (Viennae, 1766) berichtet er über zahlreiche Selbstversuche mit verschiedenen Arten der Gattung Ranunculus; er kommt jedoch im Grunde nicht über das Kosten und Feststellen einer großen Schärfe hinaus, von Allgemeinerscheinungen weiß er nichts zu berichten. Außerdem hat er durch den scharfen Saft auf der Haut Blasen erzeugt. Der Verfasser bemerkt ausdrücklich, daß er durch die Versuche von Stoerck zu seinen eigenen angeregt wurde.

In einer weiteren Schrift „Ausführliche Beschreibung der . . . eßbaren Schwämme" (Wien, 1782) berichtet er über einige Selbstversuche mit verschiedenen Pilzen, darunter dem roten Täubling. Er bekam davon starke Magen-Darmerscheinungen, Schmerzen im Bauch, Durchfall und Erbrechen sowie „Schwäche der Augen". Wenn die Versuche wohl auch hauptsächlich 87 angestellt worden sind, um zu untersuchen, welche Pilze eßbar sind und welche nicht, so dürfen sie doch hier kurz erwähnt werden, um so mehr, da es sich um einen Wiener handelt, der eingestandenermaßen durch Stoerck beeinflußt worden ist. Anhangsweise gibt Krapf außerdem noch einen Bericht über zwei vergleichende Versuche mit dem Schierling, indem er das eine Mal einen Dekokt zu sich nahm, das andere Mal die rohe Pflanze. Im ersten Falle bekam er keine Erscheinungen, im zweiten trat Doppeltsehen mit Schwindel auf, und zwar standen die Bilder übereinander.

Auch diese Versuche ergaben keine reichliche Symptomenausbeute, sie waren wegen des meist nur einmaligen Einnehmens auch wenig dazu geeignet, die spezifischen Wirkungen der jeweiligen Pflanze zu entwickeln.

Die soeben erwähnten gehören beide dem Wiener Kreise an und stehen direkt oder indirekt unter dem anregenden Einfluß von Stoerck. Aber auch anderwärts regte es sich jetzt. Die ersten im Auslande ausgeführten Prüfungen machte wohl der bekannte schottische Arzt William Alexander († 1783) in Edinburgh, der über seine Versuche mit Kampfer in den „Philosophical Transactions“ (London, 1767, Tome 57) die ersten Mitteilungen machte. Im Jahre 1768 veröffentlichte er außerdem eine Schrift „Experimental essays“ (London, deutsch „Medizinische Versuche und Erfahrungen“, Leipzig, 1773), worin er außer über Kampfer noch über Bibergeil, Safran und Salpeter berichtete.

In der Einleitung übt er scharfe Kritik an der damaligen Arzneiwirkungslehre. „Der Ruf von verschiedenen unserer gegenwärtigen Arzneien ist vom Zufall entstanden; und noch mehrere sind vielleicht durch das ipse dixit [er selbst hat es gesagt] einer berühmten Person eingeführt worden, die entweder selbst mit einer angenommenen gelehrten Miene, blos das behauptet hat, was sie durch den Schlendrian gelernt, durch Tradition gehört, oder wegen des Ansehns eines andern angenommen hat. Auf diese Weise ist uns der größte Teil der jetzt gebräuchlichen Arzneien von unsern Vorvätern überliefert worden.“ (Deutsche Ausgabe, S. 59.) In der Tat eine herbe Kritik an dem Schlendrian, die aber, wie wir sehen werden, keineswegs alleinsteht.

Alexander beobachtete während der Versuche seinen Puls sorgfältig und maß sogar die Temperatur, was damals noch keineswegs allgemein in der Heilkunde üblich war. — Bibergeil war ein damals vielgebrauchtes Mittel, es galt hauptsächlich als krampfstillend und herzstärkend. Er fing bei den Versuchen mit 10 Gran (0,65 g) an, stieg im zweiten Versuch auf $^1/_2$ Drachme, im dritten auf 1 Drachme (3,5 g), dann auf $1^1/_2$ und endlich auf 2 Drachmen.
 Er konnte aber, abgesehen von unangenehmem Aufstoßen, keine Verände-

rung feststellen und meint in der Zusammenfassung, daß das Mittel zu unrecht seinen Platz in den Apotheken einnehme. Das gleiche Ergebnis hatten seine Versuche mit Safran. Auch mit dem Salpeter, der damals als harn- und schweißtreibend sowie als stark kühlend und antiseptisch geltend besonders bei akuten Fiebern in hohem Ansehen stand, machte er eine Reihe Selbstversuche.

Beim ersten Versuche nahm er 1 Drachme und stellte ein beträchtliches Herabgehen der Pulszahl von 72 auf 62 fest, dagegen konnte er keine objektiven, klaren Ergebnisse über seine angeblich kühlende Kraft erhalten. An sonstigen Erscheinungen fand er nach Einnehmen von 3 Drachmen starke Beschleunigung des Pulses, Schwindlichkeit sowie mehrfach kaltes Gefühl im Magen. In einem anderen Versuch nahm er innerhalb von 12 Stunden 6 Drachmen, die jedoch keine Wirkung auf ihn hatten, auch 1 Unze (31 g), in der gleichen Zeit getrunken, blieben wirkungslos. Da er gefunden hatte, daß frisch aufgelöster Salpeter stärker wirkte, beschloß er, zu versuchen, alle 90 Minuten $1^1/_2$ Unzen Salpeter zu nehmen, im ganzen acht solcher Gaben, er mußte es aber nach der vierten aufgeben wegen starker Magenschmerzen.

Zusammenfassend sagt er über den Salpeter, er habe deutlich die Eigenschaft, die Pulszahl sehr schnell herabzusetzen; ob das einen wirklichen medizinischen Vorteil bedeute, wolle er nicht sicher bestimmen, wenn er es auch für sehr möglich halte, daß bei Wallung des Blutes und bei Gefahr, daß die Gefäße platzen, eine starke Gabe vorbeugend wirken könne, bis man mit Aderlaß oder anderen Mitteln zu Hilfe kommen könne. Außerdem schließt er aus der erfrischenden Kühle, die es bei warmem Wetter erzeugt, daß es bei entzündlichen Krankheiten, wo großer Durst, trockene Zunge und heftiger Puls vorhanden ist, sehr nützlich sein werde, was ihm auch die Erfahrung gezeigt habe. Und er ist dieser Meinung, die offenbar durch seine physikalischen Untersuchungen des Salpeters und das subjektive Kältegefühl unterstützt wurde, obwohl er objektiv diese Wirkung auf den Körper durch Temperaturmessung nicht feststellen konnte. Endlich glaubt er, daß man, um diese Wirkung zu erzielen, ungescheut stärkere Gaben als üblich geben sollte, es sei lächerlich, das Mittel in kleinen Gaben von wenigen Gran zu geben.

Zum Schluß berichtet er seine Versuche mit Kampfer. Der erste Versuch nach Einnahme von 1 Skrupel (1,25 g) mußte aus äußeren Gründen abgebrochen werden, das einzige, was er feststellte, war Herabgehen des Pulses um 3 Schläge in der Minute. Im nächsten Versuch nahm er 2 Skrupel, bald befiel ihn eine ungewöhnliche Mattigkeit, der Puls fiel um 10 Schläge, er wurde schwindlich, Verstehen eines Buches und schließlich das Lesen war unmöglich, da die Buchstaben tanzten, endlich verlor er das Bewußtsein. Personen, die ins Zimmer gekommen waren, berichteten ihm später, er habe stark geschrien und heftige Zuckungen bekommen, Schaum vor dem Mund gehabt, starre Augen sowie 100 Pulsschläge. Nach der Ohnmacht bestand noch einige Zeit starke Desorientierung und starke Hitze. Er selbst wußte nicht mehr, auf welche Weise er in diesen Zustand gekommen war, und da auch niemand anderes vorher davon erfahren hatte, wurde die Ursache erst klar, als der bekannte Alexander Monro, der geholt worden war, zufällig seinen Blick auf die daliegenden Aufzeichnungen fallen ließ, die Alexander im Beginn des Versuches gemacht hatte. Man ließ ihn brechen, aber der Zustand der Desorientiertheit hielt noch einige Zeit an; obwohl er schon die Menschen im Zimmer erkannte, verstand er nicht den Zweck des Hausrates in seinem Zimmer, er hatte diesen Dingen gegenüber eine Art Neuheitsgefühl, als ob er eben erst geboren wäre. Allmählich klangen die Erscheinungen ab, er fühlte sich den andern Tag noch abgeschlagen mit Steifheit des ganzen Körpers, als wenn er sich körperlich stark angestrengt hätte, außerdem bestand am nächsten Tag starke Verstopfung.

Wie er in der Einleitung zu der Arbeit sagt, hat er weiterhin „aus Pflichten der Selbsterhaltung" von Selbstversuchen abgesehen; er machte jedoch, um über die vielfach erörterte Frage ins Klare zu kommen, ob Kampfer ein kühlendes oder hitzendes Mittel sei — man sieht die Galenische Anschauung und Fragestellung wirkt noch in der zweiten Hälfte des 18. Jahrhunderts! — Versuche, ob Kampfer die Temperatur von Weingeist herabsetze, er konnte jedoch mit dem Thermometer keinen Einfluß feststellen. Es ist von historischem Interesse, daß man zu der damaligen Zeit noch den Körper als ein physikalisch-chemisches Laboratorium ansah, ohne seine Eigengesetzlichkeit zu verstehen und einzusehen, daß man mit physikalisch-chemischen Versuchen im Reagenzglas sich kein Urteil darüber bilden kann, ob ein Mittel physiologisch die Temperatur erhöht oder herabsetzt oder auch nur das subjektive Gefühl der Hitze erzeugt. — Aber ist es nicht ein ganz ähnliches Mißverstehen des Organismus durch die Reagenzglaspharmakologie, wenn man mittels Sublimat Schleimhäute „desinfiziert" und mittels Einspritzungen „Therapia sterilisans magna" treibt?

Die Versuche von Alexander sind nicht mit der enthusiastischen Entdeckerfreude wie die Stoercks angestellt und ohne dessen therapeutischen Optimismus, sondern stammen von einem Manne, der unbefriedigt vom damaligen Zustande der Arzneimittellehre in kritischem, sachlichem Geiste darangehen will, nüchtern einige haltbare Tatsachen festzustellen. Allerdings waren die wenigen kurzdauernden Versuche an sich selbst wenig geeignet, ein klares Arzneibild zu geben, zumal er sehr bald zu größeren

Dosen überging, wodurch bei etwas stärkeren Mitteln im wesentlichen nur die gröberen Wirkungen herauskommen konnten. Erst Hahnemann blieb die wichtige Entdeckung vorbehalten, daß man mittels längerer Prüfungen und mit nicht vergiftenden Dosen erst das feinere Wirkungsbild erhält, wenn er allerdings seinerseits in das andere Extrem verfiel und viele zufällig auftretende Symptome dem jeweiligen Mittel zuschrieb.

Es ist auffallend, daß, während lange Zeit gar nichts über Versuche am Gesunden berichtet wird, nur wenige Jahre nach der ersten Schrift von Stoerck es sich auch anderwärts regt. Das legt die Frage nahe, ob Stoerck und Alexander eine gleichartige Beeinflussung von dritter Seite erfahren haben, oder ob Alexander durch die Stoerckschen Untersuchungen zu seinen eigenen angeregt worden ist. Es ist jedoch nichts bekannt, was auf eine Beeinflussung beider von dritter Seite hinwiese. Und auch den „Zeitgeist" wird man nicht dafür verantwortlich machen können in dem Sinne, als ob gerade in diesen Jahren Vorbedingungen eingetreten wären, die vorher nicht vorhanden gewesen waren. Das ist jedoch nicht der Fall, die Heilkunde befand sich in einer ruhigen Epoche der „Entwicklung" oder vielleicht richtiger gesagt der „Abwandlung". Was 1760 eintrat, hätte ebensogut 50 Jahre früher schon geschehen können. Der Einfluß Galens, der gerade auf diesem Gebiete hemmend wirken mußte, war schon seit langem erheblich zurückgetreten, wenn auch noch nicht völlig erloschen, und experimentelle Forschung wurde auch in der Heilkunde in mannigfacher Hinsicht seit langem getrieben. Aber erst nach längerer „Inkubation" kam der ja schon lange vorhandene Gedankenkeim durch den glücklichen Einfall von Stoerck zum Treiben.

Man wird also wohl annehmen dürfen, daß die Versuche Alexanders auf Stoercks Veröffentlichungen zurückgehen. Wie schon erwähnt, hatten diese Arbeiten Aufsehen erregt, zwei seiner Schriften wurden ins Französische übersetzt, und sie hatten auch schon in England Beachtung gefunden, ja Gegenäußerungen angeregt, wie z. B. von Joh. Andree (Observations upon a treatise on the virtues of the Hemlock in the cure of cancers, London, 1761), der auch Schädigungen des Kranken durch das Mittel feststellt.

Ungefähr gleichzeitig mit Alexander berichten noch zwei andere Edinburgher Forscher über Versuche am Gesunden, Corbin Griffin und Robert Whytt. Ersterer in seiner Doktordissertation „De camphorae viribus" (Edinburgh, 1765). Die Arbeit selbst ist mir nicht zugänglich, jedoch führt Alexander einige Stellen daraus in seiner Schrift an. Die Versuchsperson nahm eine halbe Drachme Kampfer. Nach zwei Stunden trat Übelkeit und Schwindel auf, so daß sie nicht imstande war zu lesen. 91

Sie konnte weder den Puls zählen noch irgend etwas tun. Nach etwa vier Stunden entstand starke Brechneigung, jedoch wurden nur wenige gallig gefärbte und mit etwas Blut gemischte Massen ausgebrochen. Es trat starkes Schwanken auf, der Puls war wechselnd.

In einem anderen Versuch wurden zwei Skrupel genommen und im wesentlichen ähnliche Erscheinungen festgestellt. Auf wessen Anregung diese Arbeit zurückzuführen ist, kann ich nicht feststellen, vielleicht auf Alexander.

Robert Whytt, ein sehr angesehener Arzt, berichtet (Works, Edinburgh, 1768) in einer Anmerkung (S. 646) von einem Herrn, der eine halbe Drachme Kampfer, gelöst in Olivenöl, nahm und davon starke Hitze im Magen bekam; als er nach einigem Umhergehen lesen wollte, war es ihm nicht möglich, den Sinn zu verstehen, die Gedanken gingen durcheinander, er schwankte beim Gehen, bekam starken Nebel vor die Augen, und da er infolge der Symptome Angst vor einem Schlaganfall bekam, ging er in die nächste Apotheke. Jedoch besserte sich sein Zustand in der freien Luft bald.

Die „Works" von Whytt, der 1766 starb, wurden von seinem Sohn herausgegeben. Die Arbeit, in der sich diese Mitteilung befindet, erschien zuerst 1764, ob sie schon in dieser ersten Veröffentlichung der Arbeit steht, entzieht sich meiner Feststellung; da es sich um eine Anmerkung handelt, ist es vielleicht erst ein Zusatz in einer später erschienenen Ausgabe. Doch ist das ja eine recht unwichtige Prioritätsfrage, zumal es sich bei Whytt nur um einen einzigen Versuch handelt. Jedenfalls steht fest, daß Mitte der sechziger Jahre drei Forscher in Edinburgh von Versuchen am Gesunden berichten, die höchstwahrscheinlich irgendwie miteinander zusammenhängen und die ziemlich sicher durch die Stoerckschen Veröffentlichungen dazu angeregt wurden.

Hahnemann erwähnt im Organon (§ 108, Anm.) als einzigen, der die Wichtigkeit der Arzneiprüfungen am Gesunden eingesehen habe, den berühmten Physiologen Albrecht von Haller. Er schreibt: „Nicht ein einziger Arzt, meines Wissens, kam in der drittehalbtausendjährigen Vorzeit auf diese so natürliche, so unumgänglich notwendige, einzig echte Prüfung der Arzneien auf ihre reinen, eigentümlichen, das Befinden der Menschen umstimmenden Wirkungen, um so zu erfahren, welche Krankheitszustände jede Arznei zu heilen vermöge, als der große unsterbliche Albrecht von Haller. Bloß dieser sah, außer mir, die Notwendigkeit hievon ein."

Im Anschluß daran bringt er eine Anführung, die seiner Angabe nach aus der von Haller stammenden Vorrede zur „Pharmacopoea helvetica" (Basel 1771) stammt, in der Haller fordert, daß die Medikamente ohne fremde Beimischung am gesunden Körper geprüft werden sollen. Erst nachdem alle Erscheinungen festgestellt seien, solle man zur Verwendung des Mittels am Kranken übergehen[16].

Diese Anführung findet sich aber in der ganzen Vorrede nicht, sondern ist offenbar eine verkürzte Inhaltsangabe von Hallers Darlegungen. Wie die damalige Zeit überhaupt vielfach, ist Hahnemann mit Anführungen nicht immer ganz genau, wie wir auch schon oben bei der Anführung über Stahl sahen, wenn auch, wie betont werden muß, in beiden Fällen am Sinn nichts Wesentliches geändert worden ist. Da die „Pharmacopoea helvetica" in Deutschland offenbar selten ist, — ich habe das Berliner Exemplar benützt, da sie in München nicht vorhanden ist —, so besteht außerdem die Möglichkeit, daß er entweder die Anführung anderwärts entnommen hat, oder er hat sich vielleicht auch von einem Freunde, der Zugang zu dem Buch hatte, die Stelle mitteilen lassen, und hat das Mitgeteilte irrtümlich für den Wortlaut gehalten. — Die Angelegenheit ist nicht sehr wichtig, ich wollte aber doch nicht versäumen, die Anführung aus Haller, die nicht selten abgedruckt wird, richtigzustellen.

Da es zur Beurteilung von Hahnemanns Einstellung zur damaligen Arzneiwirkungslehre wichtig ist, auch aus anderem Munde ein maßgebliches Urteil darüber zu hören, welchen Wert die damalige „Materia medica" hatte, so sei hier die Ansicht Hallers über diesen Punkt und seine Vorschläge zur Abhilfe etwas ausführlicher berichtet[17]. Haller betont zuerst, daß wir bisher nur wenig über die Wirkung der Heilmittel sicher wissen. Unzählige Mittel hätte man in den Apotheken, die man nur auf die Empfehlung der Griechen und Römer hin gebrauche. Woher hätten die aber ihre Kenntnisse? Sie schlossen meist aus Geruch und Geschmack auf die Wirkung. Aber das seien unsichere Schlüsse, niemand würde aus der brechenerregenden Bitterkeit der Chinarinde auf ihre gute Wirkung in periodischen Fiebern schließen, das gleiche gelte vom Opium und den meisten anderen Mitteln. Der zweite

[16] Wörtlich lautet die Anführung bei Hahnemann: „Nempe primum in corpore sano medela tentanda est, sine peregrina ulla miscela; odoreque et sapore ejus exploratis, exigua illius dosis ingerenda et ad omnes, quae inde contingunt, affectiones, quis pulsus, qui calor, quae respiratio, quaenam excretiones, attendendum. Inde ad ductum phaenomenorum, in sano obviorum, transeas ad experimenta in corpore aegroto ect."

[17] Die Hauptstelle gebe ich im Wortlaut: „Sumenda pars medicata, sola, non alio cum medicamento composita, dosi primum exigua, inde aucta. Adnotandus sapor, odor, acrimonia, blandities. Pulsus inde nata mutatio, aut urinae, aut ventriculi, aut intestinorum, calor, frigus, anxietas, levamen et quaecunque alia ex sumpto medicamento supervenire possunt. Haec tentanda in herba, in ejus decocto, infuso, extracto, aqua stillititia. Deinde secundum ea phaenomena, quae in sano homine percepta sunt, ad aegrum corpus eadem planta est transferenda, et exhibenda in eo statu mali, in quo sana ratio aliquid ex data planta speret, aut scholae permittant."

schwere Fehler sei jedoch, daß man in vielen Fällen gar nicht genau wisse, ob denn überhaupt die in den Apotheken vorhandenen Mittel dieselben seien wie die von den Alten gemeinten. — Auch die chemische Analyse führe nicht weiter.

Den Rat, den er gäbe, trage erst in einem Jahrhundert seine Früchte, er sei aber der einzige, uns aus den Kerkern zu befreien. Man müsse etwas von der Arznei rein und unvermischt mit anderen nehmen, erst in kleiner Gabe, dann in größerer. Alle Erscheinungen seien aufzuzeichnen: Geschmack, Geruch, die Schärfe, das Angenehme; sodann die Änderung des Pulses, des Urins, des Magens, des Darmes, Hitze, Kälte, Angst und was sonst nach Einnahme eines Medikamentes vorkommen könnte, und zwar sei die Medizin in verschiedener Zubereitung als Kraut, Dekokt, Infus, Abkochung, Aufguß, Auszug usw. zu erproben. Darauf sei nach Maßgabe der Erscheinungen, die bei gesunden Menschen festgestellt seien, dieselbe Pflanze auch bei Kranken anzuwenden, und zwar in dem Stadium, in dem die gesunde Vernunft von der betreffenden Pflanze etwas hoffen lasse und, oder die Schulen es erlauben. Hustenmittel bei erschwerter Expektoration, harntreibende Mittel bei Harnstauung, fiebervertreibende Mittel gegen Fieber usw. Nötig sei dann die Untersuchung bei stärkeren Gaben und längerem Gebrauch. Derartige Versuche seien ohne jede Voreingenommenheit vorzunehmen und in der verschiedensten Hinsicht abgeändert vielfach zu wiederholen. Nur auf diese Weise bekomme man eine vertrauenerweckende Arzneimittelkenntnis, während man augenblicklich sehr wenig sichere Heilmittel habe.

Diese Kritik am damaligen Wissen ist scharf, aber gerecht und, wie wir sahen, steht Haller darin auch nicht allein, denn William Alexander hörten wir oben dasselbe Urteil fällen, auch Cullen spricht sich einige Jahre später ganz ähnlich aus, nur zieht er merkwürdigerweise nicht die Folgerung, die wir Haller und Alexander ziehen sehen. Daß Haller nicht selbst an das Werk ging, erklärt sich wohl durch seine große Überlastung und sein Alter, auch lagen ihm physiologische Untersuchungen anderer Art näher. Es ist wohl nicht anzunehmen, daß es der Stoerckschen Veröffentlichungen bedurft hätte, um Haller die Augen über den Zustand der damaligen Arzneiwirkungslehre zu öffnen, immerhin ist es möglich, daß sie Haller dazu angeregt haben, diesem Punkte erhöhte Aufmerksamkeit zu widmen und seine Ansicht darüber nicht zurückzuhalten.

Unter denen, die schon vor Hahnemann Versuche am Gesunden machten, werden noch Coste und Willemin, zwei französische Forscher in Nanzig, erwähnt, aber es ist nicht viel über sie zu berichten. In einer gemeinsamen Schrift „Essais botaniques, chimiques, pharmaceutiques sur quelques plantes indigènes . . .“ (Nancy, 1778) beschreiben sie Versuche am Menschen mit einigen einheimischen Pflanzen, die als Ersatz ausländischer Drogen, insbesondere von Ipecacuanha, China, Sennes u. dgl. dienen sollten, wie Veilchen, Faulbaum u. dgl. Meist sind die Versuchspersonen Kranke und Spitalsinsassen, vielfach wird erwähnt, an was sie sonst leiden, mehrfach wird aber nur davon gesprochen, daß man mehreren Personen ein Pflanzenmittel gereicht habe, ohne zu sagen, ob es sich um tunlichst Gesunde oder auch um Kranke handelt. Jedenfalls geht aus den Mitteilungen hervor, daß man nicht sofort zum therapeutischen Versuch am Kranken überging, sondern zum mindesten meist Personen, die wohl krank waren, jedoch nicht an einem Organ oder einer Verrichtung litten, auf das das zu erprobende, meist im Volke schon übliche, also schon bekannte Mittel wirken sollte. Das war in diesem Falle möglich, da man die Untersuchungen unter dem einen Gesichtspunkt machte, bestimmte fremdländische Heilmittel zu ersetzen. Damit hängt es dann auch zusammen, daß es den Forschern nicht darauf ankam, ein allgemeines Arzneiwirkungsbild einer Pflanze zu bekommen, sie wollten Erbrechen oder Abführen usw. erzielen und gingen auf dies Ziel gerade los, ohne sich viel um andere Erscheinungen zu kümmern, infolgedessen wurde auch nur auf diese Erscheinungen geachtet. Irgendwelche theorétischen Auseinandersetzungen über die Wichtigkeit der Methode finden sich nicht, und auch die Symptomenausbeute ist recht mager, so daß diese Untersuchungen der beiden kaum eine Förderung unseres Problems bedeuten.

Außer den schon Genannten wird gelegentlich als einer derjenigen, die schon Versuche am Gesunden gemacht haben, auch William Withering erwähnt, der bekanntlich die Digitalis in den Arzneischatz durch seine berühmte Arbeit einführte. Seine übrigen Werke sind mir nicht zugänglich gewesen, in seiner Schrift über den Fingerhut („An Account of the Foxglove", Birmingham, 1785, deutsche Übersetzung, Mannheim 1929, C. F. Böhringer u. S.) finde ich nur die kurze Bemerkung: „Die Wurzel, der Stengel, die Blüten und die Blätter haben einen bitteren, krautartigen Geschmack, aber ich konnte nicht finden, daß er übelerregend ist, was man ihm zuschreibt." Hier ist also Withering nicht über das auch sonst seit jeher übliche Kosten hinausgegangen.

Wie ist nun Hahnemanns Verhältnis als Arzneiprüfer zu seinen Vorläufern? Wie wir oben sahen, bezeichnet er Haller als den einzigen, der außer ihm selbst die Notwendigkeit dieser Prüfungen eingesehen habe. Es braucht uns nicht zu überraschen, daß er Gesner, Alexander usw. nicht nennt, aber daß er in diesem Punkt auch von Stoerck keinen Vermerk nimmt, muß aus mehreren Gründen wundernehmen. Ich habe mit Bedacht oben schon Joseph Quarin als einen derjenigen genannt, die in Wien den Anregungen Stoercks folgten und die Mitteilungen Stoercks über den Schierling am Krankenbett nachprüften; offenbar hat er auch später seinen

Bestrebungen wohlwollend gegenübergestanden. Quarin war bekanntlich Hahnemanns Lehrer; wie Hahnemann selbst sagt in seiner kurzen Lebensbeschreibung (S. Haehl, Samuel Hahnemann, Bd. I, S. 13): „Dem Leibarzt von Quarin verdanke ich, was Arzt an mir genannt werden kann.“ Wenn Hahnemann nicht schon früher die aufsehenerregenden Arbeiten kennengelernt hatte, so wird er doch gewiß in Wien 1777 davon erfahren haben, zumal sein verehrter Lehrer so eng damit verknüpft war. Außerdem erwähnt er bei seinen Arzneiprüfungen an vielen Stellen den Namen Stoercks, allerdings meist nicht die von Stoerck an sich selbst gefundenen Erscheinungen, sondern die an Kranken aufgetretenen. Es geht aber jedenfalls aus diesen Anführungen hervor, daß er die Arbeiten Stoercks gekannt hat. Es wäre sinnlos, an der einen Stelle die Kenntnis eines Schriftstellers bewußt abzuleugnen, den man an vielen anderen Stellen immer wieder erwähnt. Das wahrscheinlichste scheint mir zu sein, daß es Hahnemann wie fast allen anderen gegangen ist, indem er über Stoercks Prüfungen am Gesunden hinweggelesen, oder sie ihrer unbedeutenden Ergebnisse halber vergessen, oder diese Kenntnis „verdrängt“ hat. Jedem, der schon schriftstellerisch tätig gewesen ist, wird es wohl schon so ergangen sein, daß er gelegentlich vergißt an einer Stelle bestimmte Namen anzuführen, worüber er sich später wundert.

Aber die Frage ist auch gar nicht sehr wichtig. Man wird nicht sagen können, daß die in diesem Kapitel erwähnten „Vorläufer“ notwendige Vorstufen für das Werk Hahnemanns gewesen seien, ohne die es nicht zustande gekommen wäre. Um das Jahr 1790 wird gewiß manch selbständiger Kopf darüber im klaren gewesen sein, daß es um die Kenntnis der Arzneiwirkungen schlecht bestellt sei, und vielleicht wird hie und da auch noch manch anderer im Selbstversuch Fragen an die Arzneimittel gestellt, aber keine befriedigende Antwort bekommen haben, ebenso wie sie Stoerck und anderen gegenüber das Wichtigste verschwiegen hatten. Das große und unsterbliche Verdienst Hahnemanns besteht gerade darin, daß er nach Art der großen Experimentatoren die richtigen Fragen an die Arzneikörper stellte und sie dadurch zum Sprechen brachte, so daß sie erst ihm die feineren und tieferen Züge ihres Wesens verraten haben.

* * *

Geschichtliches zur Gabenfrage. Anhangsweise seien nun noch einige Worte über die homöopathischen Dosen gesagt. Von einer Geschichte der kleinen Gaben kann man nicht wohl sprechen, denn es herrschte faßt allgemein der Grundsatz: „viel hilft viel“. Meist wurde die Größe der Gabe nur insofern beachtet, daß man sich fragte: „wie viel darf ich geben, um nicht zu schaden?“; dagegen spielte die Frage: „wie wenig darf ich geben, um noch zu nützen?" eine sehr geringe Rolle. Es wurden denn auch in der Tat in früheren Zeiten nicht selten ungeheuer hohe Gaben verabreicht, die auch bei der heutigen Schulmedizin Entsetzen erregen. Arzneivergiftungen waren daher an der Tagesordnung, so daß besonnene Köpfe mit Faust sagen konnten: „So haben wir mit höllischen Latwergen in diesen Tälern, diesen Bergen weit schlimmer als die Pest gehaust." Erschreckt über die „Erfolge" dieser durchgreifenden Behandlung haben sie dann wohl vor großen, d. h. vergiftenden Gaben gewarnt; dem Grundsatz nach aber blieb alles beim alten.

Sobald man jedoch in das Bereich homöopathischer Denkweise kommt, ändert sich das Bild. Bei Hippokrates fanden wir in der Schrift „Die Stellen am Menschen" im Anschluß an das „Similia similibus" Überlegungen über die Reizgröße, wobei auf den Schaden aufmerksam gemacht wird, den starke Reize (Gaben) anrichten können, und gefordert, daß kleinere, dem einzelnen Fall angepaßte Reize (Gaben) verwendet werden. Bei Dioskurides wird bei der Anwendung von Mohn als stuhlanregendes Mittel ausdrücklich die Notwendigkeit kleiner Gaben betont; ebenso sahen wir bei Galen in Fällen von Harnverhaltung erwähnt, daß man dagegen eine kleine Menge Kanthariden verordne. Desgleichen finden wir bei Paracelsus Ansichten über kleine, nicht massive Arzneigaben, die geradezu an die „dynamische" Auffassung der Arzneimittelwirkung im Sinne Hahnemanns erinnern.

Hahnemann aber hat erst die Lehre von der Wirkung kleiner Gaben begründet, womit ich nicht die sog. „Hochpotenzen" meine, sondern die mittleren Verdünnungen, etwa der 3. bis 6. Potenz; ja viele als unwirksam oder wenig wirksam geltende Stoffe hat er erst durch sein Arzneibereitungsverfahren wirksam gestaltet, so daß sie dann, ausgewählt nach dem Simile, ihre Heilkräfte entfalteten. Wie ein verwickelt gebautes Schloß nur durch das „Simillimum" des passenden Schlüssels ohne Kraftaufwand geöffnet wird, so öffnete Hahnemann mit dem Simillimum des Heilmittels die Tür zur Krankheitsheilung mit dem kleinsten Kraftaufwand seiner schwachen Gaben.

V. Zusammenfassung

Von der Urzeit ausgehend sind wir nunmehr bis zu Hahnemann gelangt, dem der nächste Teil gewidmet sein soll. Es ist deshalb wohl hier am Platz, in einer Rückschau auf das nunmehr hinter uns Liegende zu versuchen, einen Überblick über das Gewirr der vielen einzelnen Tatsachen zu gewinnen, sonst droht vielleicht die Gefahr, daß die große Leitlinie mitunter übersehen wird.

Wir fanden, daß in der Frühzeit der menschlichen Geistesentwicklung der Grundsatz der Anteilnahme im Denken und Handeln eine große Rolle spielte, und daß ihr die Ähnlichkeit in irgendeiner Form vielfach zugrunde liegt. Hier lernten wir das erste Simile kennen, das „magische Simile", das im urtümlichen Denken große Teile der Heilkunde beherrscht. Und auch für die junge Philosophie war das Problem der Ähnlichkeit ein Hauptgegenstand des Nachdenkens und ein Erklärungsgrundsatz für viele Erscheinungen.

Fußend auf dem Kern richtiger Naturbeobachtungen, die dem magischen Simile zugrunde liegen, und angeregt durch die Naturphilosophie sowie auf selbstbeobachteten Tatsachen bauend, betrachtete dann auch die griechische Heilkunde der klassischen Zeit zahlreiche Vorgänge unter dem Gesichtspunkt des Simile, und so finden wir in den Hippokratischen Schriften auch schon die Heilung durch Ähnliches ausgesprochen. Hier tritt uns zum ersten Male das „oberflächliche homöopathische Simile" entgegen. Die Betrachtungsweise konnte sich aber damals nicht durchsetzen. Die spätere antike Heilkunde, und insbesondere der Galenismus kennt allerdings auch ein Simile und Contrarium, sie trifft jedoch ihre Entscheidungen nicht auf Grund der Erscheinungen am Kranken wie die hippokratische Heilkunde, sondern von ihren theoretischen Ansichten über die Krankheiten ausgehend.

Erst im 16. Jahrhundert kamen die im Hippokratismus liegenden Gedankenkeime im Werke des Paracelsus zum Treiben, und seine Ausführungen über die „spiritualische" Anatomie der Pflanzen erwecken den Eindruck, als ob er wenigstens theoretisch schon vom oberflächlichen homöopathischen Simile zum echt homöopathischen Hahnemannschen Simile vorgedrungen ist. Jedoch war die Folgezeit den Gedanken des Paracelsus nicht gewachsen; wohl hört man vielfach vom Simile sprechen, aber es handelt sich fast immer um das durch gewisse Bestandteile des paracelsischen Denkens wieder lebendiger gewordene magische Simile oder um das theoretische Simile, das z. T. auf galenischen, z. T. auch wieder auf paracelsischen Anschauungen fußte. Bis auf den heutigen Tag werden jedoch diese verschiedenen Similearten nicht auseinandergehalten, wodurch auch in historischer Hinsicht viel Verwirrung angerichtet worden ist.

Erst im 18. Jahrhundert tritt das magische und theoretische Simile zurück, dagegen haben wir in der Schrift von la Bruguiere (1734) die erste Zusammenfassung alles auf das Simile Bezüglichen im Sinne der damaligen Heilkunde, ohne daß jedoch inhaltlich etwas Neues gebracht wird. Knapp ein Menschenalter später erscheint dann die erste Schrift von Anton Stoerck, der das Problem neu anpackt und nicht nur theoretisch
98 das Simile ausspricht, sondern auch auf seiner Grundlage neue Wege zu

wandeln versucht, wenn auch alles noch ganz keimhaft ist. Erst bei Hahnemann kommt das echt homöopathische Simile, das früher andeutungsweise höchstens bei Paracelsus vorhanden ist, zu klarer Entfaltung.

Es gibt demnach wirklich seit ältesten Zeiten ein Simile, wie besonders die Gegner der Homöopathie häufig gesagt haben; aber es ist dennoch völlig unrichtig, wenn man, wie Seligmann es getan hat, dieses magische Simile nicht vom homöopathischen klar unterscheidet, offenbar, um dadurch das homöopathische zu entwerten und des Aberglaubens zu verdächtigen. Ebenso unrichtig handeln aber auch jene Homöopathen, die, vielleicht um die Homöopathie auch die strengste Ahnenprobe bestehen zu lassen, mit Wohlwollen, ja mit Stolz das Simile als schon in der Urzeit bekannt erwähnen.

Es steht damit wie mit vielen anderen Kulturerscheinungen. Wenn z. B. Primitive sich als Nachkommen von Tieren ansehen, so ist damit weder die moderne Deszendenztheorie vorgeahnt, noch wird diese Theorie dadurch entwertet. — Aus einer Sitte wird im Laufe der Zeit oft ganz etwas anderes. Aus der Sitte der Geschwisterehe, wie sie im alten Ägypten bestand, ist ein strenges Verbot gegen sie geworden, und aus dem früheren Gebot der Blutrache hat sich im Laufe der Jahrtausende ein mit schweren Strafen belegtes Verbot entwickelt. Aber wir achten das Verbot der Blutrache darum nicht weniger als andere Verbote, da sie früher im Gegensatz zum Heute geboten war. Mit anderen Worten: der geschichtliche Zusammenhang mit niederen Stufen der menschlichen Geistesentwicklung sagt nichts gegen den Wert und die Richtigkeit einer heutigen Anschauung. Was von den obenangeführten Beispielen gilt, darf man sinngemäß auch auf das „Similia similibus" anwenden. Es ist für das heutige Simile keine Schande und bedeutet keine Herabsetzung oder gar Widerlegung, daß der Aberglaube an seiner Wiege Pate gestanden hat.

Auch die Prüfung am Gesunden läßt sich schon im Altertume nachweisen. Sie ist mitunter auch in der Neuzeit versucht worden, um dann einige Jahrzehnte vor Hahnemann zum ersten Male von einem Gelehrten zugleich und in Verbindung mit dem Simile zur Grundlage neuer Forschungen gemacht zu werden: von Anton Stoerck. Aber gerade ein Vergleich beider zeigt Hahnemanns Bedeutung im besten Lichte! Was hat Stoerck mit diesen beiden Findlingen anzufangen gewußt? Sie blieben fast unbearbeitet und von anderen kaum beachtet am Wege liegen, während Hahnemann daraus ein Gebäude schuf, dessen Ausgestaltung die Heilkunde noch lange beschäftigen wird!

Schrifttum

Hier seien noch einige im Text nicht erwähnte selbständige Schriften und Aufsätze genannt:

Zu I: Arndt, Rudolf, Biologische Studien. I. Greifswald, 1892.

Schulz, Hugo, Similia similibus curantur. München, 1920.

Zu II: Tischner, Rudolf, Die magische Weltanschauung in „Der Okkultismus". Bielefeld, 1926, Nr. 4.

Zu III: Müller, I. O., Versuch einer geschichtlichen Entwicklung des Heilgesetzes der Ähnlichkeit als Vorkunde zur Geschichte der Homöopathie. „Österreichische Zeitschrift für Homöopathie" 1847, Bd. III.

Dierbach, Joh. Heinr., Die Arzneimittel des Hippokrates. Heidelberg, 1824.

Bier, August, Beiträge zur Heilkunde. Münchner Medizinische Wochenschrift, 1930—31.

Much, Hans, Hippokrates der Große. Stuttgart, 1926.

Israelson, Ludw., Die materia medica des Klaudios Galenos. Dorpat, 1894.

Piper, O., Über Paracelsus in „Medizinische Jahrbücher mit besonderer Berücksichtigung der specifischen Heilmethode". Berlin, 1840—41, Bd. 3 und 4.

Winter, Bemerkungen über das Ähnlichkeitsgesetz, insofern dasselbe in den Schriften des Paracelsus enthalten. „Österreichische Zeitschrift für Homöopathie" 1848, Bd. IV.

Petzinger, I. F. von, Über das reformatorische Moment in den Anschauungen des Theophrastus von Hohenheim. Greifswald, 1898.

Schlegel, Emil, Das homöopathische Prinzip in der allgemeinen Praxis und seine Vertretung durch Paracelsus. Brugg, 1907.

Schlegel, Emil, Paracelsus in seiner Bedeutung für unsere Zeit. München, 1907.

Darmstaedter, Ernst, Arznei und Alchemie, Paracelsusstudien. Leipzig, 1931.

II. TEIL
HAHNEMANN · LEBEN UND WERK

HANS WAPLER
dem Vorkämpfer einer kritischen Homöopathie
freundschaftlich gewidmet

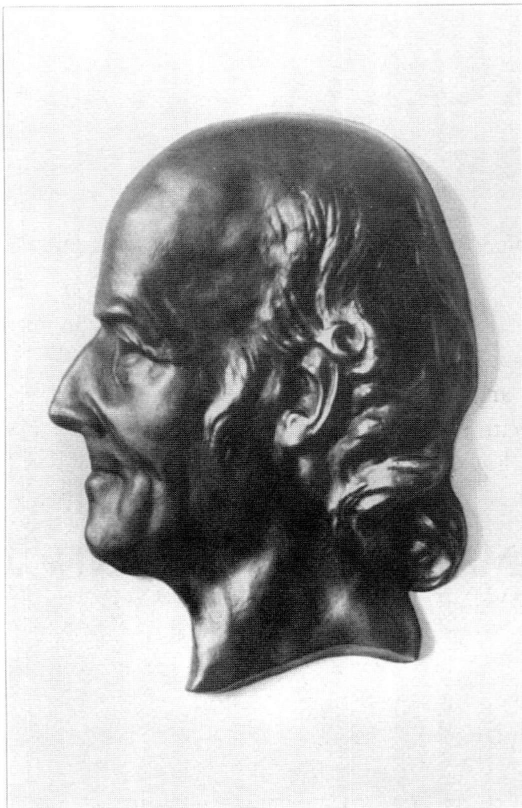

Hahnemann mit 83 Jahren
Bronze-Plakette von P. J. David d'Angers, 1838

I. Einleitung

Die Heilkunde des achtzehnten Jahrhunderts

Der erste Teil dieses Werkes stellte sich die Aufgabe, die Ansichten und Bestrebungen zu schildern, die man als Vorläufer homöopathischer Gedanken ansehen kann, insbesondere was den Hauptgrundsatz der Homöopathie, den Ähnlichkeitssatz, angeht. Im Gegensatz zu der bisherigen Anschauung, daß die Homöopathie von alten Ahnen stamme, kamen wir zu dem Ergebnis, daß der homöopathische Similesatz etwas wesentlich anderes besagen will als die verschiedenen anderen Similearten, die wir unterscheiden konnten. Es besteht also mit ihnen nur eine oberflächliche Namensgleichheit. Eine Wesensverwandtschaft mit der Hahnemannschen Homöopathie in dem Sinne, daß die Arzneimittelwahl auf Grund der Ähnlichkeit zwischen Krankheitserscheinungen und bei Arzneimittelprüfungen am Gesunden auftretenden Erscheinungen erfolgt, fanden wir nur bei Anton Stoerck, und auch da nur kurz angedeutet.

Im vorliegenden Teil dieser „Geschichte der Homöopathie" stehen wir also jetzt vor der Aufgabe, das Werk Hahnemanns, des Gründers der Homöopathie, zu schildern, zu verstehen und auch zu werten, vor der Aufgabe, das Werden der geistigen Schöpfung eines bedeutenden Mannes und seinen Einfluß auf ein Gebiet der menschlichen Kultur darzustellen.

Wer nicht auf dem Boden einer streng chemisch-physikalischen Auffassung der Welt steht und im Weltablauf nicht nur die Wirkungen mechanischer Kräfte sieht, die sich grundsätzlich nach dem Gleichwert der verschiedenen Energien berechnen lassen, wird nicht den Anspruch erheben und den Versuch machen, das Wirken eines großen Mannes ursächlich aus Früherem abzuleiten, wie der Physiker die Bahn eines Gestirnes oder Geschosses aus den ihm bekannten Werten berechnen kann.

Damit braucht man jedoch noch nicht in das Gegenteil zu verfallen und jede schöpferische Leistung als etwas Irrationales aufzufassen, das jeglicher verstandesmäßigen Erforschung unzugänglich ist.

Fruchtbringender und der Wirklichkeit näher als diese beiden überspitzten Ansichten wird der Standpunkt sein, der einerseits eine Einwirkung der Umwelt, im weitesten Sinne verstanden, zugibt, anderseits aber die Freiheit des Einzelwesens betont, wenn sie auch nur eine bedingte ist. Von diesem Standpunkt aus wird der Geschichtsschreiber seine Aufgabe darin sehen, die Vorgeschichte des in Frage stehenden Gebietes und die Lage bei Auftreten des Mannes zu schildern in dem Sinne, daß er damit — logisch gesprochen: Bedingungen, psychologisch betrachtet: Beeinflussungen und Anregungen aufzeigt, die der Mensch erfahren hat. Die Ergebnisse dieser von außen kommenden Einwirkungen lassen sich weder vorhersagen noch nachträglich „erklären", sondern bestenfalls verständlich machen. Wie die Tomate den köstlichen Liebesapfel aus denselben Stoffen aufbaut, aus denen die nahverwandte Tollkirsche die nicht weniger schönen, aber todbringenden schwarzen Beeren bildet, ohne daß wir über das Wie? etwas wissen, so bleibt für uns auch der schöpferische Vorgang, durch den ein großer Mensch aus Beeinflussungen aller Art sein eigenes Gedankenwerk bildet, in undurchdringlichem Dunkel. Die Einwirkungen aber, die er in seinem eigenen Werk verarbeitet, gilt es kennenzulernen.

Letzten Endes geht die Kette der geistigen Beeinflussungen ins Unendliche zurück; hier kann es sich nur darum handeln, die Hauptsysteme der Medizin kurz kennenzulernen, die im letzten Viertel des achtzehnten Jahrhunderts noch lebendig waren, mit denen sich jeder auseinandersetzen mußte, falls er nicht ewiger Schüler seines Lehrers bleiben wollte.

Wenn im folgenden versucht wird, die Heilkunde des achtzehnten Jahrhunderts, den Nährboden Hahnemanns, kennenzulernen, so muß man sich über eins von vornherein klar sein. Es ist außerordentlich schwer, sich ein einwandfreies Bild von dem Zustande der Heilkunde einer früheren Zeit zu machen. Gilt dasselbe auch von sonstigen vergangenen Zeiten und Ereignissen, so doch in besonderem Maße von der Medizin, von dem Denken und Heilen großer Ärzte. Soweit ein Arzt seine Grundsätze schriftlich der Mit- und Nachwelt bekannt gemacht hat, scheint es nicht so schwer, über seine Bedeutung als Mediziner und Arzt ins klare zu kommen, wenn natürlich auch wie auf allen Gebieten der Geistesgeschichte der Menschheit die Gefahr besteht, daß weniger der Geist der damaligen Zeit uns aus der geschichtlichen Darstellung entgegenstrahlt als der Geist des Forschers, und infolgedessen gewisse Seiten übersehen, andere dagegen überbetont und mißverstanden erscheinen. Bei der Beurteilung eines berühmten Arztes besteht aber noch eine andere Schwierigkeit: der oft vorhandene starke Gegensatz und Widerspruch zwischen seinen ärztlichen Taten und seinen wissenschaftlichen Werken; man wird oft sagen können: Seine „Taten" waren besser als seine „Werke"! Während er in den wissenschaftlichen Werken bestrebt war, ein System aufzubauen, das er dann zu Tode jagte, gilt von seinen ärztlichen Taten, daß er manchen Kranken dem Tode abjagte, indem er mehr dem gesunden Menschenverstand und dem ärztlichen Blick gehorchte als seinem System.

Dem großen Arzt aber flicht man wie dem Mimen meist keine Kränze, ja dem Arzte noch weniger, da seine Taten nicht auf offener Bühne, sondern im stillen Krankenzimmer vor sich gehen und sich deshalb sein Wirken in viel höherem Grade der Beurteilung entzieht. Über dieses stille Wirken wissen wir meist herzlich wenig Genaueres, und was wir vom einzelnen Falle erfahren, ist deshalb so schwer zu beurteilen, weil wir meist nicht wissen, um welche Krankheit es sich gehandelt hat; denn die damaligen Krankheitsnamen sagen uns oft sehr wenig. In fast allen Fällen erhalten wir auch kein klares Bild der vorliegenden Krankheitserscheinungen, indem nur einige hervorstechende Eigenheiten des Falles kurz erwähnt werden. Wir wollen nicht wissen, daß ein Kranker „Verstopfungen der Gefäße im Unterleib" hatte; wir wollen genau die vorliegenden Klagen und Befunde kennenlernen. Meist hören wir nur derartige durch die Brille der jeweiligen Theorie gesehenen „Diagnosen". Dazu kommt dann außerdem noch, daß der größte Teil der heutzutage üblichen Untersuchungsarten damals noch unbekannt war. Man kannte weder das Behorchen noch das Beklopfen des Körpers; erst sehr spät setzten sich diese Verfahren durch. So hielt z. B. auf der Naturforscherversammlung in Wien 1832 ein Dr. T. Müller einen Vortrag über das Hörrohr und empfahl es besonders bei Krankheiten der Brusthöhle. Max Neuburger macht in seiner Schrift „Die Wiener medizinische Schule im Vormärz" (Wien, 1921) dazu die Bemerkung: „Von der Einführung der Stethoskopie in der Klinik war man noch sehr weit entfernt."

Infolge dieser für uns meist recht mangelhaften Diagnosen ist es natürlich auch schwer, ein klares Bild über den Wert oder Unwert der angewendeten Heilmaßnahmen zu erhalten.

Manches erfährt man über Behandlung eines Kranken aus Lebensbeschreibungen und Briefen der Zeit; aber auch diese Quelle ist nicht sonderlich ergiebig, zumal da genaue Beschreibungen der Beschwerden meist fehlen. Außerdem fließt die Quelle oft recht trübe; denn der Kranke wird meist nicht viel Klärendes über die Art der Krankheit sowie über die Art der Behandlung mitteilen.

Nach diesen Vorbehalten soll nun versucht werden, die Heilkunde des 18. Jahrhunderts, aus der die Homöopathie erwachsen ist, in ihren Hauptvertretern kurz zu schildern.

Das Aufblühen der anorganischen Naturwissenschaften im 16. Jahrhundert übte auch einen starken Einfluß auf die Heilkunde der Zeit aus und führte im 17. Jahrhundert zu den zwei Schulen der Iatrophysiker und Iatrochemiker. Erstere wollten tunlichst alle Erscheinungen des Lebens auf 103 physikalische Vorgänge zurückführen, wobei sie insbesondere an die größte Entdeckung der Zeit, die des Blutkreislaufes durch den Engländer Harvey, anknüpften. So erklärte man das Fieber durch die infolge des schnellen Pulses erhöhte Reibung an den Gefäßwänden. Wie es fast immer zu gehen pflegt, überspannte man diese neuen Erklärungsgrundsätze, so daß diese voreilige Anwendung am Krankenbett unfruchtbar, ja unheilvoll war. Im wesentlichen dasselbe gilt von der zweiten Richtung, den Iatrochemikern, welche die noch ganz in den Kinderschuhen steckende Chemie auf die Heilkunde anzuwenden strebten, in voreiliger Weise die Krankheitserscheinungen auf Störungen chemischer Art zurückführten und ebenso voreilig dann auf Grund chemischer Überlegungen zu beeinflussen suchten. Beides konnte nur zu Gewaltsamkeiten in Theorie und Praxis führen.

Um 1700 setzten denn auch Bestrebungen ein, die Einseitigkeiten dieser Systeme zu vermeiden oder wenigstens zu mildern. Drei Mediziner der Zeit sind es hauptsächlich, die sich diese Aufgabe stellten: Stahl, F. Hoffmann und Boerhaave. Sie alle drei beeinflußten die Heilkunde des 18. Jahrhunderts aufs stärkste.

Als erster sei Georg Ernst Stahl (geboren in Ansbach 1660, lange Professor in Halle, gestorben in Berlin 1734) behandelt, da er früher als der gleichaltrige Friedr. Hoffmann zusammenfassende und einflußreiche Werke veröffentlicht hat, insbesondere seine „Theoria medica vera" (Halle, 1707). Obwohl die beiden anderen wohl die größeren Ärzte waren, so war doch der Einfluß Stahls auf die Heilkunde ein weiterreichender, was auch darin zum Ausdruck kommt, daß noch 1830 sein Hauptwerk ins Deutsche übersetzt wurde und etwa 30 Jahre später eine mehrbändige Ausgabe seiner Werke im Französischen erschien.

Stahl ist der Begründer des „Animismus" und damit indirekt auch der große Erneuerer des Vitalismus, und jede vitalistische Richtung in der Heilkunde wird in irgendeiner Form an seine Grundanschauungen anknüpfen, auch wenn der heutige Vitalismus, wie er insbesondere durch Driesch ausgebildet ist, in logischer Beziehung wesentlich klarer durchgearbeitet worden ist.

Nach Stahl beherrscht die bewußte, vernünftige Seele den Körper; der Mechanismus ist ihr vollkommen untergeordnet und seine Verrichtungen sind von ihr geleitet. Auch die Gesundheit und dementsprechend auch die Entstehung und der Verlauf der Krankheiten hängt von der Seele, dem Urgrund des Lebens ab. Stahl faßte die Krankheitserscheinungen als die von der Seele geleiteten Heilbestrebungen auf. Er sagt über die den Körper
 beherrschende Seele, daß sie „durch ihre Mängel nicht nur den Krankheiten

den Zugang eröffnet, sondern auch durch irgendeine Kraft ihr ungehindertes Fortschreiten aufhält." (Theoria medica vera II, S. 39[1].)

Die Seele erhält den Körper durch Anregung und Regelung der Bewegungen gesund. Die Hauptkrankheitsursache ist nach ihm die Vollblütigkeit (Plethora), auf sie werden die meisten Krankheiten zurückgeführt. Dementsprechend verwendet er den Aderlaß recht häufig; aber gerade bei den Krankheiten, in denen er sonst zu dieser Zeit und auch später mit Vorliebe verwendet wurde, den entzündlichen Krankheiten, insbesondere der Lungen- und Rippenfellentzündung, lehnte er ihn ab.

Von den Anhängern Stahls war in der zweiten Hälfte des Jahrhunderts einer der bekanntesten Ernst Platner in Leipzig, von ihm wird wohl Hahnemann den Stahlschen Vitalismus kennengelernt haben.

Stahls großer Nebenbuhler war Friedrich Hoffmann in Halle (1660—1742), in vielem sein Gegenstück; war Stahl Gelehrter und schwerblütig, so war Hoffmann Weltmann und Lebenskünstler. Der Neigung der Zeit nachgebend, stellte auch er ein System auf, das vielfach widerspruchsvoll war, und das nicht seine bedeutendste Leistung darstellt. Im wesentlichen war sein System ein mechanistisches, es war aber überbaut von einigen Leibnizschen Gedanken. Der eigentliche Träger des Lebens ist der in dem ganzen Weltall verbreitete Äther; indem er nun den Leibnizschen Begriff der „Monade" einführte, schrieb er jeder „Äthermonade" die Idee des Zweckes zu. Dabei bedachte er nicht, daß er damit ja den mechanistischen Grundpfeiler seines Systems wieder aufhob.

Im Körper spielte der „Nervenäther" eine große Rolle. Das Leben besteht im Kreislauf des Blutes, und die Hauptfähigkeit des lebenden Körpers ist der Tonus, die Fähigkeit, sich zusammenzuziehen und zu erschlaffen. Dementsprechend sind Krampf und Erschlaffung die wichtigsten Begriffe in seiner Krankheitslehre, daneben noch die Vollblütigkeit, die jedoch nicht so im Vordergrunde steht wie bei Stahl. Seine Hauptbedeutung liegt in seiner Tätigkeit als Arzt; er ist einer der glücklichsten Ärzte gewesen, die wir kennen.

In der Behandlung legte er großen Wert auf den Magen-Darmkanal, besonders der Magen sei immer zu beachten. Infolgedessen ist er auch

[1] Von der Seele heißt es: „Quae non solum defectibus seu morbis aditum pandit, sed etiam qualicunque vigore liberum eorum progressum inhibet." Die gleiche Ansicht wird auch Seite 23 ausgesprochen: „Dum hoc autem non ita contingit, sed potius deficit huius conservationis atque restitutionis optatus successus, huic ita segniter agente, imo actiones has plane destituenti, unice imputandam esse culpam non autem ulli materiali vitio, satis luculentum esse potest." Hier wird also ausdrücklich die Ursache der Krankheiten nicht im Körperlichen gesucht, sondern im Seelischen.

ein Freund der Ausleerungskuren, er wendet sie aber nicht so einseitig und unermüdlich an wie einige Spätere. Im übrigen ließ er sich bei der Behandlung wenig von seinen Theorien leiten, sein Führer war der gesunde Menschenverstand. Großen Wert legte er darauf, durch seine Maßnahmen den Kranken nicht zu schwächen. Durch seine zahlreich veröffentlichten Krankengeschichten hat er bis zum Ausgang des achtzehnten Jahrhunderts auf viele Ärzte gewirkt.

War Stahl der Theoretiker, als welcher er den größten Einfluß ausgeübt hat, und war Hoffmann der Hauptsache nach Arzt, so steht wohl bei dem dritten Großen, bei Boerhaave (1668—1738) in Leyden, die Lehrtätigkeit im Vordergrunde seines Wirkens; Leyden war durch ihn der medizinische Hörsaal Europas geworden.

Boerhaaves Theorie baute sich auf den damals neuen anatomischen Untersuchungen der Anatomen Leuwenhoek und Ruysch auf, woraus sich die im wesentlichen mechanistische Grundlage seiner Theorie erklärt. Entzündungen wurden darauf zurückgeführt, daß die Blutkörperchen, wenn sie irgendwo in zu großer Menge auftreten, dann die Gefäße verstopfen. Diese „Verstopfungen“ spielten eine große Rolle in der Heilkunde des achtzehnten Jahrhunderts. Daneben kennt Boerhaave hauptsächlich „Schärfen“, die ursprünglich auch mechanisch gedacht waren, indem man sich vorstellte, daß gewisse veränderte Bestandteile der Gewebe und des Blutes eine kantige Gestalt erhalten und dadurch „Schärfen“ bekommen hätten. Allmählich wurde jedoch der Begriff mehr chemisch aufgefaßt, und man unterschied eine ganze Anzahl Schärfen, wie eine „saure“, „alkalische“, „salzige“, „ölige“.

August Friedrich Hecker, der die Auswirkungen dieses Systems noch zu seiner Zeit erlebt hatte, sagt in seiner geschichtlichen Schrift „Die Heilkunde auf ihrem Wege zur Gewißheit“ (Erfurt, 2. Aufl. 1805): „Es bleibt unbegreiflich, wie ein Mann von Boerhaavens Scharfblick und weitumfassendem Geiste . . . eine solche Theorie aufstellen konnte, die aus lauter willkührlichen Behauptungen zusammen gesetzt ist!“

Glücklicherweise entsprach die Praxis nicht dieser Theorie. Die Ausleerungsbehandlung zur Entfernung der Schärfen spielte allerdings eine große Rolle, andere Gesichtspunkte aber hinderten die ungehemmte Anwendung der Theorie. Boerhaave war zu sehr Arzt, um nicht rein ärztliche, dem einzelnen Fall angepaßte Verfahren anzuwenden; die Erhaltung der Kräfte des Kranken und seine Stärkung standen im Vordergrunde der Behandlung.

Anders lag es natürlich bei der großen Menge seiner Anhänger, zumal soweit sie nicht seine persönlichen Schüler gewesen waren. Besonders die unselbständigen Köpfe nahmen sich als bequemen Leitstern die leicht zu erlernende Theorie, nach der sie dann schematisch handelten, anstatt auf Grund selbständiger Beobachtung der Kranken.

Diese drei Systeme waren auch im letzten Viertel des achtzehnten Jahrhunderts noch durchaus lebendig; jeder Arzt, der sich nicht blindlings der Meinung seines Lehrers anschloß, mußte sich mit ihnen auseinandersetzen.

Über die Umbildungen und Neuerungen in Hahnemanns Frühzeit kann hier, abgesehen von John Browns Lehre, nur in äußerster Kürze gesprochen werden. Ich erwähne von solchen Lehren die von dem gefeierten Lehrer an der Wiener Hochschule, Maximilian Stoll (1742—1788). Stoll suchte, auf Hippokratischen Grundsätzen aufbauend und unter Beobachtung der Umwelt, insbesondere der Witterung, tiefere Einblicke in das Wesen und Werden der Krankheiten und vorzugsweise das Entstehen der Seuchen zu erlangen. Er war einer der berühmtesten Ärzte und Lehrer seiner Zeit, aber was seine Behandlung angeht, enttäuscht er doch durch die Eintönigkeit, mit der er die Brech- und Abführmittel bevorzugt, von der Anschauung ausgehend, daß die Gallenkrankheiten die größte Bedeutung hätten. (M. Stoll, Ratio medendi, pars I—VII, Vind., 1777—1790).

Etwa gleichzeitig traten L. P. Kämpf und sein Sohn Johann Kämpf (1726—1787) auf, die die meisten Krankheiten auf Stockungen und Verstopfungen der Blut- und Lymphgefäße im Unterleib zurückführten, die sie mit Klistieren bekämpfen zu müssen glaubten. Viele ihrer Kranken durften sich rühmen, Tausende von Klistieren „genossen" zu haben.

Die Entdeckung des Sauerstoffes führte zum System der sog. „antiphlogistischen Medizin", in dem sowohl der Überfluß als auch der Mangel an Sauerstoff Krankheiten erzeugen konnte. Dementsprechend wurde dann auch in den Krankheiten, denen angeblich Mangel an Sauerstoff zugrunde lag, Sauerstoff angewendet, aber vielfach nicht in der Form von wirklichem Sauerstoff, sondern auch wieder mittels rein erdachter angeblicher Sauerstoffbehandlung. So führte man z. B. die Wirkung des Quecksilbers bei Syphilis auf den Sauerstoff zurück. In ähnlicher Weise wurde auch die neu entdeckte Galvanische Elektrizität in Theorie und Praxis überschätzt. Auch an den von Mesmer entdeckten „tierischen Magnetismus", der von 1775 an die ärztliche Welt bewegte, sei kurz erinnert.

Ein System jedoch verdient hier aus mehreren Gründen eine etwas eingehendere Behandlung, das des berühmten Schotten John Brown (1735—1788). Seine erste Schrift „Elementa medicinae" erschien 1780, in Deutschland jedoch gewann das System erst in den neunziger Jahren großen Einfluß, der zeitweise außerordentlich stark war, aber so schnell, wie er gewachsen war, auch wieder zusammenschrumpfte.

Brown fußt, auf den physiologischen Forschungen des berühmten Dichters und Arztes Albrecht von Haller, der als erster ausgedehnte Versuche über die Grundeigenschaft des Lebens, die Reizbarkeit, angestellt hatte. Er kam dabei zu dem Ergebnis, nur der Muskel sei reizbar (irritabel), während der Nerv empfindlich (sensibel) sei. Damit war der Begriff der Reizbarkeit in wenig glücklicher Weise stark eingeengt, indem er nur den Geweben zugesprochen wurde, die sich auf einen Reiz hin zusammenzogen. Man sieht, nebenbei bemerkt, daraus, wie die Physiologie damals noch in den ersten Anfängen steckte.

Immerhin gestattete diese Unterscheidung, eine gewisse Ordnung der Erscheinungen am menschlichen Körper vorzunehmen, so daß sie großen Anklang fand und auch der Schotte Brown auf ihr sein System der Heilkunde aufbaute. In großem Wurf, wenn auch gewaltsam, übertrug er diese neuen Erkenntnisse auf die Heilkunde. Der Reiz wurde zur Grundlage des gesamten Lebens gemacht; eine gewisse mittlere Reizmenge erzeugt die Gesundheit; wird die Reizmenge stärker, so entstehen die „sthenischen" (sthenos = die Stärke) Krankheiten, sind sie zu schwach, die „asthenischen". Brown will alles ursächlich erklären, und er leugnet dementsprechend auch die Naturheilkraft. (S. J. Browns Sämtliche Werke, herausgegeben von Andr. Röschlaub, Bd. 3, 1807, S. 279.)

Eine genauere Diagnose zu stellen, ist unnötig; man braucht bloß festzustellen, ob man es im vorliegenden Falle mit einer sthenischen oder asthenischen Krankheit zu tun hat. Brown schätzt deshalb auch die pathologische Anatomie nicht hoch.

Asthenische Krankheiten werden mit Stärkungsmitteln behandelt, wie Fleischbrühe, Wein, Kampfer, Opium, das für Brown das größte Reizmittel ist. Die sthenischen Krankheiten müssen mit Schwächungsmitteln behandelt werden, in erster Linie mit Aderlaß und Blutegeln, außerdem mit Hungern, Abführ- und Brechmitteln. Die Einteilung ist oft recht gewaltsam und willkürlich, und vielfach sind es dieselben Behandlungsmethoden wie früher, nur unter anderer Flagge.

Der große Erfolg der Lehre erklärt sich wohl z. T. daraus, daß sie scheinbar wissenschaftlich auf den neuen Ergebnissen der Physiologie fußte, und insbesondere durch die verführerisch große Einfachheit, das ärztliche Handeln zu bestimmen. Daß bei dieser Einteilung die größten Willkürlichkeiten unterliefen, übersah man in der ersten Begeisterung.

Abgesehen davon, daß die Brownsche Lehre gerade herrschend war, als sich die Homöopathie ausbildete, wodurch es naheliegt, Vergleiche anzustellen, sind einige Stellen in Browns Werken für uns von besonderem Belang.

In den „Elements of medicine“ (new edition, London, 1795) lesen wir auf Seite 290, § CCLII und CCLIII in etwas freier Übersetzung:

CCLII. „Als Heilmittel bei den sthenischen Erkrankungen dienen die Reize, die, wenn ihre Wirkung zu stark ist, gerade diese Erkrankung hervorrufen können. Sie wirken aber zur Heilung angewendet mit so herabgesetzter Stärke, daß sie eine geringere Reizung hervorbringen, als die Gesundheit erfordert, d. h. sie erweisen sich als schwächend.“

CCLIII. „Die Einwirkungen, die denselben Erfolg bei den asthenischen Erkrankungen haben [nämlich den heilenden Erfolg], sind solche, die, wenn ihr Reiz zu schwach ist, diese Erkrankungen erzeugen. Zur Vollbringung der Kur müssen sie so angewendet werden, daß sie eine höhere Erregung erzeugen, als sie mit dem Zustand der Gesundheit verträglich ist, daß sie also reizen[2].“

Das ist nicht ohne weiteres verständlich und bedarf wohl einiger Erklärungen. Aus manchem geht hervor, daß Brown, wenn er über Reize spricht, meist an die natürlichen Reize der Umwelt denkt, wie Temperatur, Feuchtigkeit, Nahrung, Licht usw. Bei diesen besteht ein Zustand der mittleren Reizmenge — man denke an die Temperatur, die auf ein Lebewesen wirkt, oder an das Licht in seiner Wirkung auf Pflanzen —, der der Gesundheit am zuträglichsten ist; ein Weniger setzt die Lebensverrichtungen herab und macht krank, ein Mehr reizt und erzeugt schließlich eine Überreizung und Krankheit. An die Wirkung der Arzneimittel, bei denen es ja eine „normale“ Einwirkung, die in dieser Art und Weise zwischen zwei Extremen liegt, nicht gibt, denkt Brown offenbar meist kaum.

Hier kommt es mir nicht darauf an, die Richtigkeit dieser Sätze zu erörtern, sondern auf die Bemerkung, daß dasselbe Mittel, das eine bestimmte Krankheitsart erzeugt, diese auch heilt. So ausgesprochen sieht es aus wie das Hahnemannsche „Similia similibus“; es ist aber doch anders zu verstehen. Diese Sätze stellen nur in ganz allgemeiner Weise fest, daß Reize, die bei einer gewissen Krankheitsgattung Heilmittel sind, in der entgegengesetzten Reizphase schädlich wirken und gerade die Krankheitsgattung erzeugen, gegen die sie als Heilmittel anzuwenden sind.

Der der Behandlung zugrunde liegende Satz ist aber nicht das „Similia similibus“, sondern das „Contraria contrariis“, indem die asthenischen

---

[2] CCLII. The remedies that effect the cure of sthenic diathesis, are the powers, which, when their stimulant operation is excessive, produce that very diathesis; but which, in effecting a cure, act with such diminished force, as to produce less excitement than health requires, or to prove debilitating.

CCLIII. The powers which produce the same effect in the asthenic diathesis, are those that, when their stimulus is too weak, produce that diathesis. In effecting a cure, they must be applied so as to produce higher excitement than is consistent with the state of health, or so as to stimulate.

Krankheiten mit Mitteln behandelt werden, die stärkend wirken, und entsprechend die sthenischen mit solchen, die schwächen. In seiner groben Verallgemeinerung hat der Brownsche Grundsatz nur eine sehr oberflächliche Ähnlichkeit mit dem homöopathischen, und zwar, wenn man so will, mit dem „heuristischen Simile“, von dem wir noch später hören werden.

Die „Elementa medicinae“ erschienen zuerst 1780, und sie enthalten schon dieselben Sätze; es besteht also die Möglichkeit, daß Hahnemann durch sie angeregt worden ist, derartigen Beziehungen nachzugehen, oder zum mindesten in eigenen Ansichten dieser Art bestärkt worden ist, wenn er allerdings auch dem „Similia similibus“ einen anderen, vertiefteren und verfeinerten Sinn gab, indem er aus einem ganz allgemeinen physiologischen Satz einen individualisierenden pharmakologischen machte.

Genauer betrachtet ist demnach der Sinn der Brownschen Sätze so verschieden von dem „Similia similibus“ Hahnemanns, daß man Brown nicht als Vorläufer betrachten kann; aber wenn Hahnemann diesen Sätzen auf dem Gebiete der Arzneiwirkungen nachging, so konnte er wohl zu seinem eigenen Similesatz gelangen. Insofern muß Brown in einer Geschichte der Homöopathie genannt werden.

Die Wirkung Browns begann in Deutschland im letzten Jahrzehnt des achtzehnten Jahrhunderts fühlbar zu werden, demselben Jahrzehnt, in dem Hahnemann sein „Similia similibus“ zum ersten Male ausgesprochen hat. Wie sehr für einige Zeit das Brownsche System in Deutschland die Ärzte beherrschte, zeige nur eine Anführung. Fried. W. v. Hoven, ein Jugendfreund Schillers und seiner Zeit berühmter Arzt, schreibt in seinen Lebenserinnerungen (angeführt nach E. Ebstein, „Ärzte-Memoiren“, Berlin, 1923, S. 124):

„Welche Sensation hat nicht das Brownsche System bei seiner Erscheinung gemacht! Haben ihm nicht alle erfahrenen Ärzte so gut wie die jüngeren gehuldigt? Haben sie nicht ihr früheres Wissen als eitlen unnützen Quark gegen die Brownsche Lehre vertauscht?“

Man sieht, wie groß die Begeisterung über das System, das als erstes auf den berühmten reizphysiologischen Untersuchungen A. v. Hallers aufzubauen schien, bei seinem Erscheinen war. —

Daß in der Tat die Zeitgenossen gerade deshalb dem Brownschen System zujubelten, weil es als „wissenschaftlich“ galt, sagt der eben erwähnte Hoven in folgenden Worten: „Denn ob ich gleich den Werth dieses Systems am Krankenbette bald zu würdigen wußte, so studierte ich es doch als Werk eines wahrhaft philosophischen Geistes und als das erste System, von dem man sagen kann, daß es ein echt wissenschaftliches,

d. h. aus einem höchsten, obgleich falschen Prinzip, hergeleitet war." (A. a. O., S. 118.)

So hatten denn diese Kranken wenigstens das schöne Bewußtsein und die „nie wiederkehrende Gelegenheit", auf wissenschaftliche Weise zu sterben, statt eines simpeln empirischen Todes wie die anderen!

Der bedeutende Geschichtsschreiber der Heilkunde Kurt Sprengel, der das System selbst als jüngerer Arzt erlebt hatte, urteilte als alter Mann allerdings wesentlich anders über Brown als Hoven, und man wird ihm, dem auf überragender historischer Warte Stehenden, wohl zustimmen dürfen, wenn er, nach Anführung der ungeheuren Gaben Opium, die gewiß den Kranken ruhigen Schlaf gaben, so ruhigen, daß sie das Aufwachen vergaßen, als Endurteil über das Brownsche System schreibt:

„Doch es sind der Beweise genug, daß die leidende Menschheit sich nicht leicht roheren Händen anvertrauen, daß die Kunst Krankheiten zu heilen, nicht verkehrter vorgetragen werden, daß wahre Wissenschaft nicht mehr zurückgesetzt werden konnte, als von diesem schottischen Reformator." (Versuch einer pragmatischen Geschichte der Arzneykunde, Halle, 3. Aufl., 1828; Bd. V, Th. 1, S. 463.)

Es war im Jahre 1796, als gerade „alle Ärzte" die Brownsche Flagge gehißt hatten, als die Homöopathie zum ersten Male schüchtern Einlaß in das Reich Äskulaps begehrte. Ehe wir jedoch ihr Werden und Auftreten verfolgen, seien noch einige Blicke auf die nächsten Jahrzehnte geworfen; wir lernen damit die Heilrichtungen kennen, die nach dem Absterben des Brownschen Systems zur Herrschaft gelangten.

Die Herrlichkeit des Brownschen Systems dauerte nicht lange; es wurde schon Anfang des 19. Jahrhunderts in Deutschland durch die „Erregungstheorie" abgelöst, die von Röschlaub und Markus in Bamberg aus dem Brownschen System entwickelt wurde, indem sie gewisse besonders krasse Einseitigkeiten milderten.

Zu derselben Zeit etwa wurde, von den Brownschen Ansichten ausgehend, in Italien von Rasori das sog. System des „Contrastimolo" (Gegenreiz) aufgestellt. Auf die Theorie einzugehen, würde zu weit führen; hier soll nur eine Krankengeschichte erwähnt werden. Ein „robuster" Mann war am zweiten Tage einer Lungenentzündung in die Klinik aufgenommen, die Behandlung bestand aus großen und häufigen Aderlässen und großen Gaben Fingerhut. In 14 Tagen wurden 15 Pfund Blut gelassen und 220 Gran Digitalis gegeben. Der Mann muß offenbar sehr robust und die Krankheit an sich unbedeutend gewesen sein, denn erst am 14. Tage erlag er diesen Angriffen. (Sprengel, a. a. O., VI, Th. 2, S. 52.)

Die Erregungstheorie wurde denn auch bald abgelöst von der naturphilosophischen Schule, die von dem berühmten Philosophen Schelling ausging, der nicht auf nüchterner Beobachtung und darauf aufbauendem kritischen Denken fußend Naturwissenschaft betreiben wollte, sondern es unternahm, mit reinem Denken die „Natur zu konstruieren". (Der erste Satz seines „Ersten Entwurfs eines Systems der Naturphilosophie", Jena—Leipzig, 1799, lautet: „Da über Natur philosophieren so viel heißt, als die Natur schaffen, so muß vorerst der Punkt gefunden werden, von welchem aus die Natur ins Werden gesetzt werden kann.")

Einige Bemerkungen müssen genügen, diese Bewegung ins rechte Licht zu setzen. Sprengel kennzeichnet die Ansicht von Markus, der mittlerweile „Naturphilosoph" geworden war, über das Fieber folgendermaßen: „Nach Markus entstehen Fieber und Entzündungen von dem abnormen Hervortreten des ersten oder magnetischen Moments in der zweiten oder elektrischen Dimension, unter welche er die Gefäßtätigkeit, insonderheit die arterielle rubriciert." (Sprengel, VI, 2, S. 16.)

Ich glaube, man wird den Eindruck haben, daß es den damaligen Kranken lieber gewesen wäre, nach altbewährter Erfahrung gesund zu werden, als nach dieser Philosophie zu sterben!

Zu gleicher Zeit trat in Frankreich Broussais (1772—1838) auf. Er führte fast alle Krankheiten auf Entzündungen zurück; besonders nimmt er meist Entzündungen im Magen und in den Gedärmen an. Diese Entzündungen müssen mit entzündungswidrigen Mitteln bekämpft werden, unter denen das wichtigste die Blutegel sind, die er seinen Kranken zu mehreren Dutzend auf einmal setzen ließ. Man spricht in bezug auf diese Richtung auch von „Vampyrismus".

Doch wir wollen gerecht sein! Wenn uns auch Hoven eben berichtete, daß „alle erfahrenen Ärzte" Brown folgten, und die jüngeren natürlich nicht minder, so wollen wir nicht solche Pessimisten sein. Mögen die Ärzte, die wie die Fliegen aufs Licht auf jede neue Theorie zuflogen, auch in der Mehrzahl gewesen sein, so gab es doch gewiß auch andere, die diese Höhenflüge der Theorie, als zu luftig, nicht mitmachten, sondern, so gut es ging, versuchten, auf der Erfahrung bauend, den gesunden Menschenverstand zu Wort kommen zu lassen, und die nicht einen Kranken mit Lungenentzündung, sei es nach Brown, Rasori oder Broussais, fast ausbluten ließen und, wenn er sich darauf merkwürdigerweise nicht frischer und kräftiger fühlte, dann wieder tüchtig zur Ader ließen und das Spiel fortsetzten, bis er nicht mehr blutete, — weil nichts mehr da war. Von den verständigen Praktikern erzählt die Geschichte wenig; sie waren meist Männer der Tat und nicht der Phantasie und Feder. Mag es deren
112 nun sehr wenige oder mehr gegeben haben, darüber, daß die Heilkunde der

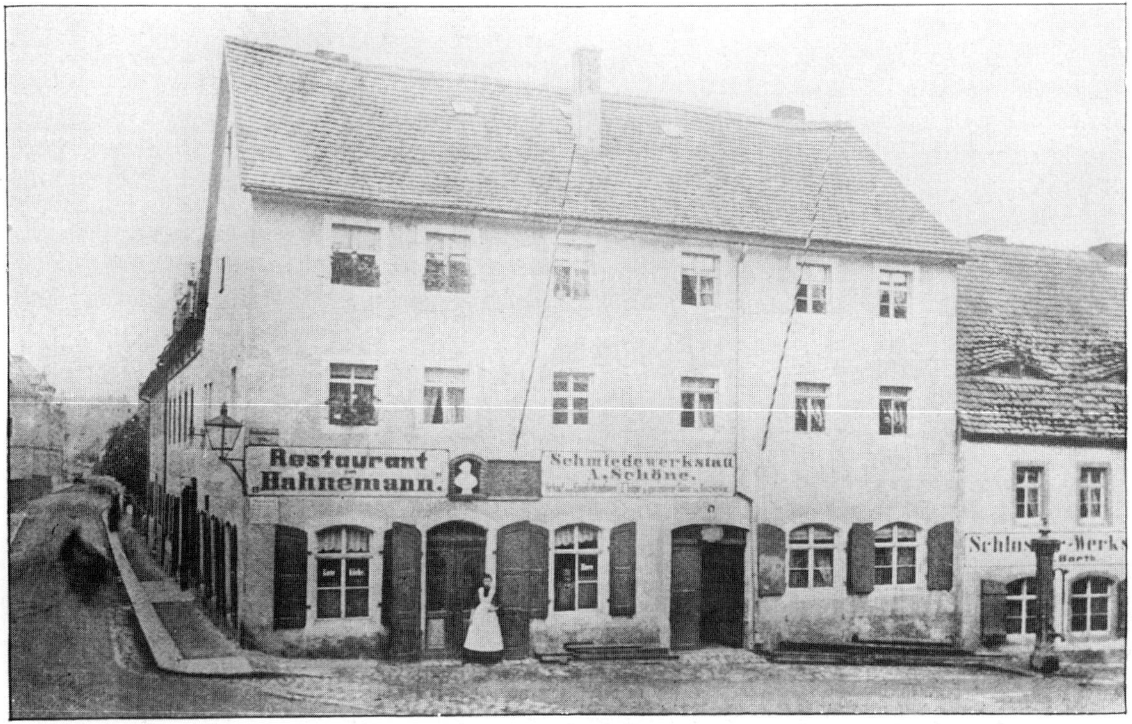

Das Geburtshaus Hahnemanns nach einer baulichen Veränderung
(später abgebrochen)

Zeit im ganzen ein klägliches Bild bot und daß die Zerfahrenheit ungeheuer war, sind doch wohl alle einig. Diese sich jagenden Systeme sind ein Zeichen der Zeit, und es ist klar, daß in unheilvollem Kreislauf durch diesen Wechsel der Systeme die Zerfahrenheit nur noch größer wurde[3].

Mitten in diesen Wirbel der Meinungen wurde die Homöopathie geboren; umgeben von tobendem Kampfe wuchs sie auf und wurde selbst natürlich in den Streit der Meinungen verwickelt. Aber nun geschieht das Merkwürdige! Während alle anderen Richtungen und Systeme im Ozean der Zeit restlos versanken, ragt als einzige Insel aus dieser Epoche noch heute die Homöopathie aus dem Meere der Vergessenheit auf.

Ein angesehener Mediziner sagte mir vor einigen 20 Jahren: „Wenn an der Homöopathie etwas dran wäre, dann hätte sich das schon im Laufe von drei Generationen herausstellen müssen.“ Das hat den Anschein von Wahrheit! Aber ist es nicht richtiger, zu schließen: Da die Homöopathie seit nunmehr vier Geschlechterfolgen noch lebt und sogar besser gedeiht als seit langem, so muß doch wohl etwas dran sein?

Nunmehr wollen wir uns dieser merkwürdigen Bewegung, um die immer noch seit nunmehr fast 140 Jahren ein Kampf tobt, zuwenden!

II. Jugend und Studium
(1755—1779)

Christian Friedrich Samuel Hahnemann wurde am 10. April 1755 in dem alten, schönen und berühmten Meißen im Kurfürstentum Sachsen geboren als der Sohn des Porzellanmalers Christian Gottfried Hahnemann. Seine Mutter, Johanna Christiane, war die Tochter des Weimarischen Kapitäns und Ober-Regimentquartiermeisters Johann Carl Spieß.

Die Vorfahren unseres Samuel Hahnemann lassen sich bis zu seinem Großvater verfolgen, dem Maler Christoph Hahnemann in Lauchstedt, der damaligen Sommerresidenz der Herzöge von Sachsen-Merseburg. Der Name Hahnemann taucht zum ersten Male dort 1707 in den Kirchenbüchern auf; demnach ist die Familie dort offenbar von anderwärts eingewandert. Der Name Hahnemann ist in Mitteldeutschland nicht selten, aller Wahrscheinlichkeit nach hat die Familie von jeher in dieser Gegend gelebt. Nach den Taufpaten zu schließen gehörte Christoph Hahnemann zu den angeseheneren Bürgern des kleinen Ortes, die Taufpaten seiner sieben Kinder gehören sämtlich dem höheren Beamten- und Kaufmannstande an. Als fünftes Kind wurde ihm am 24. Juli 1720 der Sohn Christian

[3] Siehe auch Kap. IX.

Gottfried, der Vater unseres Hahnemann, geboren. Aus der Jugend des Vaters wissen wir nichts, erst aus dem Jahre 1748 ist bekannt, daß er damals Porzellanmaler an der berühmten Porzellanmanufaktur zu Meißen war und sich dort verheiratete. Die junge Frau aber starb schon bei der Geburt von Zwillingen im nächsten Jahre. 1750 heiratete Christian Gottfried Hahnemann zum zweiten Male. Dieser Ehe entsproß nach den beiden ersten Kindern Charlotte Gerharduna (1752—1812, s. L. P. Z. f. H., 1932, Nr. 7) und Carl Gerhard (1754—1762) unser Christian Friedrich Samuel Hahnemann als drittes Kind. Über die Familie der Mutter ist sonst nichts bekannt, da sich der Name Spieß in Kötzschenbroda bei Dresden, wo die Trauung stattfand, in den Kirchenbüchern sonst nicht findet. (Über die Mutter siehe L. P. Z. f. H., 1928, Nr. 18.)

Von der Familie Hahnemann ist noch bemerkenswert, daß auch ein um zwei Jahre jüngerer Bruder des Christian Gottfried Hahnemann Christian August, also ein Oheim von unserem Samuel Hahnemann, Maler an der Meißner Porzellanmanufaktur war. Unter den Vorfahren Hahnemanns finden wir also drei Maler, ein schöpferischer, freier Beruf, von dessen im Gegensatz zu den üblichen bürgerlichen Berufen beweglicherer Geistesart Samuel Hahnemann ein gut Teil geerbt zu haben scheint.

Nach dem Sohne Samuel wurde die Familie noch durch zwei weitere Kinder vermehrt, den 1757 geborenen Sohn Samuel August (s. L. P. Z. f. H., 1931, Nr. 7) und die Tochter Benjamina (Minna), deren Vorhandensein Haehl bei Abfassung seines Werkes noch unbekannt war (s. L. P. Z. f. H., 1930, Nr. 7).

Der Vater, dessen Hahnemann in seinem kleinen Lebensabriß in „Nachrichten von dem Leben und den Schriften jetzt lebender teutscher Ärzte" von J. K. Ph. Elwert (Hildesheim, 1799, S. 195—215) rühmend gedenkt, nahm sich der Erziehung seines Sohnes vielfach selbst an und war ihm das beste Beispiel für ein gutes, tüchtiges Leben. Hahnemann sagt von ihm: „Mein Vater hatte . . . die gesundesten, selbstgefundenen Begriffe von dem, was gut und des Menschen würdig genannt werden kann. Diese Begriffe pflanzte er auf mich fort. . . . . . Keine erhabenen Begriffe von dem Urwesen der Schöpfung, der Würde der Menschheit und ihrer herzerhebenden Bestimmung schien er zu haben, die mit seiner Handlungsweise nur je im mindesten Widerspruche gestanden hätten." Der Vater scheint demnach schon ein Mensch der Aufklärung gewesen zu sein, mit nicht religiös oder konfessionell gefärbten Moralbegriffen, die der Sohn, wie auch das Spätere zeigt, im wesentlichen schon vom Vater überkommen hat.

Zeigt sich der Vater hier als ein nach Selbständigkeit des Denkens
114 strebender Kopf, so war er auch im Beruf regsam und hat, wie sein Sohn

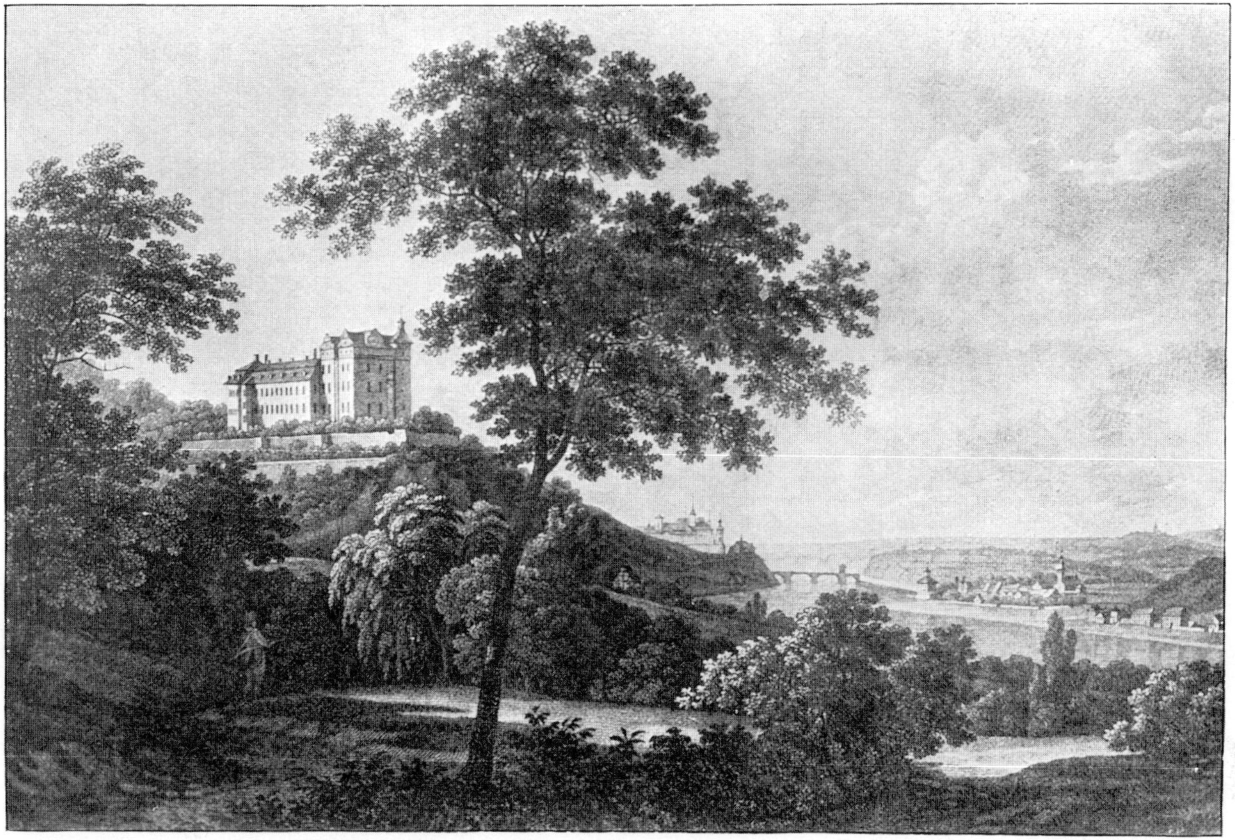

Meißen mit der Albrechtsburg um die Mitte des 18. Jahrhunderts

erwähnt, ein Büchlein über „Wassermalerei" verfaßt. Bibliographisch läßt es sich nicht nachweisen, und so darf man vielleicht vermuten, daß diese Schrift allerdings vom Vater Hahnemann verfaßt, aber nie erschienen ist. In späteren Jahren wandte er sich auch technischen Versuchen in der Herstellung größerer ebener Platten aus Porzellan für Tische u. dgl. zu, die allerdings nicht zum Ziele führten (s. Preuß, L. P. Z. f. H., 1931, Nr. 23). All das zeigt jedenfalls, daß der Vater nicht sein Genüge darin fand, nur seine Berufspflicht zu erfüllen, sondern eigenwüchsig war und seinen besonderen Gedanken und Zielen nachging.

Die wirtschaftlichen Verhältnisse im elterlichen Hause waren offenbar recht beschränkt, so daß der Vater seinen Sohn Samuel frühzeitig von der Schule nehmen und einem praktischen Berufe zuführen wollte. Weiterer Schulbesuch war nur möglich, indem er als Famulus in das Haus des Magisters Müller kam (November 1770). Als solcher hatte er freie Kost und Wohnung und freien Schulbesuch auf der berühmten Fürstenschule St. Afra in Meißen. Dafür hatte er als Entgelt kleine häusliche Dienste bei dem Magister zu leisten, der später Rektor der Schule wurde. Hahnemann gedenkt dessen noch später mit größter Dankbarkeit. Da er durch allzu vieles Arbeiten kränklich wurde, erhielt er auf Grund seiner großen Gaben die Vergünstigung, daß er nur die Unterrichtsstunden zu besuchen brauchte, die er für zweckmäßig hielt.

Ostern 1775 verließ er die Schule, nachdem er bei dieser Gelegenheit eine lateinische Abschiedsrede gehalten hatte, die noch vorhanden ist (Herausgegeben nebst Übersetzung durch E. Preuß, „Der zwanzigjährige Hahnemann", Leipzig, 1929).

Es ist eine Studie über die menschliche Hand, in der in feiner Einfühlung mit der optimistischen, teleologischen Einstellung des Aufklärungszeitalters ein Preislied auf den „gütigen Schöpfer" dieses wichtigen Körperteils angestimmt wird. Diese Einstellung ist kennzeichnend für Hahnemann, er hat sie bis an sein Ende beibehalten. Zu bewundern ist an dieser Rede außerdem das feine Sprachverständnis; es ist keine aus dem Deutschen ins Lateinische recht und schlecht übersetzte Abhandlung, sondern eine aus dem Geist dieser uns in vielem so fremden Sprache erwachsene Rede. Mit immer neuen Wendungen wird die zweckmäßige Bildung der Hand geschildert.

1775 bezog der Zwanzigjährige die Leipziger Hochschule mit 20 Talern; es war das letzte Geld, das er aus dem Elternhaus erhielt. Sein Gönner, der Arzt und Bergrat Pörner, hatte es bei den Leipziger Professoren erreicht, daß Hahnemann freien Vorlesungsbesuch erhielt. Seinen Unterhalt 115 mußte er sich durch Sprachstunden, die er Ausländern erteilte, und Übersetzen medizinischer Werke verdienen.

Das erste von ihm übersetzte Werk ist eine Schrift des Engländers John Stedman[4], „Physiologische Versuche und Beobachtungen" (Leipzig, 1777). Das Buch enthält vier Abhandlungen über die Einteilung der verschiedenen Pulsarten, die monatliche Reinigung, Messung verhältnismäßiger Grade von Hitze und über die ungesunde Beschaffenheit der Luft wegen Mangel an starken Winden. Hahnemann hat später bei seinen Übersetzungen häufig in zahlreichen Anmerkungen das von dem Verfasser Gesagte erweitert und berichtigt. Wir werden uns nicht wundern, daß der Student das bei diesem Werke noch nicht getan hat; doch finden wir schon in der Übersetzung des ersten Werkes das Streben, den Wert des Buches aus eigenem zu erhöhen, indem Hahnemann ein recht vollständiges Verzeichnis der Abhandlungen über den Puls beisteuert.

Bemerkenswert sind die ersten Sätze der Vorrede. „Die nachahmungswürdige und gemeinnützige Verbindung der Physik und Mathematik mit physiologischen und medizinischen Kenntnissen ist es, die man an einem Hales, Borell, an einem Boerhaave und Haller zu schätzen genöthiget ist, und alle, die ihrem ruhmwürdigen Beispiele folgen, verdienen um desto mehr Dank, je ungemeiner und seltener die Vereinigung dieser Wissenschaften bey einem Arzte zu werden anfängt."

Dies sind die ersten für den Druck bestimmten Zeilen, die Hahnemann geschrieben hat. Es ist interessant zu sehen, daß er schon im Beginn des Studiums selbst sich bemühte, das seinige dazu beizutragen, um die Heilkunde mit den Naturwissenschaften zu verknüpfen. Einige Jahre später hat er dann ja auf dem Gebiete der Chemie diese Bemühungen mit Glück fortgesetzt, während später beim Ausbau seiner eigenen Lehre das naturwissenschaftliche Denken stark zurücktrat.

Im gleichen Jahre noch erschien als seine zweite Übersetzung das Werk des Engländers Chr. Nugent, „Über die Wasserscheu", das ebenso wie das erste ohne Nennung seines Namens erschien und auch sonst kein Wort aus seiner Feder enthält. Erst auf dem dritten Werke, William Falconers „Versuch über die mineralischen Wasser" nennt er seinen Namen. Das Werk enthält sonst von ihm nur ein kurzes unwichtiges Vorwort und eine Widmung an seinen Gönner, den Bergrat Pörner.

Eine weitere Übersetzung gab er im folgenden Jahre heraus, den ersten Band von John Ball, „Neuere Heilkunst", das er unter dem Decknamen C. H. Spohr übersetzt hat; es enthält, abgesehen von einer kurzen Vorrede, nichts von seiner Hand.

[4] Nicht „Stedtmann", wie immer geschrieben wird.

Die Ausbildung der Ärzte lag damals sehr im argen[5]. Der Unterricht bestand meist in rein theoretischen Vorträgen, wobei sich der Lehrer vielfach an irgendein Lehrbuch hielt; es waren im wahren Sinne des Wortes „Vorlesungen". Hahnemann besuchte nur die wichtigsten Vorlesungen und bildete sich außerdem durch fleißiges Lesen der besten Schriftsteller fort. Hier schon legte er offenbar den Grund zu seiner umfassenden Kenntnis des medizinischen Schrifttums. Einen besonders starken Einfluß scheint keiner der dortigen Professoren geübt zu haben, da Hahnemann in seinem Lebensabriß keines der Leipziger Dozenten gedenkt, im Gegensatz zu späteren Lehrern. Immerhin sei der wohl bedeutendste der damaligen Leipziger Mediziner, Ernst Platner, kurz erwähnt, der im wesentlichen ein Anhänger Stahls war, wenn er auch gewisse Abänderungen an dieser Lehre vorgenommen hatte. Es ist möglich, daß Hahnemann in seinen teleologischen Ansichten durch Platner bestärkt worden ist. Was die Behandlung angeht, so scheint Platner Skeptiker gewesen zu sein, wie ich den Worten eines Dr. Schüler entnehme (Allgem. Anzeiger der Deutschen, 1825, S. 2150), der sagt, sein verewigter Lehrer Ernst Platner habe ihn zum Skeptiker gebildet.

Da ein praktischer Unterricht in der Heilkunde damals wie an vielen deutschen Universitäten so auch in Leipzig fehlte, war Hahnemann zu seiner praktischen Ausbildung gezwungen, anderwärts hinzugehen. Er wandte sich deshalb ungefähr Anfang 1777 nach Wien, der damals bedeutendsten medizinischen Lehrstätte im Deutschen Reich. Sie war von dem berühmten G. van Swieten, einem Schüler des großen Boerhaave, nach dem Vorbild der Hochschule in Leiden eingerichtet worden.

Hahnemann kam dort mit 68 Gulden an und war nach Aufzehrung dieser Summe genötigt, die Stadt wieder zu verlassen, da er Geldbeträge, die er von Leipzig erwartete, nicht erhielt. Er spricht von „einem schlimmen Spaß, der mir mit meinem in Leipzig ausstehenden Verdienste gespielt wurde". Näheres weiß man nicht. Man hat meist an einen Diebstahl gedacht; die Wendung von dem „ausstehenden Verdienste" legt jedoch eine andere Deutung nahe. Vielleicht handelt es sich um Beträge, die er von den Verlegern für seine Übersetzungen zu beanspruchen hatte, die wegen

[5] An der berühmtesten deutschen Universität, Wien, gab es z. B. im Jahre 1775 in der medizinischen Fakultät nur vier ordentliche Lehrämter: 1. für Chemie und Botanik, 2. für Anatomie, 3. für Physiologie nebst Heilmittellehre, 4. für Pathologie und klinische Praxis (s. J. F. C. Hecker, „Geschichte der neueren Heilkunde", Berlin, 1839, S. 615).

Wilhelm Ebstein berichtet in seiner Schrift „Unsere Heilmethoden" (Wiesbaden, 1891), daß an der berühmten Göttinger Universität das erste Hospital mit 15 Betten für unbemittelte Kranke im Jahre 1781 gegründet wurde. Wie dort war es auch sonst sehr ärmlich um den klinischen Unterricht bestellt. 117

allzu geringen Absatzes nicht ausgezahlt wurden oder nicht ausgezahlt werden konnten. Auch ohne bei der anderen Seite Böswilligkeit oder gar Betrug anzunehmen, können dabei leicht Meinungsverschiedenheiten auftreten, und es ist wohl möglich, daß ein Mann von der Empfindlichkeit und dem Selbstbewußtsein Hahnemanns die Angelegenheit in allzu einseitiger Weise als ein schuldhaftes Verhalten des anderen betrachtete. Es darf vielleicht zugunsten dieser Deutung noch angeführt werden, daß Hahnemann die beiden Buchhändler, bei denen er die vier ersten in Leipzig übersetzten Bücher erscheinen ließ, später nicht mehr als Verleger gehabt hat, während er später manche Verleger viele Jahre lang beibehielt, wie Crusius, Fleischer und Arnold. Doch kann das Gesagte nicht mehr als eine Vermutung sein.

Über seinen Aufenthalt in Wien schreibt Hahnemann: „Dem Spital der barmherzigen Brüder in der Leopoldstadt daselbst, oder vielmehr dem großen praktischen Genie, dem Leibarzt von Quarin, verdanke ich, was Arzt an mir genannt werden kann. Seine Liebe, ich möchte sagen, seine Freundschaft hatte ich, ich war der Einzige meiner Zeit, den er zu seinen Privatkranken mit sich nahm. Er zeichnete mich aus, liebte und lehrte mich, als wenn ich der Einzige und Erste seiner Schüler in Wien und mehr noch gewesen wäre, und Alles dies, ohne je von mir Vergeltung erwarten zu können."

Es berührt angenehm und spricht für beide, daß Hahnemann Quarins in dieser herzlichen und dankbaren Weise gedenkt, während er von seinen Leipziger Lehrern keinen erwähnt.

Wer war Quarin? Er war geboren 1733, hatte in Freiburg i. B. studiert, kam dann nach Wien und beteiligte sich auch durch eine kleine Arbeit über den Schierling an den Bestrebungen von Stoerck. Osiander, der einige Zeit als Arzt die Wiener Kliniken besucht hatte, schreibt in seinen „Freymüthigen Briefen ... über Wien ..." (Leipzig, 1774) über Quarin: „Der erstere, ein lebhafter Mann, von dem besten Umgange, ist in der Arzneikunst ein wahrer Eklektiker. Weder ein uneingeschränkter Verehrer der Alten, noch ein blinder Enthusiast für alles, was neu ist, untersuchet er alles und behält das Bewährte. Er hat es sehr gern, wenn junge Ärzte seine Verordnungen besuchen, die wöchentlich einigemale in dem Krankenhause gehalten werden und er sucht ihnen mit lobenswürdigem Eifer gefällig zu werden. Durch viele Leichenöffnungen versäumt er auch nicht, seine pathologischen Einsichten zu verbessern ... Seine Arzneien sind so gewählt wie seine Kurarten, es ist zu bedauern, daß man ihm kein Lehramt anvertraut, wozu er gewiß sehr brauchbar wäre, zumalen wenn
 er durch eine wenig häufigere private Praxis nicht gehindert würde mehrere

Zeit zur Lektüre anzuwenden." (Nach Max Neuburger, „Das alte medizinische Wien", Wien, 1919.)

Andere urteilten weniger günstig über ihn, insbesondere wurden seine Schriften nicht besonders hoch geschätzt; sie machen in der Tat den Eindruck eines geschickten Eklektizismus, der es naturgemäß keiner der damaligen Parteien recht machte. Alles das steht ja, genau besehen, auch gar nicht im Widerspruch zu dem Bericht von Osiander. Wenn man alles zusammenhält, so ist er wohl mehr ein tüchtiger Praktiker gewesen, mehr Arzt als Gelehrter und Forscher, was Osiander ja auch mit seinem letzten Satze andeutet. Man versteht auch, daß er als Eklektiker nicht Bahnbrechendes, Neues in seinen Büchern gab. Bücher können überhaupt schwerlich das Unwägbare, was den geborenen Arzt ausmacht, auf den Leser der Mit- und Nachwelt übermitteln. Aber es ist klar, daß Hahnemann gerade von einem solchen Arzte viel als Arzt lernen konnte, und man versteht seine Dankbarkeit. Quarin wurde später der ärztliche Direktor des neuen berühmten „Allgemeinen Krankenhauses" und starb 1814.

Vielleicht hat Hahnemann in Wien I. G. Wolstein (geb. 1738) kennengelernt, der der entschlossenste Gegner des Aderlasses war, den er selbst früher angewandt hatte. „Ich selbst habe es [das Blut] den Menschen und Thieren flutweise abgezogen, und damit gewiß viel Unheil angerichtet." (Anmerkungen über den Aderlaß des Menschen und der Thiere", Wien, 1791, S. 4.) Wolstein war 1777, gerade in dem Jahr, als Hahnemann in Wien weilte, Direktor der tierärztlichen Schule in Wien geworden. Da Wolstein auch ein Schüler von Quarin war, lag es wohl nahe, mit ihm in Verbindung zu treten. Daraus würde sich Hahnemanns frühzeitige skeptische Stellung zum Aderlaß erklären, die dann noch schroffer wurde, als er selbst anfing, eigene Wege zu gehen, und vielleicht noch verstärkt wurde durch das 1791 erschienene Buch von Wolstein.

Nach Hahnemanns eigenen Angaben blieb er in Wien dreiviertel Jahr; da er aller Geldmittel entblößt war, sah er sich gezwungen, sich nach einer Einnahmequelle umzusehen. Er hatte das Glück, von Baron Brukenthal, dem Gouverneur von Siebenbürgen, als Hausarzt und Aufseher seiner bedeutenden Bücherei mit nach Hermannstadt genommen zu werden. Neben seiner Tätigkeit als Ordner der Bücherei und Münzsammlung konnte Hahnemann sich in der ansehnlichen Stadt auch der ärztlichen Praxis widmen. Diese Gelegenheit hat er offenbar gut genutzt; seine erste selbständige Schrift („Alte Schäden . . .", Leipzig, 1784) gibt davon Kunde, in welch vielseitiger, durchdachter Weise er seine Kranken schon damals behandelt hat.

Brukenthal hielt am 3. Oktober 1777 seinen feierlichen Einzug in Hermannstadt, und man wird wohl annehmen dürfen, daß Hahne- 119 mann zugleich mit seinem neuen Herrn dort ankam. Hahnemann scheint auch menschlich gute Beziehungen zu Brukenthal gehabt zu haben. Vermutlich wurden beide auch dadurch zusammengeführt, daß alle beide Protestanten und beide im Sinne der damaligen Aufklärung Deisten waren. Diese Übereinstimmungen in wesentlichen Teilen ihrer Weltanschauung werden wohl dazu geführt haben, daß Hahnemann schon nach wenigen Wochen (am 16. Oktober 1777) in die dortige Freimaurerloge aufgenommen wurde.

Die Freimaurerei war offiziell noch in Österreich verboten; da aber der Gemahl Maria Theresias, Kaiser Franz I. († 1765), Freimaurer war, wurde sie geduldet und besaß gerade in den höheren Gesellschaftsklassen manche Anhänger. Dem in den Freimaurerlogen gepflegten Geist eines undogmatischen Deismus hat Hahnemann sein Leben lang angehangen[6].

Hahnemann blieb in Hermannstadt bis Frühjahr 1779 und begab sich dann nach Erlangen, wo er nach einem Aufenthalt von einem Semester am 10. August 1779 das Doktorexamen bestand. In seiner Lebensbeschreibung erwähnt er die dortigen Professoren Delius, Isenflamm,

[6] Daß Hahnemann der Freimaurerei auch später treu geblieben ist, geht aus manchem hervor, und mancher Briefwechsel — wie z. B. der mit dem Grafen Paar — erhält dadurch eine wärmere Färbung (s. Urzidil, Medizin. Welt, 1932, Nr. 24).

Hahnemann ließ sich 1817 auch in die Leipziger Loge „Minerva zu den drei Palmen" aufnehmen. Bei seinen Entschließungen über seine Niederlassungen spielen seine freimaurerischen Beziehungen gleichfalls eine Rolle, so in dem Brief an den Dr. Billig in Altenburg im Jahre 1821. Ob auch bei seiner Niederlassung in Köthen ist fraglich, denn der in diesem Zusammenhang von Haehl herangezogene Brief an Billig bezieht sich überhaupt nicht auf Köthen und den dortigen Herzog Ferdinand, sondern, wie eben erwähnt, auf Altenburg und den Herzog Ernst von Gotha. (Haehl, Bd. I, S. 129, Bd. II, 128.)

Aber abgesehen davon scheint Hahnemann auch sonst noch tätigen Anteil an freimaurerischen Fragen genommen zu haben, wie aus einer kleinen Mitteilung Hahnemanns an den bekannten Philosophen K. Chr. F. Krause hervorgeht, die bisher, soweit ich sehe, unbekannt geblieben ist. Hahnemann schreibt (ohne Datum):

„Leipzig, Burgstraße 143, eine Treppe.

D. Samuel Hahnemann sehnt sich, dem Herrn D. Krause seine tiefe Ehrerbietung zu bezeigen und ihm wichtige maurerische Eröffnungen zu machen; blos aber in seiner Wohnung ist er allein, sonst wäre es seine Schuldigkeit den Herrn D. Krause aufzusuchen" (laut freundlicher Mitteilung der sächsischen Landesbibliothek in Dresden).

Hahnemann wohnte in der angegebenen Wohnung ab Herbst 1811, als er von Torgau nach Leipzig gezogen war. Näheres ist mir über die Angelegenheit nicht bekannt. Bemerkt sei nur, daß Krause, ein eifriger Freimaurer, über die Freimaurerei Veröffentlichungen machte, wodurch er im Bunde Schwierigkeiten bekam. (Vgl. Krauses „Briefwechsel", herausgegeben von Hohlfeld und Wünsche, Leipzig, 1903—07.)

Schreber und Wendt. Bei Schreber erweiterte er seine botanischen Kenntnisse; einen tiefergehenden Einfluß scheint er durch die Herren nicht erfahren zu haben.

Das Thema der Arbeit war: Conspectus adfectuum spasmodicorum aetiologicus et therapeuticus“ (Betrachtung der Ursachen und Behandlung der Krämpfe). Es ist eine Zusammenstellung aller möglichen Krampfformen und der Behandlungsmethoden. Eine fleißige Arbeit, die jedoch im übrigen sich kaum über die übliche Doktorarbeit erhebt. Bemerkenswert ist, daß er bei Zahnschmerz mesmerische Behandlung erwähnt. In Wien hatte gerade zur Zeit seiner Anwesenheit der Streit um Mesmer und seine angebliche Heilung des Fräulein Paradis getobt. (Siehe: Tischner: F. A. Mesmer, München, 1928). Im Schlußsatz verspricht er, daß, wenn es ihm irgend möglich ist, er sich später eingehender mit den Fragen beschäftigen wird. Er fühlt schon damals das Zeug in sich, mit selbständigen Untersuchungen zum Fortschritt der Heilkunde beizutragen. Dies Versprechen hat er erfüllt!

Blickt man auf das bisher geschilderte Leben Hahnemanns zurück, so waren die ärmlichen, engen Verhältnisse im Elternhaus und seine Stellung im Hause des Magisters Müller kaum geeignet, ihm eine heitere Kindheit und Jugend zu schenken. Und wenn er auch trotz gewisser Bevorzugung bei seinen Mitschülern, wie er schreibt, beliebt war, ein wirklicher Freund scheint ihm, wie auch später, versagt gewesen zu sein. Wenn wir uns ihn, nach späteren Zügen zu urteilen, als einen empfindlichen, ehrgeizigen Knaben denken, so wird er schon damals gerade wegen seiner Armut danach gestrebt haben, sich durch Leistungen hervorzutun. In diesem Ehrgeiz blieb er auf sich selbst angewiesen und einsam.

Als Student konnte er sich nur durchschlagen, wenn er unentwegt sich auf das Studium und den Gelderwerb durch Übersetzen beschränkte. Für freies Studentenleben wird kein Raum geblieben sein. So wurde er der arbeitsame Pflichtmensch, der er bis zu seinem neunundachtzigsten Lebensjahre geblieben ist. Wir werden uns nicht wundern, wenn wir dementsprechend bei ihm vielfach eine ungewöhnliche Schärfe gegen seine Kritiker und Gegner finden, insbesondere nachdem er sein Lebensziel darin sah, sein Werk, die Homöopathie, zur Anerkennung zu bringen.

III. Der junge Arzt

(1779—1789)

Nun war der Weg für Hahnemann frei, um sich ärztlich zu betätigen und seinen Fähigkeiten entsprechend auch wissenschaftliche Beiträge zur Förderung der Heilkunde zu leisten. Er sollte aber manche Enttäuschung erfahren, und es sollte lange dauern, bis er das Feld seiner Tätigkeit fand, auf dem er dann seine aufsehenerregenden Forschungen zur Schaffung einer neuen Heilkunde anstellte. Und auch äußerlich war der Pfad sehr gewunden und abwechslungsreich. Nach dem Doktorexamen kehrte Hahnemann wieder in seine Heimat zurück und ließ sich im Sommer 1780 in Hettstedt, einem Städtchen nördlich von Eisleben im berühmten Mansfelder Bergwerksbezirk, nieder.

Bald schon regte sich in ihm der Trieb, seine Erfahrungen auch anderen mitzuteilen und dabei selbst sich darüber klarzuwerden und sie geistig zu verarbeiten. Seine ersten Aufsätze finden sich in einer Schrift „Medizinische Beobachtungen“ (Quedlinburg, 1782), die ein ihm befreundeter Arzt Friedrich Christian Krebs, damals im nahen Quedlinburg, später in Osterwiek und Blankenburg, in der Absicht herausgab, treue Beobachtungen „ohn' Alfanz drum und dran d. i. ohne überflüssigen Hypothesenkram“ mitzuteilen, wie es in der Vorrede zum ersten Hefte heißt. Im Gegensatz zu vielen anderen Arbeiten der Zeit enthalten die Freunde sich wirklich möglichst der Hypothesen und befleißigen sich der einfachen Beobachtung und Schilderung. Hahnemann war in der Tat, solange er selbst kein Systembauer war, ein möglichst auf der Erfahrung fußender Arzt.

Im Vorwort des zweiten Heftes schreibt Krebs: „Die erstern, der in diesem Hefte enthaltenen Beobachtungen haben Herrn Dr. Hahnemann in Dessau zum Verfasser[7].“ Bis jetzt blieb es ungeklärt, wieviel Abhandlungen auf Hahnemann zurückgehen, da, abgesehen von der ersten, keine Arbeit des Heftes den Verfasser nennt. Es läßt sich jedoch aus bestimmten Anzeichen nachweisen, daß es die ersten fünf Abhandlungen sind (S. 1 bis 35), da Hahnemann sich später einmal auf die fünfte Abhandlung bezieht, während der Verfasser der sechsten Arbeit auf etwas von ihm im ersten Heft Gesagtes, das vollständig von Krebs verfaßt ist, verweist.

Die erste Arbeit: „Ein katharrhalisches Faulfieber, beobachtet vom August 1780 bis Anfang Februar 1781“ behandelt eine wohl als Typhus zu deutende Epidemie. Schon hier sehen wir das Streben, über den einzelnen Fall hinaus ins Allgemeine zu gehen, indem er eingehende und beachtenswerte Überlegungen über das Entstehen und die Verbreitung von Epidemien anstellt, für die damalige Medizin, da man die Kleinlebewesen noch nicht kannte, eins der größten Rätsel. Hahnemann zeigt sich schon hier als

[7] Die Bemerkung von Krebs, daß Hahnemann in Dessau wohne, ist nach allem, was wir von Hahnemann selbst erfahren, in dieser Form ein Irrtum, er hatte dort nur bis Ende 1781 gewohnt, war dagegen am 5. August 1782, an dem das Vorwort geschrieben ist, schon in Gommern. Der Irrtum von Krebs erklärt sich daraus, daß Hahnemann ihm die Handschrift wohl noch von Dessau aus zugehen ließ.

Selbstdenker und sagt: „Ich habe sehr bösartige sporadische Ruhren und Faulfieber gesehen, die durch Reinlichkeit, gute Aufwartung, zweckmäßige Diät, und hülfreiche Arzneymittel in ihrer Geburt ohne Folgen erstickt wurden. Ja ganze Epidemien habe ich gesehn, die durch ähnliche nur vervielfältigtere Bemühungen, wie das aufgeschwollene Meer durch Dünen, aufgehalten worden sind. Ich wage also nicht zu viel, wenn ich . . . behaupte: daß Epidemien in ihren Anfängen gröstentheils leicht zu unterdrükkende Krankheiten einzelner Personen sind, die nur durch Nachlässigkeit und Unwissenheit zu einem allgemeinen Würgengel ausarten, und zuletzt durch Mittheilung und Anhäufung der Krankheitsmaterie unendlich mehr werden, als sie bey ihrer Entstehung waren. Nehme ich also eine anhaltend ungesunde Witterung, nehme ich Mangel und Armuth aus, so fällt die übrige Schuld fast allein auf Anstalten, Krankenwärter und Ärzte, die durch vereinigtes schlechtes Betragen allein schon im Stande sind, mittelmäßige Krankheiten zu bösartigen umzuschaffen." (S. 4 bis 5.)

Seine Behandlung besteht in Reinlichkeit und Sorge für gute Luft; gern wendet er damals Brechmittel an. Ausführlich spricht er über die möglichste Vermeidung von Wundliegen am Kreuz, wobei er besonders zur Entlastung der gefährdeten Teile ein kranzförmiges Kissen, gefüllt mit Pferdehaaren, empfiehlt. Sein leitender Gesichtspunkt ist schon hier, keine Kräfte zu vergeuden. „Schmerzen verschwenden die Lebensgeister, wovon ich bei meinen Kranken nicht gern einen Athem entbehren wollte." Er ist auch kritisch gegen sich und fragt, ob „unrichtige Behandlung dran Schuld, daß sich diese Krankheit bis in den Februar schleppte?" (S. 23.) Schon in dieser ersten Arbeit finden wir chemische Überlegungen, die für die damalige Zeit nicht gewöhnlich und bemerkenswert sind. Er hatte eine eisenhaltige Medizin gegeben und knüpft daran folgende Bemerkungen: „Die Galle schlägt aus jeder Auflösung das Eisen, wie bittre und zusammenziehende Gewächssäfte zu thun pflegen, nieder und verbindet sich mit dem Auflösungsmittel; wodurch bei gegenwärtigem Falle die verdorbene Galle aufgenommen, herabgeführt, die Därme aber, so bald das niedergeschlagene Eisen — welches durch jede Säure geschicht — wieder aufgelöst wird, kräftig gestärkt werden, welches in dieser Krankheit bei der Genesung besonders in Rücksicht zu nehmen ist" (S. 9).

Eine zweite kurze Arbeit über einen „Lethargus" bringt nichts Wesentliches; von Behandlungsmethoden sind ein Aderlaß und Brechmittel bemerkenswert.

Die dritte kleine Arbeit berichtet über zwei Erkrankungen an Veitstanz. Von der zweiten berichtet er, daß die Eltern ungeduldig wurden, da die Genesung keine Fortschritte machte, so daß sie Hausmittel einer Freundin anwendeten, die warme Halbbäder verordnete, worauf das Kind in wenig 123

Tagen völlig gesund war und es auch weiterhin blieb. „Wo bleibt nun unsere Theorie — —? Kaltes Bad würde ich im Veitstanz eher verordnet haben — hier weis ich nichts zu sagen, als *quanta sunt quae nescimus*!" [Wieviel gibt es, was wir nicht wissen.] In einem „Fall von Sommerseitenstich" (wohl Rippenfellentzündung) wendet er zweimal den Aderlaß an, unterläßt aber dann weitere, da der Kranke zu sehr entkräftet gewesen sei. Darauf folgt als letzte Arbeit „Ein sonderlich gehemmter Speichelfluß" bei einem Quecksilberarbeiter. Er schreibt: „. . . so hatte ich Ehrerbietung genug für die Schule und das System, den Kampfer als das wirksamste Gegenmittel vorzuschlagen." Das Leiden wird danach schlimmer, was Hahnemann auf den Kampfer schiebt; literweise getrunkenes verdünntes „Vitriolöl" (Schwefelsäure) behob die Beschwerden schnell.

Seines Bleibens war in Hettstedt nicht lange; schon nach $^3/_4$ Jahren zog Hahnemann nach Dessau, denn es war ihm in Hettstedt „unmöglich, Inneres und Äußeres zu erweitern". Von Dessau berichtet er: „Hier fand ich einen besseren Umgang und erleichterte Kenntnispflege. Die Chemie beschäftigte meine freien Stunden und kleine Reisen für Berg- und Hüttenkunde füllten noch ansehnliche Lücken bei mir aus."

Durch seine chemischen Interessen und Studien kam er wohl auch in Beziehung zu dem Apotheker Häseler, bei dem er dessen Stieftochter Henriette Küchler (geb. 1764) kennenlernte. Er verlobte sich mit ihr und verließ Dessau wohl, um an einem kleineren Ort, wo er der einzige Arzt war, schneller zu einer auskömmlichen Praxis zu kommen und dann heiraten zu können. Er bewarb sich deshalb um die Physikusstelle in Gommern, einer kursächsischen Exklave zwischen Magdeburg und Zerbst, die er Ausgang 1781 (nicht „Anfang 1781", wie Haehl [I, S. 31] schreibt) auch erhielt. Am 1. Dezember 1782 fand die Heirat mit Henriette Küchler statt. (Haehl schreibt, Bd. I, S. 32, irrtümlich 17. November 1782, siehe dagegen den Abdruck der Urkunde, Bd. II, S. 16.)

In Gommern fing er zuerst an, „etwas mehr die unschuldigen Freuden des Hauses neben den Süßigkeiten der Geschäfte zu genießen". Dort entstand denn auch bald die erste auf eigenen Erfahrungen beruhende selbständige Schrift „Anleitung alte Schäden und faule Geschwüre gründlich zu heilen . . ." (Leipzig, 1784); daneben trieb er chemische Studien und übersetzte ein größeres chemisches Werk, Demachys „Laborant im Großen", das 1785 erschien, mit zahlreichen Anmerkungen Hahnemanns versehen.

Erstlingsschriften haben vielfach einen besonderen Reiz und sind in bezug auf die ursprüngliche Eigenart und Veranlagung des Verfassers aufschlußreicher als spätere, die durch die bewußte Herausarbeitung gewisser
124 Strebungen das einheitliche und doch vielseitige Bild verwischen. Von diesem

Gesichtspunkt aus verdient gerade die Jugendschrift Hahnemanns Beachtung; man gewinnt aus ihr eine sehr lebendige Anschauung darüber, was Hahnemann als Arzt schon in jungen Jahren war.

Die Schrift beschäftigt sich nicht mit theoretischen Fragen, doch leuchtet an vielen Stellen die Ansicht der Humoralpathologie durch, indem viel von „bösen Säften" gesprochen wird.

Von der „Natur", der „Physis" des Hippokrates, ist mehrfach die Rede, aber meist in dem Sinne, daß die Natur einfach sei und keine verwickelten Mittel verlange, weniger dagegen im Sinne der eigentlichen Naturheilkraft.

Aber wenn er auch im Grunde damals noch Anhänger der Humoralpathologie war, so ist er schon mißtrauisch in bezug auf die Behandlung der Humoralpathologen, die im wesentlichen darauf hinauslief, die „bösen Säfte" mittels Schwitzen, Erbrechen, Abführen und Fontanellen auszutreiben. Hier schon sehen wir seinen obersten Grundsatz, der auch sonst oft hervortritt, den Körper nicht zu schwächen.

„Ich glaube es schon erwiesen zu haben und die Erfahrung lehrts gnüglich, daß es keine spezifische säfteverbessernde Arzneimittel giebt, daß alle Blutreinigungen Ausleerungsmittel sind, und daß alle veranstaltete Ausführungen der Säfte des Körpers . . . die guten wie die bösen Säfte vermindern, folglich den Körper schwächen" (S. 91). Er schließt diesen Absatz mit dem seiner ganzen Behandlung zugrunde liegenden Satz: „Die beste äußere Behandlung der Wunde kann in keinem Falle ihre wohlthätige Wirkung zeigen, als wenn mit dem übrigen Körper zugleich zweckmäßig umgegangen wird" (S. 93).

Wenn er auch den Aderlaß zu den schwächenden Mitteln rechnet, so ist er damals noch kein völliger Feind von ihm, wendet ihn aber vorsichtig und nur bei Vollblütigen an.

Vielfach zeigt diese Schrift den unabhängigen Denker, der schon hier und da sich die Schulfesseln gelockert hat und auch unbefangen die Leistungen von Laien, Badern, Schäfern, Scharfrichtern beurteilt. Er tadelt es scharf, daß man vielfach die Behandlung diesen überläßt. „Bei dem allen hindert mich der Ehrgeiz nicht zuzugestehen, daß Vieharzte größtentheils [bei Behandlung solcher Geschwüre] glücklicher sind, als oft der schulgerechteste Professor und Mitglied aller Akademien. Man schreie nicht, dies sei bloß Empirie, ich wünsche mir ihre handwerksmäßigen Kunstgriffe zu besitzen, die sich auf Erfahrung gründen, die ich gerne gegen verschiedene medizinische Folianten eintauschen mögte, wenn sie ihnen dafür feil wären. Ferne aber sei es auf der anderen Seite von mir, hieraus allgemeine Verhaltungsregeln für mich zu ziehen, und geläuterte Theorie der Arzneikunde auf Versuche und Erfahrungen berühmter und recht- 125 schaffener Männer gestüzt, unvernünftiger Pfuscherei unterzuordnen. Ich kenne beider Gränzen“ (S. 7 bis 8). Man sieht ihn hier die richtige Mitte halten zwischen platter Empirie und dem von der wissenschaftlichen Theorie geleiteten Vorgehen.

Daß er auch sonst schon die spanischen Stiefel der Schulwissenschaft auszuziehen beginnt, zeigen noch andere Stellen:

„Diese Wahl der Mittel und Art der Anwendung ist es, die den wahren Arzt auszeichnet, der keinem Systeme geschworen hat, nichts ununtersucht verwirft, oder aufs Wort für baar annimt, und der das Herz hat, selbst zu denken und eigenmächtig zu handeln“ (S. 179).

Auch seine Mißerfolge teilt er offen mit und berichtet von einem Fall, den er in Hermannstadt, also als unerfahrener Anfänger, behandelt hatte, ohne auf Änderung der Lebensordnung zu dringen, „in der festen Schulmeinung, daß innere und äußere sogenannte Heilmittel das Wesen und die Seele aller Genesung ausmachen“ (S. 14). Es wurde unter einer Fülle von Heilmitteln im Laufe von vielen Wochen nur immer schlechter mit ihren Geschwüren [wohl Furunkulose]. Erst als sie keinen Ärger mehr hatte und in andere Umgebung kam, sich mehr Bewegung machen konnte und auf Rat ihres Herrn viel im Fluß badete, wurde sie gesund. Seine Schlußbemerkung ist: „sie genas zur Bestätigung des Sazzes: daß die Natur sehr einfach in ihren Bedürfnissen ist, wenn man sie ihr nur darbietet“ (S. 16).

Großen Wert legt er auf frische Luft, deren Genuß er auch des Nachts zu erreichen sucht, sowie Bewegung, die er der Art und Stärke der Erkrankung anzupassen bestrebt ist.

Besondere Wichtigkeit mißt er zur Stärkung der Wasserbehandlung bei. Er sagt darüber: „Meine Kranken mit alten Geschwüren kann ich ohne kaltes Wasser nicht heilen, nicht dauerhaft heilen“ (S. 108). Er begnügt sich nicht damit, nur mit einigen Worten die Wasseranwendung zu erwähnen, sondern gibt sehr genaue Vorschriften über die jeweiligen Anwendungen und das Verhalten des Kranken danach.

„Ich habe noch nie aufhören können mich zu verwundern, wie unsere grösten Ärzte bei Vorschreibung der stärkenden Kur so nachlässig in Bestimmung des kalten Bades haben seyn können. Man brauche halbe oder ganze Bäder früh oder auch Abends, das ist der Inbegriff ihrer Vorschriften. Von den Graden der Kälte, der genauen Dauer des Bades und den übrigen unentbehrlichen Bestimmungen kein Wort Alle Verwunderung über den so häufigen durch kalte Bäder angerichteten Nachtheil auf die Gesundheit hört gleich auf, wenn man bedenkt, wie viel zwekwidrige Anwendungen des kalten Wassers durch so verstümmelt hingeworfne, dreisilbigte Vorschriften haben können hervorgebracht werden“ (S. 111).

Bei all diesen Anwendungen von Wasser sowie der Bewegung geht er nicht schematisch vor, sondern berücksichtigt immer den Zustand des jeweiligen Kranken und vermeidet auch schroffe Änderungen.

Wie er seelische Verursachung und Verschlimmerung von Leiden durch Ärger, Sorge, Kummer, Leidenschaft kennt, so legt er bei der Behandlung seiner Kranken immer großen Wert auf seelische Beeinflussung, auf Erheiterung durch angenehme Geselligkeit, Musik sowie durch sorgloses Leben. Er widmet diesem Gegenstand ein eigenes kleines Kapitel. Auch über Diät gibt er genaue Vorschriften, dabei das cholerische Temperament anders behandelnd als das phlegmatische.

Beachtenswert ist in bezug auf seine Ansichten über Diät folgende Bemerkung: „Einen Pazienten von einer gegebenen Zeit an, nichts als wenige Gattungen Vegetabilien und Wasser, oder nichts als eine Gattung Milch oder Molken statt aller Nahrung nehmen zu lassen, heist mehr, die Ökonomie seines Körpers gänzlich verändern und dadurch gutes zu bewirken suchen, als die absolute Heilsamkeit dieser Dinge geltend machen wollen" (S. 89).

Neben Berücksichtigung all dieser Dinge vernachlässigt er aber auch die Anwendung von inneren und äußeren Arzneien nicht. Wenn er auch die Mischung verschiedener Arzneien, wie Wermut, Enzianwurzel, Galläpfel und Kalmus sowie zusammengesetzte Holztränke nicht völlig vermeidet, wobei außerdem zu sagen ist, daß diese Bittermittel wohl meist nach derselben Richtung wirken, so gibt er doch damals schon meist einfache Mittel und dringt immer wieder auf die Einfachheit der Verordnungen. Die äußere Behandlung der Wunden und Beingeschwüre besteht meist in Quecksilbersublimat, Alkohol, Arsenikwasser[8], Höllenstein und Perubalsam; er wendet auch einen selbst zusammengesetzten Balsam an, dessen Zusammensetzung er aber nicht mitteilt.

Wo es nötig ist, greift er auch chirurgisch ein, es ist ihm aber immer nur das letzte, äußerste Mittel. Auch hier ist sein Vorgehen für damalige Zeiten bemerkenswert und erinnert an moderne Antisepsis.

---

[8] Ameke irrt, wenn er bei der Besprechung dieser Schrift (S. 62) unter Verweisung auf S. 147 und 181 sagt, Hahnemann habe damals Arsenikwasser in einer Verdünnung von 1:30000 angewendet. Die Bereitungsvorschrift auf S. 147 gibt eine Unze gepulverten Arsenik auf ein Pfund warmes Wasser an, das entspricht einer Verdünnung von 1:12, und da bei der Erkaltung dieser Lösung ein Teil wieder auskristallisiert, von 1:20. Allerdings gibt Hahnemann in der Schrift „Kennzeichen der Güte..." aus dem Jahre 1787 an, daß weißer Arsenik in einer Verdünnung 1:30000 bei Geschwüren verwendet wird.

Die Angabe ist in diesen Jahren immerhin auffallend, da Hahnemann damals, zumal was die Gabengröße angeht, ganz auf dem schulmäßigen Boden steht, so daß man geneigt sein könnte, hier einen Druckfehler statt 3000 anzunehmen.

Infolge der Fehlbehandlung durch einen Bader war bei einer Dame ein Geschwür am Fuß entstanden, das jauchigen Eiter absonderte, worüber Hahnemann folgendes berichtet: „Die Sehne ward zerfressen, die Knochenhaut zerstört und der Kopf der ersten Röhre des großen Zehes gieng an, auch ein Teil der Haut war von bösem Eiter zur Fistel ausgehölt. Ich werde gerufen. Ich erweitere die Wunde, verbinde sie etliche Tage mit Digestiv[9], den Knochen schabe ich reine aus und sondre das Verdorbene ab, verbinde ihn mit Alkohol und sehe dem Erfolge zu."

Auch Binden von den Zehen bis zum Knie wendet er bei Unterschenkelgeschwüren schon an. Gegen die Verwendung von Pflastern macht er geltend, daß dadurch der Eiterabfluß vielfach gehindert und die Ausdünstung mangelhaft ist, ein Gesichtspunkt, der erst neuerdings wieder mehr beachtet wurde (S. 49). Bleimittel widerrät er bei Geschwüren. Bei der Lungensucht verwendet er die Dämpfe von Weihrauch oder Myrrhen sowie Kohlensäureeinatmungen (S. 186)[10].

Alles in allem ist die Schrift bemerkenswert durch die Vielseitigkeit ihrer Gesichtspunkte, wobei er immer den ganzen Menschen als geistig-körperliche Einheit berücksichtigt, auf die er mit Vorliebe die einfachen, natürlichen Reize, wie Luft, Wasser und Bewegung wirken läßt. Es ist die Schrift eines wahrhaft ärztlich eingestellten Hippokratikers.

Das Buch wurde bei seinem Erscheinen recht günstig beurteilt, so z. B. von dem bekannten Göttinger Professor Baldinger, der sagt: „Das Buch ist so gründlich, so praktisch geschrieben, daß man nicht genug wünschen kann, es möge häufig gelesen werden." (Medicin. Journal, Göttingen, 1785, S. 23.)

Manche rationalistisch eingestellten Geschichtsschreiber sind so weise, daß sie nachher genau sagen können, was kommen mußte. Das kann ich leider nicht, aber man wird doch sagen dürfen, daß in Hahnemanns Erstlingsschrift die Keime zu manchem Späteren angelegt sind. Es bedurfte nur der entsprechenden Umwelt und bestimmter Erfahrung, um

---

[9] Digestiv ist eine Arzneiform für äußere Anwendung bei eiternden Wunden, die meist ohne die üblichen Fette mittels Eigelb hergestellt wurde und Peru- oder Kopaivabalsam oder Terpentin enthielt.

[10] Letzteres ist auffallend! Sprengel sagt in seiner „Geschichte" (3. Aufl., Bd. II, 2, S. 476), daß der Sauerstoff nach seiner Entdeckung (1774) bald zur Ursache vieler Krankheiten gemacht wurde, sei es, daß man Überfluß oder Mangel annahm. Die „blühende Schwindsucht" habe als erster der Engländer Beddoes auf Überfluß von Sauerstoff zurückgeführt und dagegen Einatmung von Kohlensäuregas angewendet. Er nennt als Quelle dessen Schrift „A letter to Erasmus Darwin on a new method of treating pulmonary consumption" (Bristol, 1793). Ob Hahnemann selbständig schon früher auf diesen Gedanken gekommen ist, oder durch wen er dazu angeregt wurde, entzieht sich meiner Kenntnis.

dieses oder jenes davon zum Treiben zu bringen. Es meldet sich schon in dieser Schrift der selbständige, rein ärztlich eingestellte Kopf, der gegen System und Schulmeinung kritisch gesinnt ist, und der weder die ewigen Ausleerungskuren noch die Übertreibungen des Aderlassens billigt. Dazu kommt dann seine der Theorie abholde, möglichst bei der Erfahrung stehenbleibende Einstellung, sowie die Neigung zu einfachen Verordnungen, im Gegensatz zu den damals üblichen ellenlangen Rezepten. Unter anderen Umständen wäre er vielleicht ein Erneuerer der Irrenpflege geworden oder der Wasserheilkunde. Doch seine Erfahrungen haben andere Keime zur Entwicklung gebracht und ließen die Homöopathie entstehen, bei der der ursprünglichen Idee nach auf einem einzigen Grundsatz fußend rein erfahrungsmäßig ohne fragwürdige Theorie Kranke geheilt werden sollten.

Man sieht, daß er die ihm von der Praxis verbleibende Muße gut angewendet hat, und man könnte erwarten, daß er nun in Gommern, wo ihm 1783 auch das erste von elf Kindern, eine Tochter, geboren wurde, seßhaft bleiben und dort auch sein Leben beschließen werde. Er fühlte aber offenbar Kräfte in sich, für die ein solch kleiner Ort ein ungeeignetes Betätigungsfeld gewesen wäre, und so verließ er Gommern nach $2^3/_4$ Jahren, also im Herbst 1784, da der Ort auch sonst nicht das bot an Einnahmen, was er erwartet hatte, und wandte sich nach Dresden.

Sahen wir schon in seiner Schrift „Alte Schäden" eine vielfach kritische Stellung gegen die damalige Heilkunde und die Ärzte hervorleuchten, so verschärft sich diese Einstellung noch merklich in der ersten Zeit in Dresden. Das Vorwort seiner Schrift „Über die Arsenikvergiftung, ihre Hülfe und gerichtliche Ausmittelung" (Leipzig, 1786) beginnt mit folgenden Bemerkungen:

„Eine Menge Ursachen, ich mag sie nicht herzählen, haben seit einigen Jahrhunderten die Würde jener gottnachahmenden Wissenschaft, der praktischen Heilkunde zur elenden Brodklauberei, zur Symptomenübertünchung, zum erniedrigenden Rezepthandel, Gott erbarms, herunter getrieben, zum Handwerke, das die Hippokrate unentdekbar unter den Troß befranzter Arzneibuben mischt."

„Wie selten gelingts noch hie und da einem rechtschafnen Manne, durch die Gröse ausgezeichneter Wissenschaften und Talente sich über die Heuschreckenwolke der Medikaster zu erheben, und einen so reinen und ächten Glanz über die Kunst zu werfen, an deren Altare er dient, daß es selbst dem Pöbel unmöglich fällt, den ehrwürdigen freundlichen Abendstern mit dünstigen Sternschnupfen zu verwechseln! Wie selten ist diese Erscheinung, und deshalb, wie unvermögend, der gereinigtern Heilkunde überhaupt ihren vermoderten Adelsbrief zu erneuern!"

„Nur noch eine Freistadt des arzneilichen Ruhmes blieb dem Kerne der Asklepiaden übrig, der Richterstuhl der forensischen Arzneikunde.“

Daran knüpfen sich noch weitere sehr scharfe Angriffe gegen Wissenschaft und Moral der Ärzte und ihre vage Kunst, der er die gerichtliche Medizin gegenüberstellt, in der nur sichere Kenntnisse zu Erfolgen führen, die allerdings „oft blos durch ruhiges Selbstbewußtsein belohnt werden“.

Diese unpersönlich gehaltenen, jedoch von starker Erregung durchzitterten Ausführungen sind offenbar geboren aus seiner persönlichen Stimmung und seiner abfälligen Beurteilung der Heilkunde und Ärzte seiner Zeit. Als selbständiger Kopf hatte er in diesen Jahren schon bald die Fadenscheinigkeit der eilfertig in häufigem Wechsel des Musters gewebten Theorien durchschaut; seinem auf Tatsachen und Erfahrung gründenden Denken konnte die damalige Heilkunde nicht genügen. Und auch in der Ausübung der Heilkunde durch den einzelnen Arzt fand er viel auszusetzen. Denn es ist verständlich, ja vorauszusehen, daß eine zwischen solch zahlreichen Theorien irrlichtelierende Heilkunde schwerlich auf festen Grundsätzen stehende Schüler erziehen konnte; so grundsatzlos wie die Heilkunde als Gesamterscheinung mußte auch das Handeln der großen Menge der Ärzte sein. Bei solch mangelnder Schulung an großen einfachen Gedanken konnte es kaum ausbleiben, daß viele grundsatzlos herumprobten, rückgratlos dem eigenen Vorteil nachjagten, den Mantel nach dem Winde hängten und nach der gerade bei Ärzten und Laien beliebten Mode handelten.

Dafür war Hahnemann nicht geschaffen. Abgesehen davon, daß er die Gebrechlichkeit der Theorien durchschaute, ließ es auch sein Ideal des Arztes, das er lebendig in sich trug, und seine strenge Lebensauffassung nicht zu, diesen niedrigen Weg zu gehen. Da er aber damals einen seiner hohen Auffassung entsprechenden Weg nicht sah oder ihn für ungangbar hielt, so wandte er sich offenbar schon damals anderen Zielen zu, und man sieht auch schon deutlich, wohin die Reise gehen soll. Offenbar strebte er eine Laufbahn im Rahmen der gerichtlichen Medizin und der Hygiene an, und diesem Zwecke sollte anscheinend auch die Arsenikarbeit dienen, mit der er sich, wie wir noch sehen werden, große Verdienste in gerichtlich-medizinischer Beziehung erworben hat[11].

---

[11] Bestätigt wird diese Vermutung durch eine Mitteilung, die mir erst später bekannt geworden ist. R. Haehl teilte (L. P. Z. f. H. 1931, Nr. 7) in einer Arbeit über Hahnemanns jüngeren Bruder August einen Brief mit, aus dem hervorgeht, daß Hahnemann seinen Bruder im Sommer 1786 gebeten hatte, gelegentlich einer Reise in Hubertusburg (zwischen Leipzig und Dresden) Erkundigungen über die dortige Physikatsstelle einzuholen, die aber ziemlich ungünstig ausfielen und Hahnemann wohl kaum veranlaßt haben werden, sich darum zu bemühen.

Vermutlich war er deshalb nach Dresden gezogen, um dort, als dem Regierungssitze seines Heimatstaates, an der Quelle zu weilen. Man darf wohl annehmen, daß er Grund zu haben glaubte, sich durch seine Tätigkeit als Physikus in Gommern die Anwartschaft auf bessere Stellen in dieser Laufbahn erworben zu haben. Auf Grund seiner ausgedehnten chemischen Kenntnisse wird man ihn wohl auch als den geeignetsten Bewerber für eine solche Stelle bezeichnen dürfen.

Hahnemann lebte in Dresden in einem geistig anregenden Kreise, neben dem bekannten Sprachforscher Adelung[11a], dem Bibliothekar Daßdorf, nennt er den Stadtphysikus Wagner unter seinen Freunden!

Von letzterem sagt er:

„Der seel. Stadtphysikus Wagner ... würdigte mich seiner innigsten Freundschaft, zeigte mir noch vollends, was zum gerichtlichen Arzte gehört (denn in dieser Kunst war er Meister) und überließ mir ein Jahr über, seiner Krankheit halber, unter Zustimmung des Magistrats seine sämtlichen Krankenhäuser ...“

Er lernte durch diese Freundschaft mit Wagner ein großes Physikat kennen und hatte sich offenbar Hoffnung gemacht, Wagners Nachfolger zu werden, denn unmittelbar nach dem Tode Wagners bewarb sich Hahnemann am 23. Februar 1788 um dessen Stelle, die er jedoch nicht

---

[11a] Die freundschaftlichen Beziehungen zu Adelung werden wahrscheinlich zum Teil auf Hahnemanns Anteilnahme an Fragen der Sprache und ihrem Leben zurückzuführen sein. Bei dieser Gelegenheit sei auch auf seine Bestrebungen der Sprachreinheit aufmerksam gemacht. Wie seine Zeit überhaupt gebraucht auch Hahnemann viel Fremdwörter, aber es ist doch bemerkenswert, wie er oft bewußt für damals allgemein übliche Wörter deutsche Ausdrücke verwendet. Ich nenne „Urschrift“; „abgebrochene Gabe“ statt „refracta dosis“; „Rückbleibsel“; statt „Analyse“: „Zergliederung“; „Dicksaft“ (Extrakt). Arzneien, die in vieler Beziehung verwendbar sind, nannte man damals — wie auch noch jetzt — „Polychreste“, er spricht mehrfach von „vielnützig“. Statt „Oblate“ sagt er „Amblatt“; statt „spezifisches Gewicht“: „eigentümliches G.“; „Gesichtszeichner“ statt „Porträtmaler“. Man sieht, wir könnten auch in dieser Beziehung viel von ihm lernen; wenn man auch vielleicht nicht immer mit seiner Verdeutschung einverstanden sein wird, so ist gewiß das Streben anerkennens- und nachahmenswert.

Eine Besonderheit Hahnemanns war noch das Streben, die alten Pflanzennamen wieder einzuführen, die jetzt z. T. fast ganz unbekannt sind. Auch damals war das wohl schon der Fall, denn es wird dies Bestreben mehrfach getadelt, z. B. von Hecker. Ich nenne von solchen sozusagen unbekannten Namen: Freisamveilchen (Viola tricolor), Nelkenwurzgaraffel (Geum urbanum), Roßkestenäschel (Aesculus Hippocastanum).

Wieweit bei diesen Bestrebungen Hahnemann in seinem Verkehr mit Adelung der Anregende war und wieweit der Nehmende, ist mir nicht bekannt. Vielleicht könnte ein Sprachforscher über Hahnemann und die Sprache einmal Genaueres sagen.

erhielt. Damit brach für ihn gewiß eine große Hoffnung zusammen. Was der Grund dafür war, daß man ihm die Stelle versagte, für die er sicherlich, was die ärztlichen und wissenschaftlichen Kenntnisse angeht, geeignet war wie kaum einer, ist nicht zu sagen. Aber man kann vielleicht vermuten, daß er weniger geschickt als manch anderer auf dem wichtigen Instrument der „Beziehungen“ zu spielen verstand, und es nicht vermochte, sich die Gunst hochmögender Gönner zu verschaffen. Schon in diesen Jahren dürfen wir ihn uns nach Zeugnissen aus wenig späterer Zeit als einen von seinen Fähigkeiten überzeugten Mann mit starkem Selbstbewußtsein und dem Gefühl der persönlichen Würde vorstellen, der, wenn man ihm seiner Meinung nach zunahe trat oder ihn angriff, empfindlich war und zu scharfen Worten greifen konnte. Aber, wie dem auch sei, man begreift nach seinen oben angeführten Worten, daß er nach dem Scheitern dieser Hoffnung sich verstimmt von jeder ärztlichen Tätigkeit zurückzog, um sich chemischen Studien zu widmen, den Lebensunterhalt für sich und seine stark anwachsende Familie durch Übersetzungen verdienend.

Bald nach dieser Enttäuschung hat er Dresden, das ihm wohl auch zu teuer war, verlassen und ist nach Lockwitz[12], einem Dorfe 9 km südöstlich von Dresden auf dem linken Elbufer, gezogen, wo er sich nur wissenschaftlichen Studien gewidmet hat.

Einen Nachhall der Stimmung dieser Zeit hat Hahnemann in folgenden Sätzen eines Briefes an Hufeland im Jahre 1808 festgehalten (Allgem. Anzeiger d. Deutschen, 1808, Nr. 343), die, wenn auch von anderen Gesichtspunkten aus, deutlich zeigen, wie sehr Hahnemann mit der Heilkunde seiner Zeit zerfallen war:

„Ich machte mir ein empfindliches Gewissen daraus, unbekannte Krankheitszustände bei meinen leidenden Brüdern mit diesen unbekannten Arzneien zu behandeln, die als kräftige Substanzen, wenn sie nicht genau passen, (und wie konnte sie der Arzt anpassen, da ihre eigentlichen speziellen Wirkungen noch nicht erörtert waren?) leicht das Leben in Tod verwandeln . . . Auf diese Weise ein Mörder oder Verschlimmerer des Lebens meiner Menschenbrüder zu werden, war mir der fürchterlichste Gedanke, so fürchterlich und ruhestörend für mich, daß ich in den ersten Jahren meines Ehestandes die Praxis ganz aufgab und fast keinen Menschen mehr

[12] Haehl erwähnt, daß Dudgeon in seiner „Biography of Hahnemann“ angebe, Hahnemann habe zuletzt Dresden verlassen und in Lockwitz gelebt. Haehl hält diese Angabe für unerwiesen, wenn nicht falsch, und deutet den Namen außerdem in „Loschwitz“, einen jetzigen Vorort von Dresden, um. Das Vorwort von Hahnemanns Schrift „Unterricht für Wundärzte“ zeigt jedoch, daß die Angabe von Dudgeon stimmt, es ist unterschrieben „Lockowiz bei Dresden den 29. Sept. 1788“.

ärztlich behandelte, um ihm nicht noch mehr zu schaden und bloß — wie Sie wissen — mich mit Chemie und Schriftstellerei beschäftigte . . .“ (bei Stapf, I, S. 79).

Die Bemerkung, er habe die Praxis „in den ersten Jahren“ der Ehe aufgegeben, ist wohl nicht ganz wörtlich zu nehmen, da er auf der nächsten Seite selbst angibt, er habe acht Jahre Praxis ausgeübt. Auch wenn wir die Zeit in Hermannstadt mitrechnen, kommen wir dann auf Ende 1785, wenn wir von seiner Niederlassung in Hettstedt rechnen, auf 1788, wo er in der Tat auf das Land zog und, wie seine Arbeiten zeigen, fast ausschließlich sich mit Chemie und Übersetzungen medizinischer Werke befaßte.

Man muß beachten, daß diese Bemerkungen aus späterer Zeit stammen, wodurch sie etwas anders gefärbt sein mögen, als die Stimmung fast zwanzig Jahre vorher war, aber wir haben keinen Grund zu bezweifeln, daß in der Tat einer von verschiedenen Beweggründen zu seinem Verzicht auf Praxis eine solche Gemütsverfassung gewesen ist.

Diese Stelle gewährt uns Einblick in sein Seelen- und Gemütsleben; wir lernen seine Feinfühligkeit und Gewissenhaftigkeit kennen, die ihm befahlen, nach dem von ihm für richtig Gehaltenen nun auch zu handeln, und die Praxis unter diesen Bedingungen aufzugeben. Infolgedessen hat er jahrelang unter recht dürftigen Verhältnissen gelebt und, wegen seiner neuen Lehre vielfach angegriffen, oft den Ort wechseln müssen, was zumal bei seiner großen Familie unter den damaligen Verhältnissen gewiß eine weitere schwere Lebenslast war.

Trotz dieses Druckes der äußeren Sorgen war Hahnemann unentwegt wissenschaftlich tätig. Als erste Frucht seiner Dresdener Zeit entstand seine Schrift über die Arsenikvergiftung, die wir oben schon kennengelernt haben, soweit sie für Hahnemanns Denkungsart und seine Pläne aufschlußreich war. Die Behandlung des rein chemischen Teils sei auf den Abschnitt aufgespart, der sich mit Hahnemann als Chemiker beschäftigt, hier soll nur das rein Medizinische dieser Schrift noch kurz berührt werden.

Im vierten Kapitel beschreibt er sehr ausführlich die Erscheinungen der Arsenvergiftung, dabei auch die seelischen Eigenheiten schildernd, eine ungewöhnlich reichhaltige Symptomatologie. Er erwähnt auch die Ähnlichkeit der Arsenvergiftung mit der Cholera. Ein weiteres Kapitel enthält eine eindringliche Erörterung der üblichen Behandlungsarten, die er z. T. ablehnt. Er selbst hält für das wirksamste Mittel reichliches Trinken von Seifenlösung und schwefelwasserstoffhaltigem Wasser, Vorschläge, die damals wohl einen Fortschritt bedeuteten, jetzt aber durch anderes ersetzt sind. Beachtenswert sind seine Forderungen, daß das Arsen nur in den Apotheken vorrätig sein darf und dort unter Verschluß des Eigentümers stehen soll. Außerdem soll der Apotheker ein Giftbuch führen müssen mit 133

Namen und Empfangsbescheinigung des Käufers. Bekanntlich sind diese Forderungen jetzt im wesentlichen erfüllt.

Das Kapitel über die Wirkungsart des Arseniks beginnt mit folgenden Sätzen:

„Hätte es keinen Nutzen in der ausübenden Heilkunde, die eigentliche Wirkungsart der Gifte auf den menschlichen Körper erforscht zu haben, so unternähme ich es nicht, das geringste von der Wirkungsart des Arseniks zu erwähnen, da es schwer ist über dunkle Sachen richtig zu urtheilen, und schiefe Theorie die Ausübung selbst zu verziehen pflegt. Deshalb werde ich lieber weniger sagen und nichts für wahrscheinlich ausgeben, was nicht auf mehrere übereinstimmende Tatsachen sich gründet“ (S. 69).

Hier sieht man wieder den Arzt, der die Hypothesenbauerei ablehnt und Theoretisches nur so weit dulden will, als es praktischen Nutzen hat. Für seinen Fleiß zeugen endlich die außerordentlich reichen Schriftennachweise von 861 Stellen aus 389 Schriften. Das ganze ist eine sorgfältige, gute und klare, tiefeindringende Schrift, die seinerzeit einen tatsächlichen Fortschritt darstellte und dementsprechend auch viel Beifall fand. Noch 1817 rühmt Henke in Horns „Archiv für medizinische Erfahrung“ (S. 181): „Samuel Hahnemanns für jene Zeit klassische Schrift“.

Sahen wir schon sonst mehrfach, zumal in seiner Arsenikschrift, daß Hahnemann seine chemischen Kenntnisse auch für die Heilkunde nutzbar zu machen sucht, so sind auch seine chemischen Arbeiten z. T. wenigstens in der Absicht unternommen, mit ihnen auch für die Heilkunde Belangreiches zu finden. Nachdem er festgestellt hat, daß essigsaures Kali (geblätterte Weinsteinerde) und versüßter Salpetergeist Niederschläge in der Galle am besten auflösen, hat er auch am Kranken damit Versuche gemacht, angeblich mit gutem Erfolge. So beachtenswert dieser Versuch ist, chemische Feststellungen auf den lebenden Menschen anzuwenden, so liegt hier doch ein voreiliger Schluß vom Reagenzglas auf den Organismus vor, ein Fehlschluß, dem auch nach Hahnemann Tausende von Untersuchern bis auf den heutigen Tag vielfach erlegen sind.

Eine weitere Frucht seiner Dresdener Zeit ist die Schrift „Unterricht für Wundärzte über die venerischen Krankheiten“ (Leipzig, 1789). Die theoretischen Ansichten der Schrift sind heute überholt, da man damals ganz allgemein noch nicht über die Sonderart der verschiedenen Geschlechtskrankheiten, wie Tripper, Schanker und Syphilis, im klaren war. Bemerkenswert ist die Schrift dadurch, daß er in der „Vorrede“ die erste Bereitungsvorschrift seines neuen auflöslichen Quecksilberpräparates gegeben hat. Er hat später dann die Vorschrift abgeändert noch mehrfach mitgeteilt, da seiner Angabe nach ein Schreib- oder Gedächtnisfehler vorgekommen war, indem er geschrieben hatte, daß man die während des

Vorgangs entstehenden Kristalle in Weingeist lösen solle anstatt Wasser. Auch empfahl er zur weiteren Behandlung des Präparates zuerst Kalkwasser, später jedoch ätzenden Salmiakgeist [s. „Der Anzeiger“, Gotha, 1791, den 4. Juni in Nr. 141 (140)].

Diese Arbeit wird weiter unten noch von anderen Gesichtspunkten aus herangezogen werden, hier sei nur noch bemerkt, daß die Schrift ihrer Zeit genug getan hat, wenn man ihre Beurteilung und Wirkung betrachtet.

Wenige Jahre später erschien ein Buch von A. R. Vetter, „Neue Curart aller venerischen Krankheiten nach Hunter, Girtanner und Hahnemann“ (Wien, 1793), ein Beweis, daß die Schrift Hahnemanns bedeutende Anregungen gegeben hatte.

Kurt Sprengel schrieb lange Zeit nachher über das Buch: „Hunter’s Ideen lagen dem theoretischen Theil eines sehr guten Buches von Sam. Hahnemann ... zum Grunde. Hier empfahl er sein auflösliches Quecksilber, ein mildes vorzügliches Präparat, dessen ausgezeichneter Nutzen sich später bewährt hat“ (Geschichte der Arzneikunde, Halle, 1828, Bd. V, S. 591).

IV. Der Chemiker

Wie eben erwähnt, wendete sich Hahnemann in seiner Dresdener Zeit allmählich immer mehr der Chemie zu, in deren Dienst er in den nächsten Jahren seine große Arbeitskraft — wenn man von seinen Übersetzungen absieht — fast ausschließlich stellte. Da er auf diesem Gebiete tüchtige Leistungen aufzuweisen hat, so sei hier über Hahnemann als Chemiker zusammenfassend gesprochen; ins einzelne zu gehen, was an sich eine lohnende Aufgabe wäre, würde zu weit führen, da wir es im wesentlichen mit Hahnemann als Begründer der Homöopathie zu tun haben. Es kann sich hier nur darum handeln, den Chemiker Hahnemann insoweit zu behandeln, als Hahnemann dadurch als selbständiger Kopf, als Forscher und Gelehrter gekennzeichnet wird.

Es wird bisher immer betont, auch von Ameke und Haehl sowie von Lippmann (Chemiker-Zeitung, 1926, Nr. 1 und 4), daß Hahnemann nie einen Lehrer in der Chemie gehabt hat. Das ist jedoch nicht richtig! Wie Hahnemann selbst an zwei merkwürdigerweise bisher nie beachteten Stellen sagt, ist Leonhardi sein Lehrer gewesen, den er einmal (Cullen, „Materia medica“, Bd. I, S. 252) seinen „schätzbaren Lehrer“ nennt und ein andermal seinen „liebenswürdigen Lehrer“ (Bd. II, S. 443).

Mit „Leonhardi“ ist offenbar Johann Gottfried Leonhardi gemeint (1746—1823), der nach Erlangung des medizinischen Doktors in Leipzig als Dozent in den siebziger Jahren neben medizinischen auch chemische Vorlesungen hielt. So las er nach dem Vorlesungsverzeichnis der Leipziger Universität (Universitätsbibliothek) im Sommer 1775 über „Arzneimittellehre nach Pörner“[13], im Winter 1776 hielt er ein Experimentalkolleg über Chemie. 1781 wurde er außerordentlicher Professor in Leipzig und 1782 an die zweite kursächsische Universität Wittenberg berufen als Professor der Medizin. 1791 ging er als Leibarzt nach Dresden, behielt jedoch die Professur in Wittenberg bis 1814 bei.

Bisher wußten wir von Beziehungen Leonhardis zu Hahnemann nur aus einem Brief Hahnemanns an den Bergrat Bucholz vom 10. Juli 1791, in dem er einen Besuch Leonhardis bei sich in „Stetteritz“ bei Leipzig erwähnt (S. R. Zaunick in „Studien zur Geschichte der Chemie“, Berlin, 1927, abgedruckt in A. H. Z., 1927, Nr. 1, S. 71). Welcher Art jedoch diese Beziehungen waren, geht aus der kurzen Erwähnung nicht hervor. Offenbar hat auch Zaunick die zweimalige Erwähnung Leonhardis als Lehrer Hahnemanns übersehen.

Leonhardi war der Schüler Pörners, den er in der Vorrede zu der Übersetzung von P. J. Maquers „Chymischem Wörterbuch“ (Leipzig, 1788—1791, 6 Bde.) seinen „verehrungswürdigen Lehrer“ nennt.

Wann Hahnemann Leonhardis Schüler gewesen ist, ist nicht bekannt, wir sind in der Beziehung lediglich auf Vermutungen angewiesen. Es ist möglich, daß Hahnemann schon während seiner Studienzeit in Leipzig sein Schüler war, und daran könnte man um so eher denken, da, wie wir schon hörten, Pörner Hahnemanns Gönner war, und er ihn wohl an seinen Schüler Leonhardi empfohlen haben wird. Da jedoch die Chemie damals recht stiefmütterlich behandelt und kaum offiziell gepflegt wurde, so wird man wohl annehmen können, daß Hahnemann in dem Streben, erst möglichst schnell das Studium zu beenden, die Fächer getrieben haben wird, die unbedingt nötig waren. Da er bei seinen geringen Geldmitteln nach Broterwerb streben mußte, wird er sich damals wohl kaum eingehender mit der Chemie haben beschäftigen können. Es ist aber nicht unwahrscheinlich, daß er schon damals Leonhardi kennengelernt hat und ihm durch diesen Verkehr die Wichtigkeit der Chemie für die Heilkunde klargeworden war. Wahrscheinlicher ist es mir deshalb, daß Hahnemann erst später Leonhardis Schüler gewesen ist. Zwischen dem Doktorexamen (August 1779) und der ersten Niederlassung in Hettstedt klafft eine Zeitlücke von $^3/_4$ Jahren, worauf auch Haehl aufmerksam macht. Haehl meint, Hahnemann habe von Erlangen aus durch das jetzige

[13] Der schon mehrfach erwähnte Carl Wilhelm Pörner (1732—1796), Dr. med. und damals Bergrat in Meißen, hatte herausgegeben „Allgemeiner Begriff der Chymie ... nach dem Französischen übersetzt und mit Anmerkungen vermehrt“ (3 Theile, 1768—69).

Nordbayern und Thüringen in Richtung auf Halle planmäßig eine Niederlassungsmöglichkeit gesucht. Mir scheint, daß Hahnemanns Lebensabriß selbst nach anderer Richtung weist. Er schreibt: „Der Hang eines Schweizers nach seinen schroffen Alpen kann nicht unwiderstehlicher sein, als der eines Chursachsen nach seinem Vaterlande.“ Daraus läßt sich schließen, daß Hahnemann geradeswegs nach seinem Heimatlande zurückgekehrt ist. Was liegt näher als anzunehmen, daß der strebsame und fleißige junge Arzt, der gewiß die Lücken seiner Ausbildung stark empfunden haben wird, sich durch den geistigen Mittelpunkt des Landes, Leipzig, angezogen fühlte, wo er die beste Gelegenheit hatte, sich in den verschiedensten Gegenständen noch fortzubilden und zugleich Umschau zu halten nach einer Niederlassungsmöglichkeit im Vaterlande, die er dann im Sommer 1780 in dem soeben sächsisch gewordenen Hettstedt fand. Es scheint mir die wahrscheinlichste Vermutung, daß er diese Wartezeit dazu benützt hat, sich auch in der Chemie auszubilden, wozu bei dem tüchtigen Leonhardi in Leipzig die beste Gelegenheit war.

Daß er sich erst später, etwa nach seinem Aufenthalt in Gommern, d. h. also 1784 bis 1785, unter Leonhardi eingehender mit Chemie beschäftigt hat, ist deshalb recht unwahrscheinlich, weil Leonhardi damals schon in Wittenberg war; ein längerer Aufenthalt in Wittenberg in dieser Zeit ist jedoch nicht bekannt. Außerdem hat Hahnemann schon in Gommern offenbar beträchtliche chemische Kenntnisse gehabt, wie die Übersetzung des Werkes von Demachy beweist; es ist also anzunehmen, daß er vor der Zeit in Gommern sich in die Chemie eingearbeitet hat; da er zwischen seinem Aufenthalt in Hettstedt und Gommern nachweislich längere Zeit in Dessau war, wo er auch chemisch arbeitete, ist es auch aus diesem Grunde wahrscheinlich, daß er die Grundlagen zu seinen chemischen Kenntnissen schon früher, also gleich nach der Erlanger Zeit erwarb. Die bergmännische Scheidekunst war ihm vielleicht schon im erzreichen Siebenbürgen nähergekommen und dadurch sein Interesse an der damals aufblühenden Chemie wach geworden, weshalb er dann, sobald ihm der Abschluß des Studiums Zeit ließ, danach strebte, diese Lücke seiner wissenschaftlichen Bildung auszufüllen, wofür er bei dem kenntnisreichen, ihm vielleicht schon aus seiner Leipziger Studienzeit her bekannten Leonhardi Gelegenheit hatte.

Es ist vielleicht auch kein Zufall, daß Hahnemann sich Hettstedt, im berühmten Mansfelder Bergbaubezirk liegend, zur Niederlassung gewählt hatte, konnte er doch hoffen, dort für seine chemischen Studien mannigfaltige Anregung zu erhalten. Daß er nach seinem Fortgange von Hettstedt während seines Aufenthaltes in Dessau noch tiefer in dies Gebiet eindrang, teilt er selbst uns in seinem Lebensabriß mit. (S. o. S. 124.) 137

Nunmehr sei auf Hahnemanns Leistungen als Chemiker insoweit eingegangen, als dadurch seine Bedeutung auf diesem Gebiete hervortritt, ohne daß hier im einzelnen seine Verdienste um die Chemie gewürdigt werden können. Als erstes entwickelt er eine rege Übersetzungstätigkeit, sich dabei Werke aussuchend, die nicht von rein wissenschaftlichem Interesse waren, sondern wirtschaftliche Belange mancher Berufe und Industrien berührten, da er darauf sehen mußte, mit den Übersetzungen seinen Lebensunterhalt zu verdienen. Bemerkenswert sind dabei die vielen treffenden Bemerkungen, die er zu den Ausführungen der Verfasser macht, in denen er oft deren Angaben richtigstellt, erweitert und vertieft; sie zeigen vielfach den klaren, logischen Kopf. Auch in chemisch-technischer Beziehung gibt er in den Anmerkungen zu anderen Werken sowohl als auch in seinen eigenen vielfach genaue Anweisungen, die er mitunter durch Zeichnungen erläutert, wie in der „Bereitung des Casseler Gelbs" sowie der Abhandlung über die Steinkohlenfeuerung. Seine mengentlichen Angaben über Löslichkeit und Zusammensetzung von Stoffen und dergleichen sind oft von einer für die Zeit bemerkenswerten Genauigkeit. Auch in seinen Übersetzungen ärztlicher Werke weiß er die Angaben der Verfasser gerade auch in chemischer Hinsicht in vielen Fällen richtigzustellen.

Von Einzelheiten erwähne ich z. B. die Bestimmung des Gehalts der konzentrierten Schwefelsäure durch Ermittlung des spezifischen Gewichts, einen Vorschlag, den schon Leonhardi „sehr beachtenswert" genannt hat. Auch bei der Ausmittelung des Arseniks bei Vergiftungen hat er Neues gebracht, indem er bei der Probe mit „Schwefelleberluft" (Schwefelwasserstoffgas) als erster einen Zusatz von Säure vorschlug, wodurch die Probe stark an Wert gewann. (S. Arsenikvergiftung, S. 136, 239 f.). Schon in dieser Schrift erkannte er selbst die Bedeutung dieser Reaktion auch für den Nachweis von Metallen (S. 241).

Eine Anwendung der Reaktion auf ein wichtiges besonderes Gebiet stellte es dann dar, als er 1787 in den „Kennzeichen der Güte" seine „Weinprobe" bekanntmachte, die es gestattete, besser und sicherer als früher Blei, das oft als Bleizucker den Weinen zugesetzt wurde, nachzuweisen und vom Eisen zu unterscheiden. Die „Hahnemannsche Weinprobe" wurde vielfach amtlich zum Nachweis von Weinverfälschungen eingeführt. Genauer veröffentlichte Hahnemann sie dann in Crells „Chemischen Annalen" 1788 (Bd. I, S. 291 bis 305) und abgeändert nochmals dortselbst (1794, Bd. I, S. 104 bis 111).

Damit ist aber die Bedeutung der „Hahnemannschen Weinprobe" keineswegs erschöpft. Noch heutzutage wird in der chemischen Zerscheidung (Analyse) täglich Schwefelwasserstoff in saurer Lösung zum
138 Nachweis von Metallsalzen verwendet. Ich führe nur ein Lehrbuch aus

neuerer Zeit an, da es ohne Erwähnung von Hahnemann durch Nennung der Jahreszahl unzweideutig auf Hahnemanns 1786 erschienene Arsenarbeit hinweist. F. Krafft sagt in seiner „Anorganischen Chemie“ (Leipzig—Wien, 1898, 3. Aufl., S. 171): „Das Gas wurde als Schwefelwasserstoff bezeichnet und von 1786 an wandte man größere Aufmerksamkeit auch den Niederschlägen zu, welche dasselbe in Metallsalzlösungen hervorbringt und die für die chemische Analyse hervorragende Bedeutung haben.“ Hier lebt also Hahnemann als Chemiker noch heutzutage weiter.

Hahnemann selbst war sich dieser allgemeineren Bedeutung dieser Probe durchaus bewußt und wollte sie nicht auf die Untersuchung von Weinen beschränkt wissen. Er erwähnt die Untersuchung auf Blei in dem Werke „Kennzeichen der Güte und Verfälschung der Arzneimitteln“ (1787) an mehreren Stellen (S. 229, 252, 286). Ihre allgemeine Bedeutung für die Untersuchung auf Metalle hebt er besonders hervor in seiner Arbeit in Crells „Chemischen Annalen“ 1794 (Bd. I, S. 111). Er führte außerdem noch eine zweite Reaktion auf Arsenik ein: die mit Kupfersalmiak.

Auch der bekannte „Mercurius solubilis Hahnemanni“, das „auflösliche Quecksilber“, entsprach einem oft gefühlten Bedürfnisse. Wie Hahnemann selbst bei der ersten Veröffentlichung in dem „Unterricht für Wundärzte“ sagt, hatten schon vor ihm einige ein auflösliches Quecksilberpräparat ähnlicher Art angewendet, von denen er Gervaise Ucai und Black erwähnt. Wenn der Mercurius solubilis auch chemisch betrachtet keine reine einheitliche Verbindung war und deshalb auch die Herstellung nicht ganz sicher und gleichheitlich erfolgte, so wurde er doch von vielen als ein Fortschritt begrüßt und als bestes Präparat gerühmt. So spricht sich auch der bekannte Pharmakologe Professor Gren für dieses Präparat aus: „Durch Herrn Hahnemanns Mercurius solubilis wird das Problem Herrn Maquers, ein Quecksilbermittel zu erhalten, das zu gleicher Zeit sehr auflöslich ist, und doch von aller Äzbarkeit frei wäre, völlig gelöst“ („Handbuch der Pharmacologie“, Halle, 1792, S. 224). Ähnlich sprachen sich auch noch andere aus.

An sonstigen Entdeckungen erwähne ich noch die Feststellung, daß mit Sauerstoff geschüttelter Wein sehr schnell sich in Essig verwandelt, worauf sich später die Weinessigherstellung aufbaute, indem man Wein wiederholt über Buchenspäne laufen ließ (Crells Chem. Annalen, 1788, Bd. I, S. 141).

Auch auf chemisch-pharmazeutischem Gebiete gab er vielfach Anregungen; so betont er die Bedeutung der Kristallisation für die Reinheit der Präparate und den Rat, möglichst nicht Pulver, sondern kristallisierte Waren zu kaufen. Immer wieder predigte er den Apothekern und Ärzten, Extrakte (Dicksäfte), besonders die der narkotischen Pflanzen, nicht auf dem offenen

Feuer zu kochen, sondern im Wasserbade herzustellen, und er führt gewiß mit Recht die Unwirksamkeit vieler Präparate auf die falsche Zubereitung zurück; immer ist er auf möglichst schonende Behandlung der Stoffe bedacht, daher auch später sein Bestreben, wenn irgend möglich, die Tinkturen aus den frischen Pflanzen zu gewinnen. All dem liegt der Gedanke zugrunde, die wirksamen Substanzen so wenig wie möglich zu schädigen.

Auf die Fülle sonstiger kleiner Verbesserung der Reaktionen sowie technischer Vorrichtungen und neuer Erkenntnisse kann hier nicht näher eingegangen werden, ich verweise in dieser Hinsicht besonders auf Hahnemanns Bemerkungen zu Demachys „Laborant im Großen . . .“ und die Bearbeitung von van den Sandes „Kennzeichen der Güte und Verfälschung der Arzneimittel“; nur genaues Vergleichen mit der Urschrift kann hier Hahnemanns Anteil sondern. Auch sein „Apothekerlexikon“ und die Arbeiten in Crells Chemischen Annalen enthalten viel Neues.

Man wird die Leistungen Hahnemanns um so höher bewerten, wenn man sich vergegenwärtigt, daß die moderne Chemie gerade erst durch die Arbeiten Lavoisiers, der in den achtziger Jahren des achtzehnten Jahrhunderts den Sauerstoff als Ursache der Verbrennungsvorgänge erkannte und die genaue chemische Waage in die Methodik einführte, zu einer Wissenschaft wurde. Man begreift dann, wie schwer damals der kleinste selbständige Schritt auf diesem Gebiete war und wie leicht man straucheln konnte. Nur ein Mann mit klarem, fein zergliederndem Verstande konnte hier etwas leisten. Bei dieser noch in der Entwicklung stehenden Methodik kann es uns natürlich nicht wundernehmen, daß Irrtümer häufig waren, die noch dadurch begünstigt wurden, daß die Ausgangsstoffe häufig unrein waren.

Auch Hahnemann ist solchen Irrtümern anheimgefallen, wie in dem einen Falle, in dem er glaubte, im Reißblei eine neue Säure gefunden zu haben (Nr. 39, 1788). Berühmter geworden ist sein Irrtum, als er glaubte, im Borax ein neues Laugensalz (Pnëumalkali) gefunden zu haben, worüber erst später in einem anderen Zusammenhang das Genauere gesagt werden soll.

Wenn Hahnemann ungefähr vom Jahre 1800 ab sich fast ausschließlich der Heilkunde zuwandte, so haben doch auch diese Arbeiten noch mehrfach Beziehungen zu chemischen Fragen.

In dem Band II der „Chronischen Krankheiten“ (1828, S. 1) teilt Hahnemann mit, daß durch anhaltendes Reiben mit einem unarzneilichen Pulver oder durch langes Schütteln mit einer solchen Flüssigkeit die Arzneimittel in unglaublicher Weise geändert würden. „Sie verändern auch ihr physisch chemisches Verhalten dergestalt, daß, wenn man in ihrer rohen Stoff-Gestalt nie eine Auflösbarkeit derselben in Wasser und Weingeist wahrnehmen konnte, sie nach dieser besonderen Umwandlung doch gänzlich sowohl in Wasser als in Weingeist auflöslich werden — eine Entdeckung, die ich hier zum ersten Male der Welt vorlege.“ Er führt dann als solche Stoffe namentlich Sepia, Bergöl, Bärlappstaub, Kieselerde und verschiedene andere Mineralien an.

Auf Seite 5 heißt es dann weiter:

„Um nun die Auflösung davon zu verfertigen und die so millionenfach in Pulver potenzierten Arzneien in flüssige Gestalt zu bringen, dient die der Chemie unbekannte Erfahrung, daß alle Arzneistoffe, durch Reiben in Pulver zur Potenz I [ein Milliontel] gebracht, sich in Wasser und Weingeist auflösen“ (Chron. Krankheiten, 1. Aufl., 1828, Bd. 2, S. 5; 2. Aufl., Bd. 1, S. 185).

Das ist von Chemikern ebensooft bestritten als von Homöopathen immer wieder behauptet worden, auch Lippmann nennt es eine „Täuschung“. Eine neuere Arbeit von Neugebauer (A. H. Z., Bd. 175, Nr. 1 und 4, 1926) kommt auf Grund ausgedehnter Untersuchungen zu dem Ergebnis: „In den Verreibungen der 6. Dezimalpotenz befindet sich ein Teil des verriebenen Arzneistoffes bis zu kolloidaler Feinheit zerteilt.“ Daneben finden sich aber auch gröbere Teilchen; das Verhältnis des groben und feinen Anteils wird durch die Verreibbarkeit des betreffenden Stoffes sowie auch durch den Einfluß der relativen Milchzuckermenge und die Verreibungszeit bestimmt.

Die neusten Untersuchungen auf diesem Gebiete von Madaus und Kuhn, die z. T. unter Aufsicht des Berliner Dozenten für Homöopathie, Bastanier, gemacht wurden, zeigten, daß Schwefel, der genau nach Hahnemanns Vorschrift (Chronische Krankheiten, 1. Aufl., Bd. 2, S. 5 f.) verrieben wird, als dritte Verreibung in Wasser gelöst zu einem Teil durch ein sehr dichtes Filter (Schleicher und Schüll, Nr. 602) nicht zurückgehalten wurde. Dieser fein disperse Teil wurde von Lottermoser als mindestens 54% der gesamten nachweisbaren Schwefelmenge bestimmt. Bemerkenswert war, daß die Handverreibung nach Hahnemann einen höheren Hundertsatz an fein dispersem Schwefel ergab als die sonst noch üblichen technischen Verfahren der Verreibung (s. Madaus, „Jahrbuch“, 1933, S. 52).

So hat also auch hier Hahnemann eine bedeutsame Tatsache festgestellt, wie erst neuerdings mit modernen Verfahren bestätigt werden konnte, während man diese Behauptung Hahnemanns lange Zeit in nichthomöopathischen Kreisen kaum der Beachtung wert gefunden hat. Da Hahnemann die Löslichkeit gewisser sonst unlöslicher Stoffe festgestellt hat, so hat man ihm die Entdeckung des kolloidalen Zustandes der Materie zugeschrieben, wie der Chirurg Edwin Blos in seiner Schrift

„Hahnemann, der Begründer der Kolloidalchemie" (Karlsruhe, 1931) Graham die Ehre, die Kolloidchemie begründet zu haben, genommen und sie Hahnemann verliehen hat. Wenn das meiner Meinung nach auch zu weit geht, denn die Natur des kolloidalen Zustandes ist Hahnemann nicht klargeworden, was uns nicht zu wundern braucht, da diese Frage jenseits seines damaligen Arbeitsgebietes lag. Daß er aber in der Tat als Vorläufer Grahams gelten kann, scheint mir nicht zweifelhaft. Er hat wohl als erster mittels einer besonderen Technik Stoffe, die als unlöslich galten, löslich gemacht, indem er sie in einen kolloidalen Zustand brachte.

Lippmann erwähnt zum Schluß seiner Arbeit, der bekannte Historiker der Chemie Kopp habe in seiner „Geschichte der Chemie" gesagt, Hahnemann habe noch im Jahre 1830 eine weitläufige Auseinandersetzung über den Grundstoff des Ätzendseins, der kaustischen Alkalien geschrieben. „Kopp gibt die von ihm benutzte Quelle nicht an, und da Hahnemann schon seit der Zeit gegen Ende des 18. Jahrhunderts fast nur noch Medizinisches veröffentlichte, wäre der Nachweis dieser für 1830 immerhin auffälligen Mitteilung sehr dankenswert."

Es handelt sich hier offenbar um die Mitteilungen, die Hahnemann in den „Chronischen Krankheiten" (1. Aufl., Bd. 4, Leipzig, 1830, S. 81; 2. Aufl., Bd. 4, S. 84, Düsseldorf, 1837) bei „Causticum" macht. Über Ätzstofftinktur (Tinctura acris sine kali) hatte Hahnemann schon in der „Reinen Arzneimittellehre" (Bd. 2, S. 25, 1816) berichtet, und offenbar, da schon damals Zweifel in die Bereitung des Präparates gesetzt wurden, wiederholte Versuche mit ihm angestellt, worauf er dann in den „Chronischen Krankheiten" nochmals das Wort dazu ergriff. Doch wurden bis auf den heutigen Tag die Behauptungen Hahnemanns immer wieder bestritten. Die letzte Untersuchung von Wagner (A.H.Z., 1926, Nr. 2, S. 113 ff.) ergab als wesentlichen Bestandteil des Destillates eine dünne wäßrige Lösung von Ammoniak, das aus dem Kalk stammt, der zur Herstellung benutzt wird. Das „Causticum" sei eine 4. bis 5. Verdünnung von Ammoniak und könne als solche wohl Wirkungen bei Arzneiprüfungen und auch beim Kranken hervorrufen.

Damit ist aber die Angelegenheit noch nicht geklärt. Hahnemann teilt uns an gleicher Stelle mit, daß der Geschmack von „Causticum" „schrumpfend und ungemein brennend" sei, außerdem stellte er eine Gefrierpunkterniedrigung fest. Da eine 4. bis 5. Verdünnung von Ammoniak weder diesen Geschmack hat, noch mit den damaligen Mitteln eine Gefrierpunkterniedrigung festzustellen gewesen wäre, muß Hahnemanns Mittel zweifellos noch stärkere Beimengungen gehabt haben. Genau feststellen wird man das schwerlich heute noch können. Aber daß eine so starke Lösung irgendwelcher Art sowohl beim Prüfer als beim Kranken Wirkungen erzeugen konnte, ist sicher. Daß also Hahnemanns ursprüngliches „Causticum" ein „Nichts" sei, wie besonders Gegner oft behauptet haben, ist unrichtig. Eine andere Frage ist es, ob man ein Mittel, das auf Grund der überlieferten Vorschriften nicht gleichheitlich herzustellen ist, im Arzneischatz belassen soll.

Ausführlicheres über das Thema „Hahnemann als Chemiker" muß einer berufeneren Feder überlassen bleiben, hier muß ich mich damit begnügen, noch einige Urteile des bekannten Historikers der Chemie E. v. Lippmann anzuführen; er sagt unter anderem: „Erfreulich wirken die klaren kritischen Bemerkungen sowie die gute, gesunde Einsicht betreff gewisser chemisch-physikalischer und technischer Fragen, z. B. die Benutzung der Steinkohlen, die viele Fachleute der Zeit gänzlich ablehnten ... Überraschend sind endlich die analytischen Kenntnisse." Über Hahnemanns Bearbeitung von Demachys „Laborant" sagt Lippmann: „Alles in allem genommen ist das Buch eine für 1785 und namentlich für einen Mediziner höchst anerkennenswerte Leistung." Die Schrift über die Arsenvergiftung nennt er „eine wichtige Schrift". Zusammenfassend äußert sich Lippmann über die chemischen Leistungen Hahnemanns folgendermaßen: „Errungenschaften ersten Ranges sind dem Chemiker Hahnemann nicht zuzuschreiben und in der Geschichte der Chemie hat er irgendwelche Spuren nicht hinterlassen; absolute Bedeutung für die Wissenschaft kommt ihm demnach nicht zu, die relative ist aber fraglos erheblich und jener von zahlreichen auch chemischen Zeitgenossen weitaus überlegen."

Ich füge noch hinzu, daß er sich insbesondere Verdienste um die pharmazeutische Chemie und medizinische Chemie erworben hat, so daß er unter den Ärzten als einer der besten Chemiker seiner Zeit gelten kann.

Trommsdorff nennt ihn im Jahre 1795 neben sieben anderen Gelehrten als einen derjenigen, die sich in letzter Zeit die meisten Verdienste um die Pharmazie erworben hätten (Journ. d. Pharm., 1795, II, St. 2, S. 25).

Daß er außerdem durch seine chemisch-technischen Arbeiten und Vorschläge manchem Fabrikanten zu gutem Auskommen verholfen hat und auch den Nationalwohlstand förderte, während er selbst darbte und lange in sehr engen Verhältnissen lebte, ist das nicht seltene Los des Geistesarbeiters in dieser ungeistigen Welt!

Man sieht also, wie Hahnemann auf diesem Nebengebiet seiner Tätigkeit als klarer, selbständiger und kritischer Kopf Bedeutendes geleistet hat. Wenn er sich anderen Gebieten zuwendete, waren auch auf ihnen eigenartige Leistungen zu erwarten.

V. Wanderleben

(Von Leipzig bis Torgau, 1789—1805)

Nachdem die Hoffnung, Wagners Nachfolger als Stadtarzt in Dresden zu werden, zunichte geworden war, und er diesen Schlag in Lockwitz, fleißig als Übersetzer tätig, verwunden hatte, drängte es ihn, wieder dem wissenschaftlichen Leben näher zu sein. Er zog infolgedessen im Herbst 1789 nach Leipzig.

Hiermit beginnt eine Wanderzeit, in der Hahnemann ruhelos von Ort zu Ort zieht, in nur wenigen länger als ein Jahr verweilend. Gleich die erste Rast brachte ihm offenbar eine Enttäuschung, und so zog er, wohl um billiger wohnen zu können — vermutlich im Frühjahr 1790 —, aus der Stadt Leipzig in ein 4 bis 5 km südöstlich gelegenes (jetzt zur Stadt gehöriges) Dorf Stötteritz, wo er in sehr einfachen Verhältnissen bis Frühjahr 1792 gelebt zu haben scheint[14].

Wie in den letzten Jahren schon hat er sich auch jetzt kaum mit ärztlicher Praxis beschäftigt, sondern hat wissenschaftliche Studien auf dem Gebiete der Chemie getrieben, daneben zum Lebensunterhalt chemische und medizinische Werke übersetzt und ist dann auf die Bahn gekommen, die ihn zu seinem „Similia similibus“ führte. Im Jahre 1790 erschien seine Übersetzung von Cullens „Materia medica“, in der er an eine Bemerkung Cullens anknüpfend zum ersten Male die Meinung aussprach, daß Chinarinde deshalb bei Fiebern günstig wirke, weil es fieberähnliche Zustände hervorzurufen imstande ist.

Bevor wir aber Hahnemann auf seinem Wege, der ihn zum Similesatz führte, folgen, wollen wir erst kurz die nächsten 20 Jahre seines bewegten Lebens kurz kennenlernen.

In mehreren Briefen (in der homöopathischen Poliklinik in Leipzig) an einen Bergrat, der aller Wahrscheinlichkeit nach W. H. S. Bucholz (1734—1798) in Weimar ist, ein Freund und Berater Goethes, können wir einige Einblicke in das Wünschen und Hoffen tun, das Hahnemann damals beseelte. Insbesondere hoffte er offenbar, durch Bucholz irgendwohin empfohlen zu werden. Sein Augenmerk war dabei allem Anschein nach auf Sachsen und Thüringen gerichtet. In einem Brief vom 25. No-

---

[14] Es bestehen gewisse Widersprüche zwischen der Ortsangabe auf Briefen und anderen Schriftstücken, doch sind sie wohl nur scheinbar. Während der kleine Aufsatz „Vertheidigung“ (Anzeiger, 1791, Nr. 141) aus Leipzig, dem 1. Juni, datiert ist, schreibt er am 10. Juli 1791 einen Brief aus „Stetteritz“, wogegen sein Lebensabriß wieder „Leipzig, den 30. August 1791“ unterschrieben ist. Es ist kaum anzunehmen, daß er wirklich zweimal nach Leipzig zurückgezogen ist, vermutlich soll diese Bezeichnung nur den Bannkreis der Stadt Leipzig bezeichnen.

vember 1790 meldet er an Bucholz: „Ich wies dieser Tage die im Gehalt sehr erhöhete Stelle Forsters in Wilna von der Hand.“ Mit Forster ist der bekannte Weltreisende Joh. Georg Adam Forster gemeint, der einige Zeit an der Universität in Wilna Professor gewesen und nach Mainz berufen worden war. Man sieht, welchen Ruf Hahnemann damals schon hatte.

Hahnemann hat die Stelle wohl hauptsächlich deshalb abgelehnt, weil er bestimmt damit rechnete, er würde bald in Deutschland eine Stelle erhalten. Insbesondere scheint er Hoffnungen auf Verhandlungen mit dem Freiherrn von Dalberg, Koadjutor des Mainzer Erzbischofs, in Erfurt gesetzt zu haben, zu dem er wohl durch Vermittlung von Bucholz in Beziehung gekommen war. Außerdem erwähnt er in demselben Briefe noch einen Grafen Beust, vermutlich einen sächsischen Minister, von dem er eine Berufung oder sonstiges erhofft. Schon am 29. August 1790 schreibt er aus Stötteritz, da sich seine Hoffnungen auf eine Stelle bis dahin nicht erfüllt hatten, nun müsse er daran denken, daß er unmöglich auf dem Dorfe den Winter wohnen bleiben könne. Mehrfach noch fragt und mahnt er Bucholz, so am 7. September 1790: „Sind Dieselben mit dem guten Rathe schon zu Stande, den Sie mir über eine Wohnungsveränderung gütigst ertheilen können? Ich sehne mich danach.“ Doch er wurde enttäuscht, es geschah nichts Wesentliches für ihn. Nur wurde er, vermutlich hauptsächlich auf Anregung von Bucholz, Mitglied der Mainzer Kurfürstlichen Akademie der Wissenschaft in Erfurt, wofür sich Hahnemann am 29. August 1791 bei Bucholz und dem Koadjutor von Dalberg bedankt. Hahnemann hat für die „Acta“ der Akademie im nächsten Jahre eine kleine Abhandlung geliefert „Bereitung des Casseler Gelbs“ (Nr. 8 u. 60). Auch die Leipziger ökonomische Gesellschaft ernannte in dieser Zeit Hahnemann zu ihrem Mitgliede.

Im Frühjahr 1792 zog er dann nach Gotha, vermutlich in der Hoffnung, dort durch den Herzog eine Stelle zu erhalten, vielleicht dazu angeregt durch den Schriftleiter R. Z. Becker, den er wohl schon aus Dessau kannte, und der neuerdings in Gotha den „Anzeiger“ (später „Reichsanzeiger“, danach „Allgemeiner Anzeiger der Deutschen“) herausgab, den, wie wir sehen werden, Hahnemann häufig zu Mitteilungen und kleinen Arbeiten benützte. In Gotha erreichte er es dann auch, daß ihm der Herzog Ernst einen Teil des Schlosses Georgenthal bei Gotha zur Errichtung einer Irrenanstalt für die besseren Stände überließ. Da die Anstalt aber ungenügenden Zuspruch erhielt, mußte er sie wieder aufgeben. (S. unten im Kapitel VI.)

In dieser Zeit unternahm Hahnemann einen aufsehenerregenden Angriff gegen die damals übliche Aderlaßbehandlung. Kaiser Leopold II. war 145 am 1. März 1792 gestorben, nachdem man ihm mehrfach zur Ader gelassen hatte. Hahnemann übte im „Anzeiger“, der auch von anderen nicht selten zu ärztlichen Auseinandersetzungen gewählt wurde, scharfe Kritik an dem Vorgehen der Ärzte und insbesondere an dem Leibarzt Lagusius (ursprünglich: Hasenöhrl).

„Die Berichte sagen: ‚sein Arzt Lagusius habe den 28. Februar früh ein heftiges Fieber und den Unterleib geschwollen gefunden‘ — er setzte dem Übel einen Aderlaß entgegen, und da dieser keine Erleichterung bewirkte, noch drei Aderlässe ohne Erleichterung. Die Kunst fragt, nach welchen Grundsätzen man mit Fug einen zweiten Aderlaß verordnen könne, wenn ein ersterer keine Erleichterung verschaffte? wie man ein drittes? Himmel!, und wie man ein viertes Mal Blut lassen dürfe, wenn bei keinem vorigen Male Erleichterung entstanden? — einem abgemagerten, durch Anstrengung des Geistes und langwierigen Durchlauf entkräfteten Manne 4 mal binnen 24 Stunden den Lebenssaft abzapfen dürfe, immer, immer ohne Erleichterung. Die Kunst erblaßt —“

Auch im weiteren Verlaufe des Aufsatzes greift er Lagusius aufs schärfste an. Er forderte die Ärzte auf, sich zu rechtfertigen.

Der Angriff setzte noch mehrere Federn in Bewegung, z. T. gegen Hahnemann, z. T. auch zu seinen Gunsten. Die von den Leibärzten versprochene genaue Krankengeschichte ist nie erschienen.

Dies Bild aus dem Leben zeigt uns die damalige übermäßige Anwendung des Aderlasses. Man wird, denke ich, Hahnemann recht geben, wenn er anderer Meinung als die Leibärzte war.

In einem Schreiben an einen „Bergrath“ (allem Anschein nach Bucholz) vom 6. Mai 1792 schreibt Hahnemann, Loder, damals Professor der Anatomie in Jena und Goethes Freund, habe ihm seinen Beifall bezeugt über seinen Angriff. Eine Kur dürfe man rezensieren wie ein Buch.

Auf die Stellung der damaligen Heilkunde zum Aderlaß genauer einzugehen, wird sich noch später Gelegenheit bieten; für uns handelt es sich hier mehr um die Art von Hahnemanns Auftreten. Wir ersehen daraus, daß er dazu neigt, seine Meinung unerschrocken und schroff zu äußern. Das mag einerseits in seiner Wesensart begründet sein, es mag aber auch seine der herrschenden Heilkunde immer kritischer gegenüberstehende Einstellung dazu beigetragen haben. Auch eine gewisse Mißstimmung infolge seiner wirtschaftlich so unerfreulichen Lage hat den Ton vielleicht verschärft.

Wie wir hier seine Schroffheit kennengelernt haben, so haben wir gerade aus diesen Jahren auch Anzeichen seiner Empfindlichkeit gegen
146 Angriffe und die Neigung, gerade das zu tun, was er selbst so schmerzhaft

empfindet, indem er andere nicht nur scharf angreift, sondern sogar persönlich wird.

Im „Anzeiger" hatte ein „Dr. B." (1791, Bd. I, 22i) Kritik an dem *Mercurius solubilis* geübt und besonders die beiden sich widersprechenden Verfertigungsarten getadelt. Hahnemann, der den Fehler an sich zugeben mußte, führte den Irrtum in der Angabe in der ersten Veröffentlichung auf einen „Schreib- oder Gedächtnisfehler" zurück. Er greift dann seinerseits den Dr. B. an und spricht davon, daß dieser seinem „schwarzen Herz Luft mache", wirft ihm „Ignoranz" und „keke Versicherung" vor und sagt schließlich, da Dr. B. auch noch andere getadelt hatte: „Es ist ein leichtes, die verehrungswürdigsten Männer zu mißhandeln, wenn man nur recht unverschämt lügen kann" (Anzeiger, 1791, I, Nr. 141).

Auch gegen den tüchtigen Professor Gren schlägt Hahnemann, als Gren Hahnemanns Weinprobe sachlich kritisiert, sehr persönliche Töne an. Der kleine Aufsatz beginnt mit dem Satze: „Es giebt eine gewisse, nicht gar zu edle Leidenschaft, welche das Gute an Andern ungern sieht; und die ist die heutige Sitte." Der Schluß, der Beziehung auf die Anerkennung seiner Weinprobe hat, lautet: „Die Welt hat ja schon längst entschieden, und Hr. Gren könnte leicht, wenn er nur wollte." (Nr. 57.)

Einige Jahre später hat Hahnemann nach scharfen Angriffen auf ihn in einem Aufsatz im „Allgemeinen Anzeiger der Deutschen" (1801, Nr. 32) sich über diese Angriffe schwer beklagt und den Aufsatz mit den Worten geschlossen: „Ärzte Deutschlands seyd Brüder, seyd billig, seyd gerecht!" Man wird nicht sagen können, daß er seinen Gegnern brüderlich, billig und gerecht gegenübergetreten war.

Man sieht, er neigt zu persönlichen Angriffen, die die Kritik der Gegner bei weitem übertrifft. Wenn ein Mann dieser Veranlagung schon bei vergleichsweise unbedeutenden Anlässen solch scharfe, ja persönliche Töne anschlägt, was wird man erst erwarten können, wenn es sich darum handelt, sein eigenstes geistiges Kind, eine neue umfassende Lehre, die er allem Bisherigen entgegenstellt, gegen andersartige Meinungen zu verteidigen und umfassende und scharfe Angriffe abzuwehren. Wird ein solcher Mann dann nicht, um seine Lehre durchzusetzen, die schärfsten Tonarten anwenden und, anstatt seiner Lehre zu nützen, gerade dadurch, daß er die wissenschaftlichen Gegner zu persönlichen Feinden macht, die Anerkennung seiner Lehre erschweren?

Von Georgenthal zog Hahnemann 1793 nach einem Dorfe Molschleben[15], 8 km nordöstlich von Gotha, wo er bis Frühjahr 1794 wohnen blieb,

[15] In einer Reihe von Lebensbeschreibungen, darunter auch bei Albrecht, findet man die Angabe, Hahnemann sei von Georgenthal nach Walschleben (gleichfalls nicht weit von Gotha) gezogen. Diese Angabe könnte um so glaub-

dann ging es wieder auf Wanderschaft. Das erste Ziel scheint Pyrmont gewesen zu sein, jedoch erlebte er mit seiner zahlreichen Familie in der Nähe von Mühlhausen einen Wagenunfall. Er reiste deshalb vorerst nur bis Göttingen, wo er am 1. Juni 1794 nachweisbar ist, und wo er allem Anscheine nach bis etwa Anfang Oktober 1794 blieb. Aus dieser Göttinger Zeit haben wir einen späteren Bericht des bekannten Mediziners Chr. H. Pfaff (1773—1852), der Haehl unbekannt geblieben ist. Pfaff erzählt in seinen Lebenserinnerungen, daß in Göttingen zur Zeit seines Aufenthalts eine Ruhrepidemie geherrscht habe von nicht bösartigem, katarrhalischem Charakter. Er fährt dann fort: „Dies leitet mich auf meine damals gemachte Bekanntschaft des berühmten Hahnemanns, des von den gläubigen Homöopathen hochgefeierten Reformators der praktischen Medicin. Er war in einer Art von Emigranten-Wagen mit seiner ziemlich zahlreichen Familie in Göttingen angelangt. Ich lernte ihn zuerst bei seinem Besuch im Accouchir-Hospital kennen. Er machte auf mich den Eindruck eines Herrnhuters und Mystikers, und sein Mystizismus verrieth sich dadurch, daß er die Läden seiner vorderen Zimmer immer verschlossen hielt. Ich besuchte ihn öfters, ohne daß sich damals noch etwas von der Homöopathie an ihm verrieth, sondern er vielmehr von den chemischen Eigenschaften der Arzneimittel ihre Heilkraft erwartete. Eines seiner Kinder wurde auch von der Ruhr befallen, und Hahnemann hoffte durch die antiseptische Kohle den Feind zu bekämpfen; das Übel verschlimmerte sich, und da ich ihm versichern konnte, daß nach meiner Erfahrung bei den vielen Kranken, die ich zu behandeln hatte, meine Methode trefflich angeschlagen, so übergab er mir den kleinen Kranken, welchen ich glücklich durchbrachte." (Nach Ebstein: Ärzte-Memoiren, Berlin, 1923.)

Die Erinnerungen von Pfaff sind allem Anschein nach erst in späterer Zeit aufgezeichnet worden, und so mag sich die Erinnerung in manchem dem Bilde angepaßt haben, das Pfaff sich später von Hahnemann gemacht hat, denn die Homöopathie gilt nun einmal — mit Unrecht — als eine „mystische" Lehre. Das Wort „Mystik" kommt allerdings von „myein" (schließen), hat aber nichts mit dem Schließen der Läden, sondern dem der Augen zu tun! Sonst ist nichts davon bekannt, daß Hahnemann sich als Herrnhuter und Mystiker gab, und so wird man in Pfaffs Schilderung

---

würdiger erscheinen, als sie als Fußnote unter Hahnemanns selbstverfaßtem Lebensabriß steht in Elwert (s. o. S. 114), wo wiederum auf Meusel, „Gelehrtes Teutschland" (5. Ausg., 3. Bd., S. 53, 1797) verwiesen wird. Auf eine Anfrage in Walschleben teilte man mir mit, daß dort von einem Aufenthalt Hahnemanns jedoch nichts nachzuweisen sei. Es handelt sich offenbar um einen Lese- oder Druckfehler statt „Molschleben" bei Meusel, der dann in verschiedene Bücher überging.

wohl ein späteres Hineindeuten auf Grund seiner vorgefaßten Meinung über die Homöopathie sehen dürfen.

Aber sonst ist manches von Belang. Ob allerdings Hahnemann die Kohle auf Grund chemischer Gedankengänge angewendet hat, mag zweifelhaft sein, da die Homöopathie noch heutzutage sie bei bestimmten Diarrhöearten anwendet. Von Interesse ist die Beratung durch Pfaff, der offenbar als an der Klinik studierend größere Erfahrung in der Behandlung der Epidemie hatte als Hahnemann, der damals keine Praxis ausübte.

Mitte Oktober 1794 ist Hahnemann schon in Pyrmont nachweisbar, hier blieb er aber auch nur einen Winter, was um so auffallender ist, als Pyrmont, der bekannte Badeort, erst im nächsten Sommer erweisen konnte, ob es ein geeigneter Aufenthaltsort für ihn war. Im Sommer 1795 lebt er in Braunschweig; nach anscheinend nur kurzem Aufenthalt in Wolfenbüttel finden wir ihn im Oktober 1796 in Königslutter, einem Städtchen zwischen Braunschweig und Magdeburg, wo er bis Frühjahr 1799 wohnen blieb.

Seine Familie war mittlerweile groß geworden. Wenn allerdings Haehl unter Beziehung auf einen Brief Hahnemanns vom 14. Oktober 1797 aus Königslutter schreibt, die Familie sei auf 10 Köpfe angewachsen, so liegt hier doch offenbar ein Irrtum Hahnemanns vor, da er damals nicht 8, sondern 6 Kinder hatte, da ein Sohn als Säugling infolge des Wagenunfalls im Jahre 1794 gestorben[16] (Haehl, I, S. 52, u. II, S. 47) und eine Zwillingsschwester der Tochter Friederike 1795 tot geboren war.

In diesen Jahren hat Hahnemann offenbar auch wieder mehr Praxis ausgeübt, sowohl in Braunschweig als besonders in Königslutter, und seine Gedanken in der Wirklichkeit erprobt. Da er aber die Heilmittel selbst herstellte, so kam er bald in Schwierigkeiten mit den Apothekern, und da man die bestehenden Bestimmungen zu seinen Ungunsten auslegte, auch mit den Behörden. Franz Albrecht berichtet in seiner „Lebensbeschreibung von Hahnemann“ (Anonym, Leipzig, 1851, II. Aufl. 1875): „In Königslutter reichten die Ärzte und deren Freunde, die Apotheker, eine Klage gegen H. ein. Zufolge derselben verbot die Behörde das Selbstdispensieren, und er sah sich dadurch genötigt, das Land zu verlassen“ (S. 11).

Daß er durch seine chemischen und ärztlichen Arbeiten einen angesehenen Namen erworben hatte, zeigt auch ein Vermerk in der „Medicinisch-chirurgischen Zeitung“ (1798, IV, S. 192), wo es heißt: „Mietau. Hier soll eine provisorische Universität errichtet werden. Man sagt, für die medici-

[16] Haehl (II, S. 194) sagt, irrtümlich, der Knabe sei „auf der Fahrt nach Mühlhausen“ gestorben, in einem Brief vom 1. Juni 1794 aus Göttingen (Haehl, II, 46) wird jedoch der „säugende Knabe“ als lebend erwähnt. In einer späteren Arbeit stellt Haehl selbst fest, daß der Knabe erst in Göttingen am 26. August 1794 gestorben ist (L. P. Z. f. H. 1932, Nr. 4).

nische Fakultät seyen Hr. Dr. Samuel Hahnemann zu Königslutter, Hr. Dr. Joh. Samuel Naumburg in Erfurt und Hr. Dr. Frank in Mühlhausen bestimmt."

Es ist das keine Phantasienachricht! Am 9. April 1798 erschien ein Dekret des Zaren Paul I. zur Gründung einer baltischen Landesuniversität. Der Ort der Universität war zuerst unbestimmt, und es wurde unter anderem an Mitau gedacht, sie wurde jedoch nach einigem Hin und Her schließlich in Dorpat im Jahre 1802 eröffnet (vgl. Rod. von Engelhard, „Die deutsche Universität Dorpat". München, 1933).

Hahnemann ließ auf diese Nachricht hin in den „Gothaischen gelehrten Zeitungen" (1798, St. 100, 15. Dez., S. 904) mitteilen: „Das verbreitete Gerücht, als ob der Herr Dr. Hahnemann in Königslutter einem Rufe nach Mietau folgen würde, ist ungegründet."

Es ist bedauerlich, daß der Plan nicht zur Ausführung kam und Hahnemann nicht an einer solch weit sichtbaren Stelle seine Lehre ausbauen und vortragen konnte, vielleicht wäre der Gang der Medizin ein anderer geworden, da er dann gehört worden und kaum in eine solche scharf gegnerische Stellung zur sonstigen Heilkunde gekommen wäre. Nebenbei bemerkt sieht man aus dieser Berufungsliste, wie man damals angesehene Praktiker dabei beachtete, während heutzutage auf unseren „Konservierungsanstalten", wie Driesch kürzlich die Universitäten nannte, in erster Linie der „treue Diener seines Herrn" berücksichtigt zu werden pflegt; Außenseiter sind unbequem und unbeliebt.

Als Hahnemann den Tod des Leibarztes des Herzogs von Gotha erfahren hatte, machte er im März 1799 von Königslutter aus den Versuch, diese Stelle zu erhalten (s. B. Schuchardt „Briefe Hahnemanns an einen Patienten", Tübingen, 1886, S. 59). Diese Bemühungen schlugen jedoch fehl, und er wandte sich deshalb in demselben Jahre nunmehr nach Altona und nach wiederum einigen Monaten im Sommer 1800 nach Hamburg.

Mehrfach nahm er in diesen Jahren Kranke in seinem Hause auf, wie im Sommer 1800 in Hamburg den geisteskranken Dichter Joh. Karl Wezel aus Sondershausen (1747—1819). In den Vorverhandlungen schlug Hahnemann einen Probeaufenthalt von 4 Monaten vor, „um die Heilbarkeit zu bestimmen". Da es sich aber herausstellte, daß Wezel in einem Privathause unmöglich war, sandte er ihn schon nach $1^3/_4$ Monaten zurück.

Im Herbst 1800 treffen wir Hahnemann in Mölln im Lauenburgischen. Doch es zog ihn bald wieder zurück nach Sachsen, im Sommer 1801 lebt er in Machern, 13 km östlich von Leipzig; aber obwohl er in Machern ein Haus sein eigen nannte, ging er sehr bald wieder fort, und zwar 11 km nördlich nach der Stadt Eilenburg, wo er auch ein Haus erwarb, das er stark umbaute. Doch auch hier schlug er nicht Wurzel, nach kurzem Aufenthalt in Wittenberg finden wir ihn in Dessau, der Heimatstadt seiner Frau; er blieb aber auch hier nur wenige Monate, um sich 1805 nach Torgau zu wenden, wo er endlich für einige Jahre als Arzt tätig war, und wo das Organon ausreifte.

In manchem dieser Orte scheint er bald eine Praxis erhalten zu haben, wie in Machern, von wo er berichtet, daß er manchmal vor Patienten nicht zum Essen komme. Auch in Eilenburg hatte er bald zu tun, und das gilt gleicherweise von Torgau. Daß er damals auch geburtshilfliche Praxis trieb, zeigt das Ersuchen an seinen Verleger Steinacker in Leipzig, ihm bei einem dortigen Instrumentenmacher eine Geburtszange, eine Enthirnungsschere und einen Haken zu besorgen (Haehl, I, 82).

Mit der Niederlassung in Torgau war das Wanderleben beendet, denn wenn er auch noch den Ort mehrmals wechselte, so gab es dafür sachliche Gründe. Dies ewige Umhergetriebensein, das ihn zwischen Hettstedt und Torgau etwa 20mal den Ort zu wechseln ließ, ist sehr auffallend, und um so merkwürdiger, da Hahnemann meist an Geldmangel litt und seine Familie beim Einzug in Torgau neun Köpfe stark war, wozu in Torgau (1805 und 1806) noch zwei weitere Kinder kamen.

* * *

Hahnemann war 50 Jahre alt, als er das Wanderleben aufgab! Man hat oft gefragt, wie dieser ewige Wechsel des Wohnortes zu erklären ist; restlos wird man diese Eigenart des Hahnemannschen Lebens schwerlich enträtseln können, zumal da eine einheitliche Erklärung für alle diese Wanderungen nicht in Frage kommt. Immerhin ist es wohl möglich, einiges zur Klärung zu sagen.

Hahnemann selbst hat einmal in einem Briefe an seinen Freund Becker diese Frage berührt und anderen Menschen das Recht abgesprochen, sich darüber aufzuhalten, daß er so wenig seßhaft sei; das gehe niemand etwas an (Haehl, II, S. 75).

Weil aber darüber soviel geredet worden ist, seien auch hier einige Bemerkungen gemacht. Man wird dabei innere und äußere Gründe unterscheiden müssen, die meist wohl in wechselnder Mischung unentwirrbar miteinander verquickt sind.

Was die Charakterveranlagung angeht, scheint ein gewisser Wandertrieb eine Rolle gespielt zu haben, wie bei seinem Bruder August, der als etwa dreißigjähriger Apotheker mehrere Jahre ohne jeden äußeren Zwang vom südlichen Baden bis weit nach Slawonien wanderte, ohne irgendwo festeren Fuß zu fassen.

H a h n e m a n n s ältere Schwester mahnt ihren Bruder Samuel in ihren Briefen zur Geduld (L. P. Z. f. H., 1932, Nr. 4); sie scheint ihren Briefen nach eine kluge Frau gewesen zu sein und wird ihren Bruder wohl gekannt haben, so daß wir wohl annehmen können, daß H a h n e m a n n s Unstetigkeit vielfach auf Ungeduld zurückzuführen ist, indem er den Ort verließ, wenn sich die auf ihn gesetzten Hoffnungen nicht bald erfüllten. Ehe er seine große Lebensaufgabe gefunden hatte, zählte er wohl insofern zu den „problematischen Naturen", als er unzufrieden und unruhig eine Lebensaufgabe suchte, die seinen Gaben entsprach. Solange es in ihm gärte und er noch nicht zur Klarheit gekommen war, wird diese Unruhe angedauert haben. Auch wird seine Schroffheit dazu beigetragen haben, die infolge seiner neuen Lehre naturgemäß nicht ausbleibenden Streitigkeiten unnötig zu verschärfen [17].

Dazu kam anderes! Da er die Fragwürdigkeit der damaligen Heilkunde durchschaute und darunter litt, auf dieser Grundlage Menschen behandeln zu müssen, zog er sich von der Praxis zurück, wurde dann aber, um seine Familie zu erhalten, dazu getrieben, doch wieder seine ärztliche Tätigkeit aufzunehmen. Einerseits zieht es ihn auf das Land, um schneller zu einer Praxis zu kommen und um billig leben zu können, und bald doch wieder in die Stadt, da er dort Gelegenheit zu wissenschaftlicher Arbeit hat.

Nachdem er seine Lehre in großen Zügen ausgebildet hatte, waren dann die Gründe des Wanderns andere. Wegen der Selbstabgabe der Arzneien, die H a h n e m a n n aus Sicherheitsgründen für nötig hielt, kam es bald zu Zusammenstößen mit Ärzten und Apothekern, sowie zu Anzeigen bei den Behörden. Neben dieser Selbstabgabe spielte dabei noch die Vorstellung eine Rolle, daß es sich um „Geheimmittel" handele, ein Vorwurf, der gerade durch diese Selbstabgabe entstehen konnte, und der noch dadurch verstärkt wurde, daß man in den starken Verdünnungen mit chemischen Verfahren überhaupt keine Arzneistoffe nachweisen konnte. Es wird bei

[17] Bemerkenswert ist in diesem Zusammenhange auch, daß H a h n e m a n n s einziger Sohn, der über die Kinderjahre hinauskam, F r i e d r i c h, gleichfalls von Unruhe getrieben von Ort zu Ort zog. Zuerst war er nach dem Staatsexamen in Leipzig, wo er vom Sommer 1813 bis Winter 1814 als Privatdozent Vorlesungen über Pastoralmedizin, Arzneimittellehre und Medizinische Polizei hielt (s. Vorlesungsverzeichnis der Leipziger Universität). Aber es hält ihn dort nicht, er zieht nach Wolkenstein in Sachsen, wo er, um keine Dispensierschwierigkeiten zu haben, auch die Apotheke kauft. Bis Anfang 1817 ist er dort nachweisbar, dann weilte er kurze Zeit in Berlin und Halle, etwa 1819 ging er anscheinend nach Holland, war dann in Hamburg und England, wo er jahrelang blieb. Gewisse Spuren führen von da nach den Vereinigten Staaten; vielleicht ist er dort während einer Choleraepidemie in den dreißiger Jahren des vorigen Jahrhunderts in St. Louis gestorben.

diesen Streitigkeiten nicht an persönlichen Zusammenstößen gefehlt haben, die seine Stellung in den meist kleinen Orten unerquicklich gestalten mußten und ihm einen Ortswechsel empfehlenswert erscheinen lassen konnten. Außerdem wurden auch von den Behörden Verbote gegen die Selbstabgabe erlassen, die ihn zwangen, wieder den Staub solcher Orte von seinen Füßen zu schütteln.

Man sieht, daß diese häufigen Ortswechsel nicht auf einen gemeinsamen Nenner zu bringen sind. Die Kenntnis von Hahnemanns Charakter, seine Armut und seine neue Lehre mit ihren Eigenheiten genügen jedenfalls, um dies Wanderleben uns verständlich zu machen, wenn wir auch im Einzelfall meist nichts Genaueres sagen können.

VI. Hahnemann als Arzt, Diätetiker, Hygieniker und Psychiater

Ehe wir nun zur Darstellung der Entwicklung seiner neuen Lehre schreiten, wird es an der Zeit sein, zusammenfassend seine Tätigkeit auf verschiedenen Gebieten zu würdigen, die später mehr zurücktreten.

Zuerst einige Bemerkungen über Hahnemanns Stellung zu geistigen Bewegungen seiner Zeit, da manches in seinen wissenschaftlichen, ärztlichen und menschlichen Äußerungen nur recht verständlich ist, wenn man seine Stellung in dieser Beziehung kennt.

Wir haben schon in dem zweiten Kapitel gesehen, daß Hahnemann seinen Anschauungen nach von Jugend auf als Anhänger der Aufklärung zu bezeichnen ist, worin er offenbar stark von seinem Vater beeinflußt war. Dieser typische Standpunkt des aufgeklärten Gebildeten des achtzehnten Jahrhunderts leuchtet in vielen Äußerungen bei Hahnemann durch, es ist der Standpunkt eines nicht sehr tiefen, unproblematischen Optimismus und Deismus von etwa Wolffscher Färbung.

Aber auch andere Einflüsse lassen sich bei ihm nachweisen, die ihn in seinen Jünglingsjahren trafen, wie besonders der von J. J. Rousseau, dessen Verehrung der Natur und der „Natürlichkeit" in der Lebensführung sich deutlich bei Hahnemann abzeichnen, indem er für Einfachheit der Lebensordnung und der Ernährung ist; auch die Vorliebe für Wasserbehandlung und Baden hängt wohl zum Teil damit zusammen. Bekanntlich pflegte man damals erst wieder anzufangen, in Flüssen und Seen zu baden; man erinnere sich des Badens von Goethe und den Stolbergs im Jahre 1775 bei Darmstadt, wodurch sie einen „Skandal" heraufbeschworen. Einige Arbeiten Hahnemanns, von denen wir noch hören werden, tragen unverkennbar den Stempel Rousseauscher Anschauungen.

Auch die Zeit der „Empfindsamkeit“ hat ihre deutlichen Spuren bei Hahnemann hinterlassen, wie besonders an dem lebhaft bewegten und gefühlvollen Stil von Aufsätzen und Briefen auch noch in seinen mittleren Jahren zu merken ist.

Über Hahnemann in seiner Eigenschaft als Arzt wurde oben schon mehrfach gesprochen, insbesondere gelegentlich seiner Schrift „Über alte Schäden“ (1784). Es braucht hier nur nochmal daran erinnert zu werden, daß wir ihn als echten Arzt kennenlernten, dessen Ziel nur ist, auf möglichst einfache und wirksame Weise unter Berücksichtigung der besonderen Verhältnisse des jeweiligen Krankheitsfalles dem Kranken zu helfen und ihn womöglich wiederherzustellen, wobei er bei seinen Verordnungen ins einzelne geht. Das Wissenschaftliche, die Theorie, tritt dagegen stark zurück.

Als echter Arzt beachtet Hahnemann die ganzen Lebensverhältnisse und begnügt sich nicht mit einigen allgemeinen Anordnungen, sondern kümmert sich auch um das Kleinste. Als seinen Hauptgrundsatz lernten wir kennen, den Kranken durch die Heilanwendungen nicht zu schwächen, was in Hinsicht auf die damals vielfach sehr „tatkräftige“ Einwirkung auf den Kranken hervorgehoben zu werden verdient. Insbesondere waren dann noch beachtenswert seine ins einzelne gehenden Vorschriften über Wasseranwendung, Bewegung und die Sorge für frische Luft bei Tag und Nacht. Was die Nahrung angeht, so legt er großen Wert darauf, die eigenen Erfahrungen und Wünsche des Kranken tunlichst zu berücksichtigen, ja, er spricht geradezu von „Mageninstinkt“.

In einem Aufsatz „Diätetisches Gespräch mit meinem Bruder vorzüglich über den Mageninstinkt“ (Freund der Gesundheit, 1792, S. 65) sagt er: „Mäßigkeit und Acht auf das, was deiner individuellen Konstitution in jedesmaliger Lage am besten bekömmt.“

Was die Wasseranwendungen angeht, so sei unter Verweisung auf Früheres nur weniges Zusammenfassende gesagt. Immer berücksichtigt er die Verhältnisse beim einzelnen Kranken. In bezug auf die Abhärtung ist er, wie auch sonst in vielem, Anhänger von Rousseau, warnt aber vor Übertreibungen und zu schroffen Übergängen, wie sie bei übereifrigen Anhängern nicht selten vorkamen (Freund der Gesundheit, S. 82: „Abhärtung des Körpers“).

Das „Handbuch für Mütter“, das Haehl unter den eigenen Werken Hahnemanns anführt, ist eine Übersetzung eines auf Grund der Rousseauschen Grundsätze geschriebenen Werkchens, das Hahnemann mit z. T. kenntlichen, aber z. T. wohl auch nicht ohne weiteres als solche bezeichneten Zusätzen bereichert hat. Man darf demnach nicht einfach den
154 ganzen Inhalt der Schrift als von Hahnemann stammend betrachten.

Bedeutsamer sind seine Bemühungen um die öffentliche Gesundheitsfürsorge, insbesondere um die Seuchenverhütung, worüber er bis ins einzelne gehende Vorschläge gemacht hat. Er hält hier starke Eingriffe in das Recht des einzelnen im Interesse des Ganzen für gerechtfertigt. Wie bei einer Feuersbrunst u. U. ein Haus eingerissen werden muß, um das Feuer am Fortschreiten zu verhindern, „eben so wenig, sage ich, darf es dem Individuum frei stehen, seine an ansteckenden Seuchen erkrankten Angehörigen nach Willkür in seinem Hause zu besorgen, da weder hinreichende Macht, noch Einsicht, noch Gelegenheit zur gewissen Verhütung der Ausbreitung der Seuche bei ihm vorauszusetzen ist.“ Er fordert eine möglichst strenge Trennung von Gesunden und Kranken, indem vor den Toren der Stadt ein besonderes Haus für diesen Zweck bereitsteht, das mit einem Plankenzaun umgeben ist, durch den es vollkommen vom Verkehr mit der Stadt abgeschlossen wird. Das Pflegepersonal darf das Haus während der Seuche nicht verlassen. Die Ärzte tragen, wenn sie das Haus besuchen, einen besonderen Kittel und gehen tunlichst nicht nahe an die Kranken heran; falls sie sie berühren müssen, waschen sie sich nachher mit Essigwasser. Der Arzt sieht nur den einzelnen Kranken im gut durchlüfteten Gang, in den das Bett geschoben wird. Auf frische Luft legt er auch hier den allergrößten Wert. Die Ausscheidungen der Kranken werden an einem abseitigen Orte verbrannt. Auch das Verbrennen der Gestorbenen empfiehlt er; das gleiche gilt von der alten Kleidung der Genesenen. Die Kleidung der Pfleger wird im Backofen stark erhitzt.

Diese Einzelheiten mögen genügen, um zu zeigen, daß er den Grundsatz einer möglichst strengen Trennung von Gesunden und Kranken recht folgerichtig durchgeführt hat. Wenn man bedenkt, daß man damals von den Krankheitserregern nichts wußte und auch die Ansteckungsmöglichkeiten und -wege nicht genau kannte, so wird man H a h n e m a n n nicht die Anerkennung für seine Bestrebungen versagen können. Man darf H a h n e m a n n infolgedessen als einen Vorläufer der modernen Seuchenbekämpfung und Sozialhygiene bezeichnen. Auch den Gefängnissen, Lumpensammlern, Trödlern sowie dem fahrenden Volk und den Handwerksburschen, die in die Stadt kommen, wendet er als einer „häufig übersehenen Quelle epidemischer Krankheiten“ seine Aufmerksamkeit zu. Er tritt dafür ein, daß die Gefängnisse den Forderungen der Gesundheitsfürsorge entsprechen, da man die Gefangenen mit der Gefangensetzung nicht bestrafen, sondern nur unschädlich machen wolle.

Auch seine Ansichten auf dem Gebiete der Irrenfürsorge waren zukunftsweisend. Leider hat er sich nur ganz kurz darüber ausgesprochen. In einem Bericht über einen von ihm behandelten Kranken, den Geh. Kanzleisekretär Klockenbring, einen seinerzeit bekannten Schriftsteller, sagt er: 155

„Da ich keinen Wahnsinnigen je mit Schlägen oder andern schmerzhaften körperlichen Züchtigungen bestrafen lasse, weil es für Unvorsetzlichkeit keine Strafe gibt, und weil diese Kranken blos Mitleid verdienen und durch solche rauhe Behandlung immer verschlimmert, wohl nie gebessert werden: so zeigte er mir oft mit Thränen die Reste der Schwielen von Striken, deren sich seine vorigen Wächter bedient hatten, ihn in Schranken zu halten.“ (Striche zur Schilderung Klockenbrings . . ., 1796; Stapf, II, S. 245, Anm.)

Der mit Hahnemann befreundete Herausgeber der angesehenen Zeitschrift „Der Anzeiger“, R. Z. Becker, veröffentlichte im Anzeiger (1792, Bd. I, Nr. 58, S. 478) einen Aufsatz, in dem er mitteilte, daß ein Arzt eine kleine Irrenanstalt für 4 Personen der besseren Stände gründen wolle. Einige Monate später konnte Becker dann mitteilen, daß die Anstalt zu Georgenthal bei Gotha eröffnet worden sei; der Arzt sei Samuel Hahnemann.

Die Vorankündigung ist ein kleiner Aufsatz, der offenbar im wesentlichen von Hahnemann selbst stammt und aus dem ich noch einiges hier zur Kennzeichnung seines Standpunktes anführe. Nach einem einleitenden Absatze, der betont, daß in Deutschland für Geisteskranke wenig geschehe, zeichnet der nächste Absatz die damaligen Verhältnisse mit folgenden Worten:

„Die gewöhnlich mit Zuchthaus und Armenversorgung verbundenen Irrenhäuser sind im Allgemeinen so eingerichtet, daß diese Elenden nur ernährt und überdieß nur in einer solchen, oft schauderhaften Verwahrung erhalten werden, daß sie sich und Andern kein Leid thun — und weiter nichts. Gemeiniglich werden sie durch Nebenumstände, durch rohe und verkehrte Behandlung von den Wärtern nur noch wahnsinniger und unheilbarer. Gewöhnlich ist nur Ein Arzt einer sehr großen Anstalt dieser Art vorgesetzt, wozu wohl zwanzig erforderlich wären, um dem Endzwecke zu entsprechen: diese Menge Unglücklicher zu heilen. Ein solcher Arzt hat oft nicht den Muth, nicht Kenntnisse genug zu diesem ganz eignen Fache, und ermüdet doch bald unter der Last seiner Geschäfte und entschließt sich (wie fast allgemeinen geschieht), sich nicht zu überarbeiten, das ist, die Dutzende oder Hunderte solcher Kranken ganz gleichgültig ansehen zu lernen, und für sie im eigentlichsten Verstande Nichts zu thun.“

Das sei das Schicksal der Irrsinnigen bei den mittleren und niederen Volksklassen; aber auch für die Personen von Stand geschehe nichts, denn der Hausarzt verstehe nichts davon und den oben beschriebenen Anstalten wolle man natürlich diese Kranken nicht anvertrauen.

Der Aufsatz Beckers fährt dann fort:

„Ich brauche, dünkt mich, nichts mehr hinzuzusetzen, um fühlbar zu machen, wie wünschenswerth eine anständige Genesungs-Anstalt für diese Klasse wäre, und freue mich, den in diesem Gebiete gefaßten Entschluß eines mir und der Welt von der besten Seite bekannten gelehrten und praktischen Arztes ankündigen zu können, welcher im Begriff ist, eine Genesungsanstalt für etwa 4 irrsinnige Personen aus vermögenden Häusern dergestalt einzurichten, daß er seine ganze Zeit und alle seine Kenntnisse blos für sie verwendet, daß sie Tag und Nacht unter seiner Aufsicht bleiben, daß sie durch keine Schläge, keine Ketten, oder ähnliche harte Behandlungen zur Vernunft gebracht, und daß überhaupt alles, was reifes Nachdenken, gütliche Zuredungen und äußere und innere, ihm größtenteils eigene, arzneyliche Behandlungen von der ausgesuchtesten Art zu bewirken vermögen, in Bewegung gesetzt werde, ihre völlige Gesundheit des Leibes und der Seele wieder her zu stellen."

Hahnemann fand mit seinen Plänen jedoch nicht den rechten Widerhall; nur ein Kranker wurde ihm in Georgenthal anvertraut, der schon erwähnte Klockenbring, der nach einigen Monaten stark gebessert und wieder arbeitsfähig wurde. Infolgedessen gab er diesen Plan auf und wandte sich überhaupt von diesem Gebiete ab.

Daß Hahnemann den Zustand der Irrenheilkunde richtig gezeichnet hat, geht aus vielen Berichten der damaligen Zeit hervor. So erzählt uns Justinus Kerner in „Das Bilderbuch aus meiner Knabenzeit" (Leipzig, 1921) etwa aus dem Jahre 1800: „Ein anderer Wahnsinniger schrie die ganze Nacht fort die Worte: ‚Totenköpfe und Krautsalat' und rasselte mit den Ketten, denn da schloß man die Tobsüchtigen noch an" (S. 226).

Damals und noch später verwendete man den Drehstuhl, ein Brett, auf das die Kranken geschnallt wurden und das dann sehr schnell um eine senkrechte Achse gedreht wurde[18]. Rückblickend sagt der bekannte Irrenarzt Westphal im Jahre 1880 (Psychiatrie und psychiatrischer Unterricht): „Man scheut sich zu gestehen, ein wie kurzer Zeitraum dazwischen liegt, daß Geisteskranke Sonntagsbesuchern von Hospitälern und Arbeitshäusern als eine Art Sport gezeigt und zum Vergnügen der Besucher gereizt wurden."

[18] Eine solche Drehmaschine wird z. B. ausführlich beschrieben in Nasses „Zeitschrift f. psychische Ärzte", 1818, zweites Vierteljahrsheft, S. 219 (s. auch Medizinische Annalen, 1818, S. 1338). Hier heißt es über eine neue im Irrenhaus zu Berlin angewendete Maschine: „Die Empfindung ist im höchsten Grade unangenehm und der Gesunde kann sie nicht über einige Minuten aushalten." Es entsteht Schwindel, Übelkeit, Erbrechen, Blutung in der Augenbindehaut. Die Maschine wirkt um so „wohlthätiger", je größer die Empfänglichkeit des Kranken, je unangenehmer und lästiger ihm die Anwendung ist!

Ob Hahnemann ganz selbständig auf diese Ansichten kam, ist nicht mit Sicherheit zu sagen. Der Erneuerer der Irrenheilkunde ist der Franzose Philippe Pinel (1745—1826), der seine neuen Gedanken in seinem grundlegenden Werke „Traité médico-philosophique sur l'aliénation mentale" im Jahre 1791 veröffentlichte. An sich ist es also möglich, wenn auch unwahrscheinlich, daß Hahnemann 1792 von der Ansicht Pinels schon Kunde hatte; sollte er Pinels Werk gekannt haben, dann hat er jedenfalls das Verdienst, als erster in Deutschland die Bedeutung der Pinelschen Neuerungen verstanden und den Versuch gemacht zu haben, sie auch in Deutschland in die Wirklichkeit zu übertragen.

Der der Homöopathie abgünstig gesinnte Bernhardt Schuchardt, der sonst in seiner Schrift „Briefe Hahnemanns an einen Patienten" (Tübingen, 1886) vieles bei Hahnemann in unberechtigt ungünstigem Lichte zeichnet, sagt in seiner Einleitung (Seite 15): „Wir sehen daraus, daß Hahnemann ... die Zwangsbehandlung der Geisteskranken verwarf, wohl der erste in Deutschland." Schuchardt bestätigt also hier, daß Hahnemann in der Tat auf diesem Gebiete Vorläufer gewesen ist. Manche von Hahnemanns Bestrebungen blieben jedoch noch viel länger unbeachtet. Bis in unsere Zeit waren die Irrenanstalten im wesentlichen Bewahranstalten; eine Behandlung der Geisteskrankheiten versuchte man kaum. Hier stehen wir heutzutage noch an einem Anfange; insbesondere ist es noch ungeklärt, wieweit beginnende Geisteskrankheiten durch arzneiliche Behandlung, wie sie Hahnemann offenbar schon damals anstrebte, beeinflußbar sind. Und wenn auch Ketten in neuerer Zeit nicht mehr angewendet werden, Käfigbetten wurden noch in diesem Jahrhundert an manchen Anstalten neu eingeführt.

Es sei schon hier kurz erwähnt, daß Hahnemann in seiner homöopathischen Zeit den Standpunkt vertrat, neben einer entsprechenden Seelendiät auch durch homöopathische Arzneien auf den Kranken einzuwirken, in späterer Zeit mittels der sog. antipsorischen Mittel. Es darf aber bezweifelt werden, daß er auf diesem Gebiete bei schwereren Erkrankungen größere Erfahrung hat sammeln können, da er selbst betont, daß man diese Kranken nur in besonderen Anstalten heilen könne. Da er eine solche Anstalt später nie besessen hat oder an ihr tätig war, wird seine Erfahrung auf diesem Gebiete wohl gering gewesen sein. Er sagt übrigens von den Geisteskrankheiten im Organon: „Fast alle sogenannten Geisteskrankheiten und Gemütskrankheiten sind nichts anderes als Körperkrankheiten" (§ 215), ein Standpunkt, der ja auch der der modernen Irrenheilkunde ist.

Diese Ausführungen zeigen, daß Hahnemann, sich keiner der damals üblichen Richtungen verschreibend, in durchaus selbständiger Weise zu den
158 Fragen der Heilkunde Stellung genommen hat und in manchen Dingen seiner

Zeit weit voraus war, ja als Vorläufer einer späteren betrachtet werden muß, wie in der Chemie, der sozialen Hygiene und der Irrenheilkunde. Wenn er sich nunmehr einem anderen Gegenstand, der arzneilichen Behandlung der Krankheiten, zuwandte, konnte man auch auf diesem Gebiete erwarten, daß er neue und eigentümliche Gedanken zu verwirklichen strebte.

VII. Das Werden des Similesatzes

Im Jahre 1790 hat Hahnemann zum erstenmal in den Anmerkungen zu seiner Übersetzung zu Cullens „Materia medica" Gedanken geäußert, aus denen die Homöopathie hervorgehen sollte. Wir haben schon im ersten Teile den Weg des Simile durch die Jahrtausende verfolgt, und es zeigte sich dabei, daß das von Hahnemann ausgesprochene „Similia similibus" nur in den ersten keimhaften Anfängen vor Hahnemann vorhanden gewesen ist. Der einzige, der die ersten Schritte zum Hahnemannschen Simile gegangen ist, war Anton Stoerck; er hat als erster Pflanzenauszüge am Gesunden geprüft und dann diese Ergebnisse nach dem Ähnlichkeitsgrundsatz bei Kranken angewendet.

Stephen d'Irsay hat in seiner geistvollen Schrift „Albrecht von Haller" (Leipzig, 1930) gedankliche Fäden von Linné und Haller zu Hahnemann ziehen wollen, es scheint mir das aber mehr gedankliche Konstruktion als ein Nachweis der Abhängigkeit Hahnemanns von diesen beiden in bezug auf den Ähnlichkeitsgrundsatz. D'Irsay sagt:

„Linné kennt Pharmaka, wie Sapida und Olida, die durch ihre verschiedene Konsistenz auf verschiedene Körpersubstanzen einzuwirken vermögen. Haller geht auch von der Konsistenz aus, und die Ausdrücke Olida, Odorata, Volatilia, Spirantia usw. vermitteln eben diese feste, flüssige oder flüchtige Einwirkung gleichbeschaffener Stoffe auf gleichbeschaffene Teile des Körpers. Kann man nicht sagen, daß die Homöopathie schon in den Linnéschen und Hallerschen Pharmakologien ihren Ursprung hat? Es liegt hierin eine Theorie der Gleichheiten und Gegensätze; und in der zugehörigen Pharmakotherapie wird die Wirksamkeit der progressiv angewandten kleinen Dosen betont. Ein weiterer Hebel: phytogene Krankheiten werden bekannt: Linné beschreibt den Ergotismus (unter dem Namen Raphania); es gibt das pflanzliche und tierische und menschliche Leben gemeinsam störende Mechanismen — es muß auch gemeinsame Heilprinzipien geben. Der gewaltige Aufschwung der Botanik, der allgemeine Ruf nach Therapie — wo es zuviel Systematik und Pathologie gibt —, das Motiv „Rückkehr zur Natur", all das nebst den konkreten in Linné und Haller gegebenen Punkten hat logischerweise zur Homöopathie geführt. Wie zu erwarten: Hahnemann gibt Vicats ‚Matière médicale' (Bern, 1776) — einen Abklatsch Hallerscher Gedanken — als Albrecht von Hallers Arzneimittellehre heraus. Hiemit ist auch der äußerliche konkrete Zusammenhang gegeben" (S. 69).

Diese Ausführungen von d'Irsay über Linné und Haller scheinen mir keinen genügenden Halt zu geben, um hier ursächliche Beeinflussungen Hahnemanns durch sie anzunehmen oder gar geradezu die Homöopathie als logische Folgerung Linnéscher und Hallerscher Gedanken hinzustellen. Es bedeutet eine Verkennung der Eigenart der Homöopathie, wenn man glaubt, die Homöopathie habe in solchen Gedanken „ihren Ursprung". Hahnemann war ein guter Kenner der alten ärztlichen Schriftsteller und insbesondere von Hippokrates. Auf dem Wege vom oberflächlichen Simile des Hippokrates (s. Teil I, S. 21 und 31) zum tiefer verankerten Hahnemannschen Simile hätten an Linné und Haller anknüpfende Gedanken höchstens störend eingreifen können, da das ihnen zugrunde liegende Simile noch wesentlich oberflächlicher war als das hippokratische.

Wie wir im ersten Teil gesehen haben, lag seit langem genügend Stoff vor, der zu Gedanken anregen konnte, wie sie Hahnemann in den neunziger Jahren des achtzehnten Jahrhunderts dann aussprach. Wenn er auf irgendeinem Wege in die Nähe des Similegedankens gekommen war, so fand der zündende Gedanke genügend Nährstoff, um zu einem Feuer zu werden, in der seit jeher üblichen Behandlung nach der Ähnlichkeit, wie sie Alberti-la Bruguière 60 Jahre früher zusammengefaßt hatte, sowie an den Untersuchungen Stoercks, die Hahnemann spätestens seit 1777 kannte, sowie Einzelberichte über Krankheitsfälle, die ihn in seiner Ansicht bestärken konnten.

Auch andere Äußerungen von Zeitgenossen konnten einen anregenden Einfluß haben. So schreibt der bedeutende Wiener Kliniker de Haen (1704—1776): „Es gibt gewiß Hunderte von Giftpflanzen, die, weil sie giftig sind, deshalb auch heilsam sind. So leert eine ganze Gruppe von Pflanzen den Leib, den Magen und den Urin; sie wirken jedoch giftig und schädlich, ja schließlich tödlich, wenn sie in größerer Gabe genommen werden. Wenn man aber nach den notwendigen Versuchen die geeignete Gabe kennt, so bemerkt man, daß diese ganze Gruppe heilsam ist. Ein wahres Gift ist Opium, in der rechten Gabe ist es aber ein Stiller der Schmerzen, ein Beruhiger der Erregung und ein Stopfmittel gegen zu starke Ausleerung. Asa foetida erregt in größerer Gabe Erbrechen, verdünnt die Flüssigkeiten und erregt Fieber. In mäßiger Gabe nützt es dem Körper, indem es auflöst und kräftigt . . . Die Arten der Nachtschattengewächse erregen in größerer
160 Gabe Krämpfe und Raserei, in mäßiger Gabe jedoch lösen sie Krämpfe und

Zuckungen, die Säfte verdünnen sie milde.“ (Ratio medendi, Vindob. 1759, Edit. altera, Pars 4, S. 227—228[18a].)

Der bekannte Hamburger Arzt J. A. Unzer sagt in seiner Zeitschrift „Der Arzt“ (Hamburg, 1760, IV, S. 574—575): „Fürs erste hat man vom Tabacke fast ebensoviele Beyspiele, daß er eben dieselbigen Krankheiten gehoben habe, die er hervorgebracht hat. Der Tabak hat zuweilen Schwindel verursacht; zuweilen ist er das einzige Mittel gewesen, das den Schwindel hat vertreiben können. Bey dem einen machet er blöde Augen; bey dem andern curiret er dieselben. Diesen Sehenden machet er blind; jenen Blinden machet er sehend. Diesen Hörenden machet er taub; jenen Tauben machet er hörend. Diesen machet er trunken, jenen vertreibt er den Rausch. Kurz, der Taback wirkt als eine Arztney. Sein unrechter Gebrauch machet Krankheiten; sein rechter Gebrauch curiret sie.“

Als dritter von Hahnemanns Zeitgenossen sei nochmal Brown genannt, dessen hierher gehörige Bemerkungen schon in Abschnitt I erwähnt wurden.

De Haen, Unzer und Brown können gewiß mit größerem Recht zu den Anregern Hahnemanns gerechnet werden als Linné und Haller.

Wir wollen uns nunmehr die frühen Schriften Hahnemanns daraufhin ansehen, ob wir in ihnen Tatsachen, Gedanken und Beeinflussungen durch andere feststellen können, die uns den Weg, auf dem er zu seinem Simile gekommen ist, verständlich zu machen geeignet sind.

Die Auffindung des Similesatzes durch Hahnemann wird, soweit ich sehe, fast durchgehends so dargestellt, als ob er bei Nachprüfung einer Behauptung des schottischen Arztes Cullen plötzlich und sozusagen „intuitiv“ auf das Simile gekommen sei, wobei mitunter noch auf die Legende von der Auffindung der Pendelgesetze durch Galilei infolge Beobachtung einer Ampel im Dom zu Pisa und den bekannten fallenden Apfel, der Newton die Fallgesetze habe finden lassen, verwiesen wird. Eine genaue Darstellung von der Entwicklung seiner Ideen hat uns Hahnemann leider nicht gegeben, nur aus gelegentlichen Bemerkungen läßt sie sich von uns vermutungsweise wiederherstellen. Ich glaube unter Benutzung

[18a] Centenae certe venenatae, et quia venenatae, ideo salubres. Ita tota plantarum classis alvum, ventriculum, urinas moventium, venenata quidem, et inimica corpori, et letalis tandem fit, assumta si fuerit copiosius; cognita autem debitis experimentis apta earum dosi, salutifera esse haec tota deprehenditur classis. Verum venenum est Opium; justa autem dosi moderator dolorum est, turbarum pacator est, stator est nimiae evacuationis. Asa foetida copiosius data ventriculum subvertit, rarefacit humores, febrem creat, moderato sumta corpori prodest, solvendo reficiendo . . . Dulco-amarae stipites majori dosi convulsiones, et deliria excitant, moderato vero spasmos convulsionesque solvunt, humores blande attenuant.

von bisher nicht genügend beachteten Äußerungen Hahnemanns zeigen zu können, daß der bekannte Chinaversuch nicht wie ein Blitz den Gedanken des Simile bei Hahnemann entzündet hat, und er also nicht der „fallende Apfel“ gewesen ist; es lassen sich vielmehr Stufen nachweisen, auf denen Hahnemann zu seinem Similesatze kam.

Während für den Homöopathen dieser Versuch der Ausgangspunkt und der Grundstein der Homöopathie zu sein pflegt, weisen ihre Gegner seit langem darauf hin, daß dieser Grundstein als solcher gar nicht verwendbar sei, denn die Beobachtung Hahnemanns beruhe auf einem Irrtum; China erzeuge gar nicht, wie Hahnemann behaupte, Fieber.

Dieser Einwand bedarf in zweierlei Hinsicht der Richtigstellung. Mehrfach wurde auch schon von Allopathen zugegeben, daß China in der Tat bei manchen Personen echtes Fieber erzeugt, und besonders hat der bekannte Toxikologe L. Lewin in seinem Werke „Die Nebenwirkungen der Arzneimittel“ (Berlin, 1899, 3. Aufl.) das betont. Er schreibt darüber: „Dieses vielbesprochene und umstrittene und vereinzelt sogar aus Unwissenheit geleugnete Chininfieber kommt ziemlich häufig vor. . . . Die Selbstbeobachtung von Hahnemann, der nach Einnahme einer größeren Menge Chinarinde von einem kalten Fieber, ähnlich dem Sumpfwechselfieber, befallen wurde, ist deshalb als richtig anzusehen.“ (S. 422.) Es ist das natürlich für die Homöopathen eine willkommene Bestätigung ihrer Ansicht, die auch R. Haehl in seiner Hahnemannbiographie (I, S. 44) anführt.

Zum Verständnis der ganzen Frage muß aber noch auf einen anderen Punkt aufmerksam gemacht werden, der bisher übersehen worden ist. Es ist ein Mißverständnis beider Parteien, wenn man das Wort „Fieber“ bei Hahnemann ohne weiteres im Sinne einer objektiv nachweisbaren Temperaturerhöhung verstehen will. Die kann bei dem Chinaversuch vorhanden gewesen sein, muß es aber nicht. In der damaligen Zeit war das Thermometer noch nicht ein fester Bestandteil der ärztlichen Ausrüstung, es wurde nur selten am Krankenbett zur Sicherung der Diagnose und Kenntnis der Art und Schwere der Erkrankung verwendet.

Georg Ernst Stahl gibt in seiner „Theoria medica vera“ (Halle, 1707, Tom. II, S. 347) vom Fieber folgende Begriffsbestimmung: „Unter Fieber versteht man eine deutliche und ziemlich andauernde Störung der Blutbewegung und in unmittelbarer Folge davon Erhöhung des Gefühls der Hitze und des Frostes[18b].“ Es ist dabei also nicht von objektiver Temperaturerhöhung die Rede. Ähnlich drückt sich das bekannte Lehrbuch aus Hahnemanns Zeit von R. A. Vogel aus („Vorlesungen über die Kennt-

[18b] Dicitur autem Febris, insigniter et satis constanter alteratus motus sanguinis, et hunc veluti pressis vestigiis insequentia, etiam caloris, frigoris, sensationum, augmenta.

nisse und Heilung der vornehmsten Krankheiten des menschlichen Körpers", Leipzig, 1780); das Thermometer wird überhaupt nicht erwähnt.

Auch bei dem bedeutenden Zeitgenossen Hahnemanns J. C. Reil ist die Auffassung des Fiebers im Jahre 1799 (Erkenntniß und Cur der Fieber, Bd. I, Halle) noch ähnlich, wenn auch eine Annäherung an den heutigen Standpunkt unverkennbar ist. Er schreibt, daß „in den meisten Fällen, die Fieberhitze von einer würklichen häufigeren Erzeugung der thierischen Wärme in einer gegebenen Zeit herrühre" (S. 155). Zu beachten ist, daß wir es hier mit dem damals modernsten Sonderwerk über das Thema zu tun haben, dessen fortgeschrittener Standpunkt sich erst durchsetzen mußte.

Der Begriff des Fiebers ist also bis zu Hahnemanns Zeit nicht so scharf begrenzt und weiter als heutzutage, was, wie wir später sehen werden, auch in der Therapie bei den fiebererzeugenden Mitteln zu beachten ist. Im wesentlichen verstand man darunter jeden Zustand mit allgemeinem Unbehagen, Hitzegefühlen, beschleunigtem Puls, Kälteschauder, heißer Haut usw.; die objektive Temperaturerhöhung ist kein notwendiger Bestandteil dieses Syndroms und gewiß bei den meisten Medizinalvergiftungen, bei denen Hahnemann das Wort im Einklang mit dem Sprachgebrauch anwendet, nicht vorhanden gewesen. Daß in der Tat bei Prüfungen von Chinarinde echte Temperatursteigerungen vorkommen, ist gewissermaßen nur ein „glücklicher Zufall" und keineswegs von entscheidender Bedeutung.

Damit haben wir die damalige Bedeutung des Wortes „Fieber", soweit sie für uns in Betracht kommt, geklärt. Doch sei an dieser Stelle gleich noch eine weitere Bemerkung über Hahnemanns Chinafieber gemacht. Um diese Erscheinung bei Hahnemann zu erklären, haben die Gegner sowohl als auch Anhänger, wie z. B. Bakody, die Vermutung ausgesprochen, daß Hahnemann vielleicht in früheren Zeiten, etwa in Siebenbürgen, wo nach Hahnemanns eigenen Berichten viel Wechselfieber herrschte (s. Cullen: „Abhandlung über die Materia medica", Leipzig, 1790, Bd. II, S. 114), selber an Wechselfieber gelitten habe. Diese Vermutung wird in der Tat durch seine eigenen Angaben bestätigt. Er sagt nämlich in seiner Übersetzung von Monros „Arzneimittellehre" (Leipzig, 1791, nach der unveränderten 2. Auflage 1794, Bd. II, S. 396) in einer Anmerkung über ein von Monro erwähntes Chinaextrakt: „Ich nahm dergleichen in Erlangen gegen ein Rezidiv von Quartanfieber ein und ward durch 6 Quentchen mein Fieber los."

Demnach wird man annehmen dürfen, daß er wirklich in Siebenbürgen, von wo er geradeswegs nach Erlangen gekommen war (1779), daran gelitten hat.

Der Punkt ist nicht sehr wichtig, da ja einerseits der Begriff Fieber damals nicht so eng gefaßt wurde wie heute, und außerdem von zünftigen Pharmakologen zugegeben wird, daß Hahnemanns Beobachtung auch anderweitig bestätigt wird, aber er verdient immerhin Beachtung.

Wir werden mit dieser Kenntnis der damaligen Anschauungen über das Fieber das Werden von Hahnemanns Ansichten besser verstehen lernen.

Was Hahnemanns sonstige Stellung zur damaligen Krankheitslehre betrifft, so sahen wir oben (S. 125), daß er schon frühzeitig der Schulmeinung skeptisch gegenübertrat und, obwohl er im wesentlichen als junger Arzt Humoralpathologe war, doch schon die Ausleerungskuren mit zweifelnden Augen betrachtete. Er wandte sich dementsprechend von den ausleerenden Abführ-, Schwitz- und Brechkuren, als seinem Urteil nach zu mechanisch gedacht, ab und mehr biologischen Ansichten zu.

Diese Anschauungen baut er in seiner zweiten rein ärztlichen Schrift: „Unterricht für Wundärzte" (Leipzig, 1789, das Vorwort ist vom 29. Sepbem 1788) folgerichtig und selbständig weiter aus. Die Meinung, „das Queksilber zerstöre als Queksilber das venerische Gift durch blose Berührung chemisch" (S. 144), lehnt er ab. Es ist diese Ansicht gerade bei Hahnemann bemerkenswert, da er als einer der besten Chemiker unter den damaligen Ärzten verständlicherweise dazu hätte neigen können, nun das Bereich des Chemischen möglichst weit auszudehnen. Er hat sich jedoch fast immer Kritik und Besonnenheit genug bewahrt, um dieser Versuchung nicht zu unterliegen.

Gegenüber der vielfach vertretenen Meinung, daß die Heilung um so besser vonstatten gehe, je mehr Quecksilber dem Körper einverleibt werde, wendet er ein, sie „wird durch die Erfahrung widerlegt, daß die kleinste Menge Queksilber, wenn sie nur ein gehörig starkes Mercurialfieber erregt, den höchsten Grad der eingewurzelsten Lustseuche heben kann". (S. 188.) Aus diesen sehr beachtenswerten Bemerkungen ersieht man, daß er schon damals stark „biologisch", wie wir heute sagen würden, eingestellt ist und sowohl die flachen Ansichten einer Iatrochemie als auch die Ansichten der Humoraltherapie ablehnt. Schon hier sehen wir ihn auch den Grundsatz bekämpfen: „Viel hilft viel"!

Seine eigene Meinung ist vielmehr die, „daß eine vorgängige Gegenwirkung der Kräfte der ganzen körperlichen Natur (das Mercurialfieber) dazu gehöre, entweder die Richtung der Wirkung des in unseren Säften aufgelösten Queksilbers zum Angriffe dieses Gifts [des luetischen] zu leiten, oder durch den spezifischen im ganzen Empfindungssystem erregten Reiz den venerischen Reiz auszulöschen".

164 Wir sehen Hahnemann also hier die Ansicht vertreten, daß die Heilmittel Gegenwirkungen des Körpers veranlassen, und diese Wirkungen und

Gegenwirkungen bezeichnet er entsprechend ihrer Eigenart beim Quecksilber — und, wie wir bald sehen werden, auch noch bei anderen Mitteln — als „Fieber“[19].

Es zeigt den ausgezeichneten, selbständigen Beobachter, daß er dies Fieber sehr früh entdeckt hat; denn schon in seinem Buche „Alte Schäden“ (1784, S. 14) schreibt er über die Anwendung von Sublimat: „Halsgeschwülste aber nebst entkräftende Fieberzufälle waren, so verdünnt auch die Auflösung war, die einzigen Folgen dieser heroischen Kur.“

Bemerkenswert ist nun, daß Hahnemann die Lustseuche selbst auch ein „kleines Fieber“ nennt. Er schreibt im „Unterricht für Wundärzte . . .“ (S. 161):

„Die Natur der Lustseuche besteht in einem eignen durch den ganzen Körper verbreiteten Reize spezifischer Art, welcher verschiedne örtliche Veränderungen und Zufälle, die mit einer schleichenden kaum merklichen Entzündung vergesellschaftet sind, hervorbringt, und welcher, aber nur bei empfindlichen Personen, sich mit einem kleinen Fieber, mit Unruhe, Mangel des Schlafs und des Appetits, Kopfschmerzen u. d. g. zeigt. Das Fieberchen scheint anfänglich rheumatischer Art zu seyn, und allmälig in ein abzehrendes auszuarten.“

Wenn er damals auch nichts von der Ähnlichkeit der Lustseuche mit der Quecksilbervergiftung sagt — diese erwähnt er erst 1791 in Monro (s. u.) —, so wird doch gewiß die Tatsache, daß er beide als Fieber auffaßt, bei der späteren Gedankenentwicklung wirksam gewesen sein.

Für uns ist es hier ziemlich gleichgültig, daß man später die Wichtigkeit des Merkurialfiebers nicht bestätigen konnte, hier kommt es nur darauf an, daß Hahnemann schon in dem „Unterricht für Wundärzte“ dem Fieber einen Heilwert bei einem „Fieberchen“ zuerkannte.

Die nächste Quelle, die uns Einsicht in die Entwicklung seiner Gedanken gibt, sind die Anmerkungen zu seiner Übersetzung von Cullens „Abhandlung über die Materia medica“ (2 Bde., Leipzig, 1790).

Cullen macht die Bemerkung: „Daß die Rinde in diesem Falle mittelst ihrer auf den Magen ausgeübten stärkenden Kraft wirke, habe ich in meinen ersten Grundlinien der ausübenden Arzneikunde zu erklären mich bestrebt und nichts in irgend einer Schrift angetroffen, was mich in Rücksicht der Wahrheit meines Satzes zweifelhaft machte“ (S. 108)[20].

---

[19] G. A. Richter bemerkt in seiner „Ausführlichen Arzneimittellehre“ (Berlin, 1830, Bd. V, S. 320), daß Hahnemann diesen fiebrigen Zustand bei Anwendung von Quecksilber als erster beschrieben hat.

[20] Bedauerlicherweise ist gerade an dieser wichtigen Stelle die Darstellung Haehls fehlerhaft, indem er diesen Satz Cullens als eine Aussage Hahnemanns anführt. Wer das Thema nicht genau kennt, wird dadurch verwirrt, und 165

Gegen diesen Satz wendet sich Hahnemann in folgender berühmt gewordenen Anmerkung:

„Man kann durch Vereinigung der stärksten bittern und der stärksten adstringirenden Substanzen eine Zusammensetzung bekommen, welche in kleinerer Gabe weit mehr von beiden Eigenschaften besitzt, als die Rinde hat, und doch wird in Ewigkeit kein Fieberspezifikum aus einer solchen Zusammensetzung. Dies hätte der Verfasser beantworten sollen. Dies uns zur Erklärung ihrer Wirkung noch fehlende Prinzipium der Rinde wird wohl so leicht nicht ausfindig gemacht werden. Man bedenke jedoch folgendes: Substanzen, welche eine Art von Fieber erregen (sehr starker Kaffee, Pfeffer, Wolferlei, Ignazbohne, Arsenik) löschen die Typen des Wechselfiebers aus. Ich nahm des Versuchs halber etliche Tage zweimal täglich jedesmal vier Quentchen gute China ein; die Füse, die Fingerspitzen usw. wurden mir erst kalt, ich ward matt und schläfrig, dann fing mir das Herz an zu klopfen, mein Puls ward hart und geschwind; eine unleidliche Ängstlichkeit, ein Zittern (aber ohne Schaudern), eine Abgeschlagenheit durch alle Glieder; dann Klopfen im Kopfe, Röthe der Wangen, Durst, kurz alle mir sonst beim Wechselfieber gewöhnlichen Symptomen erschienen nacheinander, doch ohne eigentlichen Fieberschauder. Mit kurzem: auch die mir bei Wechselfiebern gewöhnlichen besonders charakteristischen Symptomen, die Stumpfheit der Sinne, die Art von Steifigkeit in allen Gelenken, besonders aber die taube widrige Empfindung, welche in dem Periostium über allen Knochen des ganzen Körpers ihren Sitz zu haben scheint — alle erschienen. Dieser Paroxysm dauerte zwei bis drei Stunden jedesmahl, und erneuerte sich, wenn ich diese Gabe wiederholte, sonst nicht. Ich hörte auf, und ich ward gesund.“

Ehe wir zur Erörterung übergehen, wird es zweckmäßig sein, erst noch einige andere Anmerkungen Hahnemanns im Cullenschen Werke kennenzulernen, die auf unsere Frage Bezug haben. S. 110 sagt er gegen Cullen: „Hätte er eine Kraft in der Rinde gewittert, ein künstliches antagonistisches Fieber zu erregen (. . .), gewiß, er würde nicht so eisern auf seiner Erklärungsart stehen geblieben seyn.“

Eine weitere, aber wenig bekannte und in ihrer Bedeutung bisher nicht beachtete Anmerkung (S. 115) beschäftigt sich nochmals mit der Chinarinde bei Wechselfieber. Hahnemann betont darin, daß die Rinde bei Wechselfieber auch schaden könne. Die Paroxysmen stellen einen Versuch dar, sich der Krankheitsstoffe zu entledigen. „Nimmt man nun durch

das um so mehr, da der Satz nach der daran anknüpfenden Anmerkung Hahnemanns gebracht und außerdem im unmittelbaren Anschluß an ihn fortgefahren wird: „Und weiterhin bemerkt er gegen Cullen“, wodurch die Verwirrung noch vergrößert wird.

Unterdrückung der Paroxysmen solcher langwierigen Wechselfieber in feuchten Gegenden, der Natur die Waffen aus der Hand, so erliegt sie wehrlos desto gewisser."

„Nimmt man aber solche langwierige, schon kachektisch gewordene Kranken aus ihrer sumpfigen Atmosphäre heraus (das erste hier angezeigte Mittel), sezt sie in eine gute Lebensordnung (mit Bewegung in freier Luft verbunden) und erregt einige Zeit hindurch eine Art künstlichen Fiebers (zwei- bis dreistündige starke Übelkeiten durch trocken genommene Ipecacuanha erregt, zwei bis drei Stunden vor jedem Anfall), so werden allmählig die Stockungen aufgelöst, der Körper kehrt zu seinen natürlichen Verrichtungen und zu seiner Munterkeit bald zurück, die Fieberanfälle mindern sich, und die Rinde wird dann zu Hülfe genommen (obgleich ohne sie die Kur zu Stande kommen kann) theils um die letzten blos auf Gewohnheiten noch beruhenden Spuren vom Typus auszulöschen, theils den Ton der Faser bald wiederherzustellen. So habe ich unheilbar geachtete Fieber dieser Art geheilt, während andre durch blose Rinde schadeten und, wenn man mir es erlaubt zu sagen, tödteten."

Aus dieser Stelle geht hervor, daß Hahnemann schon vor seinem Chinaversuch Fieber mittels Fieber zu heilen versuchte. Falls er erst durch die Stelle bei Cullen und seine dadurch angeregten Selbstversuche mit China auf diesen Gedanken gekommen wäre, so hätte doch nichts nähergelegen, als daß er diese therapeutischen Versuche zuerst mit China angestellt hätte. Entweder hat er das damals noch nicht getan oder die Versuche waren wenigstens noch nicht zum Abschluß gekommen, so daß er über das Ergebnis noch nichts Bestimmtes mitteilen konnte. Daß es sich in der Tat so verhält, zeigt ein kleiner Absatz in seinem berühmten Aufsatz „Versuch über ein neues Princip . . ." in Hufelands „Journal der praktischen Arzneikunde" (Bd. II, 1796), in dem er sagt:

„Ich habe in meinen Zusätzen zu Cullens Arzneimittellehre schon angemerkt, daß die Fieberrinde in großen Gaben bei empfindlichen, obgleich gesunden Personen einen wahren Fieberanfall errege, der dem eines Wechselfiebers ähnlich sey, und deshalb wahrscheinlich letzteres überstimme und so heile. Jetzt sehe ich nach reiferer Erfahrung: nicht nur wahrscheinlich, sondern ganz gewiß" (zitiert nach „Kleine medicinische Schriften von Hahnemann", herausgegeben von Stapf, Dresden und Leipzig 1829, Bd. I, S. 159; „Hahnemann redivivus", Leipzig, 1883, bringt diese Stelle nicht).

Aber nicht nur mit Ipecacuanha hat er, wie die letzte Anmerkung zeigt, schon vor dem Chinaversuch Ähnliches angestrebt, die erste Anmerkung beweist vielmehr, daß er auch mit Kaffee, Pfeffer, Wohlverleih, Ignazbohne 167 und Arsenik Versuche gemacht hat[21]. Vom Kaffee und vom Arsen waren in den achtziger Jahren des 18. Jahrhunderts gewiß genügend Vergiftungssymptome bekannt, um sagen zu können, daß sie fieberähnliche Erscheinungen hervorzurufen imstande sind; auch der Pfeffer wurde damals schon, wie wir noch hören werden, zur Erregung von „Fieber" angewendet. Weniger klar liegt es jedoch bei Wohlverleih, Ipecacuanha und Ignatia. Wie die Mitteilungen über „Beobachtungen Anderer" in Hahnemanns „Reiner Arzneimittellehre" zeigen, war damals eigentlich wenig bekannt, was man bei diesen als Fiebersymptome ansehen kann, auch wenn man berücksichtigt, daß man mit dieser Benennung recht weitherzig war. Bei Arnica wird hier und da kurzer keuchender Atem, schneller Puls und Schweiße erwähnt; bei Ignatia wird Schweiß und Zittern am ganzen Körper vermerkt, während bei Ipecacuanha von kennzeichnenden Fiebersymptomen eigentlich nur das Schwitzen bekannt war. Es erhebt sich deshalb die Frage, wie Hahnemann darauf gekommen ist, von diesen Mitteln zu sagen, daß sie Fieber erregen. Es ist möglich, daß er bei seinen damit behandelten Kranken derartige Symptome gesehen hat, zumal bei Ipecacuanha ist das wahrscheinlich, da er es, wie wir oben sahen, wie damals üblich, als „Übelkeitskur" bei Fiebern und anderen Erkrankungen angewendet hat. Fraglich aber ist es, zumal in bezug auf Arnica und Ignatia, ob diese Annahme zur Erklärung genügt. Es ist durchaus möglich, daß er schon vor dem Chinaversuch Arzneiprüfungen gemacht hat, denn beim Chinaversuch war offenbar nicht die Methode, sondern das Ergebnis das Entscheidende, Neue. Die Selbstversuche Stoercks waren ihm bekannt, und auch die Kenntnis der Forderung A. v. Hallers wird man wohl schon damals bei ihm voraussetzen können. (Siehe Teil I, S. 92.) Was er 1790 mit der Chinarinde gemacht hat, kann er ebensogut auch schon einige Zeit vorher mit anderen Mitteln versucht haben, wenn allerdings auch darüber nichts Sicheres gesagt werden kann.

Das Ähnlichkeitsgesetz in allgemeiner Form hat er damals wohl kaum schon gefaßt; daß er aber auf dem Wege dazu war, scheint mir nicht zweifelhaft, da er — vermutlich durch das „Merkurialfieber" und seine günstige Wirkung bei dem Fieber der Lues angeregt — versuchte, auch andere, vorzugsweise fieberhafte, Krankheiten durch medikamentös erzeugte

[21] Die Verwendung von *Ipecacuanha* bei Fiebern war damals nichts Unbekanntes und wird auch z. B. von Monro erwähnt; man verband damit aber nicht die Vorstellung, durch einen fieberähnlichen Zustand ein Fieber zu heilen, sondern bezeichnete sie als „Übelkeitskur" und wandte sie, von anderen Gesichtspunkten ausgehend, bei Fiebern an. Daß Hahnemann diese Vorstellungen nicht teilte, zeigt ja auch seine Verwendung noch anderer Mittel zur Behandlung der Fieber, wie Kaffee, Arsen usw.

„Fieber" günstig zu beeinflussen. Modern gesprochen trieb er also „Reizkörpertherapie".

Daß er auch sonst schon Ähnlichkeiten beachtet hat, zeigt eine Anmerkung, die, nebenbei gesagt, wiederum beweist, daß er im Gegensatz zu vielen die Heilwirkung der Mittel nicht rein chemisch auffaßt. Er sagt in der Übersetzung von Cullen (Bd. II, S. 17): „Daß adstringirende Mittel dem schwachen Magen seine Neigung Säure zu erzeugen, allmählig benehmen können, wie Stärkungsmittel zu thun pflegen, wird niemand leugnen, daß sie diese aber vermöge einer alkalischen Eigenschaft oder einer die Säure einsaugenden Kraft thun sollten, ist ein Wahn . . . Auch Säuren haben die Kraft, diese zur krankhaften Säure sich neigende Magenschwäche zu bessern z. B. die Vitriolsäure."

Auch in den Anmerkungen zu Monros „Arzneimittellehre" berührt er das Thema. Monro erwähnt gleichfalls die stärkende Kraft der Chinarinde, und Hahnemann verweist auf seine Bemerkungen in seiner Übersetzung von Cullen, indem er schreibt: „Nimmt man aber meine in der Anmerkung zu Cullens Materia medica weitläufiger ausgeführte Meinung an, ‚daß die Rinde neben ihrer Stärkungskraft vorzüglich durch Erregung eines eigenen kurzdauernden Fiebers das Wechselfieber überstimme und zum Schweigen bringe'; so wird es nicht schwer, dieses Paradoxon zu enträthseln. Alle andere, Gegenreiz und künstliches Fieber erregenden Substanzen hemmen, kurz vor dem Anfall gegeben, ebenso spezifisch das Wechselfieber, nur daß sie auf der anderen Seite nicht allemal so sicher zu gebrauchen sind." (II, 378.)

Seite 333, im zweiten Band, stellt Hahnemann in bezug auf Ipecacuanha die rhetorische Frage: „Welches Mittel besitzt aber der Arzt, das in schleichenden Fiebern von unbekannter Ursache, wo die Lebenskraft vor sich allzu unthätig ist, ein neues stärkeres hülfreicheres Fieber erregt, als die Natur selbst veranstalten kann . . .?" Auch die Ähnlichkeit der Quecksilbervergiftung mit luetischen Erscheinungen bemerkt er, ohne aber den Satz zu verallgemeinern (II, S. 181).

Erst in seinem Aufsatz: „Versuch über ein neues Princip zur Auffindung der Heilkräfte der Arzneisubstanzen" (Hufelands Journal, 1796, Bd. II) spricht er das „Similia similibus" als einen allgemeinen Grundsatz aus: „Man ahme der Natur nach, welche zuweilen eine chronische Krankheit durch eine andre hinzukommende heilt und wende in der zu heilenden (vorzüglich chronischen) Krankheit dasjenige Arzneimittel an, welches eine andre, möglichst ähnliche, künstliche Krankheit zu erregen im Stande ist, und jene wird geheilet werden; *Similia similibus*." (Stapf, II, S. 154.) 169

In dieser Arbeit und zumal in diesen Worten ist für jeden erkennbar der neue Heilgrundsatz ausgesprochen, und man wird deshalb immer das Jahr 1796 als das Geburtsjahr der Homöopathie bezeichnen müssen, die erst jetzt als solche ihren Lebensweg begann.

Wie ordnet sich nun das Denken und Handeln Hahnemanns in die Heilkunde seiner Zeit ein? Wie weit geht er auf auch sonst begangenen Pfaden, und wo biegt sein Weg ab in neue bisher unbetretene Gefilde?

Es fällt auf, eine welch große Rolle bei Hahnemann das Fieber und seine therapeutische Verwendung insbesondere bei Fiebern spielt. So bemerkenswert das ist, und so sehr er hier bald seine eigenen Wege geht, so ist er doch in diesem Punkte nicht ganz ohne Vorgänger. Damit man seine geschichtliche Stellung in diesem wichtigen Punkte versteht, sei deshalb in einem kurzen Rückblick auf die Geschichte der Medizin die Rolle des Fiebers im therapeutischen Denken bis zu Hahnemanns Zeiten hin aufgezeigt, wobei wir uns allerdings im wesentlichen entsprechend unserem Thema auf die Behandlung des Fiebers mittels Fiebers beschränken müssen.

Wie ich in Teil I (S. 33) zeigte, gab es schon im Altertum Ärzte, die das Streben hatten, bei fieberhaften Krankheiten „Fieber“ zu erzeugen, wie Petro, der die Fieberkranken in viele Decken hüllte, und Celsus, der den Fieberkranken Wein oder Weinmost gab, „denn hiernach wächst das Fieber oft, und die entstandene Wärme beseitigt zugleich die Krankheit“.

Später trat dieser Gesichtspunkt für lange Zeit in den Hintergrund. Im 18. Jahrhundert jedoch war der Gedanke, andere Krankheiten mit Fieber zu behandeln, sehr rege. Der große und einflußreiche Boerhaave sagt einmal: „Ich würde der größte Arzt sein, wenn ich eben so leicht Fieber machen, als stillen könnte“ (zitiert nach Mezler: „Über die Vorteile des Fiebers in langwierigen Krankheiten“, Ulm, 1790, S. 131). Auch G. van Swieten, sein bedeutender Schüler und Gründer der berühmten Wiener Schule, behandelt in seinen „Erläuterungen der Boerhaavischen Lehrsätze...“ (Frankfurt — Leipzig, 1767, Teil 2, Bd. 1 und 2; siehe besonders § 558, 586, 589 und 754) mehrfach das Fieber und seine heilende Bedeutung. Als fiebererzeugende Mittel erwähnt er unter anderem Pfeffer und andere scharfe Gewürze, Arsen, scharfe Nahrungsmittel und Brechmittel mit Spießglanz.

Aber auch der besondere Gedanke, Fieber mit Fieber zu behandeln, findet sich in dieser Zeit wieder. Besonders klar sehe ich diese Absicht ausgedrückt bei Bordeu (1722—1776), dem Begründer der berühmten Schule von Montpellier. Seinen Grundsatz in Behandlung chronischer Krankheiten spricht er in folgendem Satze aus: „Le médecin doit encore, si les forces du malade, le degré et le caractère des maladies le permettent, changer les chroniques en aiguës, les invétérées en récentes, les particulières en générales"[22] („Sur les maladies chroniques", zitiert nach „Oeuvres complètes", Paris 1818, Tome II, S. 845). Dementsprechend erregt er auch bei chronischen Fieberzuständen Fieber, zumal durch Anwendung heißer Bäder. „L'art guérit les maladies, en préparant et en excitant la crise, soit qu'il procure l'augmentation de la fièvre ou d'autre symptomes, qui en tiennent lieu[23]." Auch in den Krankengeschichten wird mehrfach erwähnt, daß das Fieber mittels Fieber geheilt wurde, so z. B. bei einer Frau im Wochenbett mit Magenschwäche und fieberhaftem Erbrechen: „Les eaux Bonnes[24] ayant procuré une augmentation sensible du fièvre, dès la première semaine, elles tirèrent la malade d'affaire en très-peu de temps, c'est-à-dire dans dix ou douze jours" (l. c. 848)[25].

Der Gedanke, fieberhafte Krankheiten durch Mittel zu bekämpfen und zu heilen, die fieberhafte Zustände hervorrufen, ist demnach in jener Zeit nichts Unerhörtes, und man könnte vielleicht verwundert fragen, was denn eigentlich da an Hahnemann und seinen Ideen Besonderes sei? Manche Ärzte hätten ja sowieso damals nach dem „Similia similibus" gehandelt. Diese Einwände würden aber doch das Wichtigste übersehen. Erstens fehlt, soweit ich nachgeforscht habe, durchweg das Bewußtsein, nach dem Simile zu handeln, wenn man von Stoerck absieht, den ich früher schon als Hauptvorläufer Hahnemanns gewürdigt habe[26]. Wie die obigen Ausführungen aus Bordeu zeigen, war der Gesichtspunkt, unter dem man Fieber mit Fieber bekämpfte, der, daß man chronische Krankheiten in akute umwandeln wollte, so wie August Bier anstrebt, ein Heilfieber, eine Heilentzündung zu erzeugen. Man hatte bisher, soweit man überhaupt das Simile berücksichtigte, hahnemannisch gesprochen, eine „Kur des Namens" gemacht. Hier brachte erst der Chinaversuch Wandel, indem Hahnemann bemerkte, daß er dabei eine ganze Anzahl von Erscheinungen bekam, die er aus seiner früheren Malariaerkrankung kannte. Damit hatte er den Weg, von dem generalisierenden „oberflächlich-homöopathischen Simile" zum „echt homöopathischen, Hahnemannischen Simile"

[22] „Der Arzt muß von neuem, wenn die Kräfte des Kranken, der Grad und die Eigenart der Krankheit es gestatten, die chronischen Krankheiten in akute, veraltete in frische, besonders in allgemeine umändern."

[23] „Die Kunst heilt die Kranken, indem sie eine Krise herbeiführt oder entfacht, sei es, daß sie eine Vermehrung des Fiebers erzeugt oder andere Erscheinungen, die an dessen Stelle treten."

[24] Bad in den Pyrenäen.

[25] „Nachdem die Bäder in Bonnes von der ersten Woche ab eine merkliche Erhöhung des Fiebers erzeugt hatten, heilten sie die Kranke in recht kurzer Zeit, d. h. in zehn bis zwölf Tagen."

[26] Vgl. Teil I, S. 79ff.

gefunden, indem er nunmehr an die feineren individuellen Erscheinungen des jeweiligen Falles anknüpfte.

Wenn ich hier gezeigt habe, daß der Chinaversuch Hahnemann nicht eine völlig neue Idee geschenkt hat, die außerhalb allen Zusammenhanges mit seinen sonstigen Gedanken stand, daß sich vielmehr Vorstufen aufzeigen lassen, durch die Hahnemann dahin geführt wurde, so steht das, recht verstanden, auch nicht im Widerspruch mit einer Äußerung, die er in späteren Jahren getan hat.

Im dritten Bande der „Reinen Arzneimittellehre“ (I. Aufl., S. 35) sagt er bei Besprechung der Chinarinde: „Schon im Jahre 1790 machte ich mit der Chinarinde den ersten reinen Versuch an mir selbst in Absicht ihrer Wechselfieber erregenden Wirkung, und mit diesem ersten Versuche ging mir zuerst die Morgenröthe zu der bis zum hellsten Tag sich aufklärenden Heillehre auf: daß Arzneien nur mittelst ihrer den gesunden Menschen krankmachenden Kräfte Krankheitszustände und zwar nur solche heilen können, welche aus Symptomen zusammengesetzt sind, die das für sie zu wählende Arzneimittel ähnlich selbst erzeugen kann im gesunden Menschen.“

Hahnemann gebraucht das Bild der Morgenröte, eines langsam, gewissermaßen in unmerklichen Übergängen vor sich gehenden Ereignisses, er spricht dagegen nicht von einem „Gedankenblitz“ oder dergleichen. In dies Bild fügt sich die obige Darstellung einer stufenweisen Entwicklung zwanglos ein.

Ob sich die Bemerkung über den „ersten reinen Versuch“ nur auf die Chinarinde bezieht, oder ob es überhaupt der erste reine Arzneiversuch am Gesunden war, geht nicht einwandfrei aus der Bemerkung hervor. Seine Ausdrucksweise läßt auch die Möglichkeit offen, daß er schon früher mit anderen Mitteln tastende Versuche gemacht hat.

Im Sinne unserer modernen Physiologie und Pharmakologie wird man die damalige erfahrungsmäßige Grundlage des Hahnemannschen Gedankens, auch wenn man die Ähnlichkeitsregel grundsätzlich anerkennt, nicht für groß und zwingend halten. Vergleicht man jedoch die erfahrungsmäßige Grundlage der Systeme von Stoll, Kämpf, Brown und Broussais damit, so fällt es, auch wenn wir nur das Simile und nicht die sonstigen erfahrungsmäßigen Grundlagen der Homöopathie berücksichtigen, gewiß zugunsten von Hahnemann aus[26a].

[26a] Man muß dabei bedenken, daß die Biologie eben erst anfing, eine selbständige Wissenschaft zu werden. Radl rechnet die Selbständigkeit der Biologie erst von Buffon (1707—1788). Dementsprechend waren auch die Anforderungen an einen Beweis in Biologie und Medizin noch nicht so streng (s. E. Radl, „Geschichte der biol. Theorien der Neuzeit“, Leipzig, 1913, Bd. I, S. 297). Ein deut-

Als ein Findungsgrundsatz, der sich dann ja späterhin auch mannigfach bewährte, konnte der Similesatz damals schon gelten, wenn Hahnemann ihn allerdings zu Unrecht später als einziges Heilgesetz verkündete.

Vielfach sind bei einem Gelehrten es gerade die für ihn selbstverständlichsten Bestandteile des Denkens, die entscheidenden Einfluß bei dem Werden neuer Gedankengänge ausüben. Hahnemann war Vitalist und beachtete als solcher schon in seinen vorhomöopathischen Arbeiten die Gegenwirkung (Reaktion) des Organismus, wie wir gesehen haben. Diese Gegenwirkung war im 18. Jahrhundert von Gaub in seinen „Institutiones pathologiae medicinalis“[26b] besonders betont und scharf von der Krankheit unterschieden worden. Ist einem diese Gegenwirkung als etwas dem lebenden Organismus Eigentümliches klar geworden, so liegt der Gedanke nicht fern, daß man beim Organismus vielfach dasselbe Ziel auf zweierlei Weise erreichen könne, einmal in direkter Weise und dann außerdem mit Inrechnungstellen der Gegenwirkung.

Da mir dieser Gedankengang zum Verständnis der Homöopathie und ihres Werdens wichtig zu sein scheint, so möge er durch Heranziehen eines übersichtlichen Beispieles aus der unbelebten Welt erläutert werden, wobei ich betonen möchte, daß es nur ein Bild, ein Gleichnis der Verhältnisse am Organismus sein soll, das die grundsätzliche und wesentliche Verschiedenheit von Anorganischem und Organismus nicht verwischen will.

In der unbelebten Natur ist wohl die Elastizität diejenige Erscheinung, die in mancher Hinsicht am meisten an organische Vorgänge erinnert, so daß man schon hierin eine Wesensverwandtschaft beider Reiche hat sehen wollen (z. B. Buttersack). Denkt man sich ein elastisches dünnes Metallblech, das an dem einen Ende befestigt ist, so kann man sein freies Ende sowohl von der einen Seite als von der anderen in Schwingungen versetzen, die im wesentlichen gleich verlaufen werden. Nimmt man als solchen Gegenstand z. B. den „Wagnerschen Hammer“, wie er sich an jedem elektrischen Klingelwerk findet, so kann man, falls der Strom nicht stark genug ist, um von selbst den Hammer in Bewegung zu versetzen, das erstrebte Ziel, das Klingeln, sowohl erreichen, wenn man von der einen als wenn man ihn von der anderen Seite anstößt.

Ich denke, dieser Vergleich vermittelt wohl etwas Verständnis für die Reizwirkungen am Organismus. Die Tatsache, daß der lebende Organismus auf einen Reiz außer der unmittelbaren Reizwirkung noch einen Gegenreiz

liches Anzeichen für die damalige Geringschätzung der Biologie ist auch Kants Auffassung, für den nur dort eigentliche Wissenschaft vorhanden ist, wo Mathematik anwendbar ist.

[26b] Lugdun. Batav., 1758.

kennt, ermöglicht es unter bestimmten Bedingungen sowohl mittels des Contrarium als auch des Simile dasselbe Ziel zu erreichen. Absichtlich lasse ich es hier bei dieser ganz allgemeinen Behandlung dieses Punktes bewenden; ins einzelne zu gehen, würde zu weit führen und auch allzu leicht bei der Verwickeltheit der Reizphysiologie in theoretische Schwierigkeiten verstricken.

Im Zusammenhang mit dieser Gegenwirkung des Organismus steht auch die Erscheinung, daß man als Reizantwort beim Organismus zuerst gewisse Erscheinungen findet, die nach einiger Zeit in das Gegenteil umschlagen, eine Erscheinung, die Hahnemann wahrscheinlich damals schon gekannt, und die er im Jahre 1796 dann als „Erstwirkung“ und „Zweitwirkung“ (Nachwirkung) voneinander unterscheidet.

Derartige Gedanken können in der Entwicklung des Simile bei Hahnemann mehr oder weniger klar eine Rolle gespielt haben.

Wenn wir rückblickend nochmals die Gedankenentwicklung bei Hahnemann betrachten, so möchte ich als erstes betonen, daß er offenbar bei seinen Überlegungen von seiner ganzen weltanschaulichen Einstellung geleitet wird. Er war, wie bereits erwähnt, „Deist“ im Sinne des aufgeklärten Freimaurertums des 18. Jahrhunderts und als solcher stark teleologisch eingestellt. Damit hängt dann seine Gegnerschaft gegen eine rein chemisch-physikalische Auffassung der Lebensvorgänge zusammen, denen er vielmehr im Sinne des älteren Vitalismus Lebenskraft und Eigengesetzlichkeit zuschrieb. Daraus wieder folgt, daß er bei seinen Heilbemühungen eine „Gegenwirkung“ des Körpers anregen und durch einen „Gegenreiz“ die Heilung herbeiführen will. Hier ist es ersichtlich, wie in der Heilkunde teleologisch-vitalistische Überlegungen oft von Vorteil sein können, während in der Biologie als reiner Naturwissenschaft nicht selten durch diese Betrachtungsweise geschadet wird, indem die eigentlichen Probleme mit Worten übertüncht werden.

Es ist gewiß kein „Zufall“, sondern in einer Wesensverwandtschaft begründet, daß in neuerer Zeit gerade August Bier Hahnemann das tiefste Verständnis entgegengebracht hat, empfängt Bier ja seit jeher aus teleologischen Gedankengängen die stärksten Anstöße für seine verschiedenen neuen Behandlungsverfahren!

Zusammenfassend läßt sich der Weg, den Hahnemanns Gedanken in diesem Punkte genommen haben, wohl nochmals kurz folgendermaßen nachzeichnen:

Schon als ganz junger Arzt durchschaute er die Fragwürdigkeit der einseitigen Ausleerungstherapie der bösen Säfte, wie sie damals bei den
174 humoralpathologisch eingestellten Ärzten üblich war. Diese Ansichten baute

er dann theoretisch und praktisch in seinem Buche „Unterricht für Wundärzte“ weiter aus. In dem Bestreben, die schwächenden und verderblichen Folgen der Ausleerkuren mittels Durchfalls und Speichelflusses mit seinen unangenehmen Begleiterscheinungen zu vermeiden, glaubte er in dem von ihm beobachteten Merkurialfieber ein weniger eingreifendes und doch wirksames Mittel gefunden zu haben, den Organismus zur Gegenwehr aufzurufen.

Von hier ausgehend lag es dann für einen so originellen Kopf, wie Hahnemann unstreitig war, nahe, auch bei anderen Infektionskrankheiten ähnliche Versuche anzustellen, und das hat er offenbar in der Tat schon vor dem Chinaversuch bei fieberhaften Erkrankungen mit einer Anzahl Mittel versucht, besonders mit Ipecacuanha. Es ist nicht unwahrscheinlich, daß ihm Bordeu oder Schriften, die einen ähnlichen Standtpunkt einnahmen, bekannt gewesen sind und ihn auf diesem Wege Mut gemacht haben. Wenn er also auch hier schon nach dem Simile handelte und ihm das auch schon mehr oder weniger bewußt gewesen sein mag, seinen Grundsatz, nach genauerer Symptomenähnlichkeit zu heilen, scheint er erst im Verlaufe von Überlegungen gefaßt zu haben, die sich an seine Selbstversuche mit China anschlossen.

Wenn man demnach alles berücksichtigt, was vom ersten Beginn seiner wissenschaftlichen Tätigkeit an Äußerungen bei Hahnemann vorliegt, so finden wir ein stetig fortschreitendes Werden seiner Gedanken von bemerkenswert selbständiger Art, das ihn in organischer Entwicklung und ohne willkürlichen Gedankensprung auf den von ihm eingeschlagenen Weg führte. Die Bemerkung Cullens und das bei seinem Chinaversuch auftretende Fieber sind demzufolge nicht der „fallende Apfel“ für Hahnemann gewesen, sondern nur ein Schritt weiter auf der schon vorher beschrittenen Bahn; allerdings ein Schritt, der ihm Ausblicke in Gefilde gab, die er bisher noch nicht so klar vor sich gesehen hatte. In diesem Sinne wird der berühmte Chinaversuch immer seine Bedeutung behalten.

VIII. Der Ausbau der Lehre

In der obenerwähnten Arbeit „Über ein neues Prinzip zur Auffindung der Heilkräfte der Arzneisubstanzen . . .“ (Hufelands Journal, 2. Bd., 1796) findet sich nicht nur zum ersten Male das „Similia similibus“ ausgesprochen, der längere Aufsatz enthält auch den ersten, wenn auch noch skizzenhaften Entwurf seiner neuen Lehre und ist dadurch besonders aufschlußreich und einer längeren Würdigung bedürftig.

Der erste Teil der Arbeit bringt eine scharfe Kritik an den sonstigen damals üblichen Verfahren, die Heilkräfte bestimmter Substanzen zu er- 175 schließen und festzustellen. So sehr Hahnemann als Chemiker die Dienste anerkennt, die die Chemie der Heilkunde leistet, indem sie dem Arzte ermöglicht, Gegengifte zu finden, und ihn auf die Unverträglichkeit gewisser Arzneimischungen aufmerksam macht, so ist sie doch im übrigen außerstande, Wesentliches über Heilwirkungen auszusagen. Auch die sinnlichen Merkmale, wie Geruch und Geschmack, täuschen. Desgleichen sage es wenig über die Heilkraft einer Pflanze, wenn nah verwandte Arten anerkannte Heilkräuter sind, wofür Hahnemann eine große Anzahl Beispiele anführt. Auch die Versuche an Tieren lehnt Hahnemann ab, da sie in ihren Ergebnissen oft trügerisch und auf den Menschen nicht anwendbar sind.

Hahnemann hat ähnliche Bemerkungen auch später noch mehrmals gemacht, am ausführlichsten in der Reinen Arzneimittellehre (Bd. 3, 1817) in einer kleinen Arbeit „Beleuchtung der Quellen der gewöhnlichen Materia medica“, und man hat ihm mehrfach vorgeworfen (z. B. Karsch, „Wunder der Homöopathie“, Sondershausen, 1862), daß er damit offene Türen einrenne. Richtig ist an dieser Kritik, daß Hahnemann damit nicht etwas ganz Neues sagte; daß aber auch andere seiner Zeit das Bedürfnis empfanden, diese Quellen zu beleuchten, zeigen die Ausführungen von Cullen in seiner „Materia medica“ und die von Jörg, der einige Jahre nach Hahnemann und offenbar durch ihn beeinflußt und auch ganz im Sinne Hahnemanns gleichfalls scharfe Kritik an der damals gebräuchlichen Art übte, wie man sich Kenntnis über die Wirkung der Arzneien verschaffte, worüber wir im dritten Teil noch einiges hören werden (J. Ch. G. Jörg, Critische Hefte, Drittes Heft, Leipzig, 1824). — Auch wenn Hahnemann die Sachlage in manchem etwas einseitig schildert, so war es doch, da er einen neuen Weg eröffnen wollte, nur selbstverständlich, daß er die bisherigen Erkenntniswege unter die Lupe nahm.

Es bleibe demnach, so fährt Hahnemann fort, nur die Erfahrung am menschlichen Körper. Bisher beruhe jedoch diese Erfahrung auf Zufall; ohne den Wert dieses Weges ganz ableugnen zu wollen, so habe jedoch der Forscher hier nichts zu tun. Nur die geflissentliche Ausfindung der Arzneikräfte komme für den Forscher in Frage, womit er aber nicht das grundsatzlose Probieren am Krankenbette meine.

Er fährt dann fort (Stapf, I, S. 147):

„Ehe ich mich aber weiter erkläre, muß ich, mich zu verwahren, das Bekenntniß ablegen, daß ich für keine, so und so genannte Krankheit überhaupt mit allen den Ausdehnungen, Nebenzufällen und Abweichungen überladen, die man in Pathologien nur gar zu gern in ihren essentiellen Charakter, als unveränderliche Pertinenzstücke, unvermerkt einzuschieben pflegt, ein durchgängig spezifisches Mittel erwarte, auch nicht glaube, daß es der-
176 gleichen geben könne . . .“

„Wenn ich nun durchaus leugne, daß es absolute Spezifika für einzelne Krankheiten gebe, nach der Ausdehnung, die ihnen die gewöhnliche Pathologie anweist, so glaube ich auf der andern Seite überzeugt zu seyn, das es soviele Specifika giebt, als es verschiedene Zustände der einzelnen Krankheiten giebt, d. i. für die reine Krankheit Spezifika und für die Abweichungen und übrigen unnatürlichen Körperzustände besondere."

In diesen Sätzen haben wir schon klar Hahnemanns Grundsätze der Krankenbehandlung ausgesprochen, soweit sie auf seiner Krankheitslehre aufgebaut sind. Sie zeigen deutlich das Streben, möglichst individualisierend an jeden Fall heranzutreten, was ja im Grundsatz auch weiterhin die Absicht der Homöopathie blieb.

Nunmehr kommt Hahnemann auf die drei Wege zu sprechen, die die Arzneikunde gewöhnlich eingeschlagen habe, um „den Beschwerden des menschlichen Körpers Heilmittel anzupassen".

„Der erste Weg, die Grundursachen der Übel hinwegzunehmen oder zu zerstören, war der erhabenste, den sie betreten konnte. Alles Dichten und Trachten der besten Ärzte in allen Jahrhunderten ging auf diesen, der Würde der Kunst angemessensten Zweck . . ., die Kenntniß der Grundursachen aller Krankheiten erlangten sie nie. Von den meisten Krankheiten werden sie auch der menschlichen Schwäche ewig verborgen bleiben . . . Ich lasse diese königliche Straße [die ursächliche Behandlung] dießmal zur Seite liegen, da mich jetzt die übrigen beiden Wege, Arzneien anzuwenden, beschäftigen" (S. 148).

Man beachte hier, daß Hahnemann diesen ursächlichen Weg, die Krankheiten zu behandeln, sehr wohl kennt und anerkennt, ja er nennt ihn die „königliche Straße", nur ist er der Überzeugung, daß man seinerzeit diese Straße selten gehen konnte, und daß sie den Menschen auch künftig meistens versperrt bleibe. Das beachte man, wenn man seine Bemühungen, auf einem anderen Wege das Ziel zu erreichen, verstehen will. Und ist nicht sein Zweifel an der Gangbarkeit der königlichen Straße besonders damals, aber auch noch heute zum guten Teile berechtigt? Wie sehr ist man oft enttäuscht worden, wenn man glaubte, „die Ursache" einer Krankheit erkannt zu haben, — ich erinnere nur an die Überschätzung der Bakterien als „Ursache" der ansteckenden Krankheiten, worüber man die anderen „Ursachen" oder vielmehr Bedingungen, wie die körperliche Anlage und die jeweilige Empfänglichkeit, vergaß.

Der zweite Weg, den die Ärzte eingeschlagen hätten, sei der der Unterdrückung durch Arzneien, „die eine gegenseitige [d. h. entgegengesetzte] Veränderung hervorbringen". Als Beispiele führt er die Behandlung der Magensäure mit Alkalien, der Verstopfung mit Abführmitteln, der Schmerzen mit Opium an.

„In acuten Krankheiten, welche, wenn wir die Hindernisse der Genesung auch nur auf einige Tage entfernt halten, die Natur größtentheils selbst besiegt, oder, wenn wir es nicht können, unterliegt, in acuten Krankheiten, sage ich, sind diese Arzneianwendungen richtig, zweckmäßig, hinreichend, so lange wir den oben erwähnten Stein der Weisen (die Kenntniß der Grundursache jeder Krankheit und ihrer Abhülfe) noch nicht besitzen, oder so lange wir kein schnell wirkendes Specificum haben, welches z. B. die Pockenansteckung gleich im Entstehen auslöscht. Ich würde in diesem Falle solche Mittel temporelle nennen“ (S. 149).

Man sieht, daß er hier die Naturheilkraft anerkennt, im Gegensatz zu anderen, späteren Bemerkungen darüber, die z. T. weniger klar und widerspruchsvoll scheinen. Außerdem zeigt diese Stelle, daß er im Jahre 1796 der Behandlung auf Grund des Contrarium noch nicht jegliche Berechtigung bestreitet, sondern sie bei akuten Krankheiten bedingt zuläßt, im Gegensatz zu Krankheiten, deren Grundursache wir kennen, und den chronischen, bei denen er dieser Behandlung nur den Wert eines Notbehelfes, eines Palliativs, zuerkennt. Bei chronischen Krankheiten habe diese Behandlung durch entgegengesetzt wirkende Mittel immer „widrige Erfolge“.

Er beendigt diese Ausführungen mit den Worten:

„Ich bitte meine Mitbrüder, diesen Weg (Contraria contrariis) bei chronischen, auch schon bei den eben ins Chronische ausartenden acuten Krankheiten zu verlassen; er ist der unrichtige, ein Holzweg im dunkeln Haine, der sich an Abgründen verliert. Ihn hält der stolze Empiriker für die gebahnte Heerstraße, und brüstet sich mit der elenden Macht, etliche Stunden lindern zu können, unbekümmert, ob das Übel unter dieser Tünche tiefere Wurzel faßt“ (S. 150).

Damit kommt er auf den dritten Weg zu sprechen, den auch andere Ärzte schon begangen hätten: durch spezifische Mittel zu wirken. Aber nicht der Zufall, die Hausmittelpraxis, und empirisches Tasten könne hier zum Ziele führen, wie auch „die Beihülfe der Chemie noch mangelhaft ist“. Aus letzterer Bemerkung ist zu ersehen, daß er grundsätzlich nichts dagegen einzuwenden hat, sich bei der Chemie Rat zu erholen, wenn sie dessen nämlich fähig ist.

„Die Wirkungen der Heilmittel zu erforschen, um sie den Körperbeschwerden anzupassen, sollte man so wenig wie möglich sich auf den Zufall verlassen, sondern so rationell und geflissentlich zu Werke gehen, als nur möglich“ (S. 151).

Hier sehen wir deutlich seine Grundabsicht ausgesprochen! Er will nichts erklügeln und erdenken, sondern will den Weg reiner Erfahrung
178 gehen. Hier ist nichts von Spekulation zu merken, oder von „Mystik“, womit

man törichterweise sooft Hahnemanns Ansichten bezeichnet hat. Es war vielmehr der folgerichtigste Weg der Erfahrung, der hier von Hahnemann angestrebt wurde.

„Es bleibt uns nichts übrig, als die zu erforschenden Arzneien am menschlichen Körper selbst zu versuchen.“ Bei den früheren Versuchen am Kranken fehle aber die feste Norm; die Versuche seien viel zu undurchsichtig, um uns Weisungen geben zu können, da die Gegenwirkung des kranken Körpers eine Beurteilung allzusehr erschwere.

„Diese Norm deucht mir, kann einzig aus den Wirkungen abstrahirt werden, die eine genannte Arzneisubstanz vor sich, in dieser und jener Gabe im gesunden menschlichen Körper hervorgebracht hat“ (S. 153).

Um zu dieser Norm zu kommen, müsse man, abgesehen von den zufällig bei Vergiftungen u. dgl. erlangten Kenntnissen, die Krankheiten studieren, die ein Arzneimittel im Körper zu erregen imstande ist. Nachdem er dann in dem schon oben angeführten Satze zum ersten Male das „Similia similibus“ ausgesprochen hat, fährt er fort:

„Man darf nur die Krankheiten des menschlichen Körpers genau nach ihrem wesentlichen Charakter und ihren Zufälligkeiten auf der einen, und auf der anderen Seite die reinen Wirkungen der Arzneimittel, das ist, den wesentlichen Charakter der von ihnen gewöhnlich erregten, specifischen künstlichen Krankheit, nebst den zufälligen Symptomen kennen, die von der Verschiedenheit der Gabe, Form, etc. herrühren und man wird, wenn man für die natürliche gegebene Krankheit ein Mittel auswählt, was eine möglichst ähnliche, künstliche Krankheit hervorbringt, die schwierigsten Krankheiten heilen können“ (S. 154).

Die Ansicht von der „künstlichen Krankheit“ durch Arzneien erzeugt, die er auch im Organon vertritt, hat man Hahnemann mehrfach verdacht, und sie als nur ihm eigene Besonderheit seiner Lehre verlästert. Daß von früheren abgesehen auch andere und sogar berühmte Ärzte seiner Zeit diese Meinung hegten, zeige eine Anführung aus Hufelands „System der praktischen Heilkunde“ (Bd. I, 1800, S. 21): „Hierbey ist wohl zu bemerken, daß jede Heiloperation, als eine absichtlich erregte Veränderung des organischen Körpers, als ein ungewöhnlicher und fremder Zustand desselben zu betrachten ist. Es ist eine künstliche Krankheit, die sich von der natürlichen nur dadurch unterscheidet, daß sie den Zweck hat, diese zu heben, und zu ihr in dem Verhältnis steht, sie aufheben zu können.“ Ob Hufeland hier an Hahnemann anknüpft, ist mir unbekannt.

Hahnemann spricht hier zweimal vom „wesentlichen“ Charakter und zeigt hierdurch deutlich, daß er die einzelnen Erscheinungen beim Kranken und Arzneiprüfer nicht einfach zählen, sondern werten will. Damit wird ein sehr wichtiger Punkt berührt, denn um zu wissen, was 179

„wesentlich“ ist, muß ich die Krankheitslehre kennen; auf dieser Kenntnis allein kann sich das Urteil über die Frage des Wesentlichen aufbauen. Im Sinne dieser Bemerkungen haben dann Hahnemann und seine Schüler allmählich den Charakter der einzelnen Arzneimittel herausgearbeitet, indem man das jeweils Wesentliche zu einem Gesamtbild des Mittels ausbaute, worauf noch gelegentlich hingewiesen werden wird. Das mechanische „Symptomdecken“, wie es mitunter von Homöopathen geübt wird, indem man einfach rein mechanisch zusammenzählt, welches Mittel die meisten Krankheitssymptome „deckt“, findet an diesen Bemerkungen Hahnemanns keine Stütze.

Bevor er nunmehr ins einzelne geht und die Wirkungen der Arzneimittel bespricht, stellt er einige Hauptsätze über die Arzneiwirkung auf.

„Die meisten Arzneien haben mehr als einerlei Wirkung; eine direkte anfängliche, welche allmählig in die zweite (ich nenne sie indirekte Nachwirkung) übergeht. Letztere ist gewöhnlich ein der ersteren gerade entgegengesetzter Zustand“ (S. 155).

Diese Wirkung haben nach ihm die meisten Pflanzenmittel, während er von den metallischen Arzneien, wie Quecksilber, Arsen, Blei, gefunden zu haben glaubt, daß sie diese Umkehrung nicht zeigen.

Bei der Krankenbehandlung schreibt er folgendes vor:

„Man passe einer chronischen Krankheit ein ihr in seiner direkten anfänglichen Hauptwirkung sehr gleichendes Heilmittel an, die indirekte Nachwirkung ist dann zuweilen gerade die Körperstimmung, die man zu erzielen sucht, zuweilen aber (vorzüglich, wenn man in der Gabe gefehlt hat), entsteht in der Nachwirkung eine Verstimmung, auf einige Stunden, selten Tage. Eine etwas starke Gabe Bilsenkrautsaft hinterläßt leicht zur Nachwirkung eine große Furchtsamkeit; eine Verstimmung, die zuweilen erst nach mehreren Stunden vergeht. Ist sie lästig und man muß ihre Dauer verkürzen, so hilft eine kleine Gabe Mohnsaft specifisch und fast augenblicklich: die Furcht ist weg. Mohnsaft wirkt hier freilich nur entgegengesetzt und palliativ; aber es bedarf auch nur eines palliativen und temporellen Mittels, um ein transitorisches Übel auf immer zu unterdrücken, wie auch bei acuten Krankheiten der Fall ist.“

Hier ist also klar ausgesprochen, woran man bei der Auswahl des Simile anknüpfen soll: an die direkte Erstwirkung. Es ist das deshalb wichtig, weil ja an sich bei der von ihm betonten Wirkungsumkehr die Möglichkeit vorhanden wäre, irgendwie auch an die Nachwirkung anzuknüpfen. So klar das aber theoretisch aussieht, so strittig ist es oft in der Praxis, was als Erstwirkung zu gelten hat, zumal sich beide oft ver-
180 schränken und gleichzeitig vorhanden sind. So wird man bei einer Queck-

silbervergiftung den Speichelfluß wohl als Erstwirkung auffassen dürfen, die gleichzeitig vorhandenen Mundgeschwüre jedoch als Zweitwirkung.

Man hat, an diese Unterscheidung von Erst- und Zweitwirkung anknüpfend, dann auch das „biologische Grundgesetz", das ja auch eine Umkehrwirkung betont, damit in Einklang bringen wollen, aber ohne durchgreifenden Erfolg, da sich die Erst- und Nachwirkung nicht restlos unter die Begriffe der Reizung und Lähmung bringen lassen. Verwickelter wird die Frage noch, wenn sich das Arzneibild aus Reizungs- und Lähmungssymptomen zusammensetzt. Man hat deshalb auch öfter davon abgesehen, streng die Erst- von der Nachwirkung zu scheiden; dann jedoch besteht die Schwierigkeit, an welches Symptom soll man bei der Arzneimittelwahl anknüpfen? An das, was der Erstwirkung, oder an das, was der Nachwirkung entspricht. Da diese beiden Wirkungen ja vielfach entgegengesetzt sind, könnte man auf diese Weise auch zu ganz entgegengesetzten Ergebnissen kommen, und aus der Similewirkung würde eine Contrariumwirkung. Andere wieder haben versucht, diese Schwierigkeit zu umgehen, indem sie den Ähnlichkeitssatz gar nicht als Heilungs-, sondern nur als Findungsgrundsatz auffassen.

Im folgenden bespricht Hahnemann sodann eingehend eine Anzahl von Mitteln, erörtert ihre Wirkungen bei den Prüfungen und den Krankheiten, bei denen sie anzuwenden sind, hierbei häufig rein auf theoretischen Vermutungen auf Grund des Similesatzes fußend.

Aus dem von Hahnemann Gesagten läßt sich nicht mit Sicherheit entnehmen, welche Mittel er schon am Gesunden geprüft hat, und man hat wohl gemeint, er habe erst nach Aufstellung dieses Forschungsprogramms sich an die Ausführung gemacht. Das ist aber wohl kaum richtig. Wenn auch seine Ausdrücke „wie ich erfahren habe" und ähnliche nicht eindeutig sind, da er sich diese Erfahrung ja auch am Krankenbett oder aus der Literatur gesammelt haben könnte. Aber bei einigen Pflanzen läßt sich doch sagen, daß er offenbar schon Versuche am Gesunden mit ihnen gemacht hat, wie z. B. beim Sumpfporst (Ledum palustre), über dessen Wirkungen er Angaben macht, die von anderen nicht berichtet werden, die sich aber ganz ähnlich in seinen „Fragmenta" (1805) als Ergebnis seiner Prüfungen wiederfinden. Was vom Porst gilt, darf man auch von anderen Mitteln annehmen.

Die schon obenerwähnte bedingte Zulassung von palliativ wirkenden Mitteln wird noch mehrfach erwähnt, so z. B. beim Fingerhut. Er sagt darüber:

„Da aber die direkte Wirkung des Purpurfingerhuts so lange anhält, so kann er auch als entgegengesetzt wirkendes Mittel die Stelle eines dauerhaften Heilmittels vertreten. Die letzte Betrachtung ist auf seine harn- 181 treibende Kraft in der Wassersucht anzuwenden; sie ist gegenseitig und palliativ, aber doch anhaltend und bloß deshalb von Wert." Ähnliches sagt er über Taxus. Auch beim Opium erwähnt er, daß bei ihm als einzigem Mittel unter Umständen die indirekte Nachwirkung als anscheinend ähnlich wirkendes Heilmittel anzuwenden ist.

Von Interesse ist es, daß er damals noch mitunter Brechmittel gegeben hat (Stapf, I, S. 158). Beim Schierling (Conium) berichtet er von äußerlichem Gebrauche des Mittels in Form eines Dicksaftes. Den Fingerhut hat er, wenn Durchfall auftrat, mit Laugensalz gemischt. Er gab also noch Mischungen. Einschränkend ist allerdings dazu zu bemerken, daß nicht mit Bestimmtheit zu sagen ist, wann er solche Anwendungen gemacht hat. Allem Anschein nach liegt es schon einige Zeit zurück, er hat aber innerlich noch nicht entschiedenen Abstand davon gewonnen, sonst würde er es hier nicht so vorbehaltlos mitteilen. Daß er im Jahre 1796 nicht mehr so gehandelt hat, zeigt die Bemerkung aus dem nächsten Jahre, daß er „seit mehreren Jahren" nur immer ein einzelnes Mittel anwende (s. u.).

Auch von einem Tierversuche berichtet er einmal, indem er zur Erprobung der Wirkung eine Eidechse erst in verdünntes und dann in konzentriertes Kirschlorbeerwasser legte. — Die Gabenfrage soll zusammenhängend erst später behandelt werden. (S. Kap. XIII.)

Damit hatte Hahnemann den Grundstein zu seiner neuen Lehre gelegt. Es ist gewissermaßen das Forschungsprogramm für die aufzubauende Homöopathie, denn die Untersuchung der Arzneimittelwirkung am Gesunden mußte fast vollständig erst von Hahnemann und seinen Schülern geleistet werden.

Hahnemann hat sich von da an immer ausschließlicher seinem eigentlichen Lebensziel, dem Aufbau seiner neuen Lehre, zugewendet; alles andere, sowohl die Chemie als auch andere Gebiete der Heilkunde treten bald ganz zurück.

In einem Aufsatz „Sind die Hindernisse der Gewißheit und Einfachheit der practischen Arzneykunde unübersteiglich?" (Hufelands Journal, 1797, Bd. 4, Stück 4, S. 727 bis 762) vermeidet er jegliches Eingehen auf die Homöopathie, sondern sucht nach manch anderer Richtung klärend zu wirken. Er behandelt die Diät und warnt davor, bei einem Kranken allzu stark in seine Gewohnheiten eingreifende Vorschriften für seine Lebensführung zu machen, die dann doch nicht befolgt würden und oft auch gar nicht befolgt werden könnten. Sodann setzt er sich mit dem damals vielbeachteten Einfluß von Klima, Witterung und Barometerstand auseinander. Da man zu seiner Zeit eine Hauptbedingung der ansteckenden Krankheiten und zumal die der Epidemien, die Kleinlebewesen, nicht kannte, so
182 suchte man um so eifriger nach den Ursachen in der zugänglichen Umwelt

besonders im Wetter, das man vielfach zur Erklärung der Epidemien genau studierte und erörterte. Hahnemann, seiner Zeit auch hier vorauseilend, kann diesen Umständen nicht eine solch große Wichtigkeit beimessen, insbesondere sei ihr Einfluß auf die Heilung von Krankheiten nicht so entscheidend, wie man es vielfach darstelle. Gut gewählte Arzneien könnten trotzdem günstig wirken. Um aber allmählich sichere Erfahrungen über Arzneiwirkungen sammeln zu können, dürfe man nicht, wie es fast immer geschehe, Verordnungen zusammengesetzter Arzneien treffen; dabei könne man nie wissen, welches Mittel eigentlich gewirkt habe.

Gegen den Schluß der Arbeit schreibt er:

„Darf ichs gestehen, daß ich seit mehreren Jahren nie etwas anderes, außer ein einzelnes Mittel auf einmal verordnet und nie wiederholt habe, als bis die Wirkung der vorigen Gabe exspirirt [erloschen] war; — ein Aderlaß allein, — ein Ausleerungsmittel allein, — und immer nur ein einfaches, nie gemischtes Mittel — und nie ein anderes, als bis ich mit der Verrichtung des erstern aufs Reine war?"

Da Hahnemann in dieser Arbeit geflissentlich vermeidet, auf das Wesentliche seiner neuen Anschauungen einzugehen, wird es nicht klar, nach welchen Grundsätzen er diese einfachen Mittel gewählt wissen will. Da er noch vom Aderlaß spricht und von Ausleerungsmitteln, so befand er sich damals offenbar noch in dem Zeitabschnitt der Versuche und des Überganges.

Ausgehend von der Ansicht, daß Hahnemann im Jahre 1790 das Simileprinzip entdeckt habe, finden sich in gegnerischen Schriften nicht selten Vorwürfe darüber, daß Hahnemann in den darauffolgenden Jahren in diesem oder jenem Falle nicht „homöopathisch" gehandelt habe, indem er starke Dosen empfahl, Brechmittel gegeben, den Aderlaß angewendet habe u. dgl. Das zeichnet jedoch die Sachlage ganz schief. Da die Homöopathie dem Kopfe Hahnemanns nicht wie Athene dem Haupt des Zeus völlig fertig entsprang, sondern 1790 nur die erste Andeutung des Similesatzes sich findet, und Hahnemann erst langsam in vorsichtigem Tasten und Probieren in Theorie und Praxis zur Klarheit kam, so ist es ganz natürlich und selbstverständlich, daß er erst z. T. noch „allopathisch" behandelte. Das spricht letzten Endes nur für ihn. Wenn es sich bei seiner Lehre um ein reines phantasiemäßiges Schreibtischerzeugnis handeln würde, dann wäre es leicht gewesen, folgerichtig und klar den Grundgedanken zu Ende zu dichten und denken. So aber finden wir verständlicherweise noch bis Ende dieses Jahrzehnts allopathische Spuren und Rückfälle.

Wir wundern uns dann nicht, daß Hahnemann auch, wenn er z. B. in seiner Übersetzung von Monro eine bestimmte Ansicht des Verfassers bestreitet, mit seiner eigenen Meinung durchaus innerhalb der da- 183 maligen Heilkunde steht, wobei außerdem zu beachten ist, daß die im Jahre 1794 erschienene zweite Auflage des Werkes ein unveränderter Abdruck der ersten war. Die Bemerkungen Hahnemanns stammen also in dieser Auflage gleichfalls aus dem Jahre 1791. Auch der Bericht über Klockenbrings Krankheit (Nr. 63) zeigt, soweit wir daraus etwas über die Behandlung erfahren, nichts Homöopathisches, weder nach Gabe noch Anzeige, denn 25 Gran Brechweinstein ist keine homöopathische Arznei. Wie wir schon kurz hörten, war er auch noch 1796 durchaus am Beginn des Weges, und auch das „Edinburger Dispensatorium" zeigt z. T. noch allopathisches Denken und allopathische Gaben.

Daß er aber in der Tat damals auch schon praktisch nach seinen neuen Erkenntnissen handelte, zeigt eine kurze Mitteilung im „Reichsanzeiger" (Nr. 71, 1797, II, Nr. 249), in der er eine Anfrage eines Kranken, der viel Schleimauswurf hat, beantwortet. Nachdem Hahnemann zuerst auf Änderung der Lebensordnung dringt, schreibt er:

„Zweytens muß den leidenden Theilen die Neigung zum Husten und Schleimerzeugung durch Mittel benommen werden, welche diese Kraft eigenthümlich besitzen und permanent wirken, — nicht aber, wie gewöhnlich geschieht, durch ölige, schleimige, süße Mittel und ebenso wenig durch den hier bloß palliativ wirkenden Mohnsaft. Durch die genannten Mittel wird die Disposition vermehrt, während sie durch eine anfängliche Linderung täuschen."

Ohne daß er seine Anschauungen genauer darlegt, leuchtet unverkennbar durch das Gesagte sein neuer Grundsatz durch, indem er ganz im Sinne seines ersten Aufsatzes „Versuch über ein neues Princip" gewisse Mittel als palliativ wirkend hinter andere spezifische und „eigentümlich" wirkende zurücksetzt.

Wir sehen also, er geht jetzt auf einer selbstgebahnten Straße und ist eifrig tätig, die neue Lehre auszubauen. Wir müssen uns ihn in diesen Jahren mit seiner großen Arbeitskraft rastlos tätig denken, indem er einerseits an sich und den Gliedern seiner Familie eine große Reihe von Arzneien prüft und dann auf Grund dieser Prüfungen und den eifrig gesuchten Nachrichten früherer Ärzte beim Kranken erprobt, indem er die Mittel selbst anfertigt und abgibt, was, wie wir sahen, mehrfach zu Unzuträglichkeiten mit Apothekern und Behörden führte.

Zwei in den nächsten Jahren aus dem Englischen übersetzte Schriften gaben Hahnemann erwünschte Gelegenheit, seine Meinung darzulegen. Da die beiden Schriften sich jedoch im wesentlichen mehr mit der Bereitung und Verschreibung der Arzneien beschäftigen, so hatte er hier kaum Ge-
184 legenheit, auf Fragen der Krankheitslehre und Krankenbehandlung einzu-

gehen, desto mehr mit solchen, die die damals übliche Art der Arzneibereitung und Arzneianwendung betrafen.

Wie wir schon oben sahen, war er von Anfang an für Einfachheit der Verordnungen und auch schon gegen die Vielgemische, wenn er auch Anfang der neunziger Jahre noch nicht dazu übergegangen war, grundsätzlich nur immer einen Arzneikörper zu reichen. Diesen Kampf um Einfachheit sehen wir ihn in den Anmerkungen zu Monro (1791) führen, wo er z. B., als Monro einmal (II, 288) ein verwickeltes Vorgehen gegen Leberverhärtung lobt, schreibt: „Was half denn nun eigentlich? Die Revolution im thierischen Haushalt von einer so starken Diätveränderung oder eins dieser Kräuter? und welches? Was that der Weinstein? Welches Regimen [Verhalten] in Absicht auf Luft, Bewegung usw. bot die Hand zur Heilung? So lange wir nicht einzelne Mittel fortgesetzt anzuwenden uns bequemen, und die begleitenden Umstände, Lebensordnung usw. sorgfältig zu jedem Falle abwägen, wird unsre Arzneikunde noch lange ein Gemisch von Muthmaßung, Wahrheit und wahrscheinlicher Dichtung bleiben.“ Er empfiehlt aber selbst noch Galle mit Bittermitteln als ein „vortreffliches Stärkungsmittel“ (II, 308).

Diese Kritik setzt er nun in verschärfter Art noch im „Edinburger Dispensatorium“ (1797—1798) fort. Auf Seite 606 des zweiten Bandes sagt er: „Von den Kräften eines komponirten Arzneimittels läßt sich nichts *a priori* erschließen. Jedes Mittel hat seine eigne Tendenz. Mehrere in verschiednen Richtungen mit verschiedner Kraft gegen einander stoßende Kugeln von ungleichartiger Masse und Größe, welchen Weg werden diese nehmen? Wer sieht das voraus?“

Auch mit der Gabengröße tritt um das Jahr 1800 eine Wendung zu kleineren Gaben ein, was natürlich seine Loslösung von der alten Heilkunde, seine Gegnerschaft und seine Tonart verschärft.

Eine solche schärfere Tonart tritt hervor in einem eigenartigen Werke, das Hahnemann im Jahre 1800 herausgab, dem aus dem Englischen übersetzten „Arzneischatz oder Sammlung gewählter Rezepte“ (Nr. 158). Er übersetzte es aber nicht nur, sondern schrieb eine längere Vorrede und begleitete die Verschreibungen des Buches mit seinen Bemerkungen, die voller Hohn und Spott Kritik an den Vielgemischen üben. Hahnemann verwendet das Buch gewissermaßen nur als Gestell, um seine eigenen Meinungen über den Gegenstand daran aufzuhängen.

Sein Verleger wird über diese eigenartige Behandlung der Schrift keinesfalls entzückt gewesen sein; abgesehen von dem Buche von Home, das Hahnemann noch in demselben Jahre dort herausgab und das vermutlich schon im Druck war, ist später keines seiner Bücher mehr bei dem Verlag „Fleischer dem Jüngeren“ erschienen, während in den vor- 185 hergehenden Jahren mehrere Bücher Hahnemanns bei diesem Verleger herausgekommen waren. Der Verleger scheint also Hahnemanns Kritik an seiner eigenen Übersetzung übelgenommen zu haben.

Einige Ausführungen mögen Hahnemanns Art der Kritik zeigen!

Seite 91 heißt es: „Man glaube den Receptschreibern ja nicht, daß je mehrerlei z. B. Diuretika unter einander, desto harntreibender die Mischung sei. Die Thoren! Gewöhnlich gerade das Gegenteil —. Eins hindert das andere. Warum mischen sie aber so viel untereinander? Weil sie Kuren wie einen Einsatz beim Lotto betrachten. Setze ich auf recht viele Nummern, denkt der Schwache, so muß ich doch gewinnen!" So geht es durch die Anmerkungen des ganzen Buches!

Aber nicht nur die Vielgemische bekämpft er wie schon in der vorhomöopathischen Zeit, wir sehen in dem Werk auch schon deutlich andere Eigenheiten der Hahnemannschen Lehre hervortreten. Da er die „Kur des Namens" bekämpft, bekämpft er auch Spezifika für eine Krankheit. Bei einem Rezept gegen Durchfälle sagt er: „Gleich als ob es ein Spezifikum für die sehr verschiedenartigen Durchfälle geben kann!" (S. 253.)

Man sieht hier also, daß sowohl das Geben eines unvermischten Medikaments, die individuelle, der einzelnen Erkrankung angepaßte Arzneimittelwahl und die kleinen Dosen damals schon deutlich bei ihm nachzuweisen sind.

Die Wirkung von Hahnemanns neuer Lehre auf seine Zeitgenossen und deren Entgegnungen werden erst später im Zusammenhang behandelt werden, hier seien nur wenige Urteile aus der ersten Zeit angeführt. Über die Arbeit „Versuch über ein neues Princip" ist mir nur eine ausführliche Kritik im „Journal der Erfindungen . . ." (Gotha, 1797, 22. Stück) von A. F. Hecker bekannt, der sich ablehnend über die Hahnemannsche „Giftpraxis" äußert (S. 89).

Interessant und ziemlich unbekannt ist es, daß Hufeland schon recht früh sich über die Hahnemannschen Bestrebungen ausgesprochen hat in seinem „System der praktischen Heilkunde" (Jena—Leipzig, 1800, S. 201). Bei Erörterung der Frage, nach welchen Grundsätzen eine Kurart ausgewählt wird, wird unter „c." gesagt:

„Die Ähnlichkeit der Wirkungen des Mittels mit den Krankheitserscheinungen. Wir bemerken z. B., daß ein Mittel einen Gesunden wahnsinnig macht, oder ihm Krämpfe von allgemeiner oder besonderer Art, oder Lähmungen erregt. Dieß kann uns determinieren, das Mittel bey Wahnsinn, den nehmlichen Krämpfen und Lähmungen anzuwenden. Belladonna, die den Vernünftigen wahnsinnig macht, macht den Wahnsinnigen vernünftig. Erschütternde Leidenschaften, die das Wechselfieber erregen, können es auch heilen."

Als Anmerkung setzt Hufeland dazu:

„Dieses von Hahnemann aufgestellte Prinzip kann allerdings auf nützliche Mittel leiten, es bleibt aber immer nur ein empirisches Prinzip, und scheint nur bey reinen Nervenkrankheiten anwendbar.“

Sehr besonnen urteilte gleichfalls der berühmte Historiker der Heilkunde Kurt Sprengel über die damaligen Bestrebungen Hahnemanns: „In der allgemeinen Theorie der Heilmittel-Lehre machte Samuel Hahnemann einen sehr interessanten Versuch, die Ideen der alten Methodiker von Umwandlung des Körpers dergestalt wieder einzuschärfen, daß er durch eine gute Induction zeigte, wie die meisten heftig wirkenden specifisch genannten Arzneymittel dadurch nützlich werden, daß sie eine künstliche Erregung erzeugen, welche oft Erscheinungen hervorbringt, die den Wirkungen der Krankheit sehr ähnlich sind. In der That bestätigt die gemeine Beobachtung vom künstlichen Gegenreiz, wodurch der Krankheitsreiz aufgehoben wird, Hahnemanns Theorie vollkommen.“ (Kritische Übersicht des Zustandes der Arzneykunde in dem letzten Jahrzehend; Halle, 1801, S. 303.)

Diese Bemerkungen Sprengels sind um so beachtenswerter, als sein Werk durchaus kritisch gehalten ist und nicht, wo es irgendwie geht, Lob spendet; so werden z. B. einige der bedeutendsten Kliniker der Zeit, wie Reil und Hufeland, in dem Werk gar nicht gut von Sprengel behandelt.

* * *

In dieser Zeit wurde Hahnemann durch zwei Veröffentlichungen in schwere Kämpfe verwickelt. Er glaubte im Borax ein neues Laugensalz („Pnëumlaugensalz“, Alkali pnëum) gefunden zu haben, das sich dann bei Nachprüfungen anderer, wie Klaproth und seiner Mitarbeiter sowie Trommsdorff, als gemeiner Borax entpuppte. Der Borax war ein auch sonst manche Rätsel aufgebender Stoff. Professor Fuchs schrieb in seiner 1784 erschienenen Schrift „Versuch einer natürlichen Geschichte des Borax und seiner Bestandtheile“ (Jena, 1784): „Wir wissen kaum, was Borax seyn soll.“ Und noch 1799 sagte der Helmstedter Professor Crell in einer Arbeit, in der er in zahlreichen Versuchen diese Rätsel lösen will, daß Borax aus Minerallaugensalz und Boraxsäure zusammengesetzt sei (Crells Chem. Annal., Bd. II, S. 320). Weiter stellt er die Vermutung auf, daß die Säure des Borax „durch unbekannte, innig verbundene Erdarten oder eine Art des Brennstoffs eingehüllt sey“ (S. 323).

Im folgenden Jahre veröffentlichte nun Hahnemann (Nr. 74) die Bekanntmachung über „Alkali pnëum“, einen eigenartigen Stoff, der feuerbeständig sei und beim Erhitzen eine ungeheure Aufblähung erfahre. Während aber die Entgegnung von Klaproth, Karsten und Hermbstädt 187 sachlich war (Intelligenzblatt der allgemeinen Literaturzeitung, 1801, Nr. 1), wurde Hahnemann von Trommsdorff auf die schärfste und beleidigendste Weise angegriffen (Reichsanzeiger, 1801, Nr. 18). Die Überschrift lautete: „Beyspiellose Unverschämtheit des Dr. Samuel Hahnemann". Besonders auch warf ihm Trommsdorff vor, daß Hahnemann diesen angeblich neuen Stoff für einen Louisd'or das Lot verkaufen wollte, während er gemeiner Borax sei.

Trommsdorff lebte in Erfurt, wo ja auch Hahnemann als Mitglied der Akademie Beziehungen hatte, und auch Gotha, wo Hahnemann gelebt hatte, war nicht weit. Es liegt deshalb wohl die Vermutung nahe, daß der ungewöhnlich scharfe Angriff Trommsdorffs auf einer persönlichen Verstimmung gegen Hahnemann beruht, hervorgerufen vielleicht durch Hinterträgereien.

Hahnemann gestand seinen Irrtum rückhaltlos ein, darauf aufmerksam machend, daß auch Chemiker wie der berühmte Klaproth und Proust ähnlichen Irrtümern verfallen seien (Scherers „Journal der Chemie", 1801, S. 665). Auch andere traten für Hahnemann ein, wie z. B. Professor A. N. Scherer, der die „äußerst inhumane und intolerante Anzeige" gegen Hahnemann durch Trommsdorff scharf tadelte und sich für Hahnemanns Ehrenhaftigkeit einsetzte. Zum Schlusse erinnert er daran, daß Trommsdorff sich ja auch schon geirrt habe. „Man denke doch an seine famöse Nichtentbindung des Sauerstoffgases aus dem Quecksilberkalk. Immer fällt Hahnemanns Berichtigung seines Irrthums vorteilhafter aus, als die damaligen letzten Erklärungen des Herrn Prof. Trommsdorff!" (Scherers „Journal der Chemie", 1801, S. 669.)

Wenn man diese Angelegenheit objektiv betrachtet, so kann man nicht daran zweifeln, daß Hahnemann subjektiv durchaus ehrlich war. Ganz abgesehen von aller Ehrlichkeit wäre es aber auch töricht gewesen, wenn er sich auf diese unehrliche Weise einen widerrechtlichen Vermögensvorteil hätte verschaffen wollen, denn er mußte selbstverständlich darauf gefaßt sein, daß seine Angaben sofort nachgeprüft werden würden, wie es denn ja auch geschah. Nach Erkennung seines Irrtums ließ Hahnemann das eingegangene Geld an die Armenkasse überweisen.

Was bleibt also von dem ganzen nunmehr 130 Jahre währenden Geschrei übrig? Ein Arzt, der sich mit chemischen Studien beschäftigt, glaubt einen neuen wichtigen Körper gefunden zu haben. Er macht über diesen Stoff, der zum mindesten vorerst nur von chemischem Interesse ist, eine Mitteilung und will sich seine Ware nach dem Grundsatz der Neuheit und Seltenheit teuer bezahlen lassen. Die Voreiligkeit ist gewiß zu tadeln, und Hahnemann hat sie ja auch genug zu bereuen gehabt. Was konnte
188 er aber viel dabei gewinnen? Abgesehen von wenigen Gelehrten und viel-

leicht einigen Fabrikanten würde sich niemand darum gekümmert haben. Außerdem konnten es andere ja nachmachen. Wollte er viel Geld verdienen, hätte er die Sache schlauer anfangen müssen. Haben nicht seitdem Chemiker und Techniker zu Tausenden ihre Erfindungen möglichst teuer zu verwerten gesucht, und ist nicht ihnen auch mitunter ein Irrtum unterlaufen?

Wenn man dem geistreichen Zoologen August Pauly glauben will, der einmal in einem seiner Aphorismen sagt, daß eine merkwürdig große Anzahl von Priestern der Wissenschaft sich mehr in der Nähe des Opferstocks als dem Heiligtume aufhalte, soll das sogar noch heutzutage bei Gelehrten vorkommen!

Man wundert sich über die dauernden Angriffe und abschätzigen Urteile über Hahnemann noch mehr, wenn man weiß, daß das achtzehnte Jahrhundert sogar über Ärzte, die ihre Entdeckung sich gut bezahlen ließen, weniger hart urteilte als es heutzutage — auf dem Papier steht. Im ersten Drittel des 18. Jahrhunderts hatten so berühmte und angesehene Ärzte wie Stahl und F. Hoffmann viel Geld damit verdient, daß sie ihre Geheimmittel selbst verkauften[27]. Vielleicht waren seitdem die Ansichten etwas strenger geworden; daß ähnliches aber auch zu Hahnemanns Zeiten keineswegs selten war, zeigt die Angelegenheit von Professor Reich, die zu derselben Zeit spielte, ja die sich Hahnemann vielleicht zum Muster genommen hat. Reich, damals wohlbestallter Universitätsprofessor in Erlangen, später in Berlin, hatte in einem Anhang zu einer Übersetzung von Haygarth „Entwurf die zufälligen Blattern zu verbannen" (Gotha, 1799) in den höchsten Tönen seine Entdeckung eines Fiebermittels mitgeteilt. Doch wolle er das Geheimnis erst offenbaren, wenn er eine Belohnung erhalte, falls sich das Mittel bewähre. Er erörtert lang und breit die Möglichkeit der Bezahlung, ob von jedem einzelnen oder vom Staat oder von beiden, und meint, der einzelne Arzt, der das Geheimnis wissen wolle, müsse mindestens vorher einen Friedrichsd'or zahlen (pränumerieren). (Medic.-chirurg. Zeitung, 1799, III, S. 215; IV, 182; 1800, I, 25, III, 307 und 315, IV, 189, 289.)

In einer Besprechung dieser Mitteilung heißt es: „Und welche Mittel thun denn nun diese Wunder? Das erfährt man jetzt noch nicht, sondern Hr. Prof. Reich wird sein Geheimnis — und wer will ihm das verdenken? — nur erst gegen eine angemessene Belohnung bekannt machen." (Medic.-chirurg. Zeitung, 1799, III, 218.) Man sieht also, ein Teil der Ärzte zum mindesten sah nichts Unrechtes darin, daß Reich eine Bezahlung dafür haben wollte.

---

[27] Haeser, Lehrbuch d. Geschichte d. Medicin, Jena, 1881, 3. Aufl., Bd. II, S. 517.

Reich hatte Großes verheißen. Er sagt in der Ankündigung: „Man gebe mir Tausend Faulfieberkranke in einem Hospital zu behandeln, ich gehe ohne Furcht und Zagen mitten unter sie und erhalte sie, wenn der Tod ihnen nicht schon auf der Zunge sitzt.“ Aber auch Blatternkranke wollte er damit retten, ja auch Kranke mit Pest und gelbem Fieber, Krankheiten, die er noch nie zu Gesicht bekommen hatte, überhaupt jegliches Fieber.

Ein Ausschuß prüfte dann in Berlin das Mittel, und zwar, da gerade keine bösartige Epidemie herrschte, an einer Anzahl verschiedenartiger Fieberfälle. Auf Grund dieser Versuche kam man zu einem bedingt bejahenden Urteil, nicht ohne Reichs Einseitigkeit und allzu großen Optimismus zu tadeln. Dies Urteil genügte, um Reich vom König von Preußen eine jährliche Pension von 500 Talern zu verschaffen. Und worin bestand das wunderbare Geheimnis? — In Schwefelsäure und Salzsäure!

Ich meine, wenn ein Berliner Professor sich solch ein „Geheimnis“ so gut bezahlen ließ, sollte man doch mit einem armen Teufel von Familienvater barmherziger sein, als es Hahnemann gegenüber beliebt wird. Merkwürdig, daß man immer mit scheinheiligem Augenaufschlag gerade Hahnemann gegenüber nicht mit Tadel kargt, während man bei anderen Gelehrten Irrtümer und andere Entgleisungen von vornherein mit dem Mantel der Liebe zudeckt oder wenigstens bald Gras darüber wachsen läßt!

Während des Druckes lerne ich die Behandlung kennen, die G. Klemperer Hahnemann in der „Neuen Deutschen Klinik“ (Berlin—Wien, 1930, Bd. 5, S. 152ff.) in einem längeren Aufsatz über die Homöopathie hat angedeihen lassen, wo er auch wieder die Pnëumangelegenheit aufwärmt. Natürlich stammt das Material zu der Arbeit meist aus zweiter Hand — vielfach aus Haehls Werk —, und sie entwirft ein wenig günstiges Bild von Hahnemann und seinem Werk. Über Alkali pnëum schreibt er:

„Viele zeitgenössische Zeugnisse, die Hahnemanns Charakter in weniger hellem Licht zeigen, insbesondere seine Wahrheitsliebe anzweifeln, fehlen in dem Buch [von Haehl]. Die historische Gerechtigkeit erfordert doch, auf einige dieser Mängel hinzuweisen.“ Darauf druckt Klemperer das Ergebnis der Untersuchung des Pnëum alkali durch Klaproth und Genossen ab, das ich oben auch erwähnt habe. Es findet sich darin kein Wort des Vorwurfs der Unredlichkeit, sondern nur Aufdeckung von Hahnemanns Irrtum und die Frage, wie er dazu gekommen sei; aber der Zusammenhang, in dem Klemperer diese Mitteilung macht, suggeriert gewissermaßen doch dem nicht sehr aufmerksamen Leser, daß Klaproth und Genossen Hahnemann eine unehrliche Handlungsweise unterstellen.

Klemperers Quelle ist eine Schrift von Prof. H. Munk, damals in Bern, „Über das Wesen der Homöopathie“ (Bern, 1868). Klemperer verrät eine bedauerliche Kritiklosigkeit in der Benützung von Quellen, indem er eine Streitschrift aus der Hochflut des Materialismus, die in unverkennbar feindseliger Einstellung zu Hahnemann und seinem Werke Stellung nimmt, als reinen Born objektiver Wahrheit betrachtet[27a].

Ist, wie ich oben zeigte, der Vorwurf gegen Hahnemann hinfällig, so ist Klemperer leider noch ein zweites Fehlurteil unterlaufen; denn, wenn er Haehl sozusagen des wissentlichen Verschweigens beschuldigt, hat er übersehen, daß Haehl in Band I, S. 69, eine gute halbe Seite dem „Alkali pneum" gewidmet hat mit gesperrt gedruckter Überschrift, und daß in Band II der Gegenstand auf Seite 72 und 73 in abgedruckten Briefen mehrfach erwähnt wird und außerdem auf Seite 78 bis 80 unter zwei groß und fett gedruckten Titeln die Kritik von Klaproth und Genossen vollständig abgedruckt ist, und außerdem das wesentlichste aus dem Angriff von Trommsdorff sowie ein Teil von Hahnemanns Verteidigung und die Bemerkung von Scherer zugunsten Hahnemanns. Es wird da nichts verschwiegen! Im Inhaltsverzeichnis findet sich die Angelegenheit gar unter drei Stichworten (Alkali pnëum, Laugensalz und Pnëumlaugensalz) angeführt!

Ich will es nicht Klemperer gleichtun und „seine Wahrheitsliebe anzweifeln"; „die historische Gerechtigkeit erfordert" jedoch noch eine kurze Bemerkung! Vor Jahren schon wurde K. von Dr. Bastanier auf diese Irrtümer aufmerksam gemacht, er hat es aber bis heute nicht der Mühe für wert gehalten, zwei Gelehrte von den gegen sie leichtfertig und zu Unrecht erhobenen ehrenrührigen Vorwürfen zu reinigen, obwohl er es Bastanier zugesagt hatte und gewiß auch die Gelegenheit dazu gehabt hätte.

Ich stelle das heute fest, denn Klemperer findet sich gegenüber Hahnemann insofern in einer günstigeren Lage, als in wiederum 130 Jahren gewiß niemand mehr ein Interesse daran haben wird, diese Gesinnung und Handlungsweise Herrn Klemperers festzunageln[27b].

Nebenbei gesagt ist es merkwürdig, aber üblich, daß man mit der Behandlung solch unschulgemäßer Gebiete Männer beauftragt, die selbst

---

[27a] Daß objektiv Denkende das gegnerische Schrifttum dieser Jahrzehnte ebenso beurteilen, zeige eine Bemerkung von Honigmann: „Es muß gesagt werden, daß nicht eine einzige dieser Arbeiten die einfachste Forderung wissenschaftlicher Objektivität erfüllt." (Med. Klin., 1925, S. 1288.)

[27b] An dieser Stelle möchte ich auch bemerken, um dem Vorwurf zuvorzukommen, auch ich hätte manches verschwiegen, daß ich es, wie im Vorwort schon bemerkt, im wesentlichen mit Hahnemanns Werk und wenig mit seiner Person zu tun habe. Ich gehe auf dergleichen Persönliches um so weniger ein, da es mir mit der wachsenden Entfernung von Hahnemann nunmehr an der Zeit zu sein scheint, solch kleinlichen Streit hinter die Behandlung seiner großen geschichtlichen Erscheinung zurücktreten zu lassen. Gerade bei Hahnemann ist gewiß viel Wichtiges nachzuholen.

kaum oberflächliche, meist aus zweiter bis fünfter Hand stammende Kenntnisse haben, während sonst die ganze Heilkunde in Sondergebiete der Sondergebiete aufgesplittert ist und nur der als berechtigt gilt, eine bestimmte Einzelfrage zusammenfassend darzustellen, der aus selbständiger Einzelforschung die kleinsten Tatsächelchen kennt. Auch Driesch hat kürzlich in seiner „Parapsychologie“ (München, 1932) auf diese leichtfertige Art der Berichterstattung hingewiesen. Er nennt es des „äußersten bedenklich für das Ansehen deutscher Wissenschaft“.

Es soll damit nicht bestritten werden, daß mit diesem schnell am Wege gepflückten Wissen den anderen, die noch weniger davon zu kennen pflegen, einiges Neue mitgeteilt wird, aber es kann nicht ausbleiben, daß bei dieser sehr mangelhaften Beherrschung des Gebietes viel Schiefes und Falsches mit unterlaufen wird.

Zu gleicher Zeit spielte noch eine andere Angelegenheit, die auch Staub aufwirbelte: Hahnemanns Mitteilung eines Schutz- und Heilmittels gegen den Scharlach (Nr. 9, 72, 74, 75). Zuerst hatte Hahnemann angekündigt, es werde nächstens ein Schriftchen erscheinen über ein Schutzmittel gegen Scharlach, das man gegen Zahlung von einem Friedrichsd’or schon jetzt bestellen könne. Er wolle nicht gänzlich unentschädigt bleiben, da er die Entdeckung nicht dem Zufall, sondern dem Nachdenken verdanke. Kurz darauf gab er bekannt, um bei den jetzt herrschenden Epidemien zu helfen, wolle er schon jetzt eine für viele Fälle ausreichende Menge des Mittels zu dem Preise abgeben. Manche tadelten dieses Vorgehen wohl, aber man hat — ich möchte fast sagen: merkwürdigerweise — es Hahnemann nicht so nachgetragen wie die ganz harmlose Pneumangelegenheit.

Erneut nahm man dann Anstoß, als die Schrift erschien (Nr. 9), da er unendlich kleine Gaben von Belladonna als Schutzmittel empfahl. Er ließ eine Lösung von Belladonna herstellen, die in jedem Tropfen $^{1}/_{24\,000\,000}$ Gran getrockneten Belladonnasaft enthielt; von dieser Lösung ließ er je nach Alter des Patienten alle 3 Tage 2 bis 40 Tropfen nehmen. Das war natürlich ein Stein des Anstoßes, über den die meisten stolperten, zumal da es den Anschein eines Geheimmittels hatte. Es gab jedoch auch Ärzte, die sich nicht daran stießen, sondern nach Hahnemanns Vorschrift oder z. T. auch in größeren Gaben das Mittel anwendeten und sich günstig darüber aussprachen. Einer der ersten war ein Dr. Müller in Plauen, der (Reichsanzeiger, 1800, S. 2739) sich für die Wirksamkeit des Mittels erklärte, da, nachdem vorher eine Anzahl von Kindern und Erwachsenen am Scharlach erkrankt und gestorben seien, keiner am Scharlach erkrankt sei, seitdem er vorbeugend das Mittel gegeben habe.

Später widerrief Müller seine bejahende Stellungnahme, da bei einem Kinde, das das Mittel erhalten hätte, doch der Scharlach aufgetreten sei. Er meint, daß dieser eine Fall „gewiß mehr wider die Wirksamkeit des Mittels beweist, als 500, wo Menschen durch dasselbe vor dem Scharlachfieber gesichert zu seyn scheinen, für dasselbe" (S. 3081).

Bevor wir diese Angelegenheit weiter verfolgen, muß aber betont werden, daß Hahnemann Belladonna hauptsächlich als Vorbeugungsmittel glaubte empfehlen zu können, daneben gab er es noch in den allerersten Anfängen der Krankheit und außerdem zur Behandlung der „Nachwehen". Zur Behandlung der ausgebrochenen Krankheit selbst empfahl er in seiner Schrift Opium und Ipecacuanha in kleinsten Gaben und widerrät Belladonna ausdrücklich, indem er schreibt: „Am wenigsten wahrscheinlich aber ist es, die Absicht mit Belladonna zu erreichen, und gar nicht anzuraten, wenn man wartet, bis größere Hitze, Gesichtsröthe, großer Durst, Unmöglichkeit das Bett zu verlassen, Erbrechen und zinnoberroter Ausschlag, das ist, das volle Scharlach-Fieber schon zugegen ist." (Stapf, I, 238.)

Während er hier demnach Schutz- und Heilmittel unterscheidet, schreibt er zwei Jahre später in seiner Arbeit „Gedanken bei Gelegenheit des im R. A. empfohlnen Mittels gegen die Folgen des Bisses toller Hunde" (Nr. 81):

„Und eben so kann es kein Vorbeugungsmittel der Hundswuth geben, was sich nicht zugleich als ein wahres, zuverlässiges Heilmittel der schon wirklich ausgebrochenen Hundswuth beweiset und bewiesen hat."

Wieder einige Jahre später gibt er dann Belladonna als Heil- und Schutzmittel beim Scharlach an. (Allg. Anz. d. Deutsch., 1808, Nr. 160.)

Nach dieser kleinen Abschweifung zurück zur Beurteilung der Belladonna als Schutzmittel.

Im Laufe der Jahre sprachen sich noch manche Ärzte, die nicht Anhänger Hahnemanns waren, mehr oder weniger günstig über das Mittel aus, und Hufeland veröffentlichte im Jahre 1826 eine Schrift „Die Schutzkraft der Belladonna" (Berlin), in der er auf Grund eigener Erfahrungen und unter Anführung anderer Veröffentlichungen sich im wesentlichen günstig über dieses Mittel aussprach, von denen Schenk (Hufelands Journal, 34, St. 5) und Düsterberg (Hufelands Journal, 55, St. 4) genannt seien. Auch Professor Masius trat nach eigener Erfahrung für das Mittel ein (Hufelands Journal, Bd. 36, St. 1), desgleichen Hedenus, bei Anwendung in mehreren hundert Fällen. Wo wegen der kurzen Zeit doch Scharlach auftrat, war er ungewöhnlich milde (Hufelands Journal, 38, St. 5, 1814).

Prof. J. Buchner in München, ein Homöopath, hielt das Hahnemannsche Schriftchen auf Grund seiner Erfahrungen für wichtig genug, daß er es im Jahre 1844 erneut herausgab.

Neuere Untersuchungen des Homöopathen Conrad Wesselhoeft, Professor für klinische Medizin in Boston, kamen zu dem Ergebnis, daß Belladonna keine schützende Kraft gegen Scharlach hat (vgl. A. H. Z., 1928, Nr. 4). Mitteilungen anderer neuerer Homöopathen lauteten aber z. T. günstiger.

In Sprengels „Versuch einer pragmatischen Geschichte der Arzneikunde" (6, 2, S. 386) wird die Entdeckung recht zurückhaltend erwähnt, jedoch Hahnemann ein anderes Verdienst in der Behandlung des Scharlachs zuerkannt: „dabei aber verdanken wir ihm unstreitig die besten diätetischen Vorschläge, namentlich die dem Kranken gestattete freie Wahl der Getränke und der mehr oder weniger warmen Bedeckung; denn dazumal wurden sie noch größtenteils erhitzend und schweißtreibend behandelt". Einige Zeilen später heißt es: „Diese außerordentliche Frequenz, die häufige Tödtlichkeit, um nicht zu sagen Bösartigkeit der Krankheit um diese Zeit erregten allgemeinen Schrecken, so zwar, daß man dieselbe der Pest gleichstellte, und mit dem Namen der Kinderpest belegte." Diese Bösartigkeit wird auch anderwärts mehrfach betont. — Die Bemerkung über Hahnemanns diätetische Vorschläge machen seiner ärztlichen Begabung alle Ehre. Man möchte annehmen, daß die außerordentliche Schwere der damaligen Epidemien ein guter Prüfstein für den Wert eines Mittels gewesen ist, so daß vielleicht doch auch heutzutage noch eine umfassende objektive Nachprüfung lohnend sein würde.

Es kamen jedoch bald nach der ersten Veröffentlichung auch Mitteilungen heraus, die die Wirksamkeit der Belladonna bestritten. Hahnemann glaubte den Grund dafür darin finden zu können, daß bald nach dem Erscheinen seiner Schrift eine andere Krankheit, die dem Scharlach allerdings ähnlich sehe, nach Deutschland gekommen sei, die er „Purpurfriesel" nannte. Für diese gab er in einer Arbeit „Scharlachfieber und Purpurfriesel zwei gänzlich verschiedene Krankheiten" (Hufelands Journal, 24, St. 1, sowie im Allg. Anz., 1808, Nr. 160) als Heilmittel Aconit und Coffea an. Medizinalrat Wendelstadt[28], Wetzlar, sowie später Moritz Müller (s. u. S. 272) schlossen sich Hahnemanns Auffassung an.

Doch wurde diese Ansicht über den Purpurfriesel auch bestritten, besonders Kieser in Northeim, später bekannter Kliniker in Jena, vertrat die Meinung, Hahnemanns Purpurfriesel sei nur eine etwas anders ver-

[28] Hufelands Journal, Bd. 27, 3. Stück, S. 104.

laufende bösartige Abart des Scharlachs (Hufelands Journal, 1812, Bd. 34, St. 1 und 2).

Auch heute noch beobachtet man beim Scharlach sehr verschiedenartige Epidemien; die Hahnemannschen Schilderungen des Purpurfriesels sind demnach wohl im Sinne Kiesers aufzufassen.

* * *

Von Arbeiten aus den nächsten Jahren seien nur einige besonders erwähnt. In seinem Aufsatz „Monita über die drei gangbaren Kurarten" (Nr. 77, 1801) setzt er sich mit der „Kur des Namens", wie sie damals bei der „Schlendriansmethode" beliebt sei, der „Kur des Symptoms" und der „Kur der Ursache" auseinander, dabei scharfe Kritik an der Heilkunde seiner Zeit übend, besonders an der Behandlung eines hervorstechenden Symptoms. Bei der Kur der Ursache unterscheidet er materielle Ursachen, zu denen er jedoch nur eingestochene Splitter, Blasen- und Gallensteine u. dgl. rechnet, sowie dynamische, denen er alle übrigen beizählt. Ohne daß er auf seine neue Lehre zu sprechen kommt, leuchtet sie doch vielfach durch, indem er z. B. es bestreitet, daß man die Krankheiten nach ihren dynamischen Ursachen heilen könne. Der letzte Teil der Arbeit ist einer Auseinandersetzung mit Brown gewidmet, dessen System er scharf kritisiert. Brown hat er bald darauf auch noch eine besondere Arbeit gewidmet (Nr. 78).

Während Hahnemann über den Tabak sich kaum abfällig geäußert hat, — denn er war ein starker Raucher, und wie er dem Alkohol — wenn er auch stärkeren Wein seinen Kranken widerriet — nicht mit dem Bannfluch belegt hat, — denn er trank gern ein Dünnbier, von dem meist ein Krug neben ihm stehen mußte, hat er den Kaffee entweder nicht gemocht, oder er hat ihn nicht vertragen. Ernst gesprochen! Hahnemann hat im Jahre 1803 ein Büchlein über den Kaffee erscheinen lassen und darin eine gute, sehr ausführliche Schilderung seiner Wirkung auf Geist und Körper gegeben und dann weiter alle möglichen Krankheiten auf ihn zurückgeführt. Ohne die Tatsache zu bestreiten, daß Kaffee von manchen Menschen schlecht vertragen wird und auf die Dauer vielfach Herz, Gefäße und Nerven leiden mögen, darf man doch Hahnemanns in recht schwarzen Farben gehaltene Schilderung als sehr einseitig und übertrieben bezeichnen. Alle möglichen Zustände führt er auf den verhaßten Kaffee zurück. Psychologisch verständlich wird seine Einstellung, wenn man weiß, daß der Kaffee in der zweiten Hälfte des achtzehnten Jahrhunderts erst allmählich in die mittleren Kreise des Bürgertums drang. Es erhoben sich vielfach damals Stimmen gegen den Kaffeegenuß, wie das bei Neuerscheinungen meist der

Fall ist, und Hahnemann schloß sich auf Grund von Erfahrungen an sich oder anderen diesen Gegnern an.

Mit fünfzig Jahren erst begann Hahnemann die Früchte seiner wissenschaftlichen Arbeit in Gestalt einiger zusammenfassender Schriften in die Scheuern zu sammeln. In kurzer Aufeinanderfolge erschienen im Jahre 1805 die „Fragmenta", „Aeskulap auf der Wagschale" und die „Heilkunde der Erfahrung".

In den „Fragmenta", die in lateinischer Sprache abgefaßt sind, legte er die Ergebnisse seiner jahrelang an sich selbst und Familienmitgliedern vorgenommenen Arzneiprüfungen nieder. Da wir später über Hahnemanns Arzneiprüfungen in zusammenhängender Weise sprechen wollen, sei hier nur weniges darüber mitgeteilt.

Der erste Band enthält die Arzneiprüfungen von 27 Mitteln; die Symptome sind schon in ähnlicher Weise wie später nach Körperteilen angeordnet, ohne daß die einzelnen Symptome nach der Person, an der sie beobachtet wurden, kenntlich gemacht worden sind. Die häufiger vorkommenden sind in Kursivschrift hervorgehoben.

Die Zahl der Symptome ist noch vergleichsweise bescheiden. Bei Ignatia z. B. ist die Gesamtzahl der von ihm und anderen Schriftstellern früher (meist in Vergiftungsfällen) beobachteten Symptome 176, während sie in der dritten Auflage der „Reinen Arzneimittellehre" 795 beträgt. Für Pulsatilla sind die entsprechenden Zahlen 309 und 1153. Über Zahl und Größe der Gaben bei den Prüfungen erfahren wir nichts.

Der zweite Band enthält die Gesamtheit der Symptome in alphabetischer Anordnung, während er nicht mehr dazu kam, für die „Reine Arzneimittellehre" und die „Chronischen Krankheiten" später ein derartiges Verzeichnis herzustellen. Solche „Repertorien" wurden jedoch mehrfach von anderer Seite herausgegeben, wie von Bönninghausen, Jahr, Rückert und anderen.

Die nächste größere Arbeit, die Hahnemanns Gedanken fortführte und in abgerundeter Form darstellte, erschien im Jahre 1805 unter dem Namen „Aeskulap auf der Wagschale". Er wendet sich in dieser kleinen Schrift an die Laienwelt, was auch andere getan haben, wenn sie bei den Fachgenossen kein Verständnis fanden. Bei Hahnemann spielt dabei aber offenbar noch ein anderer Beweggrund eine Rolle. In späterer Zeit wünschte er von dem gebildeten Teil seiner Kranken, daß sie das „Organon" läsen, da er der Meinung war, sie würden nur dann verständnisvolle Patienten sein, wenn sie das Wesen und Verfahren der so ganz anders als die übliche Heilkunde gearteten Homöopathie kännten.

Nur einige Punkte seien berührt. Wie auch sonst in seinen Arbeiten verwendet er aus seiner optimistisch-teleologischen Anschauung heraus die Güte Gottes geradezu als Beweis dafür, daß es für die Krankheiten auch Heilmittel geben müsse. „Der Allgütige mußte wohl, als er den Krankheiten erlaubte, seine Kinder zu verletzen, auch eine Kenntnis deponiert haben, wodurch jene Peiniger vermindert und vertilgt werden könnten.“ Mehrfach erwähnt er in bejahendem Sinne die Naturheilkraft, ein Punkt, worüber später noch im Zusammenhang gesprochen werden soll.

Er kritisiert wiederum die übliche Heilkunde, ihre Unsicherheit und die auf ungenügender Erfahrung aufgebauten Ansichten und Vermutungen der Medizin. Insbesondere bekämpft er die Übergriffe der Hilfswissenschaften, Chemie, Anatomie und Physiologie, die über die Zustände des kranken Körpers nur wenig aussagen könnten und vielfach sogar irreführten. Wie hoch er die reine ärztliche Erfahrung einschätzt, zeigt ein Absatz über die Hippokratische Heilkunde:

„Man war der Entdeckung der Arzneikunde nie näher, als zu Hippokrates Zeiten. Dieser aufmerksame, schlichte Beobachter suchte die Natur in der Natur. Er sah und beschrieb die ihm vorkommenden Krankheiten genau, ohne Zusatz, ohne Malerei, ohne Raisonnement. In dieser reinen Beobachtungsgabe übertraf ihn kein Arzt irgend eines nachfolgenden Zeitalters. Nur noch ein Hauptheil der Arzneikunde fehlte diesem Liebling der Natur, sonst wäre er der Kunst ganz mächtig geworden: die Kenntniß der Heilmittel und ihrer Anwendung.“ (Stapf, II, S. 258.)

Wenn Hahnemann es auch nicht ausspricht, so leuchtet doch durch diese Worte das Gefühl, der Nachfolger, ja der Vollender der hippokratischen Heilkunde zu sein. Und nicht ohne Grund! Stand seine bei den Erscheinungen stehenbleibende Heilkunde dem Hippokratismus nicht in der Tat näher als die sich auf luftige, immer wechselnde Theorien stützende damalige Medizin? Und liegt nicht auch seine auf den Erscheinungen am Kranken und Prüfer fußende Arzneibehandlung eher in der Verlängerung der hippokratischen Heilkunde als die von Brown und der Erregungstheorie, die damals das Feld beherrschten? (Vgl. Tischner: Hahnemann und die hippokratische Medizin, Janus 1923, S. 219 bis 240, Abdruck in A. H. Z., 1924, Bd. 172, H. 1.)

Eine scharfe Kritik der damaligen Arzneimittellehre und Angriffe auf die Apotheker und ihre Gerechtsame schließen die kleine Schrift. Er fordert, daß der Arzt selbst die Heilmittel anfertigen und abgeben solle.

Vorgreifend seien noch einige Bemerkungen über die homöopathische Laienbehandlung gemacht. Hahnemanns Stellung war zwiespältig. Einer- 197 seits erkannte er die Leistungen von Laien wie Schäfern usw. an, wie wir schon bei Besprechung seiner Schrift über „Alte Schäden" hörten; anderseits sah er auch die Gefahren einer Behandlung durch Laien und erhob auch Einspruch dagegen, daß Ärzte ein Quecksilberpräparat an Laien zur Selbstbehandlung abgaben (Nr. 104).

In bezug auf die Homöopathie aber stellte er diese Bedenken — wohl in der Absicht, die neue Lehre tunlichst zu fördern — mitunter zurück, wenn er auch eine scharfe Erklärung erscheinen ließ, als seine Tochter Eleonore mit ihrem Manne einen für Laien bestimmten „Homöopathischen Ratgeber" ohne sein Wissen herausgegeben hatte (Nr. 134 a). Zwei mit ihm befreundete Laien, die Juristen Frhr. v. Bönninghausen in Münster und Frhr. v. Gersdorff in Eisenach, unterstützte er jedoch in ihrer nebenbei betriebenen Laienpraxis; besonders ersterer war sein ärztlicher Vertrauter, der auch vielfach schriftstellerisch tätig war. Auch Hahnemanns zweite Frau übte ärztliche Praxis aus, und wenn das auch der Form nach unter seiner Aufsicht geschah, so scheint sie doch durchaus selbständig behandelt zu haben.

Vielleicht darf man diese Fälle aber doch als Ausnahmen ansehen, da es sich im letzten Falle um seine Frau und in den beiden anderen um verantwortungsbewußte Männer handelte, von denen insbesondere Bönninghausen nicht unbedeutende medizinische und naturwissenschaftliche Kenntnisse hatte, und außerdem um Männer, die nur neben ihrem eigentlichen Berufe ärztlich tätig waren. In anderen Fällen hat er offenbar eine andere Stellung eingenommen; jedenfalls ist bekannt, daß er einen jungen Mann, der homöopathische Praxis ausüben wollte, auf die Universität verwies (s. Haehl, II, 202).

Es gibt jedoch noch einen anderen im Wesen der Homöopathie liegenden Grund, der das Auftreten von Laienhomöopathen begünstigte. Da die Homöopathie sich in erster Linie an die Erscheinungen (Symptome) hält, konnten Laien zu der Meinung kommen, daß sie auf Grund der Symptomenverzeichnisse und „Repertorien" ohne weitere medizinische Kenntnisse Kranke behandeln könnten. Wie wir noch hören werden, ist das eine schiefe Auffassung, und Hahnemann selbst will diese Symptome auf Grund von pathologischen Kenntnissen beurteilt und gewertet sehen; aber die Tatsache besteht, daß die Homöopathie dem Laien mehr Handhaben zur Behandlung gibt als die Allopathie.

Wie schon Bönninghausen und seine Tätigkeit von homöopathischen Ärzten, z. B. von Griesselich, in der „Hygea" scharf beurteilt wurde, so haben auch später die homöopathischen Ärzte sich vielfach gegen
198 die Laienpraktiker ausgesprochen.

IX. Die Heilkunde der Erfahrung

Eine wichtige Stufe in der Entwicklung von Hahnemanns Lehre bildet die 1805 erschienene Arbeit „Heilkunde der Erfahrung", die man als kurzen, übersichtlichen Vorläufer seines „Organons" ansehen darf.

Die damalige Heilkunde pflegte, wie wir schon gehört haben, durch Ausleerungskuren, Blutabzapfen, künstliche Entzündungen mittels Blasenpflaster, Feuerzylinder, Haarseilen u. dgl. auf den kranken Körper zu wirken, und sie glaubte dabei die Heilbestrebungen der Natur nachzuahmen, indem sie mit mehr oder weniger Recht gewisse Erscheinungen beim Kranken — die sog. „Krisen" — im Sinne einer Naturheilbestrebung deutete.

Es ist zu kennzeichnend für Hahnemanns teleologische Denkweise und sein Gefühl für Würde und Aufgabe des Menschen, als daß wir die Einleitung der Arbeit übergehen dürften.

„Auf dieselbe Weise, wie seine Natur wirke, wollte der Erzieher der Menschheit nicht, daß wir wirken sollten; wir sollten mehr thun, als die organische Natur, aber nicht auf ihre Art, nicht mit ihren Mitteln. Er verstattete uns nicht ein Pferd zu erschaffen; wohl aber Maschienen, deren jede mehr Kraft äußert, als hundert Pferde und mit mehr Folgsamkeit . . . Er versagte unserm Körper die rauschenden Flügel des großen Kondors, und läßt uns dagegen Gefäße mit leichterm Gase gefüllt erfinden, die uns mit stiller Macht in eine weit höhere Atmosphäre erheben, als je einem befiederten Bewohner der Lüfte möglich war."

„So erlaubt er auch nicht, uns, wie der menschliche Körperorganismus für sich thut, des Sphacelus [Brand] zu bedienen, um ein mürbe zerquetschtes Glied abzusondern, aber er gab uns das scharfe, schnell trennende Messer in unsre Hand, von Faust[29] mit Öl benetzt, was es mit wenigern Schmerzen, mit wenigerm Fieber und mit weit wenigerer Gefahr des Lebens vermag. Er erlaubt nicht, uns der sogenannten Krisen, wie die Natur, zur Heilung einer Menge von Fiebern zu bedienen; . . . aber er giebt dem Forscher Hülfsmittel in den Sinn, die Fieber eher zu heilen, als der Körperorganismus Krisen zu veranstalten im Stande ist."

Über die Krisen nachahmenden Heilverfahren der damaligen Heilkunde sagt dann Hahnemann:

„Gleich als wenn diese unvollkommenen und erzwungenen Nachahmungen dasselbe wären, als wie die vitale Natur in der verborgenen Werkstätte aus eignem, freiwilligem Triebe durch die Krisen thut! Oder als wenn diese Krisen die bestmögliche Besiegung der Krankheit und nicht vielmehr

---

[29] Ein Dr. B. C. Faust in Bückeburg hatte kurz vorher vorgeschlagen, bei Eingriffen das Messer mit Öl zu benetzen. (Hufelands „Journal", 1805, Bd. 22, Stück II, S. 15.)

Beweise von der Unvollkommenheit und therapeutischen Unmacht unserer sich selbst überlassenen Natur wären!" (Stapf, II, 5.)

Als Vorbild stellt er überraschenderweise die Chirurgie auf; diese gehe ihren eigenen direkten Weg der Behebung der Schäden, ohne die Versuche der Natur nachzuahmen. So hole der Chirurg mit einem einfachen Schnitt einen Knochensplitter aus dem Körper, wo die Bemühungen der Natur zu langen Eiterungen führen, die das Glied oft ganz zerstören. Bei Blasenstein bewahre ein kurzer Eingriff vor langem Siechtum und Tod. „Oder sollten wir durch Nachahmung des Brandes und der Supuration [Eiterung] einen eingeklemmten Darmbruch zu heben suchen, weil die Natur vor sich kein anderes Mittel dagegen, nächst dem Tode, besitzt?"

Der Sinn dieses Vergleiches mit der Chirurgie ist offenbar der, daß der Arzt tunlichst nicht auf den Umwegen, wie die Naturheilung es oft versucht, sondern auch bei Anwendung innerer Mittel direkt auf das Ziel losgehen soll mit spezifischen dem jeweiligen Falle angepaßten Arzneien.

„Es bleibt zwar immer der tiefsten Bewunderung werth, wie die Natur, ohne eine chirurgische Handanlegung, ohne ein passendes Heilmittel von außen zu erlangen, oft sich ganz allein überlassen, aus sich selbst unsichtbare Veranstaltungen entwickelt, Krankheiten und Übel mancherlei Art, freilich oft sehr mühsam, schmerzvoll und mit Lebensgefahr — aber doch wirklich — zu heben. Aber uns zur Nachahmung tut sie das nicht!"

Auf diese Stelle möchte ich schon hier besonders hinweisen. Die Gegner behaupten seit jeher und immer wieder, Hahnemann habe die Heilkraft der Natur geleugnet. Das ist nicht richtig, besonders nicht für die frühere Zeit. Allerdings betont er das vielfach Unzureichende der Naturhilfe; aber welcher Arzt wird heutzutage das Wirken der Natur für unfehlbar und immer zweckmäßig in Krankheitsfällen halten? Wenn die Naturheilung so allmächtig wäre, brauchte man keine Ärzte. Eine Meinungsverschiedenheit kann höchstens über die Häufigkeit des Versagens der Naturhilfe bestehen.

Es ist auffallend, daß diese vielleicht ausgeglichenste Schrift Hahnemanns, die er in der Vollreife seiner Jahre schrieb, kaum je von den Gegnern bei Erörterung der Frage der Naturheilkraft berücksichtigt worden ist. Es würde dadurch gewiß die Frage in anderem Lichte erscheinen. Sonst ist es doch nicht üblich, bei einem Forscher sich nur an die Alterswerke aus dem achten und neunten Jahrzehnte seines Lebens zu halten, wie man es bei Hahnemann macht, bei dem man meist nur die drei letzten Ausgaben des Organons berücksichtigt.

Abgesehen von den miasmatischen Krankheiten, den Ansteckungskrankheiten, will er jeden Krankheitsfall als eine einmalige Naturerscheinung
200 angesehen haben, die man nicht mit anderen angeblich gleichen Fällen

unter einem Krankheitsnamen zusammenfassen dürfe. Die unzähligen Reize der Außenwelt brächten eine solche unentwirrbare Menge von einander nie gleichenden Erscheinungen hervor, so daß es unmöglich sei, Krankheitsgattungen und -arten aus verschiedenen Fällen zu bilden. Einmal weist er als Vergleich auf die Wolken hin, die man auch nicht einzeln mit Namen versehe.

Diese rein individualisierende Betrachtung der Krankheiten ist sehr beachtenswert, und ist sie auch einseitig, so muß man darin doch mehr sehen als die Wunderlichkeit eines Außenseiters. Es ist der wohl folgerichtigste Versuch in der Heilkunde, den Einzelfall in den Mittelpunkt der Betrachtung zu rücken und keine Diagnose im Sinne einer Unterordnung des Einzelfalles unter einen Allgemeinbegriff wie in der sonstigen Heilkunde zu stellen.

Diese Auffassung der Krankheiten erinnert in mancher Hinsicht an die Krankheitsbenennung bei Hippokrates, der auch jedem Fall unbefangen als einem Einmaligen gegenübertritt und auch keine Namendiagnose stellt. Hippokrates spricht wohl von den Schwindsüchtigen, den Dysenterien; dem einzelnen Falle gegenüber jedoch sind ihm das Entstehen der Krankheit und die Begleitumstände wichtiger als das Unterordnen des einzelnen Falles unter eine Diagnose, womit vielfach der Arzt das Wichtigste getan zu haben glaubt.

Hahnemann setzt sich damit in Gegensatz zu Bestrebungen, die gerade im achtzehnten Jahrhundert eine große Rolle spielten. Die zunehmende Kenntnis der Natur zwang dazu, Ordnung in die Fülle der Tatsachen zu bringen, und so erblühte eine Systematik, deren berühmtestes Beispiel das Linnésche System der Pflanzen war. Linné selbst machte nach einigen Vorläufern unter Verkennung der Sonderart der Krankheiten, die eine ganz andere Gruppe von Naturerscheinungen als die Pflanzenarten darstellen, den mißlungenen Versuch, auch die Krankheiten in ein ähnliches System zu bringen. Hier gehörten die einzelnen Krankheitsfälle zu einer bestimmten klar umgrenzten Krankheitsart und diese wieder zu höheren Einheiten. Diese künstliche, unelastische, unlebendige Systematisierung machte Hahnemann, wie man sieht, nicht mit, ja er blieb davon so weit entfernt wie kein anderer, indem er bei den nichtansteckenden Krankheiten nur den einzelnen Fall beachtete, ohne ihn mit anderen in Beziehung zu setzen.

Darin unterschied er sich auch von allen anderen, soweit sie die Systematisierung sogenannter Nosologen, wie Linné, nicht billigten. Man stellte damals Diagnosen, wie „Wassersucht", „Krämpfe", „Rheumatismus", und gründete darauf die Behandlung. Für Hahnemann waren das viel zu große, die einfache Erfahrung verlassende Verallgemeinerungen. 201

Aber noch ein anderer tiefer liegender Grund führte ihn andere Wege. Sein Verfahren stellte bei den Arzneiprüfungen eine Reihe einzelner Erscheinungen fest; da lag es nahe, ja war wohl notwendig, daß er auch bei den Krankheiten, die er ja mit den künstlichen Arzneikrankheiten in Vergleich setzen wollte, bei den Einzelerscheinungen stehenblieb.

Hahnemann ist später im Organon, um Mißverständnisse auszuschalten, nochmals auf die verallgemeinernde Namendiagnose zu sprechen gekommen, wo wir noch einiges über diesen Punkt hören werden.

Man wird hier Hahnemann und auch die heutige Homöopathie nur verstehen, wenn man diese Frage „Einzelbetrachtung oder Verallgemeinerung?“ unter größeren Gesichtspunkten betrachtet. Fast jeder Gegenstand oder Vorgang kann von zwei Standorten aus angesehen werden: entweder als Einzelfall oder als Vertreter eines Allgemeinen, sei dies Allgemeine ein Artbegriff oder etwas ähnliches, eine Regel, ein Gesetz oder dergleichen. Im Falle der Verallgemeinerung interessiert der einzelne Fall als solcher kaum, er wird nicht als Einzelfall gewürdigt, sondern im wesentlichen als „ein Fall von“, als Bestätigung einer Regel, eines Gesetzes, als Einzelstück einer Art.

Einen Hügel z. B. kann ich bestimmen als einen typischen Moränenhügel, womit er in seiner Eigenart eingeordnet, „erklärt“ und zu den Akten gelegt wird! Ich kann aber auch die individuellen Eigenheiten an ihm studieren, und feststellen, daß sich auf dem Hügel eine vorgeschichtliche Begräbnisstätte befindet, die ich bis ins einzelne erforschen kann. Ich kann ein germanisches Heiligtum auf ihm entdecken und seine Umbildung in eine christliche Wallfahrtskapelle beschreiben und weiter die wichtige Rolle schildern, die der Hügel später in einer Schlacht gespielt hat. — Bei der Beschäftigung mit Karl dem Großen, Paracelsus oder Kant begnügen wir uns nicht damit, sie in das entsprechende Fach „Kaiser“, „Arzt“, „Philosoph“ einzuordnen — damit wäre gar nichts geleistet —, das Interesse fängt hier gerade bei den Einzelheiten und dem Einmaligen ihrer Leistungen an.

Man ersieht aus diesen Beispielen, daß die Betrachtung der individuellen Unterschiede in den Geschichtswissenschaften vorwiegt, die Verallgemeinerung bei den Naturwissenschaften.

Der Philosoph Windelband hat die verallgemeinernde Methode als die nomothetische (gesetzgebende) der idiographischen, die das einzelne beschreibt, gegenübergestellt und die Naturwissenschaften als nomothetisch eingestellt bezeichnet im Gegensatz zu den idiographisch eingestellten Geschichtswissenschaften. H. Rickert und E. Becher haben diese Untersuchungen dann weitergeführt. Zu betonen ist dabei aber, daß der Unter-
202 schied beider Wissenschaftsarten nicht so scharf ist, wie er mitunter dar-

gestellt wird. Auch die Naturwissenschaft kennt die idiographische Methode, man denke z. B. an die Mondforschung, und die Geschichtswissenschaften sind nicht ohne einen Einschlag der nomothetischen Methode, wie z. B. besonders in der Soziologie, die die Gesetze des menschlichen Gesellschaftslebens zu erforschen sucht.

Was von anderen Wissenschaften gilt, läßt sich auch bei der Medizin durchführen. Ich habe in verschiedenen Arbeiten die Schulmedizin als nomothetische der Homöopathie als idiographisch denkender Heilkunde vergleichend gegenübergestellt[30]. Später haben dann auch Schulmediziner, wie z. B. Matthes, unter Beziehung auf meine Arbeiten betont (Die Homöopathie, Königsberg, 1925), daß auch die moderne Heilkunde, sobald sie individualisiert — und das muß sie als Heilkunde —, zum mindesten einen idiographischen Einschlag hat.

Wenn ich in meinen Arbeiten davon gesprochen habe, daß die „Idee" der Homöopathie idiographisch ist, so sollte damit die „reine" Homöopathie Hahnemanns gekennzeichnet werden; in Wirklichkeit enthält auch die heutige Homöopathie einen mehr oder weniger großen Einschlag von generalisierendem, naturwissenschaftlichem Denken.

Beachtet man diese idiographische Einstellung der Homöopathie, so wird es einem modernen Mediziner von grundsätzlich-theoretischem Standpunkte aus auch leichter, der Homöopathie bedingtes Verständnis entgegenzubringen, falls man nicht von vornherein die idiographische Methode im ganzen ablehnen will, womit man auch andere große Wissenschaftsgebiete, soweit sie, wie viele Geisteswissenschaften, idiographisch eingestellt sind, verneinen würde.

Mit dieser individualisierenden Auffassung hängt es auch eng zusammen, daß Hahnemann rein bei den Erscheinungen, die der Kranke bietet, stehenbleibt; ein Zurückführen dieser Erscheinungen auf das „Wesen" der Krankheit hätte fast notwendig zu einer verallgemeinernden Krankheitsdiagnose geführt, die er ja bei seiner Anschauung von der Einzigkeit jedes Krankheitsfalles gar nicht brauchen konnte. Zugleich wäre er damit aber wieder in das Wirrsal der damaligen Pathologie mit ihren meist sehr wenig haltbaren Behauptungen und Vermutungen geraten, was er gerade, weil er die Fragwürdigkeit einer solchen Pathologie durchschaute, vermeiden wollte. Er sagt darüber (S. 11): „Das innere Wesen jeder Krankheit, jedes

---

[30] Vgl. R. Tischner, „Untersuchungen zur Methodologie der Medizin". Ärztl. Rundschau, 1916, Nr. 17 bis 18, abgedruckt in der A. H. Z. 1917, Nr. 8 und 9. — „Beitrag zur Methodologie der Medizin", Ärztliche Rundschau, 1917, Nr. 38, abgedruckt in A. H. Z. 1917, Nr. 10. — „Vergleich des Grundsätzlichen in Allopathie, Homöopathie und Naturheillehre" in Ärztl. Volksbuch, Stuttgart, I. Aufl., Bd. 1; II. Aufl., Bd. 2, Abdruck in Biolog. Heilkunst, 1925, Nr. 18 bis 19.

einzelnen Krankheitsfalles, so weit es uns zum Behufe der Heilung zu wissen nötig ist, spricht sich durch die vorhandenen Zeichen aus, wie sie sich in ihrem ganzen Umfange, ihrer individuellen Stärke, Verbindung und Sucession dem ächten Beobachter darbieten.“

„Nach dieser Auffindung aller vorhandenen bemerkbaren Zeichen der Krankheit hat der Arzt die Krankheit selbst gefunden, hat er den völligen, zu ihrer Heilung nötigen Begriff.“

Von der Art der Feststellung der verschiedenen Veränderungen am Kranken sagt er: „der Arzt sieht, hört, fühlt etc., was verändert und ungewöhnlich an ihm ist“ (S. 12). Er verwendet also offenbar alle die Feststellungsmöglichkeiten, die auch sonst damals verwendet wurden, denn die Behorchung, Beklopfung und die chemische Untersuchung der Ausscheidungen war damals noch nicht üblich.

Nach diesen Erörterungen über die Krankheiten und die Feststellung der Erscheinungen teilt Hahnemann zwei „Erfahrungsgrundsätze“ mit:

„Wenn zwei widernatürliche allgemeine Reize zu gleicher Zeit auf den Körper wirken, so wird, wenn beide ungleichartig sind, die Wirkung des einen (schwächern) Reizes von der des andern (stärkern) auf einige Zeit zum Schweigen gebracht und suspendirt.“

„Wenn beide Reize große Ähnlichkeit miteinander haben, so wird der (schwächere) Reiz samt seiner Wirkung, von der analogen Kraft des andern (stärkern) gänzlich ausgelöscht und vernichtet.“

Er führt zur Erläuterung eine Reihe von Beobachtungen von sich und anderen an. So z. B. daß, falls nach Ausbruch der Masern Pocken dazukommen, die Masern verschwinden und erst wieder hervortreten, wenn die Pocken abgelaufen sind. Zur Veranschaulichung des zweiten Satzes führt er an, daß die Menschenpocken, wenn sie zu den schon vorhandenen Kuhpocken hinzutreten, letztere vertilgen.

Daß Hahnemann mit dieser Deutung gewisser Erscheinungen nicht allein steht, zeige eine Stelle des berühmten Ch. W. Hufeland, der in seinen „Ideen zur Pathogenie“ (Jena, 1795, S. 159 bis 161) folgendes sagt:

„Der stärkere Reiz hebt den schwächeren auf, d. h. die durch den stärkeren erregte stärkere Reaktion verschlingt gleichsam die schwächere. Jukken wird durch Schmerz gehoben, krampfigter Schmerz durch entzündlichen Schmerz, z. B. Zugpflaster . . . Eine Art der Reizung kann die andere aufheben . . . Es können nicht zwey verschiedene Reizungen, wenigstens nicht zwey von gewisser spezifischer Verschiedenheiten zugleich in einem Nerven existieren. Eine Art Geschmackseindruck vernichtet den
204 andern . . . Am meisten zeigt uns dieß die Wirkung vieler Mittel. Die

spezifische Krankheitsreizung eines Systems wird durch eine entgegengesetzte spezifische Reizung eines Mittels gehoben, so die venerische Reizung durch den Reiz des Quecksilbers."

Man sieht hier deutlich die Verwandtschaft des Hufelandschen Gedankens mit denen von Hahnemann; es muß dergleichen auf Grund der bestehenden Vorbedingungen sozusagen in der Luft gelegen haben, ja möglicherweise ist Hahnemann durch Hufeland zu diesen Sätzen angeregt worden. Es ist derselbe Gedanke in etwas anderer Färbung. Während Hufeland eine „gewisse spezifische Verschiedenheit" betont, spricht Hahnemann im ersten Satz von der Verschiedenheit und im zweiten von der Ähnlichkeit. Wenn Hufeland beim Quecksilber von einer entgegengesetzten Reizung spricht, so bleibt er wohl unwillkürlich an der Contrariumvorstellung haften, denn an sich wäre bei der in mancher Hinsicht bestehenden Ähnlichkeit zwischen Syphilis und Quecksilbervergiftung es auch möglich, von ähnlicher Reizung zu sprechen. Eine andere Deutung des „entgegengesetzt" werden wir gleich kennenlernen; bei dieser Auffassung wäre dann die Auffassung Hahnemanns der von Hufeland noch ähnlicher.

In der Anwendung auf die Krankenbehandlung spricht Hahnemann den zweiten Erfahrungssatz in folgender Form aus:

„Um also heilen zu können, werden wir blos nöthig haben, dem vorhandenen widernatürlichen Reize der Krankheit eine passende Arznei, das ist, eine andere krankhafte Potenz von sehr ähnlicher Wirkung, als die Krankheit äußert, entgegen zu setzen."

Nunmehr geht Hahnemann ausführlich auf die Arzneien, ihre Wirkung und Auswahl ein.

Ein gesperrt gedruckter Absatz besagt:

„Blos jene Eigenschaft der Arzneien, eine Reihe spezifischer Krankheitssymptomen im gesunden Körper zu erzeugen, ist es, wodurch sie Krankheiten heilen, das ist, den Krankheitsreiz durch einen angemessenen Gegenreiz aufheben und verlöschen können."

Wenn hier von „entgegengesetzt" und „Gegenreiz" die Rede ist, so könnte man das so verstehen, als ob Hahnemann den Arzneireiz doch als eine Contrariumwirkung auffaßt. Meiner Ansicht nach sind aber diese Worte, die in ähnlicher Form mehrfach wiederkehren, anders zu verstehen. Es schwebt Hahnemann dabei wohl vor, daß durch den Arzneireiz der Krankheitsreiz vernichtet wird, er hat dabei also das Ziel und den Erfolg im Auge, dagegen nicht den Weg, der seiner Meinung nach über das Simile führt. Die Arzneikrankheit ist also sozusagen der „ähnliche 205

Gegner", der die Krankheit vernichtet. Auch die vorhin erwähnten Sätze von Hufeland könnten dementsprechend ganz ähnlich aufgefaßt werden.

Daß hier wenigstens bei Hahnemann nicht an das „Contrarium" zu denken ist, zeigen besonders deutlich die Stellen im Organon (z. B. I, § 32), wo von einer „ähnlichen Gegenkrankheit" gesprochen wird. An manchen Stellen hat man den Eindruck, daß vielleicht bei dem Wort „Gegenkrankheit" der Sinn des „Gegen", wie wir ihn auch in den Worten „Gegenbild, Gegenstück" (hochdeutsch: „Pendant") haben, mitschwingt.

Diese Bemerkungen schienen mir nötig, da der Ausdruck „Gegenkrankheit" und ähnliche mißverstanden worden sind. So tadelt eine Besprechung des Organons (Medic.-chirurg. Zeitung, 1811, Bd. I, Nr. 5, S. 81 ff.) diese Bezeichnung und meint, es seien doch „homogene" Krankheiten.

In den weiteren Ausführungen ist nur wenig von grundsätzlicher Bedeutung. Er erörtert wieder ausführlich die beiden Heilwege, den „palliativen" und den „curativen" (positiven, radicalen), das Wort „homöopathisch" taucht noch nicht auf. Das Fehlerhafte einer palliativen Behandlung zeigt er an der Behandlung der chronischen Schlaflosigkeit mit Opium, die immer stärkere Gaben erfordere; es sei nur eine „negative Hilfe". Wer die Schicksale heutiger Morphinisten kennt, wird ihm auch jetzt noch beistimmen. Er betont, die palliative Anwendung der Arzneien sei nur in den Fällen nützlich und nötig, wo es sich um schnelle Wirkung im Falle der Gefahr handelt. Man sieht also, er reitet das Prinzip nicht zu Tode, wie es nicht selten die Gegner dem Homöopathen vorschreiben möchten, indem sie ihm alle nicht-homöopathische Anwendung von Heilmitteln verbieten wollen; die Gegner sind hier oft homöopathischer als Hahnemann.

Einige andere Punkte werden an entsprechender Stelle im Abschnitt über das Organon noch berührt werden.

* * *

Wir haben in dieser „Heilkunde der Erfahrung" die erste systematische, wenn auch kurze Darlegung der neuen Lehre. Was Hahnemann wollte, drückt sich ja schon im Titel der Schrift aus, und man wird ihn und seine Lehre nicht recht verstehen und würdigen, wenn man die Grundantriebe seines Strebens, eine Heilkunde der Erfahrung zu bauen, nicht beachtet. Schon bei seinen ersten Arbeiten haben wir bemerken können, daß er bestrebt ist, Theorien möglichst zu meiden und das Erfahrungsmäßige der Heilkunde besonders zu betonen. Gerade weil er die schwache erfahrungsmäßige Grundlage der damaligen Heilkunde erkannte, verzweifelte er an ihr, gab die Praxis ganz auf und grübelte über einen Ausweg. Gewisse Erfahrungen und Versuche führen ihn dann zum Ähnlichkeitssatz; hier glaubt
206 er das Gesetz gefunden zu haben, das bei der Arzneimittelwahl als Leitstern

zu dienen hat. Aber die reine Erfahrung, auf deren Grundlage die Auswahl der Mittel zu treffen wäre, fehlt fast vollständig, da man bisher die Beurteilung der Arzneimittel fast ausschließlich unter dem Gesichtspunkt des jeweiligen Systems vorgenommen oder am Kranken jeweils erprobt hatte. Nicht die Erscheinungen, die z. B. China hervorbringt, hatte man rein erfahrungsmäßig festgestellt, die Wirkungsweise wurde vielmehr in die spanischen Stiefel des jeweiligen Systems gezwängt und ganz phantasiemäßig auf Grund der theoretischen Anschauungen bald für „Schärfe tilgend" oder „desinfizierend", „tonisierend", „stärkend", „säfteverbessernd" usw. erklärt, womit die wahre Erkenntnis um keinen Deut gefördert wurde.

Nachdem nun Hahnemann den Polarstern seines Wirkens gefunden hatte, das „Similia similibus curentur", machte er sich unerschrocken an die Arbeit, die erste auf Versuchen beruhende Arzneimittellehre aufzubauen. Bei derartigen Prüfungen am Menschen konnten natürlich keine schwervergiftenden Gaben gereicht werden, und auch die Möglichkeit, die Wirkung der Mittel auf die inneren Organe nach dem Tode mittels der Sektion zu ermitteln, entfiel natürlich. Hahnemann mußte sich infolgedessen an die subjektiven Angaben des Prüfers und an das halten, was er selbst mit den damaligen Mitteln an objektiven Erscheinungen feststellen konnte. Die dabei entstehenden Symptomenbilder erscheinen uns heutzutage sehr einseitig und zu subjektiv, und wenn man die Kritiker Hahnemanns liest, so hat man den Eindruck, als ob Hahnemanns Verfahren der Symptomenverwertung sowohl bei den Prüfungen als auch bei den Krankheiten schon damals veraltet gewesen sei. Das ist jedoch unrichtig. Zum Beweise sei Hufelands „System der praktischen Heilkunde" (Jena—Leipzig, 1800 bis 1805) angeführt. Hufeland, geboren 1762, war also zur Zeit der Abfassung dieses Werkes auf der Höhe des Lebens und darf hier wohl als guter Vertreter der Zeit betrachtet werden, um so mehr, da er sich nie einer einseitigen Richtung verschrieben hat, sondern das ihm gut Scheinende genommen hat, wo er es fand.

In dem erwähnten Werke (Bd. 2, erste Abteilung, erschienen 1802) kennt Hufeland z. B. überhaupt keine eigentlichen Herzkrankheiten; das ganze heutzutage so große Gebiet wird in knapp 9 Zeilen erledigt. Bei den Nierenkrankheiten weiß er von den Eigenschaften des Urins nur zu sagen, daß er „feurig rot und heiß" sei. Bei der Lungenentzündung kennt Hufeland an Zeichen nur gewisse Eigenheiten der Atmung, Husten mit oder ohne Auswurf, blutig oder schleimig, die subjektiven Empfindungen des Schmerzes, Bedrückung und Angst, bestimmte Beschwerden beim Liegen, den schnellen, häufigen Puls, der hart, stark, klein oder weich sein kann, sowie die Symptome des Fiebers, wobei das Thermometer nicht erwähnt wird. Auch über die pathologisch-anatomischen Erscheinungen schweigt Hufeland.

Man sieht aus diesen wenigen Angaben den großen Unterschied zwischen damals und heute; kein Wort von Urinuntersuchung auch nur der einfachsten Art, keine Erwähnung des Hörrohrs und der Beklopfung von Lunge und Herz, ganz zu schweigen von Blutdruck, genaueren Stoffwechseluntersuchungen usw. Hahnemann bewegt sich also durchaus im Rahmen seiner Zeit, nach deren Anschauung er also gar keine anderen Zeichen am Menschen zu berücksichtigen brauchte. Er brauchte es nicht und hätte das auch gar nicht gekonnt nach dem damaligen Stand der Wissenschaft. Die pathologische Anatomie wurde erst in den folgenden Jahrzehnten in steigendem Maße von den Franzosen, dann der Wiener Schule (Rokitansky und Skoda) und endlich von Virchow mit den Krankheitserscheinungen am Lebenden in Verbindung gebracht. Die theoretische Erklärung der bei Krankheiten vorkommenden Erscheinungen stand damals noch auf sehr schwachen Füßen, es war demnach durchaus verständlich, ja berechtigt und folgerichtig, wenn Hahnemann es unterließ, auf pathologisch-anatomische und -physiologische Erklärungen einzugehen, es hätte seiner Idee der reinen Erfahrung widersprochen.

Ein Jahrhundert pathologisch-anatomischer und physiologisch-chemischer Forschung gibt uns jedoch das Recht, gewisse Krankheiten als im Wesen sehr ähnlich unter einer Diagnose zusammenzufassen. Man wird aber gerade von unserem heutigen Standpunkt zugeben müssen, daß die damaligen Krankheitsdiagnosen sehr oft in voreiliger Verallgemeinerung Krankheitsfälle unter einem Namen vereinigten, die nicht zusammengehörten. Verallgemeinerungen haben nur Wert, wenn sie richtig sind. Wenn man aber, wie damals üblich, alle möglichen wesensverschiedenen Fälle unter dem Namen „Wassersucht" zusammenfaßte, so war das oft für die Behandlung wenig fruchtbar, ja vielfach schädlich. Da war Hahnemanns Vorgehen gewiß richtiger, wenn er in weiser Beschränkung auf das damals Mögliche und unter Vermeidung fragwürdiger Verallgemeinerungen die Erscheinungen als solche bis in ihre feinsten Einzelheiten beachtete.

Wenn er die wahrnehmbaren Zeichen als den einzigen Gegenstand seines Forschens ansieht, so erinnert das geradezu an den Positivismus, der nicht über die Erscheinungen selbst hinausgehen will, wie er auch von einem modernen Mediziner, wie Verworn, vertreten wird, für den jedes Ding mit der „Gesamtheit seiner Bedingungen" identisch ist. Daß Hahnemann in dieser Beziehung von positivistisch eingestellten Philosophen, wie Hume oder d'Alembert, beeinflußt ist, ist möglich; besonders die Anschauungen der Enzyklopädisten rannen durch viele Kanäle in das geistige
208 Leben der Zeit. Wahrscheinlicher ist es aber doch wohl, daß diese An-

schauung sozusagen an seinem Wege wuchs und nur von ihm als Folgerung aus seinen anderen Ansichten gepflückt zu werden brauchte. Die Aufgabe, die er sich gestellt hatte, lautete: Wie komme ich unter Vermeidung von zum mindesten vorerst unbeweisbaren Vermutungen zu einer möglichst festgegründeten reinen Erfahrung? Wenn er zu diesem Zwecke Arzneiprüfungen machte, gewann er dabei eine Reihe von Symptomen, die bei dem Stande der damaligen Physiologie auszudeuten und zu erklären nur wieder in das Dickicht haltloser Hypothesen geführt hätte. Es war im Sinne seines Planes also nur folgerichtig, wenn er bei diesen Erscheinungen als reiner Erfahrung stehenblieb und sie mit anderen Erscheinungen, nämlich denen bei den Kranken, in Beziehung setzte. Dabei ergab es sich innerhalb dieser Anschauung sozusagen von selbst, daß, falls er nicht wieder in die Hypothesenpathologie zurückfallen wollte, er auch bei den Krankheitserscheinungen selbst stehenblieb, wodurch seine positivistische Auffassung der Krankheit als Inbegriff der Symptome zustande kam[31].

Wieviel Hypothetisches in der damaligen Arzneimittellehre sein Wesen trieb, zeige nur eine Anführung, die sogar aus etwas späterer Zeit stammt. In den „Allgemeinen medizinischen Annalen", einer angesehenen schulmedizinischen Zeitschrift, wird über die Arbeit eines Dr. Zimmermann über die Wirkung der Narkotika auf den tierischen Organismus berichtet (1818, S. 1098). In der Besprechung wird über die Forschungen Zimmermanns gesagt:

„Den narcotischen Pflanzenmitteln kommt von Natur keine andere Function zu als der allgemeine Desoxydationsprozeß der Natur, welcher vorzugsweise den Pflanzen übertragen worden ist gegen die universelle Oxydationsspannung der Atmosphäre in seiner höchsten Potenz darzustellen . . .

Da nun aber zugleich im Lebensprozeß der Pflanzen das magnetische Moment noch das vorherrschende ist, so folgt auch, daß die narcotischen

[31] Auch auf eine gewisse Ähnlichkeit mit der Naturauffassung Goethes darf hier aufmerksam gemacht werden, wie sie sich in Goethes Worten ausspricht: „Man suche nur nichts hinter den Phänomenen: sie selbst sind die Lehre." Ohne Goethe zu einem Positivisten machen zu wollen und ohne zu verkennen, daß dieser Satz auf einem anderen Boden als die Anschauungen Hahnemanns gewachsen ist, ist doch eine gewisse Ähnlichkeit mit ihnen unverkennbar. Jedenfalls zeigt der Ausspruch, daß man in fruchtbringender Weise auch noch anders, als es die moderne Wissenschaft gewohnt ist, zu den Naturerscheinungen Stellung nehmen kann. Es ist außerdem gewiß kein Zufall, daß man, wie Hahnemann, heute auch Goethes Denkweise wieder mehr Verständnis entgegenbringt und ihm in bedingter Weise Gerechtigkeit angedeihen läßt, während zur Zeit der Hochblüte des Mechanismus sogar Köpfe vom Range eines Helmholtz und eines Haeckel Goethe hoffnungslos in der Farbenlehre sowie der Abstammungslehre mißverstanden.

Pflanzen um so mehr das Wesen der Vegetation oder das Aufgehobenseyn der elektrischen Gegensätze in den höheren Systemen des Thieres, und mithin Schlaf setzen werden je mehr es ihnen gelingt, ihrer ursprünglichen Naturfunction gemäß neben dem erhöhten Desoxydationsprozesse ververmittelst ihres vorherrschenden Kohlenstoffes auch das magnetische Moment in den Systemen in seiner höchsten Steigerung hervorzurufen."

Ich frage: woraus ist mehr über die Eigenart der Wirkung eines Medikamentes zu ersehen, aus Hahnemannschen Arzneiprüfungen, die zum guten Teile tatsächliche Angaben enthalten, die auch heute noch gültig sind, oder aus obigen hypothesenreichen Erörterungen?

Mit Absicht habe ich nicht eine Arbeit aus der Urfassung angeführt, sondern einen Bericht aus zweiter Hand; andernfalls könnte man denken, ich hätte eine ganz belanglose, auch schon damals unbeachtet gebliebene Arbeit eines Außenseiters und Wirrkopfs gebracht. Daß die obige Zeitschrift über diese Arbeit ausführlich berichtete, zeigt jedenfalls, daß man der Arbeit einen Wert beimaß.

Kann es uns wundern, wenn Hahnemann, diese Schwäche der Heilkunde seiner Zeit durchschauend und überdrüssig der unsicheren Zickzackfahrt der damaligen Ärzte, die heute nach Stoll behandelten, morgen sich Kaempf zuwandten und übermorgen sich für Brown begeisterten, einmal das Steuer herumwarf und das Ziel auf anderem Kurse zu erreichen versuchte?

Wenn ein Arzt der damaligen Zeit die schwankenden Grundlagen der Krankheitslehre und -erkennung nebst der Fragwürdigkeit der Arzneimittellehre durchschaut hatte und sich darüber klar war, daß eine ursächlich denkende Heilkunde noch nicht möglich war, mußte er nicht, wenn er nicht die Hände in den Schoß legen wollte, ungefähr die Wege einschlagen, die Hahnemann ging? Mußte er nicht, wenn er den „Weg der Ursachen", da vorerst meist ungangbar, vermeiden wollte, versuchen, möglichst folgerichtig an die Erscheinungen selbst anknüpfend, eine phänomenologische, idiographische Heilkunde aufzubauen, wie es Hahnemann tat?

Ein Vergleich mit einem anderen Gebiete möge diese beiden Möglichkeiten, Erkenntnisgrundlagen zum Handeln zu schaffen, klarmachen. Wenn ein Pflanzenfreund eine seltene Pflanze sucht, wird er lange Zeit ohne sonderliche Aufmerksamkeit das Gelände durchstreifen, bis er an gewissen Zeichen (Änderung des Bodens, Auftreten besonderer Pflanzen) merkt, daß hier auch die gesuchte Pflanze wachsen könnte. Er braucht dabei über die chemisch-physikalischen Eigenheiten des jeweiligen Bodens gar nichts zu wissen, um einfach durch Beobachtung der Erscheinungen ohne ursächliche Durchschauung des Zusammenhanges sein Ziel zu erreichen, zu dem
 der reine Laboratoriumsgelehrte nur auf umständlichen Wegen mittels

chemisch-physikalischer Untersuchung des Bodens auf Kalk-, Feuchtigkeitsgehalt usw. gelangt wäre.

Als Zeugen dafür, daß damals die Zeit für eine auf Grund von Durchschauung der Ursachen handelnde Heilkunde noch nicht reif war, mögen einige Gelehrte der damaligen und heutigen Zeit auftreten. Sie werden bestätigen, daß hier der Hintergrund unseres Gemäldes von Hahnemann und seiner Tochter, der Homöopathie, nicht unberechtigterweise allzusehr in schwärzlichen Tönen gehalten ist, damit sich der Held nebst seinem Kinde um so glänzender davon abhebt. Als erster sei ein Zeitgenosse Hahnemanns angeführt, der kenntnisreiche und regsame Göttinger Christoph Girtanner. In seiner „Ausführlichen Darstellung des Brownschen Systems" (Göttingen, 1797—1798) läßt er der damaligen Heilkunde folgende Beurteilung angedeihen: „Da die Heilkunde gar keine festen Prinzipien hat; da nichts in derselben ausgemacht ist; da es nur wenig sichere, zuverlässige Erfahrung in derselben gibt: so hat ein jeder Arzt das Recht, blos seiner eigenen Meinung zu folgen. Wo von keinem Wissen die Rede ist, wo Alle nur meinen, da ist die eine Meinung so viel werth, als die andere. In der dicken ägyptischen Finsterniß der Unwissenheit, in welcher die Ärzte herumtappen, ist auch nicht der mindeste Strahl des Lichtes vorhanden, vermöge welches sie sich orientiren könnten" (S. 608 bis 609).

Nun gebe ich das Wort dem Erfurter und später Berliner Professor A. F. Hecker, den wir als grimmigen Gegner Hahnemanns kennenlernen werden. In seiner geschichtlichen Schrift „Die Heilkunst auf ihrem Wege zur Gewißheit" (Erfurt, 1805, 2. Aufl., S. 221) läßt er sich folgendermaßen über die Heilkunde des 18. Jahrhunderts aus:

„Wer zählt die Opfer des, seit Stahls Zeiten, so allgemein eingerissenen Aderlassens, der auflösenden Methode, der unzeitig gegebenen Brech- und Purgiermittel? Wer berechnet den Schaden jener unglücklich gewählten Heilmethoden, die man den Schärfen, der Fäulniß, u. a. vermeintlichen Fehlern der Säfte, entgegensetzte?"

„Der Wahn der errungenen Vollkommenheit, war seit jeher die Pest der Heilkunde. Wir dürfen uns nie verhehlen, daß wir unendlich viele Dinge nicht wissen. Wir haben noch keine Physiologie! Wir wissen nicht, was Krankheit ist, nicht wie die Heilmittel wirken, nicht wie Krankheiten geheilet werden?" (S. 271.)

Diesem Zeitgenossen Hahnemanns folge ein Gelehrter aus der neueren Zeit, der seinerzeit angesehene Professor S. Samuel in Königsberg, der in dem von ihm herausgegebenen „Lehrbuch der allgemeinen Therapie" (Wien—Leipzig, 1898) in einer „Geschichte der Therapie" (Bd. I, S. 37) über die Krankenbehandlung in neuerer Zeit folgendes sagt: 211

„Lange, lange Zeit, drei Jahrhunderte hindurch, folgten in der Pathologie und Therapie Systeme auf Systeme, immer mit einer anderen Therapie. Das eklektische System Boerhaaves, das animistische System Stahls, das mechanisch-dynamische Friedr. Hoffmanns, die antiphlogistische Theorie Girtanners 1760—1800 gegen Priestleys phlogistische Theorie 1733—1804, der ‚Generalisirte Chemismus‘, das Brownsche System 1772, Röschlaubs Erregungstheorie ... Die praktische Medizin folgte diesen Systemen. Es war ein Glück, wenn ein solches System wenig Blut forderte, durch wenig Brechmittel, Ekelkuren, Klystiere das angestrebte, therapeutische Ziel zu erreichen suchte. Denn es konnte auch anders sein. Bouillaud forderte noch 1797 in vielen acuten Krankheiten Aderlässe Schlag auf Schlag, Broussais verlangte für seine vermeintliche Gastroenteritis [Magendarmkatarrh] einige hundert Blutegel auf den Bauch ...“

„Eine wissenschaftliche Therapie gegründet auf die Kenntnis der Ursache, des Krankheitsprozesses, der Heilmittel konnte es in jener Zeit nicht geben, wo noch alle Voraussetzungen, insbesondere auch eine genaue Unterscheidung der zugrunde liegenden Krankheiten fehlte.“

Ein angesehener und sehr kenntnisreicher Arzneimittelforscher, R. Kobert, sagt in seiner „Pharmakotherapie“ (Stuttgart, II. Aufl., 1908, S. 31):

„So kam es, daß hinter dem Aufschwung, welchen die Anatomie, Physiologie und pathologische Anatomie im 17. und 18. Jahrhundert nahmen, die Arzneibehandlung nicht nur kläglich zurückblieb, sondern immer mehr versumpfte. Die Geburt einer Pharmakotherapie mußte mit einem gänzlichen Hinauswerfen aller überhaupt vorhandenen Arzneimittel beginnen. Diese Tatsache, welche mit dem Ausräumen des Augiasstalles treffend verglichen werden kann, ging von der sog. Wiener Schule aus.“ (In bezug auf die Wiener Schule vgl. das in Teil I, S. 3 über Dietl Gesagte. Auch der dritte Teil wird sich noch genauer mit den Wienern beschäftigen.)

Ich glaube, den Genannten kann man keine Vorliebe für Außenseiter und Unschulgemäße vorwerfen; sie sind alle vier typische Vertreter der Universitätsmedizin ihrer Zeit. —

Gesetzt den Fall, man könnte einen heutigen Arzt auf der Höhe des Wissens unserer Zeit ins Jahr 1800 zurückversetzen, und man würde ihm zumuten, auf Grund der damaligen Theorien und des damaligen fragwürdigen Wissens sowie mit den Mitteln und Verfahren der Zeit die Kranken zu behandeln, wir würden uns wohl nicht wundern, wenn er die Erfahrung der damaligen Zeit und auch die Theorien als eine völlig ungenügende Grundlage ansehen würde, um darauf die Behandlung aufzubauen, und wir würden es wohl ganz in der Ordnung finden, wenn er sich weigerte, unter diesen
212 Bedingungen als Arzt tätig zu sein. Sollen wir es da nicht hochschätzen,

daß Hahnemann, die gebrechliche erfahrungsmäßige Unterlage der damaligen Heilkunde erkennend, daraus die Folgerung zog, nicht mehr als Arzt tätig sein zu wollen, und außerdem alles daran setzte, einen Weg zu finden, der es gestattete, die damals unübersteiglichen Hindernisse auf der „königlichen Straße“ in geistreicher Weise zu umgehen?

* * *

Gehen wir nunmehr den geschichtlichen Zusammenhängen nach, so wurde schon im ersten Teil ausführlich über das Simile im Wandel der Zeit gesprochen und gezeigt, daß gewisse oberflächliche Ähnlichkeitsbeziehungen schon in der Hippokratischen Heilkunde in der Behandlung beachtet wurden. Auch Arzneiprüfungen am Gesunden wurden von Zeit zu Zeit immer mal wieder angestellt oder wenigstens gefordert, zuletzt noch von Albrecht von Haller.

Was die allgemein medizinischen Anschauungen betrifft, so war Hahnemann ursprünglich seiner Veranlagung nach Schüler des Hippokrates, bei dem die Behandlung der Kranken durchaus im Vordergrund des Arztseins stand, wogegen die Theorie über das Krankheitswesen zurücktrat. Auch später hat sich, wie die Anführung aus „Aeskulap auf der Wagschale“ (S. 77) zeigt, Hahnemann als Nachfolger des Hippokrates, ja als der Vollender seiner Heilkunde gefühlt, indem er selbst erst die dazugehörige Arzneimittellehre geschaffen habe. Daß er mit Schaffung seines Systems dann doch die reine Erfahrung überschritt, wie ja auch bei Hippokrates theoretische Ausführungen keineswegs fehlen, haben wir schon gesehen und werden das später noch ausführlicher kennenlernen.

Die meiste Ähnlichkeit zeigt die Hahnemannsche Lehre mit der von Hippokrates ausgehenden Lehre der „Empiriker“ (etwa 250 bis 200 v. Chr. entstanden). Anknüpfend an die philosophische Schule der Skeptiker (Pyrrhon) lehnte man Ergrübelungen über das Wesen und die verborgenen Ursachen ab. Die medizinischen Hilfsfächer, wie Anatomie, vernachlässigte man, genauere Kenntnisse auf diesen Gebieten seien überflüssig. Die Aufgabe des Arztes sei im wesentlichen Krankenbeobachtung und Krankenbehandlung. Celsus hat uns folgenden Ausspruch der Methodiker überliefert: „Es kommt nicht auf das an, was die Krankheiten verursacht, sondern auf das, was sie vertreibt.“ (Nach Neuburger, „Geschichte der Medizin“, I, S. 276). Nur die am Tage liegenden Bedingungen berücksichtigte man. Bei dem Wert, den man auf die Behandlung legte, braucht es uns nicht zu überraschen, daß gerade der bedeutendste Empiriker Herakleides von Taras sich auch mit Arzneimittelprüfungen am Gesunden beschäftigt hat. 213

Auch die „Methodiker“, eine Schule, die im letzten vorchristlichen Jahrhundert in Rom entstand, läßt gewisse Ähnlichkeiten mit Hahnemanns Ansichten erkennen, indem man eine weitergehende ursächliche Erklärung beiseite ließ und auch den Krankheitssitz weniger beachtete, sowie eine kritische Stellung zur Naturheilkraft und Zweifel an den „Krisen“ und ihrer Bedeutung für die Heilung zeigte.

In der Tat werfen schon Hahnemanns erste Kritiker, z. B. A. F. Hecker, ihm den Empirismus seiner Anschauungen vor, sie übersehen aber dabei, daß die beim Empirismus drohende Gefahr, das ganze Erfahrungswissen des Arztes in eine Menge zusammenhangloser Einzeltatsachen auseinanderfallen zu lassen, bei Hahnemann durch seinen die ganze Lehre beherrschenden und zusammenhaltenden Ähnlichkeitssatz vermieden wird.

Gewiß hat Hahnemann als guter Kenner der Geschichte seines Faches auch die empirische Schule des Altertums gekannt, und sie wird ihn in seinen Ansichten bestärkt haben. Aber dieser Empirismus stellt ja nicht den entscheidenden Teil seiner Lehre dar. Der Kernpunkt seiner Lehre, die Prüfungen am Gesunden und Anwendung ihrer Ergebnisse auf Grund des Ähnlichkeitssatzes, war, wenn wir von dem ganz keimhaften Vorhandensein bei Anton Stoerck absehen, etwas durchaus Neues.

Als Hauptkennzeichen des Genies darf man die Fähigkeit bezeichnen, unter Beiseitesetzung der überkommenen Gesichtspunkte die Welt einmal mit ganz neuen Augen sozusagen betrachten zu können, und man darf deshalb auch Hahnemanns Leistung gewiß genial nennen.

Alles sozusagen stellte er in einen neuen Zusammenhang oder schuf es völlig um, so daß wirklich eine ganz neue unerhörte Lehre entstand. Die Krankheitslehre änderte er, die Diagnose bekam einen ganz neuen Sinn, die Arzneimittellehre wurde von Grund auf neu gebaut, und die Arzneimittelwahl geschah auf gänzlich veränderter Grundlage. Von der Gabenlehre, dem Geben nur eines Mittels und ähnlichem ganz abgesehen. Es waren das aber nicht einzelne Teile, die des Zusammenhangs entbehrten, sie waren alle in ganz genialer Weise von ihrem Schöpfer unter dem schützenden Dach des Ähnlichkeitssatzes nach strengen Regeln zu einem in sich geschlossenen Bau zusammengefügt worden.

Daß der Bau nicht auf Sand gebaut war und seine Räume noch bewohnbar sind, beweist die Zahl seiner heutigen Bewohner und die Tatsache, daß sich bedeutende Gelehrte über die Wohnlichkeit der Räume in anerkennens-
214 werter Weise geäußert haben.

Unbildlich gesprochen! Die Hahnemannsche Lehre ist eins der eigenartigsten Erzeugnisse des ärztlichen Geistes, ein Geisteserzeugnis, dem offenbar ein nicht geringer Wahrheitsgehalt zugrunde liegt, da es schon solange besteht und heutzutage mehr beachtet wird denn je.

* * *

Die nächsten Jahre waren dem weiteren Ausbau der Lehre in kleineren und größeren Arbeiten gewidmet. Infolge der von Napoleon über England verhängten Handelssperre, der sog. Kontinentalsperre, waren viele ausländische Pflanzenmittel selten und teuer geworden, insbesondere die damals in großen Mengen verwendete Chinarinde. Man sah sich deshalb nach Ersatz in der einheimischen Pflanzenwelt um und schlug mancherlei Pflanzen als vollwertigen oder wenigstens zeitweiligen Ersatz für die ausländischen Heilpflanzen vor, wobei man vielfach an ganz äußerliche Merkmale, etwa die Bitterkeit, anknüpfte. Damit konnte Hahnemann nicht einverstanden sein, da ihm seine Arzneimittelprüfungen gezeigt hatten, daß jede Arzneipflanze in ihrer Wirkung auf den Menschen ihre Besonderheiten besitzt. Er bekämpfte also diese Bestrebungen in mehreren Arbeiten, dabei darauf aufmerksam machend, daß, wenn man nicht so verschwenderisch mit den Mitteln umgehe und kleine Gaben reiche, die vorhandenen Mengen der Pflanzen noch für lange Zeit ausreichen würden. (Siehe Nr. 84, 87, 91, 92.)

Man hatte seit jeher vielfach sich gescheut, bestimmte Stoffe in den Arzneischatz einzuführen, da sie zu giftig seien, so war es dem Quecksilber ergangen, dem Arsen und dem Antimon, ja man hatte die ärztliche Verwendung dieser Gifte z. T. von Staats wegen verboten.

Auch Hahnemann warf man die Verwendung solch starker Gifte, wie Aconit, Stramonium usw., bald vor (vgl. oben S. 186), seine Behandlung sei eine „Giftpraxis". Er sah sich infolgedessen veranlaßt, in einer kleinen Arbeit dazu Stellung zu nehmen (Nr. 86). Er betonte der Anschauung gegenüber, ein Gift sei unbedingt giftig, daß der Begriff „Gift" ein Verhältnisbegriff sei; wenn man befürchte, es könne schaden, dann bleibe es einem ja unbenommen, noch kleinere Gaben zu reichen, so wie er es mache.

In einer größeren Arbeit („Fingerzeige ...", Nr. 89) sucht Hahnemann aus dem früheren Schrifttum nachzuweisen, daß, wo ehedem Kranke schnell und dauerhaft geheilt worden seien, das durch homöopathisch wirkende Mittel geschehen sei. Er führt dementsprechend zahlreiche Schriftsteller an, die bei einem Mittel bei Vergiftungen oder als Nebenwirkung von Arzneien gewisse Erscheinungen beobachtet hätten, während anderseits dasselbe Mittel von demselben Arzte oder anderen gerade bei diesen Erscheinungen heilend gewirkt habe. Wie ich schon im ersten Teil (S. 58 bis 59) bemerkt habe, sind solche Mitteilungen aber von recht zweifelhaftem Werte, 215 da bei dem ewigen Erproben von Mitteln, oft ins Blinde hinein, naturgemäß nach einem bestimmten Mittel nicht selten Besserungen vorkamen, ohne daß damit gesagt ist, daß die Besserung auch durch das Mittel erfolgte. Da man zudem meist Mischungen gab, ist es gerade nach Hahnemanns eigenen Grundsätzen durchaus fraglich, welches Mittel günstig gewirkt hat. Außerdem hat Hahnemann bei einer Reihe von Fällen mehr aus den Berichten herausgelesen als darin stand.

Bemerkenswert ist die Arbeit dadurch, daß hier zum ersten Male das Wort „homöopathisch" angewendet wird[32]. Dieser Aufsatz wurde etwas verändert den ersten drei Auflagen des „Organons" als Einleitung vorgesetzt.

In einer weiteren Arbeit „Über den Werth der spekulativen Arzneysysteme" setzte er sich mit der damals aufblühenden, hauptsächlich auf Schellingschen Gedanken aufbauenden naturphilosophischen Schule auseinander, gegen die er vielfach scharfe Worte findet.

Er setzt die Heilkunde dabei in Vergleich mit der Erziehungslehre; diese halte sich „an das, was die Seele durch Tatäußerungen von sich hat bemerken lassen, an die Erfahrungsseelenkunde." Genau so sei die Lage auch bei der Heilkunde; das metaphysische Wesen ihres Gegenstandes brauche beide Wissenschaften nicht zu kümmern.

„Das, was die (meinetwegen ursprünglich chemischen) Bestandtheile des menschlichen Körpers im Leben zu einem so wunderbaren Organismus verbindet, was sie bestimmt, so ganz wider ihre ursprüngliche Natur, ganz unphysisch und unchemisch sich zu verhalten . . . — diese Grundkraft . . . läßt sich blos in der Entfernung ahnen; sie entzieht sich ewig aller Nachforschung, aller Wahrnehmung." (Stapf, I, 63.)

„Alles demnach, was der Arzt von seinem Objekte, vom vitalen Organismus wissen kann . . ., beschränkt sich auf das, was die Weisern unter

---

[32] Man hat an dem Worte vielfach gemäkelt. Mir scheint nicht ganz mit Recht. Wenn man seinen Grundsatz: „Krankheiten werden geheilt durch Mittel, die ähnliche Leiden erzeugen", in einem Wort zusammenfassen will, wird mit dem Wort „Homöopathie" der Angelpunkt des Ganzen bezeichnet.

Der Merkwürdigkeit halber verdient es Erwähnung, daß seit Griesselich bis auf den heutigen Tag immer angegeben wird, das Wort „homöopathisch" trete zum ersten Male im Jahre 1808 in der Arbeit „Auszug eines Briefes . . ." (Nr. 95) auf. Noch im Jahre 1926 hat Gisevius in einer Arbeit in der D. Z. f. H. (S. 613 ff.) diese Angabe gegenüber einer anderen (auch falschen) Angabe verteidigt und kommt zu dem Ergebnis: „Das Jahr 1808 und der im Anfang genannte Brief Hahnemanns bleiben als Zeit und Ort bestehen." Seit 126 Jahren aber steht das Wort groß und breit im Titel der Arbeit aus dem Jahre 1807 „Fingerzeige . . ." und ist an dieser Stelle in dem Schriftennachweis bei Ameke und Haehl zu finden!

uns, ein Haller, ein Blumenbach, ein Wrisberg, etc. unter Physiologie verstanden und lehrten, und was man Erfahrungsvitalitätskunde nennen könnte, nämlich, welche in die Sinne fallenden Äußerungen vom gesunden menschlichen Körper geschehen und in welcher Verbindung; — das Unmögliche: Wie sie geschehen, bleibt hiervon völlig ausgeschlossen.“ (S. 64.)

Die oben gebrachte Anführung, in der er die Heilkunde mit der Erziehungslehre vergleicht und eine „Erfahrungsseelenkunde“, die sich nicht Grübeleien über das Wesen der Seele hingibt, sondern an die Äußerungen der Seele hält, der Heilkunde als Muster vorhält, sowie die nach diesem Muster erfolgte Namengebung „Erfahrungsvitalitätskunde“ zeigt eine gewisse Beeinflussung Hahnemanns durch Bestrebungen in der Seelenkunde des achtzehnten Jahrhunderts, in der man auch der metaphysischen Grübeleien müde war. Den Namen „Erfahrungsseelenkunde“ hat Hahnemann wohl dem „Magazin für Erfahrungsseelenkunde“ entnommen, das der bekannte Schriftsteller und Freund Goethes C. Ph. Moritz von 1785 bis 1793 herausgab. Es waren in der Tat Bemühungen auf einem anderen Gebiete des Lebens, die Hahnemann gewisse Anregungen geben und ihn ermutigen konnten, auf dem Gebiete der Heilkunde ähnliches zu erstreben.

Von der Pathologie meint er: „Kein Sterblicher hat einen klaren Begriff von dem, was man hier sucht, geschweige, daß irgend ein erschaffenes Wesen fähig seyn sollte, einen Weg sich zu denken, auf welchem er zur innern Anschauung dessen gelangen könne, was das Wesen einer Krankheit an sich constituiren mag.“

Alle die vielen Systeme, die auf Begriffen, wie Krampf und Lähmung, aufgebaut hätten, die Solidar- und Nervenpathologie, „die Humoralpathologie (jener vorzüglich dem Pöbel gefallende Wahn . . .)“, hätten zu nichts geführt. Dasselbe gelte vom Brownschen System, dessen Einseitigkeit die Ärzte für Einfachheit gehalten hätten. (S. 65.)

Dann kommt er auf die Naturphilosophie zu sprechen: „Nun äffeten uns die Naturphilosophen . . . Jeder spann sein anderes System; nur in der besonderen Geisteskrankheit kamen sie überein, durch innere Selbstanschauung über das apriorische Wesen und die ganze Natur der Dinge nicht nur klare Rechenschaft geben zu wollen, sondern sich sogar selbst für Schöpfer des Ganzen anzusehen, und es nach ihrer Art aus sich selbst aufzubauen (zu construiren) . . . Man hat der Naturphilosophie die Verschraubung und Desorganisation einer Menge von Köpfen junger Ärzte zu danken.“

Er wirft der Naturphilosophie „Schwärmerei“ vor, spricht von ihren „hochtönenden, excentrischen Phrasen ohne Sinn“ und von ihren „übersinnlichen Spitzfindigkeiten“.

Der letzte Teil der Arbeit enthält eine Kritik der damaligen Arzneimittellehren, wo er besonders gegen die schematische, nicht dem einzelnen Fall angepaßte Arzneibehandlung und die Vielgemische zu Felde zieht.

Wie man sieht, ist Hahnemann der Naturphilosophie keineswegs hold gesinnt. Daß er jedoch anderseits doch in gewisser Hinsicht von Schelling beeinflußt oder wenigstens in seinen eigenen Ansichten bestärkt wurde, werden wir später sehen (siehe Kap. XIII). Diese scharfe Beurteilung der Schellingschen Heilkunde ist um so bemerkenswerter, da, wie Ernst Hirschfeld (Romantische Medizin, Leipzig, 1930) betont, die Naturphilosophie vorerst nur wenig Gegner auf den Plan lockte. Sogar der große Empiriker Alexander von Humboldt sprach sich brieflich Schelling gegenüber im Jahre 1805 zustimmend über dessen Bestrebungen aus (s. Schellings Leben. Herausgegeben von Plitt, Leipzig, 1869, II, S. 49; Hirschfeld, a. a. O. S. 9).

Als letzte Arbeit aus dieser Zeit sei der „Brief an einen Arzt von hohem Range“ (Nr. 95, 1808) erwähnt, der — an Hufeland gerichtet — nach Kritik der damaligen Heilkunde das Werden von Hahnemanns Ansichten berichtet. Wenn die Schilderung auch stark vereinfacht und man das Werden nicht im einzelnen verfolgen kann, so geht daraus doch wieder hervor, daß er infolge seiner Unzufriedenheit mit der Heilkunde seiner Zeit und insbesondere der Unwissenheit über die reine Arzneiwirkung dazu überging, Arzneiprüfungen am Gesunden anzustellen, wobei dann hauptsächlich der Chinaversuch den Gedanken anregte, ob nicht die Arzneien gerade deshalb bei einer Krankheit heilend wirken, weil sie gewisse ähnliche Erscheinungen am Gesunden hervorbringen.

Zum Schluß spielt er auf die Reformation an, wie schon in einer früheren Arbeit (Nr. 92); sich selbst als Reformator der Heilkunde fühlend vergleicht er sich mit Luther und seinem derben Dreinfahren im Gegensatz zu Melanchthons milder Art.

X. Das Organon

Im Jahre 1810 erschien Hahnemanns berühmteste Schrift: das „Organon der rationellen Heilkunde“, das von der zweiten Auflage ab „Organon der Heilkunst“ genannt wurde. Mit Recht steht diese „Grundlegung“, womit man das Wort „Organon“ wohl am besten sinngemäß verdeutscht, im Mittelpunkt der Erörterungen über Hahnemanns Lehre, denn in diesem Werk ist sie am vollständigsten dargelegt. Da wir es hier aber mit einer geschichtlichen Darstellung und keiner sachlichen Einführung und Erörterung zu tun haben, so mußten die Gewichte anders verteilt werden und schon manches gelegentlich der Erwähnung früherer Arbeiten Hahnemanns, insbesondere bei seiner „Heilkunde der Erfahrung", die man ein „kleines Organon" nennen könnte, berührt werden. Das Organon ist im Grunde nur die sehr stark umgearbeitete „Heilkunde der Erfahrung", auch der Wortlaut ist mehrfach ganz ähnlich. Wesentlich ausführlicher sind im Organon im besonderen die praktischen Anweisungen über die Arzneiprüfungen am Gesunden und die Anwendung der Arzneien am Kranken.

Im Organon will Hahnemann ein geschlossenes Bild seiner Lehre geben. Wir sind damit also auf der Höhe seines Systems angekommen; seine Lehre liegt wie eine Landschaft vor uns ausgebreitet, und wir können versuchen, uns einen Überblick zu verschaffen. Allerdings hat Hahnemann später in den „Chronischen Krankheiten" noch neue Wege gebahnt, aber das Landschaftsbild wird dadurch nicht wesentlich verändert. Es ist deshalb nunmehr auch möglich, zu seiner Lehre kritisch Stellung zu nehmen, und wenn es bisher mein Bestreben war, auf die Lehre einzustellen, so wird es jetzt Zeit, daran auch auszustellen. Zur Grundlage der Erörterung nehme ich vorerst die erste Auflage (I); wo also nichts anderes bemerkt ist, beziehe ich mich auf diese.

Die 48 Seiten lange Einleitung ist eine etwas umgearbeitete, schon früher erschienene Arbeit (aus Hufelands Journal vom Jahre 1807; s. Nr. 89). Er führt zahlreiche Fälle an, in denen seiner Meinung nach auch frühere Ärzte unwissentlich auf Grund des Ähnlichkeitssatzes geheilt hätten. Doch wurden darin von den Gegnern zahlreiche Ungenauigkeiten sowie voreilige und falsche Deutungen nachgewiesen, so daß ihr wenig beweisender Wert beizumessen ist, und sie auch von Hahnemann von der vierten Auflage an fast völlig durch andere Ausführungen ersetzt wurde.

Die Einleitung beginnt mit der Bemerkung, man habe bisher die Krankheiten des Menschen nicht rationell kuriert, er erst habe den echten Heilweg angegeben: „Wähle, um sanft, schnell und dauerhaft zu heilen, in jedem Krankheitsfalle eine Arznei, welche ein ähnliches Leiden (ὅμοιον πάθος) vor sich erregen kann, als sie heilen soll (similia similibus curentur)[33]! Diesen homöopathischen Heilweg lehrte bisher niemand."

[33] Hahnemann schreibt immer „curentur" und nicht, wie man den Satz meist anführt, „curantur". Es ist kein Aussagesatz bei ihm, sondern eine Forderung. An dieser Stelle braucht er den vollständigen Satz zum ersten Male, während er früher nur „similia similibus" sagt. Allerdings findet sich schon einige Jahre früher der Satz „contraria contrariis curentur" (Nr. 95).

Mit der Betonung des Wortes „lehrte" will Hahnemann offenbar sagen, daß wohl früher hier und da das „Simile" erwähnt worden sei und man auch mitunter danach gehandelt habe, zu einer geschlossenen Lehre aber habe er es erst gemacht, was ja auch den Tatsachen entspricht. Es ist verständlich, daß Hahnemanns Überheblichkeit, die in dieser Beurteilung der bisherigen Heilkunde liegt, scharfen Widerspruch hervorrief.

Das eigentliche Werk ist in 271 kurze oder längere Paragraphen eingeteilt und geht sofort mit § 1 gerade aufs Ziel los. Er lautet: „Der Arzt hat kein höheres Ziel, als kranke Menschen gesund zu machen, was man heilen nennt." Indem er diesen Satz an den Anfang seines Werkes stellt, zeigt er von vornherein, was er mit dem Organon will: eine Einführung in seine Art des Heilens geben. Man wird also keine allgemeine Krankheitslehre erwarten, sondern nur das, was dem unmittelbaren Zweck des Heilens dient.

Von § 5 ab entwickelt dann Hahnemann kurz seine Krankheitslehre, soweit es nötig ist, um seine Lehre zu verstehen, alles Grübeln jenseits des unmittelbar Erfahrbaren lehnt er ab. Er steckt also hier sozusagen die Grenzen ab, jenseits deren es keine sichere Erfahrung gibt, sondern nur Vermutungen.

„Es läßt sich denken, daß jede Krankheit auf einer Veränderung im Innern des menschlichen Organismus gegründet seyn müsse; diese wird jedoch blos nach dem, was die äußern Zeichen davon verrathen, vom Verstande geahnet; an sich erkennbar aber auf irgend eine Weise ist sie nicht." § 6: „Das unsichtbare, krankhaft Veränderte im Innern und die merkbare Veränderung des Befindens im Äußern (Symptomen-Inbegriff) machen zusammen aus, was man Krankheit nennt, beide sind die Krankheit selbst." Eine Anmerkung dazu beginnt: „Ich weiß daher nicht, wie man jenes bei Krankheiten im Innern des Körpers krankhaft Veränderte, für etwas der Krankheit Außerwesentliches und vor sich Bestehendes, für eine Bedingung der Krankheit, für ihre innere nächste, erste Ursache (prima causa) hat ausgeben können."

Es liegt naturgemäß nahe, ja es scheint fast selbstverständlich, unter den „innern Veränderungen" die pathologisch-anatomischen Veränderungen im Körperinneren zu verstehen, die Hahnemann in Gegensatz zu den äußeren Erscheinungen, den „Symptomen", setzt. Das ist, soweit ich das Schrifttum kenne, auch die Meinung der neueren Homöopathen. Genaueres Studium zeigt jedoch, daß man bei dieser Auffassung zu inneren Widersprüchen kommt, die sich auflösen lassen, wenn man Hahnemann anders versteht. Hahnemann kennt vielmehr einerseits die äußeren
220 Erscheinungen, zu denen die äußerlich sichtbaren Sym-

ptome, aber auch die körperlich faßbaren inneren Veränderungen pathologisch-anatomischer Art gehören, und anderseits die Verstimmungen der Lebenskraft, die er als „innere" (übersinnliche) Veränderungen auffaßt. Ehe ich den Beweis für diese auf den ersten Blick wohl den Widerspruch herausfordernde Behauptung antrete, seien kurz die Anschauungen einiger angesehener Homöopathen angeführt, die entgegengesetzter Meinung sind.

Ein so guter Kenner Hahnemanns wie Bastanier hat dem noch zuletzt in einer Arbeit Ausdruck gegeben, in der er diese „Veränderung im menschlichen Organismus" als eine „durchaus naturwissenschaftliche" Auffassung bezeichnet. Daraus geht hervor, daß er diese Veränderungen offenbar als die naturwissenschaftlich erforschbaren materiellen Veränderungen der Organe angesehen wissen wollte. (A. H. Z., 1929, Bd. 177, Nr. 3, S. 332.)

Ein angesehener Vertreter der Hahnemannschen Richtung, E. Schlegel, schreibt in seiner „Ordnung der Heilkunde" (Regensburg, 1925, S. 30), einer Erläuterung der sechsten Auflage des Organons, zu § 6: „Es ist wieder überraschend, daß von allen faßbaren innern Veränderungen abgesehen wird. In Wahrheit aber kommen die ‚Symptome' nur unter deren Wirkung zustande . . ." Da Schlegel überrascht ist, hat er offenbar die Erwähnung der faßbaren (pathologisch-anatomischen) innern Veränderung erwartet, da er sie von den Symptomen unterscheidet und diese als ihre Wirkungen ansieht. Es spricht gewiß für die Richtigkeit unserer Anschauung, daß es uns nicht überrascht, daß Hahnemann die faßbaren innern Veränderungen nicht nennt, da sie ja für uns zu den sinnlichen Erscheinungen (Symptomen) gehören. Auch der bekannte amerikanische Homöopath Kent, den Schlegel an dieser Stelle erwähnt, stellt die Veränderungen in den Organen in Gegensatz zu den Symptomen.

Um die beiden Ansichten auf eine kurze Formel zu bringen, so sind Bastanier, Schlegel und Kent der Meinung, daß Hahnemann zwischen den äußeren Erscheinungen, „Symptomen", und den inneren körperlichen Veränderungen einen scharfen Schnitt mache, während ich behaupte, daß Hahnemann die Scheidung zwischen sämtlichen körperlichen, sinnlich grundsätzlich wahrnehmbaren Erscheinungen, seien sie äußerlich sichtbar oder pathologische Veränderungen im Körperinneren, einerseits und den übersinnlichen Verstimmungen der Lebenskraft anderseits macht.

Man wird mir einwerfen, Hahnemann stelle ja doch selbst die inneren Veränderungen in Gegensatz zu den äußeren, und innere Veränderungen seien doch eben keine äußeren. Meiner Meinung nach liegt hier ein unscharfer, ja zu Mißverständnissen geradezu herausfordernder Sprachgebrauch bei Hahnemann vor. Denkt man aber an das Begriffspaar „Innenwelt" und „Außenwelt", so wird man zugeben, daß es üblich ist, mit 221

„Innenwelt" die übersinnliche, seelische Welt zu bezeichnen und zur „Außenwelt" auch den gesamten menschlichen Körper zu rechnen. Ich möchte annehmen, daß Hahnemann unwillkürlich an diese Ausdrücke angeknüpft hat. Gehen wir nun ins Einzelne!

Die oben gebrachte Anmerkung zu § 6 (I) führt uns auf die rechte Spur. Hahnemann spricht da von etwas der Krankheit Außerwesentlichem. Hätte er darunter die körperlichen inneren Veränderungen verstanden wissen wollen, so wäre die Bemerkung sinnlos, denn für die Heilkunde der Zeit waren diese Veränderungen gewiß nichts Außerwesentliches, wie auch Hahnemann natürlich wußte.

Es bedürfte einer längeren Arbeit, um alles das zu erörtern, was zugunsten meiner Ansicht beigebracht werden könnte, hier muß ich mich mit einigen Ergänzungen begnügen.

Die Schule unterschied vielfach die Krankheit selbst und das hinter ihr Stehende, sie eigentlich erst Verursachende, was man auch oft „Wesen" nannte, wie etwa die „Schärfen" im Blut oder die „Verstopfungen".

Der Krankheit selbst war dies nicht unmittelbar zugehörig, ihr also „außerwesentlich". Hahnemann hatte ja zwischen 1780 und 1810 selbst eine Fülle solcher Ergrübelungen erlebt, indem man irgendeine neue Erkenntnis im Gebiet der Naturwissenschaften, wie z. B. die Entdeckung des Sauerstoffes oder des Galvanismus oder dergleichen, zum Haupterklärungsgrunde möglichst vieler Krankheiten machte, oder indem man in voreiliger und willkürlicher Weise die ersten reizphysiologischen Feststellungen von Haller auf die Krankheitslehre anwendete wie John Brown mit seinem Schema der asthenischen und sthenischen Krankheiten. Nicht besser stand es mit der an Brown anknüpfenden Schule der Erregungstheorie und der naturphilosophischen Schule.

Während bei diesen Systemen hinter der Krankheit noch ein „Wesen" stand, oder zum mindesten ein theoretischer Urgrund oder eine „erste Ursache", die alles beherrschte, gehörte für Hahnemann das „Innere" der Krankheit, die geistartige, verstimmte Lebenskraft eng zusammen mit dem sinnlich Wahrnehmbaren, dem „Inbegriff der Symptome".

Die verstimmte Lebenskraft war nicht etwas hinter der Krankheit Stehendes, das man irgendwie erforschen und erkennen konnte, sondern es war die immaterielle, unerkennbare Seite der Krankheit selbst, wie der „Inbegriff der Symptome" die sinnlich wahrnehmbare materielle Seite. In § 9 nennt er den Symptomenkomplex aller wahrnehmbaren Zeichen „dieses nach außen reflektirte Bild des inneren Wesens der Krankheit". Inneres und äußeres gehören also notwendig zusammen, etwa wie die innere und äußere Oberfläche einer Kugelschale, keines ist ohne das
222 andere zu denken. Mathematisch gesprochen könnte man vielleicht sagen,

der sinnlich wahrnehmbare Symptomenkomplex ist die „Funktion“ des inneren Wesens, wie der Flächeninhalt eines Quadrates eine Funktion der Seite des Quadrates ist.

Die gleiche Auffassung tritt deutlich in § 12 (ähnlich auch später, IV, § 11, V und VI, § 17) hervor: „Die unsichtbare krankhafte Veränderung im Innern und der Komplex der von außen wahrnehmbaren Symptomen sind hienach beide wechselseitig und nothwendig durch einander bedingt, beide bilden zusammen die Krankheit in ihrem Umfange, das ist, eine solche Einheit, daß leztere mit ersterer zugleich stehen und fallen, *daß sie zugleich mit einander daseyn und zugleich mit einander verschwinden müssen*[34], sodaß wer (was) im Stande ist, die Gruppe der wahrnehmbaren Symptome hervorzubringen, zugleich die dazu gehörige (von der äußern Krankheitserscheinung unzertrennliche) innere krankhafte Veränderung im Körper erzeugt haben muß — sonst wäre die Erscheinung der Symptomen unmöglich —, und, folglich, wer (was) den Umfang der wahrnehmbaren Krankheitszeichen hebt, auch zugleich die krankhafte Änderung im Innern des Organismus gehoben haben muß — weil sich die Hebung der erstern ohne die Verschwindung der leztern nicht denken läßt.“

Die Anmerkung zu § 12 ist ein weiterer besonders klarer Beweis, daß er mit den „inneren Veränderungen“ *Immaterielles* meint. Er spricht dort von Krankheitsentstehung durch einen Traum, eine abergläubische Einbildung und Prophezeiung, die nicht selten alle Zeichen entstehender Krankheit, den herannahenden Tod, ja den Tod selbst erzeugt hätten, „welches ohne gleichzeitige Bewirkung der (dem von außen wahrnehmbaren Zustande entsprechenden) *innern Veränderung*[35] nicht möglich“. Anderseits seien durch Täuschung oder Gegenüberredung nicht selten alle Krankheitsmerkmale verscheucht und plötzlich die Gesundheit wiederhergestellt, „welches ohne Wegnahme der Tod bereitenden, *innern krankhaften Veränderungen*[36] ebenfalls nicht möglich war“. Im ersten Falle wurden also die sichtbaren Zeichen der Krankheit durch die infolge der seelischen Einwirkung der Prophezeiung hervorgerufenen seelisch-dynamischen Störungen der Lebenskraft in gesetzmäßiger Abhängigkeit *erzeugt*, und anderseits wurden die Krankheitserscheinungen *getilgt* durch suggestive Einwirkung seelischer Art auf die erkrankte Lebenskraft. Hier ist wiederum deutlich zu sehen, was er unter „inneren“ Veränderungen versteht!

Auch in späteren Auflagen wird dieser enge Zusammenhang der sichtbaren und unsichtbaren Veränderungen deutlich zum Ausdruck gebracht. „Das Leiden der krankhaft verstimmten, geistartigen unsern Körper be-

[34] [35] [36] Von *mir* gesperrt!

lebenden Dynamis (Lebenskraft) im unsichtbaren Innern und der Inbegriff der von ihr im Organism veranstalteten, äußerlich wahrnehmbaren, das vorhandne Übel darstellenden Symptome, bilden nämlich ein Ganzes, sind Eins und Dasselbe" (VI, § 15).

Diese Stelle zeigt den engen Zusammenhang zwischen der „Verstimmung der Lebenskraft" und den „äußeren Erscheinungen". Ja, in dem Bestreben, den Zusammenhang möglichst eng zu machen, gleitet er unversehens von der Anschauung des *notwendigen Gleichlaufs* zu der der *Wesenseinheit* hinüber.

Wieder eine etwas andere Färbung zeigt folgende Stelle: „Einzig die krankhaft gestimmte Lebenskraft bringt die Krankheiten hervor, so daß die, unsern Sinnen wahrnehmbare Krankheits-Äußerung *zugleich alle innere Veränderung, das ist, die ganze krankhafte Verstimmung der innern Dynamis*[37] ausdrückt und die ganz Krankheit zu Tage legt. Hinwiederum bedingt aber auch das Verschwinden aller Krankheits-Äußerungen, das ist, aller vom gesunden Lebens-Vorgange abweichenden, merkbaren Veränderungen mittels Heilung eben so gewiß die Wiederherstellung der Integrität des Lebensprincips und setzt folglich die Wiederkehr der Gesundheit des ganzes Organismus nothwendig voraus" (VI, § 12).

Wenn man genau hinhört, wird hier nicht nur die funktionale Abhängigkeit der beiden Seiten der Krankheit betont. *Hahnemann* spricht davon, daß die Lebenskraft die Krankheiten *hervorbringt*; hier leuchtet also wieder eine andere Auffassung durch, indem ein *ursächliches* Verhältnis zwischen der Lebenskraft und den wahrnehmbaren Erscheinungen behauptet wird. Die Lebenskraft ist also das Erste, Wichtigere, die Krankheit Verursachende.

Haben wir hier in unentschiedenem Nebeneinander die Anschauung des gesetzmäßigen Gleichlaufs von Erkrankung der Lebenskraft mit den materiellen Veränderungen und der Ansicht von der Lebenskraft als Ursache der Krankheit, so gibt es andere Stellen, die ganz einseitig den Ton ausschließlich auf die Verstimmung der Lebenskraft legen, wie z. B. in der II. Auflage die Anmerkung zu § 25 (IV, § 26, V und VI, § 31):

„Wenn ich Krankheit eine Stimmung oder *Verstimmung* des menschlichen Befindens nenne, so bin ich weit entfernt, dadurch einen *hyperphysischen* Aufschluß über die innere Natur der Krankheiten überhaupt oder eines einzelnen Krankheitsfalles insbesondre geben zu wollen. Es soll mit diesem Ausdrucke nur angedeutet werden, was die Krankheiten erwiesener Masen *nicht* sind, und *nicht* seyn können, nicht mechanische oder chemische Veränderungen der materiellen Körpersubstanz und nicht

[37] Von *mir* gesperrt!

von einem materiellen Krankheitsstoffe abhängig — sondern blos geistige, dynamische Verstimmungen des Lebens."

Hier sehen wir die Beziehung des Gleichlaufs zwischen Verstimmung der Lebenskraft und Veränderungen der materiellen Körpersubstanz restlos verwandelt in ein ursächliches Verhältnis. Die Krankheit wird hervorgebracht durch eine Verstimmung der Lebenskraft, und die sinnlich wahrnehmbaren Erscheinungen sind nur die Folgen, und nicht die Krankheit selbst. Damit wird aber das Bestehen von mechanischen und chemischen Veränderungen bei Krankheiten nicht geleugnet, sondern nur der Schwerpunkt in die Lebenskraft verlagert.

Diese Stelle wird häufig von Homöopathen und zumal von Gegnern als besonders eindeutig in dem Sinne angeführt, als ob Hahnemann überhaupt keine materiellen Krankheitserscheinungen anerkannt habe. Man sieht jedoch, daß in bezug auf den Hauptpunkt ein grundsätzlicher Widerspruch mit den vorher angeführten Stellen nicht besteht.

In der Einleitung zum Organon (V und VI, S. 3 bis 4) setzt er die „sichtbaren Veränderungen dieser innern Theile an Krankheiten verstorbener Menschen (pathologische Anatomie)" in Gegensatz zu dem „unsichtbaren Vorgang der Veränderungen im innern Wesen des Menschen". Indem er die pathologisch-anatomischen inneren Veränderungen „sichtbar" nennt, zeigt er klar, daß er alles, was überhaupt den Sinnen grundsätzlich zugänglich ist, zu dem „Inbegriff der Symptome" gerechnet wissen will. Da er am Anfang des langen Satzes außerdem betont, daß die allermeisten Krankheiten dynamischen Ursprungs und dynamischer Natur sind, er also auch hier nicht die Ansicht des Gleichlaufs vertritt, so ersieht man daraus, daß er offenbar auch in der vorigen Anführung nicht sagen will, daß es gar keine materiellen Veränderungen der Körpersubstanz gibt, sondern nur, daß sie nicht das Wesentliche, vielmehr Folgen der Verstimmung der Lebenskraft sind.

Wenn hier Hahnemann von der Ansicht des vollkommenen Gleichlaufs von Erkrankung der Lebenskraft und Veränderungen des materiellen Körpers fast unvermerkt einerseits zur Anschauung von der Wesenseinheit beider übergeht und an anderen Stellen den ursächlichen Zusammenhang beider betont, so werden wir diese Widersprüche Hahnemann nicht besonders ankreiden wollen. Bei solchen begrifflichen Unterscheidungen, die nicht an die Anschauung anknüpfen können, werden derartige Schwankungen und Unklarheiten besonders leicht auftreten. Auf einem verwandten Gebiete erkenntnistheoretischer Natur finden wir ähnliche Schwankungen: bei der Frage über den Zusammenhang von seelischen und körperlichen Erscheinungen. Die Anschauung vom Gleichlauf beider Erscheinungsreihen (Parallelismustheorie) geht bei manchen Forschern fast 225 unmerklich in die der Wesenseinheit (Identitätstheorie) über, und auch die Annahme ursächlicher Beziehungen wird trotz der Grundannahme des Gleichlaufs beider Reihen nicht immer vermieden.

Diese Frage ist hier übrigens nebensächlich; für uns kommt es im wesentlichen darauf an, daß Hahnemann die zwei Gebiete des Übersinnlichen und das sinnliche, allein der Erfahrung zugängliche Gebiet scharf voneinander trennt. Wenn man das weiß, spielt die Frage, wie er sich die Beziehung beider zueinander gedacht hat, nur insofern eine Rolle, als man manche Stelle nur verstehen wird, wenn man sich darüber klar ist, daß hier drei Auffassungen und eine unklare Mischung der drei in Frage kommen können.

Bei meiner Auffassung lassen sich auch viele andere Behauptungen widerspruchslos in die Anschauung einreihen, wie z. B. die, daß auch der scharfsinnigste Beobachter nichts als „Krankheitszufälle, Symptome“ erkennen könne (§ 8). Auch die mehrfachen Bemerkungen, wie „diese metaphysisch erkannte prima causa“ (§ 6, Anm.), die „übersinnlichen Ergrübelungen“ (II, § 6) und ähnliches, weisen in die gleiche Richtung. Die Veränderungen materieller Art im Inneren hätte Hahnemann nie so bezeichnet. Auch vermeidet er solche anatomischen Diagnosen nicht ganz. So spricht er (§ 192) von einer „sogenannten Körperkrankheit — eine Lungenvereiterung oder die Verderbniß irgend eines andern edeln Eingeweides“.

Daß bei der Schwierigkeit der Frage vom Zusammenhang der Krankheit als materielle Veränderung mit der Lebenskraft und ihrer Verstimmung sowie der Heilung der dynamisch verstimmten Lebenskraft durch dynamische Arzneien hie und da auch Stellen vorkommen, die man anders verstehen könnte, soll nicht bestritten werden. Ich glaube jedoch, daß die obigen Anführungen als Hahnemanns wirkliche Meinung von der Krankheit zeigen, daß er einerseits sinnlich wahrnehmbare (materielle und funktionelle) Veränderungen kannte, denen man tunlichst nachgehen sollte, und anderseits Unerforschbares anerkannte, seien es nun immaterielle Veränderungen der Lebenskraft, oder handele es sich um die letzten theoretischen Fragen der Pathologie und der pathologischen Anatomie wie etwa vom letzten „Wesen“ der Entzündung, der Gicht, des Krebses usw., über die damals sich den Kopf zu zerbrechen in der Tat um so nutzloser war, da auch wir diese Fragen noch nicht gelöst haben und viele kaum haben angreifen können.

Wenn man Hahnemanns Anschauungen über die Erfahrung, bei denen er an Kant anknüpfte (s. S. 229), verstanden hat, dann müßte es aufs äußerste überraschen, falls er die inneren faßbaren Veränderungen zu den unerkennbaren gerechnet hätte. Seine Scheidung der Welt in sinnlich Erfahrbares und Übersinnliches, Unerfahrbares, dem Glauben Ange-
226 höriges, mußte folgerichtig zu den oben geschilderten Auffassungen führen,

daß zur Außenwelt, zum „Äußeren", alles das gehört, was zur möglichen (sinnlichen) Erfahrung im Sinne Kants zu rechnen ist, also auch die faßbaren inneren Veränderungen.

Diese Erkenntnis ist für die Beurteilung der Hahnemannschen Lehre von größter grundsätzlicher Bedeutung. Die Geschichte der Homöopathie in den letzten hundert Jahren wäre glücklicher gewesen, wenn man den Standpunkt Hahnemanns nicht so mißverstanden hätte. Durch diesen Irrtum geriet die Homöopathie in eine Vereinzelung, die gerade in diesem Punkte nicht nötig gewesen wäre. Die Deutung von § 5 in dem Sinn, daß Hahnemann wohl innere körperliche Veränderungen angenommen, aber als unerkennbar ihre Erforschung abgelehnt habe, mußte die infolge der vorwiegend subjektive Symptome kennenden Arzneimittellehre sowieso bestehende Neigung, das Objektive zu vernachlässigen, noch steigern, und dem ist in der Tat bei dem sektenhaften Gepräge, das die Homöopathie bald erhielt, und dem überragenden Einfluß des Stifters ein Teil der Anhänger erlegen.

Hahnemanns unmittelbare Schüler und frühesten Anhänger haben sich nicht ausführlich über diese Frage geäußert, aber aus ihren gelegentlichen Bemerkungen geht doch unzweifelhaft hervor, daß auch sie die Meinung vertreten, man solle alle grundsätzlich wahrnehmbaren Vorgänge und Veränderungen auch der Erforschung unterwerfen. Erst später schlich sich dies Mißverstehen Hahnemanns unvermerkt ein.

Stellt man sich auf diesen Standpunkt, dann würde Hahnemann also, wenn er heute unter uns weilte, sowohl die Röntgenuntersuchung als auch den Pulsschreiber, den Blutdruckmesser sowie eine genaue Stoffwechseluntersuchung gutheißen, denn sie alle ergeben feststellbare Veränderungen in der sinnlichen Welt! (Über die pathologische Anatomie siehe weiter unten.)

Es muß jedoch betont werden, daß es noch andere im Wesen der Sache liegende Gründe gibt, die es den Homöopathen erschweren mußten, ohne weiteres die von der Schulmedizin gebahnten Wege zu benützen. Die ursächliche Forschung begeht nicht selten Irrtümer, ist oft ergänzungsbedürftig und führt immer über sich hinaus zur Erforschung „der Ursache der Ursache". Wenn die Homöopathen die Ergebnisse dieser Forschung übernommen hätten, soweit es nicht einwandfrei festgestellte Tatsachen, sondern dem jeweiligen Wissen der Zeit entsprechende Ansichten und Erklärungen waren, die nach wenigen Jahren durch andere ersetzt worden wären, so hätten sie Wertvolles an Grundsätzen und Tatsachen aufgegeben, nämlich die reine Erfahrung der Erscheinungsmedizin. Auch heutzutage besteht noch dieser Gegensatz, und es wird Aufgabe der Zukunft sein, entweder bei immer größer werdender Sicherheit der Forschungs- 227 ergebnisse diesen Gegensatz wenigstens zu mildern oder ihn von einem höheren Standpunkt aus aufzuheben.

Damit wird auch klar, daß das Beharrende, das der Homöopathie eignet, und die geringen Fortschritte, die man ihr oft vorgeworfen hat, zu einem nicht geringen Teil weder auf einem unglücklichen Zufall beruhen, noch ein Verschulden sind, sondern eng mit der Eigenart ihres idiographischen Denkens zusammenhängt. Da Hahnemann es tunlichst anstrebt, bei den Erscheinungen stehenzubleiben, so ist seine Lehre unabhängig von den jeweiligen Theorien und ursächlichen Erklärungen und dadurch dem Wechsel der Anschauungen viel weniger unterworfen als die Schulmedizin. Das gilt jedoch nur grundsätzlich; im einzelnen und tatsächlich wäre es dringend erwünscht, wenn die bei den Arzneimittelprüfungen festgestellten Erscheinungen weiterhin gesichert und erweitert würden, worüber wir später noch hören werden.

Die Annahme einer Lebenskraft und ihre dynamische Verstimmung stellt zweifellos eine Überschreitung der Erfahrung dar, damit fällt er selbst in den bei den andern gerügten Fehler. Und wenn er auch im übrigen sich keinen langen theoretischen Erörterungen und Erklärungen hingibt, so hat sich schon dieser Fehler verhängnisvoll genug ausgewirkt. Diese unbewiesene Voraussetzung hält er für eine so sichere Tatsache, daß er darauf seine ganze Krankheitslehre und auch seine Anschauung von der Heilung aufbaute. Aus dem strengen Gleichlauf zwischen äußeren materiellen Veränderungen und immateriell erkrankter Lebenskraft folgt nach ihm „notwendig", daß mit dem Verschwinden der Krankheitsäußerungen auch die Verstimmung der Lebenskraft behoben ist (VI, § 12). Und da die Lebenskraft dynamisch verstimmt ist, können auch nur dynamische Arzneien auf direktem Wege die Heilung herbeiführen. Das sind für ihn in höherem Alter solche Glaubenssätze geworden, daß er aus ihnen andere wichtige Sätze herleitet. Man bemerkt aber dabei auch, daß bei vielerlei Schwankungen in Einzelfragen die Hauptsätze in bemerkenswerter Weise miteinander verzahnt sind und sich gegenseitig stützen.

Hahnemann sündigte gegen seine eigenen Grundsätze, indem er auf dieser Annahme der Verstimmung der Lebenskraft so weitreichende, das praktische Gebiet berührende Schlüsse aufbaute. Hätte er diese Annahme nur als metaphysischen „Grenzbegriff" betrachtet, dann wäre nicht allzuviel gegen ihn zu sagen, jedenfalls war diese Verstimmung der Lebenskraft nicht so töricht, wie das vergangene Jahrhundert es bei Kritik der Hahnemannschen Lehre darstellte. Er steht damit auch keineswegs so allein, wie man nach der Kritik der mechanistischen Zeit annehmen sollte. Wenn Georg Ernst Stahl in seiner „*Theoria medica vera*" (Halle, 1707, Tom. 2,
228 S. 39) von der Lebenskraft sagt, daß sie „durch ihre Mängel nicht nur den

Krankheiten den Zugang eröffnet, sondern auch durch irgendeine Kraft ihr ungehindertes Fortschreiten aufhält", so ist damit offenbar auch ein ursächlicher Zusammenhang zwischen Mängeln der Lebenskraft und Krankheiten angenommen.

Hahnemanns Zeitgenosse, Ch. W. Hufeland, sagt über Krankheit und Lebenskraft: „So verschieden und mannigfaltig auch die Krankheitsursachen und Reize seyn können, so ist die Krankheit selbst doch ein Produkt der durch jene Reize erst erregten und auf gewisse Art geäußerten Lebenskraft." (Ideen zur Pathogenie, Jena, 1795, S. 46.)

Daß auch heute Gelehrte der Anschauung nahestehen oder sie wenigstens nicht lächerlich finden, versteht sich von selbst bei einer Zeit, die in den verschiedenen Abwandlungen des Vitalismus dem Seelischen einen starken Einfluß auf das organische Geschehen eingeräumt hat, wie z. B. der Zoologe Pauly mit seinem „Psychovitalismus", Driesch mit seinem „Psychoid" sowie Erich Becher mit verwandten Ansichten. Als Arzt sei nur Bircher-Benner genannt, bei dem ich kürzlich den hier anklingenden Satz las: „Die Krankheit beginnt nicht im Bereich der Anatomie." (Der Wendepunkt, 1933, Heft 5, 239.)

Nachdem wir nun Hahnemanns Anschauungen über die Welt der Erfahrung und ihre scharfe Trennung von der übersinnlichen Welt des Unerfahrbaren kennengelernt haben, Fragen, die das erkenntnistheoretische und metaphysische Gebiet berühren, seien einige Bemerkungen über Hahnemanns Stellung zur Philosophie gemacht. Hahnemann hat sich in seinen Schriften nie ausführlicher über diese Fragen geäußert, sondern nur hier und da in kritischem Sinne mit einzelnen Richtungen wie der Naturphilosophie Schellingschen Gepräges auseinandergesetzt, besonders, wie wir gesehen haben, in der Arbeit „Über den Wert der spekulativen Arzneisysteme . . ." (Nr. 93, 1808). Jedoch hat er sich in einem Briefe an Charles Villers, den Übersetzer von Kants „Kritik der reinen Vernunft" ins Französische, etwas ausführlicher über seine Stellung zur Philosophie seiner Tage geäußert. Über Kant sagt er (30. Januar 1811; L. P. Z. f. H., 1880, S. 46 f.):

„Ich verehre Kant sehr, vorzüglich deshalb, weil er die Grenzen der Philosophie und alles menschlichen Wissens da verzeichnete wo die Erfahrung aufhört." Weiter tadelt er dann an Kant, daß er sich oft so dunkel ausgedrückt und dadurch zu Mißverständnissen Anlaß gegeben habe.

Über die Nachfolger Kants urteilt er folgendermaßen: „Hätten die sogenannten Philosophen, die auf Kant folgten, nicht noch mystischer geschrieben, und die Phantasie nicht so viel dichten lassen, hätten sie mit einem Worte sich, wie Kant wollte, blos innerhalb der Grenzen der Erfahrung gehalten, 229 so würde ich jetzt auch mit meiner Umformung der Arzneikunde keinen so harten Kampf haben ... Ich leide sehr unter dem Wahnsinne theils des alten Herkommens, theils von der verderblichen Tendenz unseres Zeitalters zur Apriorität; Erfahrung, simple Erfahrung ist diesen überspannten Geistern verächtlich.“

Die geistesgeschichtliche Bedeutung Kants wird in der Tat, soweit das mit drei Worten möglich, von Hahnemann vorzüglich gekennzeichnet, denn Kant zeigte, daß es Wissen nur im Bereiche der sinnlichen Erfahrung gebe, eine Metaphysik als Wissenschaft sei unmöglich. Das „Ding an sich“ war für Kant ein Grenzbegriff in dem Sinne, daß man wohl annehmen müsse, daß es Dinge an sich gebe, wissenschaftliche Feststellungen seien aber darüber nicht möglich. Dabei ist zu bemerken, daß für Kant in jeder Wissenschaft nur soviel echte Wissenschaft vorhanden ist, als auf sie Mathematik anwendbar ist.

Es folgt daraus also nicht, daß man überhaupt keine Angaben über das Ding an sich machen könne, sondern nur keine unbedingt (apodiktisch) gewissen. Die Möglichkeit, in vorsichtigen, auf Erfahrung bauenden Schlußfolgerungen (induktiv) Wahrscheinliches über die Dinge an sich auszusagen, hat Kant kaum gesehen und nicht erörtert, und seine Nachfolger haben diesen Weg gleichfalls nicht beschritten. Erst Eduard von Hartmann hat dann dieses achtlos liegengelassene Problemknäuel aufgegriffen und eine „induktive Metaphysik“ geschaffen, auf welcher Bahn dann später Hans Driesch in besonders folgerichtiger und vorsichtiger Weise weitergegangen ist.

Hier legt sich nun ein Vergleich zwischen Hahnemann und Kant nahe. Hahnemann hatte sich gleichfalls auf seinem Gebiete die Aufgabe gestellt, die Grenzen der möglichen Erfahrung abzustecken, jenseits deren der Erfahrungswissenschaftler und der Arzt nichts zu suchen habe. Damit lehnte Hahnemann die Ergrüblungen über das metaphysische Wesen der Krankheiten u. dgl. ab, ebenso wie Kant die metaphysischen Begriffe von Gott, Freiheit und Unsterblichkeit als unerfahrbar dem Glauben überwiesen hatte. Hahnemann hatte es nur mit den sinnlichen „Erscheinungen“ im Sinne Kants zu tun.

So wie für Kant das „Ding an sich“ ein „Grenzbegriff“ war, jenseits dessen keine sichere (apriorische) Erkenntnis möglich war, so war ganz ähnlich für Hahnemann die Lebenskraft und ihre Verstimmung ein Grenzbegriff, über den man keine auf Erfahrung beruhenden Aussagen machen könne. Der Gleichlauf der beiden geht aber noch weiter! Wie Kant „Gott, Freiheit und Unsterblichkeit“ allerdings aus dem Bereiche der Erfahrung herausgewiesen hatte, sie aber dann doch wieder als Forderungen, als „Postulate der praktischen Vernunft“ in seine Lehre einführte, so räumte

Hahnemann später der verstimmten Lebenskraft doch einen unberechtigt großen Einfluß ein, der sich vielfach unheilvoll geltend gemacht hat, indem er sie nicht als bloßen Grenzbegriff betrachtete, sondern beim Aufbau seiner dynamischen Heilkunst eine Rolle spielen ließ. Und wiederum ähnlich wie bei Kants „Ding an sich" ist es wohl möglich, auch bei Hahnemanns Lehre auf breiterer erfahrungsmäßiger Grundlage vorsichtig die reine Erfahrung überschreitend mehr über die Theorie der gesunden und krankhaften Verrichtungen auszusagen.

Was Kant in der Philosophie zu leisten sich vorgenommen hatte, das wollte Hahnemann für die Heilkunde vollbringen: „eine Heilkunde innerhalb der Grenzen der reinen Erfahrung". Recht verstanden könnte man Hahnemann den „Kant der Heilkunde" nennen. Beide sind in der Geistesgeschichte sich entsprechende Gestalten auf ihren jeweiligen Gebieten. Ob Hahnemann zuerst die Hilfsbedürftigkeit der Heilkunde eingesehen hat und zu seinem Unternehmen dann die Philosophie zu Rate zog, oder ob ihm seine philosophischen Beschäftigungen erst klarmachten, daß Erfahrung nur im Bereich der materiellen, den Sinnen zugänglichen Welt möglich ist, mag unentschieden bleiben. Jedenfalls ist er durch die kritische Philosophie von Kant und vielleicht von Lambert beeinflußt worden. Insbesondere geht allem Anschein nach die grundsätzliche scharfe Trennung von Sinnlichem und Übersinnlichem und seine Beschränkung auf die Erscheinungen auf den Einfluß Kants zurück.

Vielleicht hat man früher schon Hahnemann mit Kant verglichen in dem Sinne, wie Kant wiederum sich selbst mit Kopernikus und Hahnemann sich mit Luther verglichen hat, indem sie alle Erneuerer großer Gebiete menschlicher Kultur gewesen sind. Der Vergleich Hahnemanns mit Kant, wie ich ihn hier bringe, geht tiefer und bezieht sich, wie man sieht, auf eine Wesensverwandtschaft ihrer Neuerungen. Der Vergleich wird viele überraschen und mag manchen gewagt vorkommen, ja anstößig und lächerlich erscheinen. Ich frage aber: welcher Arzt hat seit dem Altertum sich in der Krankheitslehre zum ersten Male rein und ausschließlich auf die Erscheinungen, die „Symptome" im vertieften Hahnemannschen Sinne, beschränken wollen; wer hat vor ihm eine rein erfahrungsmäßige, nur auf Versuchen aufbauende Arzneimittellehre geschaffen; welcher Arzt hat seine Kranken ohne Krankheitshypothesen und Vermutungen über die Arzneimittelwirkung, über die man sehr wenig wußte, behandelt?

Hahnemanns Lehre ist in ihren Grundzügen also durchaus ein Erzeugnis der großen idealistischen deutschen Bewegung um die Wende des achtzehnten Jahrhunderts, so deutsch, daß sie seit langem im Aus- 231 lande nicht selten „die deutsche Heilkunde“ genannt worden ist. Daß die damals langsam heraufkommende Zeit einer rein mechanistisch gerichteten Heilkunde ihr feindlich gesinnt war, ja durch Lächerlichmachen sie glaubte töten zu können, kann uns nicht überraschen, zumal es die damalige Homöopathie ihr durch gewisse Auswüchse ebenso leicht machte, wie die Nachfolger Kants, wie Schelling und Hegel, es den Naturforschern leicht machten, über sie zu spotten. Wie aber weder Schelling noch Hegel dadurch getötet worden sind, sondern neuerdings wieder Verständnis finden, so ist auch anzunehmen, daß die Heilkunde unserer Tage in der Homöopathie mehr sehen wird als einen Gegenstand der Belustigung.

* * *

Um seinen Grundsatz, daß das Heilvermögen der Arzneien auf den der Krankheit ähnlichen Symptomen beruhe, tiefer zu verankern, führt H. ihn auf den Satz zurück, daß im Körper jeweils nur eine Krankheit bestehen könne. Zur Bestätigung dieser sehr fragwürdigen Behauptung zieht er dann die Erfahrung heran, daß vielfach eine Krankheit durch eine neu hinzutretende entweder zeitweise unterdrückt oder ausgelöscht werde. Doch haben auch diese Ausführungen nichts Zwingendes (§ 20 ff.). Es schimmert dabei vielfach eine sonst von ihm bekämpfte Anschauung durch, als ob die Krankheit eine festgeschlossene Wesenheit sei (ontologische Auffassung). Die beiden natürlichen Krankheiten und auch die natürliche Krankheit in ihrem Verhältnis zur künstlichen ähnlichen Arzneikrankheit werden sozusagen zu zwei sich bekämpfenden Personen von vergleichbarer, ja grundsätzlich meßbarer Stärke. Die nach genauer Symptomenähnlichkeit gewählte Arzneipotenz erzeugt die stärkere Krankheit und löscht dadurch die natürliche Krankheit aus, da nur ein Krankheitsreiz im Körper bestehen kann; sie selbst erlischt mit der Auswirkung der Arznei. Den Ausdruck „Reiz“, den er in der „Heilkunde der Erfahrung“ mehrfach dabei braucht, vermeidet er im Organon.

In der damaligen Zeit wurde auf solche Beziehungen zweierlei Krankheiten zueinander und die Unterdrückung oder Heilung der einen durch die andere vielfach geachtet. Aber die Heranziehung dieser Erscheinung und die „wesenheitliche“ Auffassung der Krankheiten, die den verwickelten Lebenserscheinungen im Körper nicht gerecht wird, hat doch etwas sehr Fragwürdiges. Das hat Hahnemann bald selbst empfunden und später betont: „Da dieses Naturgesetz [der Ähnlichkeitssatz] sich in allen reinen Versuchen und allen ächten Erfahrungen der Welt beurkundet, die Tatsache also besteht, so kommt auf die scientifische Erklärung, wie dieses zugehe,
232 wenig an“ (V, § 28).

Weiter geht er auf die praktischen Probleme ein und stellt in § 38 drei Fragen:

1. Wie erforscht der Arzt, was er von den Krankheiten zur Heilung wissen muß?
2. Wie erforscht man die krankmachenden Potenzen der Arzneien?
3. Wie wendet er diese Arzneien zur Heilung an?

Die Ausführungen zum ersten Punkt enthalten nichts grundsätzlich Neues. Auch hier betont Hahnemann, man müsse besonders die Abweichungen und Verschiedenheiten des einzelnen Falles beachten und berücksichtigen, die „individuellen Zeichen der jedesmahligen Krankheit" (§ 47). Damit ist stillschweigend schon die Kenntnis der Pathologie vorausgesetzt sowie der typische Verlauf einer Krankheit nebst ihren typischen Eigenheiten. Von den miasmatischen Krankheiten sagt er im Gegensatz zu den übrigen, man könnte „jeder einen eignen Namen geben, und sich bemühen, für jede derselben eine feständige Heilart, als Regel einzuführen" (§ 49).

Im übrigen könnten Krankheitsnamen nur denselben Zweck haben wie Benennungen auf anderen Gebieten, nämlich für den Arzt als „Naturhistoriker" eine Klassifikation zu ermöglichen, wie z. B. auch der Botaniker auf seinem Gebiete als Naturbeschreiber zu Ordnungszwecken eine Einteilung und Benennung benötige. Für den Arzt als Heilkünstler jedoch sei der Name von keinem Nutzen.

Indem Hahnemann so scharf zwischen den Bedürfnissen des Naturhistorikers und denen des behandelnden Arztes unterschied und diesen Unterschied mitunter vielleicht allzu scharf betont, hat er vielfach zu Mißverständnissen Anlaß gegeben, und nun schreibt seit Jahrzehnten jeder Gegner von seinem Vorgänger und Gewährsmann ab: „Hahnemann kennt keine Krankheitsnamen"! In der Form ist das, wie man sieht, unrichtig. Da bei Hahnemann jedoch das Arztsein durchaus im Vordergrund steht, und er als solcher gerade an das Individuelle beim einzelnen Kranken anknüpfen will, ist die Betonung des Einzigartigen verständlich, ja berechtigt (§ 45). Auf diese Weise schärft er seinen Schülern ein, daß jeder Krankheitsfall sie wieder vor eine neue Aufgabe stellt, die neu gelöst werden muß. Später hat er den Punkt in einer eigenen Anmerkung noch ausführlicher behandelt und davor gewarnt, den Krankheitsnamen einen Einfluß auf die Behandlung einzuräumen. Man möge, wenn man sich verständlich machen wolle, von einer „Art Wassersucht", „einer Art Nervenfieber" sprechen, jedoch niemals sagen, „er hat die Wassersucht" usw. (VI, § 81).

Wenn hier Hahnemann die Einzigartigkeit jedes einzelnen Krankheitsfalles betont, so hat auch in diesem Punkte wiederum unsere Zeit mehr Verständnis dafür als die vergangenen Jahrzehnte. Gerade führende Kliniker haben diese Anschauung mehrfach scharf zum Ausdruck gebracht. So schreibt L. Krehl: „Jeder Krankheitsvorgang ist ein neues Ereignis im Naturgeschehen, wie es noch nie da war" (Entstehen, Erkennung und Behandlung innerer Krankheiten; Berlin, 1931, S. 3). Der Satz könnte auch bei Hahnemann stehen!

Auf die Symptome und ihre Bewertung übergehend bezeichnet Hahnemann diejenigen Symptome als die wichtigsten, welche die „sonderlichsten" und am häufigsten vorkommenden sind. Auch die Idiosynkrasien erwähnt er, es seien „reine Arzneieffekte" auf gesunde Personen, die eine besondere Empfänglichkeit für einen bestimmten Stoff hätten.

Bekanntlich berücksichtigen die Homöopathen vielfach gerade die geistigen und Gemütserscheinungen bei der Arzneimittelwahl stark. Man hat das vielfach merkwürdig gefunden, ja sich darüber lustig gemacht. Daß auch diese Besonderheit keine Laune Hahnemanns war, sondern in mehrfacher Hinsicht sinngemäß in seine Lehre eingewebt ist, leuchtet bei kurzer Überlegung ein. Wir alle wissen, daß unsere Stimmung nicht selten durch irgendeine Unpäßlichkeit schon leidet, wenn sich an den Verrichtungen unseres Körpers noch keine Veränderungen nachweisen lassen, geschweige denn anatomische Veränderungen auftreten. Ich erinnere nur an die Wetterfühligkeit und schleichend einsetzende chronische Ansteckungen u. dgl. Dementsprechend fand Hahnemann bei sich und anderen nach den ja nicht stark vergiftenden Gaben vielfach Gemütserscheinungen. Bei den gewöhnlichen Krankheiten wie bei den Arzneikrankheiten sind die Änderungen der Stimmung u. dgl. oft das feinste Anzeichen. Daß der pathologisch-anatomisch Denkende damit nicht viel anfangen kann und deshalb auch nicht darauf achtet, ist verständlich. Aber in glücklichem Gleichklang sind diese Zeichen am Prüfer und am Kranken für den nicht anatomisch eingestellten Homöopathen zwei wichtige, leichtansprechbare Erscheinungsreihen, die einander zugeordnet sind.

Es finden sich allerdings in den Arzneiprüfungen mitunter sehr merkwürdige seelische Symptome verzeichnet, die oft schon den Spott herausgefordert haben und vermutlich vielfach nur zufällige Empfindungen nervöser und hysterischer Personen gewesen sind. Immerhin wird es gut sein, auch dergleichen an einer einheitlichen, großen Krankenmenge nachzuprüfen.

Auch in bezug auf die seelischen Symptome hat die heutige Heilkunde sich dem homöopathischen Standpunkt — wenigstens was die Erkennung der Krankheiten angeht — genähert; die subjektiven Erscheinungen, insbesondere die Art der Schmerzen, werden heutzutage mehr berücksichtigt als ehedem. —

Über die Anstellung dieser Arzneiprüfungen soll erst später gesprochen werden (Kap. XIII).

Was nun die Anwendung der Arzneien am Kranken angeht, so gibt es für die Auswahl des passenden Mittels zwei Wege. Erstens kann man in Hahnemanns Denkweise rein idiographisch die jeweiligen Symptome am Kranken mit den aus der Arzneiwirkungslehre bekannten vergleichen. Dazu ist entweder ein riesenhaftes Gedächtnis nötig oder Nachschlagewerke, „Repertorien" genannt, die in bestimmter Anordnung sämtliche bekannten Symptome der geprüften Arzneien aufzählen, worunter man dann seine Wahl trifft. Hahnemann hat für die „Fragmenta" im zweiten Band selbst einen solchen „Index" geschaffen, für die „R. A." und „Chr. Kr." ist er nicht mehr dazugekommen.

Zweitens kann man von den zusammengefaßten Arzneibildern zu den gerade vorliegenden krankhaften Zuständen übergehen. Diesem Vorgehen entsprechen dann anders gestaltete Arzneimittellehren, die vielfach den klinischen Bedürfnissen Rechnung tragen, wobei es zahlreiche Abwandlungen für denselben Zweck gibt bis zu Darstellungen, die die Mittel zu den Diagnosen im allopathischen Sinne in Beziehung setzen.

Bei Hahnemann selbst finden sich schon Ansätze zu der zweiten Art, indem er vielfach zu Beginn der Prüfungsergebnisse die „Zustände" angibt, bei denen das Mittel anzuwenden sei, und mehrfach auch den „Charakter" der Arznei schildert (s. u. Kap. XIII). Obwohl Hahnemann (bei „Alumina", Chr. Kr., II. Aufl., Bd. 2, S. 33) sich dagegen verwahrt, daß man daraus schließe, bei welcher Art von Krankheit das Mittel am Platze sei, hat sich doch daraus allmählich eine Art von klinischen Arzneimittellehren entwickelt. Und man darf sagen, daß diese Entwicklung nicht zu Unrecht erfolgt ist. Keine Lehre ist in idealer Reinheit durchführbar, weder die idiographische Hahnemanns noch die rein ursächlich vorgehende der Schulmedizin. Überall sind Mittelwege nötig, und dieser Weg der klinischen Arzneimittellehre ist gewiß ein gangbarer.

Wenn wir jetzt nach diesen allgemeinen Erörterungen etwas ins Einzelne in bezug auf Anwendung und Wirkungsweise der Arzneien gehen, so glaube ich, um dies wichtige Kapitel ins richtige Licht zu stellen, nichts Besseres tun zu können, als sie mit den Ansichten und Urteilen eines modernen Klinikers, nämlich mit denen von August Bier, in Beziehung zu setzen.

In § 130 (VI) sagt Hahnemann über die Wirkung des Heilmittels: „Die Krankheit wird (oft schon durch die erste Gabe desselben während der Wirkungsdauer dieser Arznei) ohne Beschwerde gehoben und ausgelöscht." Bier bestätigt nach seinen Erfahrungen diese Beobachtung durchaus (s. Münch. med. Wochenschr., 1930, Nr. 20 und 21, S. 17 des Sonderdruckes). 235

Er führt dazu an, daß er eine akute Bronchitis nach einer einzigen Äthereinspritzung so schnell und vollständig heilen sah, daß eine zweite Spritze überflüssig war. Biers Schüler Richter sah bei schwerer Salvarsanvergiftung von einer einzigen kleinen Gabe von Salvarsan sofortige Besserung und schließliche Heilung.

In § 132 behandelt Hahnemann die sog. „Erstverschlimmerung“, die Erscheinung, daß nach Einnehmen eines passenden homöopathischen Mittels vielfach eine kleine Verschlimmerung der Krankheit auftritt, die der ursprünglichen Krankheit gleicht.

Diese Erstverschlimmerung mit darauffolgender Besserung war ja seit langem den Ärzten und dem Volke als Wirkung einer Badekur bekannt. Hahnemann hat jedoch, worauf auch Bier aufmerksam macht, sie als erster als Wirkung von Arzneimitteln richtig beobachtet und beschrieben; später wurde sie durch Königer und Biers Schüler Zimmer für die Schulmedizin wieder entdeckt[38].

Über die Wiederholung der Arzneigaben sagt Hahnemann, man solle ein Mittel geben, das am besten für den Fall nach dem Ähnlichkeitsgesetz paßt, es auswirken lassen und nach neuerlicher Untersuchung dann das nunmehr passendste Mittel geben (§ 143). Über die Wirkungsdauer der Arzneien und dementsprechend auch über die Wiederholung hat sich Hahnemann sehr wechselnd ausgesprochen. Einige Mittel haben schon nach etwa 24 Stunden ausgewirkt (I, § 202, Anm.), von Kirschlorbeerwasser und den Naphthen nimmt er eine noch kürzere Wirkungszeit an (II, § 260, Anm.). In den späteren Ausgaben des Organons spricht er sich über diesen Punkt nicht genau aus. Dagegen finden wir vielfach in der „Reinen Arzneimittellehre“ und den „Chronischen Krankheiten“ Angaben über die Wirkungsdauer, wie z. B. bei Ipecacuanha, dem er bei kleinen Gaben eine Wirkungsdauer von einigen Stunden zubilligt, und dem Kampfer, den er als „eine Art Palliativ“ bei gewissen Vergiftungen durch Pflanzenmittel alle zwei bis drei Minuten nehmen läßt. Hinwiederum nennt er in den „Chronischen Krankheiten“ als Wirkungsdauer 30 bis 40 bis 50 Tage und mehr (z. B. I, 210). Dementsprechend gab er seinen Kranken die Arzneien in längeren Zwischenräumen und reichte auch zwischendurch Scheinarzneien (Nihilpulver, englisch „Placebo“). Später wird er auch darin wieder schwankend, widerruft seine Angaben und empfiehlt im „Nachtrag“ zu seinem Vorwort zu Bönninghausen (Nr. 131), kleinste Gaben öfter zu geben. Die Milchzuckerpulver als Scheinarznei empfiehlt er aber auch später noch (VI, S. 257).

[38] Königer, „Krankenbehandlung durch Umstimmung“, Leipzig, 1929; A. Zimmer, Schwellenreiztherapie der chronischen Gelenkerkrankungen“, Berl.
236 klin. Wochenschr., 1921, Nr. 43 bis 45, sowie „Orale Reiztherapie“, Leipzig, 1926.

Bier bestätigt die Wichtigkeit einer genügenden Zwischenzeit zwischen zwei Gaben; bei der Reizbehandlung habe sich oft ein Zwischenraum von einer Woche als zu klein erwiesen. Bei der Ameisensäurebehandlung der Gicht dauere es sogar 2 bis 6, ja bis 8 Wochen, ehe eine Wirkung eintritt; Krull, der Begründer dieser Behandlung, ließ eine Zwischenzeit von mindestens 10 bis 12 Wochen. Bier spricht bei dieser Gelegenheit mehrfach von Hahnemanns „erstaunlicher Beobachtungsgabe", die um so viel mehr wiege, da diese Beobachtungen bei Biers eigenen Forschungen bei der Reizbehandlung wesentlich leichter gewesen seien.

Auch Hahnemanns Verfahren, zwischendurch einmal ein anderes Mittel, ein „Zwischenmittel", zu geben, erkennt Bier an und berichtet darüber aus eigener Erfahrung.

Die sog. örtlichen Krankheiten (Lokalübel) rät Hahnemann gleichfalls mittels innerer Mittel zu behandeln, da sie stets — von Verletzungen u. dgl. abgesehen — mit inneren Leiden zusammenhängen (I, 160 ff., VI, § 188 ff.). Die gleichzeitige örtliche Behandlung eines örtlichen Leidens hält Hahnemann für unzweckmäßig, da die vorzeitige Heilung des äußeren Übels die Beurteilung der Allgemeinkrankheit erschwere (I, § 166, VI, § 194). Er betont dabei mehrfach (z. B. § 160 f., VI, § 189), daß alle Teile des Organismus zusammenhängen, sie „bilden ein untheilbares Ganze in Gefühlen und Thätigkeit".

Dieser Standpunkt der „Ganzheit" war der Schule lange Zeit fast ganz abhanden gekommen, der zergliedernde Standpunkt verhinderte die Zusammenschau; erst unsere Zeit hat wieder Verständnis für ganzheitliche Beziehungen. Diese Abwendung von der Zergliederung oder, besser gesagt, ihre Ergänzung durch den darauffolgenden Aufbau und die Beachtung aller der Beziehungen, die auf die Ganzheit hinweisen und sie fordern, haben wir in den letzten zwei Jahrzehnten in der Philosophie, der Seelenkunde und auch in den Lebenswissenschaften, wo insbesondere Driesch dem Begriff der Ganzheit die ihm gebührende Beachtung verschaffte. Das gleiche beobachten wir aber auch in der Heilkunde. Gestützt wurden hier diese Anschauungen besonders durch die Forschungen über die innere Absonderung der Drüsen und die Serologie sowie manche anderen feineren Untersuchungen. Sie haben gezeigt, wie eng der Zusammenhang zwischen den einzelnen Organen und wie fein ausgewogen das Gleichgewicht zwischen ihnen ist, so daß eine Störung an dem einen die anderen in Mitleidenschaft zieht.

Im Vorwort zum Organon (VI, S. 12) betont Hahnemann von seinem Ganzheitsstandpunkt aus, daß die Schule sich irre, wenn sie glaube, mit der Entfernung der skirrhösen Brust, Absetzen eines Gliedes mit Knochenfraß, der Operation von Mastdarm- und Tränenfisteln, Unterbindung von Pulsadergeschwülsten, Ausschälung von Balggeschwülsten u. dgl. Kausal- 237 kuren verrichtet zu haben. Wenn Hahnemann damit nur sagen will, daß hier das chirurgische Eingreifen im Grunde genommen kein ursächliches Behandeln sei, dann hat er zum guten Teil recht. Wenn er damit aber hat sagen wollen, daß jeder Eingriff deshalb hier unberechtigt ist, so geht er seiner ganzheitlichen Auffassung zuliebe doch zu weit. Gewiß haben wir uns auch hier seiner Anschauung wieder genähert, wenn man vielfach wieder den Krebs nicht als eine rein örtliche Erkrankung ansieht und dank Rollier und Bier bei Knochenfraß nicht in erster, sondern letzter Linie an das Messer denkt und viele Menschen vor Verstümmelungen bewahrt; es wäre aber unrichtig, dem ganzheitlichen Standpunkt zuliebe alle diese Erkrankungen überhaupt nicht mit dem Messer angehen zu wollen.

Mehrfach empfiehlt Hahnemann auch die Schleimhaut des Mundes zur Aufsaugung der Arznei (wie z. B. I, § 256), ein Verfahren, das vor einigen Jahren, da man Hahnemann natürlich nicht kannte, als etwas Neues in der Schulmedizin eingeführt wurde.

In späteren Auflagen hat sich Hahnemann ausführlicher gegen die allopathische und palliative Behandlung, die damals das Feld beherrschte, gewendet, und bekämpft sie aufs schärfste, dabei vielfach über das Ziel hinausschießend (VI, § 54ff.).

Die allopathischen Verfahren, die seiner Auffassung nach die Krankheit an einen anderen Ort ziehen sollen (ableitende, derivierende Methode), wirken nach ihm durch Erregung einer anderen unähnlichen Krankheit höchstens für kurze Zeit beschwichtigend auf die alte Erkrankung. Bier hat demgegenüber darauf aufmerksam gemacht, daß seiner Auffassung nach diese ableitenden Verfahren, wie das Glüheisen und ähnliche, einen entzündlichen Reiz an anderer Stelle setzenden Verfahren durch Erregung einer Entzündung geradezu als homöopathische Verfahren anzusprechen seien. Ähnliches gelte von der Bluttransfusion.

Auch die entleerenden Brech- und Abführkuren sowie die Klistiere, den Aderlaß und die Blutegel bekämpft Hahnemann, da er darin nur unnütze Entleerung einer nicht vorhandenen schädlichen Materie sowie Schwächung des Körpers sehen kann. Auch das ist nur bedingt richtig, da kleine Aderlässe auf Blutbildung und Stoffwechsel günstig wirken können, also gleichfalls einen homöopathischen Reiz darstellen.

Die palliative Methode, die er auch „enantiopathisch" nennt, weil sie die Krankheit und ihre Erscheinung direkt angreift, indem die Krankheit durch das Gegenteil hervorrufende Mittel unterdrückt wird, bekämpft er, da nach Abklingen der Wirkung die Erscheinungen nur um so stärker wiederkommen. Daß er dies bequeme, häufig zu billigen, aber wenig haltbaren Erfolgen führende Verfahren bekämpft, ist verdienstlich, indem er anstrebt,
238 auf Grund des Ähnlichkeitssatzes die ganze Betriebsstörung zu beheben. Es

ist eine eigentümliche Ironie der Geschichte, daß man ihm, der gerade gegen die Symptomenunterdrückung aufgetreten war, hinwiederum selbst die Behandlung der Symptome vorwarf; ein Mißverständnis, das aus der oberflächlichen Kenntnis der Homöopathie, von der man jahrzehntelang nur einige Schlagworte zu kennen pflegte, zu erklären ist.

In § 67 (VI, Anm.) spricht Hahnemann ähnlich wie in der I. Auflage (§ 269) von der Behandlung dringender Fälle und bei unmittelbarer Lebensgefahr, wo die homöopathischen Mittel nicht mehr wirken können, wie Ersticken, Erfrieren. Er empfiehlt gelinde elektrische Erschütterungen, starken Kaffee, um die Reizbarkeit wieder anzuregen. Wir sehen daraus deutlich, wie er sich den homöopathischen Heilvorgang denkt; das homöopathische Mittel benötigt des Gegenreizes (Reaktion) des Körpers, wo dieser Gegenreiz aus Schwäche nicht mehr zustande kommt, ist die Macht der homöopathischen Mittel zu Ende. An derselben Stelle befürwortet er die Anwendung von Gegenmitteln bei Vergiftungen, z. B. Alkalien gegen verschluckte Mineralsäuren, Kaffee und Kampfer gegen Opiumvergiftung usw.

Man hat den Homöopathen oft vorschreiben wollen, was sie tun dürfen und was nicht, obwohl man denken sollte, daß sie selbst am besten wissen sollten, wie groß die Reichweite ihrer Mittel ist. Ja, man hat noch in neuerer Zeit es geradezu für unvereinbar gehalten, zu gleicher Zeit homöopathisch und physikalisch-diätetisch zu behandeln, wie z. B. E. Schwalbe in seinen „Vorlesungen über Geschichte der Medizin" (I. Aufl., Jena, 1905, S. 133). Nur Unwissende könnten so handeln, da im Gegensatz zur Naturheilmethode in der „Homöopathie die Heilkraft der Natur nahezu gänzlich in Abrede gestellt" werde. — Immer wieder das alte Lied, daß man eine Heilmethode nach einer zu irgendeiner Zeit geltenden Theorie beurteilt! Leider ist aber, wie wir bald noch näher sehen werden, sogar schon die Behauptung von der Verleugnung der Naturheilkraft durch Hahnemann falsch.

Hören wir einmal, was Hahnemann selbst über die Heranziehung anderer Heilverfahren gedacht hat, wobei zu beachten ist, daß Hahnemann, wie fast alle Schöpfer einer neuen Lehre, den Geltungsbereich seiner Lehre möglichst weit ausdehnte. In § 5 des Organons (VI. Aufl.) spricht er von der Veranlassung und der Grundursache der Krankheit, da diese Umstände dem Arzte als Beihilfe der Heilung dienten. In § 7 (Anmerkung) betont er, daß es sich von selbst verstehe, daß der Arzt einen Splitter aus der Hornhaut ziehe, eine verletzte Arterie unterbinde, verschluckte Tollkirschenbeeren durch Erbrechen entferne, Fremdkörper aus Mund, Nase usw. herausziehe, den Blasenstein zermalme, den verwachsenen After des Neugeborenen öffne usw. Wo die Homöopathie machtlos ist, greift er demnach natürlich auf andere Weise ein. Gerade Hahnemann war ja in erster Linie Arzt!

An sonstigen Maßnahmen finden wir bei ihm noch empfohlen den Mesmerismus (VI, § 289), den Magneten (VI, § 287), die Massage (VI, § 290) sowie Wasseranwendungen, von denen er sowohl warme als auch kalte, in Form von Bädern oder auch Übergießungen gibt (VI, § 291, und Chr. Kr., II. Aufl., Bd. 1, S. 176). Die zeitweise auch empfohlene Anwendung der Elektrizität (s. Chr. Kr., I. Aufl., Bd. 1, S. 238, und II. Aufl., Bd. 1, S. 176) und von Pflastern (s. Stapf, Arch., Bd. 9, Heft 3, S. 72) hat er später widerrufen (Organon, V, S. IX). Über erstere bei Lebensgefahr vgl. S. 239.

Vergleicht man die soeben gebrachte Erwähnung chirurgischer Leiden bei Hahnemann mit den auf Seite 200 angeführten, so sieht man deutlich, worauf er hinaus will. Die unmittelbaren Folgen von Verletzungen, Fremdkörper, Mißbildungen u. dgl. unterliegen dem chirurgischen Eingriff, während Skirrhus, Knochenfraß usw., die aus dem lebenden Körper heraus entstanden sind und mit ihm noch in lebendigem Austausch stehen, grundsätzlich auch nicht durch einen mechanischen Eingriff „geheilt" werden. Grundsätzlich wird man ihm sogar zustimmen können, wenn man auch betonen wird, daß ein solcher Eingriff praktisch gesehen doch vielfach vom Vorteil für den Kranken ist. Hahnemann selbst würde wohl bei dem heutigen Stande der chirurgischen Technik dergleichen weniger ablehnen, allerdings auch betonen, daß damit palliative Hilfe geleistet ist.

Eine dogmatische Grenze hat er hier nicht errichtet, denn, wie wir sahen, lehnt er palliative Behandlung nicht völlig ab, will sie aber tunlichst einschränken. Hahnemann sah auch die Vorteile einer zeitweiligen Unterdrückung von Beschwerden und Schmerzen sehr wohl, aber er betont, eine solche Kur habe wohl in den Augen der Angehörigen und der Kranken einigen Vorzug vor einer unarzneilichen Selbstheilung, aber keinen wirklichen. Genauer ist Hahnemann auf diese Fragen nicht eingegangen, aber schon seine ersten Anhänger haben aus dem von ihm Gesagten mit Recht gefolgert, daß in den Fällen, wo die homöopathischen Arzneien keine Reaktion hervorrufen, nichthomöopathische Verfahren heranzuziehen seien.

Vielfach hat man den Homöopathen auch einen Vorwurf daraus gemacht, daß sie im Falle starker Schmerzen unter Umständen auch zur Morphiumspritze greifen und so auch den Todeskampf erleichtern. Man sollte denken, solche Gesichtspunkte ständen über jedem Kampf der Parteien; aber nein, man hat sogar hier und da die Bestimmung getroffen, daß bei einem Sterbenden, der jahrzehntelang einen Homöopathen als Arzt seines Vertrauens gehabt hat, ein Allopath zugezogen werden muß, um dem Kranken eine Morphiumeinspritzung zu machen. Der Homöopath dürfe nur rein
240 homöopathisch behandeln, eine solche Maßnahme läge deshalb außerhalb

seines Betätigungsfeldes! Es ist gewiß eine stark bürokratische Lösung, die Homöopathie hier nicht als „zuständig“ zu erklären und deshalb einen Allopathen zu bemühen.

Wie schon früher legte Hahnemann auch zu seiner homöopathischen Zeit Wert auf richtige Lebensordnung und Ernährung (Diät), indem er alles das verbot, dem er arzneiliche Wirkungen zuschrieb, wie Kaffee, Tee und stark gewürzte Speisen, manche Fleischarten (Schwein, Ente, Gans) und manche Gemüse, wie Petersilie, Sellerie, Sauerampfer u. dgl. Die Gegner haben vielfach versucht, Hahnemanns Erfolge, soweit sie unbestreitbar waren, diesen Vorschriften zuzuschreiben. So erfreulich die Anerkennung ist, daß er auch hier als Arzt seine Verdienste hat, geht es doch nicht an, damit alle Wirkungen homöopathischer Mittel zu erklären.

* * *

Es ist nicht leicht, zum Organon als Ganzem Stellung zu nehmen. Das Buch liest sich nicht leicht und angenehm, was mit verschiedenen Eigenheiten zusammenhängt. Schon die Einteilung in kurze Paragraphen verführt leicht dazu, die Gedanken mehr in behauptender Form hintereinander zu setzen, als einen Gedanken aus dem andern herzuleiten, eine Gefahr, der Hahnemann vielfach unterlegen ist. Dadurch wird eine auch sonst schon vorhandene Eigenschaft zumal des alternden Hahnemann noch verschärft. Es kommt hinzu, daß die aufgeworfenen Fragen reizphysiologischer Art sich damals noch weniger in einer befriedigenden Form erörtern und lösen ließen, als es heute der Fall ist. Im Gegensatz zu seinen früheren Arbeiten und Übersetzungen, in denen er umsichtig und kritisch in ausgezeichnet klarer Weise zu vielen Fragen Stellung nimmt, enttäuscht er vielfach.

Nachdem er sein großes Ziel sieht und seine Lehre ausgebaut hat, übersieht er die Schwierigkeiten, die seiner Ansicht entgegenstehen, und läßt das geduldige Aufknüpfen der Problemknoten vermissen. Er überspringt Einwände oft mit der entgegengesetzten Behauptung und bekämpft jeden aufs schärfste, der nicht völlig seiner Meinung ist, wie es z. B. dem ehrwürdigen, milden Hufeland erging. Durch all das hat das Organon etwas Unduldsames, Starr-Einseitiges, oft mehr Behauptendes als Beweisendes bekommen. Auch Gelehrte, die der Homöopathie wohlwollend und bedingt bejahend gegenüberstehen, wie Schulz und Bier, haben mehrfach betont, wie unerfreulich es sei, das Organon zu lesen.

Das Werk erschien zu Lebzeiten Hahnemanns in fünf Auflagen, jedesmal hat Hahnemann im einzelnen vielfach geändert. Noch in seinen letzten Lebensjahren hatte er eine sechste Auflage druckreif gemacht, sie ist jedoch nach mannigfachen Schicksalen erst im Jahre 1921 von R. Haehl herausgegeben worden. Hier ist nicht der Raum, diesen Änderungen im 241 einzelnen nachzugehen; es genüge zu sagen, daß er mit der Zeit immer unduldsamer gegen die Schulmedizin wurde, und daß sich seine dynamischen Ansichten immer starrer ausbildeten.

Im Anschluß an diese Darstellung des Wichtigsten aus dem Organon seien nun noch einige Einzelfragen erörtert, wobei über den Rahmen des Organons mitunter hinausgegangen wird.

* * *

Humoralpathologie und pathologische Anatomie. Wie wir schon früher sahen, steht Hahnemann zu Beginn seiner Tätigkeit im wesentlichen auf humoralpathologischem Standpunkt, er erwähnt in seinen ersten Schriften vielfach die „bösen Säfte", zumal in der „Anleitung alte Schäden . . . zu heilen" (1784), während er der damaligen, auf humoralpathologischen Anschauungen beruhenden Behandlung mittels Ausleerungen schon skeptisch gegenübersteht. Bald jedoch scheinen sich seine Anschauungen gewandelt zu haben, in den Schriften über die Arsenikvergiftung (1786) und dem „Unterricht für Wundärzte" (1789) ist kaum von den bösen Säften die Rede. In letzterer Schrift sagt er einmal: „Ist aber die ganze Körperbeschaffenheit verdorben, so muß dies Hinderniß . . . vorher gröstentheils aus dem Wege geräumt werden, wenn man sich von der Quecksilberkur geschwinde und gründliche Hilfe versprechen will." Auf der nächsten Seite erwähnt er die „scrophulöse Disposizion". Früher hätte er wohl in beiden Fällen von den „schlechten Säften" gesprochen.

Es bedeutet infolgedessen keine Überraschung für uns, wenn wir ihn im folgenden Jahre als Solidarpathologen finden, wenn er auch jetzt nicht einseitig und ausschließlich dieser Richtung huldigt. Eine fast ganz unbekannte, nie angeführte Stelle in seiner Übersetzung von Cullen (S. 74 bis 75) zeigt seine damalige Stellung in besonders klarer Weise.

Gegen eine Ansicht von Cullen bemerkt Hahnemann: „Die Unmöglichkeit hier etwas wahrscheinliches zu sagen, liegt beim Verfasser in seiner überschwänglichen Anhänglichkeit an Solidarpathologie, (wenn mir dies Wort erlaubt ist) und seiner geschwornen Feindschaft gegen Humoralpathologie. So sehr im Allgemeinen er auch nach meinem Sinne Recht hat, die Beschaffenheit der festen Theile als Hauptursache der Krankheiten anzusehen und zu bestätigen, so sehr irrt er, wenn er sie als die einzige Ursache aller Krankheitserscheinungen zu verfechten durchsetzen will . . . Was hindert uns, anzunehmen, daß zwar die festen Theile bei Krankheit und Gesundheit die nächste, erste Rolle spielen, daß es aber noch viele entfernte und Nebenrollen bei der thierischen Haushaltung giebt, welche
242 offenbar von den Säften ausgeführt werden. Sind nicht die festen Theile

Töchter der flüssigen, wie unvermerkt ist nicht der Übergang der letztern in erstere, müssen also auch nicht die flüssigen Theile zur Entstehung gewisser Krankheiten konkuriren?"

Cullen war der Neubegründer einer Solidarpathologie, und man darf wohl annehmen, daß Hahnemann durch ihn in seinen offenbar vorher schon vorhandenen Ansichten bestärkt worden ist, er wahrt sich aber seine eigene Meinung, und wir sehen ihn hier sozusagen die ideale Mitte einnehmen, indem er beiden Teilen ihr Recht werden läßt.

Diese Gesichtspunkte traten jedoch mehr zurück, seitdem er vom Jahre 1800 ab seine dynamischen Ansichten entwickelte. Später hat er sich nicht mehr über diese Fragen geäußert, ist aber allem Anschein nach diesen Anschauungen über die Beziehung der „Säfte" zu den festen Teilen des Körpers im wesentlichen treu geblieben. Bei seinen nächsten Schülern wird häufiger von den erkrankten Organen gesprochen, sie stehen also offenbar im großen und ganzen auf solidarpathologischer Grundlage, was nicht zu hindern braucht, daß sie ähnlich wie Hahnemann selbst auch den Säften ihr Recht zukommen lassen[38a].

Nicht selten liest man, Hahnemann sei in seinem Alter zur Humoralpathologie zurückgekehrt, wobei man auf seine Lehre von der „Psora" verweist. Diese Meinung ist jedoch irrtümlich, sie beruht auf der falschen Auffassung der Psora, wie sie vielfach verbreitet ist, indem man Hahnemann die Meinung unterschiebt, er habe unter „Psora" eine Säfteverderbnis, eine „Dyskrasie" verstanden. Wir werden in Kapitel XV sehen, daß diese Auffassung ein Mißverständnis darstellt; seine Auffassung der Psora paßt durchaus zu den sonstigen Ansichten des älteren Hahnemann.

Es ist vielfach behauptet worden, Hahnemann habe der pathologischen Anatomie und der Anstellung von Sektionen ablehnend gegenübergestanden.

Zur Klarstellung dieser Frage ist es nötig, die Äußerungen Hahnemanns und die einiger Schüler kennenzulernen, die hier schon herangezogen werden sollen, da die Bemerkungen von Hahnemann über diesen Punkt recht spärlich sind.

Wie stand also Hahnemann zur pathologischen Anatomie und wie dachte er über den Erkenntniswert der Sektionen? Man hört sonst über diese Frage meist nur gelegentlich des Todes des Fürsten Schwarzenberg, wo dann mitgeteilt zu werden pflegt, daß er wohl oder übel bei der Sektion anwesend sein mußte.

[38a] Wenn H., wie wir auf S. 217 sahen, sowohl die Solidar- als auch besonders die Humoralpathologie abfällig beurteilt, so steht das mit dem oben Gesagten nicht in Widerspruch. Vom Standpunkt seiner beide Seiten berücksichtigenden „Betriebspathologie" aus waren beide Richtungen einseitig und bekämpfenswert.

In seiner Übersetzung von Home, die 1800 erschien, erwähnt er in einer Anmerkung Beobachtungen über Harnröhrenerkrankungen, die er bei zwei Sektionen angestellt hat. Von der einen Sektion erwähnt er nicht, wann sie stattgefunden hat, sie könnte also aus seiner Wiener Zeit stammen, wo er unter Quarin Sektionen gesehen hat. Von der anderen sagt er jedoch, daß sie „vor zwei Jahren“ gemacht sei, also zu einer Zeit, als er selbständiger Arzt war.

In einem Briefe aus dem Jahre 1836 schreibt er an seinen Schüler Hering, der an der homöopathischen Akademie in Allentown bei Philadelphia lehrte: „Ich möchte Ihnen raten, keine Leicheneröffnungen am Körper allopathischer Patienten vorzunehmen, um pathologische Präparate zu erhalten, da dieselben nur die Resultate unrichtiger, ärztlicher Behandlung liefern würden. Die Sektion von Personen, die an natürlichen Krankheiten gestorben sind, ohne viel ärztliche Behandlung, kann allein lehrreich sein.“ (Haehl, II, 364.)

Die Ansicht, daß die materiellen, inneren Veränderungen durch die Allopathie verfälscht und geradezu auch erzeugt würden, hat Hahnemann mehrfach, insbesondere in der Schrift „Die Allöopathie“ im Jahre 1831 ausgesprochen. „Nur bei einer sehr kräftigen, ungeschwächten Constitution und bei gutem übrigen Verhalten ist es der Lebenskraft möglich, die organischen Verderbnisse, welche sie zur Abwehrung der Angriffe feindseliger Arzneipotenzen selbst mühsam errichtet hatte, wieder aufzuheben und zur Gesundheit wieder zurückzubilden“ (S. 28). Sehen wir von dieser durch seine Gegnerschaft zur Allopathie hervorgerufenen Ansicht ab, so bleibt doch bestehen, daß er keineswegs gegen die Sektionen ist und sie auch „lehrreich“ nennt. Wenn er mit den „innern Veränderungen“, die er für unerkennbar hielt, die anatomischen Veränderungen im Innern des Körpers gemeint hätte, so wäre es ganz sinnlos gewesen, nun sie bei den Sektionen doch kennenlernen zu wollen.

Auch seine nächsten Schüler und Anhänger lehnen die Sektionen nicht ab. So sagt Moritz Müller: „Wir entschlagen uns nicht aller der großen Hilfsmittel, welche Leichenöffnungen, Studium der von den Meistern der Kunst aufgesetzten und hinterlassenen Krankengeschichten, endlich die Kenntniß alles dessen, was zur theoretischen Medicin gehört und aller eingreifenden Zweige der Naturwissenschaften den Ärzten gewähren“ (St. Arch., 5. Bd., H. 2, S. 95, 1826). An einer anderen Stelle bezieht sich Moritz Müller auf einige Sektionen bei Schlaganfall, die er selbst gemacht oder beobachtet hat (St. Arch., 3, 1, 45, 1824). In einer Polemik bemerkt Müller von seinem Gegner: „Wenn er von keiner pathologischen Sektion weiß, der
244 er [Hahnemann] außer der des Fürsten Schwarzenberg beigewohnt hat,

so hätte er von mir leicht das Gegenteil erfahren können" (St. Arch., Bd. I, H. 2, S. 96, 1822).

Wislicenus sagt in einer Besprechung einer Schrift von Dr. Caspari „Meine Erfahrungen in der Homöopathie" (Leipzig, 1823), der damals noch der Homöopathie zum großen Teile ablehnend und zweifelnd gegenübersteht, um kurze Zeit darauf doch ihr Anhänger zu werden, über Hahnemanns Stellung zur Krankheitslehre:

„Hahnemann hat zwar die Mängel der pathologischen Lehrbücher schriftlich und mündlich dargestellt, jedoch ihr Studium seinen Schülern keineswegs abgerathen, im Gegentheil ihnen dieses, so wie das der übrigen medizinischen Doktrinen, stets anempfohlen. Daß übrigens der Verfasser [Caspari] nach der jetzigen Schule ‚in den meisten Fällen den (innern) Zustand des Organismus zu bestimmen' im Stande sey, daran mag er mir zur Zeit zu zweifeln erlauben. Mehrere Zustände, z. B. die Entzündungen, lassen sich in der Regel wohl erkennen, doch sind die bei Leichenöffnungen sichtbaren innern Veränderungen[39] (welche für uns nur wirklich erkennbar sind) noch nicht ‚das Wesen derselben', welches uns eben so fremd ist, als das ‚der Epilepsie, der Hundswuth, des Krebses' u. a. An den Einsichten in die Natur der Entzündungen und ihren Folgen, der Fieber usw. ‚muß man doch sich versucht fühlen zu zweifeln', so lange über diese Zustände fast jeder Schriftsteller seine eigne Definition aufstellt. Den Ausdruck: das Wesen, scheint indessen der Verfasser nicht immer in seiner eigentlichen, strengen Bedeutung zu nehmen. Er würde aber sehr irren, wenn er glaubte, Hahnemann vernachlässige bei Behandlung, Beurtheilung der Krankheiten das durch Erfahrung faktisch Bestätigte in denselben, und denke garnicht daran, welches Organ wohl leide; nur gegen das Hypothetische in Bezug der Kur erklärt er sich." (Stapfs Arch., Bd. 3, 1. Heft, S. 152f., 1824.)

Derartige Stellen finden sich bei seinen Schülern noch mehrfach; trotz einiger Mißverständnisse und Meinungsverschiedenheiten im einzelnen zeigen sie jedenfalls alle deutlich, daß Hahnemann den scharfen Schnitt nicht zwischen den äußeren, d. h. den auf der äußeren Haut usw. unmittelbar sichtbaren Erscheinungen und den materiellen Veränderungen im Innern des Körpers machte, sondern zwischen allen grundsätzlich sinnlich feststellbaren Zeichen und den nicht feststellbaren Veränderungen, seien es nun die Theorien über das Wesen einer anatomischen Veränderung oder das „Wesen" einer Krankheit, seien es Überlegungen über die Art der Erkran-

[39] Hier gebraucht Wislicenus die Bezeichnung „innere Veränderungen" natürlich in anderem Sinn als Hahnemann. Man ersieht das daraus, daß Hahnemann sie ja als unerkennbar bezeichnet, während Wislicenus ihre Erkennbarkeit bejaht.

kung der Lebenskraft und die Art und Weise ihrer Einwirkung auf den Körper. Alle nicht sinnlich sicher feststellbaren Tatsachen hätte er als „Ergrübelungen“ abgelehnt. Das „Wesen“ der Krankheit bestand für Hahnemann aus der untrennbaren Einheit der unsichtbaren immateriellen Verstimmung der Lebenskraft und allen grundsätzlich sinnlich feststellbaren Erscheinungen.

Daß die pathologische Anatomie von Hahnemann nicht mehr berücksichtigt worden ist, braucht uns nicht zu wundern: in seiner Studienzeit spielte sie noch eine recht geringe Rolle. Von dem berühmten Wiener Arzt de Haen (1704—1776) meldet der zeitgenössische Bericht eines Arztes, der im übrigen durchaus günstig über de Haen spricht, daß seine anatomischen Kenntnisse „sehr mittelmäßig“ gewesen seien (s. Max Neuburger, „Das alte medizinische Wien“; Wien, 1919).

Das grundlegende Werk der pathologischen Anatomie „De sedibus et causis morborum“ (Venedig, 1761) von Morgagni hat Hahnemann nicht nur gekannt, sondern in seiner Arsenikarbeit (Nr. 3) auch ausgiebig benützt, wie seine zahlreichen Anführungen zeigen. Aber die Verbindung der pathologisch-anatomischen Befunde mit den Feststellungen und Erscheinungen am Kranken war noch nicht in genügendem Maße erfolgt, so daß insbesondere in den Mannesjahren Hahnemanns eine stärkere Berücksichtigung der pathologischen Anatomie noch wenig fruchtbar gewesen wäre.

Auch im zweiten bis vierten Jahrzehnt des 19. Jahrhunderts stand die pathologische Anatomie noch keineswegs an der hervorragenden Stelle des ärztlichen Denkens wie 30 Jahre später. Und wenn sie wirklich bei Hahnemann eine noch geringere Rolle als sonst damals spielte, so ist das bei seinen Ansichten über die dynamische Verstimmung der Lebenskraft und ihre Heilung durch dynamische Arzneien nicht verwunderlich, sondern im Rahmen des Systems verständlich und folgerecht. Alle medizinischen Lehren, die etwas Geistartiges, durch Physik und Chemie nicht Faßbares, das den Körper beherrscht, annehmen, wie auch Paracelsus, neigen dazu, die körperlichen Veränderungen gering einzuschätzen. Als zweiter Grund kommt noch dazu, daß eine solche Anschauung meist fast alle Krankheiten als Allgemeinkrankheiten auffaßt; in dieser Beziehung trifft sich Hahnemann auch mit Brown, der nicht Vitalist war, aber auf Grund seiner pathologisch-physiologischen Ansichten fast nur Allgemeinerkrankungen kannte und deshalb gleichfalls wenig Wert auf die pathologische Anatomie legte. Man könnte sich also geradezu wundern, daß Hahnemann sich überhaupt in diesem im wesentlichen bejahenden Sinne zur pathologischen Anatomie gestellt hatte; man darf darin wohl schon eine Einwirkung des heraufkom-
246 menden Zeitalters der pathologischen Anatomie sehen.

Jedoch ist diese Erkenntnis nur ein Nebengewinn; in diesem Zusammenhang ist das Wesentliche an den Äußerungen Hahnemanns über pathologische Anatomie und denen seiner nächsten Schüler und Anhänger, daß diese anatomisch faßbaren Veränderungen im Körper nicht mit den „unerkennbaren innern Veränderungen“ gemeint sein können, denn etwas, was man für „unerkennbar“ hält, untersucht man nicht!

Daß Hahnemann außer der pathologischen Anatomie auch die anderen Hilfsfächer studiert und angewendet wissen wollte, wurde oben schon erwähnt, und seine Schüler haben das auch sonst mehrfach noch betont. Hier sei ein meines Wissens bisher unveröffentlichter Brief Hahnemanns herangezogen an einen unbekannten „Doktor“ über dessen erkrankte Frau, worin er diesem rät, das nächste Mal das von seiner Frau Erbrochene mittels essigsaurer Kalkerde zu untersuchen und festzustellen, ob die Kalkerde niedergeschlagen werde (Brief vom 11. Januar 1824, Preuß. Staatsbibliothek).

Wenn Hahnemann das Beklopfen und Behorchen bei der Krankenuntersuchung nicht verwendete, so teilt er das mit all seinen Altersgenossen; wie schon oben kurz erwähnt wurde, geschah ja die Einführung dieser Untersuchungsverfahren erst langsam im dritten bis sechsten Jahrzehnt des vorigen Jahrhunderts!

Es gibt aber sogar einen Bericht, der erwähnt, Hahnemann habe dies Untersuchungsverfahren in seinem Alter verwendet. Dieser Bericht eines Herrn stammt jedoch aus dem Jahre 1893 und vermeldet aus dem Jahre 1837, Hahnemann habe damals den Berichter als zwölfjährigen Knaben behorcht und beklopft. Das Ereignis lag damals also 56 Jahre zurück; da diese Mitteilung völlig allein steht, so ist es möglich, daß sie ausgeschmückt worden ist, oder daß eine Verwechselung mit einer Untersuchung durch einen jüngeren Arzt vorliegt, der die Untersuchung damals schon anwendete (Leipz. Pop. Zeitschr. f. Hom., 1895, Bd. 26, S. 49).

* * *

Das Simile. Über das Werden des Similegedankens bei Hahnemann wurde schon ausführlich berichtet. Nunmehr scheint es mir auch an der Zeit, in kritischem Sinne zu der Grundlage der Homöopathie, zum Ähnlichkeitssatz, Stellung zu nehmen. Es ist gewiß ein großer und genialer Gedanke, die ganze Heilkunde auf einem Grundsatz und gerade auf diesem Grundsatz der Ähnlichkeit aufzubauen, liegt ihm ja die besondere Eigenschaft alles Belebten zugrunde, der Gegenwirkung gegen 247 einen Reiz[40]. Und auch die Ausführung dieses Gedankens mit dem Streben, auf der Erfahrung aufzubauen, darf unsere Bewunderung fordern. Aber anderseits kam es bei der Durchführung zu schweren Fehlern und Unklarheiten.

Das gilt auch von dem Ähnlichkeitssatz selbst. Der Begriff „ähnlich" ist keineswegs so eindeutig, wie es auf den ersten Blick scheint. Auf dem Papier sieht solche Forderung, nach dem Ähnlichkeitssatz zu behandeln, einfach aus, aber in der Ausführung stellen sich dem doch große Schwierigkeiten entgegen. Was ist einander ähnlich? Schon bei vergleichsweise einfachen Beziehungen kann die Entscheidung schwerfallen, beispielsweise, ob ein Zinnoberrot einem bestimmten Purpur- oder einem Orangerot ähnlicher ist. Schwieriger wird diese Entscheidung bei Lebewesen. Oberflächliche Betrachtung würde z. B. die Blindschleiche einer Schlange für ähnlicher halten als einer Eidechse, während vertieftere Betrachtung zum umgekehrten Ergebnisse kommen würde. Das gilt noch in verstärktem Maße von einer so verwickelten Erscheinung wie einer Krankheit mit den verschiedenartigsten und -wertigsten Erscheinungen. Nach welchem Grundsatz soll die Ähnlichkeit beurteilt werden?

Auch *Hahnemann* hat das empfunden und sagt infolgedessen schon in seiner ersten Arbeit über das „Simile" im Jahre 1796, daß man sowohl von den Krankheiten als den Heilmitteln die *wesentlichen* Charaktere kennen muß.

Ähnlich heißt es in der „Heilkunde der Erfahrung" (*Stapf*, II, 24), daß man bei der Krankheit die „stärkern, beschwerlichern Hauptsymptome" beachten und dann eine Arznei mit denselben Symptomen anwenden solle oder wenigstens die mit den „meisten und stärksten, oder doch die singulärsten". Auch im Organon (I, § 129) will er die „auffallenden, sonderlichen, charakteristischen Zeichen" ins Auge gefaßt wissen.

Damit fordert hier *Hahnemann* selbst *nicht* die *wahllose* Vergleichung aller Symptome und Auswahl *des* Mittels, das ohne Wertung der Besonderheit der Symptome rein der Zahl nach die meisten ähnlichen Zeichen

---

[40] Daß sich *Hahnemann* dieser Besonderheit der Gegenwirkung des Belebten durchaus bewußt ist, zeigt die Anmerkung zu § 6 deutlich. Er spricht in einem bestimmten Zusammenhang über eine fliegende Kugel und bemerkt dabei, daß sie durch eine gleiche Gegenkraft sofort zur Ruhe gebracht werden könne. Er fährt dann fort: „Dieses ist zugleich ein Beispiel von den naturgemäßen Abänderungen der abnormen Zustände *physischer* Dinge — nämlich durch das gerade Entgegengesetzte." Nach Erwähnung einiger anderer Beispiele heißt es dann: „Der *vitale* Organismus der Thiere hingegen bedurfte ganz hievon abweichender Gesetze zur Entfernung seines krankhaft abgeänderten Zustandes; da gilt nicht das Gesetz des opponirten Gegensatzes, was zur Abänderung des Zustandes der *unvitalen* physischen Natur das angemessene war."

hat, wie es auch heutzutage noch manche Homöopathen — hauptsächlich wohl in den angelsächsischen Ländern — machen. Hahnemann will eine Auswahl treffen und diese Auswahl setzt die Kenntnis der Krankheitslehre schon voraus, denn nur auf ihr fußend kann man eine Wertung der Symptome vornehmen und ein Symptom für charakteristischer als ein anderes erklären.

Andere Homöopathen sind der Meinung, daß besonders die „Modalitäten", d. h. die Umstände, unter denen sich die Symptome bessern oder verschlechtern, sei es die Bewegung oder Ruhe, Kälte oder Wärme u. dgl., zu beachten sind.

Bei Hahnemann selbst findet sich schon der Keim zu noch einer anderen Betrachtungsweise, indem er bei einigen Mitteln, besonders bei Nux vomica, Pulsatilla, Ignatia, den „Charakter" der Arznei herausarbeitet, wovon als Beispiel Hahnemanns Beschreibung des Nux vomica-Charakters (Krähenaugen) angeführt sei, wie er ihn schon in der ersten Auflage der R. A. (1811, Bd. I, S. 78) gezeichnet hat. „Hierher gehört, daß er [Krähenaugsamen] sich vorzüglich nur für Personen eignet, welche feurigen, eifrigen, hitzigen Temperaments sind, auch wohl zu stürmischem Zorn aufgelegt; unter welche Zahl gewöhnlich diejenigen gehören, welche in gesunden Tagen viel Gesichtsröthe haben." Diesen Charakter hat man später bei den Arzneien vielfach stark, ja mitunter vorzugsweise beachtet, so daß man ein Mittel weniger darum wählte, weil es dieselben Symptome hervorruft, wie sie beim Kranken vorliegen, sondern weil der allgemeine Charakter der Person dem einer homöopathischen Arznei ähnelt[41].

Wenn man die Ansicht vertritt, daß das Wesentliche der den Symptomen zugrunde liegende Krankheitsvorgang ist, so ist vielfach mit den von Hahnemann erwähnten „auffallenden, sonderlichen, charakteristischen" Symptomen wenig gewonnen, denn ein Symptom kann wohl für eine Krankheit bezeichnend und zur Erkennung wichtig sein, ohne für das Wesentliche der Krankheitsvorgänge viel zu bedeuten, man denke etwa an das entzündete Gelenk der großen Zehe im akuten Gichtanfall. Man wird es dann vielmehr anstreben, den Krankheitsvorgang soweit wie möglich zu erkennen und darauf aufbauend das „physiologische Simile" zu suchen, sei es im Sinne einer organspezifischen Beziehung zwischen Krankheit und Arzneimittel, sei es unter vorzugsweiser Berücksichtigung funktioneller Gesichtspunkte. (Vgl. über das „physiologische Simile", Teil I, S. 21). Man muß sich dabei aber darüber klar sein, daß man damit den möglichst rein phänomenologischen, idiographischen Standpunkt verläßt und sich mehr dem kausal-forschenden, nomothetischen der Schulmedizin nähert.

---

[41] Hier knüpfen sich Fäden zur Konstitutionsbetrachtung in der Homöopathie!

Auch ursächliche Gesichtspunkte werden bei der Similewahl berücksichtigt, wie z. B. bei Arnica. Da bei der Prüfung ein Zerschlagenheitsgefühl in den Muskeln auftritt, wendet man es nach mechanischen Verletzungen und Quetschungen mit diesen Symptomen an und weitergehend auch bei Beschwerden, die als Folge einer Verletzung aufgetreten sind, auch wenn nicht dieses Zerschlagenheitsgefühl besteht.

Dieser kurze, keineswegs erschöpfende Überblick zeigt jedenfalls, daß das Simile nicht so leicht zu finden ist, wie Hahnemann annahm, ja, daß dem Begriff des Simile in der Praxis Unklarheiten und Zweideutigkeiten anhaften.

Wie auch sonst übertreibt Hahnemann hier wieder und sieht in dem Similesatz nicht *eine* Heilregel, sondern die *einzige*. Die übrige Heilkunst ist nur eine „Unheilkunst" und nie ist früher ein Mensch gesund geworden ohne wesentliche Einbuße seiner Kräfte, als durch zufällige Anwendung von im Grunde homöopathisch wirkenden Mitteln. Wie die meisten Entdecker einer Wahrheit ist es Hahnemann unmöglich, neben seiner Ansicht auch noch einer anderen Gerechtigkeit angedeihen zu lassen. Auch die Homöopathie hat, wie jedes andere Verfahren, natürlich auch ihre Fehlschläge gehabt. Als Arzt von einem unbegrenzten Optimismus beseelt sieht Hahnemann diese kaum, und wo er sie nicht leugnen kann, sind daran, wie er besonders in seiner Streitschrift „Die Allöopathie" (1831) betont, meist die allopathischen Arzneien schuld, durch die die Kranken verdorben seien.

Für Hahnemann ist der Ähnlichkeitssatz ein Naturgesetz, und manche Anhänger folgen ihm darin heute noch. Wenn dem so wäre, müßte, sobald man die entsprechenden Bedingungen herstellt, das Naturgesetz in Tätigkeit treten, während in der Tat nur die praktische Erprobung zeigen kann, ob die Ähnlichkeitsregel in einem bestimmten Falle sich bestätigt oder ob eine „Ausnahme" vorliegt. So z. B. erzeugt Jod beim Gesunden nicht selten einen Ausschlag (Jodakne), während Jod bisher immer bei Behandlung der Akne versagt hat. Es ist deshalb besser, den Ähnlichkeitssatz einen Findungsgrundsatz zu nennen, der uns Hinweise gibt.

Nach meinen Erfahrungen steht auch bei kenntnisreichen Homöopathen die Berücksichtigung der feinsten Symptome oft als eine theoretische Folgerung aus der Lehre mehr auf dem Papier, als daß es eine in der Praxis erfüllte Forderung wäre. Ohne den Wert dieser Symptome bestreiten zu wollen, scheint es mir doch fraglich, ob diese Folgerung in ihrer Strenge berechtigt ist.

* * *

Die Wirkung des Organons. Wenn Hahnemann gehofft hatte, daß er mit seinem Werke bald einen starken Erfolg haben würde, so ist er enttäuscht worden. Keiner der bekannteren Ärzte schloß sich ihm an, kein Krankenhaus prüfte seine Behauptungen. Nur einige Besprechungen setzten sich von theoretischen Gesichtspunkten aus mit dem merkwürdigen Werke auseinander.

Als erster äußerte sich A. F. Hecker über das Organon, der schon Hahnemanns erste Arbeit über diesen Gegenstand (1796) einer abfälligen Besprechung unterzogen hatte (s. S. 186). Auch zwischendurch hatten sie die Klingen mehrfach gekreuzt.

Hecker greift seinen Gegner auf breiter Grundlage an. Er geht aus von den „Fragmenta", darin alle möglichen Einzelheiten aussetzend, ohne auch nur die Absicht, das Streben und den Fleiß Hahnemanns anzuerkennen. Er mäkelt daran, daß Hahnemann „nur" 27 Arzneien geprüft habe, ganz übersehend oder vielmehr nicht sehen wollend, was für eine große Arbeit darin steckt. Auch an den Symptomen, die Hahnemann beschreibt, hat er allerlei auszusetzen, vielfach in sie etwas hineindeutend, was Hahnemann nicht gesagt hat. Weiter meint er, indem er unterstellt, Hahnemann selbst habe an sich Delirien, Krämpfe usw. beobachtet (S. 49):

„Der Körper und das Gemüth eines Mannes, der solche Versuche an sich anstellte, muß unfehlbar sehr bald in einem solchen Grade zerrüttet werden, daß er garnicht als ein Gesunder angesehen werden kann, und daß alle Fähigkeit aufmerksam zu seyn und unbefangene Beobachtungen mit klarem Bewußtseyn anzustellen, in einem hohen Grade, oft ganz verlohren gehen muß." Hecker vermutete, Hahnemann habe auch seinen Versuchspersonen solch vergiftende Gaben gereicht.

Eine Gegenschrift „Widerlegung der Anfälle Heckers" erschien 1811 merkwürdigerweise unter dem Namen von Hahnemanns 25jährigem Sohn Friedrich (s. Verzeichnis Nr. 10), obwohl es unverkennbar der Vater ist, der in dieser Schrift spricht. In ihr wird über diesen Punkt auf Heckers Bemerkungen geantwortet: „Die heftigsten Symptome beobachtete er [Sam. Hahnemann] bei Personen, welche aus Unverstand oder zufällig eine Übermenge des jedesmaligen Arzneistoffes verschluckt hatten ... Nie setzte mein Vater sich oder Andere solchen gefährlichen Folgen großer Arzneigaben aus" (S. 25).

Es bleibt aber bedauerlich, daß Hahnemann nichts Genaueres über die Bedingungen derartiger Versuche vermerkt hat. Im übrigen ist diese Gegenschrift Hahnemanns, die im wesentlichen sich darauf beschränkt, die einzelnen Irrtümer und Schiefheiten bei Hecker Seite für Seite richtigzustellen, nicht von genügender grundsätzlicher Bedeutung und bringt auch 251 nichts Neues, so daß sie schon damals wenig Beachtung gefunden hat. Auch sie schlägt leider sehr persönliche Töne an.

Als zweites geht Hecker auf Hahnemanns Arbeit „Fingerzeige auf den homöopathischen Gebrauch . . .“ (Huf. Journ., 1807, Bd. 26) ein, die später in etwas abgeänderter Form den ersten 3 Auflagen des Organons als „Einleitung“ einverleibt war. Hier weist er Hahnemann manche Ungenauigkeit nach in der Anführung früherer Forscher, dabei betonend, daß die gelegentlich glückliche Verwendung eines Mittels in bestimmten Krankheitsfällen wenig für das Simile beweise. (Siehe Teil I, S. 58 bis 59.)

Sodann wendet sich Hecker zu seiner eigentlichen Aufgabe, das Organon zu kritisieren.

Neben z. T. berechtigten Einwänden über die Frage, in welcher Weise die Ähnlichkeit zwischen Arzneiprüfung und Krankheit festgestellt werden soll, da weder die beständigsten noch die auffallendsten noch die beschwerlichsten noch die singulärsten und ungewöhnlichsten Symptome als die wichtigsten angesprochen werden könnten, stehen auch hier wieder sehr einseitige Ausführungen, ohne daß Hecker auch nur das bedingt Berechtigte von Hahnemanns Anschauungen zugibt, immer alles in abgünstigster Weise scharf ablehnend.

Wie persönlich Hecker den Streit führt, zeigt folgendes. Hahnemann hatte in der Einleitung zum Organon erwähnt (S. XLII), Hecker habe früher einmal in einem bestimmten Falle „mehrere Gemische von Arzneien“ angewendet, der Erfolg sei darauf zurückzuführen, daß alle drei Gemische Quecksilber enthalten hätten. Hecker erwidert darauf: „Bei dem Kinde wurde vom Anfange bis zum Ende durchaus von mir nichts weiter gebraucht als: 1) eine einfache Auflösung von ätzendem Sublimat in destillirten Wasser mit Liq. Myrrh. zum Verbinden des Schadens; 2) Innerlich Pulver aus Calomel, Goldschwefel und Zucker; 3) Einige Purgiermittel aus Calomel und Jalappe, wegen vieler Spulwürmer. Einfacher kann man nicht verfahren, auch wurde das Übel sehr bald geheilt. Wer die angewandten Mittel ‚mehrere Gemische von Arzneien‘ nennt, — lügt. —“

Die ganze Form dieser Stelle, besonders die Hervorhebung des „lügt“ durch zwei Gedankenstriche und Sperrung zeigt deutlich die beleidigende Absicht. Der Angriff Heckers ist um so krasser, da jeder, der bis drei zählen kann, feststellen muß, daß Hecker in der Tat drei „Gemische von Arzneien“ gegeben hat. Wenn auch nicht solche Vielgemische vorliegen, wie sie damals noch üblich waren, so ist es doch für die damalige Arzneikunde kennzeichnend, daß Hecker die nicht überbietbare Einfachheit der arzneilichen Behandlung rühmt.

Hecker tadelt Hahnemanns Einstellung zur Heilkunde als „Empirie“, womit er in gewissem Sinne recht hat. Hecker übersieht aber dabei die wesentlichen Punkte, in denen sich die neue Lehre von dem als „Empirie“ getadelten Verfahren unterscheidet. Diese ging grundsatzlos vor und gab deshalb ein Mittel, weil es in einem anscheinend ähnlichen Falle früher einmal geholfen hatte, während Hahnemann erstens einen beherrschenden Grundsatz hatte, das „Simile“, und außerdem bei der Mittelwahl auf den in Versuchen festgestellten Wirkungen der Mittel fußte.

Ein starkes Mißverständnis der Homöopathie stellt es dar, wenn Hecker gegen Hahnemann einwendet, Quecksilber habe noch nie eine Lustseuche hervorgebracht und Schwefel keine wahre Krätze, was Hahnemann ja auch nicht behauptet hatte. In der Erwiderung sagt Friedrich Hahnemann, nach Hahnemann solle die Heilung nicht „tautopathisch“ sein, sondern „homöopathisch“.

Die Heilkunde seiner Zeit erfährt bei Hecker eine recht günstige Beurteilung; die Medizin habe „wahre fest gegründete Kenntnise von der Natur der Krankheiten und der Wirkungsart der Heilmittel“ (S. 234, vgl. dazu oben S. 211!).

Über den Aderlaß sagt Hecker, er heile die Lungenentzündung „auf die entschiedendste Art“. — „Unter allen Heilarten ... nimmt bekanntlich das Blutlassen eine der ersten Stellen ein, was wohl keinem erfahrenen Arzt erst gesagt zu werden braucht“ (S. 256).

Erst im dritten Teile soll etwas ausführlicher auf die Gegnerschaft Hahnemanns gegen den Aderlaß eingegangen werden. Es sei nur darauf hingewiesen, daß lange Zeit gerade diese Bekämpfung des Aderlasses ihm vielfach am stärksten verdacht wurde; man betrachtete die Unterlassung des Aderlasses geradezu als Kunstfehler. Man sieht, wie bedingt die festesten Meinungen in der Heilkunde oft sind!

Auch von Gegnern Hahnemanns wurde die Kampfesweise Heckers verurteilt. So sagt Puchelt von Hecker: „der sich allzusehr als Opponent benimmt, und wie es uns scheint, deshalb H. und seiner Lehre zu wenig Ehre und Gerechtigkeit widerfahren läßt. Wer irgendeine Meinung beurtheilen will, der muß nicht die entgegengesetzte als unbedingt wahr voraussetzen, sondern sich Behufs des Urtheils über beide zu erheben wissen. Das hat Hecker nicht getan, der sich vielmehr auf Widerlegung von Einzelheiten beschränkt, gegen welche sogar, wenn das Grundprinzip als allgemeingültig zugegeben wird, mit Grund nicht einmal etwas gesagt werden kann!“ (Huf. Journ., Bd. 49, VI, S. 11.) Daß Hecker für eine scharfe persönliche Polemik bekannt war, zeigt folgende Bemerkung, die ich der Schrift von Speyer und Marc „Dr. A. F. Marcus nach seinem Leben und Wirken geschildert“ (Bamberg und Leipzig, 1817, S. 44) entnehme: „Durch die Prüfungen wurde Marcus in mehrere literärische Fehden, vorzüglich mit 253

Hecker, verwickelt, dessen Angriffe so leicht das Maß des Schicklichen überschritten und in Personalitäten ausarteten."

Über die weiteren Beurteilungen des Organons wird, da Hahnemann sich nicht damit auseinandergesetzt hat, erst im nächsten Teile kurz gehandelt werden.

XI. Die Naturheilkraft

Die Lebenskraft oder, wie man in Hinsicht auf die Krankheiten auch sagt, die „Naturheilkraft", ist ein heikles Gebiet, über das man um so mehr geschrieben hat, je weniger man davon weiß. Der sinnlichen Erfahrung entzieht sie sich, und wenn man nur das für Gegenstand der naturwissenschaftlichen Forschung hält, was unmittelbar chemisch-physikalisch untersucht werden kann, dann wird man sie leugnen oder wenigstens nicht berücksichtigen und in das Gebiet der Naturphilosophie verweisen.

Wenn man jedoch die modernen Forschungen kennt — ich verweise besonders auf die berühmten Versuche an Seeigeleiern von Driesch —, so wird man doch darauf aufmerksam machen, daß sich in genauen Versuchen an Lebewesen Wirkungen feststellen lassen, die, wie Driesch in scharfsinniger Zergliederung zeigte, nicht rein chemisch-physikalisch erklärbar sind, die vielmehr einen „nicht mechanischen Naturfaktor" beweisen.

Seit den Zeiten des Hippokrates nimmt man in der Heilkunde eine Naturheilkraft (φύσις = Natur) an, die man sehr verschieden auffaßte, und über die man auch viel stritt, die aber nie aus der Erörterung verschwand, wenn auch immer wieder versucht wurde, diese Kraft, die man damals meist wirklich als eine besondere Kraft (Energie) auffaßte, zu leugnen. Ich nenne davon insbesondere zwei Ärzte, die zu Hahnemanns Lebzeiten die Naturheilkraft leugneten oder wenigstens sehr gering schätzten: Brown, der betonte, man dürfe sich nie auf die Naturheilkraft verlassen, und Rowley (1788, s. Neuburger, „Die Lehre von der Heilkraft der Natur", Stuttgart, 1926), der in besonders folgerichtiger und umfassender Weise nachzuweisen suchte, daß die Krankheiten der Natur überlassen, heißt, die meisten ungeheilt zu lassen.

Wie die Meinungen, so waren auch die Folgerungen, die man aus der jeweiligen Theorie zog, sehr unterschiedlich. Es entbehrt dabei nicht einer gewissen Ironie, daß sowohl die Lobsinger der Allmacht der Naturheilung als auch ihre Leugner dazu neigten, die Hände in den Schoß zu legen. Die ersteren, weil sie meinten, der Natur alles überlassen zu dürfen, die es am besten machen werde; die anderen, die meist strenge Mechanisten waren, glaubten den streng mechanischen Ablauf der Geschehnisse doch nicht be-
254 einflussen zu können. Einschränkend muß dabei, was ich mit dem Worte

„neigten" schon angedeutet habe, bemerkt werden, daß die Not des Kranken doch vielfach beide Parteien dazu zwang, im Einzelfalle irgend etwas zu tun. Daß in diesem Nichtstun die Bejaher der Allmacht der Natur die folgerichtigeren waren, leuchtet ein, denn es ist vom mechanistischen Standpunkt aus nicht einzusehen, warum man nicht den chemisch-physikalischen Ablauf der Geschehnisse im Lebewesen sollte beeinflussen können.

Hahnemanns Stellung zur Naturheilkraft ist vielfach Gegenstand von Erörterungen gewesen; insbesondere die Gegner haben mit großer Schärfe von Hahnemanns „Leugnung der Naturheilkraft" gesprochen, mit einer Schärfe, die in mehrfacher Hinsicht wundernimmt, denn meist stehen die Gegner auf mechanistischem Standpunkt, der, folgerichtig durchgeführt, keinen Raum für einen derartig teleologischen Begriff haben sollte, und vielfach hat man bei den Angriffen den Eindruck, als ob Hahnemann als erster und einziger diese Lästerung begangen hätte.

Ist es denn aber überhaupt richtig, daß Hahnemann kurz und klar die Naturheilkraft geleugnet hat? Das wäre schon deshalb auffällig, da er im übrigen Vitalist war. Genauere Betrachtung zeigt denn auch, daß die Sachlage nicht so ganz einfach ist. Man wird dem Problem nur gerecht werden können, wenn man Hahnemanns Einstellung von seinen Frühzeiten an berücksichtigt und auch seine allgemeinen Anschauungen kennt.

Wie ich schon oben gelegentlich einer Anführung aus seinen Werken gesagt habe, hat man sich merkwürdigerweise bei den Gegnern fast ausschließlich an die Werke Hahnemanns aus dem achten und neunten Jahrzehnt seines Lebens gehalten, auch die Geschichtsschreiber machen davon keine Ausnahme. Auf diese Weise wird man einem langen Gelehrtenleben nicht gerecht werden können. Auch von der anderen Seite ist noch nie Hahnemanns Einstellung von den ersten Arbeiten bis ins hohe Alter verfolgt worden. Es ließen sich Dutzende von Stellen anführen, in denen er die Lebenskraft, die Naturheilkraft oder die „Natur", von der man damals vielfach wie von einer Person sprach, in bejahendem Sinne erwähnt.

In den „Medizinischen Beobachtungen" (1782) sagt er über die „Natur": „Laßt uns den Fußstapfen eines Hippokrates, Aretäus, Sydenham, Sarcone, Lautter, Clekhorn, Huxham und Degners nachfolgen, und Natur und Erfahrung zu Wegweisern nehmen" (S. 3).

Diese Stelle aus seiner frühesten selbständigen Arbeit zeigt, daß er die Natur als seine Lehrmeisterin betrachtet. Nebenbei bemerkt ersieht man aus diesem Satze auch, daß er sich als der Schüler der großen Meister der Naturbeobachtung bekennt und sich tüchtige Empiriker zum Vorbild nimmt.

In seiner Schrift „Alte Schäden . . ." (1784) findet sich die „Natur" häufig angeführt. Nur wenige Proben mögen Hahnemanns Ansichten in dieser Zeit in verschiedener Beleuchtung zeigen.

Von einer Kranken erzählt Hahnemann, daß er sie lange vergeblich behandelt habe; erst als sie in andere, bessere Lebensverhältnisse kam, wurde sie bald gesund. Er bemerkt dazu: „sie genas zur Bestätigung des großen Sazzes: daß die Natur sehr einfach in ihren Bedürfnissen ist, wenn man sie ihr nur darbietet.“ Diese Einfachheit der Natur betont er noch mehrfach, so wenn er sagt: „Die Natur ist höchst einfach, besonders in den Mitteln zu Erreichung ihres Endzwecks ... Sind bei Wunden die Kräfte des Körpers noch überwiegend, so dürfen wir nur die Hindernisse der Heilung hinwegnehmen und die Natur vollendet ihr Werk“ (S. 62). Hier scheint sich schon ein Gedankengang anzukündigen, den wir viel später schärfer ausgeprägt finden. Er ist nicht der Verkündiger der Allmacht der Lebenskraft, sondern sieht schon, daß man ihr den Weg bereiten muß, damit sie die Heilung vollbringe. Diese kritische Einstellung finden wir noch stärker ausgeprägt, wenn er meint: „Geschwüre, Beulen und Geschwülste sind die Formen, unter denen sich zuweilen die Natur nach Krankheit übriggebliebener Säfte entledigt, die dann vieles Unheil anzurichten pflegen.“

Ähnlich äußert er sich im „Unterricht für Wundärzte“ (1789). Über die Selbstheilung des Trippers sagt er auf Seite 31: „Diese Bemühung der Natur aber ist oft unzulänglich und schwierig, wenigstens ekelhaft langweilig.“ Also auch hier ein vielleicht wiederum etwas gesteigerter Skeptizismus!

Als Monro die treffliche Wirkung eines Mittels bei chronischer Verstopfung und vielen anderen Krankheiten lobt, sagt Hahnemann: „Was die Natur in so langer Zeit selbst thut, was die vielen Getränke und andere Umstände bei einer solchen Kur thun, wo oft die Krankheitsursache entweder nur eingebildet oder ganz in Dunkel eingehüllt, oft sehr gering und unbeträchtlich ist, das wird hier nicht mit in Anschlag gebracht.“ (Monro, I, 147, 1791.) Hier ist er also geneigt, die Wirkung eines Mittels gegenüber anderen Umständen zu verkleinern und auch bei chronischen Krankheiten der Naturheilkraft ihren Anteil an der Heilung zuzubilligen.

Von erhöhtem Interesse sind nunmehr seine Äußerungen seit der Zeit, in der er mit der Ausbildung seiner neuen Lehre beschäftigt ist. In der Arbeit „Über ein neues Prinzip ...“ (1796; in „Hahnemanns kleinen mediz. Schriften“, Dresden, 1829, herausgeg. v. Stapf, Bd. I, S. 149) heißt es über die Natur gelegentlich der Besprechung von Contrarium-Mitteln: „In acuten Krankheiten, welche, wenn wir die Hindernisse der Genesung auch nur auf einige Tage entfernt halten, die Natur größtentheils besiegt, oder, wenn wir es nicht können, unterliegt, in acuten Krankheiten, sage ich, sind diese Arzneianwendungen richtig, zweckmäßig, ausreichend ...“

Von da ab finden wir häufig betont, daß die akuten Krankheiten auch
256 ohne Eingreifen des Arztes von selbst zur Genesung führen.

Er tadelt Brown scharf, weil er den Kräften der Natur nichts zutraut, und daß er immer entweder reizt oder schwächt. „Welche Naturlästerung!" ruft Hahnemann aus. (Nr. 77, Stapf, I, S. 119.)

Wie er sich einige Jahre später in der „Heilkunde der Erfahrung" (1805) geäußert hat, haben wir oben schon gesehen (s. S. 200). Doch wir wollen die von den frühesten Schriften zu denen seines Alters gehende Linie nicht an dieser wichtigen Stelle unterbrechen, sondern nochmals die „Heilkunde der Erfahrung" sprechen lassen! Nachdem er das Bestreben der Ärzte mittels Anregung der Ausleerungen — sei es Schweiß, Stuhlgang, Urin oder Blut — als unvollkommen tadelnd besprochen hat, fährt er fort: „Gleich als wenn diese unvollkommenen und erzwungenen Nachahmungen dasselbe wären, als wie die vitale Natur in der verborgenen Werkstätte aus eignem, freiwilligem Triebe durch die Krisen thut! Oder als wenn diese Krisen die bestmöglichste Besiegung der Krankheit und nicht vielmehr Beweise von der Unvollkommenheit und therapeutischen Unmacht unserer sich selbst überlassenen Natur wären!" (Stapf, II, 5.)

Im Jahre 1808 wird das Thema in folgender Weise abgewandelt: „Wurden die Armen nicht oft weit eher gesund, die keine Arznei brauchen konnten, an eben der Art Übel, wo der bemittelte Kranke alle Fenster voll mit großen Arzneiflaschen besetzt hatte?" (Nr. 87, Stapf, I, 49.)

Aber merkwürdig, während er in der letzten Anführung ohne „wenn und aber" die Natur den Armen heilen läßt, wird in der vorhergehenden die Unvollkommenheit und Unmacht der Natur stark betont! Dieser Unterschied ist sehr beachtenswert und wird uns später noch beschäftigen!

Eine noch einseitigere, schärfere Stellungnahme finden wir, wie in vielen Punkten, so auch in diesem, im Organon. Ausführlicher hat er erst in der vierten Auflage über die Lebenskraft gesprochen, aber auch die erste Auflage soll zu Wort kommen.

In der Einleitung (S. VI) schreibt Hahnemann: „In allen Zeitaltern sind die Kranken, welche wirklich, schnell, dauerhaft und sichtbar durch Arzneien, — nicht durch ein großes andres Ereigniß, nicht durch den Selbstverlauf der akuten Krankheit, nicht durch die Länge der Zeit, nicht durch das allmählige Übergewicht der Energie des Körpers, u. s. w. gesund wurden, blos durch die homöopathische Wirkung eines Arzneimittels genesen, obgleich ohne Wissen des Arztes."

Man beachte! Er spricht von „Selbstverlauf", „Länge der Zeit" und „Energie des Körpers", alles Dinge, die man auch ungezwungen unter Einwirkung der Naturheilkraft verstehen könnte, er vermeidet aber diese zu nennen, ein Zeichen dafür, daß er die Wirkungen der Natur weniger gern anerkennt und sie lieber anderwärts bucht.

Aus der „Reinen Arzneimittellehre“ (Bd. I, III. Aufl., 1830, S. 172) mag folgende Stelle für Hahnemanns Meinung zeugen: „Nur chronische Krankheiten sind der Prüfstein ächter Heilkunst, weil sie nicht von selbst in Gesundheit übergehen; schnell entstandene Übel vergehen ohne und bei Arzneien — offenbar durch eigne Kraft des Organismus; bei Arzneien aber müssen die akuten Übel auffallend schneller und dauerhafter weichen, als für sich, wenn es Heilung genannt werden soll.“ Fast ebenso lautet die Stelle schon in der zweiten Auflage (1823).

In der vierten Auflage des Organons geht er mehrfach ausführlich auf die Naturheilkraft ein, angeregt durch Kritiken, die an seiner absprechenden Haltung von allopathischer sowohl als auch homöopathischer Seite geübt waren. (Ich benütze die fast gleichlautende Fassung der fünften Auflage.)

Die meist angeführte Stelle steht in der Einleitung (S. 30). Wie wir schon früher sahen, wendet er sich auch hier wieder gegen die alte Schule, die durch Reizmittel die Krankheiten an andere Stellen abzuleiten bestrebt sei.

„Sie folgte bloß dem Vorgange der rohen, instinktartigen Natur in deren, bloß bei mäßigen, acuten Krankheits-Anfällen nothdürftig durchkommenden Bestrebungen — sie machte es bloß der sich in Krankheiten selbst überlassenen, keiner Überlegung fähigen Lebens-Erhaltungs-Kraft nach, welche, einzig auf den organischen Gesetzen des Körpers beruhend, einzig nur nach diesen organischen Gesetzen wirket, nicht nach Verstand und Überlegung zu handeln fähig ist — der rohen Natur, welche klaffende Wundlefzen nicht wie ein verständiger Wundarzt an einander zu bringen und durch Vereinigung zu heilen vermag, welche schief von einander abstehende Knochen-Bruch-Enden, so viel sie auch Knochen-Gallerte (oft zum Überfluß) ausschwitzen läßt, nicht gerade zu richten und aufeinander zu passen weiß, keine verletzte Arterie unterbinden kann, sondern den Verletzten in ihrer Energie zu Tode bluten macht, welche nicht versteht, einen ausgefallenen Schulter-Kopf wieder einzurenken, wohl aber durch bald umher zuwege gebrachte Geschwulst die Kunst am Einrenken hindert — die, um einen in die Hornhaut eingestochenen Splitter zu entfernen, das ganze Auge durch Vereiterung zerstört und einen eingeklemmten Leistenbruch mit aller Anstrengung doch nur durch Brand der Gedärme und Tod zu lösen weiß, auch oft in dynamischen Krankheiten durch ihre Metaschematismen die Kranken weit unglücklicher macht, als sie vorher waren. Noch mehr; die größten Peiniger unseres irdischen Daseyns, die Zunder zu den unzähligen Krankheiten, unter denen seit Jahrhunderten und Jahrtausenden die gepeinigte Menschheit seufzt, die chronischen Miasmen (Psora, Syphilis, Sykosis) nimmt die verstandlose Lebenskraft im Körper ohne
258 Bedenken auf, vermag aber keins derselben nicht einmal zu mindern,

geschweige denn eigenthätig wieder aus dem Organism zu entfernen; vielmehr läßt sie dieselben darin wuchern, bis der Tod oft nach einer langen, traurigen Lebenszeit dem Leidenden die Augen schließt."

Etwas weiter unten heißt es (S. 46):

„Jene dem Menschen angeborne, das Leben auf die vollkommenste Weise während dessen Gesundheit zu führen bestimmte, herrliche Kraft, gleich gegenwärtig in allen Theilen des Organismus, in der sensiblen wie in der irritabeln Faser und unermüdete Triebfeder aller normalen, natürlichen Körper-Verrichtungen, ward gar nicht dazu erschaffen, um sich in Krankheiten selbst zu helfen, nicht um eine nachahmungswürdige Heilkunst auszuüben."

In dem letzten Satz ist besonders der Ausdruck „nachahmungswürdig" zu beachten und zu betonen. Damit spielt er natürlich auf seine neue Lehre an, die nicht durch Nachahmung von Krisen, sondern vielfach auf milderen, direkten Wegen zum Ziele zu kommen sucht. Wenn man dieses Wort und ähnliche Wendungen nicht beachtet, wird man nicht selten den Sinn von Hahnemanns Worten mißverstehen und Widersprüche sehen, wo im Grunde keine vorhanden sind. Er bestreitet nicht, daß die Lebenskraft auch in der Krankheit tätig ist, er behauptet jedoch, daß sie das nur sehr unvollkommen könne, meist auf Umwegen (Krisen) und unter Aufopferung von viel Kraft. Die Heilung durch die Lebenskraft sei deshalb nicht „nachahmungswürdig".

Eine andere Seite der Sache wiederum zeigt folgender Satz aus dem Vorwort (V, S. VII; VI, S. LXXVI): „Die Homöopathik weiß, daß Heilung nur durch Gegenwirkung der Lebenskraft gegen die eingenommene, richtige Arznei erfolgen kann"[42].

In seiner Streitschrift „Die Allöopathie" (1831) kommt er mehrmals auf die Lebenskraft und ihre Leistungen zu sprechen, und es ist aufschlußreich zu hören, was er über das Thema „Allöopathie und Lebenskraft" zu sagen hat: „Was aber zuerst ihre Behandlung der schnell verlaufenden (akuten) Krankheiten anlangt, so zeigt ebenfalls die Erfahrung, daß die daran Erkrankten, welche ohne der Allopathen Zuthun, allein ihrer Lebenskraft überlassen blieben, im Durchschnitte weit eher und sichrer genasen, als wenn sie sich der eingeführten Behandlung überließen" (S. 6). Wir sehen ihn hier wiederum der Lebenskraft einiges zutrauen.

Im höchsten Alter hat er im 4. Band der Chronischen Krankheiten (2. Aufl., 1838, S. IV bis VI) nochmals in einem kleinen Aufsatz „Blick auf die Art, wie homöopathisches Heilen zugehe" das Wort zu der Frage ergriffen.

---

[42] Von mir gesperrt!

Wie schon öfter betont er zu Anfang, daß die Lebenskraft auch akute Krankheiten nicht besiegen könne, „ohne einen Theil der flüssigen und festen Theile des Organismus durch sog. Crisen aufzuopfern". Von chronischen Krankheiten heißt es dann weiter: „Die chronischen aus Miasmen entsprungenen vermag sie auch nicht einmal mit solchen Verlusten allein zu heilen und wahre Gesundheit herzustellen. Aber eben so sicher ist es, daß, wenn sie auch durch wahre (homöopathische) Heilkunst vom menschlichen Verstande geleitet in Stand gesetzt wird, sowohl die sie befallenen, schnell verlaufenden, als die chronischen, durch Miasmen entstandenen Krankheiten direkt und ohne solche Aufopferungen, ohne Verlust an Leib und Leben zu überwältigen und zu übermannen (zu heilen), *es doch immer sie, es doch immer die Lebenskraft ist, welche obsiegt*[43]." Diesen Gedanken wendet er nochmals etwas anders und betont wiederum, *daß es die Lebenskraft ist, die den Feind besiegt, falls sie durch Arzneien unterstützt wird.* Allein sei sie den Krankheiten nicht gewachsen. „Kaum mit gleichem Widerstand, sage ich, tritt die Lebenskraft dem Krankheitsfeind entgegen, und doch kann kein Feind überwältigt werden, als durch Übermacht. *Nur die homöopathische Arznei kann diese Übermacht dem kranken Lebensprinzip verleihen*[44]."

Logisch betrachtet spielt demnach die Lebenskraft bei *Hahnemann* die Rolle einer „notwendigen Bedingung". Es bedeutet also ein starkes Mißverständnis, wenn man aus einer „*notwendigen Bedingung*" eine „*Verleugnung*" macht! Leugne ich die Notwendigkeit des Lichtes für die Pflanze, wenn ich bemerke, daß sie notwendigerweise *auch* Wasser braucht?

Im folgenden führt er noch näher aus, wie man sich das Zustandekommen der Heilung denken könne. Dadurch, daß wir mit einer ähnlich wirkenden Arznei die Krankheit künstlich verstärken, erreichen wir, daß auch die Lebenskraft ihre Energie erhöht, so daß sie dann stärker ist als die ursprüngliche Krankheit und diese besiegt, wenn nach Abklingen der Arzneiwirkung die Scheinvergrößerung der Krankheit geschwunden ist.

Hahnemann gibt hier der Krankheitsheilung eine merklich andere Deutung als bisher, und zwar schreibt er jetzt der Lebenskraft eine *erhöhte* Bedeutung zu. Die Lebenskraft ist die *eigentliche Besiegerin* der Krankheit unter *notwendiger Mithilfe* der (homöopathischen) Arznei.

Überblickt man das ganze hier ausgebreitete Material, so überrascht es uns bei *Hahnemanns* vitalistischer Einstellung nicht, daß er von vornherein die Naturheilkraft anerkennt, zugleich aber ist festzustellen, daß er

---

[43] [44] Von *mir* gesperrt!

schon als junger Arzt die Naturheilkraft als ungenügend und unterstützungsbedürftig betrachtet. Mit fast sämtlichen Ärzten der damaligen Zeit sieht er viele Vorgänge, die im Verlauf einer Krankheit auftreten, als „Heilkrisen" an, wie Blutungen, Schweiße, Durchfälle usw.; er unterscheidet sich aber von vielen Ärzten darin, daß er diese Heilkrisen als vielfach unzweckmäßig beurteilt, da sie einen Umweg darstellen und dem Körper viele Kräfte kosten, die besser gespart würden.

Diese Skepsis gegen die Heilkrisen verstärkt sich, als er sich allmählich über seinen neuen Weg klar wird und er die Erfahrung macht, daß die Behandlung nach dem Simile vielfach schonender ist als diese Heilkrisen, und dementsprechend vergrößert sich auch das Mißtrauen gegen die Ausleerungsbehandlung und die Behandlung mittels Ableitung, die als dem unzweckmäßigen Naturvorgange plump nachgeahmt seiner Ansicht nach noch unzweckmäßiger sind.

Ist übrigens nicht unsere Zeit in diesem Punkte dem Standpunkte Hahnemanns nähergekommen, sind wir heutzutage nicht in bezug auf die ewigen Entleerungskuren ähnlicher Meinung wie Hahnemann? Zu beachten ist dabei noch, daß die Entleerungskuren meist schon vor Hahnemanns Zeiten aus den Vorstellungen heraus üblich waren, daß damit schädliche Stoffe, „Schärfen" usw. entfernt würden, wie sie die Humoralpathologie angenommen hatte. Diese Behandlung hatte man dann übernommen, ihr aber jeweils eine andere Theorie unterbaut, wie die von der „Schwächung", „Ableitung" oder dergleichen. Die Theorie ist geduldig! — Später ist Hahnemann noch weitergegangen und stand den Heilkrisen noch skeptischer gegenüber, indem er von den „sogenannten" Krisen spricht (z. B. Org. IV, S. 27; V, S. 31; VI, S. 25). Auch hier hat er also im Gegensatz zu den meisten Zeitgenossen Ansichten vertreten, die wir heutzutage selbst haben.

Man wird Hahnemanns Entwicklung in den folgenden Jahren nur verstehen, wenn man seine immer mehr sich steigernde Gegnerschaft gegen die Allöopathie, an der er kein gutes Haar ließ, berücksichtigt. Mit diesem psychologischen Gesichtspunkt wird seine Einstellung nicht als sachlich richtig anerkannt, aber innerhalb seiner Anschauung begreiflicher, und verliert viel von dem Widerspruchsvollen, das ihr anzuhaften scheint.

Er war mit der Zeit skeptischer geworden gegen die Natur und die Heilkrisen, vielleicht durch Brown und Rowley in seinen eigenen Gedankengängen bestärkt; deshalb lag es nahe, auch die Nachahmungen der Heilkrisen durch die damalige Heilkunde gering einzuschätzen und anderseits wiederum, da er im Verlauf des Ausbaus seiner eigenen Lehre innerlich und äußerlich in immer stärkeren Gegensatz zur „Allopathie" kam, auch deren Lehrmeisterin und Ideal in verderblichem Kreislauf immer tiefer 261 herabzusetzen. Wenn er aber die Wahl hat zwischen der Wirkung allopathischer Mittel und der Natur, traut er dieser immerhin noch *mehr* zu.

Aus einem entgegengesetzten Denkgrund neigte er anderseits dazu, die homöopathische Behandlung, in der er oft die Heilung auf schonendere Weise eintreten sah, und die er als direkte Heilung der indirekten ableitenden und ausleerenden entgegensetzte, in möglichst hohem Maße für die bei seiner Behandlung auftretende Besserung und Heilung verantwortlich zu machen, und der Natur möglichst *wenig* zuzubilligen oder wenigstens ihre notwendige Mitwirkung nicht immer ausdrücklich zu *betonen*.

Bei seiner stark leidenschaftlichen Einstellung gegen die Allopathie kam dadurch etwas Zwiespältiges in seine Ausführungen, je nach dem Zusammenhange, in dem er auf die Naturheilkraft zu sprechen kommt. Er billigte ihr mehr Einfluß zu, wenn er von *allo*pathischen als wenn er von *homöo*pathischen Heilungen spricht.

Wie die Anführung aus dem Organon (V, S. 46) zeigt, will er in seinen späteren Tagen der Lebenskraft hauptsächlich die Aufgabe zuweisen, die Verrichtungen des gesunden Körpers zu lenken, während ihre Tätigkeit bei Krankheiten nicht nachahmungswürdig ist. Aber auch das wird verständlich, wenn man seine dynamischen Ansichten beachtet. Da er die Lebenskraft selbst erkrankt sein läßt, kann er ihr schwerlich die Rolle zuschreiben, sich — wie weiland Münchhausen — nun selbst wieder aus dem Sumpf der Krankheit an den eigenen Haaren emporzuziehen. Da sie selbst erkrankt ist, werden ihre Bestrebungen nicht vorbildlich sein, und sie wird ihr Ziel nur auf Umwegen und unvollkommen erreichen können. So betrachtet war es innerhalb seiner Anschauung nur folgerichtig, daß er die selbst erkrankte dynamisch wirkende Naturheilkraft durch dynamisch wirkende Arzneimittel wieder herzustellen strebte.

Die Erörterungen der damaligen Zeit über die Lebens- und Naturheilkraft erhalten dadurch eine andere Färbung als in unserer Zeit, daß man die feineren, unauffälligeren, nervösen Regelungen von Störungen sowie die mittels innerer Absonderungen und ähnliche wenig oder gar nicht kannte. Da man außerdem sich in seinen Maßnahmen nach der „Natur“ und den Heilkrisen richtete, so stehen diese meist ziemlich gewaltsamen Vorgänge auch im Vordergrund des Bewußtseins; es ist aber nicht richtig, wenn *Eugen Kröner* in einem sonst beachtenswerten Aufsatz (B. H. Z., 1911, Nr. 5) sagt, *Hahnemann* habe mit seiner ganzen Zeit „unter dem Bestreben der Lebenskraft *nirgends etwas anderes*[45] verstanden als das Ableiten einer Krankheit nach einer anderen Stelle oder das, was wir als Heilkrisen bezeichnen“.

[45] Von *mir* gesperrt!

Wenn man die letzte Anführung Hahnemanns liest, wo er die Lebenskraft und die Krankheit wie zwei selbständige gegnerische Wesen (ontologisch) einander gegenüberstellt, die sich bekämpfen, wobei das stärkere Wesen siegt, so hat man den Eindruck, daß er sich allzusehr von seiner früher eigentlich nur nebenbei gegebenen Erklärung der homöopathischen Heilung leiten läßt, in der er Krankheit und Lebenskraft als zwei gewissermaßen meßbare Größen betrachtet, von denen die zahlenmäßig stärkere siegt. — Da die allopathische Behandlung nach seiner Auffassung nur schwächt, so kommt für den Zweck, die Lebenskraft so zu stärken, daß sie die Krankheit überwinden kann, nur die dynamische, homöopathische Arznei in Betracht.

Auch wir werden zugeben, daß Hahnemanns Ansicht von dem Ungenügen der „Natur" gerade bei den chronischen Krankheiten viel Richtiges zugrunde liegt, da die Naturheilkraft hier erstens nicht so deutlich wie bei den akuten hervortritt und in der Tat viele chronische Krankheiten, zumal damals — man denke an Gicht, Adernverkalkung, Syphilis —, schwer oder gar nicht beeinflußbar oder heilbar waren. Außerdem ist zu bedenken, daß, wie wir noch hören werden, Hahnemann fast alle chronischen Krankheiten, soweit er sie nicht als syphilitisch ansah, als „psorisch", also durch Krätze verursacht, auffaßte. Diese Psora, die er genau nach dem Vorbilde der Syphilis betrachtete, war diesem Vorbilde entsprechend nicht ohne Arznei heilbar.

Wenn man diese psychologischen und — im Rahmen seiner Anschauung — sachlich-logischen Gründe beachtet, verliert die Hahnemannsche Ansicht über die Naturheilung viel Befremdendes und scheinbar Unfolgerichtiges. Damit soll Hahnemanns Ansicht, wie nochmals bemerkt sei, nicht verteidigt und auch Widersprüche und Unklarheiten nicht bestritten werden.

In Rücksicht darauf, daß die letzte ausführlichere Erörterung über Hahnemanns Stellung zur Naturheilkraft von einem Geschichtsschreiber vom Range Max Neuburgers in seiner ausgezeichneten Schrift „Die Lehre von der Heilkraft der Natur" (Stuttgart, 1926, S. 166 f.) herrührt, seien darüber einige Bemerkungen gemacht. Neuburger erwähnt zwei Stellen aus dem Organon (5. Aufl., S. 10 und 275) und knüpft daran die Kritik: „Der Widerspruch dieser Sätze mit der Verleugnung der Naturheilkraft ist unverkennbar." Die eine Anführung besagt, daß ein mit schwerverdaulichen Speisen angefüllter Magen wohl nie ein arzneiliches Brechmittel erfordere, da die Natur den Überfluß durch Brechen selbst wieder von sich gebe. An der anderen Stelle (S. 275, § 262) sagt Hahnemann über die Diät bei Kranken: „In hitzigen Krankheiten hingegen — außer bei Geistesverwirrung — entscheidet der feine untrügliche, innere Sinn des hier erwachten 263

Lebenserhaltungstriebes so deutlich und bestimmt, daß der Arzt die Angehörigen und die Krankenwärter bloß zu bedeuten braucht, dieser Stimme der Natur kein Hindernis in den Weg zu legen durch Versagung dessen, was der Kranke sehr dringend an Genüssen fordert, oder durch schädliche Anerbietungen und Überredungen." Der „Widerspruch dieser Sätze mit der Verleugnung der Naturheilkraft" ist schon deshalb nicht vorhanden, da *Hahnemann*, wie die oben angeführten Stellen zeigen, die Naturheilkraft *nicht nur nicht verleugnet*, sondern sogar für *notwendig* hält.

Aber noch anderes ist hier zu beachten. Es ist auffallend und gewiß von *Hahnemann* mit Bedacht geschehen, daß die beiden von *Neuburger* angeführten Stellen nicht von eigentlichen Krankheiten handeln, sondern von Diätfehlern und diätetischer Ernährung. Diese Fälle unterstehen damit also der *Lebenskraft*, die *Hahnemann* ja den Körper gesund erhalten und kleine Schwankungen ausgleichen läßt, deren Tätigkeit er oft preist und nie bestritten hat.

Hahnemann bemerkt zudem ausdrücklich im folgenden § 263, daß dies Verlangen der Kranken auf Dinge von „nicht eigentlich arzneilicher Art" sich beziehe, also nicht auf eigentliche Bekämpfung der Krankheit durch die Naturheilkraft. Dadurch wird „der Widerspruch dieser Sätze mit der Verleugnung der Naturheilkraft" *doppelt* gegenstandslos.

Auch sonst wird *Neuburger* in diesem Punkte *Hahnemann* nicht gerecht. Er wirft *Hahnemann* vor, er sei, wie er selbst sage, bei Aufstellung seiner Lehre „*maßgebend*" durch die Beobachtungen beeinflußt worden, daß manche Leiden durch dazutretende Krankheiten günstig beeinflußt würden; diese Art der Naturheilung sei der „*Ausgangspunkt*" seiner Lehre. Anderseits aber leugne *Hahnemann* wiederum diese! Zusammenfassend meint *Neuburger*, „*Hahnemann* suchte demnach einen Naturheilprozeß (heilsame Krankheiten) durch sein Verfahren künstlich nachzuahmen und muß schließlich für die Erklärung der Wirksamkeit die gesteigerte Reaktion der Lebenskraft in Anspruch nehmen. Sapienti sat!"

Wie Neuburger mit dem „Sapienti sat" wohl andeuten will, haben wir offenbar hier bei *Hahnemann* eine Überfülle an Torheit und Unfolgerichtigkeit.

Die von *mir* hervorgehobenen Worte „maßgebend" und „Ausgangspunkt" legen diesem Punkte eine zu hohe Bedeutung bei. *Hahnemann* zog diese Heilung einer Krankheit durch die andere, nachdem er den Similesatz schon gefunden hatte, zur *Erklärung* heran. Außerdem betonte er später (z. B. Org., VI, S. 82), daß auf die Erklärung wenig ankomme. Zweitens ist diese Art der Heilung einer Krankheit nicht die normale Naturheilung, sondern ein seltener, eigenartiger Fall, der als ein zweiter — 264 zudem vielfach von außen kommender — Reiz Ähnlichkeit mit dem Arzneireiz hat, der über die normale Naturheilung wenig aussagt. Also auch, wenn Hahnemann die gewöhnliche Naturheilung geleugnet hätte, wäre es nicht abwegig gewesen, sich auf diesen Sonderfall der Krankheitsheilung durch eine zweite Krankheit zu beziehen. Im Sinne der Hahnemannschen Ansichten ist es keineswegs unlogisch, diesen zweiten ähnlichen Reiz einer Krankheit in Vergleich zu setzen mit der Heilung durch eine „Arzneikrankheit“; um so weniger, da diese zweite Krankheit nicht von der „Natur“ veranstaltet wird, um die erste zu heilen, sondern sozusagen „zufällig“ dazutritt. Es handelt sich demnach gar nicht um eine „Naturheilung“ im üblichen Sinne. Da nun aber außerdem Hahnemann die Naturkraft nicht verleugnet, wird auch hier wieder aus einem doppelten Grund der Tadel Neuburgers im wesentlichen gegenstandslos.

Neuburger setzt mit diesem Tadel Hahnemanns wegen „Verleugnung der Naturheilkraft“ das alte Herkommen fort, das Hahnemann gegenüber üblich geworden ist. Auch der berühmte Haeser schreibt in seinem Lehrbuch der „Geschichte der Medizin“ (1. Aufl., Jena, 1845, S. 685): „Diese gänzliche Verleugnung oder vielmehr schamlos-freche Verhöhnung der Naturthätigkeit bei dem Genesungsprozeß bildet eine wesentliche Grundlage der Hahnemannschen Lehre.“

Diese Stelle berührt um so merkwürdiger, da die naturwissenschaftliche Richtung der Heilkunde zu Haesers Zeit, je folgerichtiger sie war, um so weniger mit einer Naturheilkraft anfangen konnte. Was hätte Haeser erst über die „schamlos-freche Verhöhnung“ geäußert, die Goldscheider uns berichtet: „Ein seinerzeit namhafter Chirurg sagte mir einmal: ‚Die Natur macht alles falsch, erst der Chirurg bringt die Fehler in Ordnung‘!“ (D. M. W., 1932, S. 920.)

Das Urteil Haesers mag nebenbei als kleine Kostprobe für den Ton dienen, in welchem man damals auf solche „schamlos-freche Verhöhnung“ durch Hahnemann antwortete. Auch sonst ist der Satz unrichtig, denn wie wenig grundlegend die angebliche Verleugnung der Naturheilkraft durch Hahnemann wirklich war, ersieht man daraus, daß schon zu Hahnemanns Lebzeiten auf der Zentralversammlung des Jahres 1836 es in den „Wolfschen Thesen“, die einstimmig angenommen wurden, heißt: „Hahnemann läugnet zwar die Naturheilkraft nicht, aber er schildert ihr Wirken als überall nicht nachahmenswert und selten ausreichend. Diese Meinung Hahnemanns ist, wie Jeder wissen muß, von den meisten Homöopathikern nie getheilt worden.“ Man sieht daraus, daß auch die geringschätzige Meinung, die Hahnemann nicht selten über die Naturheilkraft ausgesprochen hat, geschichtlich gesehen nur eine unbedeutende Rolle gespielt hat.

Der bekannte Griesselich, einer der Führer der kritischen Richtung in der Homöopathie, teilt aus persönlicher Erfahrung über Hahnemanns Stellung im Alter aus dem Jahre 1832 mit: „Man hat Hahnemann oft sein Verachten der Naturkraft vorgeworfen: ich bin früher auch irre geworden, wenn ich las, was im Organon steht ... In Hahnemanns Gesprächen habe ich von dem Leugnen dieser Kraft durchaus nichts bemerkt. Es scheint, als ob der Reformator zu Mißverständnissen Veranlassung gegeben hätte.“ (Skizzen aus der Mappe eines reisenden Homöopathen, 1832, S. 35.)

Zusammenfassend darf man also feststellen, daß Hahnemann sein ganzes Leben lang Vitalist gewesen ist, und dementsprechend die Lebenskraft immer anerkannt hat, der er allerdings in seiner homöopathischen Zeit infolge seiner Ansicht von der Krankheit als dynamischer Verstimmung der Lebenskraft hauptsächlich die Gesunderhaltung unterstellte, während er ihre Leistung in Krankheiten — weil sie seiner Ansicht nach selbst erkrankt war — als unzureichend betrachtete, da sie nur auf Umwegen mittels Heilkrisen usw. die Gesundheit herstellen konnte, soweit ihr das überhaupt gelang. Geleugnet hat er die Lebenskraft (Naturheilkraft) bei Krankheiten nie, er hielt sie sogar für eine *notwendige Bedingung* für die direkte Heilung, deren andere die dynamische, homöopathische Arznei ist.

Diesen Standpunkt hat er mit wechselnder Klarheit und je nach dem Zusammenhange in wechselnd starker Betonung der Mitwirkung der Lebenskraft festgehalten. Die vorhandenen Widersprüche sind häufig weniger logische Fehler als psychologisch zu erklärende Schwankungen, indem er in der Hitze des Gefechtes je nachdem, ob er über die homöopathische Heilung oder über die allopathische spricht, die Rolle der Naturheilkraft verschieden bewertet.

XII. Leipzig
(1811—1821)

Nachdem Hahnemanns Hauptwerk, das „Organon der rationellen Heilkunde“, in der stillen Kleinstadt Torgau ausgereift und in der ersten Hälfte des Jahres 1810 erschienen war, fühlte Hahnemann den Drang in sich, nunmehr auch durch persönliche Lehre zur Verbreitung seiner neuen Heilkunde, welche die alte umstürzen sollte, tätig zu sein. Er wollte deshalb wieder den Stätten der Wissenschaft näher sein und hat in erster Linie, wie es scheint, daran gedacht, nach Göttingen zu ziehen. In einem Brief vom 30. Januar 1811 an Charles Villers, den bekannten Vermittler zwischen deutschem und französischem Geistesleben, der damals in Göttingen
266 lebte, schreibt er (L. P. Z. f. H., 1880, S. 46): „Ich entdeckte vor einigen

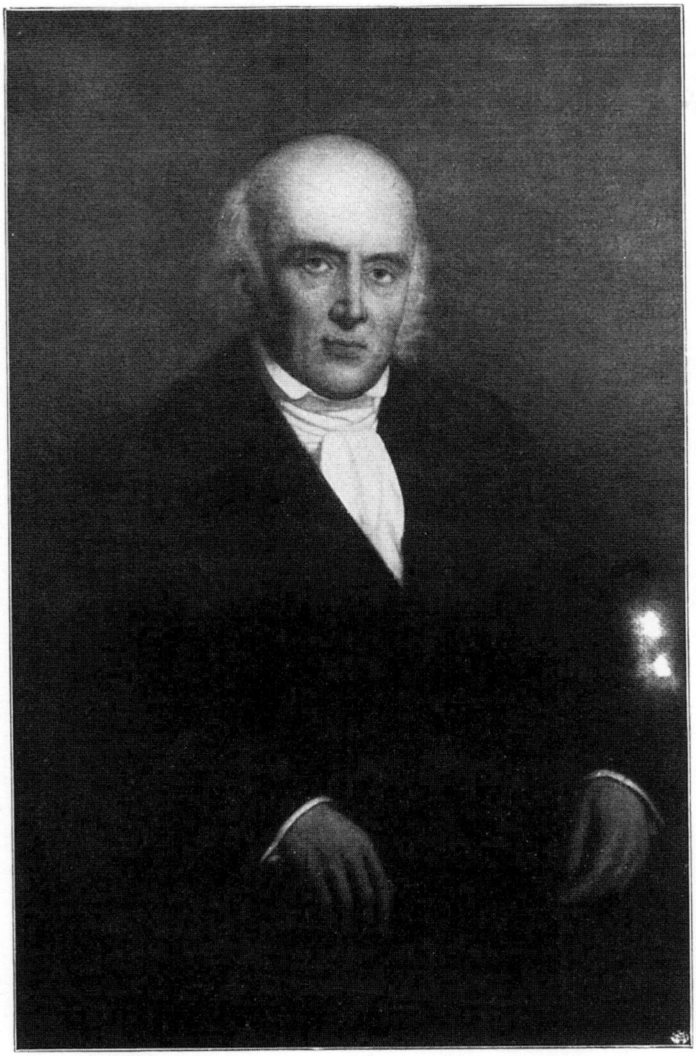

Samuel Hahnemann
Nach einem Ölgemälde von Henry Scheffer
Original im Hahnemann-Museum in Stuttgart

Monaten dem guten Vater H . . . e meine Wünsche. Aber er schrieb mir dagegen einen wehmütigen Brief, dessen Inhalt ich dem Papiere nicht anvertraue. ‚Ich solle mich ja nicht dorthin sehnen.' Das Übrige mögen Sie sich hinzudenken." Da Hahnemann an einer früheren Stelle an Villers von „meinem guten Vater Heyne, der mir bei meinem Aufenthalt in Göttingen viel Liebe erwiesen hat" schreibt, so wird man bei „H . . . e" gleichfalls an Heyne denken, mit dem er bei seinem Aufenthalt in Göttingen im Jahre 1794 demnach in freundschaftlichen Beziehungen gestanden hatte. Heyne ist der berühmte Professor für alte Sprachen und Altertumsforscher. Vielleicht verband Hahnemanns Vorliebe für Sprachstudien ihn mit Heyne.

Da nunmehr Göttingen für Hahnemann nicht mehr in Betracht kam, faßte er wiederum Leipzig ins Auge. Als zweiten Grund für diesen abermaligen Umzug führt Hahnemann in Briefen an, daß er aus Rücksicht auf die Sicherheit seiner Familie Torgau, das auf Befehl Napoleons als starke Festung ausgebaut werden sollte, verlassen wolle, um sie nicht den Gefahren des Krieges auszusetzen. Ende August 1811 zog er nach Leipzig.

Im Dezember 1811 erschien im „Allgemeinen Anzeiger" die Mitteilung, er wolle in einem „Medizinischen Institut" über seine Lehre an Hand des Organons sowie mit praktischen Übungen an Kranken Lehrgänge für Ärzte halten. Offenbar aber bekam er nicht genügend Teilnehmer, so daß diese Kurse nicht stattfanden.

Nun dachte Hahnemann daran, sich an die studentische Jugend zu wenden und auf diese Weise sich einen Schülerkreis zu bilden. Anfang des Jahres 1812 schrieb Hahnemann deshalb an den Dekan der medizinischen Fakultät wegen seiner Habilitation. In der Fakultätssitzung am 5. Februar wurde diese Anfrage behandelt (s. Fakultätsakten in der Leipziger Universität) und ihm dem Beschluß gemäß am 10. Februar vom Dekan mitgeteilt, daß er nach Verteidigung einer Dissertation und Erlegung von 50 Talern die Befugnis erlange, Vorlesungen zu halten. Am 26. Juni hielt Hahnemann seinen Habilitationsvortrag und am 29. September 1812 die erste Vorlesung.

Seine Habilitationsschrift „De Helleborismo veterum" erörtert die Frage, welche Pflanze unter „Helleborus" der alten Schriftsteller zu verstehen sei. Hahnemann sucht zu beweisen, daß es sich dabei um Veratrum album (Weißnieswurzel) handele, eine Pflanze, die er schon in seiner Arbeit „Ein neues Prinzip" als eine der wertvollsten Arzneipflanzen bezeichnet hatte. Die Arbeit zeugt von reicher Belesenheit und führt zahlreiche Stellen aus dem deutschen, französischen, italienischen, englischen, lateinischen, griechischen und arabischen Schrifttum zugunsten seiner Ansicht an. Auf die Homöopathie kommt er in dieser Schrift mit keinem Wort zu sprechen.

Hahnemann war vom Wintersemester 1812/13 bis zum Wintersemester 1820/21 als akademischer Lehrer tätig, und er hat in dieser Zeit, abgesehen davon, daß er jedes Semester über seine Lehre an Hand des Organons las, in den ersten Jahren außerdem auch Vorlesungen über Geschichte der Medizin gehalten.

Hahnemanns Auftreten als akademischer Lehrer war jedoch nicht sonderlich erfolgreich, da er durch gewisse Äußerlichkeiten die Lachlust der Studenten reizte, die in der ersten Zeit in Scharen in seine Vorlesungen kamen. Auf das feinste gekleidet trat er in abgemessener Weise und in immer gleicher, steifer und betonter Würde in das Vorlesungszimmer; er schien das der Vertretung seiner Lehre in der Öffentlichkeit schuldig zu sein, während er sonst einfach und natürlich war. Im Laufe der Vorlesung jedoch verlor sich die Würde, er geriet in Feuer und wetterte in Zorn gegen die damalige Schule.

Durch dies scharfe Auftreten wurde natürlich das Verhältnis zu den anderen Mitgliedern der Fakultät nicht besser, was sich später noch unheilvoll auswirkte. Auch seine Schüler hatten darunter zu leiden.

Wenn auch der Erfolg seiner Vorlesungen nicht in die Breite ging, wobei auch mitwirkte, daß seine Schüler befürchten mußten, bei den anderen Lehrern in schlechten Ruf zu geraten, so sammelte sich doch ein kleinerer Kreis von Studenten um ihn, die zu Hahnemann in ein um so engeres Schülerverhältnis traten. Geben und Nehmen war in diesem Verhältnis gegenseitig; lernten die Studenten dabei die neue Lehre genauer in Wechselrede kennen, so hatte Hahnemann dabei in seinen Schülern Arzneiprüfer für seine Forschungen. Von diesen ersten Schülern, deren Namen auch bei den Prüfungen oft auftreten, nenne ich Ernst Stapf, Gustaf Wilhelm Groß, Franz Hartmann, C. G. Franz, Hornburg, Rückert, Wislicenus und Langhammer, von denen insbesondere die ersten drei in der Bewegung später eine Rolle spielten.

Hahnemann bildete mit diesen Studenten, zu denen noch einige andere sich gesellten, eine Prüfungsgesellschaft, von deren Wirken schon der zweite Band der „Reinen Arzneimittellehre“ im Jahre 1816 Zeugnis ablegt.

Um für seine neue Lehre Verständnis zu erwecken, veröffentlichte Hahnemann im Jahre 1813 eine Arbeit in dem „Allgemeinen Anzeiger“ „Geist der neuen Heillehre“, die etwas verändert auch in dem zweiten Band der „Reinen Arzneimittellehre“ (1816) erschien (nicht erst in der zweiten Auflage, wie Haehl angibt). Die Arbeit bringt nichts wesentlich Neues, aber gibt eine gute kurze Übersicht über die Lehre, wobei das Theoretische
268 eine größere Rolle spielt, indem er besonders ausführlich versucht, dem Laien

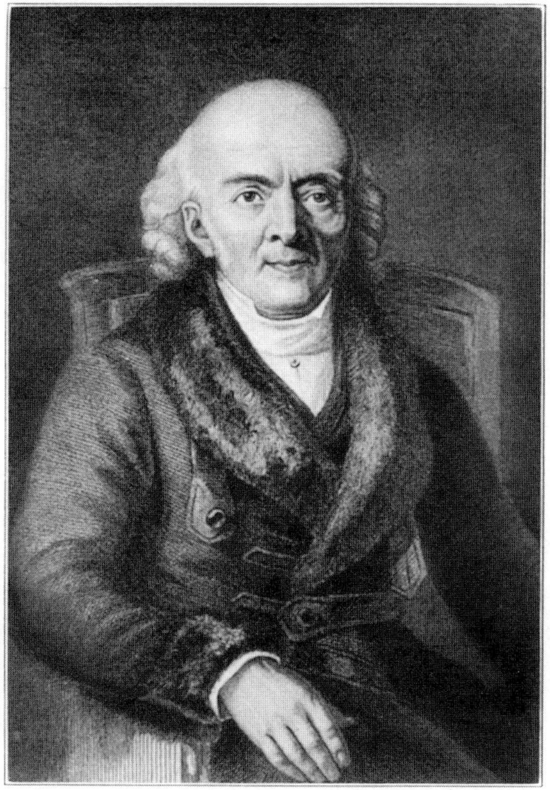

Hahnemannbildnis aus der Pariser Zeit
Gezeichnet von Lalaisse, gestochen von Geoffroy

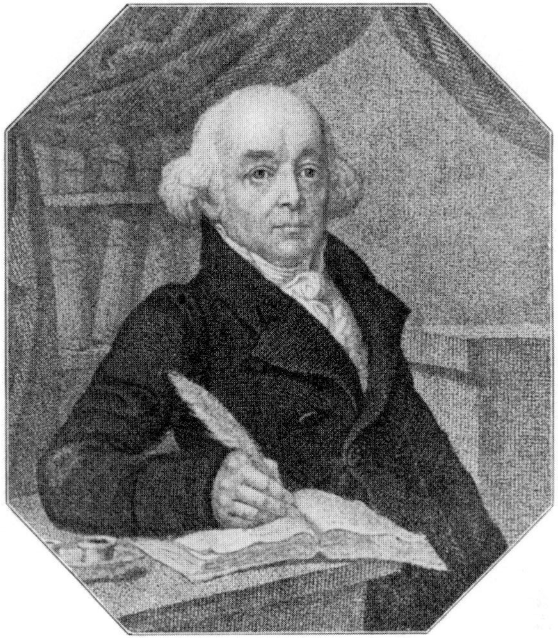

Samuel Hahnemann
Gemalt von Junge 1819, gestochen von Stölzel d. J.
Titelbild zur zweiten Auflage des Organons

zu erklären, wie eine Heilung durch Ähnliches stattfindet. Es ist die uns schon bekannte Ansicht, daß der stärkere Reiz der ähnlichen Arznei die schwächere Krankheit vernichte und dadurch heile.

Als Arzt ist Hahnemann durchaus Optimist. Am Schluß schreibt er: „Es giebt keinen Fall dynamischer Krankheit in der Welt (den Todeskampf, und, wenn es hieher gehört, das hohe Alter und die Zerstörung eines unentbehrlichen Eingeweides u. dgl. ausgenommen), deren Symptomen unter den positiven Wirkungen einer Arznei in großer Ähnlichkeit angetroffen werden, welche nicht durch diese Arznei schnell und dauerhaft geheilt würde.“

Im Jahre 1816 hatte Hahnemann einen recht scharf geführten Streit mit Professor Dzondi in Halle, der im „Allgemeinen Anzeiger“ das kalte Wasser als bestes Mittel gegen Verbrennungen empfohlen hatte, wobei er auch auf eine von ihm soeben herausgegebene Schrift hinwies. Man sieht daraus, daß auch andere Ärzte und Professoren den „Allgemeinen Anzeiger“ gern für medizinische Aufsätze und Hinweise auf neue Schriften benützten. Gegen diese Arbeit nahm Hahnemann Stellung, indem er an gleicher Stelle warmen Weingeist oder Terpentinöl empfahl als dem Ähnlichkeitssatze entsprechend. Jeder blieb auf seiner Meinung verharren; eine Wette, am eigenen Körper vergleichende Versuche anzustellen, die Dzondi vorgeschlagen hatte, lehnte Hahnemann ab.

Langsam sammelte sich um Hahnemann ein größerer Kreis von Schülern, die auch in persönliche Beziehungen zu ihm traten und in seinem Hause verkehrten. Langsam auch wuchs die Praxis, und auch seine Lehre fand bei Ärzten und Laien Beachtung, bei ersteren vorerst allerdings meist im ablehnenden Sinne. Ein deutliches Zeichen für die wachsende Aufmerksamkeit, die man der neuen Lehre schenkte, ist das Erscheinen zweier ausführlicher Kritiken der Homöopathie, die hier nur als Zeichen der Zeit erwähnt sein sollen, die jedoch, da Hahnemann sich nicht selbst mit ihnen auseinandersetzte und sie auch sonst kaum deutlichen Einfluß auf seine Ansichten gewannen, erst im nächsten Teil behandelt werden sollen. Das Vorwort der ersten Schrift „Ansichten über das bisherige Heilverfahren und über die ersten Grundsätze der homöopathischen Krankheitslehre“ von Ignaz Rudolph Bischoff (Prag, 1819) fängt mit den Worten an: „Das ungemeine Aufsehen, welches die homöopathische Heilkunde bei einem großen Theile des Publikums erregte . . .“

Die zweite Arbeit erschien kurz nachher in „Hufelands Journal“ (1819, Bd. 49, 6. Stück) unter dem Titel „Über die Homöopathie, von einem akademischen Lehrer“. Der Verfasser ist, wie später bekannt wurde, Puchelt, damals Professor in Leipzig, später zu Heidelberg. Auf Seite 10 schreibt 269

Puchelt über die Homöopathie, „die sich unter den jüngeren Ärzten immer mehr auszubreiten und auch bei dem nicht ärztlichen Publikum einiges Ansehen zu gewinnen anfängt“.

Aber erst ein äußerer Anlaß lenkte die öffentliche Aufmerksamkeit in höherem Maße auf Hahnemann und seine neue Lehre. Der österreichische Feldmarschall Fürst Schwarzenberg, der Oberbefehlshaber der gegen Napoleon verbündeten Heere von 1813, der „Sieger von Leipzig“, hatte im Januar 1817 einen Schlaganfall erlitten, der sich Ende 1819 wiederholte. Nachdem er 1818 und 1819 vergeblich die Kur in Karlsbad und Teplitz gebraucht hatte, wollte er die Homöopathie versuchen, auf die er vielleicht durch seinen Adjutanten, den Grafen Paar, und den damals schon in Prag tätigen Homöopathen, den Militärarzt Marenzeller, aufmerksam gemacht war. Einen eigenartigen Reiz gewinnt dieser Entschluß des Fürsten noch dadurch, daß kurz vorher die Ausübung der Homöopathie — wie so vieles andere — in Österreich verboten worden war. Auf eine Anfrage antwortete Hahnemann, daß er nicht hinkomme, der Kranke möge zu ihm nach Leipzig kommen. Dies zeigt Hahnemanns Selbstbewußtsein. Welch anderer Arzt wäre dem Ruf nicht gefolgt! Infolgedessen reiste Schwarzenberg mit großem Gefolge — unter anderen mit zwei Adjutanten und zwei Leibärzten — im April 1820 nach Leipzig. Hahnemann hatte sich ausbedungen, daß er allein die Behandlung und Lebensweise bestimmen würde. Das geschah aber nicht; der eine Leibarzt, Dr. von Saxl, griff ohne Hahnemanns Wissen in die Behandlung ein, was so lange dauerte, bis eines schönen Tages Hahnemann gegen Mitte September erschien, als man dem Fürsten gerade einen Aderlaß machte. Hahnemann stellte infolgedessen die Behandlung des Fürsten ein, der auch von seiner Gewohnheit, reichlich starke geistige Getränke zu sich zu nehmen, nicht ablassen konnte. Der Fürst erlag einem neuen Schlaganfall am 15. Oktober 1820 und wurde an dem gleichen Tage, an dem er 7 Jahre früher als Besieger Napoleons in Leipzig einzog, in prunkvollem Leichenzuge aus der Stadt hinausgeleitet. In dem Bewußtsein, daß er sich nichts vorzuwerfen habe, nahm Hahnemann an dem Zuge teil, dicht hinter dem Leichenwagen schreitend. Seine Feinde aber ergriffen natürlich die Gelegenheit, ihn anzugreifen und herabzusetzen.

Auch bei der Sektion des Fürsten war Hahnemann anwesend und setzte seinen Namen unter den Bericht, der in „Hufelands Journal“ (1820, Bd. 51, St. 4) veröffentlicht wurde. Professor Clarus, der Leipziger Kliniker und zugleich die höchste sächsische Medizinalperson, veranlaßte die Veröffentlichung und schickte dem Bericht einige gegen Hahnemann,
270 seine Schüler und die Homöopathie gerichtete Auslassungen voraus.

Wie sehr diese Behandlung des berühmten Fürsten durch Hahnemann die Aufmerksamkeit ganz Deutschlands auf diesen und seine neue Heillehre lenkte, tut sich auch in den Briefen und Tagebüchern Goethes kund, der von dem Grafen Paar, mit dem er befreundet war, Genaueres hörte und von ihm auch einen Aufsatz geliehen bekam, der von einem Schüler Hahnemanns — vermutlich von Hornburg — herrührte[46].

Im Juli 1820 hatte sich Schwarzenberg wegen des Gerüchtes, man wolle Hahnemann die Ausübung der Heilkunst untersagen, an die sächsische Regierung und zu gleicher Zeit auch unmittelbar an den sächsischen König gewendet und außerdem seinen Adjutanten nach Dresden zu einer Audienz beim König geschickt, damit man Hahnemann nicht die Behandlung untersage. Man sagte denn auch in Dresden zu, daß ein Verbot „zur Zeit nicht in Frage komme" (vgl. R. Haehl, A. H. Z., Bd. 173, Nr. 1, S. 57 ff., 1925). Nachdem nun Schwarzenberg gestorben war, entlud sich dies schon lange am Himmel stehende Gewitter über Hahnemann.

Die Bereitung und Abgabe der Arzneimittel durch Hahnemann war den Apothekern Leipzigs schon längst ein Dorn im Auge, zumal dadurch ihre Einkünfte geschmälert wurden. Am 19. Dezember 1819 reichten die Apotheker beim Rate der Stadt Leipzig eine Klage ein, Hahnemann schädige ihre Privilegien. Am 9. Februar 1820 wurde darüber vor Gericht verhandelt, worauf Hahnemann einige Tage später eine Verteidigungsschrift übergab. Am 15. März wurde das Urteil gefällt, daß er sich bei Strafe „des Ausgebens und Dispensation aller und jeder Arzneimittel an jedermann, wer es auch sei, zu enthalten" habe.

Dies Urteil mußte jedoch noch von der Landesregierung bestätigt werden, was nunmehr nach dem Tode Schwarzenbergs am 30. November geschah. Hahnemann war damit die Möglichkeit genommen, an die Kranken selbst Heilmittel abzugeben, von deren richtiger Herstellung er überzeugt sein konnte. Man wird den Standpunkt Hahnemanns in dieser Frage durchaus würdigen und billigen können. Da man damals noch weniger als heutzutage imstande war, in den mittleren und hohen Verdünnungen mit den vorhandenen chemischen Verfahren der Zeit festzustellen, daß die verschriebene Arzneisubstanz wirklich abgegeben war, so wollte sich Hahnemann durch Selbstbereiten und Selbstabgeben die Sicherheit verschaffen, daß der Kranke die richtige Arznei bekam. Bei der Unmöglichkeit der pharmazeutischen Nachprüfung und der feindseligen

[46] Vgl. dazu Urzidil, „Goethe, Graf I. B. Paar und Hahnemann", Mediz. Welt, 1932, Nr. 24, und Tischner, „Goethe und die Homöopathie", A. H. Z., Bd. 180, 1932, Heft 3, wo ich auf Grund genaueren Quellenstudiums das Irrtümliche von Haehls Meinung (I, 124), Goethe sei „von der Heillehre Hahnemanns durchdrungen" gewesen, nachweise.

Stellung gegen die Homöopathie ist es immer wieder bis in die neuste Zeit vorgekommen, daß Apotheker nicht die geforderte Medizin abgegeben haben, wie Stichproben ergaben, die man unter Verwendung eines Phantasienamens, der gar kein Heilmittel bezeichnet, anstellte.

Sachliche Gründe für Hahnemanns Standpunkt waren also zweifellos vorhanden. Was aber sind sachliche Gründe, wenn es sich um einen juristischen Paragraphen handelt! Allerdings war er im Unrecht, wenn er die Meinung vertrat, daß unter Arzneien bisher nur Mischungen verschiedener Mittel verstanden wurden, daß also seine Mittel gar keine Arzneien seien. Der Streit um das Selbstdispensieren wogte in den einzelnen Ländern verschieden lange hin und her. Daß aber Hahnemann im Grunde mit seinen Forderungen recht hatte, wird dadurch bewiesen, daß man in vielen Ländern, z. B. Preußen, den Homöopathen nach einer besonderen Prüfung gestattete, eine Hausapotheke mit Selbstabgabe zu halten. In anderen Ländern wurde die Frage auf andere Weise gelöst, indem man homöopathische Zentralapotheken und Niederlagen von versiegelten Fläschchen solcher Apotheken in den gewöhnlichen Apotheken einrichtete, welche die Fläschchen nur versiegelt abgeben durften. Diese verschiedenen Lösungen der Frage zeigen jedenfalls das Bestreben, dem Homöopathen die Sicherheit zu verschaffen, daß der Kranke die richtige Arznei erhält.

Dazu traten noch andere Streitigkeiten. Hahnemann hatte in einer Zeitung gelegentlich einer Epidemie darauf aufmerksam gemacht, daß man es nicht mit dem Scharlach zu tun habe, sondern mit dem roten Friesel, wogegen die von ihm für den Scharlach angegebene Belladonna nicht nütze (Leipziger Tageblatt, Nr. 23, 23. Januar 1821). — Am Ende dieses Schreibens deutet er an, daß er Leipzig bald zu verlassen gedenke.

Den folgenden Tag erschien in derselben Zeitung eine kurze Bemerkung eines Dr. Moritz Müller, Privatdozent an der Leipziger Universität, der seinen Kollegen empfahl, bei Scharlachfriesel das von Hahnemann empfohlene Aconit zu geben. Überschrieben war die Mitteilung „Alles prüfen, das Gute behalten". Hiermit tritt zum ersten Male auf die Bühne der Homöopathie ein angesehener Arzt der alten Schule, der nie Hahnemanns Schüler gewesen war und der Hahnemann überhaupt nicht persönlich kannte. Moritz Müller war der Kristallisationspunkt für alle diejenigen, die eine von Hahnemann und seinen besonderen Ansichten unabhängige Richtung der Homöopathie anstrebten. Müller selbst hat seine Stellung offenbar von vornherein so aufgefaßt und dementsprechend gestaltet. Auch nach dieser öffentlichen Erklärung suchte er keine engere Verbindung mit Hahnemann, sondern ging seinen eigenen Weg, der erst
272 später verfolgt werden soll.

Einige Zeit danach veröffentlichten dreizehn Leipziger Ärzte in der „Leipziger Zeitung“ (Nr. 21, 29. Januar 1821, S. 229) einen Aufsatz, in dem sie mitteilten, daß sie auf Empfehlung des Kreisphysikus Berndt zu Küstrin (Huf. Journ., Bd. 51, II. Stück), wie schon vorher Jördens, Schenk, Hufeland und Hedenus bei Scharlach Belladonna mit Erfolg angewendet hätten. Obwohl alle die Genannten, angeregt durch Hahnemann, dieses Mittel verwendet hatten, bezog man sich nicht auf ihn, den Entdecker; man betonte, daß Belladonna schon vor Hahnemann als Schutzmittel gegen diese Krankheit angewendet worden sei. Einen Beweis dafür blieben sie schuldig.

Am 3. Februar erwiderte Hahnemann (Leipz. Ztg., Nr. 25, S. 269), sie hätten verschwiegen, daß die von ihnen genannten Ärzte ja erst durch ihn zu der Anwendung der Belladonna angeregt worden seien und sich alle auch auf ihn bezögen.

Die Verhältnisse verschärften sich immer mehr, man wollte sogar Hahnemann mit Polizeigewalt aus Leipzig entfernen; eine Gegenbewegung, geführt durch den Stadtrichter Lindner, erreichte beim Appellationsgericht in Dresden, daß Hahnemann in Leipzig bleiben konnte, bis er im Juni 1821 nach Köthen übersiedelte, wo ihm das Selbstdispensierrecht vom Herzog verliehen wurde.

So räumte denn Hahnemann nach zehnjähriger Tätigkeit in Leipzig wieder das Feld, wobei der Hauptbeweggrund wohl das Verbot des Selbstdispensierens war, auf das er das größte Gewicht legt, wie auch Briefe an die Köthener Regierung zeigen.

XIII. Die Arznei

(Dynamismus, Arzneiherstellung, Arzneiprüfung, Gabenlehre)

Der Dynamismus. Das Jahr 1821, in dem er Leipzig und seine dortige akademische Tätigkeit verließ, um nach der stillen kleinen Residenzstadt Köthen zu ziehen, bildet auch insofern einen Abschluß, als im gleichen Jahre der letzte Band seiner „Reinen Arzneimittellehre“ erschien, so daß wir jetzt erst einen Überblick über seine Arzneimittellehre haben.

Wenn in diesem Kapitel all das zur Darstellung und Erörterung gelangen soll, was in Beziehung zur Arznei steht, also alles das, was man als seine Pharmazeutik und Pharmakologie bezeichnen kann, wird es gut sein, zuerst seine theoretischen Ansichten allgemeiner Art, soweit sie hier in Betracht kommen, kennenzulernen, denn erst dadurch sind seine Besonderheiten auf diesem Gebiete verständlich und erklärbar; auch verlieren sie erst damit zu einem Teil das Befremdliche, wenn man sie im Rahmen seiner allgemeinen Anschauungen kennenlernt.

In seinen früheren Arbeiten bewegt Hahnemann sich natürlich in bezug auf Krankheit und Arzneimittel ganz im Bereiche von Ansichten, die auch von anderen vielfach geteilt wurden. Erst als er dazu überging, nach dem Ähnlichkeitssatze Kranke zu behandeln, und, wie es leichtverständlich ist, dabei von den üblichen Gaben Verschlimmerungen erlebte, zeigte sich die Notwendigkeit, damit herunterzugehen. Er geht damals von der chemischen Betrachtung der Arzneimittel zur dynamischen über, indem er betont, daß seine Mittel nicht mehr chemisch, sondern „dynamisch" wirken.

Dieser Begriff steht derart im Mittelpunkte seiner Ansicht über die Krankheit und Arzneimittelwirkung, daß er hier ausführlicher gewürdigt werden muß. (Zur Ergänzung verweise ich außerdem auf meine Arbeit „Der Begriff des Dynamischen bei Hahnemann", A. H. Z., 1932, Nr. 4/5.)

Der Begriff des Dynamischen war ein damals viel verwendeter; so sagt z. B. Hufeland im „System der praktischen Heilkunde" (Jena—Leipzig, 1800, Bd. I, S. 75) von der dynamischen Kurart: „Sie hat den Zweck, das Reizverhältniß, oder die lebende Thätigkeit allein umzuändern." Hahnemann braucht dies Wort zuerst auch etwa in diesem Sinne — wir würden heute wohl „funktionell" sagen —, so z. B. in seinem Aufsatz „Gegenmittel einiger heroischen Gewächssubstanzen", wo er neben der chemischen Arzneiwirkung auch die „dynamische" nennt. In ganz ähnlicher Weise setzt er in der Vorrede zum „Arzneischatz" (1800, Stapf, I, 17ff.) das Wort „dynamisch" in Gegensatz zu „chemisch".

Allmählich ändert sich jedoch die Bedeutung. Schon im Jahre 1801 bezeichnet er in seiner Arbeit „Über die Kraft kleiner Gaben . . ." die Wirkungen starker Verdünnungen als „dynamisch" im Gegensatz zu „atomisch". Das scheint darauf hinzudeuten, daß er die dynamische Wirkung als befreit von den Atomen, von der Materie auffaßt.

Zu gleicher Zeit etwa tritt auch zum ersten Male in der Krankheitsauffassung das Wort „dynamisch" auf. In den „Monita über die drei gangbaren Kurarten" (1801) unterscheidet er Krankheiten von materieller Ursache, wie Blasenstein, Splitter im Finger, eingedrückte Hirnschale usw., und solche von „unmaterieller, dynamischer Ursache", wozu er „das unzählige Heer aller übrigen" zählt (Stapf, I, S. 103).

In der Heilkunde der Erfahrung (1805) erwähnt er die dynamischen Arzneimittel zusammen mit der Wärme, der Kälte, der Elektrizität und dem Mesmerismus; auch diese Zusammenstellung scheint zu zeigen, daß er die Wirkung nicht „atomisch" auffaßt, jedenfalls nicht „grobstofflich", sondern „feinstofflich" wie die unwägbaren Stoffe, als welche man die Wärme, Kälte usw. vielfach auffaßte. An anderer Stelle der Arbeit (S. 39) nennt er die Arzneiwirkung „fast geistig".

Diese Betonung der „fast geistigen“ oder auch „geistigen“ Wirkungen finden wir seitdem immer wieder; als drittes verwendet er wechselweise oder auch zusammen mit den beiden andern „virtuell“. Dem Worte „dynamisch“ haftet aber immer etwas Schwankendes an, es bleibt meist ein Begriff, der unklar in der Mitte zwischen materiell und geistig schwebt.

Am ausführlichsten hat er sich zum Schluß seines Lebens darüber in einer Anmerkung zum Organon (VI, § 11) ausgesprochen, wo er unter dem Begriff alles mögliche, seinem Wesen nach sehr Verschiedenartiges zusammenfaßt: Die Schwerkraft, die Anziehung des Eisens durch einen Magneten, die Krankheitsansteckung bei den Pocken usw. nennt er dynamisch. Schließlich rechnet er dazu auch seelische Einflüsse, wie den des Ekels auf das Erbrechen und die Einwirkung des Willens auf die Bewegung des Armes. Durch dies Zusammenwerfen von für unser Naturerkennen ganz wesensverschiedenen Dingen erhält der Begriff etwas Schillerndes und Unklares; er umfaßt alle die Einwirkungen, die man nach den damaligen Kenntnissen nicht grobstofflich, chemisch-physikalisch auffaßte, und umschließt Wirkungen energetischer und funktioneller sowie solche seelischer Art.

Lassen sich nun bei dieser Verwendung des Begriffs des Dynamischen Beeinflussungen durch andere vermuten oder nachweisen, oder hat Hahnemann diese Anschauungen ganz aus sich heraus gesponnen? Der Begriff des Dynamischen ist alt, doch erhielt er in der Heilkunde gerade in dieser Zeit eine starke Anregung durch den „tierischen Magnetismus“, der von Mesmer und seinen Anhängern als ein feinstoffliches „Fluidum“ aufgefaßt wurde, das vom Magnetiseur auf den Magnetisierten übergeht. Der tierische Magnetismus erregte damals — die erste Mitteilung entstammt dem Jahre 1775 — das größte Aufsehen, schien doch hier eine neue Naturkraft vorzuliegen, die, von einem Menschen auf den anderen übergehend, eigenartige Vorgänge körperlicher und geistiger Art hervorrief, ohne daß etwas Materielles, Chemisch-Physikalisches nachweisbar gewesen wäre. Infolgedessen mußte der Mesmerismus die Ausbildung dynamischer Anschauungen begünstigen.

Hahnemann war 1777 gerade in Wien, als dort der Streit wegen des von Mesmer behandelten Frl. Paradies tobte, der größtes Aufsehen erregte. Hahnemann hat damals den tierischen Magnetismus zweifellos kennengelernt und ihn seitdem nicht aus den Augen verloren. Er erwähnt ihn in seiner Doktorarbeit, und auch in der „Heilkunde der Erfahrung“ nennt er ihn als ein dynamisches Heilmittel. Von der dritten Auflage ab erwähnt er den Mesmerismus auch im Organon (III, § 319 bis 320, VI, § 288 bis 289) und hat ihn, wie aus Briefen an Kranke hervorgeht, in der Tat auch angewendet.

Wenn auch die damalige Erklärung des tierischen Magnetismus der mesmerischen Erscheinungen als durch ein Fluid hervorgerufen unrichtig war, so waren die dadurch erzeugten suggestiven Heilungen trotzdem Tatsachen. Hahnemann kannte hier also ein Heilmittel, das er im Rahmen der damaligen Anschauungen als dynamisch auffassen durfte; das konnte für ihn eine Anregung sein, auch zur Erklärung der Wirkung seiner hohen Verdünnungen die dynamische Anschauung heranzuziehen.

Genau zu der Zeit, als sich bei Hahnemann diese dynamischen Anschauungen entwickelten, finden wir bei dem großen Philosophen, der sich wohl am meisten mit der „Philosophie der Medizin“ beschäftigt hat, bei Schelling, ganz ähnliche Gedanken, und man hat schon öfter Hahnemann als von Schelling beeinflußt angesehen, ohne meines Wissens zu versuchen, im einzelnen den Nachweis zu führen. Es genügte der Umstand, daß man bei beiden Anschauungen fand, die man nicht deklinieren konnte, um beide zu „Mystikern“ zu machen und sie deshalb in den gleichen Abfalltopf zu werfen. Es bedeutet aber zweifellos einen Mißbrauch des Wortes „mystisch“, wenn man mit ihm alles das bezeichnet, was nicht in eine mechanistische Anschauung eingeht. Das Wort „mystisch“ hat einen ganz bestimmten Sinn, es sollte auf die Einstellung zur Welt beschränkt bleiben, wie wir sie bei den mittelalterlichen Mystikern, wie Eckehart, finden, die nicht mit dem Verstande, sondern mittels der Versenkung zur Erkenntnis der Welt und ihres Urgrundes gelangen will.

Schelling und Hahnemann waren ihrer Grundeinstellung nach recht gegensätzliche Köpfe. Hahnemann, der einfache, reine Erfahrung anstrebte, hat denn auch mehrfach sich über die Schellingsche Naturphilosophie mit ihrer Neigung, in stark spekulativen Gedankengängen das Reich der Erfahrung zu überfliegen, in abfälligem Sinne geäußert, wie besonders in seinem Aufsatz „Über den Wert der spekulativen Arzneisysteme . . .“ (1808, Stapf, I, S. 66 bis 67, s. o. Kapitel IX), ohne dabei allerdings Schellings Namen zu nennen, und in deutlicher Anspielung auf Schellings drei „Dimensionen“ in der „Reinen Arzneimittellehre“ (1818, Bd. 4, S. 7 bis 8).

Diese gegnerische Einstellung gegen die Schellingsche Methode der Spekulation und seine Geringschätzung der Erfahrung hindert jedoch nicht, daß Hahnemann in einzelnen Fragen sich durch Schelling hat anregen und beeinflussen lassen.

In erster Linie ist es der Dynamismus der Schellingschen Naturphilosophie, der ihm Mut machen konnte, diesen von selbst eingeschlagenen Weg weiter zu verfolgen. Schelling geht in dem Stufenbau der Natur von der Materie aus, die er in einer eigentümlichen Art von „dynamischer
276 Atomistik“ zu verstehen sucht. Weiter schreitet er zu den sog. „Impondera-

bilien“ fort, wie er mit vielen Physikern der Zeit die von uns jetzt als Energien aufgefaßten Erscheinungen Licht, Wärme, Elektrizität, Magnetismus nennt. Auch in der organischen Welt läßt er die gleichen „Prinzipien“ als höhere „Potenzen“ wirken.

Aus seiner Auffassung der Materie folgert Schelling die unendliche Teilbarkeit der Materie. „In jedem Teil des Raums ist also bewegende Kraft, sonach auch Beweglichkeit, daher Trennbarkeit jedes noch so kleinen Theils der Materie von allen übrigen ins Unendliche“ (Erster Entwurf eines Systems der Naturphilosophie; Jena—Leipzig, 1799, S. 17).

In ähnlicher Weise wie Schelling die sog. Imponderabilien faßte Hahnemann die Arzneikräfte auf, und wie bei Schelling die Imponderabilien zwischen der materiellen und der organischen Welt stehen, so bei Hahnemann auch die Arzneikräfte. Sie wirken nicht „atomisch“ oder chemisch, sondern „dynamisch“ und „fast geistig“.

Man wird Hahnemann und insbesondere seine Lehre der Verdünnungen nur verstehen, wenn man sie im Rahmen seiner sonstigen Anschauungen, zumal seiner Auffassung des Begriffs „dynamisch“, kennenlernt. Der beliebte Einwand, daß in der dreißigsten Verdünnung überhaupt kein Arzneistoff mehr vorhanden ist, liegt auf flacher Hand. Wenn man Hahnemann nach dem bekannten Beispiele hätte vorhalten wollen, daß, wenn man bei Hamburg einige Tropfen einer Urtinktur ins Meer träufeln würde, man nach einiger Zeit in Konstantinopel die dreißigste Verdünnung schöpfen könne, so hätte er gesagt, das träfe seine Anschauungen nicht. Er verdünne nicht, er potenziere vielmehr oder dynamisiere. Was das besagen will, versteht man am besten aus dem Aufsatze „Wie können kleine Gaben . . . noch große Kraft haben?“ (R. A., Bd. 6.) Er führt dort aus: Wenn man in einen großen See einen Tropfen Arznei fallen ließe, könne man nicht durch intensive Mischung eine Arznei daraus machen, die Arzneikraft ginge darin bald zugrunde. Erst das starke Schütteln der Flüssigkeiten und Reiben der Pulver in kleinen Mengen entwickle die Arzneikräfte. Zum Verständnis macht er auf die Versuche des Grafen Rumford in München aufmerksam, der durch schnelle Bewegung zweier Metallplatten aufeinander mittels der dabei entstehenden Wärme Zimmer geheizt habe. Im Metall sei ein unerschöpflicher Vorrat Hitzstoff (in latentem, gebundenem, unentwickeltem Zustande) vorhanden.

Auch diese Bemerkungen sind nur verständlich, wenn man sie vom Standpunkte der damaligen Zeit betrachtet. Das Gesetz von der Erhaltung der Kraft wurde in der ersten noch unvollkommenen Gestalt erst durch Robert Mayer im Jahre 1842 ausgesprochen. Die erste Arbeit Mayers wurde so wenig verstanden, daß die führende physikalische Zeitschrift Poggendorfs „Annalen“ die Aufnahme ablehnte und sie deshalb in dem Liebigschen „Journal der Chemie“ Unterschlupf suchen mußte. Man kannte also zu Hahnemanns Zeiten die Umwandlung der verschiedenen Energien ineinander nach ihrem Gleichwert nicht. Bei dieser Unkenntnis war die Entstehung der Wärme bei der Reibung ein unerklärtes Problem, und so wurde vielfach ein „Hitzstoff“ angenommen, der durch die Reibung frei geworden sei, ohne daß er sonst vorher nachweisbar war. So hatte der bedeutende Physiker Berthollet gerade die Rumfordschen Versuche 1803 durch Annahme eines Wärmestoffes zu erklären versucht in seinem „Essai de statique chimique“. (Vgl. dazu Helmholtz, „Reden und Vorträge“, 4. Aufl., Braunschweig, 1896. Über die Wechselwirkung der Naturkräfte.)

Im Organon (VI, S. 249 ff.) spricht Hahnemann nochmals über diesen Punkt: „Durch diese mechanische Bearbeitung, wenn sie nach obiger Lehre gehörig vollführt worden ist, wird bewirkt, daß die, in rohem Zustande sich uns nur als Materie, zuweilen selbst als unarzneiliche Materie darstellende Arznei-Substanz, mittels solcher höhern und höhern Dynamisationen, sich endlich ganz zu geistartiger Arznei-Kraft subtilisirt . . .“ In einer Anmerkung dazu heißt es, daß sich bei dem dreißigsten Grad der Dynamisation die Materie so verringert, daß es „einen Bruchtheil giebt, der sich kaum mehr in Zahlen aussprechen lassen würde“ . . . „Ungemein wahrscheinlich wird es hiedurch, daß die Materie mittels solcher Dynamisationen sich zuletzt gänzlich in ihr individuelles geistartiges Wesen auflöse und daher in ihrem rohen Zustande, eigentlich nur als aus diesem unentwickelten geistartigen Wesen bestehend betrachtet werden könne.“

Man sieht, daß hier keine „Mystik“ vorliegt, sondern Folgerungen auf Grund einer dynamischen Naturanschauung mit unendlicher Teilung der Materie, wie wir sie von Schelling vertreten finden, gezogen werden.

Man hat es öfter verspottet und für gänzlich unfolgerichtig gehalten, daß Hahnemann zuerst wegen Verschlimmerung seine Arzneien stark und immer stärker verdünnte, später aber die hohen Verdünnungen als Krafterhöhungen, als „Potenzen“ und „Dynamisationen“ bezeichnete und davor warnte, die Potenzen zu lange und stark zu schütteln, da sie sonst zu stark wirken würden. Ich glaube, auch das ist im Rahmen dieser Anschauung nicht so töricht, wie es scheinen mag. Im Organon (VI, S. 245) heißt es über das Verdünnen: „Verdünnung allein, z. B. die der Auflösung eines Grans Kochsalz, wird schier zu bloßem Wasser; der Gran Kochsalz verschwindet in der Verdünnung mit vielem Wasser und wird nie dadurch zur Kochsalz-Arznei, die sich doch zur bewunderungswürdigsten Stärke, durch unsere wohlbereiteten Dynamisationen, erhöht.“ Über diese Dynamisation sagt er kurz vorher: „Ebenso entwickelt Reiben der Arzneisubstanz
278 und Schütteln ihrer Auflösung (Dynamisation, Potenzirung) die medizi-

nischen, in ihr verborgen liegenden Kräfte und enthüllt sie mehr und mehr, oder vergeistiget vielmehr die Materie selbst, wenn man so sagen darf.“

Auf Grund der oben geschilderten dynamischen Anschauung stellt sich die Entwicklung von der Verdünnung zur Dynamisation (Potenzierung) folgendermaßen dar: Während *Hahnemann* zuerst den Begriff des Dynamischen nur als Gegensatz zum Chemischen verwendet, wie die damalige Arzneimittellehre auch sonst, betont er bald das „geistartige“, das „fast geistige“ der Arzneiwirkung. Als Vitalist, der er von vornherein war, hatte er die den Körper beherrschende Lebenskraft seit jeher geistartig aufgefaßt; auch seine Krankheitslehre entwickelte sich immer mehr nach dieser Richtung. Krankheiten waren dynamische Verstimmungen der Lebenskraft, die sich durch Symptome aller Art äußern. Auf diesem Wege konnten *Schellings* Anschauungen von der unendlichen Teilbarkeit der Materie ihn ermutigen. Hatte er schon früher, durch Erfahrung gewitzigt, die grobmaterielle Wirkung der Arzneien zurückzudrängen versucht, so lag es nun nahe, diese Verdünnung der Arzneien in seine dynamische Auffassung des Lebens-, Krankheits- und Genesungsvorgangs einzubauen, und die Arznei möglichst unverfälscht und von grober Materie befreit wirken zu lassen. *Hahnemann* selbst spricht sich darüber in dem „Geist der homöopathischen Heillehre“ aus (R. A., I. Aufl., Bd. 2, S. 5):

„Weil nun die Krankheiten bloß dynamische Verstimmungen unsers Befindens und Lebenscharakters sind, so können sie auch von Menschen unmöglich anders vernichtet werden, als mittelst Potenzen und Kräfte, welche gleichfalls dynamische Umstimmungen des menschlichen Befindens hervorzubringen im Stande sind; das ist, die Krankheiten werden durch Arzneien virtuell und dynamisch geheilt.“

Dazu kam noch, daß *Hahnemann* die Vorstellung hatte, die Arzneien würden von den Nerven aufgenommen, also von dem gewissermaßen geistigsten Teile des Körpers (z. B. Organon, V und VI, § 16). Die Aufnahme der Arznei mußte infolgedessen erleichtert werden, wenn die Arznei gleichfalls dynamischer, geistartiger Natur war.

Wenn durch das Verdünnen auch die grobmaterielle Wirkung zurücktrat, so kam die dem dynamischen Krankheits- und Genesungsvorgang gemäßeste Seite beim Reiben und Schütteln der Arznei immer stärker hervor. Durch diese Befreiung von der groben und hindernden Materie wurde die Arznei *materiell* wohl abgeschwächt, *dynamisch* aber wirksamer.

Erst durch die Erkenntnis, eine welch wichtige, ja beherrschende Rolle bei *Hahnemann* der schillernde Begriff des „Dynamischen“ spielt, bekommt man für die Entwicklung der Potenzlehre Verständnis: man erkennt, daß sie *im Rahmen der ganzen Anschauung* keineswegs so 279 widerspruchsvoll und töricht war, wie es oft — zumal von den Gegnern — dargestellt wird. — Um Mißverständnisse zu vermeiden, sei aber betont, daß ich damit nicht zugleich die Berechtigung von Hahnemanns Anschauungen anerkenne; sie sollen nur aus dem Geist und dem Wissen der Zeit und seinen sonstigen Anschauungen heraus verständlich gemacht werden.

Obwohl Hahnemann von 1800 ab etwa sowohl Krankheit als auch Arzneiwirkung dynamisch auffaßte, dauerte es verhältnismäßig recht lange, bis er die letzten Folgerungen daraus zog. Wenn Hahnemann auch lange Zeit von „Verdünnen" sprach und erst vom Jahre 1827 ab von „Potenzieren", so findet sich doch schon in der Frühzeit der neuen Lehre die Ansicht, daß seine Arzneibereitung nicht einfach ein Verdünnen ist, sondern etwas anderes. In dem Aufsatz „Über die Kraft kleiner Gaben Arzneien . . ." (1801, Stapf, I, S. 240) sagt er: Ein Gran recht hart getrocknete Pille mit Belladonnadicksaft wirke bei einem ganz gesunden Manne meist nichts. Wenn man aber dieses eine in der Pille enthaltene Gran durch Reiben in viel Wasser auflöse und nach Zusatz von etwas Weingeist durch Schütteln recht innig mischt und dem Mann innerhalb 6 bis 8 Stunden eßlöffelweise eingibt, so wird er davon starke und gefährliche Erscheinungen bekommen. Gebe man aber, wenn er eine Krankheit hat, auf die Belladonna paßt, von einer zweitausendfach verdünnten Lösung auch nur einen Tropfen, so wird er nicht viel weniger heftige Erscheinungen bekommen. — Man sieht hier, daß Hahnemann erstens schon damals das Verdünnen und Schütteln nicht als ein Abschwächen auffaßte, und zweitens, daß er die hohe Empfindlichkeit des Körpers gegen entsprechende Mittel schon damals genau kannte, wobei von der übertrieben geschilderten Einwirkung abgesehen sein soll. Diese Ansichten blieben lange Zeit im wesentlichen dieselben mit kleineren Schwankungen im einzelnen, wobei dann entweder mehr das Verdünnen oder eine mehr oder weniger starke Krafterhöhung durch inniges Mischen und Schütteln betont wird. Im Organon (I, § 251) ist die Kraftentwicklung durch starkes Schütteln betont: ein Tropfen einer Tinktur mit einem Pfunde Wasser durch starkes Umschütteln innig gemischt, alle zwei Stunden zu zwei Unzen eingenommen, habe wohl viermal stärkere Wirkung als alle acht Tropfen auf einmal gegeben (§ 251). Hier haben wir also eine absolute Krafterhöhung. Dagegen heißt es in § 253: „Eine Mischung von einem einzigen Tropfen der Tinktur mit zehn Tropfen einer unarzneilichen Flüssigkeit gemischt, wird, zu Einem Tropfen eingenommen nicht zehnmal größere Wirkung thun als ebenfalls Ein Tropfen einer noch zehnmal dünneren Mischung, sondern nur etwa (kaum) eine doppelt stärkere Wirkung." Dieser anscheinende Widerspruch zu § 251 klärt sich wohl dadurch, daß im zweiten
280 Falle nur eine Mischung, aber nicht Schüttelung erfolgt ist. In der

zweiten Auflage spricht er sich weniger entschieden darüber aus, während in der dritten schon vor allzu starkem Schütteln und Reiben gewarnt wird, damit die „Kraftentwicklung gemäßigt bleibt“ (§ 312, Anm.).

So ist der Begriff der absoluten Krafterhöhung schon längst vorhanden; auch in dem Aufsatz „Belehrung für den Wahrheitssucher“ (1825, Stapf, II, S. 215) sagt er: „Schade, daß man kein der Sache angemessenes Wort für diese Verrichtung in irgendeiner Sprache hat.“ Doch für diesen neuen Begriff stellte bald „ein Wort zur rechten Zeit sich ein“! Denn zwei Jahre später nennt er in einer neuen Fassung dieses Aufsatzes (R. A., Bd. 6, S. IX, zweite Aufl., 1827) diese durch innige Verdünnung und Mischung entstehende Krafterhöhung „Potenzierung“[47]. Erst damit hatte grundsätzlich diese Entwicklung ihr Ende gefunden, wenn er auch tatsächlich später mit dem Potenzieren noch weiter ging.

Dementsprechend muß eine Bemerkung Haehls (I, S. 347), auf der auch Diepgen (Hahnemann und die Homöopathie, Freiburg, 1926, S. 20) fußt, richtiggestellt werden, wenn es dort heißt, Hahnemann habe schon 1814 von „Potenzen“ im Sinne von Kraftentwicklungen gesprochen. In dem von Haehl angezogenen Aufsatz „Heilart des jetzt herrschenden Nerven- oder Spitalfiebers“ findet sich kein Wort darüber.

Aber nicht nur in der Entwicklung der Arzneiwirkungslehre lassen sich Beziehungen und Einwirkungen Schellings auf Hahnemann aufzeigen, auch die Krankheitslehre Hahnemanns, die zudem in enger Beziehung zu seiner Arzneiwirkungslehre steht, läßt Ähnlichkeiten und Beeinflussungen durch Schelling erkennen.

Bekanntlich ist Schelling auf ärztlichem Gebiete aufs stärkste von der Brownschen Lehre beeinflußt, die in den neunziger Jahren des achtzehnten Jahrhunderts, als Schelling der Heilkunde nahetrat, in Deutschland herrschend war. Als der tiefere Denker hat dann Schelling allerdings in mancher Beziehung die Lehre Browns selbständig weitergebildet.

[47] Das Wort „Potenz“ verwendet Hahnemann in zweierlei Bedeutungen. Einerseits spricht er davon, daß es „ungeheure Kraftdinge (Potenzen) giebt, wie Wärmestoff, Lichtstoff usw.“ (Org., IV, 239; V, 288); später hat er dann den Begriff im besonderen auf die Krafterhöhungen angewendet, die die Arzneien beim Reiben und Schütteln erfahren, eine Verwendung des Wortes, die sich zwanglos ergab. — Vielleicht ist Hahnemann auch hier durch Schelling beeinflußt. Auch Schelling kennt zwei Bedeutungen des Wortes „Potenz“: in dem Sinne von Wirkungsmöglichkeit, wie es auch die moderne Physik z. B. in dem Begriff der „potentiellen Energie“ kennt, und außerdem als Stufen einer Erscheinung. Das erste finden wir bei Hahnemann in den Stellen im Organon, der zweite Begriff erinnert an Hahnemanns Potenzen, die ja auch Stufen der Kraftentwicklung einer Arznei sind.

Auch den Begriff der „Erregbarkeit" übernahm Schelling aus der Brownschen Lehre, wendet ihn jedoch im Interesse seines Systems etwas anders: „Das Wesen des Organismus besteht in Erregbarkeit" (a. a. O., S. 158). Wenn Schelling eine Lebenskraft ablehnt (S. 165), so erfüllt letzten Endes doch die Erregbarkeit alle die Aufgaben, die andere der Lebenskraft zuschreiben, so daß man beide ungefähr gleichsetzen kann. Diese Erregbarkeit hat unbewußte Intelligenz (s. „Einleitung zum Entwurf", 1799, S. 1 bis 3) und ist nach Schelling auch Sitz der Krankheit. „Aber die Erregbarkeit enthält die Faktoren wie des Lebens, so auch der Krankheit. Der Sitz der Krankheit muß also die Erregbarkeit, ihre Möglichkeit muß bedingt seyn durch die Veränderlichkeit der Erregbarkeit. Aber die Erregbarkeit ist veränderlich nur durch die erregenden Potenzen. Die Ursache der Krankheit kann also auch nicht in der Erregbarkeit liegen, insofern sie selbständig ist, sondern nur in ihrem Verhältniß zu den erregenden Potenzen" (S. 259). Über die Wirkungen der Arzneimittel auf die Erregbarkeit heißt es: „Die Erregbarkeit liegt außerhalb der dynamischen Sphäre, in welche die Mittel fallen, die in unserer Gewalt stehen" (S. 260).

Wann Hahnemann Schellings Werke genauer kennengelernt hat, ist mir nicht bekannt. Da Hahnemann nur philosophisch interessierter Laie war, ist es mir nicht wahrscheinlich, daß er dies Werk bald nach Erscheinen gelesen hat; es ist wohl zu vermuten, daß er Schelling erst kennengelernt hat, als dieser in seinen mit Marcus im Jahre 1806 herausgegebenen „Jahrbüchern der Medizin als Wissenschaft" sich unmittelbar an die Ärzte wendete. Daß Hahnemann nicht sofort nach Erscheinen der „Naturphilosophie" Schellings (1799) durch diesen angeregt worden ist, wird auch dadurch nahegelegt, daß Hahnemann die „dynamisch" wirkenden Arzneien zum ersten Male im Jahre 1805 „fast geistig" nannte (Heilk. d. Erf., Stapf, II, S. 39) und erst im Jahre 1808 gegen Schellings spekulative Ansichten das Wort ergriff („Über den Werth der spekulativen Arzneisysteme . . .", Stapf, I, 47).

Wenn auch Schelling und Hahnemann ihrer Geistesartung nach recht verschieden waren und Hahnemann infolgedessen Schellings die Erfahrung allzu schnell und hoch überfliegende Art der Betrachtung ablehnte und bekämpfte, so mußten doch Anschauungen wie die oben angeführten stark anregenden Wert für einen Arzt haben, der mit einer neuen dynamischen Lehre trächtig ging, und der schon von sich aus dazu gekommen war, die Arzneien in so schwachen Gaben zu reichen, daß sie nicht mehr chemisch, sondern nur noch „dynamisch" wirkten. War der zuletzt angeführte Satz Schellings nicht gewissermaßen für einen solchen
282 Arzt eine Aufforderung oder wenigstens eine Anregung, nun doch zu ver-

suchen, Arzneien zu schaffen, die derselben Sphäre wie die Erregbarkeit angehörten, nämlich der geistigen, und das, was schon in seinen Erfahrungen und Erörterungen keimhaft vorhanden ist, nun zum Grundsatz zu erheben und das Wesentliche an der Arznei geistig aufzufassen und dementsprechend von der groben Materie zu befreien?

Wenn Hahnemanns dynamische Ansichten über den Organismus auch besonders weitgehend waren, so stand er damit damals doch nicht allein, wie die Bemerkungen von Autenrieth in Tübingen zeigen, der ein Gegner der Richtung war („Versuch f. d. praktische Heilkunde“, Bd. I, Heft 2; Tübingen, 1808, S. 235): „Die gegenwärtige allgemeine Tendenz der Ärzte in Deutschland, die körperliche Materie des Organismus, was ihre Veränderungen betrifft, außer Acht zu lassen, und blos die Gesetze der Bewegung desselbigen zu berücksichtigen, zu vergessen gleichsam, daß unser Körper nicht blos ein ätherisches Phänomen ist, sondern mit durch das Daseyn einer theils sehr trägen Masse construirt wird, hat die Humoralpathologie zum Beweise der Einseitigkeit unserer Kunst gänzlich verdrängt, weil sie ehemals ebenfalls zum Schaden der Kranken allein berücksichtigt wurde.“ —

Im wesentlichen werden damit die Anhänger der naturphilosophischen Richtung gemeint sein.

Mit diesen allgemeinen Ausführungen ist nun der Weg frei zu den Einzelfragen der Arzneibereitung und -prüfung.

* * *

Die Arzneibereitungslehre. Wie auch bei den sonstigen Bestandteilen von Hahnemanns Lehre entwickelten sich die Besonderheiten seiner Arzneibereitung langsam aus dem Vorgefundenen. Noch im Rahmen seiner vorhomöopathischen Zeit liegt die schon erwähnte, oft wiederholte Mahnung, man solle die Dicksäfte (Extrakte) aus Pflanzen nicht auf dem offenen Feuer mit langem starken Kochen herstellen, sondern im Wasserbade bei einer gleichbleibenden gemäßigten Hitze; besonders die Dicksäfte der narkotischen Pflanzen würden durch die starke Hitze in ihrer Wirksamkeit stark beeinträchtigt und mancher Mißerfolg müsse darauf zurückgeführt werden.

Schon in den „Fragmenta“ (1805) sehen wir Hahnemann zu noch schonenderer Bereitung der Arzneien übergehen, die er wohl nicht erfunden, aber bevorzugt angewendet hat, der Trocknung der frischen Pflanzensäfte an der Luft oder meist an der Sonne. Aus dieser eingedickten Masse stellte er dann seine Tinkturen her. Bei einigen einheimischen Pflanzen geht er aber noch von den getrockneten Blättern bei Anfertigung der Tintur aus, wie z. B. beim Sonnentau, vielleicht weil er zur Zeit der Anfertigung des Mittels noch nicht zur neuen Technik übergegangen war, oder nicht in den Besitz der frischen Pflanze kommen konnte.

Daneben gehen andere Bemühungen. Schon im Jahre 1801 teilt er in der Arbeit „Über die Kraft kleinster Gaben . . .“ in einer Anmerkung mit (Stapf, I, 241), daß er zu frisch ausgepreßten Pflanzensäften ein Drittel Weingeist zusetzt, damit sie sich nicht zersetzen, bei einigen sogar die gleiche Menge. Dies Verfahren, Weingeist zuzusetzen, das zur Verhinderung der Zersetzung bis zur Verarbeitung zu einem Extrakt oder dergl. auch schon von anderen mitunter angewendet worden war, hat Hahnemann als erster zu einer neuen Arzneiform ausgebaut. Diese alkoholischen Tinkturen aus frischen, ausgepreßten Pflanzensäften machte er zu seiner Hauptdarreichungsform. Die Güte dieser homöopathischen Tinkturen wurde wohl allgemein auch von den Gegnern anerkannt, doch haben sie sich lange Zeit als aus dem „feindlichen Lager“ stammend nicht recht eingeführt. Von dieser Arzneiform machte er die erste Mitteilung in der ersten Auflage des „Organons“ (1810) in § 230, wo er sagt: „Der Kräfte der einheimischen Pflanzen oder frisch zu erhaltenden Pflanzen bemächtigt man sich am vollständigsten und gewissesten, wenn ihr ganz frisch ausgepreßter Saft sogleich mit gleichen Theilen Weingeist gemischt wird; so erhält sich ihre ganze Kraft vollständig und unverdorben auf immer in wohlverstopften Gläsern vor dem Sonnenlicht geschützt.“ In einer Anmerkung macht er darauf aufmerksam, daß bei manchen Pflanzen wegen allzu reichlichen zähen Schleimes usw. die doppelte Menge Weingeist nötig sei. In seinen beiden Arzneimittellehren (R. A. und Chr. Kr.) hat er sich bei seinen Vorschriften, soweit technisch möglich, immer an diese Bereitungsvorschrift gehalten.

Daß in der Tat diese Herstellungsart früher unbekannt war, zeigte eine Angabe von Chr. Friedr. Bucholz in seinem „Taschenbuch für Scheidekünstler und Apotheker a. d. Jahr 1815“ (Weimar, S. 60), er habe das nach Bucholz angeblich neue Verfahren Tinkturen aus frisch ausgepreßten Pflanzen herzustellen von einem Thüringer Apotheker, der es von einem russischen Regimentsarzt erfahren haben will, der sich während des deutsch-russischen Feldzugs gegen Napoleon 1813 in Thüringen aufhielt. Hahnemann betont demgegenüber mit Recht, daß er schon 1810 genau dasselbe Verfahren mitgeteilt habe. Er beschuldigt Bucholz, dieser habe es stillschweigend von ihm entlehnt. Da der erfahrene Bucholz es für Deutschland als neues Verfahren mitteilt, ersieht man daraus, daß Hahnemann jedenfalls als erster und selbständig dies Verfahren in Deutschland angegeben hat, selbst wenn die Angabe von Bucholz über den russischen Regimentsarzt richtig sein sollte.

Hahnemanns dynamische Auffassung der Arzneien brachte es, wie
284 schon erwähnt, mit sich, daß er die Mittel stark verdünnt verabreichte. Die

erste Mitteilung darüber stammt schon aus dem Jahre 1801 (s. Nr. 79), wo er die Herstellung seiner Belladonnalösung beschreibt. Er zerkleinert den an der Luft eingetrockneten Belladonnasaft im Mörser, gießt 100 Tropfen Wasser hinzu und spült den Mörser dann mit stark gewässertem Weingeist (5:1) aus; beide Lösungen schüttet er dann zusammen und vereint sie durch starkes Schütteln gut. Von dieser starken Belladonnaauflösung stellt er dann eine mittlere Belladonnaauflösung her, indem er einen Tropfen der ersten Lösung mit 300 Tropfen gewässertem Weingeist stark schüttelt, die schwache Lösung wird nochmals 1:200 verdünnt. Diese enthielt dann in jedem Tropfen ein vierundzwanzig Milliontel eines Granes des getrockneten Belladonnasaftes.

Später ging er, wie er in der „Reinen Arzneimittellehre" (Bd. II, 68, 1816) genauer beschreibt, dazu über, jede weitere Verdünnung im Verhältnis 1:100 herzustellen, und zwar, was sehr zu beachten ist, nach der Vielgläsermethode, d. h. er benützt zu jeder weiteren Verdünnung ein neues Glas, im Gegensatz zur Einglasmethode, die nach Ausleeren einer Verdünnung die nächste in demselben Fläschchen herstellt. Die Bedeutung dieser Verschiedenheit werden wir noch kennenlernen. (Vgl. Platz: Hahnemanns Pharmakotechnik, A. H. Z., 1922, Bd. 170, Heft 1 bis 3.)

Zur Herstellung derjenigen anorganischen Arzneien, die an sich unlöslich in Wasser und Weingeist waren, ging Hahnemann von einer löslichen Verbindung aus, wie er z. B. bei Eisen angibt, er habe es in der „Auflösung in Kochsalzsäure, Essigsäure, Kohlensäure" geprüft.

Erst im vierten Teil der R. A. (1818, S. 91 und 266) geht er zu einer neuen Technik für die unlöslichen Stoffe über, zur Verreibung mit Milchzucker, die er zuerst bei Gold und Silber anwendet. Er läßt es damals dahingestellt, ob die Stoffe dabei oxydiert oder nur feiner zerrieben werden. Später hat er dann ja, wie wir schon hörten (Kap. IV), angenommen, daß in den höheren Verreibungen sich die sog. unlöslichen Stoffe völlig auflösen, womit er bedingt recht hatte. (Über die Herstellung der Verreibungen siehe auch „Chr. Kr.", I. Aufl., Bd. 2, S. 1 ff.[48])

[48] Die Angabe von Haehl (I, 347) und von Diepgen (a. a. O., S. 20), der sich auf Haehl bezieht, daß Hahnemann schon 1814 alle möglichen Stoffe, wie Kochsalz, Bärlappsamen, Holzkohle, Kieselsäure, Kalk usw., die in ihrer Grundform als unwirksam galten, mittels Verreibens aufgeschlossen und zur wirksamen Arznei gemacht habe, ist irrtümlich. In dem angeführten Aufsatz „Die Heilart..." (Nr. 106) wird überhaupt über diesen Gegenstand nicht gesprochen, das geschieht erst an der eben erwähnten Stelle in der R. A., Bd. IV, in bezug auf Gold und Silber. Über Wirksamkeit und Löslichkeit der von Haehl erwähnten Stoffe sprach sich Hahnemann erst in den „Chr. Kr." (1828, Bd. II) aus, wo er es der Welt als seine neue Entdeckung mitteilt, daß diese Stoffe durch stundenlanges Verreiben in einen wirksamen, löslichen Zustand übergehen.

Beim Quecksilber bemerken wir eine Veränderung der Herstellung des Präparates. Zuerst verwandte Hahnemann, wie in seiner vorhomöopathischen Zeit, meist seinen „Mercurius solubilis“, prüfte allerdings auch andere Präparate, wie Kalomel, Zinnober u. a. m. In der zweiten Auflage der R. A. (Bd. 1) gibt er eine Verbesserung seines „Mercurius solubilis“ an, in der dritten jedoch (1830) geht er im Interesse der Reinheit des Präparates dazu über, bis zur 6. C. Verreibungen des metallischen Quecksilbers herzustellen, von da ab Lösungen zu verwenden.

In seiner Pariser Zeit hat Hahnemann dann nochmals eine neue Technik eingeführt, indem er statt eines Tropfens der Tinktur ein Streukügelchen, das mit dem Medikament getränkt war, zur Herstellung der nächsten Verdünnung benützte, wodurch die Verdünnung noch weiter getrieben wurde (Org., VI, § 270).

Auch über die Zahl der Schüttelschläge machte Hahnemann genaue Vorschriften, die er jedoch mehrmals wechselte. Während er erst zwei Schüttelschläge für richtig hielt und von 10 bis 20 Schlägen allzu starke Wirkungen befürchtete, empfahl er später zahlreiche Schüttelschläge, da dadurch die Arzneien besonders wirksam würden.

Schließlich behauptete er, daß durch das Schütteln allein schon die Arzneien dynamisiert (potenziert) würden, so daß man durch langes Schütteln einer niedrigen Verdünnung eine Arznei erhält, die an „Kräftigkeit einer 30sten Kraftentwicklung an die Seite zu setzen“ ist (Org., V, § 270, Anm.). Die später aufkommenden ganz hohen Potenzierungen, etwa die 1000., oder 10000., sind offenbar einfach durch Schüttelschläge hergestellt worden, ohne daß das allerdings immer klar gesagt wird.

Recht unbekannt ist es geblieben, daß Hahnemann sich auch einmal über mittels Gärung von Pflanzensäften hergestellte Arzneien geäußert hat. Im „Apothekerlexikon“ (1799, II. Teil, zweite Abteilung, S. 389) sagt er darüber: „Vor einiger Zeit herrschte noch die Thorheit, frisch zerquetschte Pflanzen mit Wasser und Hefen vorher in Gährung, bis zum säuerlichen Geruche, übergehen zu lassen, und so verdorben und zersetzt, zu destillieren zu einem Destillate was sich wie schwacher Essig mit etwas Weingeist gemischt, verhielt; zur Ehre des gesunden Menschenverstandes aber sind diese läppischen Thorheiten wieder aus der Mode gekommen.“ Man sieht, er war kein Freund der gegorenen Pflanzensäfte. Allem Anschein nach hat er diese Ansicht auch später beibehalten.

Die Bezeichnung der Verdünnungen hat mehrfach gewechselt. Während Hahnemann zuerst meist von einem „Milliontel“ oder „Dezilliontel“ sprach, ging er bald dazu über, von der 6., 8., 10., 30. Centesimalverdünnung
286 zu sprechen. Daneben findet sich aber in älteren Schriften noch eine Zählung

mit römischen Zahlen. Heutzutage werden fast nur Dezimalverdünnungen verwendet. Eine kleine Tabelle setze die verschiedenen Zählungen in Vergleich:

I = 1 Milliontel = C 3 = D 6
II = 1 Billiontel = C 6 = D 12
VI = 1 Sextilliontel = C 18 = D 36
X = 1 Dezilliontel = C 30 = D 60

Von den römischen Ziffern ist als einzige nicht selten noch X statt der 30. in Gebrauch. --

Das war das Handwerkszeug, das sich Hahnemann für seine neue Heilkunde geschaffen hat. Sehen wir nun zu, wie er sich dessen bediente.

* * *

Die Arzneiprüfungen. Die Fragwürdigkeit der damaligen Arzneimittelkenntnisse war im achtzehnten Jahrhundert manchem Forscher klar geworden, von denen im ersten Teil dieses Werkes Haller und Alexander mit ihrer scharfen Kritik angeführt worden sind (S. 88 und 93). Beide zogen auch aus der Mangelhaftigkeit der Kenntnisse den Schluß, daß Prüfungen am gesunden Menschen die beste Quelle seien, um statt nebelhafter, auf Theorien ruhender Vermutungen festen Boden unter die Füße zu bekommen. Auch der von Hahnemann übersetzte W. Cullen übte scharfe Kritik, ohne aber die Folgerungen daraus zu ziehen. Aber, wie wir sahen, war man über Anläufe nicht herausgekommen. Erst Hahnemann setzte sich das Ziel, nur Arzneimittel beim Kranken anzuwenden, deren Wirkungen er vorher in Versuchen am Gesunden kennengelernt hatte. Daß er die Versuche nicht am gesunden Tier anstellte, hat verschiedene Gründe. Erstens sind die Wirkungen beim Tiere nicht selten ganz andere als beim Menschen. Sodann war die Physiologie und Pathologie der Zeit noch so unentwickelt, daß die darauf fußende Erfahrung recht unsicher gewesen wäre, so daß der sicherste Weg der Erfahrung zum mindesten damals über den Versuch am gesunden Menschen führte.

Nachdem es Hahnemann klar geworden war, daß erst überhaupt einmal eine erfahrungsmäßige, auf Versuchen beruhende Arzneimittellehre geschaffen werden müsse, ging er nach tastenden Selbstversuchen, die allem Anschein nach bis in die achtziger Jahre zurückreichen, dann im Laufe der neunziger Jahre des achtzehnten Jahrhunderts entschlossen in aufopferungsvoller, jahrzehntelanger Arbeit an das große Werk und schuf damit die erste experimentelle Arzneimittellehre. Aber so sehr das auch grundsätzlich anerkannt werden muß, steigen doch auch hier genug Fragen auf.

Die in den „Fragmenta" (s. o. S. 196) begonnene Arbeit setzte er in der „Reinen Arzneimittellehre" fort, von der der erste Band 1811 erschien, dem bis 1821 noch fünf weitere folgten. Aus den 27 Arzneien, die in den „Fragmenta" behandelt werden, sind mittlerweile 64 geworden — wenn man mit Hahnemann die Prüfungen des Magneten als 3 zählt. Der Zugang an neuen ist aber noch größer, als er scheint, da 5 Arzneien der „Fragmenta" fortgelassen sind, von denen zwei — Cuprum und Mezereum — in der zweiten Auflage der „Chronischen Krankheiten" wieder erscheinen; Cantharis, Copaiva und Valeriana sind von Hahnemann nicht wieder behandelt worden.

Später hat er in den „Chronischen Krankheiten" wiederum eine große Anzahl neuer Mittelprüfungen veröffentlicht, so daß es im ganzen, wenn man die verschiedenen Quecksilbermittel, die z. T. allerdings nur sehr wenig geprüft worden sind, einzeln zählt, fast 110 Mittel sind. Daneben hat Hahnemann aber nebst seinen Schülern noch Dutzende von anderen Mitteln mehr oder weniger ausführlich geprüft, worüber uns R. Haehl aus den Handschriften Mitteilung gemacht hat (A. H. Z., Bd. 170, Nr. 1, 1922).

Unterschied sich Hahnemanns Beginnen schon dadurch von den früheren, daß er nicht auf Grund des Herkommens eine Pflanze empfahl oder auf Grund chemischer Überlegungen und anderer theoretischer Gründe und auch nicht infolge Prüfungen am Krankenbett, sondern fußend auf Versuchen am gesunden Menschen, so war doch das Wichtigste und Befremdendste, daß sein Verfahren rein idiographisch war, daß er also jedes einzelne Symptom beschrieb, das ein Mittel bei den verschiedenen Prüfern erzeugt hatte. Schon die ersten Kritiker hatten diese Art, über die Arzneiwirkung zu berichten, tadelnd erwähnt, wie z. B. A. F. Hecker (Annalen der gesammten Medicin, Leipzig, 1810, Bd. 2, S. 36). Grundsätzlich ist jedoch bei aller Kritik im einzelnen bei der Hahnemannschen idiographischen Grundeinstellung nichts dagegen zu sagen; wenn irgendwo, so war hier bei den Prüfungen die Beschreibung des einzelnen am Platze, wollte er nicht sofort bei Beginn seiner Forschungen seinem Grundsatz untreu werden und die reine Erfahrung durch ursächliches Erklären, das damals nur selten möglich gewesen wäre, trüben.

Aber auch wenn wir uns mit Hahnemann grundsätzlich auf diesen Standpunkt stellen wollen, ist gegen diese „reine Erfahrung" manches einzuwenden. War diese Erfahrung wirklich rein, erfüllte sie die Forderungen des Hahnemannschen Strebens, eine reine Erscheinungsmedizin zu begründen? Ich sehe dabei davon ab, daß jede menschliche Erfahrung schon gefärbt wird, wenn man sie in Worte und Begriffe faßt. Aber auch sonst enthält die Hahnemannsche Leistung eine Anzahl ungeprüfter, stillschwei-

288

gender Voraussetzungen, die nicht so selbstverständlich sind, wie sie Hahnemann wohl — falls er sie überhaupt alle beachtet hat — erschienen sind[49].

Da ist als erster der Begriff des „Gesunden“, ein Idealbegriff, dem in der Wirklichkeit nichts genau entspricht. Der „gesunde“ Mensch hat ja immer einige Abweichung von der Norm, wenn man diesen Begriff im Sinne des durchschnittlichen Befundes nimmt; und auch insofern weicht er von der Norm ab, als er fast immer in diesem oder jenem Punkte den Bereich der Norm, des noch als normal Geltenden überschreiten wird. Während Hahnemann aber in der ersten Auflage des Organons ohne weiteres vom „gesunden Menschen“ spricht, schränkt er das in der R. A. (Bd. II, S. 25) ein: „da die Versuchs-Person, so gewiß kein Mensch es ist, nicht absolut und vollkommen gesund seyn kann . . .“ Hier ist er sich also des Idealen, der Annahme, der „Fiktion“ bewußt.

Mit dieser Fiktion eines „Gesunden“ aber geht er über die Erfahrung hinaus, vollzieht eine Verallgemeinerung und vernachlässigt das Individuell-Einmalige, im Gegensatz zu den eigentlichen Zielen der Homöopathie. Wenn auch sonst keine Wissenschaft ohne gewisse Verallgemeinerungen auskommt — auch die Homöopathie muß dies Wasser in den Wein ihrer idiographischen Methode gießen —, gerade an dieser Stelle aber war die „Fiktion“ des „gesunden Menschen“ als durchschnittlicher Normaltyp nicht am Platze, gerade hier hätte eine Berücksichtigung der Eigenheiten der Prüfer, ihrer körperlich-seelischen Konstitution, ihrer Schwächen und Empfindlichkeiten stattfinden sollen. Und auch die Prüfungsberichte hätten unter Kennzeichnung der Prüfer jede Prüfung ausführlich und gesondert bringen müssen. Das hat Hahnemann vermutlich in Rücksicht auf den dazu notwendigen Raum nicht getan.

Obwohl Hahnemann in seinen Schriften sonst mehrfach auch die Zeitfolge, in der die Erscheinungen auftreten, berücksichtigt sehen will (z. B. Organon, I, § 109, VI, § 130), hat er doch in den in seinen Werken

---

[49] J. Aebly hat in einem bemerkenswerten Aufsatz (A. H. Z., 1924, Bd. 172, Nr. 4), was ich hier „ungeprüfte stillschweigende Voraussetzungen“ Hahnemanns nenne, als „Fiktionen“ bezeichnet, ein Wort, das ich vermeiden möchte, da man „Fiktionen“ zweckmäßig nur bewußte Gedankengebilde vorläufiger Natur nennen sollte, wie es auch Vaihinger in seiner „Philosophie des Als ob“ tut. Auch Driesch betont das in seiner „Wirklichkeitslehre“, indem er schreibt: „Ist das Bewußtsein der Vorläufigkeit sehr groß, fehlt wohl gar die Einreihung in das eine Wissen, so redet man gern von „Fiktion“ (2. Aufl., S. 246). Wir mögen heutzutage diese Voraussetzungen als „Fiktionen“ bezeichnen; in dieser geschichtlichen Darstellung wäre es falsch, da Hahnemann offenbar die Vorläufigkeit und Idealität dieser Voraussetzungen zum mindesten nicht gleich zum Bewußtsein gekommen ist.

mitgeteilten Prüfungsberichten diesen Punkt fast völlig vernachlässigt. Auch hier wird wohl das Streben, die Berichte nicht allzu umfangreich werden zu lassen, eine Rolle gespielt haben.

Sobald man daran ging, den ungegliederten Symptomenhaufen irgendwie zu ordnen, indem man etwa den „Charakter" des Arzneimittels herauszuarbeiten versuchte, ging man durch Herausheben des „Wesentlichen" und ähnliche gedankliche Bearbeitung über die „reine Erfahrung" hinaus und auch Hahnemann hat das mitunter, wie wir sahen (s. o. S. 249), schon getan, wie z. B. bei Schilderung des Charakters von Nux vomica, Pulsatilla und anderen Mitteln.

Eine weitere unbewiesene, ja falsche Behauptung ist es dann, wenn Hahnemann schreibt: „Alle Beschwerden, Zufälle und Veränderungen des Befindens der Versuchsperson während der Wirkungsdauer einer Arznei rühren blos von dieser Arznei her und müssen als dieser Arznei eigentümlich zugehörig, als Symptomen dieser Arznei angesehen und aufgezeichnet werden, gesetzt die Person hätte auch ähnliche Zufälle vor längerer Zeit bei sich, von selbst wahrgenommen" (Org., II, § 144, VI, § 138). Dieser Meinung verdanken wir viele Symptome, die bei den Prüfern während der Prüfung auftraten, die aber zu Unrecht der Wirkung der Arznei zugeschrieben werden.

Auch Hahnemanns häufige Bemerkungen, daß eine Erscheinung eine „Nachwirkung" sei oder eine „Wechselwirkung", ist schon Deutung, die erst in jedem Fall auf ihre Richtigkeit geprüft werden muß.

Gehen wir nun von diesen Einwänden allgemeiner Art zu der Frage von der Anstellung der Arzneiprüfung und ihrem Werden über! Hahnemann selbst sagt in der Heilkunde der Erfahrung (Stapf, II, 23) darüber: Man wende „diese starken so wie die minder starken Arzneimittel versuchsweise, jedes einzeln und unvermischt, in gesunden Körpern bedächtlich an und zeichnet, unter sorgfältiger Entfernung aller influirenden Nebenumstände, die davon sich ereignenden Zufälle, in der Ordnung, wie sie vorkommen, genau auf und erhält so das reine Resultat der Krankheitsform." In einer Anmerkung dazu sagt er, man müsse einen nüchternen gesunden Menschen eine hinlänglich starke Gabe am besten in Auflösung einmal nehmen lassen. Will man noch mehr Symptome erzeugen, solle man, wenn die Wirkung der ersten Gabe völlig vorüber ist, eine ähnliche oder stärkere Gabe verabreichen. Die schwächsten Arzneien müssen jedoch an Personen sehr reizbarer, zarter Körperbeschaffenheit angestellt werden. Ähnlich, nur kürzer, äußert er sich im Organon. In der ersten Auflage des Organons drückt er sich über die Gabengröße genauer aus. Man solle eine solche Gabe reichen „als man in der gewöhnlichen Praxis in Recepten gegen Krankheiten
290 zu brauchen pflegt" (§ 132). Wenn die erste Gabe nichts oder wenig er-

geben hat, reicht er dann den nächsten Tag eine stärkere, meist doppelte Gabe, die er den dritten Tag nochmals verdoppelt. Mehrfach betont er, wie auch später, man solle genau die Aufeinanderfolge der Symptome aufzeichnen, was dann ja leider der Zusammenfassung in der „Reinen Arzneimittellehre“ zum Opfer gefallen ist.

Wenn es dem Prüfer nicht darauf ankomme, die Reihenfolge der Symptome zu erfahren, könne man, zumal bei schwach wirkenden Mitteln, auch mehrmals am Tage eine Gabe reichen (§ 109). In der zweiten Auflage geht er auf den Einwand ein, der Weingeist könne schon für sich selbst Symptome machen. Er entgegnet dem, daß, wenn man die Tinkturen mit viel Wasser verdünne, dann der Weingeist nicht als fremder Reiz angesehen werden könne. Diese Fehlerquelle ist aber von anderen in späteren Prüfungen nicht immer genügend berücksichtigt worden, indem bei schwächeren Mitteln mitunter nicht geringe Mengen von Weingeist dabei aufgenommen wurden.

Aus der R. A. erfahren wir selbst sehr wenig über die Umstände, unter denen die Erscheinungen in seinen eigenen Prüfungen beobachtet worden sind. So bei Cina, wo seine Erfahrungen auf drei Vergiftungsfällen an Kindern mit 3, 6 und 40 Gran Cina beruhen, die offenbar bei einer Wurmkur verordnet wurden (I, S. 55).

Da er in seiner Übersetzung von *Cullen* bemerkt, er gebe Kindern Cina in Gaben bis zu 60 Gran, ist wohl anzunehmen, daß er diese Vergiftungen bei seinen eigenen Kranken erlebt hatte (II, S. 72).

Bei Cocculus rät er, da die Arznei stark sei, sie gehörig zu verdünnen (S. 63). Diese ausdrückliche Bemerkung bestätigt also die Angabe des Organons, daß er im allgemeinen sonst unverdünnte oder wenig verdünnte Gaben reichte. Bei Quecksilber erfahren wir, daß *eine* Gabe nicht alle Symptome zutage fördere. Das ist wiederum eine Bestätigung dafür, daß er stärkere Mittel sonst in einzelner Gabe zu reichen pflegte.

Wir finden also in guter Übereinstimmung der verschiedenen Quellen, daß er bei stärkeren Mitteln eine mäßige, schwächere Gabe zu reichen pflegte, bei den anderen Mitteln jedoch mittlere Gaben, wie sie in der Praxis damals üblich waren, und daß er, wo es ihm zweckmäßig zu sein schien, auch schon in der ersten Zeit mehrere Gaben hintereinander reichte.

Ausdrücklich betont er, daß man sich vor „Suggestionen“ bei den Prüfern zu hüten habe. Aber es ist zweifelhaft, ob er alle die Umstände beachtet hat, die als Suggestion wirken können. So sehe ich nirgendwo ausdrücklich bei ihm erwähnt, daß die Prüfer nicht erfuhren, was sie erhielten. Da er, wie wir gleich noch sehen werden, sich sonst mehrfach über die Art und Weise der Prüfungen ausgelassen hat, ist es wohl möglich, daß er diesen Punkt nicht genügend beobachtet hat. Die erste ausdrückliche

Bemerkung nach dieser Richtung finde ich bei Rummel (A. H. Z., 1841, Bd. 20, 106), wo ausdrücklich bemerkt wird, daß Hahnemann meist das Mittel ohne Angabe des Namens und der Verdünnung gereicht habe. Rummel stand seit der zweiten Hälfte der zwanziger Jahre mit Hahnemann in Verbindung und hat in den ersten Jahren auch an Versuchen teilgenommen.

Auf eine Anfrage in dem „Allg. Anz. d. D." über die Anstellung von Arzneiprüfungen hat Hahnemann selbst in seinem 85. Lebensjahre geantwortet (1839, Nr. 24), ein Aufsatz, der auch insofern bemerkenswert ist, als er die letzte Arbeit Hahnemanns ist. Er sagt darin:

„Die von mir selbst bereiteten Arzneien gab ich zu dieser Absicht in höhern und niedrern Dynamisationen, in größern und geringern Gaben, wie es eine jede Person vertragen konnte, ohne zu sehr davon angegriffen zu werden. Die meisten Symptome, die man finden wird, wo kein Namen einer Versuchsperson beigesetzt ist, sind von mir selbst beobachtet oder von Mitgliedern meiner Familie, denen ich das Mittel selbst eingab. Meist aufgelöst in mehr oder weniger Wasser wurden die Arzneien eingenommen, täglich ein oder mehrere Male oder seltener, um die Wirkung der Arzneien in aller Hinsicht kennenzulernen. Die Hauptsache dabei blieb immer, daß die Versuchspersonen frei von fehlerhafter Diät und Lebensordnung, möglichst gesund und eifrig für die Erforschung der hohen zu erwartenden Wahrheiten und im strengsten Sinne gewissenhaft und redlich waren, ohne die mindeste Erwartung eines weltlichen Vorteils, ja nicht einmal im voraus der Ehre, als Prüfer öffentlich genannt zu werden. Es waren mir genau bekannte Freunde und meist Hörer meiner Vorlesungen. Jeder ward über die erfahrenen Symptome täglich, oder alle 2, 3 Tage von mir vernommen, theils um zu erkundigen, ob er etwas dergleichen schon ehedem an sich gespürt habe (um es beim Druck in Klammern einschließen zu können, als nicht völlig von der Arznei abhängig), theils um die genaue Beschaffenheit seiner Empfindungen und Wahrnehmungen mit dem niedergeschriebenen Ausdrucke zu vergleichen und hienach vielleicht bestimmtere Ausdrücke mit seiner unbefangenen Genehmigung wählen zu können. Alle bei den Symptomen befindlichen, erheblichen Nebenumstände wurden zugleich mit angeführt; ich hatte einen Jeden vorher auf dergleichen aufmerksam gemacht."

Im ganzen genommen wird man wohl die Beobachtungen seiner Schüler als zuverlässig betrachten können, wenn man von den obenerwähnten Einwänden absieht und insbesondere die vielen sozusagen „zufällig" einmal vorkommenden Erscheinungen in Abzug bringt. Die Individualität der Prüfer spricht sich in manchem aus; so hat man schon bald beobachtet, daß bei
292 den Prüfungen von Stapf vielfach erotische Symptome auftraten und bei

Gersdorff Blähungsbeschwerden. Liegen bei diesen beiden nur individuelle Abweichungen vor, wie sie mehr oder weniger bei vielen bestehen werden, so haben wir in den Prüfungssymptomen Langhammers die eines körperlich verkümmerten und seelisch abnormen Menschen vor uns, dessen Angaben am besten auszuscheiden sind, solange sie nicht anderweitig mehrfach bestätigt werden.

Mehr Bedenken als gegen die Prüfungen an seinen Schülern bestehen gegen die Verwertung der Angaben früherer Forscher, bei deren Angaben es sich fast immer entweder um zufällige Vergiftungen oder Verwendung des Mittels bei Kranken handelt. Deutlich wird das besonders bei der Verwendung der Mitteilungen von Stoerck und Greding, wo er mehrfach Symptome, die zweifellos auf die Krankheit zurückzuführen sind, als solche des verwendeten Mittels anführt. So hat er leider, während er sonst gewiß in vieler Hinsicht ein guter Beobachter war, selbst gegen seinen Satz gesündigt: „Wie man aber selbst in Krankheiten unter den Symptomen der ursprünglichen Krankheit die Symptome der Arznei auffinden könne, ist ein Gegenstand höherer Betrachtung und blos den Meistern in der Beobachtungskunst zu überlassen." (Heilkunde der Erfahrung; Stapf, II, 24, ähnlich Organon, I, § 119; II, § 149; VI, § 142.)

Während bei Hahnemann in den zwanziger Jahren unverkennbar die Neigung besteht, bei der Krankenbehandlung allmählich zu immer größeren Verdünnungen überzugehen, war er bisher bei den Prüfungen, soweit man darüber unterrichtet ist, bei niederen Verdünnungen stehengeblieben. Die Gegner hatten mitunter irrtümlicherweise angenommen, auch die Prüfungen seien mit hohen Verdünnungen angestellt worden, wogegen sich die Homöopathen mehrfach wendeten (z. B. Moritz Müller in Stapfs „Archiv", Bd. 3, Heft 1, S. 128, 1824). Dieser Widerspruch war im wesentlichen richtig, denn Hahnemann hatte bis dahin solche Prüfungen im allgemeinen nicht gemacht. Sie hatten dabei jedoch übersehen, daß sich eine Bemerkung im Jahre 1818 findet, die anzeigt, daß er in der Tat schon damals die Verwendung von Symptomen, die nach Gaben von Hochpotenzen bei Kranken aufgetreten waren, nicht ganz ablehnte. Im vierten Band der R. A. (S. 266) bemerkt er, er habe das Silber zuerst als salpetersaure Silberauflösung in quintillionfacher Verdünnung angewendet; wie aus Hahnemanns Bemerkung im Text der Prüfung hervorgeht, hat er diese Symptome bei einem Kranken mit Fallsucht beobachtet. Auch sonst verwendet er in diesen Jahren Symptome, die bei sehr kleinen Gaben aufgetreten waren. Im 6. Band der R. A. (2. Aufl., 1827) heißt es bei der Holzkohle auf Seite 122: „Beifolgende, eigentümliche, reine Wirkungen der Holzkohle auf das menschliche Befinden erfolgten auf die Einnahme einiger weniger Grane dieser millionfachen Pulververdünnung der Holzkohle." 293

Dementsprechend finden wir in der vierten Auflage des Organons, 1829, in einer Anmerkung zu § 121 die Worte, er habe es bei den Prüfungen für besser gehalten, von den Arzneigaben „in den neuesten Zeiten nur kleine, aber hoch verdünnte und hoch potenzirte, weil deren Kräfte am vielfachsten entwickelt sind", nehmen zu lassen.

In den zwei späteren Auflagen wird diese kurze Bemerkung zu einem eigenen Paragraphen (128) erweitert, in dem er die Erforschung der Arzneikräfte mit einigen Kügelchen der dreißigsten Potenz empfiehlt.

Auch an einigen Stellen der Chronischen Krankheiten finden sich ähnliche Äußerungen. So heißt es in Band 4 (1830, S. 210) gelegentlich eines Symptoms, das Gersdorff [Gff], einer seiner Freunde, an sich bei einer Prüfung von Kali (carbonicum) beobachtet hatte: „Dieses, so wie alle ferner unter diesem Zeichen [Gff] hier vorkommenden Symptome, erfolgten nach wenigen, Mohnsamen großen, mit der decillionfachen Kraft-Entwicklung des Kali befeuchteten Streukügelchen, ein paar Mal, nach 3, 4 Zwischentagen wiederholt, bei einem kräftigen Manne." Das gleiche sagt er an dieser Stelle noch von der Kochsalzprüfung und wiederholt das auf Seite 276 nochmals über Prüfungen dreier Ärzte an sich selbst. Wie weit das von den sonstigen Prüfungen gilt, bleibt leider unklar; es ist aber anzunehmen, daß in der Tat auch sonst eine Reihe von Symptomen auf Hochpotenzprüfungen zurückzuführen ist. Da Hahnemann selbst damals keine Prüfungen mehr machte, nach allem, was wir wissen, ist außerdem anzunehmen, daß ein großer Teil der ohne Namen des Prüfers versehenen Angaben Symptome sind, die Hahnemann an seinen Kranken nach Arzneigaben beobachtet hat. Da er seinen Kranken damals überwiegend sehr hohe Verdünnungen gegeben hat, ist gewiß der größte Teil dieser Symptome als nach Hochpotenzgaben angeblich aufgetreten zu betrachten.

Auf die Frage der Hochpotenzen soll erst später eingegangen werden; hier sei nur gesagt, daß die unter diesen Umständen aufgetretenen Symptome stark an Wert verlieren, ja als unbrauchbar angesehen werden müssen. Da man bei vielen Angaben nie sicher ist, was von den in den „Chronischen Krankheiten" berichteten Symptomen auf größere Gaben zurückgeführt werden muß, so ist ein großer Teil des Werkes stark entwertet.

* * *

Die Gabenlehre. In grundsätzlicher Hinsicht kommt der Gabenlehre eigentlich keine sonderliche Wichtigkeit zu; sie steht in dieser Hinsicht weit hinter dem Ähnlichkeitssatz und den Arzneiprüfungen am Gesunden zurück. Auch besteht in diesem Punkte kein grundsätzlicher Unterschied
294 zwischen der Schulmedizin und der Homöopathie, da der Homöopath, falls

er es für zweckentsprechend hält, auch Gaben verabreichen wird (um nicht von „darf“ zu sprechen), die denen der Schulmedizin entsprechen. Von diesen Gabengrößen angefangen stehen dem Homöopathen alle Verdünnungen zur Verfügung. Trotzdem hat gerade die Gabenlehre immer eine besondere Rolle gespielt, und das nicht nur bei der Auseinandersetzung mit der Schulmedizin, sondern auch innerhalb der Homöopathie selbst ist sie seit jeher bis auf unsere Tage ein besonderer Streitpunkt gewesen, an dem sich die Geister scheiden. Die einen wenden nur tiefere Verdünnungen, d. h. also größere Gaben an und gehen kaum je unter die 6. Dezimale, während in der Schulmedizin sogar kleinere Gaben bei der Tuberkulinbehandlung und ähnlichen Verfahren üblich sind und man in ihr etwa bis zur 10. bis 12. Verdünnung heruntergeht. Die andere Partei, die sog. Hochpotenzler hingegen verwenden auch oder vorzugsweise nach dem Vorbild Hahnemanns die hohen Verdünnungen. Bei allen Erörterungen und Streitigkeiten zwischen diesen Parteien hat man jedoch das Einigende, die Anerkennung des Ähnlichkeitssatzes, nie vergessen.

Eine große Rolle spielte die Gabenlehre auch in der Auseinandersetzung zwischen Homöopathie und Schulmedizin, ja man darf sagen, erst die Hochpotenzlehre von Hahnemann machte den Riß zwischen beiden Richtungen unheilbar. Bis auf unsere Tage hat sich bei den Ärzten die Vorstellung erhalten, als ob die unendlich kleinen Gaben das Wesen der Homöopathie darstellen, ja es gab bis vor kurzem nicht wenig Ärzte, deren nebelhafte Vorstellung von der Homöopathie in nichts weiter bestand, als daß sie einmal von den kleinen Gaben der Homöopathie gehört hatten. Es ist dies wieder einmal ein Beispiel in der Geschichte der Wissenschaft, daß eine Verständigung mit dem Gegner an einem Nebenpunkte, an einem Mißverständnis, ja einem Wahngebilde scheitert. Hätte man die Homöopathie genauer sich angesehen, dann würde man feststellen können, daß es, wenn man von den ersten Jahren absieht, immer mehr oder weniger Anhänger der Richtung gegeben hat, welche die Hochpotenzen nicht anwendeten und bekämpften, ein deutliches Zeichen, daß diese nicht das Wesentliche an der Homöopathie sind. Indem man so gegen einen Gegner, der in dieser Art gar nicht vorhanden war, also gegen Windmühlen kämpfte, war natürlich eine Verständigung mit dem einen Gegner, nämlich der naturwissenschaftlich-kritischen Richtung, unmöglich.

Es ist ganz ähnlich wie beim Mesmerismus. Anstatt in eindringender Beschäftigung festzustellen, daß die mesmerischen Striche in der Tat eine Wirkung ausübten und auf diese Weise Heilungen zustande kamen, sprach man nach oberflächlicher Prüfung von „Einbildung“, da man zeigen konnte, daß bei Irreführung des Kranken immer die Wirkung eintrat, die der Kranke erwartete. Damit hielt man Mesmer für erledigt. Man übersah dabei 295 jedoch die Tatsache, daß die Heilungen dadurch nicht unwirklich wurden, und ging an der einfachen Lösung vorbei, daß tatsächlich durch „Einbildung“ einer Idee, d. h. durch eine Vorstellung, die der Seele des Kranken, insbesondere seinem Unterbewußtsein „eingebildet“ wurde, also durch Suggestion, starke seelische, funktionelle und materielle Wirkungen auftreten können. Wie hier durch Mißverstehen sozusagen eines Wortes die Einigung über hundert Jahre unmöglich war, so scheiterte auch bei der Homöopathie durch Haftenbleiben an einem unwesentlichen Punkt die Verständigung.

Bei dieser entscheidenden Rolle, welche die kleinen Gaben in der Geschichte der Homöopathie gespielt haben, ist eine genauere Darstellung von der Entwicklung der Hahnemannschen Gabenlehre erwünscht.

Ursprünglich hat Hahnemann natürlich die Arzneien in der damals üblichen Gabengröße angewendet, und er war darin keineswegs zimperlich. So gibt er in „Alte Schäden“ (1784, S. 87) „rohen gepülverten Spießglanz“ zu 5 bis 50 Gran als blutreinigendes Abführmittel, an anderer Stelle erwähnt er einmalige Gaben von 20 bis 70 Gran Jalappawurzel. In den Anmerkungen zu Cullen und Monro bekennt er sich mitunter zu Gabengrößen, die sogar die üblichen noch etwas überschreiten. Das ändert sich naturgemäß erst, als er auch sonst seine eigenen Wege geht und seine Lehre aufzubauen beginnt. In einer Anmerkung (Versuch über ein neues Princip, 1796) äußert er sich dahin, daß man das entsprechende Mittel in der Gabe reichen solle: „wo es die von ihr zu erwartende künstliche Krankheit kaum merkbar äußere und steigt dann allmählig mit der Gabe, so daß man gewiß seyn kann, daß die beabsichtete [so!] innerliche Veränderung[50] des Körpersystems kräftig genug erfolge, obgleich mit Äußerungen, die den natürlichen Krankheitssymptomen an Heftigkeit weit nachstehen“ (Stapf, I, 154). Bei Besprechung der einzelnen Mittel erwähnt er mitunter „kleine Dosen“, ohne jedoch genaue Angaben zu machen, so z. B. bei Arnica. Er empfiehlt sie gegen Durchfälle: „Hier darf sie, um in Durchfällen ohne Materie hülfreich zu werden, nur in so kleinen Gaben gereicht werden, daß sie nicht offenbar ausleert.“ Er will also hier Gaben angewendet wissen, die an der unteren Grenze der damals üblichen stehen.

Mehrfach macht er jedoch auch genauere Angaben; so erwähnt er bei der Ruhr, er habe einem vierjährigen Kind täglich vier Gran gepulverte Arnicawurzel gegeben, später mußte er mit der Gabe steigen und gab sieben,

---

[50] Man könnte meinen, durch diese Bemerkung Hahnemanns werde meine in Kapitel X dargelegte Ansicht über die „inneren Veränderungen“ widerlegt. Man würde dabei aber übersehen, daß die späteren Ansichten Hahnemanns im Organon mit dieser aus dem Jahre 1796 ganz unvergleichbar sind, da er inzwischen seine dynamischen Anschauungen aufgebaut hat und sozusagen eine ganz andere Sprache redet.

acht, neun Gran; Sechsjährige erhielten erst sechs, später zwölf bis vierzehn. Ein dreivierteljähriges Kind bekam anfänglich zwei, später sechs Gran (Stapf, I, 158). Von Nux vomica erwähnt er Gaben von 17 Gran, vom Sumpfporst (Ledum) gab er einem Kind täglich 10 Gran, beim Arsen nennt er $^1/_6$ bis $^1/_5$ Gran eine „etwas starke Gabe“, $^1/_{10}$ bis $^1/_{12}$ Gran eine kleine Gabe. Veratrum reicht er in Gaben von 1 bis 3 Gran täglich. Auch in den Arbeiten der folgenden Jahre bleibt es im wesentlichen dabei. Daran ändert sich auch wenig, als in einem Falle, in dem der Kranke entgegen der Verordnung vier Pulver von Veratrum zu je 4 Gran auf einmal nahm, darauf eine starke Verschlimmerung mit nachfolgender dauernder Heilung seines Leidens auftrat (Nr. 66, 1797). Dementsprechend finden wir noch im Jahre 1798 in der Arbeit „Einige Arten nachlassender ... Fieber“ (Huf. Journ., Bd. 5, St. 1) Kampfer in Gaben von 30 bis 40 Gran, Ignatia bei Kindern in solchen von 2 bis 3 Gran angewendet. Im „Edinburgher Dispensatorium“ gibt er bei Kindern Jalapa zu 15 Gran (I, 380), Bilsenkrautextrakt 1 bis 3 Gran (I, 377), Belladonnaextrakt in Gaben von $^1/_2$ Gran auf zwei Tage (I, 239), ja er schreibt sogar noch in demselben Werk: „Am richtigen Orte bringen die heftigsten Arzneien selbst in ansehnlichen Gaben nur gute, keine schlimmen Wirkungen hervor“ (II, S. 37).

In dem gleichen Werke scheint sich aber schon der Umschwung anzudeuten, in dem auf eine Empfehlung Boerhaaves von Höllenstein in Gaben von 2 Gran mit Brotkrumen und Zucker gesagt wird, man solle ihn nur in Auflösung und sehr verdünnt geben (II, 230).

Bleibt diese Angabe noch im Unbestimmten, so bringt der vierte Teil des Apothekerlexikons (1799) einige genauere Angaben. Schwarzbilsenkraut (Hyoscyamus niger) empfiehlt er „in sehr kleiner Gabe nach meiner Art zu $^1/_{60}$—$^1/_{30}$ Gran eines Grans des Dicksaftes in Auflösung gegeben“ (S. 171). Beim Tollstechapfel (Datura Stramonium) heißt es: „Man bedient sich desselben als eingedickten Saft ... zu den ungeheuern Gaben von einem bis fünf, auch wohl acht Gran, zwei und mehrmahl täglich, (wovon in den meisten Fällen, wenn es aufgelößt gegeben wird, nach meiner Erfahrung der hundertste, auch wohl der tausendste Theil zureicht)“ (S. 326). Bei Sabina spricht er von „sehr kleinen Gaben“, bei Anwendung nach dem Ähnlichkeitssatz, ohne Genaueres mitzuteilen. Bei Veratrum album (Weißnieswurzel) meint Hahnemann, „daß eine so kräftige Wurzel in tausendmahl kleinern Gaben, als die Alten nahmen“, gebraucht werden solle und „in noch weit kleinern gebraucht, bei zuverlässiger Gefahrlosigkeit eins der schätzbarsten Heilmittel abgeben müsse“ (S. 429).

Im „Arzneischatz“, wo er auch sonst in bezug auf Vielgemische und Spezifika schon seine besonderen Ansichten äußert, finden wir einige 297 ähnliche Angaben. Beim Kupfervitriol sagt er, daß schon eine hundertmal kleinere Gabe eine auffallende Wirkung äußere (S. 259). Ein Quentchen Koloquintenextrakt nennt er „eine ungeheure Gabe".

Damit ist die Entwicklung zu den kleinen Gaben eingeleitet, die offenbar durch schlechte Erfahrungen mit größeren Gaben veranlaßt worden ist. Nur angedeutet findet sich diese neue Wendung in seiner Arbeit „Monita über die drei gangbaren Kurarten" aus dem Jahre 1801 (nicht aus dem Jahre 1809, wie seit einem Irrtum bei Stapf fast immer geschrieben wird), indem Hahnemann einen Tropfen der Arnicatinktur empfiehlt. Wesentlich deutlicher ist der neue von Hahnemann eingeschlagene Weg sichtbar in seiner Schrift aus demselben Jahr „Heilung und Verhütung des Scharlachfiebers". Belladonna gibt er zur Vorbeugung in einer Gabe von $^1/_{24\,000\,000}$ Gran, von Opium $^1/_{5\,000\,000}$ Gran, von Ipecacuanha reicht er eine Verdünnung von 1:2000.

Daß er in diesen Jahren aber durchaus noch nicht sich völlig im klaren war und noch herumprobte, zeigen seine erst neuerdings durch Haehl bekanntgewordenen Krankenbücher, die vom Jahre 1799 bis zu seinem Tode 1843 lückenlos sich im Besitze Haehls befinden.

Neben großen Gaben, wie z. B. Pyrethrum 6 Gran, Mercur 1 Gran, Arnica 3 Gran, finden wir in den Jahren 1800/01 Aconit zu $^1/_{18\,000}$ Gran, Capsicum $^1/_{2000}$ Gran verordnet. Geringere Gaben finden wir noch bei Pulsatilla ($^1/_{400\,000}$), Kamille ($^1/_{3\,840\,000}$). Ein eigenartiges Schwanken und Tasten findet sich im Jahre 1803, wo er zeitweise wieder zu stärkeren Gaben übergeht; bei Belladonna findet man neben Gaben von $^1/_{100}$ bis zu $^1/_{120\,000}$ mehrere Zwischenstufen verwendet, ähnlich bei anderen Mitteln.

In den nächsten Jahren finden sich nur wenige Bemerkungen über die Gabengröße, auch in der „Heilkunde der Erfahrung" (1805) erwähnt er nur im allgemeinen den hundertsten, tausendsten und milliontel Teil einer Arzneigabe. Dagegen finden wir in einem Aufsatze (Nr. 86) aus dem nächsten Jahre schon quintilliontel Grane (30. Dezimalverdünnung) erwähnt. In der Arbeit „Belehrung über das herrschende Fieber" (Allg. Anz. d. D., 1809, Nr. 261) ist er zu noch kleineren Gaben übergegangen: er verordnet Nux vomica in der 18. und Arsen in der 36. Dezimalverdünnung.

Überraschenderweise findet man im „Organon" (1810) keine Angaben zahlenmäßiger Art, es wird nur von „kleinsten Gaben" gesprochen (§ 247). Auch der erste Band der „Reinen Arzneimittellehre" schweigt über den Punkt. Im Jahre 1814 wendet Hahnemann Bryonia und Rhus etwa in der 30., Hyoscyamus etwa in der 20. Dezimalverdünnung an.

Der zweite Band der „Reinen Arzneimittellehre" (1816) bringt dann im Gegensatz zum ersten bei fast allen Mitteln auch die Gabengröße. Man
298 findet sowohl die Empfehlung der unverdünnten Urtinktur als auch sehr

hoher Verdünnungen bis zur 30. Centesimalverdünnung. Auch bei den einzelnen Mitteln soll je nach Lage des Falles bald die reine Tinktur gegeben werden, bald hohe Verdünnungen. So schreibt er z. B. bei Pulsatilla bei „sehr robusten Kranken chronischer Art einen Tropfen des starken Saftes“, bei akuten Übeln und bei großer Angegriffenheit geht er bis zum Quadrilliontel eines Tropfens.

In den folgenden Bänden der R. A. ist keine wesentliche Veränderung festzustellen, und das gilt auch vom ersten Bande der zweiten Auflage (1822). Wenn auch die hohen Verdünnungen der 12. bis 30. Centesimale vorwalten, so findet sich auch noch der reine Saft bei Cannabis (Hanf) empfohlen, sowie die Gabe von einem Gran bei Mercur. Da bei der ersten Auflage des ersten Bandes des Werkes keine Gabengrößen vermerkt sind, läßt sich hier auch kein genauer Vergleich bei den einzelnen Mitteln mit früher anstellen. Das wird erst beim zweiten Bande möglich, und man bemerkt dabei, daß sich vorerst grundsätzlich wenig geändert hat; immerhin wird bei Rhus und Bryonia statt des reinen Pflanzensaftes wie in der ersten Auflage nunmehr die dreißigste empfohlen, während es bei Pulsatilla wie früher bei einem Tropfen des Pflanzensaftes bleibt. Auch im dritten und vierten Bande, die 1825 erschienen, ist ein langsames Fortschreiten zu höheren Verdünnungen festzustellen, so bei Hyoscyamus statt der 9. bis 18. die 12. C. bis 30. C. Ähnliches gilt von Digitalis (30. C. statt 15. C.) und Gold (12. C. statt 1. bis 2. C.). Diese Entwicklung ist auch im fünften Band (1826) zu bemerken; bei Thuja wird sogar die 60. C. erwähnt, während er später (in den „Chronischen Krankheiten“) wieder zur 30. zurückkehrt. Im wesentlichen dasselbe gilt vom 6. Band (1827); bei einer Anzahl von Mitteln wird jetzt statt niederer Verdünnung die 30. Centesimalverdünnung gegeben, wie Mangan, Colocynthis und Drosera. Bei Cicuta macht er einen Sprung vom reinen Pflanzensaft zur 30. Verdünnung. Einige neue Mittel dagegen, wie Ambra, Carbo vegetabilis und animalis, werden in der 3. Verreibung empfohlen. Auffallenderweise setzt er bei Zinn die Größe der Gabe von der 6. auf die 3. herauf.

Im Jahre 1828 erschienen nunmehr die drei ersten Bände der „Chronischen Krankheiten“; auch hier finden wir noch im wesentlichen dasselbe Bild, neben stärkeren Gaben (5 Gran Sulfur auf 100 Tropfen Weingeist bei frischer Krätze) stehen die hohen Verdünnungen, wenn auch die Neigung unverkennbar ist, die höheren Verdünnungen noch mehr zu bevorzugen. Auch die vierte Auflage des Organons vom Jahre 1829 bringt keine einschneidende Änderung. Im gleichen Jahre jedoch findet sich insofern etwas Neues, als er, veranlaßt durch gewisse übereifrige Anhänger, die die Verdünnung nicht hoch genug treiben konnten, den Drang fühlte, eine Art Normalgabe festzusetzen. In diesem Sinne schreibt er an Dr. Schréter 299 in Lemberg (Schröter aus Leutschau, Zips): „Ich billige es nicht, wenn Sie die Arzneien höher (als zu XII und XXII) potenziren wollen — einmal muß doch die Sache ein Ziel haben und kann nicht ins Unendliche gehen. — Bei der festen Bestimmung aber, daß die homöopathischen Arzneien sämtlich bis X verdünnt und potenzirt werden sollten, entsteht ein gleichartiges Verfahren in den Kuren aller Homöopathiker, und wenn sie eine Heilung beschreiben, so können wir etwas davon nachmachen, da sie, wie wir, mit gleichen Werkzeugen operieren.“ (Stapf, Neues Archiv, Bd. 3, Heft 2, S. 182.)

Dementsprechend findet sich im vierten Band der Chronischen Krankheiten (1830) sowie in dem ersten (1830) und zweiten (1833) Band der dritten Auflage der R. A., soweit er Angaben über die Gabengrößen macht, die 30. Verdünnung empfohlen.

Wenn aber Anhänger Hahnemanns die 30. Centesimalverdünnung zur endgültigen Normalgabe der Homöopathie haben machen wollen, so beruht das auf Unkenntnis von Hahnemanns eigenem Handeln, und auch die Gegner sind im Irrtum, wenn sie es so darstellen, als ob Hahnemann im späteren Leben ausschließlich die 30. angewendet und auch seine Anhänger dazu verpflichtet hätte und diese ihm darin auch alle gefolgt wären.

Hahnemann selbst machte schon bald den stärkeren Gaben ein großes Zugeständnis, indem er in der Choleraepidemie von 1831 von einer Kampferspirituslösung (1:12) 1 bis 2 Tropfen alle 5 Minuten reichen ließ. Und auch von diesem besonderen Falle abgesehen hat er in den darauffolgenden Jahren weder die Hochpotenzen als verpflichtende Normalgabe bezeichnet, noch auch selbst nur sie angewendet. Im Organon (V, § 270) bezeichnet er die 30. als die „gebräuchlichste“. In der zweiten Auflage der „Chronischen Krankheiten“ empfiehlt er in Band I (1835, S. 112) bei Wiederholung eines Mittels niedrigere Potenzgrade. Bei Acidum nitricum reicht er die 18. Centesimalverdünnung (Bd. 4, S. 406, 1838; nicht die 6., wie Haehl, I, 359, schreibt).

Auch Krankengeschichten zeigen, daß er in den dreißiger Jahren keineswegs nur die 30. Verdünnung gegeben, wie zumal aus einer Arbeit von K. E. Weiß in der A. H. Z. (Bd. 169, 1921; Nr. 9/10) hervorgeht. Wir finden von Nickel die 3. C., weiter die 6., 12., 18., 24. sowie höhere. Die Behandlung des Kranken fand in den Jahren 1834 bis 1837 statt. Wir wissen aus den Pariser Jahren auch, daß er sich aus Deutschland mehrfach Arzneien in der 3. C. schicken ließ; auch seine jetzt noch vorhandene Handapotheke, aus der er seine Arzneien zu verabfolgen pflegte, zeigt in bester Übereinstimmung damit, daß er offenbar auch niedrigere Verdünnungen als
300 die 30. gab: fast alle Mittel sind von der 6. C. ab vorhanden.

Man sieht also, daß Hahnemanns Anschauungen über die hohen Arzneiverdünnungen keineswegs so starr und endgültig waren, als es vielfach dargestellt wird. Die Gabenlehre steht bei Hahnemann nicht im Mittelpunkte seiner Lehre, er selbst hat hin und her geschwankt und sich auch in den letzten Jahren bei der Krankenbehandlung nicht ausschließlich an die berühmte 30. Verdünnung gehalten, allerdings sich meist der Hochpotenzen bedient.

Die Stellung seiner Schüler und Anhänger kann erst später behandelt werden, nur sei schon hier gesagt, daß Hahnemann bei diesen vielfach Widerspruch fand, und daß insbesondere die naturwissenschaftlich-kritische Richtung die Hochpotenzen bald überhaupt völlig ablehnte und sich an die niederen Verdünnungen hielt, nicht wenige blieben innerhalb der ersten sechs Dezimalverdünnungen.

Eine besondere Arzneidarreichung, bei der schon an sich nur kleine Mengen zur Aufnahme gelangen, war das An-der-Arznei-Riechenlassen, wozu er entweder eine Flüssigkeit oder auch Streukügelchen verwendete. Meist wird angegeben, Hahnemann habe das erst im Jahre 1832 im Vorwort zu Bönninghausens „Repertorium" vorgeschlagen; das ist nur insofern richtig, als er es hier im besonderen als Methode der Wahl empfahl, aber die Heilanwendung selbst geht weiter zurück. Ich finde es zum ersten Male 1818 in der R. A. (Bd. 4, S. 128) erwähnt, wo er empfiehlt, an einer gesättigten geistigen Kampferlösung als Gegenmittel bei Vergiftungen alle drei, vier Minuten riechen zu lassen. Im 6. Band der R. A. (1. Aufl., 1821) empfiehlt er das Riechen an einer Goldverreibung in Hochpotenz. In den „Chr. Kr." (I, S. 221) bemerkt er, daß die Wirkung des Riechens schneller eintrete, aber auch nur kürzer währe als die des Einnehmens. Endlich finden wir das Riechen schon im Organon (IV, S. 7) sowie in einem Artikel in dem Allg. Anzeiger (1831, Nr. 189), wo er an einer Kampferlösung häufig zu riechen vorschlägt. — Hahnemann hat dies Verfahren einige Zeit mit Vorliebe verwendet, ist dann aber später wieder mehr davon abgegangen.

* * *

Die Hochpotenzen. Schon die mittleren Verdünnungen, soweit es sich nicht um stärkere Gifte handelt, waren für viele Ärzte ein Stein des Anstoßes; in erhöhtem Maße gilt das natürlich für die sog. Hochpotenzen. Über sie soll deshalb noch einiges im besonderen gesagt sein.

Was versteht man nun unter Hochpotenzen? Wie die Sache viel Unklarheiten enthält, eignet schon dem Namen etwas Unbestimmtes; auch die Homöopathie hat sich merkwürdigerweise darüber, was als „Hochpotenz" bezeichnet werden soll, nicht klar ausgesprochen, obwohl es gewiß, wie auf anderen Gebieten, auch hier gut wäre, eine klare Grenzlinie zu haben. Als solche könnte man die nachgewiesene physikalisch-chemische Wirkungsfähigkeit nehmen; dann läge die Grenze etwa bei der 9. Dezimalverdünnung. Zweitens könnte man die im physiologischen Versuche festgestellte Wirkungsgrenze als Markstein verwenden; dann läge sie heutzutage etwa bei der 15. Verdünnung. Oder man könnte schließlich auf Grund unserer hochentwickelten Atomphysik den Punkt bestimmen, jenseits dessen die Teilbarkeit des Stoffes aufhört, da keine Elementarteilchen mehr vorhanden sind. Dann würde die Grenze etwa bei der 23. Dezimalverdünnung liegen. Es hat vielleicht etwas für sich, diese Verdünnung als die Grenze anzusehen, bei denen die Hochpotenzen beginnen.

Man soll keine Sache „vorurteilen“, auch ich möchte das hier vermeiden. Da ich keine eigene Erfahrung auf dem Gebiete habe, steht mir ein auf Erfahrung gegründetes Urteil nicht zu, und da gerade der medizinische Geschichtsschreiber weiß, wie oft vom hohen Thron der Theorie herab über eine Frage von vornherein abgeurteilt worden ist, möchte ich nicht in denselben Fehler fallen, den ich an anderen oft gerügt habe. Da es eine Frage aus dem ärztlichen Erfahrungsbereich ist, so muß sie sich auch dem Gerichtshof für Erfahrungstatsachen unterwerfen und sich weder auf den Glauben noch auch nur auf die persönliche Überzeugtheit berufen, wenn sie den Anspruch erheben will, gehört und vielleicht anerkannt zu werden.

Die Behauptung der Hochpotenzler, daß auch Arzneiverdünnungen wie die 30. Dezimalverdünnung noch Wirkungen am Kranken hervorbringen, die auf die eingegebene Arznei zurückzuführen seien, widerspricht unseren sonstigen Kenntnissen. Die Physik hat — wie schon erwähnt — gezeigt, daß jenseits der 23. Verdünnung die Arznei — keine Arznei mehr enthält, und daß demnach jede weitere Verdünnung nutzlos sei. Die sog. „Loschmidtsche Zahl“, auf der diese Berechnung beruht, ist mit den verschiedensten voneinander unabhängigen Verfahren immer wieder übereinstimmend berechnet worden, so daß die darauf aufbauenden Ansichten einen recht hohen Grad von Sicherheit haben. Es müßten also grundlegend neue Tatsachen von der Physik gefunden werden, um das Vorhandensein einer echten 30. Verdünnung behaupten zu dürfen.

Ich sage eben „echte 30. Verdünnung“. Gibt's denn auch falsche? Leider ja! Es hat sich gezeigt, daß es bei der Herstellung sehr auf die Art des Vorgehens ankommt. Bei der sog. „Einglasmethode“ verwendet man nach Ausgießen der ersten Verdünnung die am Glas haftenden und von der Glaswand „adsorbierten“ Reste der Flüssigkeit zur zweiten und so fort. Besonders auffallend sind die Verhältnisse, wenn die Verdünnungen mit Wasser gemacht werden und erst die letzte als Dauerlösung mit Weingeist. Das
302 wurde kürzlich eindrucksvoll von Madaus und Kuhn gezeigt, die mittels

dieser Einglasmethode eine „hundertste Verdünnung“ von Nachtblau hergestellt hatten. Die 101. Ausschüttelung wurde mit Weingeist gemacht, und es konnte nachgewiesen werden, daß sie soviel Nachtblau enthielt als die zweite, was einer 6. Verdünnung entsprach. Liegen in dieser Beziehung beim Nachtblau als einer kolloidalen Lösung auch besondere Verhältnisse vor, so steht es im Grundsatz nicht anders bei den anderen Stoffen. Mit dem Einglasverfahren ist es infolge der Adsorption überhaupt kaum möglich, eine Hochpotenz darzustellen. (Madaus, Jahrbuch 1933, S. 63.)

Gerade umgekehrt verhält es sich bei dem Vielglasverfahren, das Hahnemann anwendete, da hierbei an jedem Glase durch Adsorption der Stoff hängenbleibt und infolgedessen die Verdünnungen schon eher, als die Rechnung ergibt, jedes wirksamen Stoffes bar sind, so daß vielleicht schon bei der 18. bis 20. Verdünnung das letzte Molekül in der Hochpotenz umherschwimmt.

Erst später kann auf die mannigfachen Versuche eingegangen werden, an Kleinlebewesen oder auch höheren Tieren die physiologischen Wirkungen der Hochpotenzen zu erforschen; man wird aber keine dieser Untersuchungen als beweisend ansehen können. (Ich nenne von diesen Arbeiten insbesondere: L. Kolisko, Physiologischer und physikalischer Nachweis der Wirksamkeit kleinster Entitäten; Stuttgart, 1923. H. Junker, Biol. Zentralblatt, Bd. 45, 1925, und Pflügers Arch., Bd. 219, 1928, sowie Krawkow, Zeitschr. f. d. ges. exp. Med., Bd. 34, 1923.)

Dazu kommen noch andere Schwierigkeiten! Der zu Verreibungen verwendete Milchzucker enthält schon zahlreiche Mineralien in der 4. bis 5. Verdünnung, es ist also unmöglich, eine höhere Verreibung dieser Stoffe herzustellen; außerdem gibt man immer ein Gemisch von Mineralien[51].

Auch die Verdünnungsgefäße bergen starke Fehlerquellen, indem das Alkali des Glases in Lösung geht, sowie Mineralien von Mörser und Stempel in den Milchzucker geraten.

Soweit in aller Kürze über die physikalisch-chemische und technische Seite der Frage! Bei dieser Sachlage sind wir also berechtigt, den Hochpotenzlern die Beweislast aufzubürden, daß ihre Hochpotenzen als solche wirken. Das könnte nur mittels langer Versuchsreihen geschehen, die mir jedoch nicht bekannt sind. Auch Hochpotenzler selbst haben zugegeben, daß die Wirkung der Hochpotenzen nicht im üblichen Sinne bewiesen sei. So schreibt Grabert (in der D. Z. f. H., 1924, 3. Bd., Heft 3 bis 4, S. 69): „Zum zweiten ist es eine Tatsache, daß wir die Möglichkeit

[51] Siehe über diese Fragen Leeser und Kötschau in der A. H. Z., Bd. 177, Nr. 2, 1929.

der Wirkung weder verstandesgemäß begreifen noch sie beweisen können, weder mit physikalischen, noch chemischen, noch mit biologischen Methoden.“

Auf eine Unklarheit im hochpotenzlerischen Lager muß noch hingewiesen werden! Auch heutzutage noch findet man, daß ein Arzt sowohl zu höheren Verdünnungen übergeht, da die niederen *zu stark* wirkten, als auch, daß man deshalb zu höheren Verdünnungen schreitet, weil man *stärkere* Wirkungen erzielen will.

Eine zweite Unfolgerichtigkeit ist noch die, daß man merkwürdigerweise nicht mehr die von *Hahnemann* bevorzugte 30. *Centesimal*verdünnung anwendet, sondern statt dessen die 30. *Dezimal*verdünnung, obwohl beide im Verdünnungsgrad unendlich verschieden sind und nur dieselbe Zahl zweier ganz verschiedener Verdünnungsverfahren tragen.

Der Gegner der Hochpotenzen wird sich demnach auf den Standpunkt stellen, daß die Wirkung der Hochpotenzen als solcher bisher nicht bewiesen ist. Er wird dementsprechend bis dahin die von *Hahnemann* mit seinen Hochpotenzen erzielten Erfolge anders erklären wollen und insbesondere z. T. als Suggestionserfolge ansehen, wie sie bei einem berühmten Heilkünstler gang und gäbe seien. *Hahnemann* sei zudem nach allem, was man von ihm wisse, zumal seitdem er seine neue Lehre verkündete, als Arzt ein großer Optimist gewesen und habe gewiß auch aus diesem Grunde durch seinen unbedingten Glauben stark suggestiv auf seine Kranken gewirkt.

Der Hochpotenzler wird demgegenüber darauf verweisen, daß nicht selten, wie sonst in der Wissenschaft, auch in der Homöopathie Dinge, die ganz töricht schienen, sich schließlich doch als richtig herausgestellt hätten, und er wird insbesondere auf die Feststellungen *Biers* über die objektive Wirkung sehr kleiner Schwefelgaben verweisen, die auch von anderen bestätigt worden sind.

Man hat es von jeher bei den Gegnern für besonders töricht gehalten, daß die Homöopathen Stoffe als Arzneien eingeben, von denen in der Nahrung täglich das Mehrfache sowieso enthalten ist, wie es z. B. bei Schwefel, dem Kochsalz, der Kieselsäure der Fall ist.

Bier hatte beobachtet, daß bei manchen Menschen, wenn sie die 6. Verreibung von Sulfur jodatum einnehmen, die Silbersachen, die sie tragen, im Gegensatz zu früher schwarz werden, daß also offenbar Schwefel ausgeschieden wird. Und zwar wird wesentlich mehr ausgeschieden als eingenommen wird, der Schwefel stammt also aus den Schwefelvorräten des
304 Körpers. — Dadurch gewinnen auch die Angaben *Hahnemanns* und der

anderen Homöopathen über arzneiliche Wirkungen kleiner Mengen von Kochsalz, Kieselsäure usw. an Glaubhaftigkeit, zum mindesten verlieren sie den Anschein von Unsinn, den man ihnen immer angedichtet hat.

Durch diese objektiv festgestellte Wirkung kleinster Gaben Schwefel, die, so klein sie auch waren, noch längst keine Hochpotenz darstellen, wird die Hochpotenzfrage an sich weder geklärt noch gelöst. Diese Wirkung mahnt zur Vorsicht, nichts voreilig als unmöglich zu erklären, so töricht es scheinbar auch ist. Bis zur Lösung der Frage aber gilt das oben über die Hochpotenzen Gesagte.

Ich benütze diese Bierschen Versuche zu einer weiteren Bemerkung. Wenn Pharmakologen gegen Bier einwendeten, seine Behandlung der Furunkulose sei ja gar nicht homöopathisch, da Schwefel keine Furunkel erzeuge, so zeigte das eine merkwürdige Unkenntnis ihres eigenen Gebietes, denn sowohl die homöopathischen Prüfungen als auch die von Hugo Schulz hatten diese Wirkung des Schwefels schon sehr lange festgestellt. Bier hat auf diese Kritik zum Überfluß noch Selbstversuche mit Schwefel (D 6 und 3) gemacht, und er bekam, obwohl er sonst gar nicht zu Furunkeln neigt, zweimal sehr große schmerzhafte Furunkel. Über diese Wirkung des Schwefels hätten die Pharmakologen spätestens schon vor einigen Jahrzehnten bei Schulz lesen können, so z. B. in seinen „Vorlesungen über Wirkung und Anwendung der unorganischen Arzneistoffe“ (Leipzig, 1907, S. 88), wo es ausdrücklich heißt, daß sich „besonders gern Furunkulosis“ entwickle.

Der Behauptung Hahnemanns von einer ganz anderen „dynamischen“ Wirkung hoher Verdünnungen liegt demnach doch etwas Richtiges zugrunde, indem der Schwefel, der sonst messerspitzenweise genommen nur Durchfall erzeugt, in sehr kleinen Gaben ($^{1}/_{5}$ mg täglich) jedoch schwere Furunkel und andere Störungen hervorbringen kann.

Der Skeptiker könnte nun über die Erfolge der Homöopathen sagen, daß, da Hahnemann sowohl in seiner homöopathischen Frühzeit als auch später viel Erfolge gehabt habe, die Hochpotenzen aber der Arznei bar, also an sich unwirksam seien, deshalb auch die Wirkung der Tiefpotenzen auf Suggestion beruhen und demnach die ganze Homöopathie sich selbst als Einbildung entlarvt habe. Man würde dann vielleicht noch auf Hahnemanns Zeitgenossen Mesmer verweisen, der auch geglaubt habe, eine neue Kraft entdeckt zu haben. Das wäre aber ein voreiliger Schluß, der unkritisch zwei verschiedene Dinge zusammenwürfe. Denn unbestrittene Untersuchungen haben erwiesen, daß z. B. die 10. Verdünnung von Tuberkulin noch eine Wirkung hat, ähnliches gilt von Adrenalin; vom Kampfer wurde sogar noch bei der 15. Verdünnung eine physiologische

Wirkung festgestellt. Die Möglichkeit, mit derartigen Gaben auch beim Kranken günstige Wirkungen zu erzielen, kann infolgedessen nicht abgestritten werden.

Seinerzeit allerdings waren die Behauptungen Hahnemanns, auch wenn wir von den Hochpotenzen absehen, sehr ungewöhnlich. Aber wie wir heutzutage wissen, hatte er ganz richtig beobachtet, daß seine vorzüglich bereiteten, nach dem Ähnlichkeitssatze ausgewählten Arzneien am schon gereizten Organ noch mit wesentlich kleineren Gaben als damals bekannt eine Wirkung ausübten. Diese Überempfindlichkeit des gereizten Organs betont auch Bier immer wieder. Schon bald auch wurde erkannt, daß bei den Verreibungen die Oberfläche des Mittels außerordentlich vergrößert wurde und dadurch eine Verstärkung der Wirkung auftreten konnte. Wenn es auch eine Fehldeutung Hahnemanns war, daß seine Arzneien durch die Verreibung und Verschüttelung „geistartig“ würden, so lag auch dieser Beobachtung, wie wir sahen, etwas Richtiges zugrunde. Denn abgesehen von der Oberflächenvergrößerung geschah dabei, wie Hahnemann schon erkannte, etwas Besonderes; die Stoffe wurden, wie erst viel später erwiesen wurde, auf Grund des kolloiden Zustandes, in den sie übergehen, löslich. Sie werden aber nicht nur löslich, sondern entfalten in stark verdünntem Zustand, wie das Beispiel vom Schwefel zeigt, auch ganz andere, dem groben Stoffe nicht anhaftende oder wenigstens nicht an ihm nachweisbare Wirkungen.

Wie schon bei der „Heilkunde der Erfahrung“ bemerkt wurde, treten bei den Arzneiprüfungen am gesunden Menschen naturgemäß die pathologisch-anatomischen Veränderungen gegenüber den leichteren oder schwereren Betriebsstörungen, den „funktionellen“ Störungen zurück, und dieser funktionellen Arzneimittellehre entsprach auch eine Krankheitslehre, in der die pathologisch-anatomischen Veränderungen eine geringe Rolle spielten; man achtete gemäß den Kenntnissen der Zeit und in genauer Entsprechung mit der Arzneimittellehre auf die gestörten Verrichtungen des Körpers; es war also eine „Funktionspathologie“.

Auch in dieser Beziehung steht die moderne Heilkunde der Homöopathie näher als die Zeit Virchows mit ihrer zum guten Teile sich auf den am toten Körper festgestellten pathologisch-anatomischen Veränderungen gründenden Krankheitslehre; denn in ihren besten Vertretern, von denen ich nur G. v. Bergmann nenne, strebt auch sie eine „Funktionspathologie“ an.

Wenn auch Hahnemann nach unseren heutigen Anschauungen sich in Irrtümer verstrickt hat, als er zu immer höheren Verdünnungen überging,
306 so darf uns das nicht hindern, anzuerkennen, daß die homöopathische Lehre

von der Arznei in mancherlei Hinsicht einen großen Reichtum neuer Erkenntnisse gebracht hat, die jedoch bisher sozusagen nur ein „Geheimwissen“ der Homöopathen darstellen.

Oberflächenvergrößerung, die Ähnlichkeitsbeziehung sowie die kolloide Natur der Verreibungen sind drei Punkte, die — neben manch anderem — die Wirkung kleiner Gaben der homöopathischen Mittel auch vom Standpunkt der modernen Wissenschaft aus verständlich erscheinen lassen. Statt aber zu versuchen, das Gültige aus den Behauptungen der Homöopathen herauszusieben, machte man sich den billigen Scherz, die Hochpotenzen lächerlich zu machen.

Es ist ein Verhängnis in der Geistesgeschichte der Menschheit, daß fast immer die Schwächen einer geistigen Leistung eher gesehen werden als das neue Positive. Aus der Enge des jeweiligen gegnerischen Standpunktes wird versucht, das Ganze des Neuen zu entwerten, ja zu vernichten.

* * *

Was Hahnemann auf dem Gebiete der Arznei vollbrachte, stellte eine ganz bedeutende Leistung dar. Im Vorbeigehen erinnere ich an seine Arbeiten aus der vorhomöopathischen Zeit und davon insbesondere an sein „Apothekerlexikon“, das lange Jahre als maßgebendes Werk galt. In seiner homöopathischen Zeit schuf er dann eine ganz neue Arzneibereitungslehre und eine eigenartige neue erscheinungsmäßige Arzneiwirkungslehre auf Grund vielfacher Versuche. Auch wenn es Hahnemanns einzige Tat gewesen wäre, die verschiedenen Arzneiherstellungen und Darreichungsformen zu erfinden, so würde das schon eine recht beachtenswerte Leistung sein. Wie wir schon hörten, darf die homöopathische alkoholische Tinktur aus den frisch ausgepreßten Pflanzensäften als eine vorzügliche Arzneiform betrachtet werden, die in recht schonender Weise die wirksamen Stoffe der Pflanze für die Arzneiverwendung brauchbar macht. Was die Verreibungen angeht, hat Hahnemann, wie erst neuerdings festgestellt ist, als erster verstanden, durch Verreiben unlösliche Stoffe in löslich-kolloiden Zustand zu bringen und dadurch für den Körper aufnehmbar zu machen. Wenn er auch die Eigenart des damals noch unbekannten kolloiden Zustandes als einen Zustand besonderer Art seinem Wesen nach nicht erkannt hat, so hat er doch nach den neusten Erkenntnissen darin recht behalten, daß durch das lange Verreiben die Stoffe löslich werden. Auch die Herstellung der Verdünnungen auf Grund des Dezimalsystems (1 : 100) geht auf ihn zurück. Der beste Beweis, daß es die zweckmäßigste Art ist, hohe Verdünnungen darzustellen, ist der, daß sie durch Ministerialerlaß von der preußischen 307

Regierung im Jahre 1902 auch für die Tuberkulinverdünnungen angeordnet wurde, nur mit dem in der Sache liegenden Unterschied, daß zur Verdünnung des Tuberkulins $^1/_2$%ige Karbolsäure dient.

Die oft belächelten Streukügelchen, die mit Arzneiverdünnungen befeuchtet sind, stellen gleichfalls eine ganz zweckmäßige Arzneiform dar (Org., VI, § 270; Chr. Kr., II. Aufl., Bd. 1, S. 187).

Was die Arzneiprüfungen angeht, so ist gewiß manches daran auszusetzen, wie wir schon gesehen haben, aber das darf nicht hindern, das große Beginnen und die große Leistung, die trotz allem hier vorliegt, anzuerkennen. Es wird die Aufgabe der Zukunft sein, das von Hahnemann Geschaffene zu festigen und auszubauen.

Weiter zeigte Hahnemann, daß wir in zahlreichen giftigen Stoffen aus Pflanzen- und Mineralreich sehr wirksame Arzneien besitzen, wenn man sie in entsprechend kleiner Gabe verwendet, wie Belladonna, Aconit, Arsen und manchen anderen.

Ein geschichtliches Verdienst ist es insbesondere, daß in der Homöopathie viele Arzneistoffe aufbewahrt wurden, die in der Schulmedizin beim großen Reinemachen in der Mitte des vorigen Jahrhunderts, von dem wir Kobert haben sprechen hören, zu Unrecht in die Kehrichttonne gerieten, und die nun der Zukunft übergeben werden können. Es seien von ihnen nur Cocculus, Ignatia, Bryonia, Veratrum, Pulsatilla genannt, die alle der Schule sozusagen unbekannt sind.

Nicht weniges ist in den letzten Jahren — meist ohne die Quelle anzugeben — von Ärzten und der chemischen Industrie der „homöopathischen Kehrichttonne“ wieder entnommen und dem modernen schulmedizinischen Heilschatz wieder eingeordnet, und es ist mit Sicherheit zu erwarten, daß eine weniger materialistisch eingestellte Heilkunde mit diesen Mitteln mehr anfangen kann als früher, zumal wenn man es lernt, dabei den Ähnlichkeitssatz zu beachten.

XIV. Köthen

(1821—1835)

Von Gegnern, z. B. von Clarus in seinem Sektionsbericht des Fürsten Schwarzenberg, wird behauptet, der Tod des Fürsten habe dem Rufe Hahnemanns sehr geschadet, so daß es in der „Sprechstunde“ sehr schweigsam bei ihm zugehe. Das war wohl mehr Wunsch als Wirklichkeit; jedenfalls wissen wir, daß Hahnemann bald darauf in Köthen so viel mit auswärtigen Kranken zu tun hatte, daß er, abgesehen vom Hofe, grundsätzlich keine Hausbesuche mehr machte. Vielleicht wollte er nun
308 als alter Mann sich auch von seinem Werke ausruhen, es kam aber

infolge des Andranges von Kranken aus allen Ländern nicht dazu. Naturgemäß waren die Auswärtigen fast ausschließlich Personen mit langwierigen Leiden, die in Köthen Hilfe suchten, er hatte also reichlich Gelegenheit, chronische Leiden zu studieren, was dann ja auch seinen Niederschlag in seinem von 1828 bis 1830 erschienenen Werke „Chronische Krankheiten" gefunden hat.

Seine angestrengte ärztliche Tätigkeit sowie die abgeschlossene Lage von Köthen, einer kleinen Residenzstadt von damals 6000 Einwohnern, führte

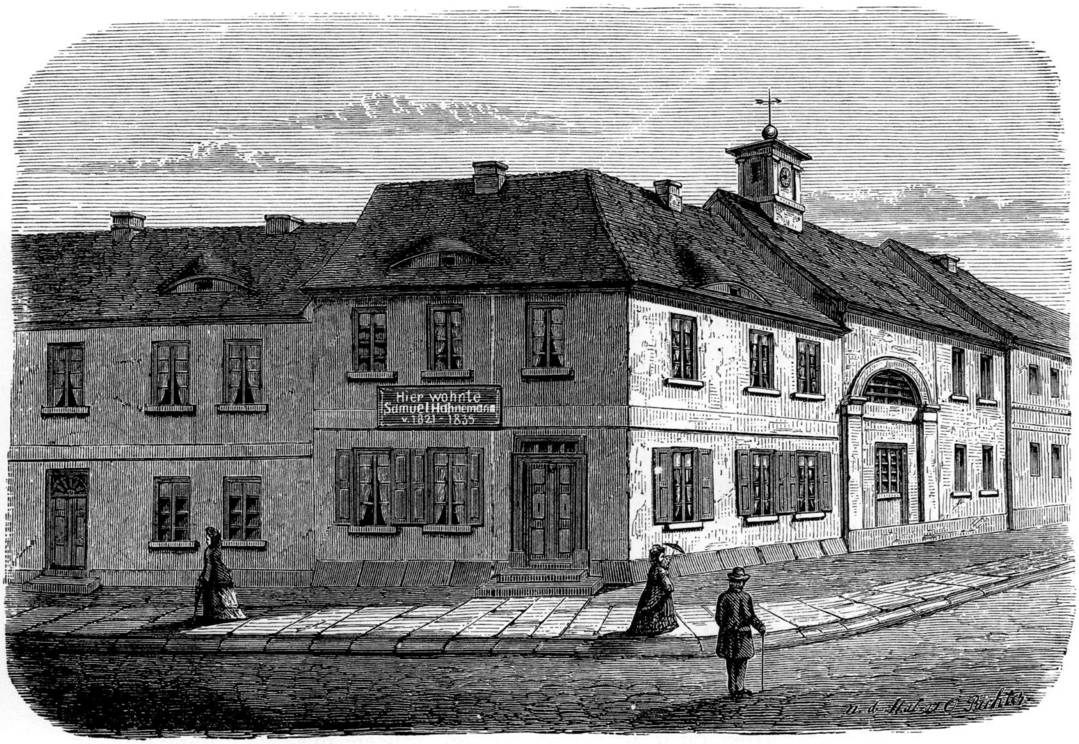

Samuel Hahnemanns Wohnhaus in Köthen um die Mitte des letzten Jahrhunderts

bald zu wissenschaftlicher Vereinsamung, wozu natürlich sein vorgerücktes Alter das Seinige noch beitrug. Hart und starr war Hahnemann immer gewesen; diese Eigenschaften nahmen nun noch zu und steigerten sich zu einem unduldsamen Selbstherrschertum, dessen unheilvolle Folgen nicht ausblieben. Er selbst teilt uns mit, daß er die damals sich mehrenden Kritiken und Angriffe auf ihn und seine Lehre nicht lese und auch das sonstige medizinische Schrifttum verfolgte er nicht mehr. Infolgedessen war sein immer noch bedeutender Einfluß, der sich besonders in einem ausgedehnten

Briefwechsel mit seinen Schülern und anderen Ärzten zeigte, auf die weitere Entwicklung der Homöopathie vielfach nicht von günstiger Wirkung. Das zeigte sich besonders in der Gabenfrage, in der fast alle seine Anhänger zuerst wenigstens die Entwicklung zu den Hochpotenzen mitmachten, wenn auch nicht alle diese hohen Verdünnungen in dem Maße bevorzugten wie Hahnemann selbst.

Diese Erstarrung und Unduldsamkeit braucht uns nicht wunderzunehmen. Man vergißt bei Hahnemann allzu leicht sein schon damals hohes Alter. Zwei Umstände tragen zu dieser unwillkürlichen Verzeichnung des Tatbestandes bei. Wie wir hörten, hatte das Organon bei seinem Erscheinen wenig Erfolg, erst gegen den Ausgang des zweiten Jahrzehntes richtete sich die Aufmerksamkeit der Ärzte und Laien auf Hahnemann und seine neue Lehre. Im Jahre 1819 erschienen die beiden ärztlichen Kritiken von Bischoff und Puchelt, wodurch die Lehre bei den Ärzten bekannt wurde, und im Frühjahr 1820 wurden die Augen von ganz Deutschland auf Hahnemann gelenkt, als Fürst Schwarzenberg mit großem Gefolge sich nach Leipzig begab. Von da ab erst wurde die Homöopathie ein Gegenstand der allgemeinen Beachtung, was sich z. B. auch in den Zeitungserörterungen der Zeit zeigte, die ihren Höhepunkt im Jahre 1825 fanden, in einem sehr erregten Zeitungskrieg in dem „Allgemeinen Anzeiger der Deutschen", der viele Federn in Bewegung setzte, und der wegen der Fülle der eingesandten Aufsätze vorzeitig abgebrochen wurde. Hahnemann war damals schon siebzig, während sonst doch aufsehenerregende Arbeiten von Gelehrten in wesentlich jüngeren Jahren Erörterungen zu entfachen pflegen.

Als zweites tritt noch dazu, daß Hahnemann erst 1843 mit 88 Jahren starb; man kommt dadurch unwillkürlich dazu, wie bei anderen Männern, die jünger starben, die Zeit 10 bis 20 Jahre vor dem Tode noch dem rüstigen Mannesalter zuzurechnen. Und wenn Hahnemann auch noch bis ins höchste Alter tätig war und mit 85 Jahren uns als „jugendlicher Greis" geschildert wird, so mußte er doch dem Alter seinen Tribut zahlen, der sich in der schon erwähnten Starrheit und in seinem im Gegensatz zu früher mitunter recht ungelenken Stil zeigt, der z. B. in der im Jahre 1831 erschienenen Schrift „Die Allöopathie" zu wahren Satzungeheuern von mehr als einer Seite führte.

Der Höhepunkt seiner wissenschaftlichen Laufbahn als Schöpfer einer neuen Lehre war wohl die Feier seines goldenen Doktorjubiläums am 10. August 1829, die unter Anwesenheit einer großen Anzahl von Ärzten und anderen Anhängern vor sich ging. Briefe aus aller Welt bewiesen, welcher Wertschätzung sich Hahnemann erfreute. An Ehrungen seien erwähnt ein Gratulationsdiplom der Erlanger medizinischen Fakultät und kostbare Geschenke vom Herzogspaar. Zu diesem Tage malte der Berliner Maler Schoppe ein großes gut getroffenes Bildnis Hahnemanns (siehe Titelbild, I. Teil), außerdem wurde zu seinen Ehren eine Denkmünze geschlagen und vom Bildhauer Dietrich in Leipzig eine Büste geschaffen. Die Altenburger naturforschende Gesellschaft ernannte ihn zum Ehrenmitglied

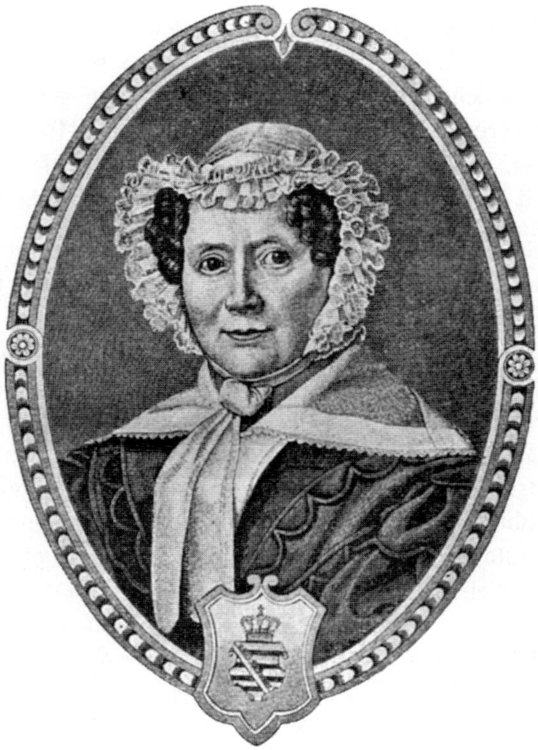

Johanne Henriette Leopoldine Hahnemann

und Stapf überreichte seinem verehrten Lehrer und Freund ein Stück der zu diesem Tage erschienenen kleinen Schriften Hahnemanns, eine auch heute noch wertvolle, zuverlässige Zusammenstellung zahlreicher früher einzeln erschienener Aufsätze Hahnemanns. Von Anhängern war eine Geldspende von 1200 Talern zur Errichtung eines Krankenhauses gesammelt worden. Außerdem erfolgte an diesem Tage in Köthen der Zusammenschluß aller deutschen homöopathischen Ärzte in einem Verein, der später den Namen „Deutscher Zentralverein homöopathischer Ärzte" annahm und der auch heute noch besteht.

Im nächsten Jahre (1830) verlor Hahnemann nach 48jähriger glücklicher Ehe seine Frau, die erst die langen Jahre der Entbehrungen und dann den Aufstieg und die Anerkennung, ja den Ruhm miterlebt hatte. Einige bei ihm wohnende Töchter sorgten jetzt für den immer noch rastlos tätigen Vater.

* * *

Das Leipziger Krankenhaus. Mit dem zum Doktorjubiläum gestifteten Betrage zur Gründung eines Krankenhauses war aber auch zugleich der Keim zu unendlichen unheilvollen Zwistigkeiten gelegt. Zum ersten Male traten die inneren Gegensätze in den Reihen der Homöopathen scharf nach außen hervor, und Hahnemann selbst war es, der diesen inneren Streit für alle weit sichtbar in Scheinwerferbeleuchtung zeigte.

Ohne hier schon auf Hahnemanns Schüler näher eingehen zu können — das muß dem dritten Teile vorbehalten sein —, sei hier nur kurz angedeutet, daß es natürlich, abgesehen von engeren echten Schülern, die dauernd unter Hahnemann in einem mehr oder weniger zutage tretenden Jüngerverhältnis verharrten, andere gab, die Hahnemanns neuer Lehre nur bedingt zustimmten und sich das Recht auf Kritik nicht rauben ließen. Sie erkannten das homöopathische Heilverfahren als überlegen an, brachen aber nicht alle Brücken zur anderen Heilkunde ab und wahrten sich das Recht, nach Gutdünken auch andere Verfahren als homöopathische zu verwenden. Der erste und hervorragendste war der schon erwähnte Moritz Müller. Zuerst blieben die Gegensätze innerhalb der homöopathischen Ärzteschaft, und auch im Verein traten sie nicht so scharf hervor. Erst durch das Erscheinen von Hahnemanns letztem großen Werke „Die chronischen Krankheiten" traten die Gegensätze deutlicher zutage, ohne jedoch zu größeren Streitigkeiten zu führen. Wie erwähnt, war die Stimmung zur Zeit des Doktorjubiläums durchaus friedlich. Aber es schwelte doch unter der Oberfläche, Hahnemann traute insbesondere dem sich ganz von ihm unabhängig haltenden Moritz Müller nicht, und es bedurfte nur eines heftigeren Luftzuges, um den vorhandenen Zündstoff zu offenem Brande zu entflammen. Dazu kam es bei der Begründung des Krankenhauses. Müller gelang es in überraschend kurzer Zeit, alle Hindernisse, die der Schaffung eines Krankenhauses entgegenstanden, zu überwinden. Er erwarb billig ein Haus, ließ es zweckentsprechend umbauen und hatte auch bald von der Regierung die Genehmigung erlangt, was Hahnemann in einem Briefe an Müller vom 28. September 1832 auch staunend anerkannte. Nunmehr setzten aber Zwischenträgereien ein, so daß Hahnemann wohl
312 befürchtete, Müller selbst wolle der Leiter des Krankenhauses werden.

Dazu kam ein ihm in entstellter Form mitgeteilter Fall, in dem Müller Blutegel angewendet hatte. Und nun brach das Gewitter los! Am 23. Oktober 1832 schrieb Hahnemann einen offenen Brief, der am 3. November im „Leipziger Tageblatt" erschien, „Ein Wort an die Leipziger Halbhomöopathen", in dem er in schonungsloser Form den Streit innerhalb der Homöopathie vor die Öffentlichkeit brachte.

„Blutlassen aus der Ader, Blutigel-Setzen, Auflegen von spanischen Fliegen, Fontanelle und Haarseile, Senfpflaster, Kräutersäckchen, Einreibung

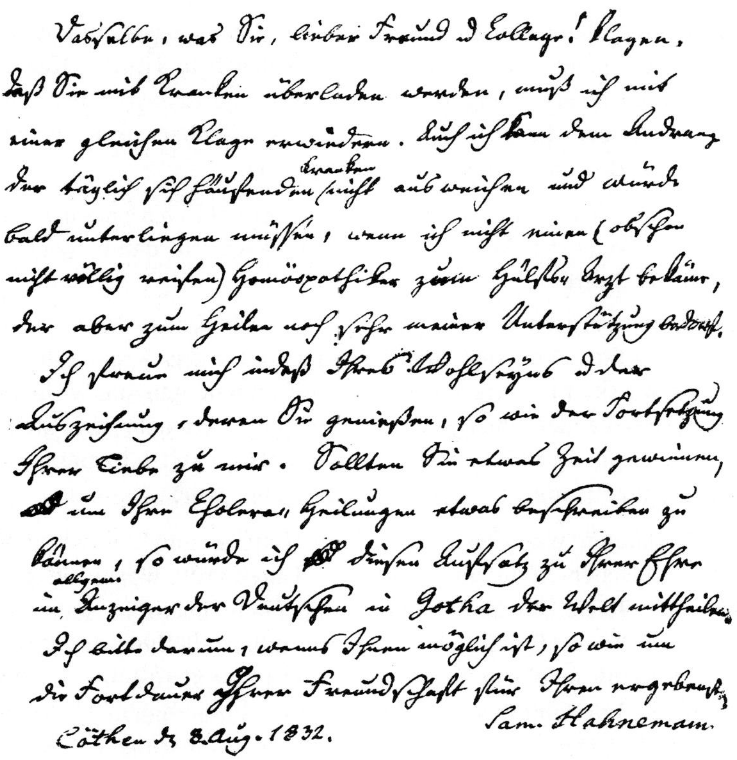
Dasselbe, was Sie, lieber Freund u. Collega! klagen,
daß Sie mit Kranken überladen werden, muß ich mit
einer gleichen Klage erwiedern. Auch ich kann dem Andrang
der täglich sich häufenden Kranken nicht ausweichen und würde
bald unterliegen müssen, wenn ich nicht einen (obschon
nicht völlig reinen) Homöopathiker zum Hülfsarzt erklärt,
der aber zum Heilen noch sehr meiner Unterstützung bedarf.
Ich freue mich indeß Ihres Wohlseyns u. der
Auszeichnung, deren Sie genießen, so wie der Fortsetzung
Ihrer Liebe zu mir. Sollten Sie etwas Zeit gewinnen,
um Ihre Cholera-Heilungen etwas beschreiben zu
können, so würde ich diesen Aufsatz zu Ihrer Ehre
im allgem. Anzeiger der Deutschen in Gotha der Welt mittheilen.
Ich bitte darum, wenn Ihnen möglich ist, so wie um
die Fortdauer Ihrer Freundschaft für Ihren ergebensten
Sam. Hahnemann
Cöthen d. 8. Aug. 1832.

von Salben und gewürzhaften Spiritussen, Brechmittel, Ordnen von Laxanzen, mancherlei warmen Bädern, verderbliche Gaben von Calomel, Chinin, Opium, Moschus sind u. a. die Quacksalbereien, an deren Beigebrauch zu homöopathischen Verordnungen man den sich beliebt machen wollenden Kryptohomöopathiker erkennt, wie den Löwen an den Klauen."

„Entweder seyd ehrliche, des Bessern noch unkundige Allöopathen alter Zunft, oder reine Homöopathiker zum Heile Eurer leidenden Menschenbrüder. Nochmals ermahne ich Euch und zwar zum letztenmale, 313 diesen Weg zu verlassen und ein besseres, ein nachahmenswürdiges Beispiel dem Auslande zu geben."

„Jetzt aber, wo eine Anstalt errichtet werden soll zum untrüglichen, praktischen Erweise von der unübertrefflichen Heilkraft der einzig wahren, rein-homöopathischen Kunst an Kranken vor den Augen aller Welt, jetzt wird die Sache ernstlicher. Hier halte ichs für meine Pflicht, meine Stimme laut zu erheben, damit diese Mißbräuche nicht einen allgemeinen, die ganze Kunst verunglimpfenden Charakter annehmen in dieser zu erwartenden Heil- und Lehranstalt."

Er schleudert dann den Bannstrahl gegen diese „Bastardhomöopathen", erhebt Einspruch gegen die Anstellung eines solchen und ruft: „Keiner dieser Art betrete eines dieser heiligen Ämter unserer göttlichen Kunst in diesem Krankenhause, keiner dieser Art!" — Mehrere offenbar allzu scharfen Ausdrücke sind von der damaligen Zensur gestrichen.

Diese „väterlichen Ermahnungen" richtete Hahnemann nicht an junge Schüler; Moritz Müller, der hauptsächlich damit gemeint war, zählte damals 49 Jahre!

Aber Hahnemann führte gerade das durch diesen Brief herbei, was er vermeiden wollte, denn der von ihm zum Leiter des Krankenhauses ausersehene Schweikert nahm wegen dieser Zwistigkeiten die Wahl nicht an, so daß Müller als der einzige dafür Geeignete nunmehr die Stelle übernahm. Hartmann wurde sein Hilfsarzt und Haubold Inspektor, so daß keiner der „Reinen" nun in der Leitung vertreten war.

Vorhergegangen war dieser Wahl eine Entgegnung des Leipziger Vereins homöopathischer Ärzte im „Leipziger Tageblatt", worin sie gegen die Einengung der freien Überzeugung, wie sie Hahnemann in seinem offenen Brief gefordert hatte, Einspruch erhoben; außerdem betonte Müller im Namen des Vereins in einem Schreiben an Hahnemann die Unabhängigkeit eines jeden homöopathischen Arztes, was seine Überzeugung und sein Handeln betrifft. „Der Satz: Man darf nicht homöopathisch verfahren, wo die homöopathischen Mittel keine Reaktion machen, ist folgerichtig aus Ihrem Organon entstanden." Dogmatismus und Fanatismus dürften in der Wissenschaft nicht Platz greifen.

Die üblen Folgen für die Heilanstalt konnten bei derartigen Zwisten nicht ausbleiben. Die Spenden aus homöopathischen Kreisen flossen spärlicher und Hahnemann selbst sperrte Gelder, die man an ihn für das Krankenhaus geschickt hatte.

Unter diesen Vorzeichen wurde die Anstalt im Januar 1833 eröffnet;
314 jedoch steigerten sich die Schwierigkeiten, mit denen Müller zu kämpfen

hatte, derart, daß er schon im April die Leitung niederlegen wollte, sie aber dann doch auf Bitten bis Ende September beibehielt. Am 1. November wurde Schweikert von Hahnemanns Gehilfen Dr. Lehmann als Anstaltsdirektor eingesetzt. Unter dieser ihm genehmen Leitung besuchte dann auch Hahnemann im Juli 1834 zum ersten und einzigen Male die Anstalt, über die er sich nunmehr befriedigt äußerte. Das weitere Schicksal der Anstalt werden wir erst später kennenlernen; hier handelte es sich nur darum, den unheilvollen Einfluß Hahnemanns auf das Krankenhaus kennenzulernen, so daß er gerade das schädigte, was er im Interesse seiner Lehre anstrebte: eine klinische Anstalt für Forschung und Lehre. Die weitere Entwicklung ging ohne sein Dazutun vonstatten.

Als kleines Anzeichen dafür, daß die Homöopathie zuerst nicht völlig unduldsam unterdrückt wurde, sei ihre Vertretung an der Leipziger Hochschule schon hier kurz erwähnt. Bisher war nur bekannt, daß Moritz Müller „akademische Vorlesungen" gehalten habe, ob es jedoch Vorlesungen an der Universität waren, also Vorlesungen eines Dozenten, oder nur private Vorlesungen vor Studenten, blieb unklar. Daß damals mehrere Privatdozenten in Leipzig über Homöopathie lasen, war völlig vergessen. Erst das Studium der damaligen Leipziger Vorlesungsverzeichnisse (Leipziger Universitätsbibliothek) zeigte mir diese bemerkenswerte Tatsache.

Nachdem Hahnemann sich im Herbst 1812 habilitiert hatte, folgte ihm sein Sohn Friedrich Hahnemann (geb. 1786) im Sommer 1813, der jedoch schon vom Sommer 1815 ab dauernd fehlt. Mit dem Fortzug Samuel Hahnemanns im Sommer 1821 war die neue Lehre nicht mehr an der Universität vertreten. Erst im Winter 1827 las Karl Georg Christian Hartlaub über Homöopathie und wiederholte die Ankündigung im nächsten Winter. Im Jahre 1829 schon zog er nach Braunschweig, um den angesehenen alten Mühlenbein in seiner großen Praxis zu entlasten.

Als nächster Dozent ist Karl Haubold zu erwähnen. Schon im Jahre 1823 hatte er über Arzneimittellehre gelesen; soweit wir jedoch wissen, war er damals der Homöopathie noch nicht nähergetreten, es handelt sich also offenbar um eine schulmedizinische Vorlesung. Dagegen zeigt er im Winter 1829 eine Vorlesung über Homöopathie mit praktischen Beispielen an, die er mit Carl Gottlob Franz halten werde. Daß Franz nicht nur als Hilfsarzt dabei tätig war, sondern selbständig, geht daraus hervor, daß auch er diese gemeinsame Vorlesung anzeigt.

Auch der mehrfach erwähnte Moritz Müller hielt vom Winterhalbjahr 1829 ab Vorlesungen über Homöopathie. Müller war schon seit 1812 als Privatdozent an der Universität tätig gewesen, wo er mit Vorliebe über Arzneimittellehre las, doch fehlt er im Verzeichnis seit 1817. Erst 1829 nahm er nunmehr als Homöopath die Vorlesungen wieder auf; das letzte Mal finde ich seine Ankündigung im Winter 1833.

Als letzter Dozent ist J. J. W. Lux zu nennen, der in der philosophischen Fakultät seit Winter 1814 über Tierheilkunde las. Bis Sommer 1828 finde ich ihn in den meisten Semestern angeführt, von da ab fehlt er. Ob er damals schon auch die Homöopathie in seinen Vorlesungen berücksichtigte, ist aus den Ankündigungen nicht zu ersehen. Bekannt ist Lux durch seine kleine Schrift „Isopathik der Contagionen" (Leipzig, 1833) geworden, womit er die moderne Isopathik begründete. Warum von Winter 1833 ab keiner dieser Dozenten mehr Vorlesungen ankündigt, ist nicht mit Sicherheit zu sagen, doch darf man wohl vermuten, daß sich die Verhältnisse zwischen Allopathen und Homöopathen stärker zugespitzt hatten, insbesondere durch die Hochpotenzlehre, da Hahnemann nicht lange vorher als die Normalgabe die dreißigste Potenz verkündet hatte.

Hahnemann selbst nahm noch im gleichen Jahre 1833 in der fünften Auflage des Organons Stellung gegen die Isopathie (S. 67 und 125), wobei er die Gültigkeit der von Lux herangezogenen Beispiele, insbesondere der nichtarzneilichen Art, wie die Behandlung der Kälte mit Kälte u. dgl., bestritt. Diese und ähnliche Beispiele physischer Einwirkung könne man nicht mit der Einwirkung dynamisch wirkender Arzneien vergleichen. Die von Lux angezogenen Beispiele aus der Volksmedizin, wie Behandlung der Wutkrankheit mittels Speichels eines tollen Hundes, seien nicht genügend bezeugt und unwahrscheinlich. Die zweite Anmerkung beginnt: „Man möchte gern eine vierte (VI. Aufl.: „dritte") Anwendungsart der Arzneien gegen Krankheiten erschaffen, durch Isopathie, wie mans nennt, nämlich mit gleichem Miasm eine gleiche vorhandne Krankheit heilen. Aber gesetzt auch, man vermöchte dieß, was dann allerdings eine schätzbare Erfindung zu nennen wäre, so würde sie die Heilung, da sie das Miasm nur hoch potenzirt, und so, folglich, gewisser Maßen verändert dem Kranken reicht, dennoch nur durch ein *Simillimum* dem *Simillimo* entgegen gesetzt, bewirken." In der VI. Auflage geht er im Anschluß daran noch näher auf die Behandlung der Pockenerkrankung durch die Kuhpockenimpfung ein und betont, daß es sich dabei nur um eine sehr ähnliche Krankheit handele.

Mit einem Blick in die Zukunft schreibt er dann: „So werden allerdings auch ferner einige, den Thieren eigene Krankheiten uns Arznei- und Heilpotenzen für sehr ähnliche, wichtige Menschenkrankheiten darreichen, und demnach unsern homöopathischen Arznei-Vorrath glücklich ergänzen. Aber mit einem menschlichen Krankheitsstoffe (z. B. mit einem Psorikum von
316 Menschenkrätze genommen, gleiche menschliche Krankheit, Menschenkrätze

oder davon entstandene Übel) heilen zu wollen — das sei fern! Es erfolgt nichts davon als Unheil und Verschlimmerung der Krankheit."

Man hört oft, daß Hahnemann die Isopathie bekämpft habe, und auch Haehl sagt (II, S. 302): „Hahnemann selbst hat sie entschieden abgelehnt." Wie man aus diesen Anführungen ersieht, ist das jedoch nur sehr bedingt richtig. Zum guten Teil läuft es auf einen Wortstreit darüber hinaus, was man „gleich" oder „ähnlich" nennen soll. Wie wenig Hahnemann die Isopathie ablehnt, sieht man an der Anerkennung der Pockenbehandlung durch Impfung und der Vorhersage der Heilung von Menschenkrankheit durch sehr ähnliche Tierkrankheiten (S. Teil I, S. 7).

* * *

Die Cholera. Während Hahnemanns Aufenthalt in Köthen raste von 1830 ab über die Gefilde Europas die aus Indien kommende große Choleraepidemie, der in ganz Europa Hunderttausende von Menschen zum Opfer fielen. Die Behörden waren ratlos und die Erregung der Bevölkerung über die Machtlosigkeit der Ärzte nicht gering. Dementsprechend war die Zahl der von Ärzten und Laien in Flugblättern usw. empfohlenen Mittel Legion. Es gab sogar eine eigene „Cholerazeitung". Natürlich ergriff auch Hahnemann angesichts der Verheerungen, welche die Seuche anrichtete, mehrfach das Wort in kleinen Abhandlungen, die dann auch als kleine Flugschriften erschienen. In erster Linie empfahl Hahnemann den Kampferspiritus (1:12), alle fünf Minuten ein bis zwei Tropfen zu nehmen. Daneben riet er noch zu Kupfer, Veratrum album, Bryonia und Rhus, von denen sich besonders die beiden ersten auch in späteren Epidemien bewährt haben.

Wegen dieser Verwendung des Kampfers in vergleichsweise großen Gaben wurde er von den Gegner als unfolgerichtig angegriffen. Er bemerkte zur Erklärung im „Sendschreiben über die Cholera": „Dieses einzige Mittel ist der Campher . . ., welcher vor allen andern Arzneyen die Eigenschaft besitzt, daß er die feinsten Thiere niederer Ordnung schon durch seinen Dunst schnell tödtet, und so das Choleramiasma (was wahrscheinlich in einem, unsern Sinnen entfliehenden lebenden Wesen menschenmörderischer Art besteht, das sich an die Haut, die Haare etc. der Menschen oder an deren Bekleidung hängt, und so von Menschen zu Menschen unsichtbar übergeht) am schnellsten zu tödten und zu vernichten und so den Leidenden von demselben und der dadurch erregten Krankheit zu befreien und herzustellen, im Stande sein wird." (Nr. 122, auch in Nr. 20.)

Wir haben es demnach bei der Anwendung von Kampfer bei Cholera gar nicht mit einer homöopathischen Maßnahme zu tun, sondern, da Hahne- 317 mann beabsichtigte, damit unmittelbar auf die Kleinlebewesen zu wirken, mit einer Art „innerer Desinfektion“; er trieb also in diesem Falle ursächliche Behandlung.

Mit dieser Empfehlung des Kampfers bei einer akuten Infektionskrankheit knüpft er offenbar an frühere Erfahrungen bei einer anderen solchen Krankheit an. In der R. A. (Bd. 4, S. 129) empfiehlt er Kampfer als „schätzbares Palliativ“ bei der Influenza, oft in größerer Gabe verabreicht. Dem Kampfer räumte Hahnemann überhaupt eine Art Sonderstellung ein, er nennt seine Wirkung „äußerst rätselhaft“ und betont die Schwierigkeit ihn zu prüfen, da seine Erstwirkung sehr schnell „mit Rückwirkungen des Lebens abwechselt und untermischt wird“ (a. a. O. S. 127).

Der geistreiche Philosoph G. Th. Fechner hat unter seinem Decknamen Mises als damals junger Arzt eine satirische kleine Schrift „Schutzmittel für die Cholera“ (Leipzig, 1832) geschrieben, in der er 54 verschiedene Ansichten über Ursache und Wesen der Cholera zusammengestellt hat. Bock und Franke halten sie für eine Affektion des Gangliensystems, Antomarchi für eine des Herzens, Foy verlegt den Sitz in die Rückgratsnerven. Hildebrand nimmt ein Übermaß der Nerventätigkeit an, ein anderer eine Verminderung, ein Dritter eine „Polarisation“. Hufeland faßt sie als eine „wahre Epilepsie des ganzen Darmkanals“ auf. Loder meint: „In Entzündung ist das Wesen der Krankheit durchaus nicht zu suchen.“ Elsner sieht sie dagegen als eine Magen-Darmentzündung an. Mehrere halten sie für ein Wechselfieber, Sachs für eine „febris intermittens larvata perniciosa algido-cholerica“. Auch Hahnemann wird angeführt; er ist der einzige von ihnen allen, der die Cholera auf Kleinlebewesen zurückführt! Im „Aufruf an die denkenden Menschenfreunde“ (s. Nr. 21) spricht er sich in demselben Sinne aus.

Auch der größte Gegner wird in diesem Punkte dem Scharfblick Hahnemanns die Hochachtung nicht versagen können.

Entsprechend der Verwirrung in der Auffassung der Krankheit konnte es natürlich auch nicht ausbleiben, daß man die verschiedensten einander widersprechenden Behandlungsverfahren anwandte, wobei es uns wohl am befremdendsten anmutet, daß auch der Aderlaß, zu vier bis fünf Pfund angewendet, eine große, wenn auch unheilvolle Rolle spielte.

Beachtung verdient auch sein kontagionistischer Standpunkt, d. h. die Ansicht, daß die Ansteckung auch von Mensch zu Mensch übergehen könne. Wenn er auch damit nicht allein stand, so gab es doch viele andere, die
318 die Übertragung von Mensch zu Mensch bestritten.

Soweit sich heutzutage das noch beurteilen läßt, hat sich in der Tat die homöopathische Cholerabehandlung als der anderen überlegen gezeigt, aber die Luft zwischen den beiden erbittert streitenden Parteien war schon so vernebelt, daß der Gegner das gar nicht mehr erkennen konnte. Aber offenbar waren mancher Arzt und viele Laien durch die homöopathischen Erfolge doch so beeindruckt, daß gerade diese Choleraepidemie der Anlaß zu einer starken Ausbreitung der Homöopathie wurde.

XV. Die chronischen Krankheiten

(Syphilis, Sykosis, Psora)

Im Jahre 1828 erschienen die ersten drei Bände von Hahnemanns letztem großen Werke „Die chronischen Krankheiten“, denen zwei Jahre später noch ein vierter Band folgte. Der erste Band ist ausschließlich der Darstellung der Lehre gewidmet, während die beiden anderen — abgesehen von einigen am Anfange stehenden kleineren Aufsätzen — ebenso wie die Bände der „Reinen Arzneimittellehre“ Arzneiprüfungen enthalten. Von den Erfolgen seiner Behandlung bei chronischen Krankheiten, soweit sie nicht auf Syphilis beruhen, sagt er: „Ihr Anfang war erfreulich, die Fortsetzung minder günstig, der Ausgang hoffnungslos“ (S. 6). Er ist also von seinem Optimismus stark zurückgekommen. Nun sucht er einen neuen Weg, diese unbefriedigenden Ergebnisse zu verbessern.

Man wird Hahnemann in bezug auf die chronischen Krankheiten und die Psora im besonderen nur verstehen, wenn man seine Ansichten über die ansteckenden Krankheiten im allgemeinen kennt. Die ansteckenden Krankheiten mußten der Heilkunde rätselhaft bleiben, solange man die Krankheitserreger nicht kannte. Es war der damaligen Zeit infolgedessen unmöglich, die Frage zu lösen: Wie entsteht eine Typhus-, Cholera-, Pockenepidemie, wie kommt es plötzlich zu einer solchen Massenerkrankung? Daran rätselte man seit jeher und suchte die Ursachen besonders in der Luft und in atmosphärischen Erscheinungen, dem Wetter, in Gasen usw. Wie kam die Ansteckung zustande, was ging auf den Kranken über? Wohl ahnte man, daß bestimmte Krankheiten, wie z. B. die Syphilis, fast ausschließlich von Mensch zu Mensch durch Berührung übertragen wurden und sprach infolgedessen hier von kontagiösen Krankheiten, bei anderen war dergleichen nicht oder nicht mit Bestimmtheit nachzuweisen; so stritt man im Jahre 1831 viel darum, ob die Cholera kontagiös sei oder nicht. Infolge dieser Unklarheiten war es natürlich auch schwer, die Epidemien zu verhüten; wo sollte man angreifen? In den Lehrbüchern wurden diese Krankheiten vielfach unter den „Vergiftungen“ abgehandelt. Selten dachte man an Kleinlebewesen. 319

Auch sonst stand man noch im Beginn der Klärung. So waren Syphilis und Tripper als zwei völlig verschiedene Krankheiten noch nicht anerkannt. Man hielt den Tripper nur für eine besondere Abart, eine besondere Erscheinungsform der venerischen Krankheit, und kannte neben dem venerischen Tripper auch noch andere, wie den gichtischen, den bei Hämorrhoiden usw. Nur wenige — unter ihnen Hahnemann — hatten schon damals Syphilis und Tripper scharf und klar voneinander geschieden.

Daß Hahnemann im übrigen die Anschauungen und Irrtümer seiner Zeit vielfach teilte, ist selbstverständlich, so faßte er wie alle anderen die Hautausschläge und insbesondere auch die bei manchen ansteckenden Krankheiten, wie Scharlach, Pocken, Syphilis, auftretenden Hauterscheinungen als Naturheilbestreben auf, durch welche die Krankheit gemildert werden sollte.

In dem Bemühen, in das unendliche Gewirr von chronischen Beschwerden und Krankheiten Klarheit und Ordnung zu bringen, um sie dann von einheitlichen Gesichtspunkten aus zu behandeln, kam Hahnemann dazu, alle chronischen Krankheiten in Europa auf drei chronische Miasmen zurückzuführen: die Syphilis, Sykosis oder Feigwarzenkrankheit und die Psora (Krätzekrankheit). Sein Hauptaugenmerk ist auf letztere gerichtet, auf die er $^7/_8$ aller chronischen Krankheiten zurückführt, während die beiden anderen nur vergleichsweise kurz behandelt werden (s. Chr. Kr., Bd. I, S. 17). Bei ersterer bekämpft er die örtliche Vertreibung oder Ausschneidung des Schankers. In bezug auf die Behandlung ist er großer Optimist und meint, es genüge eine kleine Gabe Quecksilber, um die Syphilis zu heilen. Unter Sykosis versteht er im wesentlichen den Tripper, ohne daß sich jedoch die Krankheit genau mit diesem deckt. Er berichtet, die Krankheit sei besonders in den Kriegsjahren 1809/14 sehr häufig gewesen, sei aber nunmehr sehr zurückgetreten. Die Feigwarzen, die damals häufiger und stärker auftraten als heutzutage, faßt er als die Äußerung der Sykosis auf der Haut auf. Er hält die Sykosis (den Tripper, die Feigwarzenkrankheit) für eine chronische Allgemeinerkrankung, eine Ansicht, die erst neuerdings auch in der Schulmedizin Beachtung gefunden hat. Das Hauptheilmittel der Sykosis ist nach ihm Thuja (Lebensbaum).

* * *

Die Psora. Nunmehr kommen wir zu seiner Lehre von der Psora, die seinerzeit großes Aufsehen erregte und vielfach mißverstanden worden ist. Auch bei den Homöopathen ist der geschichtliche Zusammenhang so sehr verlorengegangen, daß man Hahnemanns Lehre meist gar nicht mehr versteht und vieles hineindeutet, was Hahnemann nie gesagt hat; das gilt auch von E. Schlegel und R. Haehl, die doch sonst als Kenner Hahne-
320 manns und der Homöopathie gelten können.

Am besten sind in neuerer Zeit in dieser Beziehung Bier, Gerlach und Leeser Hahnemann gerecht geworden, indem sie nichts in die Lehre hineindeuten, sondern nur das aus ihr herauslesen, was in ihr steht (Leeser, Hippokrates, 1828, Heft 2; Bier, M. m. W., 1930, Nr. 20 und 21; Gerlach, D. h. Z., 1930, Heft 8/9).

Die Krätze war damals viel häufiger, außerdem hatte man noch nicht gelernt, sie von anderen Hauterkrankungen zu unterscheiden. Professor Autenrieth in Tübingen berichtet in seiner großen Arbeit „Nachkrankheiten, welche auf vertriebene Krätze folgen" (in „Versuche für die praktische Heilkunde", Tübingen, 1808, I. Bd., II. Heft), daß ein Achtel aller in der Tübinger Klinik Behandelten an Krätze behandelt wurde.

Man war außerdem nicht klar darüber, daß Krätze durch die Krätzemilbe erzeugt werde. Obwohl die Milbe schon im 16. Jahrhundert beschrieben war, drang die Milbentheorie der Krätze nur sehr langsam durch. Auch soweit man die Milben überhaupt kannte, sah man sie vielfach nicht als Verursacher, sondern als harmlose Schmarotzer oder als ein Erzeugnis der Krätze an, da man ja damals noch der Meinung war, daß Lebewesen aus irgendwelchen Stoffen unter günstigen Bedingungen entstehen könnten (Urzeugung). Der Nachweis, daß jedes Lebewesen nur von einem anderen seiner Art abstamme, gehört dem 19. Jahrhundert an.

Einige Beispiele mögen zeigen, welche Ansichten zu Hahnemanns Frühzeit, in seinen Mannesjahren sowie in der Spätzeit auch bei bedeutenden Ärzten noch herrschten.

Der berühmte und bedeutende Ch. G. Selle (1748—1800), Leibarzt dreier Könige (Friedrichs des Großen und seiner beiden Nachfolger), sagt in einer Anmerkung zu dem von ihm übersetzten Werke „Ökonomische und medicinische Beobachtungen . . ." des Engländers Brocklesby (Berlin, 1772) entgegen der Ansicht Brocklesbys von der Erzeugung der Krätze durch Milben: „Beyde Erfahrungen überführten mich völlig von dem Ungrunde, worauf die Meinung beruht, daß die Krätze ihre Entstehung den Wörmern zu danken habe" (S. 196).

Hufeland läßt es auch unentschieden, ob das Kontagium der Krätze belebt oder unbelebt sei. Er meint von den Milben: „es ist sehr wahrscheinlich, daß sie mehr Wirkung als Ursache der Krätzepusteln sind".

Neben der „echten Krätze", die ansteckend ist durch Berührung (kontagiös), kennt er noch eine Reihe anderer Krätzeformen, wie die syphilitische, gichtische, skrofulöse usw. Die Krätze war also ein viel weiterer Begriff als heutzutage, und die verschiedenen Formen beruhten nicht auf der gleichen Ursache. „Eine durch äußere Mittel bewirkte schnelle Unterdrückung des Ausschlags kann . . . sehr nachtheilige Störungen in den Verrichtungen 321 innerer Organe hervorbringen, die den Grund zu gefährlichen Krankheiten legen können" (Syst. d. pract. Heilkunde, Bd. II, Abt. II, S. 241 ff., 1805). Außerdem kennt Hufeland eine „psorische Dyskrasie", „welche vom Leben in unreiner, verdorbener Luft, oder von Fehlern der Diät herrührt". Es besteht dabei eine Neigung zu Hautausschlägen (a. a. O., S. 33 und 70).

Auch Kurt Sprengel läßt es in seiner „Pathologie" (Leipzig, 3. Aufl., Bd. 2, 1807, S. 520) unentschieden, ob die Milbe die Ursache der Krätze ist.

Autenrieth sagt (a. a. O., S. 236): „Es sind Milben, welche die Krätze erzeugen, das ist richtig." Aber er vertritt trotzdem die Ansicht, daß viele innere Krankheiten auf Krätze zurückzuführen sind. „Es bedarf also keines Wanderns der Krätzmilben oder ihrer Eyer, um die Metastasen der Krätzmaterie zu erklären; aber man bedarf der Annahme der Einsaugung und Versetzung des eigenthümlichen pathologischen Produktes der Krätzmilben." Alle möglichen inneren Krankheiten führt Autenrieth auf die Krätze und insbesondere die zurückgetriebene Krätze (oder Räude) zurück. Von der sog. „Raudenschwindsucht" führt Autenrieth mehrere Fälle an, offenbar Fälle, die, abgesehen von einer Lungentuberkulose, nebenbei eine Krätze oder andere Hauterkrankung hatten. Auch einen gewissen Zusammenhang des Aussatzes mit der Krätze nimmt Autenrieth an, wie übrigens auch Hahnemann.

Endlich sei dem berühmten Johann Lukas Schönlein, dem bedeutendsten Kliniker seiner Zeit (1793—1864) und Leibarzt des Königs Friedrich Wilhelm IV. von Preußen, das Wort gegeben. „Ob Krätzmilbe in der menschlichen Krätze vorkommt, ist bis zur Stunde problematisch." — Was die Behandlung angeht, so habe in der neueren Zeit die Ansicht überhand genommen, die Krätze sei ein örtliches Leiden und sei deshalb örtlich zu vernichten. Doch habe die Erfahrung das nicht bestätigt: „deshalb wird ein schnelles Vertreiben immer gefährlich sein" (Allg. u. spez. Pathologie u. Therapie, 4. Aufl., 3. Teil, 1839, S. 41 bis 42).

Wir sehen also, daß damals noch von den bedeutendsten Köpfen die Milbentheorie der Krätze vielfach bezweifelt und bestritten wurde. Auch darüber, daß das schnelle Vertreiben der Krätze schwere Krankheiten im Gefolge haben könne, sind viele bedeutende Ärzte einer Meinung.

Wie waren nun Hahnemanns Ansichten über die Krätze? Schon in der vorhomöopathischen Zeit erwähnt er sie mehrfach, er kennt die Krätzmilbe nicht nur, sondern ist auch von ihr als der Ursache der Krätze überzeugt, und hat auch nichts dagegen einzuwenden, sie mittels Schwefelsalben äußerlich zu vertreiben. Also für die damalige Zeit ein sehr fortschrittlicher Standpunkt. Zum ersten Male verrät er die Kenntnis der Krätzmilbe
322 in seiner Übersetzung von Monro (1791, Bd. II, S. 49): „Läßt man einen

kürzlich angesteckten Krätzigen mit wohlgesättigtem, schwefelleberlufthaltigem Wasser täglich etliche Male waschen, auch wohl das leinene Zeug hineintauchen, so ist das Übel binnen etlichen Tagen verschwunden, und kommt ohne Ansteckung nicht wieder. Müßte sie aber nicht wieder kommen, wenn eine Schärfe zum Grunde läge? Diese Erfahrung habe ich sehr oft gemacht und vermuthe nebst Andern lebendigen Stoff als Krankheitsursache. Alle Insekten und Würmer werden durch Schwefelleberluft getödtet."

Im Jahre 1792 macht Hahnemann eine Anmerkung zu einer von einem gewissen „B" herrührenden Bemerkung über die Krätze (im „Anzeiger", II, Nr. 23 bis 24), in der dieser die Krätze auf Milben zurückführt. „Diese angegebene Ursache ist die einzig richtige. Diese äußerst kleinen Thierchen sind eine Art Milben, Wichmann hat sie abgebildet, Dover, Legacy[52] und Andere haben sie beobachtet." . . . Von der Behandlung schreibt er ausdrücklich: „Die Schwefelsalbe hat den zwar ungegründeten, doch allgemein verbreiteten Ruf wider sich, daß sie die Krätze in den Körper zurückzutreiben pflege. Dieses Vorurteil fällt weg, wenn man sich keiner Salbe, sondern eines Waschwassers bedient, welches die Krätze noch weit kräftiger tilgt und die kleinen Insekten in der Haut binnen wenigen Tagen tödtet."

In ganz ähnlicher Weise spricht sich Hahnemann — wenn auch in fragender Form — in einer im Jahre 1795 erschienenen Arbeit aus (Nr. 61), die offenbar auf eine in Molschleben 1793 gemachte Beobachtung zurückgeht. „Ist der Ansprung nicht ein Hautübel blos von Ansteckung? Hat die Ansteckung nicht etwa gar kleine Thierchen zum Miasm? . . . Sind es Hautinsecten, die dieses Übel zuwege bringen, was kann es schaden, wenn man sie tödtet? . . . Man hat wohl allzu freygebig der angeblichen Zurücktreibung gewisser Hautübel Erfolge zugeschrieben, welche Wirkungen der zugleich gegenwärtigen, ungeheilt gebliebenen Kachexie etc. waren!"

Im „Edinburgher Dispensatorium" (II, 597) wird in bejahendem Sinne von der Krätzmilbe gesprochen; da der Übersetzer Hahnemann dazu nicht wie sonst an Stellen, mit denen er nicht einverstanden ist, eine Anmerkung macht, wird er also wohl dieselbe Meinung wie der Verfasser haben.

---

[52] Dieser „Legacy", der außerdem oft falsch geschrieben wird, spukt seit langem im Schrifttum; es ist jedoch gar kein Arzt, sondern der Titel eines Buches von Dover (Ancient physicians legacy", 1. Aufl., London 1732). Daß Hahnemann selbst schon diesem Irrtum verfallen war, ist kaum anzunehmen, denn als guter Kenner des Schrifttums wird er das Buch von Dover gekannt haben. Der Irrtum ist vermutlich erst dadurch erzeugt, daß das Wort „Legacy" ohne Klammern und in denselben Lettern hinter Dover steht. Später wurde dieser „Legacy" dann auch ohne Dover oder vor ihm stehend angeführt, da man nicht mehr den Sinn verstand.

Später hat Hahnemann die Krätzmilbe weder in bejahendem noch bestreitendem Sinne erwähnt, obwohl er mehrfach die „Krätze der Wollarbeiter“, bei denen die echte Krätze besonders oft vorkam, nennt. Nicht selten führt er sie mit der Syphilis und anderen ansteckenden Krankheiten an; man würde aber den Sinn solcher Stellen falsch verstehen, wenn man daraus schließen wollte, daß er die Ansteckung durch die Milbe noch anerkenne. Eine Bemerkung aus dem Jahre 1801 (Nr. 74, Stapf, I, S. 105) zeigt, daß er schon damals auf dem späteren Standpunkt steht und die Ansteckung durch ein unbekanntes Krätzmiasma eintreten läßt. Er nennt dort neben der Krätze und dem Krätzmiasma die Syphilis, Pocken und das Wechselfieber. „Mit Aussprechung dieser Namen ist nicht der mindeste Schritt zu ihrer näheren Erkenntniß, und eben so wenig zu ihrer zweckmäßigen Heilung gethan. Die Krankheitsmiasmen sind uns ihrem innern Wesen nach so völlig unbekannt, wie die davon entstandenen Krankheiten selbst.“ Das zeigt klar den Umschwung der Meinung!

Über seine Gründe, warum er später im Gegensatz zu seinen jüngeren Jahren von der Anerkennung der Krätzmilbe zurückgekommen ist, hat er sich nie ausgesprochen; wir sind deshalb in dieser Beziehung auf Vermutungen angewiesen. Es fällt auf, daß er das letzte Mal der Milbentheorie im Jahre 1798 durch Schweigen zugestimmt hat. Man geht wohl nicht fehl, daß später ihn seine sich damals entwickelnden dynamischen Anschauungen daran hinderten, die Milbentheorie noch anzuerkennen. Er wird seitdem vermutlich mit Hufeland und anderen in der Krätzmilbe nicht die Ursache, sondern eine Wirkung, ein Erzeugnis der Krätze oder nur einen Schmarotzer gesehen haben. Damit war sie etwas gänzlich Unwesentliches geworden, dessen Erwähnung sich gar nicht lohnte. —

Wenn wir uns nunmehr der Psoralehre Hahnemanns zuwenden, so handelt es sich natürlich hier nicht darum, die Lehre irgendwie vom modernen Standpunkt aus auszudeuten; zuerst muß jedenfalls festgestellt werden, was Hahnemann gesagt hat, und was das in seiner Zeit bedeutete. Im Anschluß daran mag einiges vom heutigen Standpunkt aus bemerkt werden. Lassen wir ihn also selbst sprechen!

Den Ausgangspunkt für seine Psoralehre bildete die Beobachtung, daß oft nach Heilung eines chronischen Übels bald wieder andere Erscheinungen auftraten; daraus schloß er, daß dem allen ein tiefer liegendes „Urübel“ zugrunde läge. Der Umstand, daß auch „die Kraft einer robusten Konstitution“ und „die gesundeste Diät und Lebensordnung“ dies gesuchte Urübel nicht besiegen konnten, ließ ihn die miasmatische Natur des Leidens vermuten. Genauere Forschungen hätten ihm gezeigt, daß die Verhinderung der Heilung auf einem früheren Krätzeausschlag beruhte. Auch bei Kranken, die
324 eine solche Ansteckung nicht zugestanden oder nicht zugestehen wollten,

hätten genauere Nachforschungen gezeigt, daß kleine Spuren von einzelnen Krätzebläschen, Flechten usw. von Zeit zu Zeit doch vorhanden gewesen wären. Bestätigt seien diese Gedanken durch unzählige Beobachtungen anderer sowie durch seine eigenen, daß die unterdrückte Krätze ähnliche Erscheinungen hervorrufe. Nach und nach lernte er dann Mittel „gegen die mit einem allgemeinen Namen zu benennende Psora (innere Krätzkrankheit mit oder ohne ihren Hautausschlag) finden“ (Chr. Kr., I, S. 8 bis 11). Er zählt zahlreiche Leiden aller möglichen Art als Krätzekrankheiten auf, angefangen von „den vielerlei Hautausschlägen“, Kopfgrind, Milchschorf und der Fingerwarze bis zu den Balggeschwülsten, Knochenleiden, Nasenbluten, Hämorrhoiden, Menstruationsstörungen, mehrjährigem Durchfall und Hartleibigkeit. Alle diese Abkömmlinge dieses einen Urübels sind „nur als Glieder einer und derselben Krankheit anzusehen und ärztlich zu behandeln“. Er erinnert an die große Typhusepidemie des Jahres 1813, in der der eine Kranke nur einige Symptome dieser Krankheit aufzuweisen hatte, der zweite Kranke wieder einige andere usw., „während sie doch alle an einem und demselben pestartigen Fieber kranken, und nur die von allen oder vielen dieser Kranken zusammen genommenen Symptome das ganze und vollständige Bild des zu der Zeit herrschenden Typhus darstellen“, wofür zwei Heilmittel, *Bryonia* und *Rhus Toxicodendron* die passenden Arzneien gewesen seien. Über diese Epidemie hatte Hahnemann im A. A. d. D. (1814, Nr. 6) berichtet. —

Man hat Hahnemann vielfach den Vorwurf gemacht, indem er alle diese sehr verschiedenartigen Erkrankungen als Glieder einer und derselben „Psora“ ansah und dementsprechend auf Grund einer „Kur des Namens“ behandelte, habe er sein System selbst Lügen gestraft und im Grundsatz aufgegeben, oder mindestens eine starke Unfolgerichtigkeit begangen. Und zwar haben das sowohl die Gegner getan, die z. T. mit ungeheuchelter Schadenfreude darauf hingewiesen haben, daß Hahnemann sich selbst widerrufen habe, als auch die Anhänger ausgesprochen, indem sie mit Bedauern diesen Mangel an Folgerichtigkeit feststellten. Ich glaube: beide haben unrecht.

Schon seit den ersten Anfängen seines Systems hat er die miasmatischen „festständigen eigenartigen Krankheiten“ immer aus der Menge der anderen herausgehoben. So in den „Monita . . .“ (1801), wo es heißt: „Dieß Bemühen Ordnung in die Fülle der Krankheiten zu bringen, war indeß . . . blos insofern glücklich, als es die Zeichnung des Ganges einiger epidemischen, nach ziemlich bestimmtern Charaktern oft wiederkehrenden Seuchen, die Zeichnung der endemischen Übel von festständigem Gepräge und der Krankheiten von deutlicher Ursache . . . betraf“ (Stapf, I, S. 95). Er nennt dabei einige Vergiftungen, wie Blei und Kohlendunst, Lustseuche und Krätze, 325 gewiß ohne damit die Zahl dieser „festständigen“ Krankheiten erschöpfen zu wollen, denn zu gleicher Zeit zieht er auch die praktischen Folgerungen aus dieser Ansicht und empfiehlt im Scharlach ein bestimmtes Mittel zur Vorbeugung und zwei Mittel zur Heilung (1801, Nr. 9).

In demselben Sinne schreibt er 1805 in der „Heilkunde der Erfahrung“ nach Aufzählung einer Anzahl miasmatischer Krankheiten: „Diese wenigen Krankheiten . . . kann man daher eigenartige nennen und ihnen, wo nöthig, einzelne Namen geben. Ist für eine derselben ein Heilmittel erfunden, so wird es dieselbe allemal heilen, weil sich eine solche Krankheit im Ganzen immer gleich bleibt in ihren Äußerungen, so wie in ihren Ursachen“ (Stapf, II, S. 8). Ähnlich äußert er sich im Organon (I, § 80 bis 82).

1814 berichtet er über ein Nerven- und Spitalfieber (Nr. 106, wohl eine Typhusepidemie), das er ja selbst auch an der oben aus den „Chr. Kr.“ angeführten Stelle heranzieht, die jedoch meist nicht genügend berücksichtigt worden ist. Wieder zwei Jahre später spricht er in gleichem Sinne über die Behandlung der Syphilis mittels des Quecksilbers. Man sieht also, es besteht in der Benennung (s. o.), Betrachtung und Behandlung der miasmatischen Krankheiten von den ersten Zeiten seines Systems an eine ungewöhnliche Folgerichtigkeit.

Wenn man es für verdienstvoll hält, einen Grundsatz zu Tode zu hetzen, dann könnte man sogar Hahnemann einen Vorwurf daraus machen, daß er die Psorakranken allerdings alle mit Schwefel behandelt, daneben aber nicht nur die „antipsorischen“ Mittel verwendet, die er in den „Chronischen Krankheiten“ vorführt, sondern alle anderen gleichfalls dann heranzieht, wenn sie passen, wie er auf Seite 189 ausdrücklich sagt:

„Die Behandlung der chronischen, unzählbaren Krankheiten kommt, ihrem Wesentlichen nach im Allgemeinen überein mit der homöopathischen Behandlung der menschlichen Krankheiten überhaupt.“ So stehen seiner eigenen Meinung nach dem Homöopathen auch in der Psora alle homöopathisch geprüften Mittel zur Verfügung. Es war das bei der Vielgestaltigkeit der chronischen Krankheiten, die er auf Psora zurückführt, für ihn eine durchaus berechtigte Anpassung an die Tatsachen. Seine ganze „Unfolgerichtigkeit“ in der Behandlung besteht also darin, daß er neben der üblichen Behandlung noch in jedem Fall Schwefel gibt. Er selbst drückt seine Einstellung in der Behandlung der Psora am kürzesten einmal in den Worten aus, daß man für alle Fälle „eine gemeinsame Heilmethode mit den therapeutischen Rücksichten auf jeden individuellen Fall“ anwenden solle (Org., VI, S. 4).

Auch in anderer Beziehung besteht für Hahnemann ein enger Par-
326 allelismus zwischen der Psora und anderen miasmatischen Krankheiten, und

er bezieht sich auch mehrfach darauf, insbesondere auch auf die Syphilis (Chr. Kr., Bd. I, S. 15). Auf Seite 57 sagt er in seiner Polemik gegen die Ärzte der alten Schule: „Oder wären sie so wenig von der Natur aller der mit Hautübeln verbundnen, miasmatischen Krankheiten unterrichtet, daß sie nicht wüßten, wie sie alle [diese miasmatischen Krankheiten] gleichen Gang bei ihrer Entstehung nehmen? und wie alle dergleichen Miasmen zuerst zu innern Krankheiten des ganzen Organismus werden, ehe ihr äußeres Beschwichtigungs-Symptom auf der Haut erscheint?"

Wenn man diesen Parallelismus mit dem Verlauf anderer ansteckender Krankheiten nicht beachtet, dann wird man Hahnemanns richtige Meinung über die Psora nicht verstehen. Besonders groß ist natürlich die Entsprechung mit der Syphilis. Und wie man nach Hahnemann bei der Syphilis das „Beschwichtigungssymptom" des Schankers auf der Haut nicht örtlich fortbringen darf, wenn man nicht die innere Syphilis erst recht zum Ausbruch kommen lassen will, so auch bei der Psora.

Wie Hahnemann mit Hunter annimmt, daß nur der Schanker ansteckend ist, aber nicht die sekundären Erscheinungen, so sind auch bei der Psora die sekundären inneren nicht ansteckend, sondern nur die äußere Krätze. Und zwar ist die Krätze die ansteckendste Krankhe (S. 66), sie kann schon bei der Geburt von der Mutter erworben werde oder durch die Milch der Amme (Organon, VI, § 284, Anm.), wie man sie auch dadurch bei Säuglingen heilt, daß man der Amme antipsorische Mittel eingibt. Bei der mangelnden Kenntnis der damaligen Zeit braucht es uns nicht zu wundern, daß wir über die Art und Weise der Ansteckung kaum etwas erfahren; Hahnemann wird wohl darüber ähnliche Anschauungen gehabt haben wie Autenrieth, indem er das Krätzegift als irgendeinen Stoff auffaßte, der in der Absonderung der Krätzebläschen sich befand. Ob er dies Krätzegift als ein Kleinlebewesen aufgefaßt hat, wie er es als große Ausnahme unter seinen Zeitgenossen bei der Cholera getan hat, bleibt ungewiß. Wenn er (S. 229) davon spricht, daß man auch die letzten Spuren der Krätze austilgen müsse, „indem der mindeste Rest einen Keim zum wieder empor Sprießen des alten Übels behält", so kann dieser Ausdruck wohl bildlich verstanden werden, auch wenn man beachtet, daß er in der zweiten Auflage an dieser Stelle (S. 169) eine Anmerkung hat: „So sprossen auch aus einem Wasser-Polypen, dem man auch mehre Arme abgeschnitten hatte, mit der Zeit immer wieder neue hervor." Immerhin besteht deshalb doch die Möglichkeit, daß Hahnemann, wie bei der Cholera, auch hier an Kleinlebewesen gedacht hat. Diese Erläuterung des Wortes „Keim" mit einem organischen Wachstumsvorgange ist jedenfalls in diesem Zusammenhange auffallend. — Wie die Syphilis vergeht auch die Psora nicht von selbst, sondern nur durch Behandlung. 327

Diese Lehre von der Psora steht demnach keineswegs so einsam und zusammenhanglos als Merkwürdigkeit in Hahnemanns Lehre und in den Anschauungen seiner Zeit, wie man oft meint. Sie knüpft an vielverbreitete Anschauungen der Zeit an, die allerdings, als die Lehre aufgestellt wurde, schon zum Absterben verurteilt waren. Wir finden Hahnemanns Anschauungen mehr oder weniger ausgeprägt auch bei anderen, wie insbesondere Autenrieth. Gerade Hahnemann hat durch den mehrfachen Vergleich mit der Syphilis die Psora in die damaligen Anschauungen eingeordnet. Das gleiche gilt von der Behandlung, auch sie ist im Rahmen der Hahnemannschen Lehre nichts Neues, sondern setzt das fort, was er schon lange Jahre vorher beim Scharlach, Purpurfriesel und Typhus gelehrt hatte, die Berücksichtigung des Krankheitstypus bei den ansteckenden Krankheiten, oder wenn man will, die Berücksichtigung der „Ursache".

Wie schon erwähnt, hat man vielfach versucht, die Psoralehre Hahnemanns mit neueren Erkenntnissen in Einklang zu bringen oder vielmehr in diesem Sinne umzudeuten. Bei vielen derartigen Äußerungen wird nicht ganz klar, ob man damit bewußt Hahnemanns Meinung umdeuten will, oder ob man meint, man zeichne Hahnemanns eigene Ansicht. Jedenfalls darf all den Aus- und Umdeutungen gegenüber betont werden, daß man Hahnemanns Ansicht verfehlt, wenn man die Psora als „Dyskrasie", „Säfteverschlechterung" oder „konstitutionellen Faktor" auffaßt. Hahnemann meint mit dem Worte „Psora" unzweideutig eine chronisch-miasmatische Krankheit, die auch von der kräftigsten Konstitution nicht von alleine überwunden werden kann (S. 9, 79, 91). Die Psora kann auch lange schlummern und gar nicht oder kaum merkbar hervortreten; wenn aber der Mensch dann durch Kummer, Blutverlust oder etwas anderes geschwächt ist, wird sie sichtbar (86 ff.). Die Psora tritt also bei Schwächung der Konstitution wohl stärker hervor, ist aber nicht selbst ein konstitutioneller Faktor, sondern eben eine sehr chronische Infektionskrankheit, hervorgerufen durch das Krätzemiasma.

Damit soll nicht das Recht bestritten werden, daß man die Psora irgendwie in modernem Sinne umdeutet und neueren Anschauungen anpaßt, wie es mit anderen Ausdrücken und Begriffen auch sonst in der Wissenschaft (z. B. Atom, Äther) zu gehen pflegt; man muß nur wissen, was man dann tut, und daß man damit nicht Hahnemanns Ansicht wiedergibt.

Ja, es soll nicht nur nicht das Recht bestritten werden, hier Begriffe, wie „Konstitution" und ähnliche, heranzuziehen, das ist vielmehr sogar nötig, wenn man den Einfluß der Psoralehre auf die Homöopathie verfolgen und begreifen will. Dabei können wir eigenartige gedankliche Ver-
328 wicklungen und Entwicklungen feststellen. Die konstitutionelle Betrachtung

war der damaligen Schulmedizin keineswegs fremd — es war wohl noch ein Nachhall der Humoralpathologie —, mit wachsendem Einfluß der pathologischen Anatomie und der naturwissenschaftlichen Medizin trat jedoch dieser Begriff stark zurück, ja geriet in Vergessenheit, denn die Konstitution war damals nicht anatomisch faßbar. Die Psoralehre, obwohl sie nicht konstitutionell *gemeint* war, hatte doch gerade insofern den nachhaltigen Einfluß auf die Homöopathie, daß diese dadurch konstitutionell zu denken gewöhnt wurde. Das klingt überraschend, ist aber unschwer erklärlich. Die Psoralehre war untrennbar in eins der Hauptwerke des verehrten Meisters verwoben. Diese Psora in *Hahnemanns* Auffassung lehnten nun die meisten und bald alle Homöopathen ab; wollte man nicht das *ganze* Werk, das die Psora behandelte, unbeachtet lassen, was untunlich war, denn die Erfolge mit den *psorischen* Mitteln sprachen dafür, so mußte man sich damit auseinandersetzen.

Im Gegensatz oder in Ergänzung zur Lehre des „Organons“ wurde nun in den „Chr. Kr.“ wesentlich mehr Aufmerksamkeit der *Vor*geschichte des Leidens gewidmet, ja das ganze Leben des Kranken geschichtlich durchforscht. Das mußte auf die Eigenarten des Kranken hinlenken, auf die ihm eigentümliche Art auf Reize und Schädlichkeiten anzusprechen, damit aber waren konstitutionelle Gedankengänge unvermeidlich. Und so begibt sich wieder das Merkwürdige, was man sooft in der Geistes- (und auch der politischen) Geschichte findet, daß die verschiedene Stellung zweier Richtungen, Parteien usw. zu einem Gedanken sich nicht nur ändert, sondern bei beiden ins Gegenteil umschlägt, so daß beide Parteien zum Schluß mit sozusagen völlig veränderten Fronten dastehen.

Das etwas verwickelte Werden und Wesen der Psoratheorie stellt sich also kurz zusammengefaßt folgendermaßen dar: Mit sämtlichen Ärzten seiner Zeit faßte auch *Hahnemann* die Hauterkrankungen als Symptom anderer, innerer Krankheiten auf. Mit vielen Ärzten teilte er außerdem die Ansicht, daß viele Hautkrankheiten durch das Krätzemiasma erzeugt würden. Er ging nur weiter als die anderen Ärzte, indem er, abgesehen von der Syphilis, *fast alle* chronischen Krankheiten auf Krätze zurückführte. Diese Krätzekrankheit entsteht wie andere chronische Infektionskrankheiten, z. B. die Syphilis, durch Berührung und muß auch ähnlich wie diese behandelt werden, indem man unter Schonung der Hauterscheinungen mit inneren Mitteln die innere Krätze, die Psora, bekämpft und damit auch die Hauterscheinungen zum Verschwinden bringt.

Von unserem heutigen Standpunkt aus betrachtet war es ein Irrtum, fast alle Hauterkrankungen auf Krätze — in unserem Sinne verstanden — zurückzuführen, und auch eine irgendwie anders bedingte einheitliche Auffassung der Verursachung dieser Hauterkrankungen hat sich nicht bestätigt, desgleichen der enge Zusammenhang aller dieser Hauterkrankungen mit inneren chronischen Krankheiten. Immerhin hat Hahnemann das Verdienst, in der Haut ein wichtiges Organ zu sehen, das enge Beziehungen zu Krankheiten anderer Art hat, was die Schulmedizin lange Zeit allzusehr vernachlässigt hat.

XVI. Die zweite Ehe

Köthen. Im Herbst 1834 traten in Hahnemanns Leben Ereignisse ein, die von umwälzendem Einfluß auf sein Leben waren und ihn bald in die Ferne zogen, so daß er in der Folge keinen Einfluß mehr auf die Entwicklung der Homöopathie in Deutschland geübt hat.

Am 8. Oktober 1834 traf in Köthen ein Frl. Melanie d'Hervilly-Gohier aus Paris ein, um Hahnemann in ärztlichen Angelegenheiten zu befragen, und der Erfolg dieser Beratung war, daß Hahnemann diese Dame am 18. Januar 1835 heiratete oder, wohl besser gesagt, daß er geheiratet wurde. Was zwischen beiden Tagen liegt, wie sich diese Ereignisse entwickelt haben, ist nicht genau bekannt, zumal da die Nachrichten widersprechend sind. Nach Hahnemanns gelegentlichen Mitteilungen litt Melanie an einem schmerzhaften Nervenleiden (Tic douloureux), nach ihrer eigenen Angabe kam sie ihrer Mutter wegen und wegen ihrer eigenen medizinischen Interessen, wobei sie nur nebenbei ihre Gesundheit erwähnt.

Merkwürdig bleibt diese Geschichte jedenfalls! Ein Mann im achtzigsten Lebensjahr heiratet eine schöne, blühende, 35jährige Französin (geb. den 2. Februar 1800), und zwischen dem Kennenlernen und dem Hochzeitstage vergeht nur ein Vierteljahr. Wenn man bedenkt, welche Schwierigkeiten auch heutzutage bei Heiraten von Angehörigen verschiedener Staaten vielfach vorhanden sind, so muß man bei den damaligen Verkehrsverhältnissen wohl annehmen, daß das eine „Heirat auf den ersten Blick" war.

Einiges Verständnis bekommt man für diese Ehe, wenn man erfährt, daß sowohl Hahnemann selbst als auch seine Frau Freunden gegenüber sich dahin geäußert haben, daß sich „seine männliche Kraft wunderbar erhalten" habe, wie Frau Melanie einer Freundin schrieb.

Eine mittelbare Bestätigung dafür kann man auch in den Berichten Fremder, die ihn später in Paris besuchten, finden. So schreibt Dr. A. G. Hull von einem Besuch im Jahre 1840: „Ich hatte mir einen Herrn in etwas gebrechlichem Zustand vorgestellt, dem man die Erscheinungen des vorgeschrittenen Alters deutlich anmerkt. Aber nichts von alledem. Hahnemanns feste Gestalt, seine große Beweglichkeit, sein vom Alter völlig
330 unbeeinflußtes Gehör, seine normal erhaltene Sehkraft sind bezeichnend für

die ausgezeichnete Gesundheit, deren er sich erfreut ... Seine geistigen Fähigkeiten scheinen nach dem Urteil aller, die ihn seit langer Zeit kennen, in vollem Umfang und ganz wie früher erhalten zu sein. Nach der meisterhaften Kritik und zwingenden Beweisführung, die ich aus seinem eigenen Munde gehört habe, kann ich mein Urteil dahin zusammenfassen: Der Apostel des modernen Deutschlands ist den üblichen Verheerungen des Alters nicht zum Opfer gefallen, seine körperlichen Kräfte und geistigen Fähigkeiten sind die eines jugendlichen Greises." (S. Haehl, II, 388.)

Diese romanhafte Ehe eines Greises erregte natürlich bei Freund und Feind großes Aufsehen und wurde vielfach von wenig liebenswürdigen Bemerkungen begleitet und durch Ausschmückungen entstellt. Ob dazu auch die Erzählung gehört, daß Melanie d'Hervilly in Männerkleidung in Köthen erschien, ist nicht mit Bestimmtheit zu sagen.

Das „junge Paar" blieb jedoch nicht lange in Köthen: am 14. Juni 1835 reisten die beiden nach Paris, um nie wiederzukommen. Hahnemann hatte genaue Bestimmungen über sein damaliges Vermögen getroffen; als Universalerben setzte er seine „sämtlichen Kinder resp. Enkel und die aus der jetzigen Ehe zu hoffenden Kinder ein". Abgesehen von zwei kleinen Häusern und der zum Teil wertvollen Wohnungseinrichtung nebst Kostbarkeiten hatte er bei der Abreise von Köthen sechzigtausend Taler Vermögen.

Obwohl manche Äußerungen Hahnemanns eine Rückkehr als beabsichtigt oder wenigstens als möglich hinstellen, hat es doch den Anschein, als ob Melanie in voller Zielbewußtheit von vornherein geplant hat, möglichst bald mit Hahnemann für immer nach Paris zu gehen. Ja man könnte daran denken, daß sie von Beginn ihres Aufenthaltes in Köthen dieses Ziel ins Auge gefaßt hat. Das eine jedenfalls darf man als sicher behaupten, daß die Frau der treibende Teil war; Melanie war nach allem, was wir auch aus späterer Zeit von ihr wissen und was an Schriftstücken von ihr vorliegt, eine sehr zielbewußte, eigenwillige, geltungsbedürftige und herrschsüchtige Dame. In allem, was sie geschrieben hat, ist sie immer der glänzende Mittelpunkt; auch wo sie ihre Opfer und Leiden schildert, läßt sie nebenbei ihre großen Eigenschaften durchleuchten, ja man hat den Eindruck, daß sie davon nur spricht, um sich in ein besonderes Licht zu setzen.

Man hat mehrfach die eine Gattin gegen die andere ausgespielt; wir wollen diese Vergleiche auf sich beruhen lassen. Uns soll es genügen, daß nach Hahnemanns eigenen Äußerungen er in beiden Ehen sein Glück gefunden hat. Die Entscheidung, ob man nach berühmten Mustern sagen soll „Hier irrt Hahnemann", sei anderen überlassen.

Damit ist das Wirken Hahnemanns in seinem Heimatlande abgeschlossen. Und auch für die Entwicklung der Homöopathie in Deutschland 331 bedeutet seine Abreise einen Abschnitt. Wenn er auch nicht mehr mit neuen Arbeiten hervortrat, so war doch das Gewicht seiner Persönlichkeit naturgemäß bedeutend genug, in die Gestaltung der Homöopathie, sei es fördernd oder hemmend, einzugreifen. Bei seinem eigenmächtigen Auftreten in den Krankenhausangelegenheiten und dem homöopathischen Zentralverein wird man seine Entfernung vermutlich vielfach mit einem Seufzer der Erleichterung vernommen haben. Die „Allgemeine Homöopathische Zeitung" nimmt von seiner Abreise in Nr. 1 am 13. Juli 1835 nur mit der trockenen, kurzen und doch vielsagenden Mitteilung Vermerk:

„Herr Hofrath Dr. S. Hahnemann ist den 14. Juni nach Paris abgereist."

* * *

Paris. Bei seiner Ankunft in Paris wurde Hahnemann von den dortigen Homöopathen, die sich das Jahr vorher zu einer Vereinigung „Institut Homœopathique" zusammengeschlossen hatten, freudig begrüßt, da man den berühmten Gründer der neuen Heilkunde gern in den eigenen Mauern wußte und man sich an der Sonne seines Ruhmes erwärmen wollte. Man veranstaltete zu seinen Ehren ein großes Fest, auf dem er selbst eine Ansprache hielt, und ernannte ihn zum lebenslänglichen Ehrenvorsitzenden der „gallikanischen Gesellschaft für Homöopathie". Zu ernsteren Störungen des freundschaftlichen Verhältnisses ist es wohl nicht gekommen, wozu gewiß beitrug, daß Hahnemann in Paris natürlich nicht die Machtansprüche erheben konnte, die er mit einem gewissen Recht seinen persönlichen Schülern gegenüber in Deutschland geltend gemacht hatte. Auch sein hohes Alter legte ihm Zurückhaltung auf.

Im Herbst 1835 erhielt er die Erlaubnis, in Paris die ärztliche Praxis auszuüben. Er bekam viel Zulauf, und hat mit Unterstützung seiner tätigen Gattin bis ins höchste Alter eine große Praxis versehen. Nachdem er am Tage einen ausgedehnten Briefwechsel mit seinen Kranken und eine stundenlange Sprechstunde erledigt hatte, wurden am Abend oft noch bis weit in die Nacht hinein Krankenbesuche im eigenen Wagen erledigt. An anderen Abenden besuchte er oft Theater und Konzerte oder empfing in seinem glänzend eingerichteten Hause Gäste. Besonders Hahnemanns Geburtstag und sein Doktorjubiläum pflegten festlich begangen zu werden; bedeutende Künstler verschönten oft mit ihren Darbietungen die Feste, wie uns Hahnemanns Tochter Amalie von der Feier des 60. Doktorjubiläums am 10. August 1839 berichtet. Ein berühmter Violinist Bohrer und Klara Wiek, die Braut und spätere Frau von Robert Schumann, ließen sich bei
332 der Feier, die sich bis 3 Uhr morgens hinzog, hören.

Zuerst wohnte er in dem damals mehr ländlichen Teil auf dem linken Seineufer in der Nähe des Luxembourggarten; im Frühjahr 1837 zog er jedoch in die lebhaftere Rue de Milan, in der Gegend des heutigen „Gare de St. Lazare“ und der Oper. Der treibende Teil zu diesem Leben war offenbar Melanie, aber auch Hahnemann scheint sich bei diesem Leben wohlgefühlt zu haben, wie seine Briefe an Freunde und Verwandte bestätigen, was uns bei seiner „Jugendlichkeit“ auch nicht zu wundern braucht.

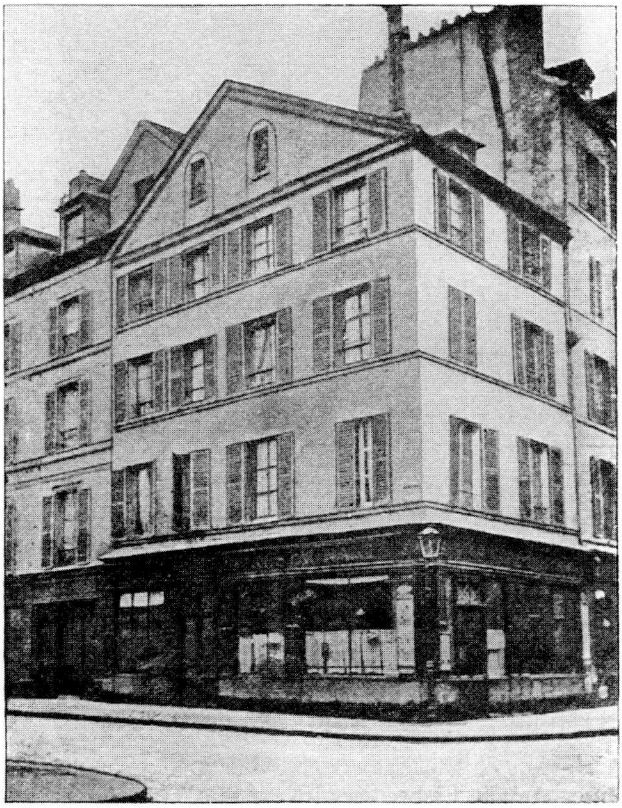

Hahnemanns einstiges Wohnhaus in Paris, Rue de Milan Nr. 1
Nach einer späteren baulichen Veränderung

Auch die schriftstellerische Arbeit hörte nicht ganz auf. Nach einer Pause von zwei Jahren, die durch Schwierigkeiten, die der Verleger Arnold machte, hervorgerufen waren, erschienen von 1837 bis 1839 drei Bände der zweiten Auflage der „Chronischen Krankheiten“, worin er manche Erweiterung und Ergänzung vorgenommen hatte. Auch zahlreiche neue Symptome wurden noch eingereiht. Als letzte Arbeit machte sich Hahnemann im Herbst 1840 an die Bearbeitung einer neuen Auflage des Organons, eine

Arbeit, die er nach 18 Monaten im Februar 1842 beendigt hatte. Seine Handschrift, klein und zierlich wie immer, wurde erst im Herbst des Jahres 1842 etwas weniger klar und bestimmt, wie Haehl gelegentlich eines Briefes vom 24. September 1842 erwähnt. Stark zittrig ist und deutliche Zeichen des Verfalls trägt erst die Unterschrift eines Briefes vom 24. März 1843. Mitte April 1843 erkrankte Hahnemann an einem Bronchialkatarrh; er selbst erkannte bald das Nachlassen seiner Kräfte, und am 2. Juli starb er, ohne

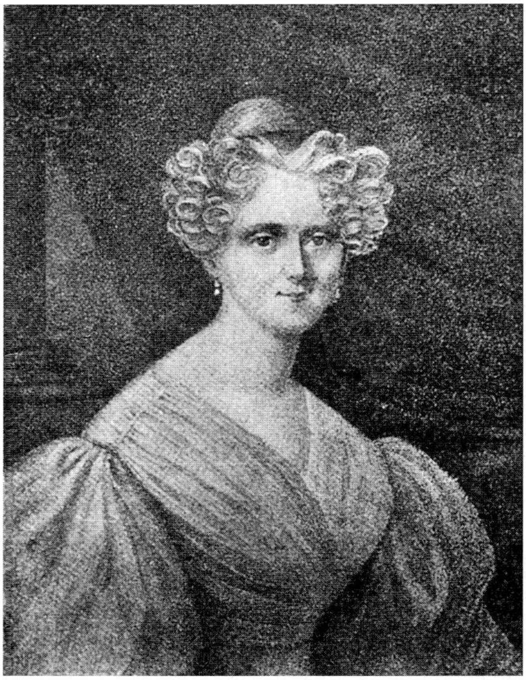

Melanie d'Hervilly-Gohier

daß seine Tochter Amalie Liebe, verwitwete Süß, und deren 16jähriger Sohn Leopold, die einige Wochen vorher zum Besuche Hahnemanns nach Paris gekommen waren, ihn noch einmal bei Bewußtsein gesehen und gesprochen hätten; erst als er bewußtlos in den letzten Zügen lag, gestattete die Frau ihnen den Zutritt.

Den folgenden Tag wurde die Leiche einbalsamiert und blieb dann noch acht Tage in der Wohnung. Melanie schreibt darüber: „Ich blieb 11 Tage auf seinem Bette liegen, neben diesem leblosen Körper, mit dem ich mich im Grabe hätte begraben mögen.“ Am 11. Juli, zwischen 5 und 6 Uhr
334 morgens, erfolgte die Beisetzung fast heimlich auf dem Friedhof von Mont-

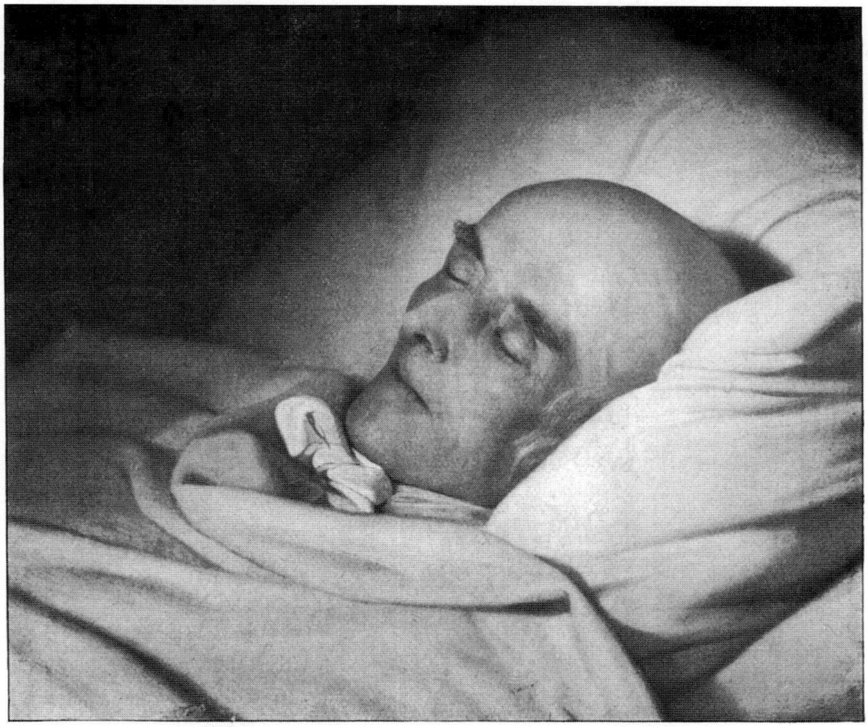

Hahnemann auf dem Totenbette
Nach dem Gemälde von Buterweck
Original im Hahnemann-Museum in Stuttgart

martre, in einem Grabe, in dem Melanie schon ihren väterlichen Freund Gohier (1746—1830), der ihr seinen Namen testamentarisch vermacht hatte, und ihren Pflegevater, den Maler Le Thière (1760—1832), beigesetzt hatte, so daß nunmehr in diesem Grabe drei Särge übereinanderstanden[53]. Die Beisetzung erfolgte im kleinsten Kreise, da die Witwe die Zeit geheim gehalten hatte; außer der Witwe war Hahnemanns Tochter Amalie mit ihrem Sohne, der junge Le Thière und einige von der Dienerschaft bei dem Begräbnis anwesend, — kein Freund, kein Vertreter der Homöopathen gab dem Meister das letzte Geleit!

Das Grab geriet später in Vergessenheit und befand sich, als man sich Ende des Jahrhunderts seiner wieder erinnerte, in vernachlässigtem Zustand. Durch eine Sammlung in aller Welt gewann man Mittel zu einem würdigen Grabdenkmal, das man nach der 1898 erfolgten Überführung der sterblichen Überreste auf den Pariser Friedhof Père Lachaise dort über seinem neuen Grabe im Jahre 1900 errichtete.

XVII. Zusammenfassung
(Mensch und Werk)

Der Mensch. Wie wir uns in diesem Buch entsprechend dem Ziel des ganzen Werkes im wesentlichen mit Hahnemanns wissenschaftlicher Leistung, der Schaffung der Homöopathie, beschäftigt haben, so kann es sich auch hier nicht darum handeln, eine Schilderung und Zergliederung seiner Gesamtpersönlichkeit zu versuchen. Hier soll nur das in zusammenfassender Weise von seinem Wesen gegeben werden, was sich in seinem Werke irgendwie auswirkt.

Hahnemann, kleinen Verhältnissen entstammend, hat schon frühzeitig seine Kräfte sich regen gefühlt und sah sich bereits auf der Schule als Begabten anerkannt und dementsprechend behandelt. Als er dann das enge Gehege seiner Heimat verließ und ihm der Wind des freien Lebens um die Ohren pfiff, wird er gewiß vielfach unter den Beschränkungen und Entbehrungen, die ihm die Armut brachte, gelitten haben. Besonders schmerzlich wird es ihm gewesen sein, daß er gezwungen war, sein Brot mit Übersetzungen und Unterrichtsstunden zu verdienen, statt den geraden Pfad der Wissenschaft einschlagen zu können. Mancherlei Zurücksetzungen werden das Selbstbewußtsein des begabten, aber armen Studenten schmerz-

[53] Man hat vielfach mehr oder weniger hämisch Gohier und Le Thière Melanies „Freunde" genannt; niemand hat sich aber die Mühe gegeben, das Alter der beiden festzustellen (s. „Biographie Universelle" und Thiemes „Künstlerlexikon"). Als Melanie 20 Jahre alt war, zählte Gohier 74 Jahre und Le Thière immerhin schon 60!

lich berührt haben. So wird sich bei ihm ein wohl von vornherein starkes Selbstbewußtsein mit Empfindlichkeit gepaart haben, so daß er auf alle Angriffe gegen seine Lehre seinerseits mit großer Schärfe antwortete. Damit verbunden war Geltungsbedürfnis und Ehrgeiz, von denen man ja meist nur dann zu sprechen pflegt, wenn sie durch Hemmungen aufgestaut werden, während bei denjenigen, die auf glatter Bahn fortschreitend bald eine ihren Fähigkeiten entsprechende Stelle erhalten, diese Eigenschaften weniger hervortreten und man infolgedessen weniger davon spricht, obwohl sie an sich stärker sein können als bei den anderen.

Bald tritt bei Hahnemann auch die Neigung hervor, eine an sich richtige Meinung zu übertreiben und für die allein geltende anzusehen, wie man schon vor Aufstellung seiner neuen Lehre, z. B. bei seinem Kampf gegen den Kaffee beobachten kann.

Standesrücksichten spielten damals wohl im ganzen eine geringere Rolle als später; es scheint aber doch, als ob sie bei Hahnemann seit jeher besonders wenig beachtet wurden. Schon in seinen ersten Schriften finden sich recht absprechende Urteile über seine „ärztlichen Mitbrüder". Aber man darf darin vielleicht ebenso wie in seiner bedingten Anerkennung der Leistung von Schäfern, Scharfrichtern usw. mehr die Unbefangenheit des überlegenen Kopfes sehen.

Bemerkenswert ist sodann sein großer Fleiß und seine riesige Arbeitskraft, die ihn vielfach den größten Teil der Nacht am Schreibtisch oder an der Retorte zubringen ließen. Nur so ist die Menge von Büchern und seiner Forschungen neben seiner später immer mehr wachsenden Praxis mit ihrem großen Briefwechsel zu verstehen.

Bei dieser Veranlagung konnte es nicht ausbleiben, daß nach Aufstellung seiner neuen Lehre sein schon geringes Gemeinsamkeitsgefühl noch weiter schwand und in Verbindung mit den anderen Eigenschaften, wie Selbstbewußtsein und Empfindlichkeit, zu einer Stellungnahme den Standesgenossen gegenüber führte, die jede Rücksicht vermissen ließ. Durch die ausbleibende Anerkennung seiner Lehre und den unfreundlichen Widerhall, der ihm entgegenkam, wurde seine Stimmung naturgemäß nicht besser und ihr schriftlicher Ausdruck nicht freundlicher.

So führte in verderblichem Kreislauf die Mißstimmung zwischen den streitenden Parteien auf beiden Seiten zu einer sehr scharfen Tonart, in der leider auch die persönlichen Obertöne nicht fehlten. Wie es in solchen Fällen zu gehen pflegt, lag die Schuld auf beiden Seiten; man kann Hahnemann aber nicht von der Schuld freisprechen, daß er zu dem miß-
336 tönenden Konzert der nächsten Jahrzehnte die Leitmotive angegeben hat.

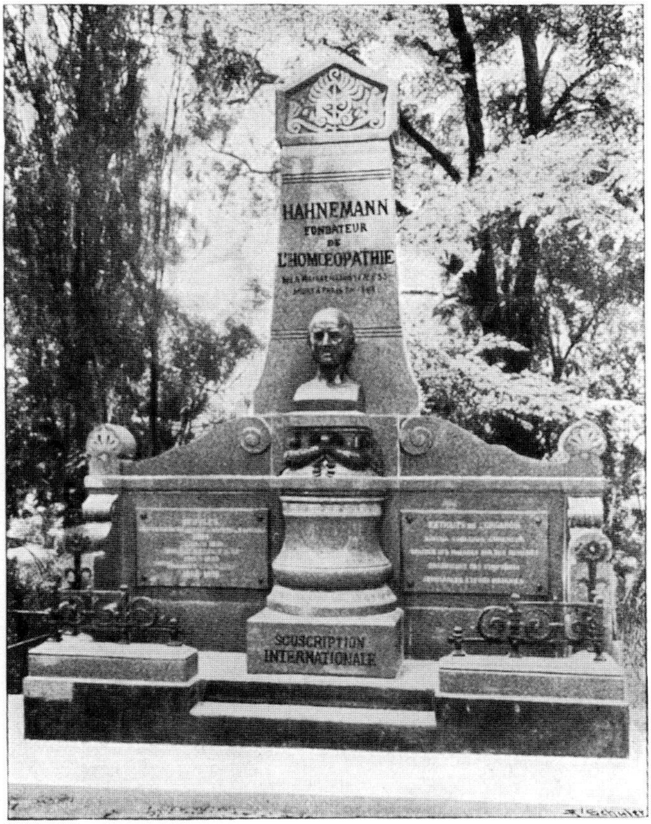

Hahnemanns Grabmal
auf dem Friedhof Père Lachaise in Paris

Immerhin darf man nicht vergessen, daß auch sonst unter seinen Zeitgenossen der Verhandlungston mit dem Gegner vielfach nicht der freundlichste war, ich nenne von solchen nur John Brown, Schelling und als berühmtestes Beispiel Schopenhauer, bei dem ja auch ähnliche Gründe vorhanden waren, indem der verunglückte Privatdozent gegen seine mächtigen Gegner an der Universität, wie Schelling und Hegel, verständlicherweise nicht die freundlichsten Gefühle hegte.

Daß diese gereizte Stimmung zwischen Homöopathie und Schulmedizin bis in unsere Tage anhält, hängt im wesentlichen damit zusammen, daß wir bei der Homöopathie nicht ein theoretisches philosophisches System vor uns haben, über das man sich bald zu beruhigen pflegt, sondern eine ärztliche Lehre, die naturgemäß immer wieder zu Reibungen im praktischen Leben führte, wobei vielfach der Kampf ums liebe Brot nicht die kleinste Ursache war.

Da bekanntlich im neunzehnten Jahrhundert das Geld gar keine Rolle gespielt hat und auch die Ärzte, und insbesondere die berühmten, ihre Leistungen verschenkten, so hat man es Hahnemann vielfach vorgeworfen, daß er, zumal als er einen Ruf bekommen hatte, auch größere Preise forderte und, wenn er Zahlungsfähigkeit vermutete, auf Bezahlung bestand. Ernstlich kann ihm daraus kein Vorwurf gemacht werden, es wird uns anderseits auch von großzügigen Nachlässen und kostenloser Behandlung Armer berichtet.

Ein dunkler Drang pflegt den Menschen dahin zu führen, wohin er seiner Wesensart nach gehört. Wenn Geldgier ein Hauptzug von Hahnemanns Persönlichkeit gewesen wäre, hätte er wohl kaum die gerade Straße des Praktikers verlassen und die steinigen Pfade des Forschers und Schriftstellers eingeschlagen, von denen er nicht wissen konnte, wohin sie ihn führen würden, während gerade heutzutage für nicht wenige die Arbeit im Tempel der Wissenschaft nur ein Mittel ist, um in die Nähe des Opferstocks zu kommen.

Wenn man außerdem berücksichtigt, daß Hahnemann frühzeitig eine große Familie zu unterhalten hatte, und für seine späteren Zeiten bedenkt, daß er das Bewußtsein hatte, der Welt Großes geschenkt zu haben, für das er auch einigen Entgelt beanspruchen durfte, so enthüllt sich dieser alte Vorwurf als einer der vergifteten Pfeile, wie sie seit jeher gegen das Persönliche unbequemer und verhaßter Gegner üblich waren und sind. Wäre Hahnemann nicht der Begründer der Homöopathie, um die bis heute ein oft von beiden Seiten nicht sehr sachlich geführter Kampf getobt hat, so würden, wie bei anderen Größen, auch bei ihm solch persönliche Verunglimpfungen nie laut geworden oder wenigstens schon lange der Vergessenheit anheimgefallen sein.

Daß die Verdächtigung seiner Wahrheitsliebe gerade in dem angeblich so schwerwiegenden Fall von Alkali Pnëum in nichts zerfällt, wurde oben schon dargelegt.

Wenn man seine Schriften und sonstigen Aufzeichnungen, insbesondere die Briefe, als Ganzes überblickt, so hat man durchaus den Eindruck eines Menschen, der in seinem Denken und Handeln von höheren Antrieben geleitet wird, auch wenn wir berücksichtigen, daß in der damaligen Sprache manches biedermännischer klingt, als wir es heute sagen würden. Am höchsten Ideal eines Menschenbildes gemessen, wird man seine Härte und Unduldsamkeit als Mängel empfinden, aber man wird gerade bei ihm, ähnlich wie bei dem ebenfalls derben und unduldsamen Luther, diese Schwächen milder beurteilen, da es im wesentlichen keine kraß selbstischen Antriebe waren, sondern er es als heilige Aufgabe ansah, die neue Lehre rein zu überliefern und rein zu erhalten. Es ist zu hoffen, daß mit der beginnenden besseren Würdigung der Homöopathie auch das Wesen ihres Gründers nicht mehr in so parteiisch-abgünstiger Weise aufgefaßt wird.

* * *

Das Werk. Wenn nunmehr in kurzer Zusammenfassung Hahnemanns wissenschaftliches Werk gewürdigt werden soll, so sehe ich hier von seinen Verdiensten auf den Gebieten der Chemie, Hygiene und Irrenheilkunde ab (s. IV und VI). Nur seine Hauptleistung, die Schaffung der Homöopathie, soll hier berücksichtigt werden.

Hahnemann war, was immer wieder betont zu werden verdient, seiner wesentlichen Anlage nach kein Theoretiker und noch weniger Phantast, sondern Empiriker, dessen Hauptziel war, eine Heilkunde zu schaffen ohne Theorien über das Wesen der Krankheiten und ohne Ergrübelungen der „ersten Ursache“ und dergleichen. Wenn man das nicht beachtet, wird man die Grundantriebe seines Denkens und Strebens nicht verstehen. Schon oben (Kap. IX) wurde Hahnemann in Vergleich mit Kant gesetzt, denn er strebte das in der Heilkunde an, was Kant in der Philosophie wollte: die Grenzen der Erfahrung abstecken. Man darf Hahnemann deshalb den „Kant der Heilkunde“ nennen; sein Ziel war, eine „Heilkunde innerhalb der Grenzen der reinen Erfahrung“ zu schaffen. — Ein anderes ist jedoch, wie hier nochmals betont wird, das Entwerfen des Grundrisses und ein anderes die Errichtung des Gebäudes, bei dem, was Unterbau und Ausführung angeht, mancherlei Fehler gemacht worden sind.

Gehen wir von dieser Grundlage seines Wesens zu seinen besonderen Ansichten über, so ist als erstes zu beachten, daß er von Beginn an ein Anhänger des Vitalismus war und infolgedessen von vornherein darauf eingestellt war, den lebenden Körper und dessen Gegenreiz (Reaktion) auf Einwirkungen zu beachten und in seine Gedankengänge mit hineinspielen zu lassen. Schon in seinen frühen Arbeiten, besonders im „Unterricht für Wundärzte“ (1789) hat Hahnemann den Begriff mehrmals verwendet, und auch in der ersten Arbeit über seine neue Lehre (Nr. 64, 1796) finden wir diese Anschauung, die es ihm wohl auch erleichterte, wenn nicht überhaupt erst gestattete, das „similia similibus“ als möglichen und nicht der Vernunft widersprechenden Grundsatz aufzustellen. Damit hatte Hahnemann den Baugrund, auf dem er seine „Heilkunde der Erfahrung“ errichten konnte.

Zuerst galt es natürlich, sich mit der damals bestehenden Heilkunde auseinanderzusetzen, und so übte Hahnemann insbesondere eingehende und scharfe Kritik an ihrer erfahrungsmäßigen Grundlage, wobei er sich namentlich mit der damaligen Arzneimittellehre beschäftigte und nachwies, daß man keine festen Handhaben besitze, um den reichen Arzneimittelschatz auf Grund sicheren Wissens zu verwenden. Wenn Hahnemann hier auch nicht der erste und einzige war, der den Finger auf diese Wunde legte, und er sich insbesondere auf Albrecht von Haller berufen konnte, so war doch seine Kritik die schärfste und grundsätzlichste.

Wie schon in den ersten Arbeiten bekämpfte Hahnemann erst recht dann als Homöopath die damals üblichen Vielgemische, bald dazu übergehend, immer nur ein Mittel dem Kranken zu verabreichen. Diese Kritik der Arzneimittellehre im allgemeinen und der Vielgemische im besonderen war auch nicht ohne Wirkung, und wenn auch diese Beeinflussung der damaligen Heilkunde durch Hahnemann wenig Niederschlag im Schrifttum gefunden hat, sondern mehr unterirdisch und stillschweigend vor sich ging, so ist doch unverkennbar, daß er in diesem Punkte mit seiner verneinenden Kritik sowie seiner aufbauenden Lehre einen starken Einfluß auf die Heilkunde des neunzehnten Jahrhunderts geübt hat.

Schon in seiner vorhomöopathischen Zeit hatte er auf das oft Unzweckmäßige der Krisen aufmerksam gemacht. Diese Zweifel verstärkten sich später und waren ein Hauptpunkt in seinem Kampfe gegen die damalige Heilkunde, der er die plumpe Nachahmung der schon an sich oft unzweckmäßigen, ja unheilvollen Krisen vorwarf. In späteren Zeiten ging er dazu über, diese Erscheinungen überhaupt nicht als „Krisen“ aufzufassen, und spricht vielfach von den „sog. Krisen“. Auch in diesem Punkte war er ein Vorläufer der später allgemein werdenden Ansichten.

Von anderen Fragen der damaligen Heilkunde, in denen er als Vorläufer bezeichnet werden kann, nenne ich noch die Bekämpfung des übermäßigen und später jeglichen Aderlassens sowie seine Ansicht, daß die Cholera von Kleinlebewesen verursacht werde. Auch daß er als erster in Deutschland die Zwangsmaßnahmen gegen Geisteskranke verwarf, sei kurz erwähnt. (S. Kap. VI.)

Was die Hauptbestandteile seiner Lehre angeht, so war sein Ähnlichkeitssatz ein großer Wurf, wie er nur selten in der langen Geschichte der Heilkunde vorgekommen ist. Daß er in der Tat als ein Heilgrundsatz angesehen werden darf, ist sicher, und dies allein schon ist eine unvergängliche Tat *Hahnemanns*, die jedoch zur Blütezeit des Materialismus und Naturalismus nicht anerkannt werden konnte. Wenn er allerdings später ihn zum *einzigen* Heilgesetz erklärte, so überspannte er die Reichweite dieses Satzes.

Seine zweite große Leistung ist die Schaffung der ersten auf Versuchen, und zwar Versuchen am gesunden Menschen beruhenden Arzneimittellehre, ein Verdienst, das ihm bleiben wird, auch wenn man sich bewußt ist, daß ihm viele Schwächen anhafteten, wie es bei einem ersten Versuch auf einem so schwierigen, großen Gebiet kaum anders sein kann.

Als großer Beobachter, der er zweifellos war, fand er die Überempfindlichkeit des kranken Körpers gegen die nach dem Ähnlichkeitsgesetz gewählten Arzneien, und verordnete infolgedessen kleine Gaben. Bald ging er jedoch zu derartig kleinen Gaben über, daß man ihm auch hier die Übertreibung eines an sich richtigen Gedankens vorwerfen muß, womit er seiner Lehre und ihrer Ausbreitung unendlich schadete.

Daß er auch in der Arzneibereitung neue Wege ging, deren Zweckmäßigkeit später auch von anderen anerkannt wurde, sei nur kurz erwähnt; ich erinnere an die Tinkturen aus frischen Pflanzensäften, die arzneiliche Aufschließung von sonst unwirksamen Stoffen mittels Verreibens und die Einführung des Zehnersystems (1:100) bei den Verdünnungen.

Auch in der Art und Weise, wie er seine Mittel verordnete, bewies er einen seltenen Scharfsinn, wie erst in neuster Zeit *Bier* betonte.

Die einzelnen Sätze seiner Lehre sind in engen Zusammenhang gebracht, ja in einer bewundernswerten Weise miteinander verzahnt, so daß ein in seiner Art geniales Gefüge von einer Geschlossenheit entstanden ist, wie die wechselvolle Geschichte der Heilkunde nur wenige aufzuweisen hat.

Man spricht oft von *Hahnemanns* „System", aber im Grunde tut man ihm damit unrecht, denn *Hahnemann* wollte nur Arzt sein und seine
340 Lehre sollte dem Arzt nur das geben, was dieser unmittelbar zum Heilen

braucht. So betrachtet ist es nur die praktische Ergänzung des sonstigen Wissens, das der Arzt benötigt.

Wie die Bemerkung Hahnemanns in dem ersten Aufsatz „Versuch über ein neues Princip" (1796) über die „königliche Straße" zeigt, womit er die Beseitigung der ersten Ursache einer Krankheit meint, betrachtet er seine Lehre gewissermaßen nur als einen Ausweg, um den damaligen Schwierigkeiten, die „Kur der Ursache" zu machen, aus dem Wege gehen. Er selbst also würde die „königliche Straße" einschlagen, falls und soweit sie begehbar ist. Später trat mit der Verselbständigung seiner Lehre, wie es zu gehen pflegt, dieser Gesichtspunkt zurück; ganz verlorengegangen ist er nicht, und wenn Hahnemann, heute lebend, sich auf sich selbst besinnen würde, so würde er in Fällen, wo die Ursache klar vor Augen liegt und unmittelbar zu beheben ist, diese königliche Straße gehen. Da das aber auch heutzutage vielfach noch nicht möglich ist, hat die Homöopathie auch jetzt noch eine Aufgabe zu erfüllen, und wird gewiß in einer Zeit, die Ernst damit macht, nicht einfach die mechanistisch gedachten Verfahren der Forschungsstätten auf den kranken Menschen zu übertragen, noch große Aufgaben erfüllen und bedeutende Anregungen geben können.

Daß Hahnemann auch schwere Fehler, Einseitigkeiten und Übertreibungen sich hat zuschulden kommen lassen, ist vielfach in unserer Darstellung bemerkt worden. Es ist jedoch das Recht, nein, die Pflicht des Geschichtsschreibers, nicht daran hängenzubleiben auf Kosten des vielen Richtigen, Bedeutenden, ja Zukunftsweisenden, dessen es bei Hahnemann genug gibt.

Wie sich seine Mit- und Nachwelt mit seiner Lehre auseinandersetzte, und wie es zuging, daß sie bei der Entstehung der modernen Heilkunde nicht den Einfluß gewinnen konnte, den sie auf Grund des ihr innewohnenden Wahrheitsgehaltes wohl hätte beanspruchen können, sollen die beiden folgenden Teile des Werkes ausführlich zeigen.

Man hat immer wieder von gegnerischer Seite versucht, Hahnemanns Lehre — und zwar in ihrer einseitigsten Form — mit der Homöopathie gleichzusetzen und die Homöopathen auf alles festzulegen, was Hahnemann je gesagt hat. Wir haben schon bisher mehrfach diesen Punkt im Vorbeigehen berührt und werden später noch mehr darüber hören. Es sei aber für die, welche ihr Wissen über die Homöopathie nur aus diesem zusammenfassenden Kapitel schöpfen wollen, gesagt, daß eine solche Gleichsetzung beider geschichtlich und sachlich betrachtet nicht angängig ist. Die Homöopathen haben manch Fragwürdiges, Veraltetes in Hahnemanns Lehre hinter sich gelassen. Solange sie am Gesunden geprüfte Arzneien nach dem „similia similibus" verwenden, bleiben sie dennoch „Homöo- 341 pathen". Insbesondere versuche man nicht immer wieder, alle heutigen Homöopathen, um einen bequemen Prügeljungen zu haben, auf die „Psora" und die „Hochpotenzen" festzulegen, beide sind in keiner Weise wesentliche Bestandteile der Homöopathie.

Der Umstand, daß im Gegensatz zu den vielen früheren Systemen die Hahnemannsche Lehre auch heute noch lebt, hängt mit Hahnemanns idiographischer Einstellung zusammen. (S. Kap. IX.) Die sonstigen Systeme der damaligen Zeit sahen alles unter dem Gesichtswinkel einer bestimmten Theorie an, mit deren Sturz, der nicht ausbleiben konnte, auch alles andere mit in die Tiefe gerissen wurde, was auf Grund dieser Theorie ursächlich erklärt werden sollte. Hahnemanns „reine Erfahrung" in bezug auf die Krankheitslehre, bei der er die ganze Fülle aller sinnlich wahrnehmbaren Erscheinungen ohne jede Theorie aufzufassen suchte, und hinsichtlich der Arzneiprüfungen, wo er auch rein bei den Erscheinungen stehenzubleiben bestrebt war, brachte es mit sich, daß große Teile seiner Lehre, soweit sie von der Theorie unabhängig waren, allen Wandel der Theorie überdauert haben. Es sind auch heutzutage noch Tatsachen, mit denen man arbeiten kann, etwa wie damals festgestellte Tatsachen in Physik, Chemie, Tier- und Pflanzenkunde. — Auch das Beharrende der Homöopathie findet zum guten Teil seine Erklärung in dem idiographischen Grundzug ihres Wesens.

Wir sahen schon mehrfach, und auch in dieser Zusammenfassung wurde es betont, daß Hahnemann mannigfachen Einfluß auf die Heilkunde gewann; das Wesentliche seiner Lehre wurde aber wie ein Fremdkörper ausgeschieden. Und sie war ja in der Tat auch für die Heilkunde seiner Tage ein Fremdkörper. Sie kam zu spät oder zu früh. Zu spät, wenn man sie als Nachzügler der Naturgeschichte des achtzehnten Jahrhunderts auffaßt, die, was die organischen Naturwissenschaften angeht, zum großen Teil beschreibender Art war. Zu früh, wenn man daran denkt, daß die ersten Jahrzehnte des 19. Jahrhunderts die Übergangsjahre zu einer ursächlichen Erforschung der normalen und krankhaften Erscheinungen am Körper waren, wozu das Aufblühen der Chemie und Physik im achtzehnten Jahrhundert das Handwerkszeug geschmiedet hatte. Mit Begeisterung und den größten Hoffnungen ging man an die Erforschung der organischen Natur, der man ihre Geheimnisse mit „Hebeln und Schrauben" glaubte entreißen zu können. Bis auf unsere Tage hat die mechanistisch eingestellte Forschung in emsigster Einzelforschung einen Ozean von Einzeltatsachen angesammelt, in dem man schließlich ertrank, da man sich gar nicht mehr der Fülle der einströmenden Einzeltatsachen erwehren konnte und man
342 ohne den Kompaß einer philosophischen Übersicht die Richtung verlor

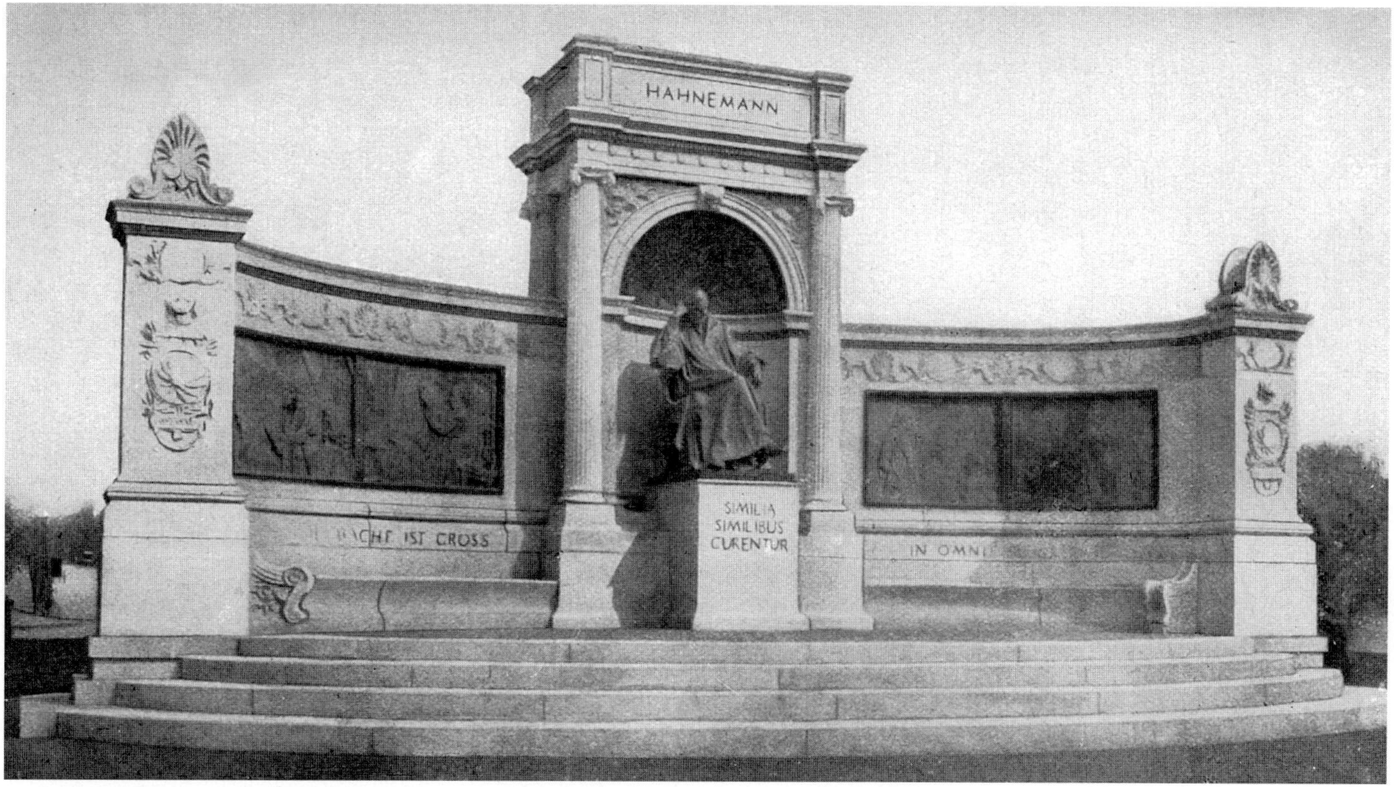

Das Hahnemann=Denkmal in Washington

und an den Klippen der inneren Schwierigkeiten scheiterte. Es war die große Zeit des einseitigen Analytikers, der ohne Bedürfnis der Überschau und ohne die Begabung zur Synthese es sich an der Fülle der Einzeltatsachen genug sein ließ und sich an ihnen erfreute.

Naturgemäß fehlte dieser Geistesrichtung das Verständnis für eine nicht zergliedernde, sondern idiographisch eingestellte Heilkunde völlig, und, wie es zu gehen pflegt, verstand man ihr Wesentliches gar nicht. Indem man von für selbstverständlich geltenden mechanistischen Voraussetzungen ausging, merkte man gar nicht, daß die Sprache des Mechanismus hier nicht ausreichte, und so kam es zu damals gar nicht mehr zu entwirrenden Mißverständnissen. Man redete einfach zwei verschiedene Sprachen.

Wo streng kausal-mechanistische Forschung getrieben wird, beachtet man nicht die teleologische Auffassung und übersieht die Eigenart des lebenden Körpers, der auf einen Reiz mit einem Gegenreiz (Reaktion) antwortet, ohne deren Beachtung die Homöopathie nicht verständlich ist.

Erst die letzten Jahrzehnte haben die Begeisterung für den Allein- und Allmechanismus etwas abgekühlt, eine gewisse Enttäuschung und Müdigkeit kam über die Geister, und man sah die Notwendigkeit einer Synthese, einer Zusammenschau ein. Mit diesem auch noch aus anderen Quellen gespeisten neuen „Zeitgeist" erst war wieder ein Verständnis für die Homöopathie möglich.

Diese Abwendung vom Alleinmechanismus finden wir nicht nur bei der Betrachtung der Krankheiten des Körpers, an die man in erster Linie denkt, sondern auch in der Seelenheilkunde, wo die anatomische Richtung, die — um ein Wort des geistreichen Möbius zu gebrauchen — „dumm macht", durch andere ergänzt wurde, die das Seelische in den Vordergrund rückten, ich erinnere insbesondere an die Psychoanalyse. Die zergliedernde Seelenkunde Wundts — letzten Endes eine „Psychologie ohne Seele" — wurde abgelöst durch andersartige Forschungs- und Betrachtungsverfahren, wie die Denkpsychologie Külpes, die Phänomenologie Husserls und die Gestaltpsychologie.

Man sieht, es ist kein „Zufall", daß einige klarsehende Geister von höherer Warte aus der Homöopathie Verständnis entgegenbrachten; hier liegen vielmehr Gesetzmäßigkeiten im Wandel der Anschauungen vor, die zu veränderter Einstellung führten. Ich nenne von diesen Männern hier nur Schulz, Bier, Much und Honigmann.

Einige kurze Ausführungen mögen zeigen, wie heutzutage im Gegensatz zu vergangenen Jahrzehnten, in denen Hahnemann ein Dummkopf und Schwindler war, Ärzte auf der Höhe des Wissens unserer Zeit über Hahnemann urteilen.

Bier nennt ihn einen „Großen unseres Standes“, „einen unserer Fähigsten“ und stellt mit Entrüstung fest, daß noch im Jahre 1927 auf einer Tagung der „Deutschen Gesellschaft zur Bekämpfung des Kurpfuschertums“ Hahnemann „einer unserer bedeutendsten Fachgenossen“ „in einer hochoffiziell aufgezogenen Versammlung“ zum Kurpfuscher gestempelt wurde. Bier ergriff bei dieser Gelegenheit, obwohl keine Aussprache stattfinden sollte, das Worte und erhob „schärfsten Einspruch“ ob dieser „Torheit“, wobei er von dem „erstaunlichen Mangel an Sachkenntnis“ ganz absehen will (Münch. med. Wochenschr., 1930, Nr. 21; S.-A., S. 36).

Honigmann spricht sich folgendermaßen über Hahnemann aus: „Wer war Samuel Hahnemann? Sicherlich ein ganz hervorragender Arzt von nicht gewöhnlichem Zuschnitt. Ein Mann von Wissen und Können, Geist und Phantasie, vielseitiger allgemeinwissenschaftlicher und ärztlicher Bildung, von biologischem Scharfblick und Instinkt.“ „Was brachte ihn auf diese neuen umstürzenden Ideen? Überlegungen, deren Berechtigung wir gewiß anerkennen müssen“ (Med. Klin., 1925, Nr. 33).

Die Kenntnis der Geschichte eines Gebietes pflegt den Gesichtskreis zu erweitern; die Fachhistoriker der Heilkunde haben sich bisher fast alle leider noch nicht genügend in die Homöopathie vertieft, um ihr gerecht werden zu können. So fällt es auf, daß Hahnemann — gewiß ein „großer Arzt“ — in dem Buch „Große Ärzte“ von H. Sigerist nur ganz kurz erwähnt, aber nicht ausführlich gewürdigt wird, wie es mit anderen Männern, wie z. B. Broussais mit seiner vorgeblich „physiologischen Medizin“ und seinem „Vampyrismus“ in einem eigenen Kapitel nebst Bild geschieht. Auch die erfahrungsmäßige Einstellung und Grundlage der Hahnemannschen Lehre hat Sigerist offenbar nicht genügend gesehen. Man hat den Eindruck, daß er ihn gar nicht genau genug kennt. Man wird deshalb dem Urteile von Männern, die Hahnemanns Werke wirklich studiert haben, wie Honigmann und Bier, mehr zutrauen als denen, die infolge ihrer ungenügenden Kenntnis nur die allgemein hergebrachte Meinung vertreten.

* * *

Bei einer großen Berggestalt sind wir nicht imstande, aus unmittelbarer Nähe über ihre Form und Bedeutung innerhalb der Berggruppe Klarheit zu gewinnen; erst die weitere Entfernung und die Betrachtung von allen Seiten verschafft uns diese Kenntnis. Ebenso pflegt auch eine zeitlich allzu nahe große und vielseitige Menschengestalt nicht in ihrer wirklichen Eigenart und Bedeutung erkannt zu werden; die Einzelheiten verwirren das Bild,
344 anstatt es zu klären. Erst die größere zeitliche Entfernung ermöglicht

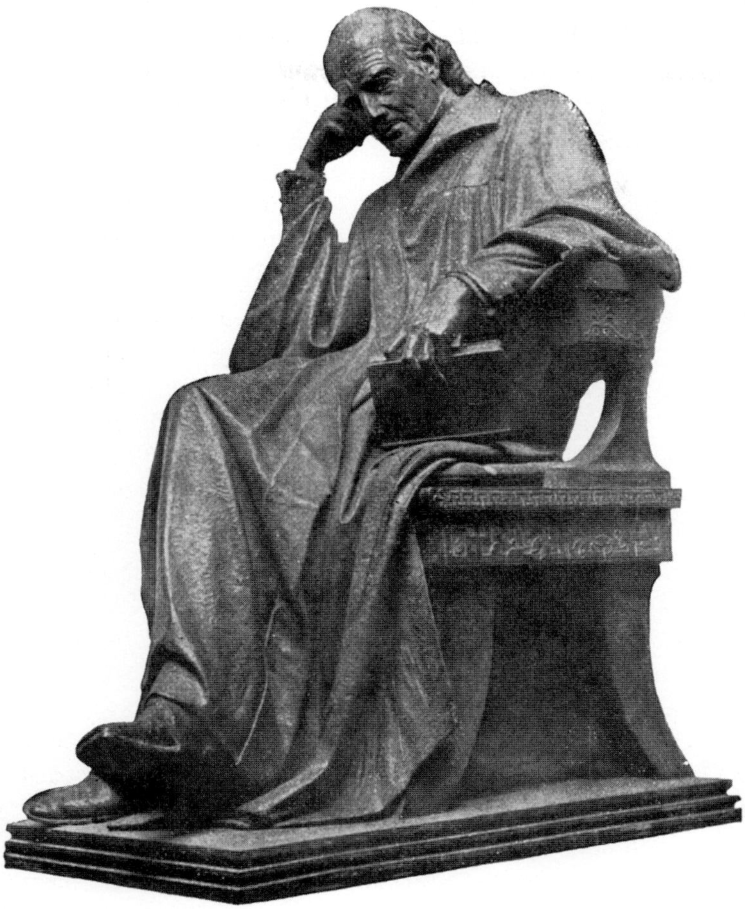

Hauptfigur im Hahnemann-Denkmal in Washington

uns, die großen Linien und die dauernde Bedeutung zu beurteilen. Und wie beim aus der Nähe betrachteten Berg die „Kleinformen“ der einzelnen Bergschrunden und Zacken die schön sich aufschwingende Linie des Umrisses unterbrechen und stören, aus der Entfernung jedoch für die Erfassung der Berggestalt bedeutungslos werden, so auch bei einem großen Menschen: das Kleine, Kleinliche, „Allzumenschliche“, Fehlerhafte an Person und Werk tritt zurück gegen das Dauernde, Wichtige seiner Leistung.

Aus der Ferne betrachtet ist Hahnemann gewiß in seiner Gruppe der ärztlichen Gipfelmenschen einer der eigenartigsten und mächtigsten, von dem nach allen Seiten große Ströme befruchtend ins Land ziehen. Noch lange wird ihn der sich entfernende Wanderer bei der Rückschau als hohe, eigentümliche Landmarke am Himmelsrande aufragen sehen!

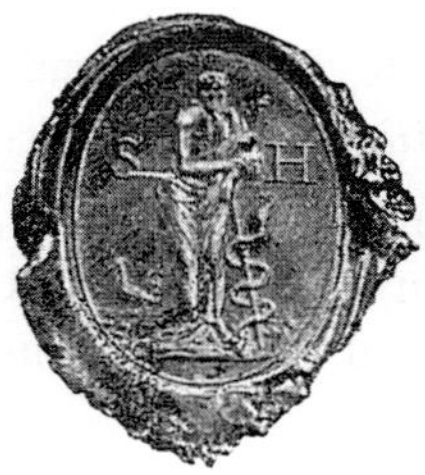

Hahnemanns Briefsiegel

XVIII. Verzeichnis der Veröffentlichungen Hahnemanns[54]

Selbständige Schriften

1779 Nr. 1. Dissertatio: Conspectus adfectuum spasmodicorum aetiologicus et therapeuticus, quem ... submittit Samuel Hahnemann, Erlangae, Typis Ellrodtianis. MDCCLXXVIIII.

1784 Nr. 2. Anleitung alte Schäden und faule Geschwüre gründlich zu heilen nebst einem Anhang über eine zweckmäsigere Behandlung der Fisteln, der Knochenfäule, des Winddorns, des Krebses, des Gliedschwamms und der Lungensucht von Samuel Hahneman [!] der Arzneykunde Doktors und Physikus des Amtes Gommern. Leipzig, bei Siegfried Lebrecht Crusius, 1784, 192 S.

1786 Nr. 3. Über die Arsenikvergiftung, ihre Hülfe und gerichtliche Ausmittelung von Samuel Hahnemann, der Arzneikunde Doktor. Leipzig, 1786, bey Siegfried Lebrecht Crusius, kl.-8°, XX und 276 S.

1787 Nr. 4. Abhandlung über die Vorurtheile gegen die Steinkohlenfeuerung, die Verbesserungsarten dieses Brennstofs und seine Anwendung zur Backofenheizung, nebst einem Anhang, Herrn Lanoix und Brüns Preisschriften über letzteren Gegenstand. Mit zwey Kupfertafeln, Dresden, 1787, In der Waltherischen Hofbuchhandlung. 72 und 39 S.

1789 Nr. 5. Unterricht für Wundärzte über die venerischen Krankheiten, nebst einem neuen Quecksilberpräparat von Samuel Hahnemann, der Arzneik. Dokt. Leipzig, 1789. Siegfried Lebrecht Crusius. Vorrede und 292 S.

---

54 Das Verzeichnis enthält alle mir bekannten Arbeiten und kleinen Mitteilungen Hahnemanns, soweit sie über Wissenschaft oder Leben irgendwie Belangreiches enthalten. Eine Anzahl kurzer „geschäftlicher“ Bemerkungen (Suchen eines Hilfsarztes u. dgl.) sind nicht aufgenommen.

Mein Verzeichnis enthält fast doppelt soviel Nummern als das von Haehl, das im wesentlichen auf dem von Ameke beruht. Haehl kennt und verwendet jedoch im Text auch eine Anzahl von kleinen Mitteilungen, die er nicht im Verzeichnis aufführt.

Eine Anzahl an entlegenen Stellen veröffentlichter kleinerer und größerer Mitteilungen, die weder Stapf noch Ameke oder Haehl gekannt zu haben scheinen, habe ich mit „unbekannt“ hervorgehoben.

1792 Nr. 6, I. Freund der Gesundheit von Samuel Hahnemann der Arznei Doktor, der kurfürstlich mainzischen Akademie der Wissenschaften und der Leipziger ökonomischen Societät Mitglied. Ersten Bandes erstes Heft. Mit einer Kupfertafel. Frankfurt am Main, 1792, bei Wilhelm Fleischer. 100 S. [Mit folgenden Aufsätzen: Biß von tollen Hunden — Die Krankenbesucherin [abgedruckt: Organon, VI. Aufl.] — Verwahrung vor Ansteckung in epidemischen Krankheiten — In der Rockenphilosophie ist auch etwas gutes, wer es nur zu finden weiß — Luft verderbende Dinge — Auch nachteilige Dinge haben Gutes — Diätetisches Gespräch mit meinem Bruder, vorzüglich über den Mageninstinkt — Zuweilen eine Laxanz, sollte die wohl schaden? [Organon, VI. Aufl.] — Abhärtung des Körpers.]

1795 Nr. 6, II. Freund der Gesundheit. Ersten Bandes zweites Heft. Leipzig, 1795, bei Siegfried Lebrecht Crusius, S. 103 bis 196. [Inhalt: Sokrates und Physon (Über den Werth des äußeren Glanzes — Etwas zur Beförderung der Zufriedenheit). Stapf, II, 223, Bakody, 1. — Vorschläge zur Tilgung eines bösartigen Fiebers, in einem Schreiben an den Polizeiminister — Genauere einzelne Vorschriften — Nachträge zur allgemeinen Verhütung der Epidemien, besonders in Städten (letztere 3 im Organon, VI. Aufl.) — Über die Befriedigung unsrer thierischen Bedürfnisse in einer andern als medizinischen Rücksicht (Stapf, II, 219; Bakody, 10) — Eine Kinderstube (Stapf, II, 217, Bakody, 5) — Über die Wahl eines Hausarztes (Stapf, II, 233; Bakody, 4).]

1793 Nr. 7, I. Samuel Hahnemanns der Arzneigelahrtheit Doktors und Mitglied einiger gelehrter Gesellschaften, Apothekerlexikon Ersten Theils erste Abtheilung, A bis F, Leipzig, 1793, Siegfried Lebrecht Crusius. S. 1 bis 280.

1795 Nr. 7, II. Erster Theil zweite Abtheilung, F bis K, S. 281 bis 524.

1798 Nr. 7, III. Zweiter Theil erste Abtheilung, L bis P, S. 1 bis 259.

1799 Nr. 7, IV. Zweiter Theil zweite Abtheilung, Q bis Z, S. 260 bis 498.

1793 Nr. 8. Bereitung des Casseler Gelbs, Erfurt, 1793, bey Georg Ernst Keyser. 8 S. Sonderabdruck aus „Acta Academ. Electoralis Moguntinae" ad annum MDCCLXXXXIII. Erfurt, 1794.

[Titel in den „Acta" und auf den Seitenköpfen „Bereitung des Caßler Gelb". — R. Zaunick tadelt Haehl, da er den Titel nur „ungenau" kenne; das gleiche gilt aber von ihm selbst. Haehl bringt, da ihm nur die Sonderausgabe bekannt ist, die erste Fassung, Zaunick kennt nur die „Acta" und bringt deshalb die zweite Fassung. Beide haben also recht und unrecht!] 347

1801 Nr. 9. Heilung und Verhütung des Scharlach-Fiebers von D. Samuel Hahnemann. Gotha in der Beckerschen Buchhandlung, 1801. VIII und 40 S. [Stapf, I, 221.]

Heilung und Verhütung des Scharlach-Fiebers von D. Samuel Hahnemann, 1801. (Ohne Ort, offenbar unbefugter Nachdruck.]

Dasselbe, herausgegeben von Dr. I. Buchner, München, 1844.

Dasselbe, neue Auflage, 1851.

1803 Nr. 10. Der Kaffee in seinen Wirkungen. Nach eigenen Beobachtungen von Samuel Hahnemann d. A. D. und einiger gelehrten Gesellschaften Mitgliede. Leipzig, 1803, bei E. F. Steinacker. 56 S. (bei Stapf, Bd. II, S. 52; Bakody, 51).

1805 Nr. 11. Aesculap auf der Wagschale. Leipzig, bei E. F. Steinacker, 1805, 70 S.

[Ohne Namen; bei Stapf, Bd. II, S. 247; Bakody, 64.]

Nr. 12. Fragmenta de viribus medicamentorum positivis sive in sano corpore observatis a Samuele Hahnemann M. D. Pars primus Textus. Lipsiae sumtu J. A. Barthii. 1805, VIII, S. 269. Pars secund. Index, 1805, VI, S. 470.

Nr. 13. Heilkunde der Erfahrung von Dr. Samuel Hahnemann. Berlin, in Commission bei L. W. Wittich, 1805, 99 S. [Sonderabdruck aus Hufelands Journal, Bd. 22, St. 3, 5 bis 99, bei Stapf, Bd. II, S. 1; Bakody 75.] S. u. Nr. 83!

1810 Nr. 14. Organon der rationellen Heilkunde von Samuel Hahnemann; Dresden, 1810, in der Arnoldischen Buchhandlung.

1819 Organon der Heilkunst; Dresden, 1819, zweite Auflage, 371 S.

1824 Organon der Heilkunst; Dresden, 1824, dritte verbesserte Auflage, XXIV und 281 S.

1829 Organon der Heilkunst; Dresden und Leipzig, 1829, vierte verbesserte und vermehrte Auflage, XVI und 307 S.

1833 Organon der Heilkunst; Dresden und Leipzig, fünfte verbesserte und vermehrte Auflage, 1833, XXII und 304 S.

[1865 Organon der Heilkunst; Coethen, 1865, sechste Auflage, eigenmächtige und auch eigenmächtig geänderte Ausgabe Arthur Lutzes; von Lutze angefügt die drei Arbeiten Hahnemanns: „Wie können kleine Gaben so sehr verdünnter Arznei, wie die Homöopathie sie verschreibt, noch Kraft, noch große Kraft haben?“ (aus „Reine Arzneimittellehre, 2. Aufl., Teil VI); „Eine Erinnerung“ (aus „Reine Arzneimittellehre“, 2. Aufl., 4. Teil); „Beleuchtung der Quellen der gewöhnlichen Materia medica“ (aus „Reine Arzneimittellehre“, Bd. 3).]

[1881 „Siebente“ Auflage (unverändert).]

1921 Organon der Heilkunst. Nach der handschriftlichen Neubearbeitung Hahnemanns für die 6. Auflage herausgegeben und mit Vorwort versehen von Richard Haehl, Leipzig, Verlag von Dr. Willmar Schwabe, 1921. LXXVII und 347 S. [Angefügt sind aus dem „Freund der Gesundheit“: „Vorschläge zur Tilgung eines bösartigen Fiebers“ — „Genauere einzelne Vorschriften“ — „Nachträge zur allgemeinen Verhütung der Epidemien, besonders in Städten“.]

1810 Nr. 15. [Friedrich Hahnemann, des Sohnes, Widerlegung der Anfälle Heckers auf das Organon der rationellen Heilkunde. Ein erläuternder Kommentar zur homöopathischen Heillehre. Dresden, 1811, in der Arnoldischen Buchhandlung. 128 S.]

1811 Nr. 16, I. Reine Arzneimittellehre von Samuel Hahnemann. Erster Theil, Dresden, 1811, in der Arnoldischen Buchhandlung. 248 S.
1823, 2. Aufl., 504 S.
1830, 3. Aufl., 504 S.

1816 Nr. 16, II. Zweiter Theil. Nebst einer Abhandlung: Geist der Homöopathischen Heillehre. Dresden, 1818, 296 S.
1824, 2. verm. Aufl., 508 S.
1833, 3. verm. Aufl., 461 S.

1817 Nr. 16, III. Dritter Theil. Nebst einer Abhandlung: Beleuchtung der Quellen der gewöhnlichen materia medica. Dresden, 1817, LV und 288 S. — auf S. III bis X: „Nota bene für meine Recensenten“.
1825, 2. verm. Aufl., 368 S.

1818 Nr. 16, IV. Vierter Theil. Voran: „Eine Erinnerung“ und „Der ärztliche Beobachter“; ein Bruchstück. Dresden, 1818, 284 S.
1825, 2. verm. Aufl., 356 S.

1819 Nr. 16, V. Fünfter Theil. Dresden, 1819, 306 S.
1826, 2. verm. Aufl., 346 S.

1821 Nr. 16, VI. Sechster Theil. Dresden, 1821, XVI und 255 S.
[Mit Abhandlung: Wie können kleine Gaben so sehr verdünnter Arznei, wie die Homöopathie sie vorschreibt, noch Kraft, noch große Kraft haben?]
1827, 2. verm. Aufl., Dresden—Leipzig, 1827, IX und 333 S. [Abhandlung stark geändert].

1812 Nr. 17. Dissertatio historico-medica de Helleborismo Veterum, quam gratiosi medicorum ordinis auctoritate in auditorio maiori D. XXVI Junii MDCCCXII defendet auctor Samuel Hahnemann, medicinae et chirurgiae doctor,... Respondente Frederico

Hahnemann filio art. lib. Mag. etc. med. bacc. Lipsiae impressit Carolus Tauchnitz [86 S.; bei Stapf, II, 89, lateinisch; französisch in „Etudes de médecine homœopathique", Paris, 1850].

1828 Nr. 18, I. Die chronischen Krankheiten, ihre eigentümliche Natur und homöopathische Heilung von Samuel Hahnemann. Erster Theil; Dresden—Leipzig in der Arnoldischen Buchhandlung, 1828. [VI und 241 S. — enthält die Theorie über die Natur der chronischen Krankheiten. — Bd. 2 bis 5 enthält die Arzneiprüfungen.]

1835, zweite viel vermehrte Auflage, IV und 188 S.

18, II. Zweiter Theil, 362 S., 1828. [Mit kleiner Abhandlung „Anleitung zur Bereitung der antipsorischen Arzneien".]

1835, zweite viel vermehrte und verbesserte Auflage, Dresden—Leipzig, 1835 [die Abhandlung ist fortgefallen, da in den ersten Teil eingearbeitet].

18, III. Dritter Theil, Dresden—Leipzig, 1828, 312 S.

1837, zweite viel vermehrte und verbesserte Auflage. Düsseldorf, Verlag von F. Schaub, X und 404 S. — S. III bis X: Über das Technische in der Homöopathik.

1830 Nr. 18, IV. Vierter Theil, Dresden—Leipzig, 407 S.

1838, zweite viel vermehrte und verbesserte Auflage. Düsseldorf; VI und 528 S. — S. III bis VI: Blick auf die Art, wie homöopathisches Heilen zugehe.

1839 Nr. 18, V. Fünfter Theil (nur in der zweiten Auflage des ganzen Werkes), IV und 552 S. [S. III bis IV: „Dilutionen und Potenzen (Dynamisationen)".]

1831 Nr. 19. Die Allöopathie, ein Wort der Warnung an Kranke jeder Art von Samuel Hahnemann. Leipzig, 1831, Baumgärtners Buchhandlung. 32 S.

Nr. 20. Sendschreiben über die Heilung der Cholera und die Sicherung vor Ansteckung am Krankenbette. Berlin bei Aug. Hirschwald, 1831. 15 S.

Nr. 21. Aufruf an denkende Menschenfreunde über die Ansteckungsart der asiatischen Cholera. Leipzig, Verlag von Carl Berger, 1831. 20 S.

Nr. 22. Sicherste Heilung und Ausrottung der asiatischen Cholera. Leipzig, 1831. Johann Friedrich Glück (Preis 1 Groschen). 14 S. [Vorbemerkung des Verlegers, daß unter der Bedingung dieses niedrigen Preises Hahnemann auf Honorar verzichtet habe.]

2. Auflage mit Nachtrag. 1831.

3. Auflage mit einem 2. Nachtrag stark vermehrt und verbessert. 1831.

4. mit den Regeln der homöopathischen Diät stark vermehrte und verbesserte Auflage. 1831.
[Die „Regeln" erschienen auch gesondert.]
Nr. 23. Heilung der asiatischen Cholera und Schutzmittel dagegen. Cöthen,Auesche Buchhandlung, 1831.
Nr. 23 a. Heilung der asiatischen Cholera und Schützung vor derselben. Herausgegeben von ***. Nürnberg bei J. Ad. Stein, 1831 [Nachdruck][55].
Dasselbe, zweite Auflage, 1831.
Heilung der asiatischen Cholera und Schützung vor derselben [ohne Ort und Verlagsangabe, vier Seiten, ohne Titelseite, offenbar unbefugter Nachdruck].

1832 Nr. 24. Die Heilung der asiatischen Cholera und das sicherste Schutzmittel gegen dieselbe, nach Hahnemann's neuestem Schreiben an den Regier.-Rath Dr. C. v. Bönninghausen. Münster, 1832.

Aufsätze

1782 Nr. 25. Über ein katharrhalisches Faulfieber beobachtet vom August 1780 bis Anfang Februars 1781 in „Medizinische Beobachtungen". Quedlinburg (1782), herausgegeben von Krebs. 2. Heft, S. 1 bis 23. [Dortselbst anschließend die 4 folgenden Arbeiten]:
Nr. 26. Ein Lethargus, S. 24 bis 26.
Nr. 27. Zween Fälle von Veitstanz (Scelotyrbe Chorea St. Viti), S. 26 bis 29.
Nr. 28. Ein Sommerseitenstich, S. 29 bis 32.
Nr. 29. Ein sonderlich gehemmter Speichelfluß, S. 33 bis 35.

1787 Nr. 30. Über die Schwierigkeit der Mineralaugensalzbereitung durch Potasche und Kochsalz. Crells Chemische Annalen. Helmstädt—Leipzig, 1787, 2. Bd., S. 387 bis 396.
Nr. 31. Über die üblen Zufälle vom Kinderentwöhnen. Dresdener gelehrte Anzeigen. S. 273 bis 278 und 401 bis 408 [unbekannt; A. H. Z., 1933, Nr. 4].

1788 Nr. 32. Verhütung der Geschwulst nach dem Scharlachfieber. Dresd. gel. Anz. S. 21 bis 26 [unbekannt; A. H. Z., 1933, Nr. 4].
Nr. 33. Über den Einfluß einiger Luftarten auf die Gährung des Weins. Crells Chemische Annalen, Bd. I, S. 141 bis 142.
Nr. 34. Über die Weinprobe auf Eisen und Bley. Crells Chem. Annalen, I, 291 bis 305.

---

[55] Es ist nicht unwahrscheinlich, daß noch mehr Nachdrucke dieser Cholera-schriften erschienen sind.

Nr. 35. Etwas über die Galle und Gallensteine. Crells Chem. Annalen, II, 296 bis 299.

Nr. 36. Über ein ungemein kräftiges die Fäulnis hemmendes Mittel. Crells Chem. Annalen, II, 485 bis 486.

1789 Nr. 37. Mißglückte Versuche bey einigen angegebenen Entdeckungen. Crells Chem. Annalen, I, 202 bis 207.

Nr. 38. Brief [Kritische Bemerkungen über den Schwerspath]. Crells Chem. Annalen, 143 bis 144.

Nr. 39. Entdeckung eines neuen Bestandtheils im Reißbley. Crells Chem. Annalen, II, 291 bis 298.

Nr. 40. Genauere Bereitungsart des auflöslichen Quecksilbers. „Neue literar. Nachrichten für Ärzte“, Halle, 1789, S. 902 bis 908, auch in Baldingers „Neues Magazin für Ärzte“, 11. Bd., 5. Stück, S. 411 bis 416 [unbekannt].

Nr. 41. Über das Principium adstringens der Pflanzen. Beiträge zu den Chem. Annalen, Bd. 4, 419 bis 420.

1790 Nr. 42. Brief, Crells Annalen, I, 256 bis 257 [über vier verschiedene Gegenstände].

Nr. 43. Vollständige Bereitungsart des auflöslichen Quecksilbers. Crells Chem. Annalen, II, S. 22 bis 28.

Nr. 44. Kurze Mitteilung über Quecksilberkalk. Crells Chem. Annalen, II, 52.

1791 Nr. 45. Mittel, dem Speichelfluß und der verwüstenden Wirkungen des Quecksilbers Einhalt zu thun. Medicinische Bibliothek, herausgegeben von Joh. Friedr. Blumenbach, Bd. III, S. 543 bis 548.

Nr. 46. Unauflöslichkeit einiger Metalle und ihrer Kalke im ätzenden Salmiakgeiste. Crells Chem. Annalen, II, 117 bis 123.

Nr. 47. Das sicherste und gewisseste Hausmittel gegen den kalten Brand. Med.-chirurg. Zeitschrift, 1791, Bd. 2, Nr. 51, S. 464. — [Kurz auch im „Anzeiger“, Gotha, 1791, II, Nr. 136, ausführlicher in der Übersetzung von Monro — Bd. II, S. 402 —, starke Eichenrindenabkochung.]

Nr. 48. Vorschrift zu Hahnemanns geläuterter Weinprobe auf schädliche Metalle. „Anzeiger“, Gotha, 1791, II, Nr. 136.

Nr. 49. Vertheidigung. Anzeiger, Gotha, 1791, Nr. 141 (140). [Entgegnung auf einen Angriff eines Dr. B. wegen des Mercurius solubilis.]

Nr. 50. Selbstbiographie in: Elwert, „Nachrichten von dem Leben und den Schriften jetzt lebender teutscher Ärzte“ (Hildesheim, 1799, S. 195 bis 215).

1792 Nr. 51. Beiträge zur Weinprüfungslehre. Scherfs „Beyträge zum Archiv der medicinischen Polizei“. Leipzig, Bd. III, Sammlung 2, S. 8.

Nr. 52. Über die Glaubersalz-Erzeugung nach Ballenscher Art. Crells Chem. Annalen, Bd. 1, S. 22 bis 33.

Nr. 53. [Vorschlag einer noch mangelnden Hilfsanstalt für wahnsinnige Standespersonen von R. Z. Becker. Anzeiger, 8. März 1792, I, Nr. 58, S. 478, von Hahnemann stammend; siehe oben Kap. VI.]

Nr. 54. Aufforderung an die Kaiserl. Königl. Leibärzte. Anzeiger, I, Nr. 78, 31. März 1792.

Nr. 55. Replik auf die vorläufige Antwort der Wiener Herren Leibärzte. Anzeiger, II, Nr. 140.

Nr. 56. Zusatz. Anzeiger, Nr. 23 bis 24. [Über die Verursachung und Behandlung der Krätze.]

1793 Nr. 57. Etwas über die Würtembergische und Hahnemannische Weinprobe. Intelligenzblatt der Allgem. Literar. Ztg., Nr. 79, S. 680. [Polemik gegen Gren.]

Nr. 58. Über das Gelingen der Hahnemannischen Weinprobe. Intelligenzblatt der Allgem. Literar. Ztg., Nr. 134. [Gegen Gren.]

1794 Nr. 59. Über die neuere Weinprobe und den neuen Liqu. probat. fort. Crells Chem. Annalen, Bd. 1, S. 104 bis 111; auch in Trommsdorffs „Journal der Pharmacie für Ärzte“, Bd. 2, 1. Stück, S. 39.

Nr. 60. Bereitung des Caßler Gelb. „Acta Academ. Elect. Mogunt. . . . ad ann.“ MDCCLXXXXIII, Erfurti, 1794, S. 3 bis 10. [Siehe Sonderdruck unter Nr. 8.]

1795 Nr. 61. Über den Ansprung (Crusta lactea). Blumenbachs medic. Bibliothek, Bd. III, S. 701 bis 705.

Nr. 62. Abschaffung der Bleiglasur. „Neues Hannöverisches Magazin“, 5. Jahrgang, St. 6, S. 89 bis 96 [unbekannt —; Hahnemann schlägt statt der damals vielfach üblichen bleihaltigen und zu Vergiftungen führenden Glasur eine bestimmte Art von Steinzeug vor, da es nicht porös und im Gegensatz zu dem gewöhnlichen Steinzeug feuerfest sei. Man könne es unglasiert oder mit einfacher Kochsalzglasur benützen. Auch Eisengeschirr sei ungeeignet, da es den Speisen einen Eisengeschmack gebe].

1796 Nr. 63. Striche zur Schilderung Klockenbrings während seines Trübsinns. Deutsche Monatsschrift, Bd. 1, S. 147 bis 159 [Stapf, II, 239].

Nr. 64. Versuch über ein neues Princip zur Auffindung der Heilkräfte der Arzneisubstanzen nebst einigen Blicken auf die bisherigen. Hufelands Journal, Bd. 2, Stück 3 und 4, S. 391 bis 439 und S. 465 bis 561 [Stapf, I, 135, Bakody 14].

Nr. 64a. Antwort für den Recensenten der zweyten Abtheilung des ersten Theils vom Apothekerlexikon. Medicinisch-chirurgische Zeitung, 1796, Bd. IV, Nr. 72, S. 15.

1797 Nr. 65. Etwas über die Pülverung der Ignatzbohnen und der Krähenaugèn. „Trommsdorffs Journal der Pharmacie für Ärzte", Bd. 5, St. 1, S. 38 bis 40.

Nr. 66. Eine plötzlich geheilte Kolikodynie. Hufelands Journal, Bd. 3, St. 1, S. 138 bis 147 [Stapf, I, 199].

Nr. 67. Sind die Hindernisse der Gewißheit und Einfachheit der practischen Arzneykunde unübersteiglich? Hufelands Journal, Bd. 4, St. 4, 727 bis 762 (Stapf, I, 1, Bako(y, 28].

1798 Nr. 68. Gegenmittel einiger heroischen Gewächssubstanzen. Hufel. Journ., Bd. 5, St. 1, 3 bis 21 [Stapf, I, 204].

Nr. 69. Einige Arten anhaltender und nachlassender Fieber. Huf. Journ., Bd. 5, St. 1, S. 22 bis 52 [B. h. Z., Bd. I].

Nr. 70. Einige periodische Krankheiten und Septimanen. Huf. Journ., Bd. 5, St. 1, S. 53 bis 59 [B. h. Z., Bd. I].

Nr. 71. Antwort [auf eine öffentliche Anfrage eines Kranken, der viel Schleimauswurf hat]. Reichsanzeiger, 1797, Nr. 249.

1800 Nr. 72. Entdeckung eines specifischen nie trügenden Verwahrungs- und Vorbauungsmittels des Scharlachfiebers. „Medicin.-chirurg. Zeitung", Bd. 2, Nr. 42, 286 bis 289; auch im „Intelligenzblatt" der „Allgem. Literatur-Zeitung", 12. Februar, Nr. 19, S. 146 bis 147, und im „Allg. Anz. d. Deutsch.", Nr. 18.

Nr. 73. Pnëumlaugensalz. Entdeckt von Herrn Dr. Samuel Hahnemann. Crells Chem. Annalen, Bd. 1, S. 292 bis 295, auch in „Scherers Allg. Journ. d. Chemie", Bd. 5, S. 35; in „Berliner Jahrbuch d. Pharmacie", Jahrg. 7, 146, sowie kurze Bemerkung im „Reichsanzeiger", Nr. 283.

Nr. 74. Dr. Hahnemanns fernere Erklärung über die Bekanntmachung seines specifischen Mittels gegen Scharlachfieber-Ansteckung. „Reichsanzeiger", Nr. 108.

Nr. 75. Vorläufige Erklärung über die Natur seines Präservativ gegen Scharlachfieber. Reichsanzeiger, Nr. 279.

1801 Nr. 76. „Erklärung“ in Scherers „Allg. Journ. d. Chemie“, Bd. 5, S. 665. [Widerruf wegen Pnëum Alkali.]

Nr. 77. Monita über die drei gangbaren Kurarten vom Verfasser des Arzneischatzes. Huf. Journ., Bd. 11, St. 4, S. 3 bis 64 (Stapf, I, 91, Bakody, 120).

Nr. 78. Fragmentarische Bemerkungen zu Browns „Elements of medicine“. Huf. Journ., Bd. 13, St. 2, S. 52 bis 76 [ohne Namen, Stapf, I, 25, Bakody, 43].

Nr. 79. Über die Kraft kleiner Gaben der Arzneien überhaupt und der Belladonna insbesondere. Huf. Journ., Bd. 13, St. 2, 153 bis 159 [(Stapf, I, 240, Bakody, 47)].

Nr. 80. Ansicht der ärztl.-kollegialischen Humanität am Anfange des neuen Jahrhunderts. Reichsanzeiger, Nr. 32 [Stapf, I, 213, Bakody, 49].

1803 Nr. 81. „Gedanken bey Gelegenheit des Mittels gegen die Folgen des Bisses toller Hunde“ im R. A., Nr. 7 und 49. Reichsanzeiger, Nr. 71 [(Stapf, I, 39)].

1805 Nr. 82. Antwort auf eine Frage wegen Arsenik-Vergiftung. Allg. Anz. d. Deutsch., Nr. 189. [Antwort auf eine im Allg. Anz., Nr. 141 d. J., erschienene, an Hahnemann, Göttling und Trommsdorff gerichtete öffentliche Anfrage.]

1806 Nr. 83. Heilkunde der Erfahrung. Huf. Journ., Bd. 22, St. 3, S. 5 bis 99 [auch gesondert mit Jahresangabe „1805“ erschienen, s. o. Stapf, II, 1; Bakody, 75]. (Die Buchausgabe ist, wie mir der Einblick in die Meßkataloge und in das Hinrichssche Bücherverzeichnis zeigte, erst zur Ostermesse 1806 erschienen. Warum sie die Jahreszahl „1805“ trägt, ist mir unbekannt.)

Nr. 84. Über Chinasurrogate. Huf. Journ., 23, St. 4, S. 27 bis 47.

Nr. 85. Scharlachfieber und Purpurfriesel, zwei gänzlich verschiedene Krankheiten. Huf. Journ., Bd. 24, St. 1, S. 139 bis 146.

Nr. 86. Was sind Gifte? Was sind Arzneien? Huf. Journ., Bd. 24, St. 3, 40 bis 57.

Nr. 87. Bedenklichkeiten über das im Reichsanzeiger, 1806, Nr. 12, angebotene Chinasurrogat und Surrogate überhaupt. Reichsanzeiger, Nr. 57 [Stapf, I, 43].

Nr. 88. Rüge eines ungegründeten Gerüchts. Reichsanzeiger, Nr. 191 [teilweise bei Haehl, II, 77].

1807 Nr. 89. Fingerzeige auf den homöopathischen Gebrauch der Arzneien in der bisherigen Praxis. Huf. Journ., Bd. 26, St. 2, S. 5 bis 43 [verändert und erweitert als Einleitung im Organon, 1. bis 3. Aufl.].

1808 Nr. 90. Über Brückmanns Aufsatz gegen mich im Allgem. Anzeiger, Nr. 76. Allg. Anz. d. Deutsch., Nr. 97.

Nr. 91. Bemerkungen über das Scharlachfieber. Allg. Anz. d. Deutsch., Nr. 160 [ohne Namen, Stapf, I, 245].

Nr. 92. Über den jetzigen Mangel außereuropäischer Arzneien. Allgem. Anzeiger der Deutschen, Nr. 207 [ohne Namen, Stapf, I, 47, Bakody, 96].

Nr. 93. Über den Werth der spekulativen Arzneisysteme, besonders im Gegenhalt der mit ihnen gepaarten, gewöhnlichen Praxis. Allg. Anz. d. Deutsch., 263 [ohne Namen, Stapf, I, 59, Bakody, 97].

Nr. 94. Über die Surrogate ausländischer Arzneyen und die von der medicinischen Facultät in Wien angegebenen Überflüssigkeitsgrade der letztern. Allgemeiner Anzeiger der Deutschen, Nr. 327 [ohne Namen, Stapf, I, 57, Bakody, 94].

Nr. 95. Auszug eines Briefes an einen Arzt von hohem Rang über die höchst nöthige Wiedergeburt der Heilkunde. Allg. Anz. d. Deutsch., Nr. 343 [Stapf, I, 79].

Nr. 96. Berichtigung der im XXVII. Bd., 1. St., aufgestellten Anfrage über das Präservativmittel gegen das Scharlachfieber. Huf. Journ., Bd. XXVII, St. 4, S. 152 bis 156.

1809 Nr. 97. „Über die venerischen Krankheiten und ihre Cur". Anz. d. Deutsch., 1809, Nr. 94 und 95 [unbekannt].

Nr. 98. „An einen Doktorand der Medicin". „Allg. Anz. d. Deutsch., Nr. 227 [ohne Namen, Stapf, I, 126, Bakody, 113].

Nr. 99. Belehrung über das herrschende Fieber. Allg. Anz. d. Deutsch., Nr. 261 [ohne Namen, Stapf, II, 76, Bakody, 115].

Nr. 100. Zeichen der Zeit in der gewöhnlichen Arzneikunst. Allg. Anz. d. Deutsch., Nr. 326 [ohne Namen, Stapf, I, 129].

1810 Nr. 101. [Nachricht von einem jetzt erschienenen Buche, betitelt: Organon der rationellen Heilkunde von Samuel Hahnemann. Reichsanzeiger, Nr. 152; Haehl, II, 95.]

1811 Nr. 102. Antikritik an das Publikum. Allg. Anz. d. Deutsch., Nr. 106 [Haehl, I, S. 102].

Nr. 103. Medizinisches Institut. Allg. Anz. d. Deutsch., Nr. 336.

1812 Nr. 104. Erinnerung. Allg. Anz. d. Deutsch., Nr. 249 [Einspruch dagegen, daß Ärzte ein Quecksilberpräparat an Laien zur Selbstbehandlung der Syphilis abgeben].

1813 Nr. 105. Geist der neuen Heillehre. Allg. Anz. d. Deutsch., Nr. 62 bis 63, 626 [später überarbeitet und etwas erweitert der „Reinen Arzneimittellehre", 1816, II. Teil, vorgesetzt].

1814 Nr. 106. Heilart des jetzt herrschenden Nerven- oder Spitalfiebers. Allg. Anz. d. Deutsch., Nr. 6 [unterzeichnet -l-n, Stapf, II, 155].

1816 Nr. 107. Belehrung über die venerische Krankheit und ihre gewöhnlich unrechte Behandlung. Allg. Anz. d. D., Nr. 211 bis 212 [Stapf, II, 160].

Nr. 108. Über Heilung der Verbrennungen gegen Dr. und Prof. Dzondi's Anpreisung des kalten Wasser (Allg. Anz. d. D., Nr. 104). Allg. Anz. d. D., Nr. 156 [Stapf, II, 176].

Nr. 109. Nachtrag zu meinem Aufsatz im Allg. Anz. d. D., Nr. 156, über den Vorzug des (warmen) Weingeistes bey wichtigen Verbrennungen vor kaltem Wasser. Allg. Anz. d. D., Nr. 204 [Stapf, II, 182].

1817 Nr. 110. Brief Hahnemanns an Dzondi. Allg. Anz. d. D., 1817, Nr. 19 [Haehl, II, S. 118].

1819 Nr. 111. Über die Lieblosigkeit gegen Selbstmörder. Allg. Anz. d. D., Nr. 144 [Stapf, II, 180].

1820 Nr. 112, I und II. Über das Selbstbereiten und Selbstdarreichen der Arzneien von seiten der homöopathischen Ärzte.

I. Vorstellung an eine hohe Behörde [Stapf, II, 192; in etwas geänderter Form in A. H. Z., 1844, Nr. 13; abgedruckt bei Haehl, Bd. II, 119].

II. Der homöopathische Arzt wird von keinem bisherigen Medicinalgesetz gehindert, seine ärztliche Hülfe den Kranken selbst zu reichen [Stapf, II, 200].

1821 Nr. 113. Ärztliche Nachricht, Leipziger Tageblatt, Nr. 23, 23. Jan., S. 96.

Nr. 114. Über den Aufsatz gegen mich in der Leipziger Zeitung, Nr. 21. Leipziger Zeitung, Nr. 25, 3. Februar, S. 269 [L. P. Z. f. H., 1898, Nr. 21 f.].

Nr. 115. Ärztlicher Rat im roten Friesel. Allg. Anz. d. D., Nr. 26 [Stapf, II, S. 190]. 357

1825 Nr. 116. Belehrung für den Wahrheitssucher in Nr. 165 des Allg. Anz. der Deutschen, Nr. 194 [Stapf, II, 211; z. T. übereinstimmend mit dem Aufsatz „Wie können kleine Gaben . . .?“ in R. A., VI, 2. Aufl.].

Nr. 117. Wie ließe sich wol die Homöopathie am gewissesten wieder ausrotten? Allg. Anz., Nr. 227. [Unterzeichnet: S. H.; Stapf, II, 204.]

1829 Nr. 118. Nachschrift [zu einem Briefe von Korsakof]. Stapfs Archiv; Bd. 8, Heft 2, S. 162.

1830 Nr. 119. Auszug eines Schreibens an Stapf. Stapfs Archiv; Bd. 10, Heft 2, S. 73. [Über Heilversuche von D. Marenzeller, in Wien.]

Nr. 120. Mittheilung [vorgelesen auf der Versammlung des Vereins für homöopathische Heilkunst in Leipzig; abgedruckt in Stapfs Arch. f. hom. Heilkunst, Bd. 9, Heft 3, S. 72; Empfehlung eines Heftpflasters und mesmerischer Behandlung als Hilfsmaßnahmen].

Nr. 121. Vorwort zu „Systematische Darstellung der reinen Arzneiwirkungen aller bisher geprüften Mittel“ von Georg Adolf Weber, Braunschweig, 1836. [Empfehlendes Vorwort Hahnemanns, bedatet vom 13. Oktober 1830.]

1831 Nr. 122. Die Cholera. Allg. Anz. d. Deutsch., Nr. 173.

Nr. 123. Erläuternder Zusatz zu meiner Abhandlung über die Heilung der Cholera durch Kampfer in Nr. 173. Allg. Anz. d. Deutsch., Nr. 189.

Nr. 124. Schützung vor der asiatischen Cholera. Allg. Anz. d. Deutsch., Nr. 225.

Nr. 125. Heilung der asiatischen Cholera und Schützung vor derselben. Stapfs Arch., Bd. 11, Heft 1, S. 122; auch in Allg. Anz. d. Deutsch., Nr. 242 [etwas erweitert auch in Nr. 258], Sonderabdruck s. Nr. 23.

Nr. 126. Offenes Sendschreiben an die Majestät des Königs Friedrich Wilhelm des Dritten. Allg. Anz. d. D., Nr. 309 [Haehl, II, 253].

1832 Nr. 127. Nachricht. Allg. Anz. d. Deutsch., Nr. 45.

Nr. 128. Offenes Sendschreiben an das hohe Ministerium der geistlichen, Unterrichts- und Medicinalanstalten in Berlin. [Allg. Anz. d. Deutsch., Nr. 154, und Ztg. d. hom. Heilkunst, herausgeg. von Schweikert, 1832, Nr. 50; Haehl, II, 123.]

Nr. 129. Nachschrift zu dem offenen Sendschreiben. [Allg. Anz. d. Deutsch., Nr. 173; Ztg. d. hom. Heilk.; Haehl, II, 125.]

Nr. 130. Ein Wort an die Leipziger Halbhomöopathen. Leipziger Tageblatt, 3. November 1832 [Haehl, Bd. 1, S. 208].

Nr. 131. Über die Wiederholung der Gabe eines homöopathischen Arzneimittels nebst Nachtrag. Vorwort zu C. v. Bönninghausen, Systematisch-Alphabethisches Repertorium der antipsorischen Arzneien. Münster, 1832, S. XIV bis XXIV.

1833 Nr. 132. Dasselbe in der zweiten Auflage desselben Werkes, Münster, 1833, XXI bis XXIX, geänderter Text.

Nr. 133. An meine ächten Schüler. A.H.Z., 1833, Bd. II, Nr. 1 [Haehl, 2, 287].

Nr. 134. Vorwort zu „Die Homöopathie heilt ohne Blutentziehungen" von Dr. Kammerer, Leipzig, 1834 [S. III bis IV, geschrieben 1833.]

1834 Nr. 134a. Erklärung. A.H.Z., Bd. 5, Nr. 2. [Einspruch gegen den von seiner Tochter Eleonore und ihrem Mann herausgegebenen „Homöopathischen Ratgeber".]

1835 Nr. 134b. Aufforderung an alle homöopathischen Ärzte. A.H.Z., 1835, Bd. 6. S. 366.

Nr. 135. Begrüßungsrede Hahnemanns in Paris. A. H. Z., 1836, Bd. 8, S. 178 [Haehl, II, 356].

1839 Nr. 136. Wie Sam. Hahnemann seine Arzneyprüfungen angestellt habe? Allg. Anz. d. D., Nr. 24 [Haehl, II, 107; scharfe Angriffe auf Griesselich].

Übersetzungen und Bearbeitungen

1777 Nr. 137. John Stedman's, Doktor's der Arzneywissenschaft und Fellow's des königlichen physischen Collegii in Edinburgh, Physiologische Versuche und Beobachtungen. Aus dem Englischen. Mit Kupfern. Leipzig bey Johann Gottfried Müllern, 1777 (8, 134 S.).

Nr. 138. Christoph Nugent's der Arzneygelahrtheit, Doktor in Bath, Versuch über die Wasserscheu, aus dem Englischen, Leipzig, bey Johann Gottfried Müllern, 1777 (8, 150 S.).

Nr. 139. William Falconers, Doctors der Arzneygelahrtheit in Bath, Versuch über die mineralischen Wasser und warmen 359

Bäder; aus dem Englischen übersetzt von C. F. S. Hahnemann. Leipzig, bey Christian Gottlob Hilschern, 1777 (8, zwei Bände, 439 und 355 S.).

1778 Nr. 140. D. John Balls Neuere Heilkunst oder vollständige Anweisung die Krankheiten vernunftgemäß zu behandeln. Nach der neuesten Ausgabe aus dem Englischen übersetzt von C. H. Spohr. Erster Theil. Leipzig, bey Johann Gottfried Müllern, 1778 (368 S.); Zweyter Theil, 1780.

1784 Nr. 141. Herrn Demachy's Laborant im Großen oder Kunst, die chemischen Produkte fabrikmäßig zu verfertigen in drei Theilen. Mit Herrn Doktor Struves Anmerkungen und einem Anhange einiger Abhandlungen Herrn Apotheker Wieglebs als der vierte Theil. Aus dem Französischen übersetzt und mit Anmerkungen versehen von Samuel Hahnemann, der Arzneikunde Doktor. Physikus des Amtes Gommern. Erster Band. Die zwey erstern Theile. Mit Kupfern. Leipzig bei Siegfried Lebrecht Crusius, 1784, 302 S. Zweiter Band, Die zwei letztern Theile, 396 S.

1785 Nr. 142. Der Liqueurfabrikant. Aus dem Französischen des Herrn Demachy und Dubuisson mit einigen Anmerkungen des Herrn Dr. Struve übersetzt und mit Zusätzen bereichert von D. Samuel Hahnemann. Erster Band. Mit Kupfern bei Siegfried Lebrecht Crusius, 1785, S. 332, Zweiter Band, 285 S., 1785.

1787 Nr. 143. Herrn Demachy's Kunst des Essigfabrikanten mit einigen Anmerkungen Herrn Struves herausgegeben mit Bemerkungen und einem Anhange von Samuel Hahnemann, der Arzneikunde Doctor. Mit einer Kupfertafel, Leipzig, 1787, bey Siegfried Lebrecht Crusius. 176 S.

Nr. 144. D. Guérin's Abhandlung über die Krankheiten der Harnröhre. In einem Auszuge vom Herrn D. Hahnemann in „Neue Sammlung der auserlesensten und neuesten Abhandlungen für Wundärzte“. 16. Stück; Leipzig, 1787, S. 1 bis 71 [ohne Bemerkungen Hahnemanns, unbekannt].

Nr. 145. Die Kennzeichen der Güte und Verfälschung der Arzneimittel von J. B. van den Sande, Apotheker zu Brüssel, und Samuel Hahnemann, der Arznei Doktor [so!]. Dresden, 1787, in der Waltherischen Hofbuchhandlung, 350 S. und Verzeichnis.

1789 Nr. 146. Geschichte des Abälards und der Heloise nebst
360 beider ächter Briefen nach des d'Amboise Ausgabe aus dem

Englischen des Herrn Joseph Berington übersetzt von D. Samuel Hahnemann. Leipzig, in der Weygandschen Buchhandlung, 1789, 26 und 638 Seiten.

1790 Nr. 147. Michael Ryan's Untersuchung der Natur und Kur der Lungenschwindsucht mit einigen Bemerkungen über eine neue Schrift dieses Inhalts. Leipzig, in der Weygandschen Buchhandlung, 1790, 164 S.

Nr. 148. Adam Fabbroni's Kunst nach vernünftigen Grundsätze Wein zu verfertigen, eine gekrönte Preisschrift, aus dem Italiänischen übersetzt mit Zusäzzen von Dr. Samuel Hahnemann. Mit einem Kupfer. Leipzig, 1790, bei Johann Ambrosius Barth. 278 S.

Nr. 149. Arthur Young, F. R. S., Annalen des Ackerbaues und anderer nützlichen Künste. Aus dem Englischen übersetzt von D. Samuel Hahnemann der Leipziger ökonomischen Societät Mitglied und mit Anmerkungen herausgegeben von Johann Riem, Erster Band, Leipzig, 1790, Bey Siegfried Lebrecht Crusius, Zweiter Band, 1791, 290 und 313 S.

Nr. 150. William Cullen's Abhandlung über die Materia medika [!] nach der nunmehr von dem Verfasser selbst ausgearbeiteten Originalausgabe, übersetzt und mit Anmerkungen von Samuel Hahnemann, der Arzneikunde Doktor. Leipzig, im Schwickertschen Verlage, 1790. Zwei Bände, 468 und 672 S.

1791 Nr. 151. Johann Grigg's Vorsichtsregeln für das weibliche Geschlecht besonders in der Schwangerschaft und dem Kindbette. Mit Vorschriften über die medizinische Pflege der Kinder in ihren ersten Jahren. Aus dem Englischen. Leipzig, in der Weygandschen Buchhandlung, 1791. 285 S.

Nr. 152. Donald Monro's Chemisch-pharmacevtische Arzneimittellehre, welche die Londoner Pharmacopoe praktisch erläutert. Übersetzt und mit Anmerkungen von Samuel Hahnemann, der Arzneikunde Doktor. Leipzig bei Georg Emanuel Beer, 1791, Zwei Bände, 480 und 472 S. (Zweite, unveränderte Auflage, 1794.)

Nr. 153. De la Metherie, Über die reine Luft und verwandte Luftarten und Stoffe. Nach der zweiten Ausgabe übersetzt von Samuel Hahnemann, der Arzneikunde Doctor. Erster Theil. Leipzig, 1791, Bey Siegfried Lebrecht Crusius. Zweyter und letzter Theil, 1791. I, 450, II, 598 S.

Nr. 154. Eduard Rigby's Chemische Bemerkungen über den Zucker. Aus dem Englischen mit Anmerkungen von Dr. Samuel Hahnemann. Dresden, 1791, bei Carl Christian Richter. 82 S.

[Eine Anzahl Anmerkungen Hahnemanns über den Zucker, die Gärung u. dgl.]

1796 Nr. 155. Handbuch für Mütter oder Grundsätze der ersten Erziehung der Kinder, nach dem Französischen bearbeitet von Samuel Hahnemann, der Arzneikunde Doctor. Leipzig bei Gerhard Fleischer dem Jüngeren, 1796, II und 153 S.

1797 Nr. 156. Wilhelm Taplin's Stallmeister oder neue Roßarzneikunde nebst einem Anhange über die Hundeseuche. Erster Theil aus dem Englischen. Leipzig bei Gerhard Fleischer dem Jüngeren, 1797. Zweiter und letzter Theil, 1798. I, 387, II, 304 S. [ohne Namensnennung und ohne Anmerkungen Hahnemanns].

Nr. 157. Neues Edinburger Dispensatorium nach der vierten Ausgabe aus dem Englischen übersetzt und mit Anmerkungen begleitet von Dr. Samuel Hahnemann. Erster Theil mit drei Kupfertafeln, Leipzig, bei Gerhard Fleischer dem Jüngeren, 1797, Zweiter Theil, 1798. 583 und 628 S.

1800 Nr. 158. Arzneischatz oder Sammlung gewählter Rezepte Aus dem Englischen, Leipzig, bei Gerhard Fleischer dem Jüngeren, 1800, 412 S. [Mit Vorrede und Anmerkung Hahnemanns unter dem Buchstaben Y; Vorrede bei Stapf, I, 17, Bakody, 38.]

Nr. 159. Everards Home's Praktische Bemerkungen über die Heilart der Harnröhrenverengerungen durch Ätzmittel. Aus dem Englischen. Übersetzt und mit Anmerkungen von Samuel Hahnemann. Leipzig bei Gerhard Fleischer dem Jüngeren, 1800, 147 S.

1806 Nr. 160. Albrecht von Hallers Arzneimittellehre nebst ihrem ökonomischen und technischen Nutzen. Aus dem Französischen übersetzt von D. S. Hahnemann, Leipzig, bei E. F. Steinacker, 1806. 425 S.

* * *

Wie Hahnemann am Schluß des Verzeichnisses seiner Arbeiten im Anschluß an seinen Lebensabriß bei Elwert (s. Nr. 50) bemerkt, hat er außerdem Besprechungen in der „Allgemeinen Literatur-Zeitung" und in den Leipziger „Commentar. de rebus in scientia naturali et medicina gestis" erscheinen lassen, sowie Übersetzungen aus dem Englischen und Lateinischen in der „Sammlung der auserlesensten und neuesten Abhandlungen für Wundärzte“ (Leipzig). Da die Besprechungen und Übersetzungen ohne Nennung des Namens des Besprechers oder Übersetzers erschienen sind, läßt sich kaum mehr feststellen, was von Hahnemann stammt. Wenn das auch bei den Übersetzungen, bei denen sich nur wenige oder gar keine Bemerkungen der Übersetzer finden, nicht bedauerlich ist, so würde man in den Besprechungen vielleicht doch Belangreiches finden können.

XIX. Schrifttum

Es können hier nur einige Arbeiten, die im Text nicht erwähnt sind, genannt werden, die in neuerer Zeit unser Thema selbständig in geschichtlicher Einstellung behandelt haben.

Hans Wapler: Hippokrates — Paracelsus — Hahnemann. A. H. Z., Bd. 170, 1922, Nr. 1.

Rich. Haehl: Neue Hahnemann-Funde. A. H. Z., Bd. 172, 1924, Nr. 3.

Edwin Scheidegger: Die Lehre Hahnemanns nach seinen Hauptwerken. A. H. Z., Bd. 173, 1925, Nr. 2.

Rich. Haehl: Hahnemann und Paracelsus. A. H. Z., Bd. 177, 1929, Nr. 4.

Edwin Scheidegger: Die Pathologie seit der Zeit der Renaissance und die Krankheitslehre Hahnemanns. A. H. Z., Bd. 180, 1932, Nr. 4/5.

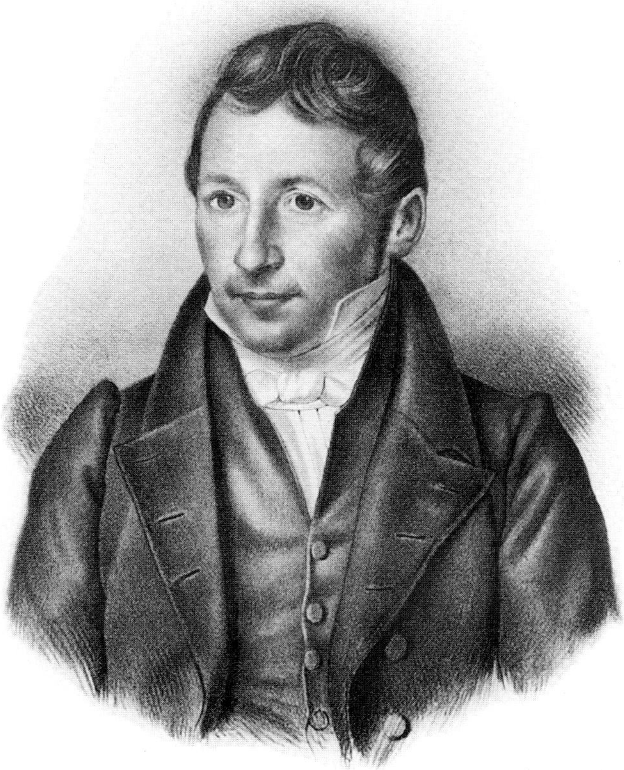

Moritz Müller
1784—1849
Nach einer Steinzeichnung von G. Schlick

III. TEIL
AUSBREITUNG DER HOMÖOPATHIE
(bis 1850)

Herrn Dr. med. RICHARD ZARNITZ
freundschaftlich gewidmet

I. Einleitung

a) Vorbemerkungen

Im vorigen Teil wurde bei der Behandlung von Hahnemanns Leben und Wirken sozusagen nur ein Faden abgesponnen. Nunmehr handelt es sich um das Wirken der Schüler und um die Gegenwirkungen der alten Schule; es sind also jetzt eine Anzahl von Spulen abzuhaspeln, wobei außerdem die Fäden nicht nebeneinander herlaufen, sondern sich kreuzen und stören, ja sich untereinander verschlingen, so daß mitunter fast unentwirrbare Knäuel entstehen. Die Geschehnisse sind jetzt mithin bedeutend verwickelter, und es sei deshalb zum Verständnis meiner Behandlung des Gegenstandes einiges früher z. T. schon kurz Berührte von größeren Gesichtspunkten aus, insbesondere was Geschichte im allgemeinen und Wissenschaftsgeschichte im besonderen angeht, ein wenig genauer von anderen Seiten beleuchtet.

Wer nicht den Glauben hat, daß in einem Universum, dessen Durchmesser Millionen von Lichtjahre beträgt, ein Weltgeist die Geschehnisse der winzigen Menschenwelt leitet und ihnen Sinn und Ziel gibt, und wer auch nicht bewußt oder unwillkürlich in die Geschehnisse, die vorliegenden Tatsachen überfliegend, einen Sinn hineindeutet, der wird bei kritischer und ruhiger Betrachtung der Weltgeschichte die Sinngebung durch die Geschichtschreiber meist sehr fragwürdig finden. So werden ihm z. B. die jahrhundertelang dauernden Römerzüge der deutschen Kaiser mit dem ewigen Hin und Her von Sieg und Niederlage und den endlosen Menschenopfern für das Wahngebilde eines „heiligen römischen Reiches" kaum sinnvoller erscheinen als das Tun von Männern, die einen Kieshaufen immer wieder von einer Stelle zur anderen karren. Damit soll natürlich nicht gesagt sein, daß die Römerzüge nicht sehr große Wirkungen gehabt haben, ähnlich wie auch die Überschwemmungen eines großen Stromes große Wirkungen haben können, die sogar mitunter auch kultur- und sinnbildend sind, — man denke z. B. an den Nil und seine Bedeutung für Ägypten.

Ob und wieweit die geschichtlichen Ereignisse an sich einen Sinn haben und metaphysisch betrachtet eine echte wesenhafte Entwicklung, einen Fortschritt — wohin? — darstellen, ist schwerlich zu beweisen und gehört dem

Gebiet der persönlichen Überzeugung oder auch des Glaubens an. Aber falls man auch eine echte Entwicklung zu einem Ziel und einen Sinn annehmen will, wird auf alle Fälle sehr häufig der ursprüngliche Sinn geschichtlicher Vorgänge durch Gegenwirkung anderer Bestrebungen, durch irrationale Einflüsse wie den Glauben und Leidenschaften der Führenden oder der Völker, durch den allmächtigen Zufall, sowie die „Heterogonie der Zwecke“ derart entstellt, daß er kaum erkennbar ist, ja nicht selten ins Gegenteil verkehrt wird.

Dies gilt insbesondere von der politischen Geschichte, in abgeschwächtem Maße jedoch auch von der Kulturgeschichte und somit auch von der Geschichte einer wissenschaftlichen Bewegung. Wenn auch hier das Rationale von vornherein eine größere Rolle spielt, da es sich dabei hauptsächlich um denkerische Leistungen einzelner und z. T. um echte Entwicklung handelt, so ist doch auch hier der nichtrationale Einschlag größer, als man meist zugibt. Wieviel Nichtrationales schwingt beim sog. „Zeitgeist“, dem jeder unterliegt, mit; wie stark wird nicht selten die jeweilige Einstellung durch sonstige Zu- und Abneigung sachlicher oder persönlicher Art beeinflußt! Durch all dieses wird die reine Entwicklung oft stark gestört, wobei von den wissenschaftlichen Irrtümern noch gar nicht gesprochen ist. —

Die Medizingeschichte schildert das jeweilige Geschehen meist als „chargé du passé et gros de l'avenir“, um mit Leibniz zu sprechen, d. h. in diesem Falle: sie leitet meist die Entwicklung ganz logisch aus der Vergangenheit ab und betrachtet auch die Zukunft als logische Auswicklung des im Jetzt Enthaltenen, ganz nach den Worten in Goethes Faust: „Und wenn das Erst' und Zweit' nicht wär', das Dritt' und Viert' wär' nimmermehr.“ Man „prophezeit“ nach Eintritt der Ereignisse, wie wir es oben auf Seite 159 bei der Schilderung der Abhängigkeit Hahnemanns von Linné und Albrecht von Haller durch St. d'Irsay sahen. Durch dieses nachträgliche Prophezeien auf Grund der tatsächlich eingetretenen Ereignisse und die auf Wertung beruhende Auslese des Stoffes wird das Werden meist gradliniger dargestellt, als es wirklich verlief.

Wenn eben von Wertung und Auslese gesprochen wurde, so tut dabei der Darsteller der Medizingeschichte dasselbe, was notwendigerweise jeder Geschichtschreiber tun muß von seinem jeweiligen Standpunkt aus, wobei es dem Feingefühl überlassen bleiben muß, wie weit er in Wertung, Auslese und Vereinfachung gehen darf. Es wird nicht ausbleiben, daß auch da, wo von bewußter Fälschung nicht die Rede ist, doch infolge dieser Auslese und Wertung es zu starker Verzeichnung kommen kann, die einer Verfälschung gleichkommt.

Was hier von der Darstellung der Medizingeschichte im allgemeinen gilt, darf auch die der Homöopathie in Anspruch nehmen. Auch hier wird eine Auslese getroffen, wobei der große Gegenspieler, die Schulmedizin, von anderen Gesichtspunkten aus beleuchtet werden muß, wodurch dann Dinge in das Licht des Scheinwerfers kommen, die sonst im Dunkel bleiben, und umgekehrt. Man wird die Homöopathie und die Kämpfe um sie nur verstehen, wenn einige Seiten der Schulmedizin geschildert werden, die bei der üblichen Schilderung kaum hervortreten. Dann zeigt sich auch, daß die Geschichte der Medizin keineswegs so geradlinig und logisch verläuft, wie man glauben könnte, sondern — wie auch sonst in der Geschichte — oft von einem Extrem zum anderen pendelt.

Durch die jahrzehntelangen Kämpfe waren die Gemüter der beiden Gegner so erbittert, daß eine gegenseitige objektive Beurteilung kaum möglich war; es seien deshalb hier noch einige Worte gesagt über die Art und Weise, wie neue Lehren, die dem Überkommenen stark widersprechen, beurteilt zu werden pflegen.

Es ist beinahe eine Seltenheit, daß man eine der eigenen Meinung fernstehende oder gar feindliche Lehre sich in der Weise zu eigen macht, wie es Nietzsche in seinem Aphorismus „Liebe als Kunstgriff" schildert: „Wer etwas Neues wirklich kennen lernen will (sei es ein Mensch, ein Ereignis, ein Buch), der tut gut, dieses Neue mit aller möglichen Liebe aufzunehmen, von allem, was ihm daran feindlich, anstößig, falsch vorkommt, schnell das Auge abzuwenden, ja es zu vergessen: so daß man z. B. dem Autor eines Buches den größten Vorsprung gibt und geradezu, wie bei einem Wettrennen, mit klopfendem Herzen danach begehrt, daß er sein Ziel erreiche. Mit diesem Verfahren dringt man nämlich der neuen Sache bis an ihr Herz, bis an ihren bewegenden Punkt: und dies heißt eben sie kennenlernen. Ist man soweit, so macht der Verstand hinterdrein seine Restriktionen; jene Überschätzung, jenes zeitweilige Aushängen des kritischen Pendels war eben nur der Kunstgriff, die Seele einer Sache herauszulocken." (Menschliches, Allzumenschliches, Bd. I, Aphorismus 621; Leipzig, Naumann, 1903.)

Jegliche geistige Bewegung kann auf verschiedene Art betrachtet werden. Entweder hält man sich an die Theorie oder an das Denken und Handeln ihrer Vertreter. Berücksichtigt man erstere, so kann man dabei versuchen, das Kernstück der Lehre, die eigentliche Meinung des Schöpfers zu finden, darzustellen und zu beurteilen. Beliebter jedoch und bequemer, ja durch altes Herkommen geradezu geheiligt ist es, sich an die Widersprüche und Unvollkommenheiten der Lehre und ihrer Vertreter zu halten und das Gebäude dadurch zum Einsturz zu bringen, daß man die Spitzhacke der Kritik an seinen Rissen und Lücken ansetzt, ohne erst einmal nachzusehen, ob das Gebäude nicht durch kleinere Änderungen bewohnbar gemacht werden kann.

Wenn man sich nicht mit der *Theorie*, sondern mit ihren *Vertretern* auseinandersetzt, so kann man sich an die Besten oder an den Durchschnitt oder an die Minderwertigen halten. Auch hier ist es Brauch, seinen Scharfsinn an den letzteren zu üben und ihnen das *Ideal* der eigenen Partei gegenüberzustellen. Und das Bild wird noch gerundeter, wenn man auch die Moral des Gegners verdächtigen kann. Wir werden im folgenden genug Beispiele einer solch einseitigen und abgünstigen Beurteilung der Homöopathie durch ihre Gegner kennenlernen.

Ich habe seit jeher in der Homöopathie nur eine *Ergänzung* der Schulmedizin in bezug auf die *Behandlung* gesehen; dementsprechend mußten auch bei der Schulmedizin Seiten hervorgehoben werden, die sonst kaum berührt zu werden pflegen. Was die Schulmedizin als Naturwissenschaft geleistet hat, was insbesondere das 19. Jahrhundert mit riesenhaftem Fleiß und außerordentlichem Scharfsinn an Tatsachen und Deutungen zutage gefördert hat, weiß gerade derjenige zu schätzen, der die verworrenen Anfänge am Beginn des Jahrhunderts kennt. Er kennt dann aber auch die *praktische* Medizin der damaligen Zeit, er kennt die „Nachtseite der Medizin“, um einen damals beliebten Ausdruck in verändertem Sinne hier anzuwenden, die meist in den geschichtlichen Darstellungen nur sehr kurz und unzureichend behandelt wird. Ohne ihre Kenntnis ist aber die Auseinandersetzung der Homöopathie mit der Schule und ihre ganze Entwicklung nicht verständlich. Dagegen konnte es nicht meine Aufgabe sein, hier ein abgerundetes Bild der Schulmedizin zu geben. Sie konnte nur soweit in das Rampenlicht meiner Schilderung gerückt werden, als sie Hintergrund und Gegenspielerin der Homöopathie ist. Um stärkere Verzeichnungen zu vermeiden, wurde fast ausschließlich zu ihrer Kennzeichnung ihren eigenen Führern das Wort erteilt.

b) Die geistige Lage in Deutschland

Wenn man die Auseinandersetzung zwischen der Allopathie[1] und der Homöopathie verstehen will, die im wesentlichen erst um das Jahr 1820 begann, ist es nötig, die geistige Entwicklung in den vorhergehenden Jahrzehnten, soweit sie Beziehungen zur Medizin hat, kurz kennenzulernen. Erst

---

[1] Das Wort „Allopathie“ ist vielfach beanstandet worden, aber gerade im wesentlichsten Punkte sind diese Beanstandungen falsch. Man kann vielleicht gegen das Wort „Allopathie“ (Allöopathie) manches einwenden, nur *eins* hätte man *nicht* tun sollen: *Hahnemann* belehren wollen, daß die sog. Allopathie alle möglichen Verfahren anwende und sich nicht auf eins beschränke. Denn *Hahnemann* hat ja selbst als erster die Unterscheidung von Homöopathie, Enantiopathie und Allopathie geschaffen, wobei die Enantiopathie nach dem „Contraria contrariis“ handelt und die Allopathie, die im Gegensatz zu den beiden anderen

dann klärt sich das in verschiedener Hinsicht verwickelte Bild; denn es ist, bildlich gesprochen, nicht ein Kampf von zwei Gegnern und zwei Schlachtreihen, sondern einer von dreien mit sechs Schlachtreihen, die aber vielfach durcheinandergeraten sind, so daß mitunter zwei Gegner vereint gegen den dritten ziehen; außerdem gibt es Überläufer, und eine Gruppe schreibt mitunter etwas auf ihr Banner, was eigentlich die Sache einer anderen gewesen wäre. Die Verwirrung wird aber noch größer, denn überdies gibt es noch einige Unparteiische und Friedensstifter, auf die dann von allen Seiten die

Verfahren nicht am Ort der Erkrankung angreifen will, sondern durch „ein andersartiges Übelbefinden" — durch Entleerungen, Erregung einer Entzündung an anderer Stelle usw. — wirken will.

Später stellte sich das Bedürfnis ein, die nichthomöopathische Heilkunst unter einem Namen zusammenzufassen, wozu sich das Wort „allopathisch" darbot, was zum ersten Male in der zweiten Auflage des „Organons" im Jahre 1819 geschieht. Wenn Hahnemann dazu das Wort „Allopathie" nimmt, will er natürlich keineswegs sagen, daß sie immer nur am anderen Ort angreife, ja er sagt ausdrücklich, wie er das Wort verstanden wissen will, z. B. in der fünften Auflage des Organons in § 37, wo es heißt: „. . . allöopathisch, das ist, mit Arzneien, die keinen der Krankheit ähnlichen Befindenszustand für sich in gesunden Menschen erzeugen können." (Ähnlich in sechster Auflage § 37 und auch § 34.) Es hat hier offenbar einen gegen früher erweiterten Sinn und faßt auch die Enantiopathie unter sich, und ist demnach für diesen beabsichtigten Zweck recht gut brauchbar, mindestens so gut wie sehr viele andere Bezeichnungen, die keinen anderen Zweck haben, als eine kurze und klare Unterscheidung zu ermöglichen, ganz ebenso, wie wenn ich von roten Gegenständen spreche, ich alle anderen als „andersfarbig" zusammenfassen kann.

Wenn er aber auch diesen neuen Sinn des Wortes festsetzt, so geschieht das doch mehr nebenbei und nicht in ausdrücklicher Zurücknahme der früheren Anwendung, ja er selbst gebraucht neben der neuen Bedeutung auch die andere noch weiter. Infolgedessen war der Sprachgebrauch auch bei den anderen Homöopathen nicht völlig einheitlich, bald wird das Wort im engeren und bald im weiteren Sinne verwendet, ohne daß das immer ausdrücklich gesagt wird oder auch nur aus dem Zusammenhange klar hervorgeht. Das Wort wurde aber auch von Nichthomöopathen wie z. B. Krüger-Hansen in weiterem Sinne gebraucht. Doch hat es im Laufe der Zeit durch die Umstände bedingt wiederum einen anderen Sinn bekommen. Seit Hahnemanns Zeiten hat sich die „Naturheilkunde" bedeutsam entwickelt. Auch sie behandelt meist nicht nach dem Ähnlichkeitssatz, würde also auch unter die „Allopathie" gehören, was aber dem Sprachgebrauch widerspricht, der damit die schulgemäße Universitätsmedizin treffen will. Solange diese sich im großen und ganzen im Gegensatz zur Homöopathie befindet, mag man den Namen der Kürze halber auch beibehalten. (Vgl. Tischner, Geschichte und Bedeutung des Wortes „Allopathie". A. H. Z. 1936, S. 125.)

Anhangsweise sei bemerkt, daß das Wort „Homöotherapie", wie Griesselich uns mitteilt, vom Geheimen Kirchenrat Schwarz in Heidelberg vorgeschlagen worden ist, indem er gesprächsweise Griesselich fragte, warum man nicht „Homöotherapie" sage. (Vgl. Hygea 17, 224; 1842.)

Schläge niederprasseln. Es bedürfte eines größeren Raumes, als er mir zur Verfügung steht, um diese merkwürdige Sachlage ganz zu klären; hier kann es sich nur um einige Schlaglichter handeln.

Der unerhörte geistige Aufschwung, den Deutschland im letzten Drittel des 18. Jahrhunderts nahm, drückte auch der Entwicklung der Wissenschaft der nächsten Jahrzehnte ihren Stempel auf. Da die Bewegung ihren Ausgang von der Philosophie und der Dichtkunst nahm und beide ihrem Wesen nach idealistisch gerichtet waren, sowohl in bezug auf die erkenntnistheoretischen Grundlagen als auch die ethische Gesinnung, so wirkte sie sich in den Geisteswissenschaften tiefer und fruchtbringender aus als in den Naturwissenschaften und der Heilkunde, in denen die Beeinflussung — besonders in letzterer — kaum geringer, aber vielfach weniger glücklich war.

Der Deutsche ist der theoretische Mensch, der in Philosophie und Wissenschaft die kühnsten Gedankenbögen gewölbt hat und deshalb auch nicht selten am stärksten dem Fehler ausgesetzt war, vorzeitig die Erfahrung zu verlassen und ohne den festen Untergrund von Erfahrungstatsachen Gedankenschlösser aufzuführen. Diese Überspannung der Theorie ist nie stärker und gefährlicher gewesen als in den ersten Jahrzehnten des 19. Jahrhunderts.

In der vorangegangenen in England und Frankreich entstandenen Aufklärung hatten Empirismus und Rationalismus allmählich zu freieren, von der Kirche mehr oder weniger unabhängigen Ansichten geführt. In Deutschland hatten der große Leibniz und sein Schüler Wolff sowie dessen zahlreiche Schüler, vielfach von England und Frankreich beeinflußt, die Aufklärung in deutschem Sinne weitergeführt, bald aber war man darüber hinausgeschritten. Denn die Aufklärung hatte wohl zur Klarheit geführt, es war aber meist die Klarheit der Oberflächlichkeit; eigentliche Tiefen hatte man vermieden. Erst Kant führte in tiefbohrenden Untersuchungen die Entwicklung weiter und gab auf die Rätsel der Welt neue Antworten oder wenigstens die Ansätze dazu. In der Erkenntnistheorie war seine große Leistung, daß er in seinem „Kritizismus“ Rationalismus und Empirismus zu einer höheren Einheit verband, in der jedem der beiden sein Recht wurde.

Aber wie viele große Gedankengebilde nicht völlig einheitlich, sondern mehrdeutig sind, so daß die Nachfolger an verschiedene Gedankengruppen anknüpfen können — ich erinnere an Sokrates, von dem sowohl Platon als auch die Kyniker und Kyrenaiker ausgehen —, so war es auch hier. Kant hatte gezeigt, daß echte Erfahrung nur im Rahmen der für uns Menschen notwendigen transzendentalen Denk- und Anschauungsformen möglich ist. Alle Erfahrung sei eine räumlich-zeitliche und sei nur in den

Denkkategorien der Notwendigkeit, Ursächlichkeit usw. möglich. Über Gegenstände jenseits der sinnlichen Erfahrung gebe es keine Erkenntnis. Was nicht Gegenstand einer möglichen Erfahrung werden kann, wies er damit als übersinnliche Ergrübelung aus dem Gebiete der Wissenschaft hinaus. Die Erkenntnis der Welt aus reiner Vernunft wird in seiner „transzendentalen Dialektik" vernichtet.

Waren hiermit die Denk- und Anschauungsformen als notwendige Bedingungen jeglicher reinen Erfahrung erwiesen, so wird in leichter Abwandlung dieses Gedankens in den „Prolegomena" (§ 36) gesagt: „Der Verstand schöpft seine Gesetze nicht aus der Natur, sondern schreibt sie dieser vor", ein Satz, der von Kant selbst als „zwar anfangs befremdlich" bezeichnet wird. In der Vorrede zur zweiten Auflage der „Kritik der reinen Vernunft" (nach der 3. Aufl., S. XVI) heißt es: „Bisher nahm man an, alle Erkenntniß müsse sich nach den Gegenständen richten ... Man versuche es daher einmal, ob wir in den Aufgaben der Metaphysik damit besser fortkommen, daß wir annehmen, die Gegenstände müssen sich nach unserem Erkenntniß richten." Hier wird aus der Bedingung die Vorschrift und der Gesetzgeber! Damit wurde die Selbstherrlichkeit des Ichs stärker hervorgehoben. Stark spekulativ gerichteten Geistern mußte es naheliegen, an diese und ähnliche Gedankenkeime bei Kant anzuknüpfen und damit das Ich, die Vernunft über die Natur hinauszuheben, was denn auch Fichte, Schelling und Hegel bald taten. Es war der Weg nicht mehr weit zu Schellings Sätzen aus dem Anfang seines „Ersten Entwurfs eines Systems der Naturphilosophie": „Da über die Natur philosophieren so viel heißt als die Natur schaffen ..." (Jena—Leipzig, 1799, S. I). Und der Weg wurde nur allzubald beschritten von Schelling, seinen Anhängern und anderen verwandten Philosophen wie Oken! Es war zu schön, mit den sehr geistreichen Gedankennetzen ihrer Phantasiesysteme über die Blumenwiesen der Natur zu wandern und sich seine Schmetterlinge zu fangen; — nur leider starrten allzubald den Verfassern in den Sammlungskästen ihrer Systeme die leeren Nadeln entgegen, — die ganze bunte Schönheit war von den Mottenraupen der Kritik gefressen worden!

Zahlreiche Naturwissenschaftler und wohl noch mehr Ärzte schlossen sich dieser Richtung an und philosophierten selbst im Schellingschen Geiste, so daß sich bald eine ganze Schule bildete, die sich weniger mit praktischer Heilkunde befaßte, als theoretisch über das Wesen der Krankheiten im allgemeinen oder der besonderen Krankheit, die man gerade vor sich hatte, philosophierte; insbesondere gilt das natürlich für viele stärker theoretisch begabte Hochschullehrer. Auch wer mit dem Verfasser nicht das Heil im Materialismus und Positivismus erblicken kann, wird doch wohl zu der Überzeugung kommen, daß die damalige Philosophie Schellingschen Gepräges bei allem Geist, den sie unleugbar besitzt, für die Naturwissenschaften und die Heilkunde mehr Unheil als Gutes im Gefolge hatte.

Dagegen wurde leider an die kritische Seite der Kantschen Bemühungen sehr wenig angeknüpft. Eduard König betont in seinem Buche „Kant und die Naturwissenschaft" (Braunschweig, 1907, S. 67) ausdrücklich, daß Kant nur geringen Einfluß auf die Wissenschaft gehabt habe, bald nach seinem Tode sei er halb vergessen gewesen. In den ersten Jahrzehnten des 19. Jahrhunderts sei kaum eine Spur Kantischen Geistes zu finden. Nur ein Mann mache eine Ausnahme, der berühmte Physiologe Johannes Müller! Aber das sagt sogar noch zuviel! Wie neuere Untersuchungen festgestellt haben, hat Joh. Müller nur wenig Einfluß von Kant erfahren, und der fand erst in den späteren Jahren statt. (Vgl. Martin Müller, Über die philos. Anschauungen des Naturforschers J. M. Leipzig, 1927.)

Wenn wir uns nun erinnern, daß Hahnemann Kant mit Verehrung nannte und gerade diese kritische Seite hervorhob, indem er von ihm schreibt, Kant habe die Grenzen alles menschlichen Wissens da verzeichnet, wo die Erfahrung aufhört (vgl. oben S. 229), so scheint es demnach in der Tat so, als ob Hahnemann als erster und einziger Arzt der Zeit diese kritischen Bemerkungen Kants über die Erfahrung anerkannte und danach auch zu handeln strebte.

Abgesehen von dieser Beeinflussung Hahnemanns durch Kants erkenntnistheoretische Anschauungen, sind wohl auch Einwirkungen von Kants dynamischen Ansichten auf Hahnemann anzunehmen; damit hängen dann wieder die „idealistischen" antimaterialistischen Strebungen Hahnemanns und der Homöopathie zusammen, die die auch aus anderen Quellen fließende Neigung bei ihr verstärkten, das Materielle der Krankheit weniger zu beachten.

c) Die alte Schulmedizin

Die naturphilosophisch eingestellte Medizin gab in den ersten Jahrzehnten in Deutschland den Ton an. Die Krankheitslehre dieser Richtung war durchtränkt mit den Grundgedanken der Naturphilosophie Schellingschen Gepräges, man spielte geistreich mit Ähnlichkeiten und Vergleichen, und die Tatsachen wurden so lange gestreckt, bis ihnen die naturphilosophische Tracht einigermaßen saß, gleichgültig, wenn dabei die Tatsachen selbst etwas zu Schaden kamen. Die ärztlichen Werke zeigen das allerorten.

Man höre den Landshuter Professor G. A. Bertele über Arzneimittellehre! (Handbuch der dynam. Arzneimittellehre, Landshut, 1805): „Der Stickstoff als eine Indifferenz des Lichts mit der Materie, und dadurch animalisierendes Prinzip, bleibt in einer dem Organismus ähnlichen Indifferenz auch indifferent für ihn, nur wenn in seine Konstruktion noch andere Naturtätigkeiten eingegangen sind, und eine besondere Differenz gebildet haben, dann nur wirkt er auf die dieser Tätigkeit entsprechende Art" (S. 3). — In der Klasse der „Negativen Reize, als Faktoren der Subjektivität" erscheinen als Abteilung II die „Brech- und Laxiermittel"; sie werden folgendermaßen gekennzeichnet: „Sekundär und indirekt oxydierende Arzneimittel: so ferne sie einen Indifferenzierungsprozeß durchsetzen, und für die Objektivität des Organismus negierend wirken." (S. 72.) — Ist je über Abführmittel erhabener philosophiert worden?!

Ein anderer Landshuter Professor, später in Bonn und München, Philipp Fr. Walther, sagt über den Stickstoff, der nach Bertele „eine Indifferenz des Lichts mit der Materie" ist: „Wenn der Stickstoff überhaupt ein in Gasform aufgelöstes Metall ist, so ist der Faserstoff eigentlicher ein verflüssigtes Metall." (Lehrbuch der Physiologie des Menschen, Bd. I, 1807, S. 297.)[2]

Über die Blutbewegung entwickelt er folgende Gedanken: Das Gesetz des Umlaufs der Planeten ist nach ihm auch das Gesetz des Blutumlaufs. — „Auf solche Weise kreiset das Blut im Organismus, als neu organisch gewordenes: jedes Blutkügelchen nicht nur sich um seine Axe drehend, nach siderischen Gesetzen; sondern auch in progressiver Kreisbewegung. . . . Das Kreisige ist die Darstellung der vollkommensten Immannenz der Idee. Wie nun aber die absolute Identität nur in der Form der relativen Trennung der beyden absoluten Einheiten, der realen und idealen, sich darstellt; so geht alle Kreisbewegung in die elliptische über." (Bd. II, S. 3 bis 5.) Man sieht hier deutlich die Beeinflussung durch den magischen Grundsatz „wie oben, so unten", indem die Bewegung eines Blutkörperchens mit der Planetenbewegung in Vergleich gesetzt wird. Ich möchte mit dem Angeführten keineswegs alles in Bausch und Bogen verdammen oder gar lächerlich machen, ja ich möchte sogar annehmen, daß man damals manches richtiger gesehen hat und man sogar wieder auf einige der alten Anschauungen zurückkommen wird; es kam mir hier nur darauf an, zu zeigen, daß damals allzuviel am grünen Tisch gedacht und gedichtet wurde, ohne die entsprechende feste Unterlage an Tatsachen, ohne Erfahrung. Walther war ein bedeutender Kopf,

[2] Absichtlich habe ich mit Bertele und Walther zwei Männer angeführt, die auch Friedrich von Müller in seiner Rektoratsrede „Spekulation und Mystik in der Heilkunde" (München 1918) als für die damalige Zeit kennzeichnend ausführlich behandelt. Es sind also nicht zwei im Gegensatz zu ihrer Zeit stehende Außenseiter, sondern beispielhafte Gestalten. Die von Müller in „ " gesetzten Anführungen sind vielfach nicht wörtlich, sondern Zusammenfassungen längerer Ausführungen etwa mit den Worten der Verfasser.

einer der wenigen, die später noch den Anschluß an die nüchterne Wissenschaft fanden. Man kann sich denken, wie erst auf dem schwankenderen Gebiete der Krankheitslehre „gedichtet“ wurde, wenn schon im Gebiete der Chemie und Physiologie ein wissenschaftliches Lehrbuch sich so vernehmen ließ.

Vielleicht waren oft die einfachen stillen Praktiker, von denen man wenig weiß, besser, da sie, durch die Notwendigkeiten des Lebens gezwungen, nicht über Krankheit und Tod philosophieren konnten, sondern mit ihnen kämpfen mußten. Auf den Hochschulen aber stritt man vielfach in dieser Art über das „Wesen“ der vorliegenden Krankheit, und wo der eine einen Krampf annahm, bewies der andere mit hundert Gründen, es liege eine Entzündung vor, der dritte sprach von „Asthenie“, und der vierte war von einer „Unterdrückung der Hautfunktion“ überzeugt. Alles schwebte in einem Nebelmeer persönlicher Vermutungen, und jeder blieb um so hartnäckiger auf seiner Meinung bestehen, je weniger sie in strengem Sinne beweisbar war. Daß bei diesen Meinungsverschiedenheiten auch die Ansichten über die Behandlung stark auseinandergingen, werden wir weiter unten noch sehen; und das fiel um so mehr ins Gewicht, da die Behandlungsweisen oft sehr eingreifend waren.

Die Frage von der Natur, dem Wesen der Krankheit ist, in ihrer Tiefe verstanden, ein Streit um des Kaisers Bart, aber es ist eine alte Erfahrung, daß um derartiges oft am erbittertsten gestritten wird. Da an diesen Streitigkeiten alle Richtungen beteiligt waren, fielen auch alle über den her, der sich gegen diese aussichtslosen Ergrübelungen wendete, nämlich Hahnemann. Man warf ihm vor, er nähme der damaligen philosophierenden Medizin, indem er die Möglichkeit bestreite, das (übersinnliche) Wesen der Krankheit zu erkennen, ihr höchstes Ziel, raube der Medizin „die Würde als Wissenschaft“ und setze sie zu roher Empirie herab.

Wie stark die Arzneimittellehre auf der Überlieferung baute, die bis zu den Griechen und Römern zurückging, hörten wir von Alexander und A. v. Haller (S. 88 und 93). Schlendrian am Krankenbett und der Glaube an irgendwelche immer wiederholte papierene Behauptungen waren die Grundlage; kaum je befragte man die Natur in klaren Versuchen. — Man fühlt sich durch dies ewige Nachsprechen an Schopenhauers böses Wort erinnert, daß „die Stallfütterung der Professuren am geeignetsten für Wiederkäuer“ ist. (Vgl. auch unten die Ansicht von Wunderlich und Jörg.) Auf welche brüchigen und fragwürdigen theoretischen Überlegungen die Ärzte damals vielfach die Behandlung aufbauten, mögen einige Beispiele zeigen.

Der schon im zweiten Teil Seite 273 genannte Dr. Berndt in Küstrin,
374 später Professor in Greifswald, erwähnt in seiner Arbeit, in der er die Er-

folge seiner Versuche mit Belladonna zur Verhütung des Scharlachs mitteilt, allerdings, Hahnemann habe Belladonna schon früher empfohlen; den Ähnlichkeitssatz, auf dem Hahnemann aufbaut, verschweigt er jedoch und schreibt über die Gründe, durch die er selbst zur Verwendung von Belladonna bewogen wurde, folgendes: „Ausgegangen von der Idee, daß zur Entwicklung des Scharlachfiebers die Vermittlung des Gangliensystems eintrete, hegte ich die Meinung, daß allerdings die Ansteckung verhütet werden könne, wenn man ein Mittel ausfindig machte, was durch eine spezifische Erregung auf dies System wirkte und durch jene veränderte Lebensstimmung in diesem Systeme, die Empfänglichkeit für das Contagium so lange mindere oder ganz unterdrücke, als die Wirkung desselben im Organismus andauern kann." (Huf. Journ. 51, H. 2, S. 5.) Das klingt gewiß „wissenschaftlicher" als das „Similia similibus"! Aber es ist doch recht zweifelhaft, ob man bei dem geringen physiologischen und pathologischen Wissen der damaligen Zeit in Wirklichkeit mit dergleichen theoretischen Überlegungen des Jahres 1818, die zehn Jahre später gewiß kaum mehr verständlich waren, Heilmittel finden kann, wie es Hahnemann auf Grund des Simile vielfach gelungen ist.

Zu einem milderen Urteil über den wissenschaftlichen Wert dieser Überlegungen könnte man nur auf Kosten ihres moralischen kommen. Man fragt sich verwundert, wie Berndt auf eine Verhütungsbehandlung des Scharlachs mittels Belladonna kommt. Man erhält den Eindruck, daß er diese fragwürdigen theoretischen Betrachtungen nur deshalb an den Haaren herbeizieht, um nur ja nicht der geistigen Gemeinschaft mit dem Erzketzer Hahnemann bezichtigt zu werden. — Welcher Folgerung aus diesem „Zwieschluß" (Dilemma) man sich anschließen soll, bleibe unentschieden.

Hier darf wohl auch G. L. Rau angeführt werden als gerecht abwägender, sozusagen zwischen den Parteien stehender Arzt (s. u.). Im Jahre 1834 schreibt er (in seinen „Ideen zur wissensch. Begründung des Systems der hom. Heilk.", S. 4), daß, wenn auch nicht leicht mehr ein Arzt laut den Grundsätzen Browns huldige, sie doch noch in den Köpfen vieler Ärzte spuken, die sich von der vorgefaßten Idee der Asthenie nicht losreißen können und dadurch unbedeutende Gesundheitsstörungen „durch die Anwendung heftiger Reizmittel in die gefährlichsten Zustände verwandeln".

In bezug auf die Fragwürdigkeit der Begründung von Heilanzeigen sagt Rau (S. 13): „Wenn mehrere Ärzte in ziemlich gleichen Fällen das leider viel mißbrauchte Kalomel verordnen, so hat der eine dabei die Absicht, einer vermeintlichen entzündlichen Diathese entgegen zu wirken, der andere einen ihm vorschwebenden gereizten Zustand der Leber zu entfernen, der dritte will damit den Darmkanal von Unreinigkeiten befreien, der vierte eingebildete lymphatische Stockungen auflösen, der fünfte denkt an heilsame Ableitung durch vermehrte Stuhlgänge und Speichelfluß, der sechste vielleicht an ver- 375 borgene syphilitische Dyskrasie. So geht es bei Verordnung vieler Mittel. ... Oft werden die Erklärungen der Heilwirkung eines Mittels an den Haaren herbeigezogen, je nachdem es die Vorliebe für dieses oder jenes System verlangt."

In diesem Fall ist die theoretische Ansicht über Wesen und Ursache der Krankheit ganz gleichgültig für die Behandlung, was auf große Widersprüche und Unklarheiten in den Heilanzeigen hinweist. In anderen Fällen war jedoch die theoretische Meinung des Arztes von unheilvollstem Einfluß auf die Behandlung, was man in besonders auffallender Weise bei Broussais sieht, für den die meisten Krankheiten Entzündungen des Verdauungsschlauches waren, die infolgedessen auch mit entzündungswidrigen Mitteln behandelt werden mußten, also damals notwendig mit großen Blutabzapfungen mittels Aderlaß und Blutegeln. Man braucht nicht ein grundsätzlicher Gegner des Blutlassens zu sein und wird doch zugeben müssen, daß eine solche eingreifende Behandlung mit ganz schematisch angewendeten großen Aderlässen und Dutzenden von Blutegeln auf Grund einer so fragwürdigen „Diagnose" in sehr vielen Fällen unheilvoll wirken mußte.

Wie stark die jeweiligen theoretischen Ansichten die Meinungen über die Wirkungen der Arzneimittel und damit auch die Gesichtspunkte änderten, nach denen die Arzneimittelwahl erfolgte, zeigen auch die Worte von Professor F. W. v. Hoven, der der Homöopathie abgünstig gesinnt war: „Jedes neue System bewirkt eine andere Ansicht der Krankheiten, die veränderte Ansicht der Krankheiten hat auch eine andere Ansicht der Wirkungsart der Heilmittel zur Folge, und nichts ist natürlicher, als daß bei diesen immer veränderten Ansichten ihrer Wirkungsart die Indikationen zu ihrem Gebrauch auf gleiche Weise unbestimmter und unsicher werden. So wurden z. B. der Moschus und das Opium, die früher allgemein für antispasmodische Mittel gehalten wurden, durch das Brownsche System zu reizenden, durch das naturphilosophische zu antiphlogistischen. Wie können wir wohl unter diesen Umständen unsere Heilmittel ihren Kräften gemäß anwenden lernen? Woraus sollen wir die Indikationen zu ihrem Gebrauch schöpfen, da die einzig lautere Quelle so getrübt ist? Wer sieht hier nicht die schlimme Wirkung unserer theoretischen Systeme?" (v. Hoven, „Biographie", Nürnberg, 1840, S. 353.)

Aus diesen Worten eines Schulmediziners geht klar hervor, daß die theoretischen Systeme keineswegs nur eine bedeutungslose Verzierung der praktischen Heilkunde waren, die nur geringen Einfluß auf die Behandlung hatte. Außerdem zeigt sich die damalige ärztliche „Erfahrung" in einem eigenartigen und gewiß nicht günstigen Lichte.

Diese Einteilung der Mittel in stärkende, auflösende, arthritische,
376 krampfstillende usw. sah gewiß recht wissenschaftlich aus, und es galt

als „rationell“, mit den entsprechenden Mitteln gegen Krankheiten vorzugehen, die man ohne sachliche Gründe nach dem jeweiligen System als „Schwäche“ oder als „Verstopfungen“, als „gichtisch“, als „Krampf“ usw. ansah. Aber indem man dieses „rationelle“, gegen die angeblich erste „Ursache“, das „Wesen“ gerichtete Verfahren einschlug, verbaute man sich geradezu durch diese voreiligen Verallgemeinerungen, die meist durch irgendeine Systembrille gesehen wurden, den Weg zur reinen Erfahrung. Erst wenn der „rationelle“ Weg nicht zum Ziel geführt hatte, wandte man „spezifische“ Mittel an, d. h. solche, deren besondere Wirkung auf ein Organ nicht recht erklärlich erschien, und die sich nicht ohne weiteres in die üblichen Fächer einordnen ließen und insofern geradezu als minder wissenschaftlich galten. (Vgl. Mor. Müller, Stapfs Archiv I, 1. 12.)

Die Zerrissenheit und Unduldsamkeit der verschiedenen Richtungen gegeneinander waren so groß, daß der gewiß sehr gemäßigte Hufeland einmal schrieb: „Es gibt jetzt Gegenden in Teutschland, wo kein Kranker mehr stirbt, ohne daß eine Partei laut schreit, die andere habe ihn totgeschlagen.“ Daß es ein Menschenalter später nicht anders war, zeigt der Umstand, daß Werber in seiner „Entwicklungsgeschichte der Physiologie . .“ (Stuttgart—Leipzig, 1835, S. 60) den Satz anführt und in einer Bemerkung dazu schreibt: „Man sollte meinen, Hufeland habe diese Worte für unsere Tage geschrieben, so sprechend ist auch dadurch unsere neueste Zeit geschildert.“ — Drei Jahre später erwähnt es auch Rau in seinem „Organon“ (S. 1) in zustimmendem Sinne[3].

In dem durchaus schulmedizinischen und homöopathiefeindlichen „Medicinischen Almanach für das Jahr 1838“ (herausgegeben von Joh. [Isaac] Jak. Sachs, Berlin, 1838) schreibt Schubert auf Seite 21: „Es hat sich mir, warum soll ich es verhehlen? leider seit einer Reihe von Jahren die Überzeugung aufgedrungen, daß das ganze Heilpersonal von den Ärzten herab bis zu den alten Weibern, Hirten und Abdeckern wirklich mehr Schaden als Nutzen stiftet.“ Wenn man bedenkt, daß dies nicht die persönliche Ansicht eines Arztes ist, die er in einem selbständigen Buche äußert, sondern in einem von anderer Seite herausgegebenen Almanach steht, so erhält sie dadurch doch mehr Gewicht, als man der Meinung irgendeines einzelnen Eiferers sonst zuschreiben würde.

[3] Ich habe das Wort Hufelands an der Stelle, an der es stehen soll, nicht gefunden (Journal der praktischen Heilkunde, 1801, H. 1, S. 75), trotzdem lasse ich die Anführung stehen, denn Werber und Rau sind meist zuverlässig, es ist also wohl anzunehmen, daß es sich irgendwo findet. Aber auch abgesehen davon, darf man, wenn Hufeland es auch nicht gesagt haben sollte, seine Richtigkeit annehmen, denn Werber und Rau sind derselben Meinung.

Alles das spricht gewiß nicht dafür, daß die damalige Heilkunde eine festbegründete, einheitliche Lehre war, auf so festen Grundlagen, daß sie hochmütig auf eine neue Lehre herabsehen durfte. Da nun außerdem Hahnemann die Grundlagen sämtlicher herrschender Anschauungen umzustürzen strebte, was das Vorgehen bei der Behandlung angeht, so machte er sich auch sämtliche Lehren zu Feinden.

Hier sei auch nochmals an das oben von Samuel und Kobert über die damalige Heilkunde Gesagte erinnert (S. 212), an die Ausführungen von Zimmermann über die Wirkung der Narkotika (S. 209) sowie an die auf Seite 318 gebrachte Auslese der damaligen Ansichten über Ursache und Wesen der Cholera. Das alles sind unverdächtige Zeugen über den Zustand der damaligen Heilkunde. Überall stellt man fest, daß auf tönernen Füßen stehende Theorien das Feld beherrschen und unheilvollen Einfluß auf die praktische Heilkunst haben. In bezug auf die Behandlung in der damaligen Schulmedizin im Vergleich zu der in der Homöopathie sagt Kobert: „Die Wahrheitsliebe zwingt mich, ihr [der Homöopathie] dann gern zuzugestehen, daß zu Zeiten Hahnemanns die Pharmakotherapie der Schulmedizin noch eine so entsetzlich rohe war, daß sie in sehr vielen Fällen mehr schadete als nützte, und daß daher der Übergang zur Homöopathie damals für die Patienten oft ein Vorteil war, denn diese Behandlungsmethode war, bei Lichte besehen, eine suggestive, tatenlos zusehende und abwartende." (Lehrbuch der Pharmakotherapie, 1897, 19.)

Wenn Kobert hier die Homöopathie als abwartendes Verfahren kennzeichnet, so denkt er offenbar nach altem Brauch nur an den Hahnemannismus mit den Hochpotenzen. Der Vergleich der beiden Schulen wird aber um so mehr zugunsten der Homöopathie ausfallen, wenn man weiß, daß viele Homöopathen ihre Arzneien in Gaben verabreichten, die auch nach den Ansichten der heutigen Schulmedizin noch wirken können; man denke z. B. an die Schwefelbehandlung der Furunkulose durch August Bier. Sie zeigt deutlich die Möglichkeit, auch durch richtig nach dem Ähnlichkeitsgesetz gewählte ungiftige Mittel in kleinen Gaben gute Heilwirkungen zu erzielen, so daß man auch den damaligen Homöopathen zugestehen muß, daß sie nicht nur nicht schadeten, sondern, soweit sie niedrigere Verdünnungen anwendeten, auch sicher oft mit ihren Mitteln günstig auf die krankhaften Vorgänge einwirken konnten. Bei dieser Sachlage vor hundert Jahren wird man weiter unten um so mehr mit verwunderten Augen sehen, wie erbittert die Schule die Homöopathie fast nur mit theoretischen Gründen bekämpfte, gerade so, als ob eine Erörterung der praktischen Erfolge der Homöopathie oder gar eine Nachprüfung wegen der überlegenen Er-
378 folge der alten Schule gar nicht in Frage kommen könnte!

Daß Kobert die damalige allopathische Behandlung „entsetzlich roh“ nennt, bezieht sich, abgesehen von dem vielfachen Mangel genauer Heilanzeigen, insbesondere auch auf die großen Gaben stark wirkender Mittel, wodurch gar nicht selten akute Arzneivergiftungen, aber besonders auch chronische Arzneisiechtümer erzeugt wurden, die man oft gar nicht als solche erkannte. So kamen nicht selten chronische Vergiftungen durch China- und Quecksilberarzneien vor. Auch Nichthomöopathen wie Kopp rühmten hier gerade die Verdienste Hahnemanns, der erstens derartige Arzneisiechtümer als solche erkennen lehrte und außerdem durch Vermeidung großer Gaben in der Homöopathie sozusagen unmöglich machte (vgl. auch das weiter unten über Neergaard Gesagte).

Dieser alten Schulmedizin erwuchsen im dritten und vierten Jahrzehnt scharfe Gegner, die in überraschend kurzer Zeit die Schlachtreihen der alten Schulmedizin zertrümmerten. Bevor wir aber den Aufmarsch der Schlachtreihen im einzelnen betrachten, sei Wunderlich das Wort erteilt, der in seiner „Geschichte der Medizin“ (Stuttgart, 1859) diese alte Schule aus eigenem Erleben geschildert hat. Er selbst ist auch ein scharfer Gegner der Homöopathie, der eine Kritik dieser Lehre für „völlig überflüssig“ hält. Das hindert ihn jedoch nicht, mit ihrer Gegnerin, der „Schulmedizin“ der ersten vier Jahrzehnte des 19. Jahrhunderts, ebenso erbarmungslos ins Gericht zu gehen. Wunderlich, geboren 1815, seit 1833 Student in Tübingen, hat gerade noch den Ausklang dieser Zeit miterlebt und selbst Hand angelegt, um das alte Gebäude niederzureißen und das neue aufzuführen.

Derartige wissenschaftliche Kämpfe, zumal soweit sie sich auf Amtsbrüder an Universitäten beziehen, werden meist einem weiteren Kreise später stark gefiltert vorgesetzt. Insbesondere wenn man glaubt auf noch Lebende Rücksicht nehmen zu müssen, geht man meist auf leisen Sohlen. Wunderlich allerdings scheint die Reiterstiefel aus den Zeiten des Kampfes noch nicht abgelegt zu haben, und er tritt gewiß nicht leise auf, — vielleicht schmerzen ihn auch noch die alten Wunden aus den Zeiten des Kampfes. Man könnte also wohl gegen ihn einwenden, er sei befangen und verdiene deshalb keine weitere Beachtung. Daran ist richtig, daß er gewiß nicht eine kühl-objektive Einstellung zur Schau trägt wie die meisten anderen Darstellungen, in denen diese Gegensätze stark abgeschwächt geschildert werden. Da sein Bericht jedoch in vielem mit meinen eigenen Eindrücken zusammentrifft, so wird sich der rechte Gleichklang vielleicht erst ergeben, wenn man die gewöhnlichen „objektiven“ Schilderungen mit den seinen zusammenhält; er gibt dann wenigstens eine wichtige Ergänzung zu den sonstigen Berichten über diese Auseinandersetzungen. Die Anführungen zeigen jedenfalls, daß er sich in außerordentlich starkem Gegensatz zur älteren Richtung gefühlt hat. Da ja, als er das schrieb, die Hauptkämpfe immerhin schon fast zwanzig Jahre zurücklagen, wodurch doch sicher eine gewisse Abmilderung auch bei ihm stattgefunden haben wird, muß er diesen Gegensatz doch wohl in der von ihm geschilderten Stärke auch erlebt haben.

Über die naturphilosophische Medizin sagt Wunderlich (S. 266ff.): „Dieses Hereinbrechen der Naturphilosophie hat für die Medizin nicht das geringste Nützliche geleistet. ... Überhaupt hat die Naturphilosophie im ganzen den Effekt gehabt, daß sie, wenn auch nicht gerade zuerst, aber am konsequentesten, als Hauptmittel zur Erforschung der Natur die Phantasie einführte. ... Der Naturphilosophie war es nicht um Einfluß auf die Praxis zu tun; ja sie zog sich vornehm von dieser zurück. Die Arbeit der philosophischen Ärzte war am Schreibtisch. Dies war noch gewissermaßen ein Glück. Allein die Wirkung auf die Praxis blieb doch nicht aus. ... Von manchen Lehrern wurden nur die sublimsten Probleme und Spekulationen behandelt; von eigentlicher Medizin erfuhr man in den Schulen nichts."

Über die Gegner und Kritiker der Homöopathie in den zwanziger Jahren heißt es (S. 278): „Im Ganzen haben sie eher dazu beigetragen, den Ruf der Homöopathie zu verbreiten. ... Die Gegner haben zumal darin gefehlt, daß sie als Partei sich der Homöopathie gegenüber stellten. Freilich war der Zustand der damaligen Medizin selbst ein solcher, daß sie Hahnemann und seinen Anhängern die faule Methode ihrer Erfahrung und ihrer Argumentation kaum zum Vorwurf machen durfte. ... Die Vorwürfe, die sie Hahnemann machten, trafen sie selbst ebensogut."

Zusammenfassend sagt Wunderlich in bezug auf diese Jahre in einem Abschnitt „Zustand der deutschen Medizin überhaupt" (S. 295f.): „Hatte die Naturphilosophie die Köpfe verdreht und den Sinn von der sog. gemeinen Wirklichkeit weggerissen ... so ist dem Eklektizismus die Verödung der deutschen Medizin zuzuschreiben. So kam es, daß in den ersten 30 Jahren des Jahrhunderts in keinem Lande eine schlechtere und schlaffere Medizin herrschte als in Deutschland. Köpfe, die ohne Denker zu sein, als Philosophen sich geberdeten, gaben den Ton an in der Literatur und standen an der Spitze des Unterrichts. Fast ohne Ausnahme war auf allen deutschen Universitäten in der Medizin nichts reelles zu lernen. Der ganze positive Inhalt des Wissens wurde vernachlässigt, gering geschätzt oder war den Lehrern selbst gänzlich unbekannt. ... Schlecht unterrichtet, verdorben, irregeleitet und ohne alle reelle Kenntnisse traten die jungen Ärzte ans Krankenbett. ... Für die einfachen Fragen des Tatbestandes fehlte es an dem schlichten Sinne. Die Diagnosen am Krankenbett wurden daher stets in einem Gallimathias unverdauter Phrasen eingewickelt ... bald Asthenie und
380 Hyperasthenie, bald Erschöpfung und Perversität der Lebenskraft, bald aber

mit den gänzlich von allem positiven Boden verflüchtigten Redensarten des gastrischen, biliösen, rheumatischen, catarrhalischen, nervösen etc. Zustandes. ... Die febris rheumatico-catarrhalis subgastrica und gastrico-biliosa subnervosa, oder gastrico-nervosa inflammatoria waren ganz geläufige Diagnosen. ... Der Schüler folgte diesen Subtilitäten, in denen der Lehrer exzellierte, mit Staunen und ängstlicher Beklemmung. ... Die Therapie war eine äußerst complizierte und reizende. Sie meinte rationell zu sein, indem sie vorgab, auf das doch völlig imaginäre Wesen der Krankheiten sich zu stützen. In Wahrheit ging sie jedem Symptom nach."

Hahnemann hat vieles davon nach Inhalt und Form kaum unverblümter gesagt! Deutlich treten auch hier die drei Parteien hervor.

Schon oben wurde darauf aufmerksam gemacht (S. 112), daß solche Urteile dazu neigen, zu sehr zu verallgemeinern. Wenn auch die Naturphilosophie die Köpfe vieler Ärzte beherrschte, so gab es daneben auch reine Materialisten und Brownianer usw., zumal unter den älteren. Insbesondere aber gab es, wie immer, auch damals geborene Ärzte, die die theoretische Schulmeinung beiseite ließen und sich an alterprobte empirische Arzneien und Volksmittel hielten und ohne viel Wissenschaft dem Kranken Besseres leisteten als die „wissenschaftlichen" Ärzte. Aber wenn man das auch zugibt, so muß doch wohl in der Tat nach dem Urteil vieler Ärzte aller Richtungen die damalige Heilkunde große Schwächen gehabt haben.

* * *

Der Aderlaß. Während Hahnemann schon frühzeitig den Blutentziehungen zweifelnd gegenüberstand und sie bald ganz ablehnte, da er darin nur eine Vergeudung des kostbaren Lebenssaftes und eine Schwächung des Kranken sah, waren die Blutegel und insbesondere der Aderlaß für die meisten Ärzte der Zeit das große Heilmittel, besonders bei Entzündungen. Infolgedessen spielt der Blutlaß in den Arbeiten gegen die Homöopathie eine bedeutende Rolle und verdient deshalb eine besondere kurze Betrachtung.

Wir hörten schon mehrfach von bedeutenden und häufigen Aderlässen; hier sei nur noch ein berühmt gewordener Fall, der außerdem von einem „berühmten Arzt" behandelt wurde, berichtet. Der bedeutende französische Staatsmann Casimir Périer erkrankte Anfang April 1832. „Der Kranke bot außer dem geringen Fieber und mäßiger Diarrhöe kein bedeutendes Symptom." Man stellte die Diagnose „Cholera" [?], und Broussais ließ am ersten Tage sofort 60 Blutegel setzen, den nächsten 25; am gleichen Tage machte man noch einen Aderlaß von 36 Unzen —. So ging man bei „unbedeutenden Symptomen" vor! Es gelang denn auch der „physiologischen Medizin" von Broussais, die Krankheit „bedeutend" zu gestalten;

durch noch mehrfach angewandte Blutegel entkräftete man den Kranken weiterhin, der auf die Dauer dieser Behandlung auch nicht widerstehen konnte und sich ihr am 16. Mai durch den Tod entzog. (Huf. Journ., Bd. 74, V, 129 u. VI, 117, 1832.) Hufeland gibt Broussais in einem Nachwort in der Behandlung der „Cholera“ mit Blutlassen „vollkommen recht“, wenn es auch „etwas zu reichlich“ gewesen sei. Die Gerechtigkeit gebietet außerdem mitzuteilen, daß einige an das Bett von Périer berufene Ärzte, wie Emery, gegen Ende der Krankheit die Behandlung nicht mehr gutheißen wollten und sich zurückzogen.

Wie außerordentlich stark die Hochschätzung des Aderlasses und anderer ausleerender Verfahren damals war, beweisen Hunderte von Bemerkungen vom bedeutendsten Kliniker bis zum anspruchslosen Praktiker. Bischoff sagt in seiner Schrift gegen Hahnemann (s. u.) über den Aderlaß bei der Lungenentzündung: „. . . wo es sich um Rettung des Menschenlebens, die hier in der Macht des Arztes liegt, handelt, und bei welcher die erprobte Erfahrung von Jahrhunderten für den einzig hohen Nutzen und die unentbehrliche Nothwendigkeit der Aderlässe so laut spricht, sie so dringend ans Herz legt.“ (S. 127.) „Daß aber auch bei jeder heftigeren Entzündung irgendeines Organs . . . oft die Aderlässe das einzig rettende Mittel sein könne; diese Überzeugung teilt gewiß jeder echte Praktiker mit mir. . .“ (S. 132.)

Jörg (s. u.) ruft gegen Hahnemann, weil er den Aderlaß unterläßt, die Polizei auf, und in ganz ähnlicher Weise haben auch seine übrigen Kritiker geurteilt, ja es gibt kaum einen, der nicht gerade diesen Punkt besonders betont. Hufelands Urteil zeigt mit besonderer Klarheit, wie groß in dieser Beziehung die Kluft zwischen den streitenden Parteien war, denn der sonst so mild urteilende Hufeland versteigt sich hier zu folgenden Vorwürfen. Nachdem er an den Homöopathen getadelt hat, daß das System eine beschränkende Herrschaft auf sie ausübt, führt er aus, daß diese besonders unheilvoll hervortrete in lebensgefährlichen Augenblicken schnell verlaufender Erkrankungen. „Hier wünschte ich meine Stimme recht laut und zur Donnerstimme erheben zu können! . . . Wer bei pneumonischen, apoplektischen, encephalitischen Affektionen, überhaupt bei Entzündungen edler Organe, die Blutentziehung vernachlässigt, und nun der Tod oder eine langwierige, ebenso unheilbare Krankheit die Folge ist, — der hat eine schwere Blutschuld auf sein Gewissen geladen, . . . der fällt der Gerechtigkeit zur Bestrafung, und, wenn auch nicht dem irdischen, doch dem höhern, Richterstuhl anheim, denn er ist ein Mörder durch Unterlassung.“ (In „Die Homöopathie“, angeführt nach Waplers Ausgabe „Hufelands Schriften
382 über die Homöopathie“, Leipzig, 1921, 42 bis 43; ähnlich schon in Huf.

Journ., Bd. 66, 2, 63.) Hufeland nennt hier die Homöopathen „Mörder“ und fällt durch diese ungerechtfertigte Übertreibung in denselben Fehler, den er bei anderen gerügt hat!

Im „Antihomöopathischen Archiv“ (I, H. 3, S. 120, 1833) sagt Schrader: „Ref. müßte fürchten, etwas sehr Überflüssiges zu tun, wenn er die allgemein anerkannten Vorteile der Blutentziehungen und des methodus evacuans [ausleerendes Verfahren] überhaupt erst beweisen wollte.“ — Noch im Jahre 1844 wurde ein Arzt von einem Kreisarzt beim Ministerium verklagt, weil er den Aderlaß zu unterlassen pflegte. (A. H. Z., 1844, Bd. 27, S. 91.)

Wenn man von einzelnen absieht, war die Überzeugung von der Notwendigkeit der Blutentziehungen bei stärkeren Entzündungen ganz allgemein. Allmählich bereitete sich jedoch ein Umschwung vor. So hören wir schon frühzeitig, daß Andral, der berühmte Pariser Kliniker, nachdem er in den Jahren 1826 bis 1829 den Typhus mit Aderlässen behandelt hatte, auf eine Frage antwortete: „Fragen Sie nicht, ich sah und erschrocken wich ich zurück.“ („J'ai vu et j'ai reculé effrayé“; nach Hygea 16, 449, aus der Gazette méd. de Strasbourg, 1841). Auch der berühmte Pariser Kliniker Louis bekämpfte ihn frühzeitig. Aber noch später wurde sogar bei der Lungentuberkulose und der Cholera der Aderlaß in Verbindung mit reizenden Mitteln empfohlen wie z. B. von Heimann („Die Choleraepidemie in Köln im Jahre 1849“, Köln, 1850).

In Deutschland trat die Anwendung des Aderlasses erst zurück, als Dietl in Wien in den vierziger Jahren zeigte, daß bei Anwendung des Aderlasses 20,4% der Kranken bei Lungenentzündung starben, etwa ebensoviel bei der damals „modernen“ Behandlung mit Brechweinstein in großen Gaben, dagegen nur 7,4% bei rein diätetischer Behandlung; der Aderlaß und die Behandlung mit Brechweinstein hatten also einen gewaltigen Vorsprung an Mißerfolgen! Dietl faßt seine ablehnende Meinung in den Sätzen zusammen: „Der Aderlaß ist zur Wiederherstellung der Gesundheit nie notwendig und insofern nie angezeigt. Die Anwendung des Aderlasses in der Pneumonie ist auf das Äußerste einzuschränken, oder, was sicherer ist, ganz zu unterlassen.“ (S. Jos. Dietl, „Der Aderlaß in der Lungenentzündung“, Wien, 1849, S. 120.) Diese Ansicht Dietls gewann schnell an Boden und wurde bald die herrschende.

Dietl selbst gibt in seiner Schrift zu, von der Homöopathie beeinflußt zu sein. Es wird jedoch nicht ganz klar, wieweit er selbst Versuche mit homöopathischen Mitteln gemacht hat.

Während Anfang der vierziger Jahre man noch den Ärzten die Unterlassung des Aderlasses als Kunstfehler vorwarf, las man 15 Jahre später bei dem führenden Kliniker Felix Niemeyer: „Ich will jemand, der mir lieb ist, weit lieber, wenn er an Pneumonie erkrankt ist, in den Händen eines Homöopathen wissen, als in den Händen eines Arztes, welcher glaubt, den Ausgang der Pneumonie auf der Spitze der Lanzette zu haben"; wobei er mit letzterem Bild auf ein berühmtes Wort von Peter Frank anspielt. (Niemeyer, Lehrbuch d. spez. Pathologie u. Therapie, Bd. I, S. 146, Berlin, 1858.)

Legt man die von Dietl mitgeteilten Zahlen zugrunde und denkt daran, wieviel Zehntausende von Lungenentzündungen von 1800 bis 1850 mittels Aderlaß zum Tode befördert wurden, und rechnet dazu die gewiß ebenso vielen Kranken mit anderen Entzündungskrankheiten, die gemäß dem Dogma gleichfalls mittels des Aderlasses „gerettet" werden mußten, dann kommt man zu erschreckenden Zahlen.

Die freien Homöopathen folgten Hahnemann auch in diesem Punkte vielfach nicht; so bemerkt Griesselich einmal, daß der Aderlaß vom augenscheinlichsten Nutzen sein kann und insbesondere Lungenentzündungen ihn mitunter erfordern (Hyg. 15, 522), und auch der Homöopath Wurmb sowie manche andere lehnen ihn nicht völlig ab, keiner aber räumt ihm die Bedeutung ein, die er in der Schulmedizin hatte. In späteren Jahren trat der Aderlaß, wie bei den Allopathen, so auch bei den Homöopathen, noch mehr zurück.

Auf Dietl hörte man, da er einer vom Bau war, ja seine Mitteilungen erregten das größte Aufsehen. Die Homöopathen, die die übliche Behandlung der Entzündungen und insbesondere die der Lungenentzündung gleichfalls bekämpften, hielt man nicht der Beachtung für wert. — Auch wenn man sich auf den Standpunkt stellen will, daß die homöopathischen Heilmittel „Nichtse" seien, dann waren die Erfolge der Homöopathie offenbar mindestens ebensogut wie bei Dietls Nichtstun, d. h. seiner „diätetischen Behandlung"; sie hatte also auf alle Fälle einen bedeutenden Vorsprung vor der üblichen Behandlung mittels Aderlasses. Das durfte und konnte aber nicht richtig sein, also waren diese Erfolge nicht vorhanden. Man schaute nur auf die natürlich auch vorkommenden Mißerfolge, die man dann obendrein polizeilich verfolgte! Dergleichen ist für den gesunden Menschenverstand schwer zu fassen, und man fühlt hier so recht die mephistophelische Ironie des Goetheschen Wortes: „Der Geist der Medizin ist leicht zu fassen."

Die Geschichte des Aderlasses ist in mancher Hinsicht sehr lehrreich. Auch Dietl wäre vielleicht, wie frühere Gegner des Aderlasses, nicht beachtet oder bekämpft worden, wenn nicht der Zeitgeist in seiner Bevorzugung der pathologisch-anatomischen Richtung mit Dietl übereingestimmt hätte. Dieser Richtung mußte der Aderlaß schon deshalb
384 fernliegen, weil er allzusehr an die eben überwundene Humoralpathologie

erinnerte. — Auch hier hat die Theorie ohne eingehende unbefangene Berücksichtigung der einfachen Erfahrung lange eine maßgebliche und unheilvolle Rolle gespielt bei der Behandlung. Auch hier haben wir wieder die drei Parteien, nur sind beim Aderlaß die Schlachtreihen wieder anders, da in diesem Falle die neue Schulmedizin in trautem Verein mit der Homöopathie der alten Schulmedizin diesen Vorwurf machte, während diese bei der Homöopathie seine Unterlassung als schwerstes Verbrechen tadelte.

Mit diesen Ausführungen über die Blutentleerungen soll im wesentlichen die Problemlage zur Zeit Hahnemanns und seiner Schüler kurz gekennzeichnet werden, ohne daß damit der Wert dieses Verfahrens bestritten werden soll. Es sollten hauptsächlich die Übertreibungen in bezug auf Häufigkeit der Anwendung und die Ausgiebigkeit der Entleerungen gezeigt werden, und die ganz schematische und grundsatzlose, der genaueren individuellen Heilanzeige entbehrende Verwendung. Dieser Übertreibung steht die Einseitigkeit von Hahnemann gegenüber, der die Blutentleerungen ganz verbannt wissen wollte. Bei genauer Heilanzeige haben auch heute noch Aderlaß und Blutegel ihren Platz im Rüstzeug des Arztes.

* * *

Homöopathie und Romantik. Man hat vielfach besonders enge Beziehungen zwischen Homöopathie und Romantik angenommen, ja erstere geradezu als Kind der romantischen Weltanschauung bezeichnet. Das bedarf in mancher Hinsicht der Richtigstellung. Allerdings ist der Begriff der „romantischen Weltanschauung“ außerordentlich vieldeutig, so daß man in der Tat sehr verschiedenartige Persönlichkeiten und geistige Bewegungen, auf die hier nicht eingegangen werden kann, zu ihr gezählt hat. Aber die Homöopathie auch noch ihr unterordnen, würde eine beträchtliche Überspannung des Begriffes bedeuten. Es wäre ein unmögliches Beginnen, hier eine Begriffsbestimmung des „Romantischen“ zu geben, und auch die romantische Naturphilosophie, von der die deutsche Heilkunde der Zeit aufs stärkste beeinflußt worden ist, kann hier nicht als Ganzes gekennzeichnet werden, und das um so weniger, als sie in allen Farben schillert. Einige Kostproben habe ich ja oben meinen Lesern gereicht (s. o. das über Bertele und Walther Gebrachte). Als besonderes Kennzeichen dieser Naturphilosophie und philosophierenden Medizin darf vielleicht das geschwächte Gewissen für Tatsachen bezeichnet werden, indem man sie schnellfertig überflog oder sie zugunsten eines philosophischen Systems umbog oder nicht berücksichtigte.

Hahnemanns Ausgangspunkt war die Schaffung einer Heilkunde, die von einem klaren Grundsatz ausgehend ohne Vermutungen, verstiegene Theorien und Hypothesen über das Wesen der Krankheit im allgemeinen 385 und der einzelnen Krankheiten im besonderen auf der einfachen Erfahrung beruhte. Die Lebenskraft und ihre Verstimmungen waren zuerst sozusagen nur Grenzbegriffe ohne bestimmten Inhalt, ein Standpunkt, den Hahnemann leider nicht immer beibehielt (vgl. oben S. 230).

In diesem Punkte unterscheidet sich Hahnemanns Lehre schon von der alten Schule, aber insbesondere von der romantischen Medizin, die die Erfahrung noch viel mehr überflog als die anderen Ärzte und sich mit Vorliebe in Gebieten phantasievoll ausgedachter Theorien bewegte; hier sind beide Bewegungen geradezu Gegensätze. Über Wesen und Theorie der Krankheiten pflegte der romantische Arzt sich ausführlich beim einzelnen von ihm berichteten Krankheitsfall auszusprechen oder wenigstens seine Überlegungen darauf aufzubauen.

Ist in der naturphilosophischen Medizin der Bau eines Systems alles und das Praktische höchstens ein kleiner unbeachtlicher Anhang, so sind in der Homöopathie die reine Theorie und allgemeine Überlegungen wenig und die Behandlung fast alles. Man vergleiche mit Krankengeschichten romantischer Ärzte die von den Homöopathen veröffentlichten, insbesondere die zahlreichen von Hahnemanns getreuesten Schülern Stapf und Gross. Sie beschränken sich fast ausnahmslos auf die Mitteilung der reinen, objektiven und subjektiven Erscheinungen, ohne auch nur eine Diagnose im alten Sinne zu stellen, geschweige denn über das Wesen der vorliegenden Krankheit meist sehr luftige Theorien zu bauen. Das wurde erst etwas anders, nachdem Hahnemann seine Psoralehre ausgesprochen hatte, aber doch nur in dem Sinne, daß man für zahlreiche Erkrankungen fälschlicherweise eine bestimmte Ursache annahm, ohne große pathologische Systeme zu türmen. Diese Nüchternheit und den Verzicht auf Krankheitshypothesen und Erörterungen über das Wesen der vorliegenden Krankheit machte man ja gerade den Homöopathen zum Vorwurf. Wenn man das aber tut, darf man die Homöopathen nicht in gleichem Atem zu den Romantikern rechnen.

Wir sahen schon oben (S. 274 ff.), daß Hahnemann bereits 1801 die meisten Krankheiten auf unmaterielle, dynamische Ursachen zurückführte und er wohl in Entwicklung seiner eigenen Lehre, vielleicht auf Kantscher Grundlage, selbständig dazu gekommen ist, ohne von Schelling beeinflußt zu sein, wenn er dann auch später durch ihn in seinen Ansichten bestärkt worden sein mag, so sehr er anderseits an Schellings spekulativen Ansichten im Jahre 1808 Kritik übte. — Man hat auch geglaubt, daß Hahnemann durch den neben Schelling bedeutendsten und selbständigsten Naturphilosophen Lorenz Oken (1779—1851) beeinflußt worden ist, wie z. B. Kobert meint. Dagegen ist aber zu sagen, daß Hahnemann einige Jahre, bevor Oken etwas veröffentlichte, schon seine dynamischen Ansichten geäußert und auch die Arzneiwirkung „fast geistig" genannt hatte. Bei der 30. Dezimalverdünnung war Hahnemann schon 1806 angelangt, ehe Oken sein „Lehrbuch der Naturphilosophie" 1808 veröffentlicht hatte. Immerhin mag er von Schelling und Oken und anderen Naturphilosophen darin bestärkt worden sein, diese Vergeistigung der Arzneiwirkung durch die Verdünnung immer mehr zu betonen. Neben diesem „Dynamismus" bildete auch noch die philosophische Grundlage des deutschen Idealismus der damaligen Zeit eine gewisse Gemeinsamkeit, gegenüber der im wesentlichen materialistisch eingestellten neuen Schulmedizin. Wie aber eben schon betont, unterscheidet sich die Homöopathie im einzelnen doch stark von der naturphilosophischen Medizin, insbesondere in bezug auf deren Hypothesenpathologie und die Stellung zur medizinischen Erfahrung.

Meist schwingt wohl bei der Behauptung von der Verwandtschaft der Homöopathie mit der Romantik die Meinung mit, beide seien „mystisch". Wie schon auf Seite 276 betont wurde, bedeutet es einen Mißbrauch des Wortes „Mystik", wenn man alles, was nicht in das Prokrustesbett des Allmechanismus paßt, „Mystik" nennt, also alle Ansichten, die eine Lebenskraft annehmen, „dynamische" Anschauungen und schließlich auch alles, was irgendwie unklar gedacht ist.

Bei den Romantikern kann man in der Tat manches „mystisch" nennen, besonders bei Novalis, anderes mag man bei ihm auch „magisch" nennen können, ja man hat geradezu seine ganze Anschauung als „magischen Idealismus" bezeichnet, und auch mythisch oder mythologisch mag man manches in der Romantik finden. All diese Bezeichnungen sind aber bei der Homöopathie unzutreffend; weder der Dynamismus noch die kleinen Gaben oder die Potenzierung haben irgend etwas mit „Mystik" zu tun. Zum mindesten ist diese Bezeichnung unzweckmäßig, weil mißversändlich; denn man will ja damit nicht mehr sagen, als daß dergleichen nach unseren heutigen chemisch-physikalischen Anschauungen unerklärlich ist. Man mag es auch unglaubhaft, unsinnig oder gar unmöglich nennen, mystisch wird es aber damit nicht, wenn man sich klarer Worte und Begriffe bedienen will.

Das, was beide Richtungen in gewissem Sinne miteinander Gemeinsames haben, sind im Grunde nur ihre nichtmechanistischen Anschauungen und der dynamistische und vitalistische Einschlag, den die Vertreter beider Richtungen in ihren Ansichten mehr oder weniger ausgeprägt hatten.

Falls wirklich die Homöopathie in ihrer Grundanschauung romantisch wäre, dann sollte man erwarten, daß romantische Ärzte Homöopathen geworden wären und umgekehrt auch Homöopathen romantische Ansichten geäußert hätten. Aber davon ist sehr wenig zu merken.

Am ehesten ist wohl von den Homöopathen der Münchener Professor Joseph Reubel zu den romantischen Naturphilosophen zu rechnen, der in Landshut ausgebildet war und eine ganz von Schellingschem Geist durchwehte Schrift herausgab: „Entwurf eines Systems der Pflanzenphysiologie und der Tierphysiologie“ (Bd. I, München, 1804). Die Titel seiner Vorlesungen, die nicht homöopathische Gegenstände betreffen, zeigen ihn auch noch um das Jahr 1830 als Naturphilosophen wie auch seine spärlichen nichtmedizinischen Schriften. Seine wenigen Arbeiten auf homöopathischem Gebiete dagegen zeigen nichts davon, hier stellt er sich ganz in Reih und Glied mit den anderen Homöopathen, er kennt dann nur rein ärztlich-praktische Zwecke und Überlegungen. Auffallend ist, daß Reubel nur wenig über Homöopathie geschrieben hat; vielleicht hat das seinen Grund darin, daß er sich als naturphilosophischer Arzt, der er offenbar durch seine Studienausbildung und seiner Veranlagung nach war, doch nicht recht heimisch fühlte in der nüchternen Homöopathie.

Auch Rau mag hier erwähnt werden, der nicht selten den Begriff der „Polarität“ gebraucht. Außerdem verwendet er den Schellingschen Begriff der „Indifferenz“, indem er von den drei bei den Romantikern sehr gebräuchlichen Begriffen der Sensibilität, Irritabilität und Reproduktion letztere „gewissermaßen als die Indifferenz der beiden andern betrachtet“ („Ideen“, S. 32). Rau macht aber von diesen beiden Begriffen einen sehr zurückhaltenden Gebrauch, zumal auch durchsetzt er nicht die Krankheitslehre mit romantischen Theorien. Was insbesondere den Begriff der Polarität angeht, so war er geradezu ein Modewort der Zeit und keineswegs auf romantische Kreise beschränkt, etwa so, wie man heutzutage nicht Psychoanalytiker zu sein braucht, um von „Verdrängung“ und „Komplexen“ zu sprechen. Dazu kommt noch, daß das Wort auch ohne den Umweg über die Romantik durch die damals infolge neuer Aufsehen erregender Entdeckungen im Vordergrunde stehenden Gebiete der Elektrizität, des Magnetismus sowie die Vorstellungswelt des „tierischen Magnetismus“ Mesmers in den wissenschaftlichen Sprachgebrauch eindringen konnte, wodurch ja auch Schelling auf ihn aufmerksam geworden war.

Im Gegensatz zu anderen medizinischen Zeitschriften spielen in den homöopathischen naturphilosophische Gedankengänge eine recht geringe Rolle. Von den führenden Homöopathen sind in dieser Beziehung nur Hering und Attomyr erwähnenswert; doch werden auch bei ihnen die Grundanschauungen dadurch kaum berührt, sie bilden nur eine Art Ausschmückung des Gebäudes. Beide verwenden mitunter Vorstellungen der naturhistorischen Schule über die Krankheit als „Parasit“, insbesondere spricht Attomyr darüber in einer Arbeit, in der er nach der Art von

F. Jahn die Krankheit mit einem Organismus, einer Pflanze, ihrer Wurzel, Blüte, Samen vergleicht. (St. A. 13, 1, 1.) Hering erwähnt in zustimmendem Sinne mitunter die Ansichten von Stark (z. B. St. A. 15, 1, 25). Es ist gewiß kennzeichnend, daß gerade diese beiden hier zu nennen sind, beide sind geradezu beispielhafte Musterbilder „romantischen" Gepräges; beide sehr rege, gedankenreiche, aber auch phantastische, leicht begeisterte und unkritische Köpfe. Aber gerade diese Aufsätze zeigen, daß die Homöopathie weder zur Naturphilosophie im allgemeinen noch zur romantischen im besonderen engere Beziehungen hat; denn beide liebäugeln wohl mit der Naturphilosophie, verstatten aber doch naturphilosophisch-romantischen Vorstellungen keinen Eintritt in die homöopathische Gedankenwelt; sie werden offenbar durch die Grundvorstellungen der Homöopathen über das Wesen einer „Heilkunde der Erfahrung" darin gehemmt.

Was den Begriff des „Dynamischen" angeht, so war er gewiß nicht sonderlich klar gedacht, aber er entstammt weder dem mystischen noch dem romantischen Gedankenkreise, und er findet sich auch schon bei Hahnemann, bevor er Schelling kannte (vgl. meine Arbeit: „Über den Begriff des ‚Dynamischen' bei Hahnemann", A. H. Z., 1932, Nr. 4/5 und Teil II, S. 273 ff.). Was nun die „Potenzierung" angeht, so beruht diese Vorstellung allerdings auch auf Hahnemanns dynamischen Ansichten, ist aber nicht eine von vornherein bestehende Grundvorstellung der Homöopathie, sondern ist dem Zwange entsprungen, die vermeintlich festgestellten Erscheinungen verständlich zu machen, daß auch kleinste Gaben stark, ja sogar stärker als größere wirken. Es ist also gewissermaßen eine Not- und Verlegenheitserklärung, die anders zu bewerten ist als z. B. phantastische Grundansichten einer Lehre.

Romantisch gerichtete Ärzte konnten höchstens durch die nüchternen, der Phantasie kaum Spielraum gebenden Ansichten abgestoßen werden; sie kamen in der Naturphilosophie besser auf ihre Kosten. Das schließt natürlich nicht aus, daß unter den Homöopathen sich auch Ärzte befanden, die der Vorstellung der Potenzierung keinen Widerstand leisteten, ihr vielmehr entgegenkamen, da es besonders unter Außenseitern immer eine Anzahl von Personen gibt, die eine Ansicht annehmen, nicht obwohl sondern weil sie wunderbar und unschulgemäß ist. Es sind die Eiferer, die in jeder Bewegung die gesunden ihr zugrunde liegenden Gedanken zu Tode reiten.

Was beide Richtungen außerdem in gewissem Sinne einigte, war die gemeinsame Gegnerschaft gegen die naturwissenschaftlich gerichtete Medizin, die in den vierziger Jahren die Herrschaft antrat und von deren Standpunkt aus natürlich auch die geschichtlichen Darstellungen der Zeit verfaßt sind, die aus verständlichen Gründen dazu neigten, ihren Gegnern mehr Gemeinsames zuzuschreiben, als tatsächlich vorhanden war. Dies an- 389 geblich Gemeinsame mußte um so stärker hervortreten, als der erfahrungsmäßige Grundsatz der Homöopathie zugunsten der späteren Lehren von der „Potenzierung“ und der „Psora“ wenig beachtet zu werden pflegte.

d) Das Werden der modernen Medizin

(Von Bichat bis Virchow)

Wenn man das Jahr 1796 als Geburtsjahr der Homöopathie ansehen kann, so darf man das darauffolgende als das der modernen naturwissenschaftlichen Heilkunde bezeichnen; denn in diesem Jahre begann Bichat, von dem die moderne Medizin ihren Ausgang nimmt, in Paris seine geistreichen Vorträge über Anatomie, die er mit der Physiologie verknüpfte, wobei er auch die Krankheiten und besonders auch die pathologische Anatomie behandelte. Er ging mehr als seine Vorgänger auf die einzelnen Gewebe der Organe ein, verglich die ähnlichen Gewebe der verschiedenen Organe und wurde so der Begründer der allgemeinen Gewebelehre. Diese Vorträge und Schriften Bichats gaben auch anderen französischen Forschern starke Anregungen, den von ihm eingeschlagenen Weg zu gehen, wie Pinel und Corvisart, der die Auenbruggersche fast vergessene Perkussion zur Anerkennung brachte. Auch Broussais gehört zu den Ärzten, die stärker auf der pathologischen Anatomie aufbauten. Einen großen Fortschritt tat die Medizin, als der Bretone Laënnec die Auskultation einführte, damit war eine neue Brücke geschlagen von der Klinik und der Krankheitserkennung am Lebenden zur pathologischen Anatomie und den Forschungen im Seziersaal. Zu gleicher Zeit schuf Magendie eine auf Tierversuchen aufgebaute Physiologie, wobei er auch die Wirkung von Arzneikörpern wie den neugefundenen Alkaloiden Morphin, Chinin, Codein usw. untersuchte.

So wurde in den ersten drei Jahrzehnten des 19. Jahrhunderts von einer Anzahl guter Köpfe der Grundstein einer naturwissenschaftlich unterbauten Medizin gelegt, die nicht wie bisher eine auf Symptomen beruhende und vielfach ausgedachte Krankheitslehre anstrebte, sondern streng auf Grund vieler genau zergliederter Einzelfälle zu Regeln und Gesetzen und daraus gezogener Schlüsse sowie mittels Tierversuchen und pathologischer Anatomie tiefer in das Verständnis krankhafter Vorgänge einzudringen versuchte. Von anderen Klinikern seien noch Andral sowie Louis genannt, der mittels der Statistik zu sichereren Schlüssen über die Wirksamkeit einer Behandlung zu kommen suchte.

Über die Behandlung in der französischen Schule im Jahre 1840 sei nur ein Satz aus dem Buche von Wunderlich „Wien und Paris“
390 (Stuttgart, 1841, S. 123) angeführt, in dem Wunderlich als dankbarer

Schüler der Franzosen nach Nennung einiger angesehener Kliniker in Paris schreibt: „Chomel möchte vielleicht der Einzige sein, bei dem man in Andeutung eine individualisierende Therapie finden kann."

Man wird sich nicht wundern, daß diese neuen Anschauungen nur langsam in Deutschland an Boden gewannen; denn die herrschende naturphilosophische Medizin hatte gerade entgegengesetzte Wege eingeschlagen und wandelte auf nüchterne Erfahrung bald hinter sich lassenden Gedankenpfaden. Allerdings wendeten sich anfangs der zwanziger Jahre einige junge Kliniker wie Krukenberg, Schönlein, Nasse der physikalischen Untersuchung mittels Klopfens und Behorchens zu, aber eine allgemeine Anerkennung lag noch in weitem Feld.

Schönlein brachte insofern noch einen Fortschritt, als er anstrebte, die Hypothesenpathologie zu vermeiden. Er wollte demgegenüber die Krankheitserscheinungen einfach beschreiben, etwa wie die damalige Naturgeschichte die Gattungen und Arten der Tiere und Pflanzen beschrieb. Diese „naturhistorische Schule" wurde als ein großer Fortschritt anerkannt, und Schönlein galt in den zwanziger und dreißiger Jahren als der größte deutsche Kliniker. Doch vermieden Schönlein und besonders seine Anhänger nicht den naheliegenden Fehler, wieder ein Krankheitssystem aufzustellen, wie es solche in der Tier- und Pflanzenkunde gab. Die Krankheit wurde bald als ein selbständiges Wesen, als „Parasit" betrachtet, eine Anschauung, die einige naturphilosophisch eingestellte Ärzte auf die Spitze trieben.

Der wirkliche Durchbruch der modernen Medizin in Deutschland jedoch ging von Wien aus. Rokitansky schuf die pathologisch-anatomische Grundlage, der junge Kliniker Skoda auf ihr mittels der physikalischen Untersuchung die Verbindung mit der Klinik und beide zusammen damit eine naturwissenschaftlich unterbaute Krankheitslehre, die Wien bald Paris überflügeln ließ. Skoda fand jedoch mit seiner grundlegenden 1839 erschienenen „Abhandlung über Perkussion und Auskultation" zuerst in Deutschland kaum Beachtung. Wie Wunderlich in seiner „Geschichte" mitteilt, wurde sie nur in einer einzigen Zeitschrift besprochen, aber sehr ungünstig beurteilt. Soweit die schulmedizinischen Zeitschriften in Frage kommen, wird Wunderlichs Angabe stimmen, es ist aber wieder einmal ein Witz der Geschichte, daß eine homöopathische Zeitschrift, die „Hygea", im Jahre 1839 (Bd. 11, S. 346) eine sehr lobende, über 12 Seiten lange Besprechung durch den Wiener Homöopathen Hampe brachte. Eine Tatsache von geradezu symbolischer Bedeutung! Zeigt sie doch deutlich die Verwicklung geistiger Bewegungen, die sich selten auf eine kurze eindeutige Formel bringen lassen.

Erst Anfang der vierziger Jahre kam in Deutschland langsam die neue Schule zur Anerkennung, besonders widmeten sich zwei Zeitschriften dieser 391

Aufgabe, das von Wunderlich und Roser herausgegebene „Archiv für physiologische Heilkunde“ (Stuttgart, 1842 ff.) und die „Zeitschrift für rationelle Medizin“ von Henle und Pfeufer (Zürich, 1844 ff.).

In den vierziger Jahren trat auch der Mann auf, der den stärksten Einfluß auf die wissenschaftliche Heilkunde in der zweiten Hälfte des 19. Jahrhunderts hatte, Rudolf Virchow. Er ist der Gründer der modernen Zellenlehre und Vollender der pathologisch-anatomischen Richtung.

Es ist die Eigenart geistiger Bewegungen, daß sie Ausschließlichkeit anstreben und die von ihr vertretenen Grundsätze bis zum äußersten durchzuführen versuchen. Man wird sich deshalb nicht wundern, daß diese naturwissenschaftliche Betrachtungsweise in recht einseitiger Weise betrieben wurde und die Behandlung der Kranken gegenüber der Erforschung der Krankheiten stark zurücktrat, da sie bei dem damaligen Wissensstande mit rein naturwissenschaftlichen Mitteln einerseits noch nicht möglich war, anderseits sie sich ihr z. T. überhaupt entzieht.

Diese hier im Abriß geschilderte neue naturwissenschaftlich gerichtete Schule siegte bald auf der ganzen Linie und bedarf noch als künftige Gegnerin der Homöopathie in mancher Hinsicht genauerer Kennzeichnung, die am kürzesten und klarsten wohl durch einige Anführungen aus Arbeiten ihrer Häupter geschieht. Zuerst sei das Wort nochmals Wunderlich erteilt, aber nicht als Geschichtschreiber, sondern als Geschichtsmacher.

In dem einleitenden Aufsatz des „Archivs“, der von den beiden jungen Tübinger Privatdozenten Wunderlich und Roser gemeinsam unterzeichnet ist, aber wohl im wesentlichen von Wunderlich stammt und der sozusagen Glaubensbekenntnis und Leitsätze der jungen Schule darlegt, heißt es auf Seite II: „Schon hat sich ein freimütiger Skeptizismus erhoben gegen die willkürlichen Annahmen, mit denen die frühere Medizin erfüllt war, gegen die Behauptungen, welche eine Generation von der andern unter dem Titel Erfahrung ererbt hat, und die man sich gefallen ließ, ohne sie zu prüfen.

Schon beginnt man, die unbesonnenen Abstraktionen zu würdigen, in die sich die bisherige Medizin verflüchtigte, wenn sie kaum mit ihren dürftigen Mitteln von der Natur einige karge und vieldeutige Antworten erfragt hatte. . . . Man fängt an, zu unterscheiden zwischen dem, was in Büchern steht, und dem, was die Naturanschauung lehrt. Man kennt den Wert der imaginären Krankheitsbilder, von denen die Kompendien dozieren. Es erlischt das leichtgläubige Zutrauen auf die alten irrationellen Arzneiformeln und auf die Wirksamkeit unschuldiger, indifferenter Substanzen. Man weist mit Indignation die vagen Hypothesen und die gedankenlosen Phrasen zurück, durch die man sich seit Jahrhunderten über die Lücken
392 des Wissens verblendet hatte . . .“

„Wir glauben, es ist jetzt an der Zeit, daß man versuche, aus dem vorhandenen Material umsichtiger Erfahrungen eine positive Wissenschaft zu gründen, die nicht in Autoritäten ihren Halt sucht, sondern in Gründen und empirischen Belegen, die die Erscheinungen begreifen lehrt, und ebenso vor den Illusionen die Praxis bewahren, als zu einer bewußten, sicheren Therapie führen muß. Dies heißt uns: physiologische Medizin.“

Die Kritik kommt uns merkwürdig bekannt vor! Haben wir ähnliches nicht schon bei Hahnemann gelesen, über „imaginäre Krankheitsbilder, irrationelle Arzneiformeln, vage Hypothesen und gedankenlose Phrasen“?

Von der bisherigen Behandlung wird gesagt: „Fast immer ist bei den gewöhnlichen Heilkünstlern der Kampf gegen einen imaginären Feind gerichtet, gegen Zustände, die die pathologische Anatomie und die Physiologie längst als grundlose Einbildungen aufgezeigt hat. — Ist der Pöbel noch zu tadeln, der dem Wunderdoktor nachläuft, und sich von dessen Hocuspocus imponieren läßt, wenn wissenschaftlich ausgebildete, graduierte Doktoren in ihrem Tun und Lassen von Phantomen bestimmt werden?“ (S. XXV.)

„Wie kann aus einer Arzneimittellehre, die in solchem Grade alles Verkehrte zusammenrafft und in sich verschmolzen hat, ein gesunder Rat erwartet werden?“ (S. XXVI.) — Es wimmelt in der Kritik der bisherigen Medizin von Worten wie „kläglich, Verdrehungen, Entstellungen, scholastisch, unbesonnene Hypothese, phantastische Schwärmerei“!

Als dem damals angesehensten Gegner setzte man sich besonders mit Schönlein und der naturhistorischen Schule auseinander, ihr hauptsächlich die ontologische Auffassung der Krankheiten zum Vorwurf machend.

Wenn es auch nicht meine Aufgabe ist, diese junge Richtung hier einer ausführlichen Beurteilung zu unterziehen, so ist es doch für uns zeitgeschichtlich von Belang, wie sich I. W. Arnold in seiner doppelten Eigenschaft als Physiologe und Homöopath dazu gestellt hat. Arnold hat gleich nach Erscheinen des ersten Heftes des „Archivs“ in der „Hygea“ (Bd. 16, S. 481) an der neuen Zeitschrift Kritik geübt. Er bezeichnet das Streben, auf eine physiologische Begründung der Heilkunde hinzuarbeiten, als „höchst lobenswert“; jedoch sei es einseitig. Es gebe noch viele wertvolle Tatsachen am Kranken, die man nicht physiologisch erklären könne und die man gleichwohl nicht vernachlässigen dürfe, wolle man dem Kranken das Möglichste leisten. Die schlechte Beurteilung der naturhistorischen Schule sei nur teilweise berechtigt. Mit Recht würde die Auffassung der Krankheit als eines selbständigen Organismus mit Wurzel, Blüte, Frucht usw. verworfen, aber das sei kein notwendiger Bestandteil der naturhistorischen Ansicht. Erst die physiologische und naturhistorische Betrachtungsweise wäre imstande, eine befriedigende Grundlage für die Heilkunde abzugeben. Arnold zieht die Homöopathie nicht ausdrücklich mit in die Erörterung hinein, aber es ist unverkennbar, daß er unter dem „Naturhistorischen" auch die Betrachtungsweise der Homöopathen versteht, als diejenige Richtung, die in der Krankheitslehre und in der Behandlung in erster Linie an die Erscheinungen anknüpft. „Es muß die naturhistorische Methode, wenn sie der Wissenschaft und Praxis den wahren Nutzen bringen soll, frei von aller Spekulation bleiben; und sie wird dies, wenn nur das wissenschaftliche Bedürfnis durch die physiologische Behandlung der Pathologie und Therapie befriedigt wird." Man sieht hier deutlich den idiographischen Einschlag bei der Homöopathie im Gegensatz zu der verallgemeinernden nomothetischen Schulmedizin. (S. o. S. 202.)

Während aber die Herausgeber — so fährt Arnold fort — auf die frühere Behandlung Tadel auf Tadel häuften, hätten sie selbst nichts Besseres zu geben, man schweige wenigstens darüber. Für die Heilkunde sei von einer Physiologie nichts zu erwarten, die im Organismus ein mechanisches Kunstwerk sehe und in der Verdauung und Blutbildung rein chemische Vorgänge. Nur eine von Schulmeinungen unbeschwerte Heilkunde könne das Beste leisten. — Man sieht, wie Arnold über der zeitgebundenen Physiologie der damaligen Zeit steht und der Besonderheit des lebenden Körpers, die man damals vielfach übersah, Rechnung trug.

In der „Zeitschrift für rationelle Medizin" (Bd. 1, S. 1, 1844) nimmt als erster der bedeutende Anatom J. Henle das Wort und setzt sich mit den verschiedenen Richtungen in der Medizin auseinander: der philosophischen, der empirischen und der rationellen. Hier soll nur auf seine Kritik der Ursachen in der Medizin hingewiesen werden. „Nur in der Medizin gibt es Ursachen, die hunderterlei Wirkungen haben, oder deren Wirkung nach Belieben einmal ganz ausbleiben kann, nur in der Medizin darf derselbe Effekt aus den verschiedenartigsten Quellen abgeleitet werden. . . . Dies ist gerade so wissenschaftlich als wenn ein Physiker lehren würde: der Fall der Körper rühre her von Wegziehen eines Brettes oder auch eines Balkens, vom Abreißen eines Seiles oder Drahtes, von der Existenz einer Oeffnung u. dgl." Wird man dadurch nicht an die Ausführungen Hahnemanns über die Fragwürdigkeit der damaligen Ursachenforschung erinnert? Henle bestätigt damit Hahnemanns Ansicht über die sog. ursächliche Behandlung. Auch die verschiedenen Arzttypen schildert Henle: den philosophischen, den empirischen und den rationellen. Bei Schilderung des empirischen fällt vielfach die Ähnlichkeit mit den Grundsätzen der Homöopathie auf, ohne daß Henle diese zeichnen will[4].

---

[4] Unterstrichen wird diese Ähnlichkeit durch eine Bemerkung von dem Homöopathen Moritz Müller. Er betont, Henles Grundsätze seien dieselben wie die der Homöopathie. Man sei zum Schluß erstaunt, daß Henle die Homöopathie doch verurteile. (A. H. Z. 23, 317.)

Wie Wunderlich in seinem Archiv für Heilkunde mit seinem Schweigen über die Behandlung beredt genug sagt, ist diese der schwache Punkt dieser „Heilkunde". Die alten Heilmittel kamen bei Ausräumen des Augiasstalles — um mit Kobert zu sprechen (s. S. 212) — auf den Misthaufen, und die neuen waren noch spärlich und vielfach kaum erprobt und noch weniger bewährt. Pfeufer, der Züricher Kliniker, der später in München wirkte, sagt im ersten Bande der „Zeitschrift für rationelle Medizin" (S. 49 bis 50):

„Angehenden Aerzten, wenn sie anders durch verständige Behandlung ihrer Kranken und nicht durch schimmernde Nomenklaturen sich auszeichnen wollen, kann man nichts Besseres raten, als vorläufig das, was sie in den Vorlesungen und Handbüchern über Arzneimittel etwa behalten haben, so schnell als möglich zu vergessen. . . . Die Menschheit hat jenen Aerzten zu danken, welche selbst bei den heftigsten, der Hülfe am bedürftigst scheinenden Krankheiten lieber die Hände in den Schoss legen, als durch zwar vielfach empfohlene, aber nicht wissenschaftlich erprobte, heftig einwirkende Arzneimittel der schon bestehenden Gefahr eine neue zufügen wollen." Ist das nicht auch ganz Hahnemanns Ansicht? Doch gibt Pfeufer dann einen kleinen Trost auf den Weg, indem er einige Zeilen weiter schreibt: „Der Weg zu einer besseren Zukunft ist vorgezeichnet." „Die allgemeine Aufgabe ist also, sowohl die wahren Wirkungen der Arzneimittel, als auch den Grund derselben zu erforschen. Bei solchen Untersuchungen werden wir bald erfahren, daß Arzneikörper, mit denen wir bisher täglich umgingen, eigentlich unbekannte Größen für uns waren, und leicht könnten ähnliche Ketzereien, wie die von Neumann begangene, welcher die Digitalis für kein Diureticum hält, zum großen Schrecken der Gläubigen sich vermehren." (51f.)

Der erste Teil der Pfeuferschen Anführung über den Wert der damaligen Arzneimittellehre wurde oft im homöopathischen Schrifttum erwähnt, so auch 1868 in einer Arbeit von Schädler, Bern. Professor Munk in Bern griff in seiner Streitschrift: „Die Homöopathie u. d. Homöopathen" (Bern, 1868, S. 34 bis 35) das auf und bemerkt, daß Schädler diesen Ausspruch Pfeufer „zuschiebt", er habe aber „wohlweislich nicht angegeben", wo und wann das gesagt sei. Das klingt genau so, als ob Munk seinen Gegner der Fälschung verdächtigen will, und man ist erstaunt, daß einige Zeilen später der auf eine Anfrage Munks antwortende Pfeufer die Richtigkeit dieser „Zuschiebung" anerkennt und dann fortfährt: „Wer es jetzt aussprechen oder als Waffe gebrauchen wollte, würde ein großes Unrecht begehen im Angesicht vieler erfolgreicher Arbeiten auch auf diesem Gebiete der Wissenschaft, welches durch sie von einem ansehnlichen Ballaste irreleitender Phrasen befreit worden ist und auf dem nun be- 395 schrittenen Wege langsam aber sicher genießbare Früchte tragen wird." Mit dem Nachsatz hebt Pfeufer das zuerst Gesagte sozusagen wieder auf, indem er auf die Zukunft verweist. In der taktischen Lage, in der sich Pfeufer bei dieser Antwort befand, konnte ihm gar nichts daran liegen, die Heilmittellehre der Zeit in schlechtem Lichte zu zeigen; wenn er trotzdem in bezug auf die Früchte auf spätere Jahre vertröstet, sind sie offenbar auch 1868 noch nicht genießbar geworden.

Ganz gleiche Ansichten finden wir bei Fr. Oesterlen, der das erfolgreichste „Handbuch der Heilmittellehre" verfaßte (Tübingen, 1845). Im Vorwort sagt er: „Treffen wir doch in keinem andern Gebiete der Medizin auf so wenig Wissen, dagegen auf einen solchen Vorrat von bloss subjektiven Ansichten". Weiter unten sagt er auf die Zukunft verweisend: „Dann wird auch die Herrschaft des Schlendrians in der Therapie zu Ende sein, und statt Tag für Tag sog. Erfahrungen über neue Mittelchen den alten eben so unbekannten beizufügen, wird jeder Therapeute froh sein, einige wenige in ihrer Wirkungsweise erkannte Mittel rationell verwenden zu können."

Wie diese Ausführungen von Wunderlich, Roser, Henle, Pfeufer und Oesterlen zeigen, sind sich alle fünf ganz einig in ihrem vernichtenden Urteil über die alte Schulmedizin und besonders auch über die Arzneimittellehre der alten sowie die erst zu schaffende der neuen Schule. Es sind das wohlgemerkt nicht Worte einiger jugendlicher Heißsporne, die niemals irgendwelchen Einfluß erlangten, im Gegenteil, alle waren führende Köpfe der jungen Schule, und ihre Ansichten wurden bald die Grundsätze für Forschungsstätte, Krankenzimmer und Hörsaal der kommenden Jahrzehnte. Von den Schülern dieser Führer sei der bedeutende Griesinger genannt, der sich ganz im Sinne seines Lehrers Wunderlich in dessen Archiv in mehreren Arbeiten äußerte. Ich glaube nicht, daß sich ein Heutiger mit großem Vertrauen in die Behandlung dieser Herren begeben hätte.

Da die Erfordernisse der Praxis am Krankenbett aber nicht gestatteten, an dem „rationellen" Standpunkt folgerichtig festzuhalten, so findet man bei manchen der erwähnten, insbesondere bei Wunderlich und Griesinger, ein unentschlossenes, grundsatzloses Hin- und Herschwanken zwischen Rationalismus und Empirismus, wie auch schon Schulmediziner mehrfach tadelnd bemerkten. Was die Behandlung angeht, blieb es noch lange beim Mundspitzen, und wenn man zu pfeifen versuchte, dann pfiff man meist die alten Weisen, die man aus dem Liederschatz schon hatte verbannen wollen.

Doch die Einsicht in die Unsicherheit unserer Arzneimittelkenntnisse
396 war nicht der einzige Grund, der zu dem sog. „Nihilismus" in der Behand-

lung führte. Als zweiter ebenso wichtiger kam dazu die vertiefte Kenntnis der pathologischen Anatomie, wie sie besonders in der berühmten Wiener Schule von Rokitansky und Skoda betrieben wurde. Die rein naturwissenschaftlichen Ergebnisse dieser Forschungen waren ungeheuer, aber — zum mindesten vorerst — ohne viel Wert für die Behandlung, ja man darf sagen, das Zutrauen in den Wert einer Behandlung wurde durch das Studium der Enderzeugnisse der Krankheiten auf dem Sektionstisch und am Mikroskop geradezu zerstört; denn es leuchtete ein, daß die starken Gewebeveränderungen nicht mehr rückgängig gemacht werden können. Wie hypnotisiert starrte man auf die starken Veränderungen an der Leiche, ohne daß die Frage eindringend erörtert wurde, ob nicht frühere zu diesen Endzuständen führende Vorgänge der Beeinflussung zugänglich gewesen wären. Des Trostes halber, „damit etwas geschähe", begnügte man sich folgerichtigerweise mit einer harmlosen Wassersuppe oder einem Fruchtsaft.

So entsprachen und verbanden sich in glücklichem oder vielmehr unglücklichem Gleichklang die theoretische Skepsis des pathologischen Anatomen mit der zugestandenen Unwissenheit und mangelnden praktischen Erfahrung über die Wirkung der Arzneien.

Die tauben Früchte aus dieser Verbindung von theoretischer Skepsis und mangelnder praktischer Erfahrung waren dann die „wissenschaftlichen" Ärzte, über die wir schon aus Dietls Munde auf Seite 3 gehört haben! (Vgl. die Arbeit von Dietl in der „Zeitschr. d. Gesellsch. d. Ärzte zu Wien", Jahrg. I, Bd. 2, S. 9.)

Bei diesem Zweifel an der Wirkung jeglicher Behandlung stand es natürlich mit anderen Heilverfahren nicht besser. Es versteht sich von selbst, daß man die Homöopathie, wie üblich, mit Verachtung strafte und daß man auch die Wasserheilkunde unbeachtet ließ oder verhöhnte, um so mehr, als gerade in dieser Zeit zwei Laien, Oertel und Prießnitz, von sich und der Wasseranwendung reden machten; denn man konnte doch nicht beim Kurpfuscher in die Lehre gehen! (S. u. im Abschnitt „Beeinflussungen".) Daß man in dieser Zeit der materialistischen Hochblüte keine bewußte und ausgebildete seelische Behandlung erwarten kann, versteht sich von selbst! Wie aus den Worten von Dietl der Stolz über die Wissenschaftlichkeit atmet, so rühmten sich viele, nur Naturforscher und nicht Heilkünstler zu sein.

Neben diesen Nihilisten aus Grundsatz und Überzeugung standen viele andere aus Mangel und Verlegenheit. Auch die Ärzte, die ihrer Veranlagung und dem Streben nach Empiriker waren, erlagen 397 einerseits der Suggestion der neuen Lehre und hatten auch bald nicht mehr die Möglichkeit, die Behandlung nach empirischen Grundsätzen zu lernen, da die Vorlesungen und die neueren Arzneimittellehren in der Beziehung recht unergiebig waren, indem die alten Mittel entweder gar nicht aufgeführt wurden, oder für veraltet oder für „obsolet", wie der Ausdruck lautete, galten.

Daß dieser Nihilismus in der Tat weit über die Wiener und Tübinger Schule hinaus verbreitet war, zeige noch folgende Schilderung, die sich auf Heidelberg bezieht. Sie zeichnet treffend die damaligen Verhältnisse an den Universitätskliniken. Ich entnehme sie dem Buche des bekannten Physiologen und Philosophen Wilhelm Wundt („Erlebtes und Erkanntes", Stuttgart, 1920, S. 84), der bekanntlich Medizin studierte und Physiologe gewesen war. Er sagt gelegentlich der Schilderung des Heidelberger Klinikers Hasse rein beschreibend, ohne eine abgünstige Kritik damit üben zu wollen, über die Behandlung, wie sie in den fünfziger Jahren des vorigen Jahrhunderts bei den jüngeren Klinikern üblich war:

„Bei den inneren Krankheiten überließ man diese womöglich sich selbst oder begnügte sich mit der Anwendung von äußeren Mitteln namentlich von Gegenreizen. Die „Moxa", ein auf die Haut gesetzter brennender Zylinder, der sich tief in das Unterhautgewebe einbrannte, war ein Gegenreiz, mit dem Hasse selbst bei verschiedenen Leiden sich quälte. Die inneren Mittel, die er beim Patienten anwandte, waren großenteils bloße Scheinmittel, die er zum Zweck der Beruhigung desselben verschrieb. Ein „Decoctum Salep", ein Aufguß der Salepwurzel, der an Heilwirkung ungefähr einer Wassersuppe gleichkommt, war bei ihm beinahe zum Universalmittel geworden. Das Wesentliche der Medizin bestand ihm aus Diagnose und pathologischer Anatomie, die eigentlich wissenschaftliche Grundlage allein aus dieser"[5].

Von jeher hat es neben „Ärzten" auch „Mediziner" gegeben, damals aber erst trat dieser Gegensatz in voller Schärfe hervor, ohne meist recht erkannt zu werden, und ohne daß man die entsprechenden Folgerungen zog und den Kranken vor dem Mediziner bewahrte, der erkennen will, aber keine Neigung zum Heilen hat. Anstatt diese aber in die Forschungsstätten zu verweisen, wurden sie an große Krankenanstalten berufen, ohne dazu „berufen" zu sein! Wie sehr war doch ein Praktiker alten Schlages als Arzt diesen Medizinprofessoren vom Gepräge Skodas, Hasses, Dietls usw. überlegen! Aber diese hatten den Ruhm und also

[5] In hübschem Doppelsinne hat Virchow einmal, nachdem er erst kurz über die „Homöo-", „Idio-" und „Orthopathen" gesprochen hatte, die anatomische, nihilistische Schule „apathisch" genannt! (Virchows Archiv, 1854, Bd. 6, S. 27.)

auch den Zulauf; das Verdienst um die Wissenschaft setzte sich sozusagen selbsttätig — aber oft zu Unrecht — in den klingenden Verdienst des Arztes um. In ihren Nachrufen wurden sie als „Praktiker par excellence" (so Skoda in einem Nachruf in der „Allgemeinen Wiener med. Zeitung") und als „große Ärzte" gefeiert, ein Ruhm, der ihnen bis heute geblieben ist. In der Tat waren sie wohl große Forscher und Gelehrte, aber nicht große Ärzte. Es gab damals wohl eine sich glanzvoll entwickelnde Medizin, aber keine große Heilkunde.

Es wird künftig als eine besonders merkwürdige Erscheinung betrachtet werden, daß dicht neben dem spärlich bepflanzten schulmedizinischen Arzneigarten ein reich bestellter homöopathischer gedieh; doch niemand schaute über die Mauer, und man wußte von ihm kaum mehr, als wenn er auf dem Monde gelegen hätte. Und doch würde man aus ihm manches haben lernen können, auch wenn man die Mittel nicht nach homöopathischen, sondern allopathischen Heilanzeigen angewendet hätte.

Das schließt jedoch nicht aus, daß nicht selten von irgendeinem Arzte eine heimliche Anleihe bei der Homöopathie als Neuentdeckung ausgerufen wurde. Mitunter aber wurde auch die Quelle erwähnt. Wir werden darüber in dem Abschnitt „Beeinflussungen" noch hören.

Die auf Physiologie und Anatomie aufbauende „physiologische Medizin" konnte bei der Schwierigkeit der Untersuchungen am lebenden Körper die Ergebnisse der Physiologie und physiologischen Chemie nicht so bald für ärztliche Zwecke benutzen, während die pathologisch-anatomische Forschung, die damals ganz überwiegend am toten Körper betrieben wurde, eher zu Ergebnissen führte, die man für die praktische Medizin zu verwenden strebte. Das wirkte sich in der Krankheitslehre und einer darauf aufgebauten Diagnose auch in weitgehendem Maße aus, während auf dem Gebiete der Behandlung das viel weniger der Fall war.

Die pathologisch-anatomische Forschung wurde das Losungswort der nächsten Jahrzehnte und beherrschte die Medizin in der zweiten Hälfte des 19. Jahrhunderts, nachdem Virchow in Würzburg und Berlin die Verbindung zwischen Klinik und Sektionstisch noch enger gestaltet hatte. Die auf pathologisch-anatomischen Forschungen aufbauende Krankheitserkennung feierte Triumphe und stand im Vordergrunde des Bewußtseins, die anatomischen Veränderungen wurden zur „Ursache" vieler Krankheiten. Wenn auch Virchow als besonnener Denker selbst keineswegs rein mechanistisch eingestellt war, so konnte es in der vergröbernden und vereinfachenden Schulmeinung kaum ausbleiben, daß chemisch-physikalische Vorstellungen herrschend wurden und man die Wirkung der Arzneimittel, 399 wenn irgend angängig, als rein chemisch bedingt ansah, ohne den lebendigen Körper mit seinen Gegenwirkungen mit in die Rechnung zu ziehen[6].

Diese der Behandlung abgünstige Einstellung der Schulmedizin beherrschte insbesondere die Universitäten und den Unterricht auf ihnen geraume Zeit. Der Jenaer Kliniker M. I. Rossbach schreibt noch im Jahre 1883 (Über den gegenwärtigen Stand der internen Therapie und den therapeutischen Unterricht an den deutschen Hochschulen. Berlin, S. 18): „es steht der therapeutische Unterricht an den Universitäten noch ganz auf derselben niedrigen Stufe und macht noch ebenso geringe Anforderungen wie vor 30 Jahren, wo ein trostloser therapeutischer Nihilismus Kliniker und Aerzte gleicherweise beherrschte. Noch immer sind im Unterrichte die Therapie und ihre Hilfswissenschaften neben ihren Schwesterdisziplinen das Aschenbrödel, dem man kaum ein Plätzchen zur Existenz gönnt. . . . Im Staatsexamen braucht der Examinand als Ausweis über sein therapeutisches Wissen, — es ist kaum glaublich, — nur einige Rezepte und einige Maximaldosen schreiben zu können.“

Die Verantwortung für diese Darstellung muß Rossbach überlassen werden, aber da es keine nebenbei gegebene Bemerkung ist, sondern in einer Arbeit gesagt wird, die diesem Gegenstand im besonderen gewidmet ist, wird es wohl so gewesen sein. Die Prüflinge des Jahres 1883 weilen als Männer von 76 Jahren noch unter uns!

Und wie war es zwanzig Jahre später? Aus eigener Erfahrung darf ich sagen, daß es in der Spätzeit der pathologisch-anatomischen Herrschaft nicht viel anders war. — 40 Minuten wurde über Theorie und 5 Minuten über Praxis gesprochen.

Mit Absicht wurde die neue Schule schon hier bis an die Schwelle des neuen Jahrhunderts verfolgt; denn die Zeit von den vierziger Jahren ab bis zum Beginn des neuen Jahrhunderts ist ziemlich einheitlich, wenn auch von den achtziger Jahren ab Bakteriologie und Vitalismus, zwei an

---

[6] Man scheint neuerdings die Neigung zu haben, Virchows Bedeutung herabzudrücken und ihm gegenüber Robert Koch ausspielen zu wollen. Demgegenüber muß betont werden, daß Virchow gewiß der bedeutendere und umfassendere Kopf war und seine geistige Leistung größer ist, mag auch Kochs unmittelbarer, sichtbarer und praktischer Einfluß stärker gewesen sein. Das wird hier nicht aus einer besonderen Vorliebe für Virchow gesagt, sondern in gerechter Anerkennung seiner Leistung. An sich könnte man vom Standpunkt der Homöopathie dazu neigen, Koch zu erheben, da von seinen Forschungen ausgehend, die Isopathie und Homöopathie wieder in den Gesichtskreis der Schulmedizin trat (Tuberkulin, Serumbehandlung usw.). (Vgl. „Die großen Deutschen“, Neue Deutsche Biographie, Berlin, 1936, in der wohl R. Koch, nicht aber Virchow behandelt wird.)

sich voneinander unabhängige Bewegungen, langsam die Heilkunde in eine andere Richtung drängten und die Herrschaft der pathologischen Anatomie abschwächten.

Werfen wir nun nochmals einen Blick auf das Heraufkommen dieser neuen Schule und denken wir an die Ablehnung der Hypothesenpathologie und die völlige Verwerfung der Arzneibehandlung der alten Schule durch die neue, so stellen wir einen außerordentlichen Gegensatz zwischen den beiden „Schulmedizinen" vor 1840 und nach dieser Zeit fest. Ein Gegensatz, dessen man sich meist gar nicht so recht bewußt ist, indem die geschichtliche Entwicklung der Medizin meist so dargestellt wird, als ob sie ziemlich gradlinig und folgerecht verlaufen sei. Stimmt das schon sonst vielfach nicht, indem man im einzelnen sowohl als im großen nicht selten von einer Richtung in die entgegengesetzte umbog, so kann gerade in dieser Zeit nicht von einer noch so schnellen „Entwicklung" gesprochen werden. Es ist in grundsätzlichen Punkten ein Umbruch, eine Umwälzung, von sonst selten gesehenem Ausmaß[7]. Beide Schulen trennt eine breite Kluft voneinander. Und daran wird auch kaum etwas geändert, wenn Pagel darauf hinweist, daß Virchow gewisse Beeinflussungen durch die Medizin der vergangenen Jahrzehnte, z. B. durch die naturhistorische Schule zeigt. So starken Einfluß Virchow auch auf die Medizin der zweiten Hälfte des 19. Jahrhunderts gehabt hat, so erstreckte sich dieser Einfluß in der Medizin im wesentlichen auf die pathologische Anatomie und die Beeinflussung der Klinik durch sie. (Virchow u. d. Grundlagen d. Med. d. 19. Jahrh., Jena, 1931.)

Mehrere Gründe haben wohl dazu geführt, daß man diese Kluft vielfach nicht sieht oder anerkennen will. Die schulmedizinischen Geschichtschreiber haben im Bestreben der „Sinngebung des Sinnlosen" die Entwicklung folgerechter dargestellt, als sie wirklich vor sich ging, während tatsächlich, wie schon bemerkt, die Medizin nicht selten von einer Übertreibung zur anderen hinüberpendelte, von der Thesis zur Antithesis, um mit Hegel zu sprechen.

Im vorliegenden Fall scheint mir noch ein anderer Umstand mitzusprechen. Die von einer überragenden Persönlichkeit ausgehenden geistigen Umwälzungen pflegen das Gesetz aufzulösen und nicht zu erfüllen, wie Jesus (trotz seiner gegenteiligen Behauptung), wie Luther

[7] Bei den Vorarbeiten zum vierten Teil finde ich, daß Virchow selbst in bezug auf die vierziger Jahre davon spricht, „daß die Entwicklung unserer Wissenschaft aus dem tumultuarischen Zustand jener Zeit, den man nicht mit Unrecht geradezu die Revolution in der Medizin genannt hat, in einen mehr ruhigen Gang eingelenkt ist". (Virchows Archiv, 1855, Bd. 8, S. 5.)

und Hahnemann. Es entsteht dann ein Riß, der durch die sich daran anknüpfenden Kämpfe zu einer Kluft verbreitert wird.

Anders bei neuen Bewegungen, die nicht von einer großen Persönlichkeit, sondern von einer Gruppe gemeinsam oder wenigstens in gleicher Richtung vorgehender Männer getragen werden. Falls diese Vertreter des Neuen außerdem wie in diesem Falle meist einem schon bestehenden Verbande, wie die Hochschulen es sind, angehören, so wird der Verlauf oft anders sein. Die Vertreter des Alten werden nur langsam ersetzt, so daß noch lange Zeit viele von ihnen neben den Jungen stehenbleiben und erst allmählich andere an ihre Stelle treten. Es ist dann ähnlich wie bei einem Schiff, einer Brücke oder sonstigen technischen Werk, an dem im Laufe langer Jahre ein Bestandteil nach dem andern durch einen neuen ersetzt wird und das doch später, wenn vielleicht kaum ein Nagel noch vom ersten Bau vorhanden ist, immer noch „dasselbe“ ist.

Durch diesen allmählichen Ersatz innerhalb des Universitätsverbandes wurde immer ein gewisser Zusammenhang aufrechterhalten, obwohl zwei Angehörige derselben Hochschule im Jahre 1850, von denen der eine siebzig und der andere dreißig Jahre alt war, zwei völlig verschiedene Sprachen auf dem Gebiete der Krankheitslehre und Behandlung redeten. Sie verstanden sich wohl weniger, als zwei 1660 und 1760 geborene Ärzte sich verstanden hätten, wenn sie miteinander hätten reden können. Auf „Hoffmannisch“ oder „Boerhaavesch“ hätten sich diese beiden ganz gut verstehen können.

Die Grundanschauungen über medizinische Forschungen waren sowohl der Form wie dem Verfahren und dem Inhalte nach so verschieden voneinander, daß man von zwei verschiedenen Medizinen reden könnte, die vergleichsweise etwa so verschieden voneinander waren wie Katholizismus und Protestantismus. Die neue Schule braucht sich deshalb auch gar nicht durch Tadel der alten Schule getroffen zu fühlen, und wir sahen oben schon, wie ein Führer der neuen, Wunderlich, die alte Schule genau so tadelte wie auch die Homöopathie, ja beiden z. T. die gleichen Fehler vorwarf.

Es kann nicht fehlen und ist nur erfreulich, daß sich diese rein sachliche geschichtliche Feststellung auch taktisch auswirken kann, insofern die neue Schulmedizin zum guten Teil sich gar nicht durch die Vorwürfe getroffen zu fühlen braucht, die Hahnemann und seine Schüler der alten Schule gemacht haben. Denn über die Hauptstreitpunkte zwischen Hahnemann und der alten Schule, d. h. die vagen Vermutungen über Krankheitswesen und Arzneimittelwirkung, wegen deren ja im wesentlichen Hahnemann seine „Heilkunde der Erfahrung“ aufbauen wollte, ist ja
402 die neue Schule derselben Meinung wie die Homöopathie.

Daß auch die neue Schulmedizin der Homöopathie ablehnend, ja feindselig gegenüberstand, befindet sich damit nicht im Widerspruch. Der Hauptvorwurf, den die neue Schule der Homöopathie machte, war die Nichtberücksichtigung der „inneren Veränderungen“, worunter man die pathologisch-anatomisch faßbaren Befunde verstand, der damit zusammenhängende der angeblich symptomatischen Behandlung und der Verwendung kleiner Gaben. Daß in allen drei Punkten Mißverständnisse und Schiefheiten vorliegen, haben wir schon berührt und werden es später noch genauer sehen. Außerdem bestritt man den Ähnlichkeitssatz.

Man hat wohl bemerkt, daß weder Wunderlich noch Pfeufer behaupten, daß die naturwissenschaftliche Medizin schon befriedigende Behandlungsverfahren hat, wenn man sie auch von der Zukunft erhofft. Dementsprechend konnten also auch Ärzte, die nicht den nihilistischen Standpunkt einnahmen, nach den Grundsätzen dieser Schule nur recht unvollkommen behandeln. Ich sollte meinen, viele der Homöopathie nicht Geneigte werden heutzutage zugeben, daß damals ein Homöopath, der sich stofflicher Gaben bediente, seinen Kranken gewiß mehr geleistet hat mit seinen spezifischen Mitteln als ein berühmter Professor und „großer Arzt“ mit einer Wassersuppe.

II. Die Ausbreitung der Homöopathie

a) Vorspiele

Der zweite Teil dieses Werkes hat uns bis zum Jahre 1843, dem Todesjahr Hahnemanns, geführt; er behandelte im wesentlichen Hahnemanns Leben und das Werden der Homöopathie. Im großen und ganzen wurde von dem Widerhall, den er fand, nur das berücksichtigt, worauf Hahnemann selbst wiederum geantwortet hat. Wenn wir nunmehr das Auswirken seines Auftretens kennenlernen wollen, müssen wir wieder zurück zum Jahre 1796, in dem Hahnemann die erste Mitteilung seines Ähnlichkeitssatzes gegeben hatte. Da jedoch eine ausführliche Darlegung der praktischen Anwendung fehlte, ist es verständlich, daß der Aufsatz nicht die Beachtung fand, die er trotz der Unvollkommenheiten und dem Bruchstückhaften, das ihm anhaftete, wohl verdient hätte. Das Ausführlichste blieb in diesen Jahren die schon erwähnte Kritik Heckers im „Journal der Erfindungen . . .“ Bd. 6, Stück 22, S. 48, 1797), in der er Hahnemanns Lehre als „empirisches Chaos“ und „verderbliche Giftpraxis“ bezeichnet.

Christian Friedrich Harles[8]. Bisher ist Harles, Professor in Erlangen, später in Bonn (1773 bis 1853), in der Geschichte der Homöo-

[8] Später schreibt er sich meist „Harless“.

pathie gar nicht beachtet worden, obwohl er nicht einer unter vielen ist, sondern derjenige Schulmediziner, der in der Frühzeit sich am eingehendsten über die neue Lehre ausgesprochen hat, und zwar in zum Teil zustimmender Weise. Es geschah das zum ersten Male in den „Beiträgen zur Kritik des gegenwärtigen Zustandes der Arzneiwissenschaft" (Altenburg, 1797), also bald nach der ersten im Jahre 1796 erschienenen Arbeit Hahnemanns über sein neues Prinzip. Wenn er auch Hahnemann „viel Scharfsinn" zubilligt und seine Ansicht „sinnreich" nennt, so lehnt er doch das Simile als allgemeinen Grundsatz ab, insbesondere bestreitet er auch die umgekehrte Wirkung vieler Mittel. Doch sei hier nicht näher darauf eingegangen, da Hahnemann seine Lehre damals noch gar nicht ausgebildet hatte, wodurch die Einwände von Harless vielfach etwas Schiefes bekommen, zumal da er Hahnemanns Ergebnisse der Arzneimittelprüfungen nicht kennt.

Nach einer Reihe von Jahren setzte Harless sich im Jahre 1809 in seiner Schrift „Ueber die Behandlung der Hundswuth und insbesondere über die Wirksamkeit der Datura Stramonium gegen dieselbe" (Frankfurt a. M.) wiederum mit Hahnemanns Lehre auseinander, und zwar in mancher Hinsicht in stärker bejahender Einstellung als zwölf Jahre früher[9].

Harles spricht darin erst ausführlich über die große Zahl der Theorien zur Aufklärung der zumal für die damalige Zeit sehr rätselvollen Krankheit und die vielen dagegen empfohlenen Mittel und kommt dann auf den Stechapfel und seine spezifische „eminente Wirksamkeit" bei der Tollwut zu sprechen und betont die Ähnlichkeit der Erscheinungen der Stechapfelvergiftung mit der Tollwut. Über den Grund, warum er auf diese Ähnlichkeit aufmerksam mache, schreibt er: „Weil ich glaube, daß, wenn ein Mittel gegen eine in ihrer Natur und Form so eigenartige Krankheit specifisch und somit radikal zu wirken vermöge, dieses nur ein solches Arzneimittel seyn könne, welches in seinen Wirkungen, die es an sich und im gesunden Körper (caeteris paribus) hervorbringt, den Wirkungen und wesentlichen Erscheinungen der Krankheit, gegen welche es Hülfe leisten

[9] Die Schrift ist eine „Einladungsschrift zur Jahressitzung der kürzlich gegründeten Physikalisch-medizinischen Societät zu Erlangen". Aus dem hinten angehängten Mitgliederverzeichnis entnehmen wir, daß Hahnemann zum korrespondierenden Mitglied der Gesellschaft gewählt war. Da Harles allem Anschein nach das treibende Glied der Gesellschaft war, darf man wohl vermuten, daß auf seine Anregung hin der von ihm hochgeschätzte Hahnemann dazu gewählt worden war. — Die Gesellschaft war erst im Jahre 1808 gegründet worden, trotzdem steht Hahnemann als „praktischer Arzt in Hamburg" vermerkt, das dieser schon im Jahre 1800 verlassen hatte. — In den beiden von der Gesellschaft veröffentlichten Bänden „Abhandlungen" finden sich keine Arbeiten Hahnemanns.

soll, möglichst ähnlich sey. Oder mit andern Worten, weil das oder die direkten und eigentlich specifischen Heilmittel der Wasserscheu, meiner Ueberzeugung nach, nur solche seyn können, welche an sich und im gesunden Körper . . . eine der zu bekämpfenden Krankheit höchst analoge, eine Art künstlicher Wasserscheu, zu bewirken vermögen." (S. 77.)

Harless führt dann den alten Satz „Similia curentur similibus" an, „den schon mehrere Aerzte der ältern Zeit geahnet haben", erwähnt dann den „fürtrefflichen Störk" und kommt dann auf den „verdienstvollen Hahnemann", der als erster ihn „als Prinzip für die Praxis" aufgestellt habe. „Auf so empirischer und symptomatischer Stufe auch dieser würdige und erfahrungsreiche Arzt seine Theorie fixiert, so bleibt ihm doch das unläugbare große Verdienst, auch auf dieser niedern Stufe ein großes und höchst fruchtbares Feld zu neuen Ansichten und zu höchst wichtigen und in die ganze Wissenschaft organisierend eingreifenden Verbesserungen der Heilmittellehre und der Therapeutik eröffnet zu haben."

Damit habe aber Hahnemann erst das Feld eröffnet; aber wenn er auch schon „die Autorität einer großen Menge von Beobachtungen und Erfahrungen über sehr viele Arzneimittel und Krankheiten für sich" habe, so dürfte er noch eine unendlich größere Menge Erfahrungen für sich in Anspruch nehmen. Man müsse jedoch den rein empirischen und symptomatischen Anstrich, der mit dem Geist und der Würde der Wissenschaft unvereinbar sei, abstreifen. Das innere Ursächliche müsse man verfolgen, und ein höheres rationales Prinzip müsse aufgefunden werden. Aus diesem höheren Prinzip müsse sich erklären lassen, warum so verschiedene Arzneisubstanzen bei derselben Krankheit sich wirksam erweisen können. Dadurch werde die „gewiß höchst wichtige, und auch schon in ihrer vorläufigen empirischen Auffassung ihrem würdigen Urheber zum größten Verdienst gereichende Idee der homoiogenetischen Heilmittelwirkung" erst einen sicheren Grund und wahre Wissenschaftlichkeit gewinnen.

Im Anschluß daran teilt Harles mit, daß er in einiger Zeit in einer Abhandlung über die Heilkräfte des Arseniks gegen Wechselfieber seine „Ideen über das wahrscheinlichste Prinzip der homoiopathogenetischen Heilmittelwirkung" darlegen werde. Diese Schrift erschien unter dem Titel „De Arsenici usu in Medicina" (Norimb., 1811). In dem breit geschriebenen Buch sind jedoch nur einige Stellen von Belang für uns. In § 32 (S. 136 ff.) spricht er ausführlich über die verschiedene Wirkung des Arsens je nach der Person, ob krank oder gesund, je nach der Konstitution, der Gewohnheit usw. und betont, daß diese Eigenschaft bei Arsenik und überhaupt bei den Medikamenten bisher sehr wenig beachtet worden sei. Bei der Aufzählung der Erscheinungen bei Arsenvergiftungen betont er 405 die Ähnlichkeit gewisser Erscheinungen mit der Wasserscheu (Tollwut) und knüpft daran die Bemerkung: „und man kann hoffen, wenn ich mich nicht ganz irre, daß gerade von diesem Symptom aus künftig nicht wenig Licht sowohl auf die tieferen Gründe der Arsenwirkung als auch auf die Natur und das Heilverfahren der Wasserscheu selbst fallen werde"[10] (S. 147). Neben anderen Erscheinungen erwähnt er auch das Auftreten von Wechselfiebern; dementsprechend betont er weiter unten bei den Behandlungsanzeigen für Arsen, daß es bei Fiebern gut wirke, und zwar um so besser, je reiner der Wechselfiebertypus ist (S. 180), worauf Hahnemann schon 1796 aufmerksam gemacht hatte.

In Beziehung auf den obenerwähnten § 32 heißt es auf Seite 176: „Das ist nämlich so zu verstehen, daß die in die Augen fallenden Erscheinungen und Wirkungen sowie die Reihe der Symptome andere (wenigstens zum großen Teil) sein müssen im kranken als im gesunden Zustande, während im Gegenteil der innere Grund des Wirkens selbst oder (was hier dasselbe ist) die nächste Ursache der vom Arsen erzeugten Erscheinungen in beiden Körperzuständen ein und dieselbe ist. Um mich also zur Erläuterung nur eines Beispieles zu bedienen, die Kraft des Arsens, periodische Fieber zu unterdrücken, wird durch genau den gleichen inneren Grund bedingt wie seine Kraft, im gesunden Körper Fieberbewegungen zu erregen"[11]. Hier spricht Harless in ausgezeichneter Weise den homöopathischen Grundsatz aus.

Weiterhin handelt er in längeren Darlegungen über Gifte im allgemeinen und Arsen im besonderen, dabei betonend, daß von den kontagiösen Giften abgesehen (also den Erregern der Infektionskrankheiten), die anderen Gifte nur relativ giftig sind. Auch hier knüpft er wohl an die Bemerkungen Hahnemanns an über die Gifte in seiner Arbeit aus dem Jahre 1806: „Was sind Gifte? Was sind Arzneien?". Man sieht aus den langen Darlegungen von Harles, daß das damals durchaus noch keine Selbstverständlichkeiten waren.

---

[10] „Licetque sperare, ni totus fallor, fore, ut ex hoc ipso symptomate inposterum haud parum lucis tum quidem arsenici agendi intimas rationi, tum etiam ipsius hydrophobiae, vel verae et idiopathicae eius, sive a morsu canis rabidae ortae, naturae et curandi rationi accendatur."

[11] „Scilicet hoc ita intelligendum est, ut actionis eius phaenomena sive effectus in sensus cadentes, symptomatumque seriem constituens, alios (magnam partem saltim) esse oporteat in morbosa conditione, ac in sana, quum e contrario ipsa interior agendi ratio, sive (quod hic idem est) phaenomenorum ab arsenico productorum causa proxima, in utroque corporis statu una eademque sit. Ut enim ad huius illustrationem uno tantum exemplo utar, arsenici vis, febris periodicae supprimendae, eadem plane ratione interiore continentur, quam vis eius, motus febrilis in corpore sano excitandi."

In Harless haben wir den ersten, der ausführlich und in grundsätzlich bejahendem Sinne zu Hahnemanns Ansichten Stellung nimmt, insbesondere gilt das von seiner Schrift über die Behandlung der Hundswut mit Stramonium, in der er die Richtigkeit des Ähnlichkeitsgrundsatzes klar betont. In der Schrift über den Arsenik versucht er, wie versprochen, über die von ihm getadelte rein „empirische und symptomatische" Auffassung Hahnemanns hinauszukommen, indem er die Frage mehr physiologisch und ursächlich behandelt und die Ursache der verschiedenen Wirkung beim Gesunden und Kranken als dieselbe bezeichnet. Es wird dadurch der Frage das Anstößige, das in dem Similia similibus liegt, genommen oder es wenigstens verdeckt, aber im Grunde ist kaum etwas damit gewonnen. Warum er diesen Weg nicht weitergegangen ist, kann nicht mit Sicherheit gesagt werden. Vielleicht aber darf man vermuten, daß er nicht weiter kam, da er einerseits den Hahnemannschen phänomenologischen Weg ablehnte, anderseits aber „die königliche Straße" der Ursache bei dem damaligen Stand der Wissenschaft nicht gangbar war. Tiefer gehende Folgen scheinen, wenn wir von einer gleich zu erwähnenden Doktorarbeit absehen, die Ausführungen von Harles nicht gehabt zu haben. Immerhin ist dieser Fürsprech Hahnemanns aus der Frühzeit bemerkenswert; zeigt doch das Eintreten des angesehenen Gelehrten, daß Hahnemanns Ansichten an sich für die damalige Zeit nicht so töricht waren, wie man im Verlaufe des bald anhebenden Streites sie oft darstellte.

Später hat Harless seinen Standpunkt offenbar geändert. In Stapfs Archiv (Bd. 9, 1, 6) wird in einem Bericht über die mir nicht zugänglichen „Heidelberger klinischen Annalen" (Bd. 5, H. 2) durch Rummel eine Arbeit von Harless beurteilt und dabei seine „höchst oberflächliche Behandlung der Homöopathie" getadelt und bemerkt, daß er infolge der bis zum Überdruß behandelten kleinen Arzneigaben andere wichtige Punkte völlig übersieht. Wie aus anderen Arbeiten dieser Jahre hervorgeht, war Harless der typische Hypothesenpathologe (vgl. z. B. „Neues prakt. System d. spec. Nosologie", Koblz., 1824), der infolgedessen für Hahnemanns Bestrebungen kein rechtes Verständnis aufbringen konnte, sich darum überhaupt von der Homöopathie als einem Irrweg zurückzog und deshalb sie an ihrem schwächsten Punkt, der Gabenlehre, angriff. Harless hat später auch nicht mehr den Anschluß an die moderne Medizin gefunden und z. B. auf der Naturforscherversammlung in Prag 1837 gegen die vordringende pathologische Anatomie Stellung genommen.

Im Jahre 1812 erschien in Erlangen eine unter der Leitung von Harless verfaßte Doktorarbeit von Joh. Bapt. Kranzfelder: „Symbola ad criticem novae theoriae medicae homoiopathia dictae", die etwa die Ansichten von Harless in der Arsenikarbeit widerspiegelt.

Nach ausführlicher Darlegung der Lehre schreitet der Verfasser unter Beziehung auf Harless zur Beurteilung. Der Verfasser tadelt insbesondere die rein auf die Symptome eingestellte Anschauungsweise Hahnemanns sowohl in bezug auf die Prüfungen als auch bei den Krankheiten. Er nennt beides roh empirisch und erhebt den gleichen Vorwurf gegen die bei der Behandlung erfolgende Gegeneinandersetzung der Symptome. Er macht auch Einwendungen gegen die Prüfungen und betont, daß man nicht immer wisse, ob ein Symptom auf das Mittel zurückzuführen sei oder andere Ursachen habe. Auch auf die Fehlerquellen bei den Prüfungen macht er aufmerksam und die Notwendigkeit, die Eigenart, die Konstitution des Prüfers zu berücksichtigen, sowie den Umstand, daß es im strengen Sinne keinen Gesunden gäbe. Recht hätte Hahnemann gehabt, wenn er als einen Heilgrundsatz aufgestellt hätte, daß man, wenn möglich, Krankheiten mit Mitteln behandeln solle, die an sich gleiche Wirkungen am Gesunden erzeugen könnten (S. 43). Dagegen gehe er zu weit, wenn er diesen Grundsatz auf alle Krankheiten und Arzneien ausdehnen wolle; es gebe viele Krankheiten, in denen das nicht möglich wäre. Kranzfelder führt selbst eine Anzahl solch spezifischer, dem „homöogenetischen“ Satze folgende Heilmittel an, wie Quecksilber bei Syphilis, Schwefel bei Krätze, Röstschwamm bei Kropf und noch einige andere.

Die Einwände, die beide machen, sind vielfach mehr oder weniger richtig; wenn sich die Erörterung auch weiterhin in diesen Bahnen bewegt hätte, würde man sich nicht so auseinander gestritten haben. Hahnemanns Hauptstreben nach reiner Erfahrung ohne die damalige Hypothesenpathologie, die, wie schon mehrfach betont wurde, bei damaligem Wissensstande nur wieder alles vernebelt hätte, wird kaum gesehen und, soweit es erkannt wird, nicht anerkannt.

Nachdem wir die Stellung von Harless und seinem Schüler kennengelernt haben, gehen wir nochmals in die ersten Jahre der neuen Bewegung zurück. Daß Hufeland schon bald sich in bedingt bejahendem Sinne über Hahnemanns Ansicht ausgesprochen hat, hörten wir schon, und auch Sprengels Urteil aus dem Jahre 1801 (s. o. S. 186). Nur selten wird in diesen Jahren Hahnemanns erste Arbeit erwähnt wie z. B. im 7. Band des „Journals der Erfindungen“ (Stück 2, S. 80), wo der nicht genannte Arzt bedauert, daß die Arbeit durch eine scharfe Kritik, womit wohl auf diejenige Heckers angespielt wird, „bald unterdrückt“ worden sei.

In den folgenden Jahren erregte wohl seine Mitteilung, daß Tollkirsche in kleiner Gabe das Scharlachfieber verhüte, Aufsehen (s. S. 192), und auch die kleinen Gaben befremdeten und wurden getadelt, es kam aber nicht zu ausführlicher Erörterung des dieser Empfehlung zugrunde liegenden Ähnlichkeitssatzes.

Friedr. Wilh. Schelling. Obwohl Schelling nicht Arzt war, verdient der berühmte Philosoph hier eine Erwähnung. In den mit dem Bamberger Professor Marcus herausgegebenen „Jahrbüchern der Medizin als Wissenschaft“ (s. Schellings Werke, I. Abt., Bd. 7, S. 277) sagt er in einer 1806 erschienenen Arbeit „Vorläufige Bezeichnung des Standpunktes der Medizin“: „Keine Einwirkung irgend eines äußeren Princips kann nach seiner erregenden Eigenschaft, sondern nur nach seinen Verhältnissen zu den Dimensionen bestimmt werden, und zwar ist mein Grundsatz in dieser Beziehung, daß Gleiches Gleiches hervorruft und kein äußeres Princip durch seinen Gegensatz mit den organischen Stoffen wirkt.“ Auch weiterhin kommt er darauf noch kurz zurück, ohne ins einzelne zu gehen. Recht verständlich wird diese Bemerkung, insbesondere der Begriff der „Dimensionen“ nur aus dem philosophischen Standpunkt Schellings, den hier darzulegen der Raum mangelt. Es geht jedenfalls daraus hervor, daß er den Ähnlichkeitsgrundsatz vertritt, wobei ich in bezug auf „gleich und aehnlich“ auf den ersten Teil dieses Werkes (S. 8) verweise. Es handelt sich hier jedoch nicht um das „Hahnemannsche Simile“, sondern um ein „theoretisches Simile“ (s. Teil I, S. 38), wobei indes die Theorie nicht die des Galen, sondern die Schellings ist.

Bekanntlich hat sich Schelling viel mit ärztlichen Fragen beschäftigt und ist auch selbst ärztlich tätig gewesen. Von Brown ausgehend, hatte er diese Lehre selbständig fortgebildet und damit sogar starken Einfluß auf deutsche Anhänger Browns gewonnen, zumal auf Röschlaub und Marcus in Bamberg. Im Jahre 1802 ließ sich hinwiederum Schelling von diesen seinen Schülern in der Heilkunde unterweisen. Bei der Gründung der Universität Landshut, wohin in demselben Jahre Röschlaub berufen wurde, sollte, wie Kuno Fischer in seinem „Schelling“ berichtet, jede Fakultät denjenigen zum Ehrendoktor ernennen, dessen Verdienste um ihr Fach sie für am größten hielt. Die medizinische Fakultät wählte Schelling. Man ersieht daraus, welche Rolle damals Spekulation und „Gedankendichtung“ in der Heilkunde spielte!

Es ist nicht mit Bestimmtheit zu sagen, wie Schelling zu dem Ähnlichkeitssatz gekommen ist. Vielleicht hat er an Brown angeknüpft (s. Teil 2, S. 109); es wäre aber auch möglich, daß er durch Hahnemann dazu angeregt worden ist, da er gewiß Hufelands „Journal“, die damals angesehenste Zeitschrift, gekannt haben wird, wenn er dann auch diese Anregung, wie er es auch in der Philosophie machte, in der ihm gemäßen Weise umgebogen hat. Es besteht aber auch die Möglichkeit, daß Schelling in seinem vielfach an Entsprechungen anknüpfenden Denken von selbst auf diese Gedanken gekommen ist.

So einflußreich Schelling im übrigen in der Heilkunde dieser Jahre war, so scheint er doch in diesem Punkte keine Nachfolge unter seinen Anhängern gefunden zu haben, wenigstens ist mir nichts bekannt. Nun kenne ich allerdings die Schriften seiner Anhänger nur zum Teil, aber man hätte sonst doch wohl von Auseinandersetzungen von Anhängern des Schellingschen „Simile“ mit dem Hahnemannschen erfahren. Auch vom Übertritt dieser Anhänger zu Hahnemann hätte man wohl gehört. Es ist jedoch kaum etwas darüber bekannt, daß Schellinganhänger zu Hahnemann übergetreten sind, und es ist das auch gar nicht zu verwundern; denn, wie wir schon oben sahen (s. S. 385), sind nach in dem Wesen beider Anschauungen liegenden Gründen entgegen der allgemeinen Annahme die Fäden zwischen Homöopathie und der romantischen Medizin dünn und spärlich.

K. F. Burdach. Im Jahre 1807, also zwei Jahre nach dem Erscheinen von Hahnemanns „Fragmenta“, schrieb der bedeutende Karl Friedrich Burdach (1776—1847) in seinem „System der Arzneimittellehre“ (Leipzig, Bd. I, S. 46) über die Arzneimittel: „Es gibt keine schwächenden oder stärkenden, keine purgierenden oder Bauchfluß hemmenden, keine betäubenden oder erheiternden, keine Ausdünstung befördernden oder beschränkenden Arzneimittel, sondern sie bewürken das Eine oder das Andere nach Maßgabe ihrer Anwendung: das Opium kann erheitern, der Safran betäuben, der Salpeter stärken, die China purgieren, der Rhabarber das Purgieren hemmen, der Aether Brechen erregen, der Brechweinstein das Brechen hemmen. Das Arzneimittel affiziert einen organischen Teil: es erregt ihn bei verhältnismäßiger Einwürkung zu erhöhter Tätigkeit und bringt bei stärkerer Einwürkung durch Ueberreizung geschwächte Tätigkeit desselben zu Wege. Daher bringt ein und dasselbe Arzneimittel, nach Verschiedenheit seiner Anwendung gerade die entgegengesetzten sinnlichen Würkungen hervor: Quecksilberkalke heilen speckige Geschwüre und veranlassen dieselben; ätzendes salzsaures Quecksilber hebt Knochenschmerzen und führt sie herbei; mildes salzsaures Quecksilber macht ruhrartige Durchfälle und ist ein Heilmittel dagegen; Belladonna macht den besonnenen Menschen wütend, den wütenden besonnen; der Moschus bewürkt in dem einen Fall Krämpfe, in dem andern hebt er sie.“

Vor Hahnemanns Auftreten waren diese Ausführungen schwerlich möglich. Wohl wird mitunter gesagt, daß ein Mittel eine Erscheinung und auch ihr Gegenteil hervorbringt, aber so systematisch wird früher darüber von niemand gesprochen, so daß man wohl berechtigt ist, hier eine Beeinflussung durch Hahnemann anzunehmen. Dem Brauch in diesem Werke von Burdach entsprechend werden im Text wenig Namen
410 angeführt, dagegen findet sich im Schrifttumsverzeichnis auf Seite 59

Hahnemanns berühmter „Versuch ...“ aus dem Jahre 1796, und auf Seite 95 wird im Text über die Prüfungen am gesunden Menschen gesagt: „Dieser ungemein wichtige Teil der Arzneimittellehre ist bisher noch nicht hinreichend bearbeitet worden.“ Die einzige unter dem Text angeführte einschlägige Arbeit sind die „Fragmenta“ Hahnemanns.

Weiter wagt sich Burdach jedoch nicht vor, das Simile wird nicht erwähnt, darüber heißt es auf Seite 20 kurz und bündig: „Das Heilmittel ist der Schädlichkeit entgegengesetzt.“

Man fragt sich verwundert, wieso Burdach nach den obigen Bemerkungen über die entgegengesetzten Wirkungen der Arzneien am Gesunden und Kranken den Ähnlichkeitssatz völlig verleugnet. Vielleicht war der Hahnemannsche Empirismus schon damals verdächtig.

Auch das Erscheinen des Organons im Jahre 1810 blieb, wenn man von einigen Besprechungen absieht, noch ohne wesentliche Folgen. Die Besprechung durch Hecker lernten wir oben schon kennen (S. 251). Von sonstigen Kritiken seien kurz erwähnt die in den „Allgemeinen medizinischen Annalen des 19. Jahrhunderts“ (Nov. 1810), in denen Hahnemann als „denkender Arzt und guter Beobachter“ gelobt wird, während sich sonst der Kritiker im wesentlichen mit einem Bericht begnügt. Ähnliches gilt von zwei Besprechungen in der Medizinisch-chirurgischen Zeitung (1811, Bd. 1, S. 81 u. Bd. 2, S. 97), die beide in ruhigem Tone gehalten sind und von denen besonders die erste die Bedeutung der Hahnemannschen Forschungen für die Arzneimittellehre anerkennt, während beide den Ähnlichkeitssatz in dieser Verallgemeinerung ablehnen. Alle drei Besprechungen sind ohne Namen erschienen.

b) 1822—1832

1. Stapfs Archiv (Die Vorherrschaft der Jünger)

Anfang der zwanziger Jahre haben wir folgende eigenartige Lage bei der deutschen Medizin: Das Feld wird beherrscht von der alten Schulmedizin, die fast durchweg mit theoretischen Überlegungen allzu stark durchsetzt war, worin sich besonders die naturphilosophisch gerichteten Köpfe auszeichneten. Neben dieser alten Schule begann soeben die neue Schule mit ihrem Streben nach naturwissenschaftlich unterbauter Erfahrung ihre ersten Schritte zu tun. Genau zu derselben Zeit sprachen zum erstenmal die Schüler Hahnemanns als Sendboten der Homöopathie zur Öffentlichkeit.

Als Hahnemann Leipzig, die geistige Hauptstadt Mitteldeutschlands, verließ und nach der kleinen, stillen und entlegenen Residenzstadt Köthen zog, hörte der dauernde persönliche Verkehr mit seinen Schülern und den durch Leipzig durchkommenden Ärzte auf. Es lag deshalb nahe, sich einen neuen geistigen Mittelpunkt in Gestalt einer Zeitschrift zu schaffen, um den sich die Anhänger scharen konnten. Daß hier wirklich ursächliche Zusammenhänge bestehen, zeigt deutlich auch die zeitliche Abfolge. Kaum war Hahnemann im Juni 1821 nach Köthen gezogen, wurde dieser Plan einer Zeitschrift schon in die Tat umgesetzt; denn das Vorwort zum „Archiv für die homöopathische Heilkunst" vom Herausgeber Ernst Stapf im ersten Heft stammt vom 9. September 1821. Hahnemann selbst war zuerst gegen diese Zeitschrift, da er meinte, daß sein eigener Einfluß dadurch sinken würde; erst nach Erscheinen des ersten Heftes söhnte er sich damit aus.

Auch sonst war die Zeit reif dazu. Die unmittelbaren Schüler Hahnemanns waren fast alle nunmehr schon selbständig als homöopathische Ärzte tätig, außerdem war die Lehre in den letzten Jahren durch die beiden Gegenschriften von Bischoff und Puchelt (s. u.) und besonders infolge der Behandlung des Fürsten Schwarzenberg durch Hahnemann und die in die Öffentlichkeit getragenen Streitigkeiten in Leipzig in weiteren Kreisen der Ärzte bekannt geworden, und manche waren ihr schon nähergetreten. Die Bewegung ruhte nicht mehr nur auf zwei Augen, und auch das Abtreten Hahnemanns vom Leipziger Kampfschauplatz sowie die ersten Streitschriften gegen die neue Lehre konnten den nun rollenden Stein nicht aufhalten oder auch nur seine Bewegung verlangsamen; er hatte schon zuviel eigene Wucht, so daß das eingeleitete Geschehen den geistigen Fallgesetzen entsprechend abrollen mußte.

Mit der Gründung des „Archivs" durch Stapf im Jahre 1822 beginnt ein neuer Abschnitt in der Geschichte der Homöopathie: der der Vorherrschaft der Jünger Hahnemanns, eine Zeit, die man bis 1832 rechnen kann, als mit einer zweiten Zeitschrift auch andere Männer in den Vordergrund traten. Wenn ich von der „Vorherrschaft" der Jünger spreche, so ist damit schon gesagt, daß damals auch schon andere Ärzte, die nicht unmittelbare Schüler von Hahnemann waren, das Wort ergriffen. Damit tauchte auch in der Homöopathie schon der ewige Gegensatz zwischen Jüngern und Anhängern auf, der in ihr aus inneren Gründen besonders scharf wurde.

Keine umfassende neue Lehre ist aus einem Guß und fehlerfrei wie eine richtig gelöste Rechenaufgabe. Dahinter steht „ein Mensch mit seinem Widerspruch", es sind immer Unklarheiten vorhanden und die Möglichkeit, die Lehre in manchen Punkten verschieden auszudeuten. Dazu kommt bei
412 Hahnemann, daß er in seinem leidenschaftlichen Eifer für die neue Lehre

nicht nur seine Gegner sehr einseitig sah und darstellte, sondern sich auch nicht selten in der Hitze des Gefechtes unter Nichtachtung von früher Gesagtem zu sehr einseitigen und bestreitbaren Äußerungen hinreißen ließ.

Solche Männer vertragen in ihrer Umgebung keine starken Persönlichkeiten; nur Jüngernaturen mit dem Willen zur Unterordnung und starkem Triebe zur bedingungslosen Verehrung des Größeren werden sich hier wohlfühlen und ausharren. Das gilt auch von Hahnemanns unmittelbaren Schülern; wir finden unter ihnen keine bedeutende und starke Persönlichkeit mit dem Drange nach Selbständigkeit und dem Streben die Lehre fortzubilden. Fast alle sind nur Bewahrer, Ausdeuter und Verteidiger der rechten Lehre, mit einem Wort: typische Jüngernaturen; fast alle hatten nie nach der Lehre der alten Schule Praxis ausgeübt. Damit soll nur eine Tatsache festgestellt, aber kein moralischer Tadel ausgesprochen werden; rein menschlich gesehen hat ein solches Jüngerverhältnis gewiß oft etwas Wohltuendes, ja Rührendes, aber das Leben ist hart, und so liegt trotzdem, geschichtlich gesehen, das Schwergewicht bei den zur Selbständigkeit Drängenden.

Es wendeten sich denn auch einige selbständigere Köpfe Anfang der zwanziger Jahre der neuen Lehre zu, die nicht in persönlicher Beziehung zu Hahnemann standen. Solche Anhänger pflegen nicht alles unbesehen zu übernehmen, sie entwickeln oft in der Lehre liegende Keime zu stärkerem Leben, um sie mit dem Alten zu verknüpfen oder sie zu zukunftsweisendem Neuen auszubilden.

Einer der ersten dieser Anhänger war der Leipziger Dozent Moritz Müller, ein guter, klarer Kopf, der sich absichtlich von Hahnemann fernhielt, um nicht allzusehr von ihm abhängig zu werden. Es konnte deshalb nicht ausbleiben, daß bald Ansichten laut wurden, die man bei den Jüngern nicht findet. Dazu traten bald der angesehene Rau in Gießen, Schweikert in Grimma, der junge Caspari in Leipzig sowie Widnmann, ein angesehener Arzt in München, von denen Schweikert ein getreuer Anhänger Hahnemanns war.

Das Archiv war ganz in der Art der sonstigen wissenschaftlichen Archive gehalten. Die Hauptabteilungen waren wissenschaftlich-theoretische Aufsätze, Mitteilungen von Heilungsgeschichten und neue Arzneimittelprüfungen. Es ist nicht ohne Vorbedeutung, daß der erste Aufsatz des Archivs nicht von Stapf oder einem der anderen unmittelbaren Schüler Hahnemanns, sondern von Moritz Müller verfaßt ist. Man wollte offenbar damit andeuten, daß das Archiv als allgemeiner Sprechsaal für die der Homöopathie Nahestehenden dienen sollte. Auch mußte es willkommen sein, gleich im ersten Heft einem angesehenen früheren Allopathen, wie es der Dozent Müller war, das Wort geben zu können; man wird in ihm wohl auch den überlegenen Kopf erkannt haben.

Die Arbeit entsprach ihrem Zwecke gut, indem sie einerseits die Homöopathie anerkannte und sie dem Außenstehenden verständlich machte, anderseits aber auch die Verfahren der alten Schule nicht ablehnte und ihnen jetzt noch Lebenswert zuerkannte und auch für sich das Recht beanspruchte, in entsprechend gelagerten Fällen sie selbst anzuwenden. Müller stellt sich also hier ausdrücklich zwischen die beiden Parteien. Stapf sagt allerdings dazu in einer Fußnote, daß er Müller nicht beipflichten könne; doch stände die Arbeit hier mit Recht, da die Blätter dem freien Gedankenaustausch dienen sollten. Es blieb leider nicht lange bei dieser Duldsamkeit.

Da, wie oben schon gesagt, jegliche neue Lehre bald von den Anhängern selbst geändert zu werden pflegt, wäre es methodisch richtig gewesen, wenn die Gegner die erste Arbeit im ersten Heft der ersten homöopathischen Zeitschrift und somit überhaupt die erste von Hahnemann unabhängige Arbeit eines angesehenen Arztes einer besonderen Beachtung gewürdigt hätten. Aber, wie wir später sehen werden, blieb sie sozusagen völlig unbeachtet, man zog den bequemeren Weg vor, seinen Scharfsinn an Hahnemanns Organon mit seinen vielfach übertreibenden Sätzen zu üben.

Wenn Hahnemann auch nicht mehr im Mittelpunkt der Homöopathie, in Leipzig, lebte, so hatte er sich doch nicht von allem zurückgezogen, sondern stand im Gegenteil sowohl mit Stapf als auch anderen Homöopathen im Briefwechsel, ja er führte sogar eine Art Oberaufsicht über das Archiv, damit dort die reine Lehre erhalten bleibe, die natürlich durch Arbeiten wie die von Müller gefährdet werden mußte, obwohl dieser nicht das Trennende, sondern das Gemeinsame zu betonen pflegte und bei aller Selbständigkeit keine auf Herausarbeitung der Gegensätze gestellte Natur war. Und so kam es denn auch bald zu Unstimmigkeiten, so daß Müller sich einige Zeit von der Mitarbeit am Archiv zurückzog (s. u. bei Müller).

Die Krankengeschichten waren naturgemäß für die Außenstehenden besonders beachtenswert, hatte doch Hahnemann bisher außerordentlich wenige veröffentlicht. Der Grund dafür ist weder zufällig noch willkürlich, sondern ist in der Eigenart der Homöopathie begründet. Müller hat in dem eben erwähnten Aufsatz darauf hingewiesen, daß bei der unendlichen spezifischen Verschiedenheit der einzelnen Krankheitsfälle es nicht leicht denkbar sei, daß der eben beschriebene Fall bald wieder dem Arzte vorkommen werde. Infolgedessen gäben solche Berichte Anlaß zu Täuschungen. Man versteht deshalb auch noch besser den Sinn, warum die Homöopathen
414 zuerst keine Krankheitsnamen gebrauchten in den Berichten über Krankheits-

fälle, da sie allzu leicht von den individuellen Erscheinungen ablenken. Man wird diesem Standpunkt im Rahmen der idiographischen Auffassung (s. o. S. 202 ff.) seine bedingte Berechtigung nicht abstreiten können; wie schon auf Seite 235 betont wurde, sind außerdem alle Übergänge bis zur nomothetischen Auffassung der Schulmedizin möglich und tatsächlich vorhanden.

Die im Archiv mitgeteilten Krankengeschichten von Hahnemanns Jüngern, insbesondere von Stapf und Gross, halten sich meist an die Hahnemannsche Auffassung und berichten nur die Gesamtheit der Symptome, ohne eine Art Namensdiagnose ganz zu vermeiden, wie Brustkrankheit, epileptische Anfälle, Phthisis. Einmal sagt Gross, um sich dem Außenstehenden verständlich zu machen, der beschriebene Fall habe einer sog. „Febris nervosa stupida" oder „Synochus des sensiblen Systems" geglichen „wie ein Haar dem anderen".

Nach Mitteilung der Erscheinungen wird meist ohne genauere Zergliederung und Begründung gesagt, den Erscheinungen entspräche am meisten das gegebene Arzneimittel, wobei auf Hahnemanns „Reine Arzneimittellehre", oft mit Angabe der Nummer der Symptome, verwiesen wird. Für den Lernenden sind infolgedessen die Krankheitsgeschichten zuerst recht unergiebig. Genaueres Studium ergibt jedoch, daß meist nicht einfach nach Zahl der übereinstimmenden Symptome das Mittel gewählt wird, sondern nach Hahnemanns Vorschrift (Organon, VI. Aufl., § 153) auf Grund pathologischer Überlegungen die „auffallendsten, sonderlichen, ungewöhnlichen und eigenheitlichen" Erscheinungen berücksichtigt werden.

In Band 6 (Heft 1, S. 40f.) berichtet Gross über eine Kranke, die hauptsächlich über Durchfall klagte; da eine dauernde günstige Beeinflussung nicht erfolgte, forschte nun Gross genauer nach und stellte einen von der Kranken früher nicht erwähnten sehr starken Husten fest, der auf eine Lungenschwindsucht hinwies, so daß er die Vorhersage wegen des offenbar vorliegenden tuberkulösen Darmleidens sehr schlecht stellte. Gross betont bei dieser Gelegenheit, daß nur der Arzt mit pathologischen Kenntnissen dergleichen beurteilen könnte; nur er könne das „Urleiden" feststellen. Man beachte bei diesem Falle, daß die physikalische Untersuchung der Kranken damals noch nicht üblich war. Dieser Bericht zeigt, daß auch die getreuesten Jünger es nicht ablehnten, die schulgemäße Krankheitslehre für die Behandlung und Vorhersage zu beachten. Die Behauptung der Gegner, daß alle Homöopathen sich ausschließlich und grundsätzlich an die äußerlich feststellbaren Erscheinungen halten, ist also noch nicht einmal für die ersten Hahnemannianer richtig, geschweige für die anderen.

Es konnte nicht ausbleiben, daß sich beim beschäftigten Homöopathen außerdem der Blick für das Kennzeichnende am Kranken und der Arznei allmählich schärfte, der auch in der Schulmedizin oft gerühmte „Visus eruditus“, und daß pathologische Erwägungen auch dort eine Rolle spielten, in denen nicht ausdrücklich davon gesprochen wurde, ja in denen vielleicht derartiges bewußt gar nicht beabsichtigt war. Neben den einzelnen Erscheinungen wurde der Charakter der Arznei und der Krankheit immer mehr berücksichtigt. Über die Wichtigkeit dieses Charakters der Arzneien wurde in Fortführung Hahnemannscher Gedanken bald viel verhandelt (s. u. Abt. III a.).

Daneben gibt es aber auch manche anderen Berichte, die recht oberflächlich sind und ohne genauere Berücksichtigung der „eigenheitlichsten“ Erscheinungen im Sinne der wissenschaftlichen Krankheitslehre nur an irgendwelche Erscheinungen ganz äußerlich anknüpfen. Diese Art der Behandlung ist jedoch für die Homöopathie genau soviel oder sowenig bezeichnend wie die Berücksichtigung nur eines Symptomes wie Schlaflosigkeit oder Kopfschmerzen in der Schulmedizin.

Es hängt mit der Eigenart der Homöopathie und ihrem im Gegensatz zum zerlegenden Denken der mehr ursächlich forschenden Schulmedizin stärkeren phänomenologisch-idiographischen Einschlag zusammen, daß sich ihr vorwiegend diejenigen Ärzte zuwendeten, die mehr in künstlerischer Zusammenschau die „Physiognomie“ des Einzelfalles studierten als in zergliederndem Denken dem Fall näher traten. Abgesehen davon, daß den Homöopathen meist die Forschungsstätten fehlten, liegt hier wohl auch ein Grund, daß sie im Sinne der schulmedizinischen Forschung im letzten Jahrhundert wenig leisteten; über die wertvollen Arzneiprüfungen werden wir unten (Abt. III) hören.

Nebenbei gesagt ist es gewiß kein Zufall, daß heutzutage auch andere hauptsächlich an die Erscheinungen anknüpfende, wenig zergliedernde Bestrebungen wie die Charakterkunde, die Physiognomik und die Graphologie von den Schulwissenschaften mehr beachtet werden als noch vor zwanzig Jahren. Es liegt dem offenbar in all diesen Fällen ein Abwenden von der überwiegend zergliedernden Denkweise früherer Jahrzehnte zugrunde. Auch im einzelnen lassen sich bestimmte Ähnlichkeiten dieser Gebiete und der Arbeitsverfahren feststellen, insbesondere besteht in allen als eine Folge der idiographischen Einstellung die Beachtung der feinsten Einzelheiten jedes Falles, die dann aber doch allgemeineren Sätzen untergeordnet werden.

Die wichtigeren gegnerischen Erscheinungen wurden im Archiv, zumal in den ersten Jahren, sehr ausführlich einer Kritik vom homöopathischen Standpunkt aus unterworfen, woran sich zuerst besonders Müller beteiligte,
416 daneben Gross, Wislicenus, Hartlaub, Rummel und andere. Bei

der Einseitigkeit der Gegner, die sich meist ein Zerrbild von der Homöopathie gemacht hatten, war es meist nicht sehr schwer, diese Schwächen aufzuzeigen. Jeder blieb auf seinem Standpunkt stehen.

Die meisten Hefte des Archivs enthalten — besonders in den ersten Jahren — je eine ausführliche Arzneiprüfung oder wenigstens Bruchstücke davon, die auch heute noch ihren Wert haben. Leider jedoch behielt man die Hahnemannsche Art der Mitteilung völlig bei; erst allmählich änderte sich das. Einen gewissen Fortschritt bedeutet die Prüfung von Ranunculus bulbosus von Franz, in der die Symptome bei jedem Prüfer getrennt gebracht werden und auch die Zeit, zu der die Symptome auftraten, tunlichst vermerkt ist (Bd. 7, H. 3). Doch erschienen auch später noch manche nach dem alten Schema.

Wenn auch „Stapfs Archiv“ für einige Jahre die einzige homöopathische Zeitschrift war, so erschienen doch auch anderwärts eine Anzahl von Arbeiten, die die Homöopathie in günstigem Sinne beurteilten, und es war gerade die berühmte Zeitschrift Hufelands, das „Journal der praktischen Heilkunde“, die der Homöopathie diese wertvolle Hilfe lieh. Von der Pucheltschen im wesentlichen gegnerischen Arbeit im Jahre 1819 (Bd. 49) abgesehen, erschien der erste — kritisch-wohlwollend eingestellte — Aufsatz von Medizinalrat Widnmann in München, einem älteren Allopathen (1765 bis 1848). Er spricht sich bedingt zustimmend aus und fragt, ob die kleinen Gaben homöopathisch wirken oder allopathisch, oder gar enantiopathisch. Damit ist Widnmann wohl der erste, der diese Frage aufgeworfen hat, ohne daß sie bis heute gelöst worden wäre. Er will alle drei Heilverfahren angewendet wissen. (Huf. Journ., 1823, Bd. 57, H. 5, S. 3; über seine Beobachtungen der „Symptome“ ohne vorherige Arzneigaben s. u. unter III b, „Arzneiprüfungen“.) In Band 66 (H. 2, S. 3) nahm Widnmann nochmals das Wort; er ist jetzt noch bejahender eingestellt und hat bis in sein hohes Alter vielfach in der „Hygea“ das Wort ergriffen.

Im Jahre 1826 erschienen zwei der Homöopathie günstig gesinnte Arbeiten von Messerschmidt und Rummel (Bd. 62), denen Hufeland lange „Vorerinnerungen“ vorausschickte, die wir weiter unten genauer kennenlernen werden. Rummel stellte erfreut fest, daß Hufeland mit ihm ganz übereinstimme. Messerschmidt, ein alter Allopath, Stadt- und Domphysikus zu Naumburg, bemerkt, um die Objektivität seiner Ausführungen zu betonen, daß er einige Jahre früher die Allopathie gegen die Beschuldigungen der Homöopathen verteidigen mußte. Das hindere ihn aber nicht, jetzt auf Grund eigener Erfahrung zugunsten der Homöopathie zu urteilen. Im Jahre 1834 (Bd. 79, H. 6) hat Messerschmidt nochmals das Wort ergriffen. Er bezeichnet die Homöopathie als „unumstößliche Wahrheit“, ohne daß er deshalb aber die Allopathie aufgibt oder gar bekämpft. 417

Die Wirkung auch recht kleiner Gaben leugnet er nicht, wendet jedoch selbst meist größere Gaben an, die aber immerhin noch kleiner als die üblichen allopathischen Gaben sind. Nicht selten gibt er Mischungen, wenn ihre Bestandteile einander nicht in der Wirkung stören, wie er sagt. Doch wird man es im Sinne der reinen Erfahrung nicht nachahmenswert finden, wenn er z. B. Extractum Dulcamarae mit Sulfur depuratum und Aqua Chamomillae gibt.

1827 sprach sich auf Grund eigener Versuche der Medizinal-Präsident in Warschau, von Wolff (1768—1846), günstig über die Homöopathie aus, die er neben der alten Medizin angewendet wissen will (Bd. 64, H. 4, S. 3). 1828 zieht Dr. Fischer, Dresden, einen Vergleich zwischen Allopathie und Homöopathie, der bei aller Kritik in manchem zugunsten der letzteren ausfällt, so in bezug auf die einfachen Arzneien, ihre sorgfältige Bereitung, die Diät usw., ohne daß er im übrigen tiefer in den Stoff eindringt. Bei dieser Gelegenheit bringt Hufeland wieder einige Bemerkungen: Die Hauptklippe für die Homöopathie sei die Unterlassung der wichtigsten Lebensrettungsmittel des Aderlasses und der Brechmittel, „die bekanntlich durch nichts zu ersetzen sind" (Bd. 66, II, 63).

Bei den Eiferern genügte allein schon die Tatsache, daß Hufeland seine Zeitschrift der neuen Lehre geöffnet hatte, um sie auch zu Angriffen auf Hufeland anzuregen, so daß dieser sich veranlaßt sah, nochmals in einem größeren Aufsatz seine Stellung zur Homöopathie darzulegen. (Huf. Journ., Bd. 70, 1830.) Der Zweck dieses Aufsatzes brachte es mit sich, daß er in ihm das Unterscheidende mehr betont als das, worin er zustimmt, ohne daß er aber an seiner grundsätzlichen Stellung etwas ändert (s. u.).

Die Tatsache, daß die neue Lehre in einer so angesehenen Zeitschrift wie der Hufelandschen ausgiebig zu Wort kam, konnte nicht ohne Wirkung und suggestiven Einfluß sein. Ende der zwanziger Jahre schien die Möglichkeit zu bestehen, daß die Homöopathie doch zu einer gewissen Anerkennung kam. Aber gerade in diesen Jahren erfolgte die Mitteilung der Psoralehre und die Verkündung der 30. Verdünnung als Regelgabe. Es war das eine allzu schwere Belastung für die Homöopathie.

Beides ist schon im sachlichen Zusammenhang oben (Seite 324 und 301) behandelt worden, verdient aber hier in zeitlichem Zusammenhang Erwähnung, insoweit es in der Auseinandersetzung mit den Gegnern eine Rolle gespielt hat. Ohne die ernste Absicht zu haben, die Psoralehre Hahnemanns zu verstehen, stellte man die Sachlage so dar, als ob Hahnemann unter Psora die echte auf Milben beruhende Krätze meinte, während in Wirklichkeit, wie oben dargelegt, die Sache ja viel verwickelter war. Dies Mißverständnis vergiftete die ganze spätere Erörterung, was zum guten Teil
418 durch glücklichere Benennung hätte vermieden werden können.

Die Aufnahme dieser neuen Lehre bei den Homöopathen war verschieden; viele seiner Anhänger sahen nunmehr überall „Psora", ein anderer Teil aber nahm sie nur bedingt an und gab der Lehre bald einen ganz anderen Sinn, indem man sie in „Dyskrasie" oder einen „konstitutionellen Faktor" umdeutete; andere lehnten die ganze Lehre ab (s. o. S. 324 ff. und weiter unten Abschnitt III b).

Mit dem Jahre 1830 verkündete Hahnemann die 30. Verdünnung als die „gebräuchlichste", nachdem er sich schon in den letzten Jahren dieser Verdünnung in allmählich zunehmendem Maße bedient hatte. Die 30. wurde dementsprechend auch bei seinen Jüngern und auch den meisten Anhängern, wenigstens für kurze Zeit, die Regelgabe. Und wenn auch die letzteren zum Teil bald sich wieder den weniger hohen Verdünnungen zuwendeten und die hohen selten oder gar nicht verwendeten, so war doch gerade die Anwendung der Hochpotenzen für die Gegner derjenige Punkt der Lehre, der am meisten geeignet schien, die Lehre in einem lächerlichen Lichte erscheinen zu lassen. In diesem Sinne wurden die Hochpotenzen bis in unsere Tage gegen die Homöopathie weidlich ausgenützt. Der jüngste Medizinstudent wußte wenigstens das eine von der Homöopathie, daß in ihr ganz allgemein allerhöchste Verdünnungen verwendet werden, die unmöglich wirken können, und der älteste Arzt wußte vielfach kaum mehr.

Schon die Zeitgenossen Hahnemanns unter seinen Anhängern haben den unheilvollen Einfluß dieser Lehre von den Hochpotenzen auf die Beurteilung der Lehre durch die anderen Ärzte betont. Dadurch war die Scheidung der Geister vollständig und endgültig geworden. Waren schon die sonstigen Lehren Hahnemanns, auch wenn sie richtig verstanden wurden, für die damalige Medizin vielfach befremdend, so mußte die Lehre von den Gaben, je kleiner diese wurden, in echt homöopathischer „Potenzierung" um so verderblicher auf die Beurteilung der Lehre wirken. Die Kritik der zwanziger und dreißiger Jahre hatte mit ihrem Spott über die kleinen Gaben den Gehirnen der Ärzte die Überzeugung von der Sinnlosigkeit der Homöopathie so eingehämmert, daß diese „Legende" die folgenden Jahrzehnte bis auf unsere Zeit überdauert hat. Solange das pathologisch-anatomische Denken die Geister der Ärzte beherrschte, blieb die Lage der Homöopathie hoffnungslos.

Aber nicht nur die Lehre wurde angegriffen, es erfolgten auch zahlreiche persönlich gefärbte Angriffe auf die Homöopathen. Die Gründe, warum sich ein Arzt der Homöopathie zuwendete, waren naturgemäß sehr verschieden und auch bei jedem einzelnen gewiß meist nicht ganz einheitlich. Manche werden sich von der neuen Lehre angezogen gefühlt haben, weil das Phänomenologische der Homöopathie ihrer eigenen Wesensart mehr entsprach als die allopathische Einstellung. Andere werden durch Erfolge, 419 von denen sie in ihrem Umkreis gehört hatten, dazu bewogen worden sein, sich mit der neuen Lehre zu beschäftigen. Nicht wenige sind auch durch überraschende Erfolge mit ihr bei Krankheiten an sich oder in der eigenen Familie überzeugt worden, wie das z. B. von Müller, Griesselich, Aegidi usw. erzählt wird.

Gewiß aber haben auch solche nicht gefehlt, die hofften, mittels der Homöopathie schnell zu einer einträglichen Praxis zu kommen. Glücksritter und „Konjunkturpolitiker" hat es immer gegeben. Wenn ein Wasser umgerührt wird, kommt auch Schlamm nach oben, und so ist es auch bei geistigen Bewegungen. Auf diese und andere unerfreuliche Erscheinungen spielt auch die Schweikertsche „Zeitung der homöopathischen Heilkunst" (1834, S. 7) an: „Einige von diesen Überläufern hat freilich auch der Hunger, die Eitelkeit, die Sucht, sich einen Namen zu machen, oder sonst eine unlautere Absicht getrieben, ihr altes Banner zu verlassen."

Ähnlich abfällig sagt Griesselich in der „Hygea" (Bd. 2, S. 229): „Wir gestehen, daß es Homöopathen gibt, die so ziemlich auf ein Haar unpotenzierten Barbieren gleichen." Daß derartige Ärzte die Homöopathie nicht selten in recht ungünstigem Lichte erscheinen ließen und die Gegner zu voreiligen Verallgemeinerungen führten, ist selbstverständlich.

Auch noch andere Umstände trugen dazu bei, die Homöopathie und ihre Vertreter für Allopathen in einem unvorteilhaften Lichte zu zeigen. Die meisten eine Umwälzung anstrebenden Bewegungen neigen dazu, die Alleinherrschaft zu fordern oder mindestens ihre Herrschaft soweit wie möglich auszudehnen. Auch Hahnemann hatte die Reichweite der homöopathischen Behandlung sehr weit gesteckt und mit großem Optimismus erklärt, fast alle Krankheitsfälle, soweit nicht lebenswichtige Organe zerstört seien, heilen zu können. Infolgedessen wurden gewiß oft im guten Glauben — aber auch ohne ihn — Hoffnungen erweckt, die sich nicht erfüllen ließen. Bedenkt man dann außerdem, daß vom allopathischen Standpunkt aus auch bei gutem Willen der homöopathische schwer verständlich ist, so wird man sich nicht wundern, daß schon in der ersten Zeit es mehrfach zu scharfen Angriffen und auch zu Gerichtsverhandlungen wegen angeblich falscher Behandlung durch Homöopathen kam, doch sind diese kleinlichen und oft gehässigen Streitereien im Rahmen des Ganzen zu unwichtig, als daß sie hier behandelt werden könnten. (Ich verweise auf die Arbeiten von Moritz Müller in Stapfs Archiv, Bd. 8 u. 10; auch in „Zur Geschichte der Homöopathie", Leipzig, 1830 u. 1831, sowie „Werke der Finsterniß", Altenburg, 1824, und auf Ameke.)

Es seien deshalb darüber nur einige allgemeine Bemerkungen gemacht. Die Gründe zu diesen Streitigkeiten waren natürlich in den einzelnen Fällen
420 verschieden. Nicht selten wurden den Homöopathen Kunstfehler in Fällen

vorgeworfen, in denen nach der Schulregel damals der Aderlaß unerläßlich schien, und das natürlich um so mehr, wenn einem Homöopathen nach diesem angeblichen Kunstfehler z. B. ein Kranker mit Lungenentzündung starb. Aber letzten Endes konnte *jeder* von einem Homöopathen Ungeheilte, der zu einem Allopathen überging, zu solchen Vorwürfen, ja Anklagen führen; sei es nun, daß er beim Allopathen *gesund* wurde, sei es, daß er *krank blieb* oder gar *starb*. „An allem ist Hütchen schuld!" Alle drei Möglichkeiten waren für den Homöopathen gefährlich, denn es lag nahe, dem unverstandenen und gehaßten Gegner in jedem Falle falsche Behandlung vorzuwerfen, ja ihn deshalb zu verklagen. Und dieser Vorwurf war in gewissen Fällen sicher auch berechtigt, etwa ebenso wie heutzutage bei feindseliger Einstellung ein Chirurg einen inneren Mediziner verklagen könnte, weil er einen Kranken mit Gallensteinleiden nicht dem Chirurgen überwiesen hat, und wie auch umgekehrt dieser dem Chirurgen Vorwürfe machen könnte, wenn diesem ein Kranker infolge eines Eingriffes stirbt, der wahrscheinlich noch leben würde, wenn er *nicht* operiert wäre. Dergleichen geschieht jedoch innerhalb der Schulmedizin selten, während man dem Homöopathen feindselig gegenüberstand und sich geradezu bemühte, ihm Kunstfehler nachzuweisen. Daß der Homöopath in dem Bestreben, die Operation zu vermeiden, vielfach weiterging als der heutige innere Arzt, ist gewiß richtig, und er wird vom objektiven Standpunkt aus betrachtet nicht selten auch in Überschätzung der Homöopathie zu weit gegangen sein. Insbesondere wurden die Homöopathen lange Zeit scharf angegriffen, weil sie der Operation des Krebses zurückhaltend gegenüberstanden; aber auch darüber wird man jetzt milder denken, wenn man das Urteil von Chirurgen wie *Liek* über Heilung des Krebses durch Operation kennt.

Durch all diese z. T. in der breiten Öffentlichkeit spielenden Erörterungen wurde natürlich auch die Aufmerksamkeit der Laien rege gemacht, und sie war gewiß nicht rein theoretisch-platonisch, denn, wie wir dem schon erwähnten *Kobert* glauben dürfen, war die Behandlung der damaligen Schule vielfach „entsetzlich roh" und der Kranke bei einem Homöopathen in besseren Händen. Die Behandlung durch die Homöopathen war nicht nur angenehmer, da die Anwendung von Brechmitteln, Brennzylindern, Blutegeln, Aderlässen bei den meisten Vertretern der neuen Lehre völlig fortfiel, sondern nach *Kobert* offenbar auch vielfach erfolgreicher, was auch der schärfste Gegner der Homöopathie zum mindesten für die zahlreichen chronischen Arzneisiechtümer und die sonstigen allzu eingreifend Behandelten zugeben wird.

In derartig gelagerten Fällen hätten ja auch Homöopathen Vorwürfe erheben können, und im engeren Kreis geschah das auch, aber vor die breitere Öffentlichkeit kamen nur die Homöopathen betreffenden Fälle, denn die 421

Öffentlichkeit und fast alle Zeitungen wurden von der Schulmedizin beherrscht. Es konnte nicht ausbleiben, daß dadurch das Vorurteil gegen die Homöopathie noch verstärkt wurde. Wenn man die beiderseitigen Veröffentlichungen über solche Fälle liest, wird man vom heutigen Standpunkt aus oft über die jeweilige gegnerische Behandlung zu einem anderen Urteil kommen als die damaligen Parteien. Da die Homöopathen infolge ihres schulmedizinischen Studiums wohl die Allopathie kannten, die Allopathen dagegen nur geringe Kenntnis ihres Gegners zu haben pflegten, ist von vornherein anzunehmen, daß die Urteile der Schule mehr durch Unkenntnis getrübt waren als umgekehrt. Und wenn wir an Koberts Urteil denken, dann darf man heute wohl in aller Objektivität sagen, daß deshalb bei diesen Streitigkeiten das Recht häufiger auf Seiten der Homöopathie war.

Einen nicht unwichtigen Punkt habe ich mit Absicht nicht erwähnt, da ich nicht glaubte, auf das rechte Verständnis rechnen zu können; da ich jedoch gerade bei Abschluß des Buches die Ausführungen eines Schulmediziners darüber kennenlerne, seien nun doch auch meinerseits einige Bemerkungen gebracht.

Seit jeher bis auf den heutigen Tag haben die Homöopathen immer wieder darauf aufmerksam gemacht, daß die auf eine örtliche, anatomische Organdiagnose eingestellte Schulmedizin oft versage, wenn es sich um Klagen handelt, die keine Handhabe zu einer solchen Diagnose geben und infolgedessen auch nicht zu einer darauf aufbauenden Behandlung, während die Homöopathie auf Grund der subjektiven Klagen oft imstande sei, helfend einzugreifen. Doch war die Schule für derartige Gesichtspunkte unzugänglich, und ihre Kranken fanden mit ihren Klagen nicht die Beachtung, die sie verlangen konnten. Wie bei den Juristen der Diebstahl der Elektrizität nicht bestraft werden konnte, da dieser Fall durch das Paragraphennetz hindurchschlüpfte, so wurde mancher Kranke nicht behandelt, da die Krankheit mit dem starren Diagnosennetz nicht eingefangen werden konnte. Dem Kranken „fehlte nichts“ — trotz aller Beschwerden, alles war nur „Einbildung“. Erst ganz neuerdings gestehen wenigstens einige Schulmediziner das Berechtigte dieser Ansicht der Homöopathen zu, so z. B. der Züricher Professor von Neergaard (Med. Welt, 10. Jahrg. 1936, Nr. 1 bis 3). Nur die „Vollbilder“ der Krankheiten galten etwas, „während die Mehrzahl [!] der leichten Poliklinikfälle mit einer ut fiat aliquid-Therapie abgetan wurde ... Die ja ‚nur subjektiven‘ Angaben ... galten als unwürdig einer objektiven naturwissenschaftlich orientierten Medizin“. Die Vorgeschichte wurde nicht genügend beachtet und die Störungen „bagatellisiert“. Die Kranken „fühlen sich darum, nicht mit Unrecht, von der Schulmedizin verraten und verlassen. Daß sie sich organisieren zu gemeinsamem Kampf um ihr Recht, ist
422 begreiflich ... so kann man dem Volk nicht verargen, wenn sich ein immer

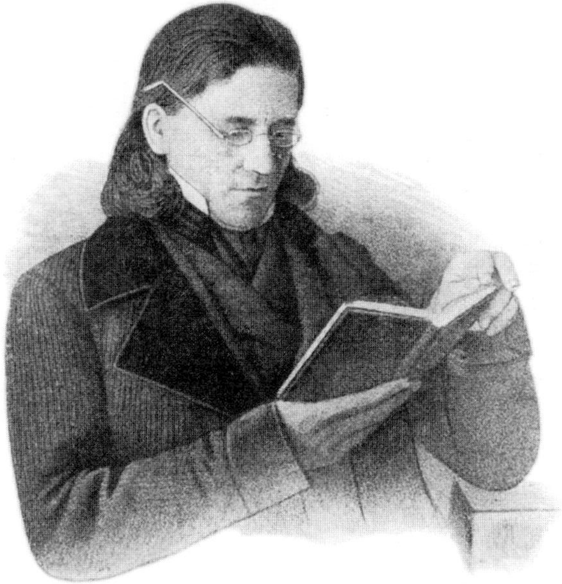

„Die milde Macht ist groß"

Constantin Hering

Constantin Hering
1800—1880

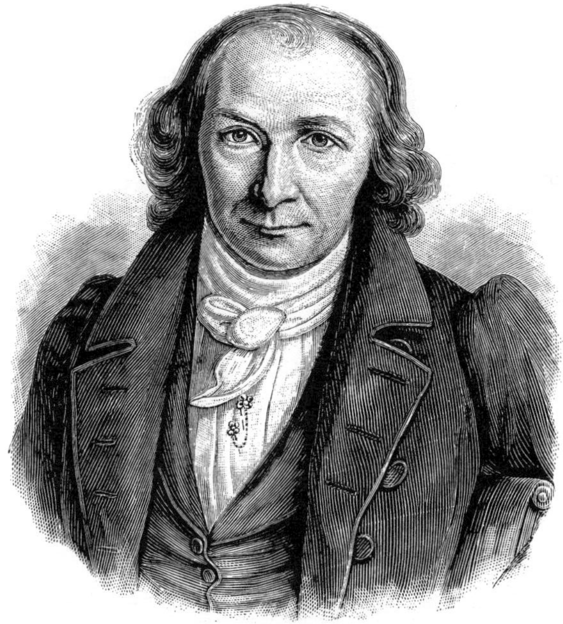

Ernst Stapf
1788—1860

mehr zunehmender Unwille gegen die Schulmedizin schließlich entlädt". — Es werden hier also in weitgehendem Maße die Ansichten der Homöopathie anerkannt, ohne daß sie ausdrücklich genannt wird. Für frühere Jahrzehnte folgt daraus dann ohne weiteres, daß auch durch Beachtung und Behandlung der kleinen, insbesondere der subjektiven, Störungen und Klagen die Homöopathie für den Kranken gewiß wesentlich mehr leistete als die anatomisch denkende Schulmedizin. Aber da der Zeitgeist gegen die Homöopathie war, gelang es ihr nicht, sich durchzusetzen.

* * *

Jünger. Nachdem wir nun diese Zeit der Jünger im allgemeinen kennengelernt haben, sollen nunmehr diejenigen der Jünger und Anhänger genauer gekennzeichnet werden, die in diesen Jahren eine Rolle gespielt haben.

Jüngernaturen pflegen im Beginn einer neuen Bewegung einen höheren Rang einzunehmen als die Geschichte ihnen später zuzuweisen pflegt. Und das ist ganz natürlich; gerade weil sie nicht starke und selbständige Naturen mit eigenen Gedanken sind, bleiben sie getreue Jünger, aber bedeuten deshalb für eine Geschichte, die mehr als ein Bericht, eine Chronik sein soll, nicht viel.

Johann Ernst Stapf (1788—1860). Seit 1811 Arzt, trat er 1813, unbefriedigt von der damaligen Heilkunde und deshalb Eklektiker, mit Hahnemann in Verbindung und blieb immer mit ihm in regem Briefwechsel; insbesondere beteiligte er sich in hervorragendem Maße an den Arzneiprüfungen und prüfte an sich selbst im ganzen 32 Mittel. Als Arzt genoß er einen bedeutenden Ruf und wurde sogar im Jahre 1835 zur Königin von England gerufen. Als Leiter des Archivs hatte er großen Einfluß, der gewiß nicht immer glücklich war, denn wäre er selbst weitherziger gewesen und fester gegen Hahnemanns Tyrannei, dann wären Moritz Müller und andere selbständige Köpfe mehr im Archiv zu Wort gekommen. Die von ihm im Archiv veröffentlichten Arzneiprüfungen wurden später z. T. in einem Bande gesondert herausgegeben (Beiträge zur Arzneimittellehre, Leipzig, 1836), ohne daß er auf die vielfachen Beanstandungen Rücksicht genommen hätte. In seiner „Gemütlichkeit" und ausgesprochenen Friedensliebe wich er grundsätzlichen Erörterungen gern aus und ging still seinen Weg als unentwegter Hahnemannanhänger.

Gustav Wilhelm Gross (1794—1847). Gross hat im Gegensatz zu Stapf von vornherein homöopathisch behandelt und kannte die Schulmedizin nur aus den Universitätsstudien, ohne sie jedoch jemals praktisch ausgeübt zu haben. Seine beste Leistung ist wohl die Erwiderung auf Heinroths „Antiorganon" (s. u.), die er vom Standpunkt Hahnemanns gut, wenn auch allzu rechtgläubig, durchführte. Im übrigen veröffentlichte er 423 zahlreiche Arbeiten mit Krankengeschichten, die aber vielfach nicht kritisch genug sind. Er neigte dazu, neue Ansichten begeistert und ohne die nötige Kritik aufzunehmen, wie die Isopathie, wodurch er sich zeitweise Hahnemann entfremdete, und die Hochpotenzen von Jenichen (s. u.). Oft schwankt er in seinen Ansichten grundsatzlos und unentschieden hin und her, ohne zu einer klaren Meinung zu kommen. Im ganzen gesehen war er aber ein Hahnemannianer, und soweit er davon abwich, tat er es nicht nach der Richtung der Gemäßigten, sondern der Unkritischen.

Franz Hartmann (1796—1853). Hartmann pflegt mit den beiden Vorhergehenden zusammen genannt zu werden, und er war zuerst auch ein ebenso getreuer Jünger, aber schon in den zwanziger Jahren wurde er durch Müller, an den er sich freundschaftlich anschloß, beeinflußt und hat von da ab im wesentlichen ähnliche Ansichten wie Müller gehabt und sich seitdem die Unabhängigkeit von Hahnemann immer gewahrt. Er hat das Verdienst, die erste homöopathische „Therapie akuter Krankheitsformen“ (Leipzig, 1831, 2 Teile; 3. Aufl. unter dem Titel „Therapie akuter und chronischer Krankheiten“, Leipzig, 1847—48) verfaßt zu haben, mit der Hahnemann jedoch nicht einverstanden war, da Hartmann sich der schulmedizinischen Form derartiger Werke in der verallgemeinernden Krankheitsdiagnose angepaßt hatte, was der individualisierenden Anschauung der Homöopathie widerstreite. Trotz aller Schwächen im einzelnen, wie mangelnder Berücksichtigung der Krankheitslehre, verdient das Werk doch eine Erwähnung, da mit ihm die erste derartige Brücke zur Schulmedizin geschlagen war. Auch vom homöopathischen Standpunkt aus betrachtet ließ das Werk manches zu wünschen übrig, indem die Heilanzeigen der verschiedenen Mittel vielfach nicht genügend klar herausgearbeitet sind. Auch ein Buch über „Die Kinderkrankheiten“ (Leipzig, 1852) erschien von ihm. Da Hartmann neben Rummel und Gross von 1832 bis zu seinem Tode der Mitherausgeber der A. H. Z. war, hat er auch sonst vielfachen Einfluß auf die Entwicklung der Homöopathie gehabt.

In bezug auf die anderen persönlichen Jünger Franz, Hornburg, Langhammer, E. F. Rückert, Th. J. Rückert sowie Wislicenus sei auf die Lebensabrisse in Teil IV verwiesen.

* * *

Anhänger. Moritz Müller (1784—1849). Ohne Zweifel gebührt Müller der erste Platz in dieser Gruppe; nicht nur weil er zeitlich als erster das Wort ergriffen hat, sondern weil er seinerzeit der beste Kopf in ihr war. Hier sollen vorzugsweise seine frühesten Arbeiten berücksichtigt werden, um zu zeigen, daß, sobald überhaupt von einem homöopathischen
424 Schrifttum — wenn man von Hahnemann selbst absieht — die Rede sein

kann, sofort Ansichten tüchtiger Köpfe laut wurden, die von denen des Gründers in manchem abwichen. Gleich die ersten Sätze seiner schon oben erwähnten Arbeit „Beitrag zur Beurteilung der homöopathischen Heillehre“ in „Stapfs Archiv“ über die Aufnahme der Homöopathie durch die Schulmedizin berühren einen wichtigen Punkt. Er tadelt, daß bisher die Homöopathie nur aus theoretischen Gründen der Beachtung nicht für wert gehalten worden sei, und fordert, daß man sie auf dem Wege der Erfahrung prüfen solle (S. 3 bis 5). Er selbst empfindet das anscheinend Widersinnige der neuen Lehre, man habe es aber mit einer ernsten Sache zu tun; nicht mit Personen solle man sich beschäftigen und auch Spott und Witzelei habe aus dem Spiel zu bleiben. Was den Vorwurf der Scharlatanerie angehe, so müsse jeder, der sich die Mühe nehme, in die Lehre einzudringen, einsehen, daß er unbegründet sei.

Bei der Erörterung der Hauptsätze der Lehre stellt er als ersten die Prüfung am Gesunden hin. Vielleicht geschieht das z. T. auch aus taktischen Gründen, da er die Notwendigkeit solcher Prüfungen für ganz unbestreitbar hält, während der Ähnlichkeitssatz wesentlich stärker noch der Kritik unterlag. Zur Begründung macht er darauf aufmerksam, daß die ärztliche Erfahrung bisher fast ausschließlich am Krankenbett gesammelt und deshalb unrein sei. „Man muß, denke ich, überall erst die Regel und dann die Abweichungen von derselben wissen; zu jener gehört aber in der Medizin nicht blos der normale Zustand des zu heilenden, sondern auch seine normalen Verhältnisse zu den Außendingen, die ihn krank machen können oder sollen“ (S. 9).

Eigene Prüfung einiger Mittel habe ihn überzeugt, daß Hahnemann im wesentlichen richtige Angaben über die Arzneiwirkungen mache. Durch ihn erhalte man eine ganz neue Ansicht über die Wirkungsart der Mittel. „Es ist wirklich entsetzlich, daß wir diese und die noch unerforschten Arzneien so keck in Krankheitsfällen angewendet haben, ohne den hundertsten Teil ihrer dynamischen Beziehungen zu dem gegebenen und anderen Krankheitszuständen zu kennen, und daß wir leichtsinnig alle uns bekannt gewesenen Arzneiwirkungen, wenn sie nach der Anwendung der Mittel in die Krankheitssymptomgruppe eingetreten waren, willkürlich zu den Krankheitssymptomen zählt, dadurch die Nosologie verwirrt und dem kranken Subjekte mehr oder weniger geschadet haben“ (11 bis 12).

Noch mehrfach werden wir von den damals so häufigen akuten und chronischen Arzneivergiftungen hören und davon, daß erst die Arzneiprüfungen der Homöopathen der Heilkunde die Augen darüber öffneten, daß häufig neu auftretende Erscheinungen nicht der Krankheit angehören, sondern eine Arzneiwirkung darstellen.

Auf Seite 13 sagt Müller über die Arzneiprüfungen weiter: „Das Studium der Arzneiwirkungen am Gesunden und die Folgerungen daraus, nicht der homöopathische Satz ist es, was die Medizin, so wie sie jetzt ist, über den Haufen wirft.“ Er denkt dabei wohl hauptsächlich an die dadurch zutage tretenden spezifischen Beziehungen der Arzneimittel zu den Organen, wodurch die ganze Arzneiwirkungslehre auf eine andere Grundlage gestellt wird.

Bei Erörterung der verschiedenen Heilverfahren hält er das antipathisch-palliative zwar mitunter für unentbehrlich bei „plötzlichen Lebensgefahren und zu heftigen Affektionen“, in den meisten Fällen wirke es aber nachteilig. Das homöopathische und das allopathische Verfahren — letzteres im engeren Sinne verstanden — treffen nach ihm in einem gemeinsamen Naturgesetze zusammen, indem beide eine Krankheit erregen: die Homöopathie in dem kranken Organe, die Allopathie in einem entfernteren. Die Homöopathie heile durch Erregung einer mehr oder weniger ähnlichen, aber doch verschiedenen „Krankheitsaffektion“, die Allopathie durch eine stärker verschiedene Affektion. Mit beiden Verfahren könne man Heilzwecke erreichen; was man aber auf direktem, homöopathischem Wege erreichen könne, solle man nicht auf indirektem zu erreichen suchen. Beide Verfahren faßt er unter dem Begriff des „antagonistischen“ zusammen. Auf diese Weise verliere die Homöopathie ihre anscheinende Widersinnigkeit.

Wenn Müller hier von „Erregung einer Krankheitsaffektion“ durch die Arzneien spricht, so haben wir hier also die Auffassung vor uns, daß die Arzneien einen Reiz darstellen, der sich infolge der Wahl nach dem Ähnlichkeitssatz in erster Linie in dem schon erkrankten Organe auswirkt; es liegt also eine „spezifische Reiztherapie“ vor.

Es ist kennzeichnend für Müllers Geistesart, daß er nicht die Unterschiede der feindlichen Brüder betont, sondern das Gemeinsame, indem er keine artlichen, sondern nur mengentliche Unterschiede zwischen beiden Verfahren anerkennt.

Nach kurzer Erwähnung von einer Anzahl durch homöopathische Mittel geheilter Krankheitsfälle, bei denen er Diagnosen im alten Sinne angibt, stellt er nochmals beide Verfahren in bezug auf ihre Wirksamkeit im Vergleich, dabei die entzündungswidrige und die gastrische Methode — also die Blutentleerungen sowie die Brech- und Abführkuren — als wirksame allopathische Verfahren hervorhebend. In akuten Krankheiten fällt seiner Ansicht nach der Vergleich zwischen allopathischem und homöopathischem Verfahren günstig für ersteres aus, nicht wegen seiner Vorzüglichkeit, sondern wegen der Unvollendetheit des letzteren. Dagegen sei die Homöo-
426 pathie bei den chronischen Krankheiten schon jetzt überlegen.

Kennzeichnend für Müllers ganze Art ist schon in dieser Arbeit sein Bestreben, ohne viel Aufhebens und ohne Angriffe auf Hahnemann sozusagen stillschweigend die Homöopathie an die übrige Heilkunde anzuschließen und die anderen Verfahren als grundsätzlich gleichberechtigt, ja z. T. zur Zeit noch praktisch überlegen hinzustellen. Hahnemanns geforderte Ausschließlichkeit der Homöopathie erkennt er nicht an.

Noch deutlicher wird seine Selbständigkeit in der ausführlichen Besprechung der „Critischen Hefte“ von Jörg (St. Arch., 1, H. 2f.), über die wir später noch mehr hören werden, während hier nur einige Bemerkungen Müllers herausgehoben werden sollen, um seine allgemeine Einstellung zu zeigen. Er betont ausdrücklich, daß „die homöopathische Lehre . . . die medizinischen Hilfswissenschaften durchaus nicht für entbehrlich hält“, und fordert, daß der künftige Homöopath auch diejenigen Teile der Medizin erlernt, die die Homöopathie für irrtümlich hält. (S. 95.) Auch sonst stellt er einige Ansichten, die damals und noch lange die Köpfe der Gegner beherrschten, richtig, so wenn er Jörg bestreitet, Hahnemann verachte die Naturheilkraft; Hahnemann habe auch die Forschung nach dem Wesen der Krankheit nicht verboten, nur am Krankenbett solle diese unentscheidbare Frage wegfallen. Man wisse nicht, was Entzündung im Grunde sei, nur gewisse Symptome und Zeichen nehme man wahr, die man mit dem Wort „entzündlicher Charakter“ bezeichne. Auch die Homöopathie beachte Entstehung, Geschichte und Verlauf der Krankheit sowie die Ursache. Bemerkenswert scheint mir noch, daß Müller deutlich zwischen Wirkung und Erfolg des Mittels unterscheidet; erstere sei mehr oder minder stark, aber einheitlich, ohne wesentliche Verschiedenheiten zwischen kleinen und großen Gaben. Der oft sehr verschiedene, ja entgegengesetzte Erfolg jedoch hänge von der mehr oder weniger starken Reaktion des Körpers ab. — Manche Erörterungen wären fruchtbarer verlaufen, wenn man diesen Unterschied mehr beachtet hätte.

In Band 2 (1, 125) setzt sich Müller mit einer Kritik von Choulant auseinander (in den Allgemeinen medizinischen Annalen, 1822, S. 539ff. erschienen). Choulant war ein unvoreingenommener Kopf von großer Spannweite der Gedanken und nicht auf ein System eingeschworen. Dementsprechend war die Kritik im ganzen milde, die Homöopathie sei „ein nicht unbedeutender Beitrag zur Vervollkommnung der bisherigen Medizin“. Anderseits übte er, auch an vielem berechtigten Tadel, brachte aber auch manche Mißverständnisse. Müller wendet sich gegen den Vorwurf, er habe sich gegen das Denken in der Medizin ausgesprochen —, nur gegen das „Erdenken medizinischer Theorien“ habe er sich geäußert. Er verficht hier wiederum gegen die Schule die Notwendigkeit, tunlichst nur auf feststehenden Tatsachen aufzubauen. Weiterhin bestreitet er, daß die Homöopathie alle Krankheiten für rein dynamisch halte; das Eingreifen von Mechanischem und Chemischem in den materiellen Bau bestreite kein Homöopath; er glaube allerdings außerdem, daß die lebende Natur nicht nach rein chemisch-physikalischen Gesetzen reagiere. Dringend fordert er: „ein Jeder soll selbst prüfen". Niemand solle blind an Hahnemanns Behauptungen glauben. Der Einigungspunkt zwischen beiden Schulen werde die Spezifität der Arzneimittel sein.

In Band 3 (1824) hat er eine Kritik der Homöopathie von Casper (in Rusts Krit. Repertorium f. d. ges. Mediz., Berlin, 1823) mit Gegenbemerkungen versehen und neben oben schon berührtem noch in manch anderen Punkten Caspers Ansicht über die Homöopathie richtiggestellt.

1825 besprach Müller im Archiv (Bd. 5) die Schrift von Wedekind gegen die Homöopathie (s. u.), dabei auch seine freiere Stellung äußernd und milde Kritik an den Hahnemannianern übend, die ihm jedoch von Hahnemann und einigen Jüngern übelgenommen wurde. Sobald Müller merkte, daß er Stapf lästig falle, zog er sich von der Mitarbeit für einige Jahre zurück, weswegen diese Kritik an Wedekind unvollendet blieb.

Müller hat einmal in seiner Besprechung von Griesselichs und Schröns „Offenem Bekenntnis" (s. u.) diejenigen Sätze erwähnt, für die er selbst schon seit langem kämpfe. (A. H. Z., 8, 241, 1836.) Von Anfang an habe er sich gegen die Systemsucht der Zeit ausgesprochen, womit er sich auch gegen Hahnemann wandte. Immer wieder betonte er auch schon in seinen ersten Arbeiten, daß der Homöopath mit der ganzen Medizin vertraut sein müsse. Schon in Band 5 des Archivs spricht er ausdrücklich von dem Unterschied zwischen Hahnemann und seinen Jüngern einerseits und den sonstigen homöopathischen Ärzten auf der anderen Seite. Er habe die Hahnemannsche Medizin als Ganzes nie angenommen. Schon im ersten Bande des Archivs (Heft 3, S. 114) habe er bemerkt, daß man nicht immer homöopathisch heilen könne und deshalb andere Verfahren verwenden müsse. Er habe schon seit Jahren betont, daß es mit der äußerlichen Symptomenähnlichkeit nicht getan ist, und stimmt den Forderungen von Griesselich und Schrön zu, man müsse Heilmittel verwenden, „die in spezifischer Beziehung zur konkret vorliegenden pathologischen Form des erkrankten Organes stehen". (Griesselich und Schrön, Hyg. 3, S. 326.) Der „Karakter" der Krankheit und des Heilmittels sei immer zu berücksichtigen. Auch der Absatz 20 habe seinen Beifall: „Von dem Satze Similia similibus an muß die Theorie der Homöopathie neu erbaut werden. Die Hahnemannschen
428 Sätze sind großenteils ungegründet, und sein Organon ist voll Sinnwidrigkeit,

Zweideutigkeit, Inkonsequenz und offenbar Unwahrem, wodurch das Gute unzugängig wird." Auch sonst erklärt er sich mit den meisten Sätzen des „Offenen Bekenntnis" einverstanden.

Eine systematische Darstellung der Homöopathie hat uns Moritz Müller leider nicht hinterlassen. Nur einige Bruchstücke aus seinen akademischen Vorlesungen sind in Stapfs Archiv und der A. H. Z. erschienen. In ersterem wurde nur der Beginn in Band 13 gebracht, die verheißene Fortsetzung unterblieb, vermutlich wie früher wegen seiner Kritik an Hahnemann oder den Hahnemannianern. Bemerkenswerte Aufsätze Müllers in der A. H. Z. finden sich besonders in Band 2 (Nr. 1), wo er die Freiheit der Homöopathen verficht und Hahnemanns Vormundschaft und Tyrannei bekämpft, sowie in Band 8 und 9. Mehrmals hat Müller auch zur Verteidigung wegen Kunstfehler angeklagter Homöopathen das Wort ergriffen (St. Arch., Bd. 8 und 10) und dabei seine Meinung in sehr klarer und ruhiger Weise dargelegt. In seiner Schrift „Zur Geschichte der Homöopathie" (Leipzig, 1837) hat er, um falschen Darstellungen entgegenzutreten, seine eigene Tätigkeit und seine Erlebnisse im Rahmen der Ereignisse geschildert.

Wie schon bemerkt, waren die Arbeiten Müllers fast immer in sehr ruhiger und milder Tonart geschrieben; nur wo er bösen Willen glaubte annehmen zu müssen, wurde er schärfer, wie mitunter gegen Jörg (s. u.). Und auch die Kritik an Hahnemann und seinen Schülern war zurückhaltend, wobei er seiner ganzen Denkungsart entsprechend mehr bemüht war, bejahend seine eigene Meinung hinzustellen als bestreitend den anderen zu widerlegen.

Auf die Spitze getriebene Meinungen haben vielfach den Vorteil einer gewissen — oft nur scheinbaren — Einfachheit und Klarheit und finden deshalb in Wissenschaft und Leben nicht selten leichter Zustimmung als eine Ansicht, die eine Zusammenschau des anscheinend Unvereinbaren anstrebt. Ich erinnere aus der Geschichte der Heilkunde an Mesmers Lehre, um die sich bald zwei Parteien bildeten. Die eine konnte die von Mesmer behaupteten Erscheinungen (Heilungen und Somnambulismus) nicht leugnen und glaubte deshalb auch seine Theorie von einem „Fluid" annehmen zu müssen; die andere jedoch lehnte mit Recht die Theorie ab und glaubte damit auch die Erscheinungen über Bord werfen zu dürfen, indem sie alles „Einbildung" nannte. Es dauerte lange, ehe in genauer Zergliederung der Fragen einerseits die Erscheinungen bestätigt wurden, anderseits in der Tat die Erscheinungen auf seelische Ursachen, auf „Einbildung", die sich im Körperlichen verwirklichte, „einbildete", zurückgeführt wurden. — Wenn man außerdem weiß, wie befangen, ja gefangen in ihrer einmal gefaßten Meinung Menschen zu sein pflegen, so wird man sich nicht wundern, daß Müller 429 wenig Dank erntete bei den Hahnemannianern und der Schulmedizin und daß er nun statt eines Gegners zwei hatte.

Doch bildete sich um Müller bald eine Gruppe jüngerer Homöopathen, und er wurde so der Gründer des naturwissenschaftlichen Flügels der Homöopathen, die man auch die „Freien“ nannte, da sie nicht an Hahnemann und seine Lehre gebunden waren. Dieser naturwissenschaftliche Flügel hat seitdem bis auf unsere Tage bestanden und immer dafür gesorgt, daß die Ergebnisse der wissenschaftlichen Forschung der Schulmedizin auch in der Homöopathie tunlichst beachtet und verwendet wurden. (Vgl. dazu die tüchtige Arbeit von F. König: „Die Anfänge einer naturwissenschaftlich-kritischen Richtung in der Lehre Hahnemanns und ihr erster Vertreter, Moritz Müller“ in der A. H. Z., Bd. 177, Nr. 3, 1929.)

Wiewohl dieser Flügel bald eine selbständige Macht war und von der Behandlung nach dem Ähnlichkeitssatz abgesehen die Beziehungen zur Schule zu pflegen suchte, wandte die Kritik ihr Augenmerk fast ausschließlich auf Hahnemanns Organon. Und zwar wählte man dazu gerade die Sätze dafür aus, die seine Lehre im abgünstigsten Lichte zeigte, anstatt zum mindesten auch die anders lautenden Sätze zu berücksichtigen und durch Heraushebung dieser Widersprüche klärend und aufbauend zu wirken. Noch Jahrzehnte später galt die einseitigste Auffassung von Hahnemanns Organon bei den Gegnern als die einzig maßgebende Lehre der Homöopathie.

Carl G. Caspari (1798—1828). Caspari hat das geschichtliche Verdienst, die Homöopathie als erster vom Standpunkt der Schulmedizin behandelt und dabei in vielem ein bejahendes Urteil gefällt zu haben (in „Meine Erfahrungen in der Homöopathie“, Leipzig, 1823). Da er außerdem schriftstellerisch sehr rege tätig war und dabei den Standpunkt der freien Homöopathie Mitte der zwanziger Jahre darstellt, so wird ihm hier ein Platz eingeräumt, der ihm nach dem Gewicht seiner Persönlichkeit allein nicht zukommen würde.

Daß Caspari sich anfangs im wesentlichen als Schulmediziner fühlt, zeigt auch der Umstand, daß er bei Schilderung des schulmedizinischen Standpunktes öfter von „wir“ spricht. Zuerst nimmt er hauptsächlich gegen die Person Hahnemanns und die seiner Schüler Stellung, dabei Vorwürfe erhebend, die wohl nur auf Hörensagen beruhen. Bei Darstellung der Lehre fällt auf, daß er in „ “ als Hahnemanns Ansichten Sätze bringt, die sich wörtlich gar nicht so bei Hahnemann finden, sondern eine Zusammenfassung von Caspari darstellen, wobei mitunter sogar zwei zeitlich ganz verschiedene Arbeiten auf diese Weise verdichtet werden. Auch bezieht er sich vielfach auf die erste Auflage des Organons, obwohl die schon
430 1819 erschienene zweite viele Änderungen bringt, wodurch nicht selten in

seine Ausführungen etwas Schiefes kommt. Er tadelt Hahnemanns allzu einseitig nur die Symptome berücksichtigende Lehre und ist der Ansicht, daß man das Wesen vieler Krankheiten genau genug kennt, so daß man dies bei der Behandlung berücksichtigen müsse. Es ist das für die damalige Zeit gewiß eine allzu günstige Meinung über die Krankheitserkenntnis. Durch Verleugnung der ganzen bestehenden Krankheitslehre entziehe sich Hahnemann selbst den Boden für die Behandlung und Vorhersage. Durch Nichtbeachtung anderer Sätze von Hahnemann und seinen Anhängern entwirft er hier ein falsches Bild von der Lehre. Auch unterscheidet Caspari nicht scharf genug zwischen der üblichen symptomatischen Behandlung, die meist nur ein Symptom unterdrückt, und der homöopathischen, die anstrebt an die Gesamtheit der Symptome anzuknüpfen.

Weiter verteidigt er den Grundsatz der alten Schule, die Ursache zu bekämpfen, womit er wieder die damals sehr hypothetische „Ursache" oder das „Wesen" der Krankheit meint. Beide Verfahren vermöchten Krankheiten zu heilen, und er versucht beide zu vereinigen, indem er meint, der Trennungspunkt beider liege in der verschiedenen Erklärungsart der Erscheinungen. Damit unterschätzt er doch wohl die tiefgehenden Unterschiede beider. Nach einigen Bemerkungen über die Vorteile der Homöopathie berichtet er über eine Anzahl kurzer Krankengeschichten aus eigener Praxis, die ihm die Überzeugung gaben, daß man mittels homöopathischer Mittel heilen könne. Leider fand er mit dieser praktischen Erprobung wenig Nachfolger unter den Allopathen.

Bald jedoch kam Caspari zu einer noch stärker bejahenden Stellung zur Homöopathie. Im gleichen Jahre noch erschien in „Stapfs Archiv" eine weitere Arbeit „Über das wahre Verhältnis der Homöopathie zur Allopathie" (Bd. 2, H. 3, S. 24), in der er seine früher gegebene Beurteilung stark abändert und sich in bezug auf die theoretischen Ansichten ungefähr auf den Standpunkt der Hahnemannschüler stellt. Insbesondere widerruft er seine Meinung über das symptomatische Verfahren der Homöopathen und faßt nunmehr die Behandlung als eine im Grunde ursächliche auf, indem durch die homöopathischen Mittel die inneren Ursachen (Bedingungen) der Krankheit behoben werden (30). Mit anderen Homöopathen betont er auch die Wichtigkeit der Pathologie, Physiologie und Diagnostik (44).

Trotz aller positiven Einstellung wurde jedoch Caspari kein reiner Homöopath, sondern hat auch für allopathische Zeitschriften gearbeitet. Caspari entfaltete in seinem kurzen Leben eine eifrige, ja fieberhafte Tätigkeit, wodurch allerdings nicht selten die Genauigkeit und Vertiefung litt. Er schrieb auch die erste homöopathische Arzneibereitungslehre unter dem Titel „Homöopathisches Dispensatorium" (Leipzig, 1825), das z. T. recht flüchtig abgefaßt war und zahlreiche Irrtümer enthält, aber später, durch 431

Hartmann bearbeitet, eine Anzahl Auflagen erlebte. Desgleichen verfaßte Caspari zwei Schriften über homöopathische Diätetik (Leipzig, 1825). Sein „Homöopathischer Haus- und Reisearzt“ (Leipzig, 1826) war der erste seiner Art. Damit war eine Buchgattung geschaffen, die bis auf den heutigen Tag eine große, vielfach nicht erfreuliche Rolle im homöopathischen Schrifttum spielte, indem dem Laien eine oft auf oberflächlichster Symptomberücksichtigung beruhende Handhabe zur Selbstbehandlung aller möglichen Krankheiten geboten wurde.

1827 gab er eine „Bibliothek für die homöopathische Medizin und Materia medika“ (Leipzig) heraus, wovon der erste Band die „Pathologie“, der zweite die „Diagnostik“ und der dritte die „Therapie“ brachte. Das Werk ist nicht sonderlich tiefgehend und bedarf nicht genauerer Erörterung, nur wenige Punkte seien herausgehoben. Genau so wie Müller und Rau betont auch er hier die Notwendigkeit der anatomischen und physiologischen Kenntnisse (II, S. 6). Auf Seite 63 des zweiten Bandes schreibt er: „Nur der rationelle Therapeut weiß den Nutzen zu schätzen, welchen die Kenntnis der jedesmaligen Krankheitsursachen gewährt.“ Ausführlich behandelt er die akuten und chronischen Arzneivergiftungen, auf deren Symptome er immer zu achten rät; mag er diese Ursachen mitunter auch überschätzen, so war damals nach dem, was auch Allopathen über diese Arzneisiechtümer sagten, vieles durchaus berechtigt.

Nachdem schon in Band 2, Heft 3 des Archivs eine Arbeit von J. A. Schubert über die Chirurgie vom homöopathischen Standpunkt aus erschienen war, veröffentlichte auch Caspari eine Arbeit darüber (St. Arch., Bd. 4, H. 2), in der er das Gebiet der blutigen Eingriffe stark eingeschränkt wissen will. Der Aufsatz ist in sehr optimistischer Stimmung geschrieben, aber auf diesem Gebiete ist auch heute das letzte Wort noch nicht gesprochen. Wie durch biologische Verfahren z. B. bei der Knochentuberkulose die chirurgischen Eingriffe dank der Bemühungen von Rollier und Bier stark eingeschränkt werden konnten, so steht zu erwarten, daß auch sonst mittels „biologischer“ Mittel chirurgische Eingriffe vielfach vermieden werden können. Ich erinnere dabei an die Behandlung der Furunkulose mittels homöopathischer Jodschwefelgaben durch Bier.

G. L. Rau (1779—1840). Es erregte ein gewisses Aufsehen, als im Jahre 1824 der „großherzoglich hessische Hofrat und Physikus“ Gottlieb Martin Wilhelm Ludwig Rau, ein angesehener Arzt, in einer Schrift „Über den Wert des homöopathischen Heilverfahrens“ (Heidelberg) in besonnener Weise für die neue Lehre eintrat. — Es ist sozusagen üblich, beim Gegner unsachliche Beweggründe anzunehmen, wenn sich jemand einer
432 neuen Lehre anschließt, die von den meisten bekämpft wird. Daß bei Rau

dergleichen in Frage kommt, ist von vornherein unwahrscheinlich, denn er konnte höchstens in seiner gesicherten amtlichen Stellung Schwierigkeiten haben; wenn er trotzdem nach 22 Jahren der alten Schule abtrünnig wurde, so wird er gewiß sachliche Gründe gehabt haben. Nach seinen Schriften zu urteilen, war Rau ein ausgeglichener Charakter mit der Fähigkeit und dem Willen zu sachlicher Prüfung. Wie er ausdrücklich sagt, hat er sich mit der Homöopathie beschäftigt, nicht um Homöopath zu werden, sondern um sie kennenzulernen und ein auf eigener Erfahrung gegründetes Urteil zu haben, das er sich auf die einzig richtige Art verschaffte: durch Prüfung am Krankenbett. Aber trotz seinem im wesentlichen bejahenden Urteil, zu dem er kommt, wahrt er sich doch seine eigene Meinung und hält mit Kritik nicht zurück.

Rau erinnert in manchem an Moritz Müller; beide vermieden auf die Spitze getriebene Ansichten und brachen nie die Brücken zur Schulmedizin völlig ab. Da Rau seine Meinungen mehrfach in selbständigen Büchern systematischer vorgetragen hat, als es Müller in seinen Aufsätzen konnte, so soll er als Vertreter der freien Homöopathen hier ausführlicher behandelt werden. Er ist gewissermaßen ein Lehrbeispiel dafür, daß ein hervorragender, auch später von den Gegnern mit Achtung genannter Arzt auf der Höhe des Wissens seiner Zeit stehen und doch, auf sachlichen Gründen fußend, die Homöopathie im wesentlichen anerkennen kann.

Da er fast keinen Punkt ohne kritische, tadelnde und einschränkende Bemerkungen behandelt, so soll gerade seine erste Schrift hier ausführlicher berücksichtigt werden unter Hervorheben der von ihm geübten Kritik. Er bildet damit einen bemerkenswerten Gegensatz zu den meisten älteren Schulmedizinern, die sich ausführlicher zu der neuen Lehre geäußert haben, aber auf rein theoretischen Grundlagen fußende Kritik übten und dabei zu einer mehr oder weniger scharfen Ablehnung kamen.

Bei solch stark auseinandergehenden Urteilen pflegen weder die Kenntnisse noch die Klarheit des Urteils die entscheidende Rolle zu spielen, sondern die allgemeine Einstellung zu dem in Frage stehenden Gebiet. Falls die neue Lehre der eigenen Weltanschauung allzusehr widerstreitet, wird der Beurteiler geneigt sein, das Fehlerhafte am Neuen stark zu betonen und überzubewerten, ja das Gute am Neuen kaum zu sehen oder zu beachten. Wer stark theoretisch veranlagt ist, wird sich besonders an die Theorie halten; ist die Theorie im Widerstreit mit seinen eigenen Ansichten, die an sich recht fragwürdig sein mögen, so ist das Neue schon gerichtet, zumal ja das Neue gewiß meist keine fehlerlos ausgebaute Theorie besitzen wird. Es ist ein altes Verhängnis, daß man eine derartige Einstellung aus z. T. immerhin verständlichen Gründen besonders bei Hochschullehrern findet, die dadurch schon oft die Anerkennung, ja die Beachtung einer neuen Lehre hintangehalten haben. Insbesondere in der Heilkunde mit ihrer im Vergleich zu anderen Gebieten unsichreren Erfahrung ist es geradezu selten, daß eine vom Herkömmlichen stark abweichende Lehre auf Grund einer objektiven und demütigen, ja demütigen, Prüfung der behaupteten Tatsachen beurteilt wird. Falls überhaupt eine solche Prüfung stattfindet, so fast immer in von vornherein abgünstiger und dünkelhafter Einstellung des Besserwissers. Genau dasselbe finden wir — wie Mesmer und Semmelweis gegenüber — auch bei der Homöopathie. Daß eine andere Einstellung schon damals möglich gewesen wäre, zeigt gerade das Beispiel von Rau. Möge man aus dieser Lehre der Geschichte endlich lernen!

Der naturphilosophisch eingestellte Arzt mußte dazu neigen, die neue Lehre abzulehnen, da sie nicht die Höhe luftiger Theorien erklomm, sondern geistlose, nüchterne Erfahrung anstrebte, und dem naturwissenschaftlich-materialistisch Eingestellten war sie als dynamisch-vitalistisch gerichtet von vornherein verdächtig.

Der erste Abschnitt von Raus oben schon genannter Schrift „Über den Wert des homöopathischen Heilverfahrens" setzt sich mit den theoretischen Ansichten Hahnemanns auseinander. Gleich zu Anfang wird betont, daß der jeweilige Standpunkt der Krankheitslehre den Wert der Behandlung bedinge, deshalb sei der reinen Erfahrung ein höherer Wert beizumessen (S. 5). Anderseits sei man aber im Forschen zu weit, als daß man durch die Summe der Kenntnisse, die man durch Beobachtung erhalten habe, befriedigt sein könne. Man könne das Streben nicht aufgeben, durch Aufsuchen der Ursachen den Beobachtungen die Weihe der Erfahrung zu geben. Damit vertritt Rau den noch heute gültigen Standpunkt der durch Denken geläuterten Erfahrung, die sich gleichweit entfernt hält von philosophischer Systemsucht und von plattem Empirismus. Rau steht auf vitalistischem Standpunkt, wodurch ihm offenbar der Zugang zur Homöopathie erleichtert wurde (S. 8). Wie er schon von sich aus tunlichst auf reine Erfahrung bedacht ist, zeigt z. B. seine Bemerkung über Sydenham, der die Verschiedenheit der verdorbenen Säfte genau beschrieben hat, „ohne irgendeinen Grund der Wahrscheinlichkeit für diese hypothetischen Behauptungen angeben zu können". Als Gewinn für die Heilkunde betrachtet er es, daß man in neuster Zeit die Krankheiten besonders von der dynamischen Seite betrachte, welche immer die zugänglichste war und sein wird. „Fehlerhafte Mischungsverhältnisse liegen viel zu weit außer dem Kreise sinnlicher Wahrnehmung . . ., aber in Krankheiten offenbart sich eine Abnormität der Lebenstätigkeit." Sie sei der sicherste Maßstab zur Beurteilung der Krank-
434 heiten und Regelung des Heilverfahrens (S. 10). Man sieht, Rau erkennt

Hahnemanns funktionelle Pathologie voll an. Mehrfach tadelt er Hahnemann wegen seiner ungerechten und allzu scharfen Angriffe auf die alte Schule (z. B. S. 14, 22, 24). Hahnemanns Ansichten über das Vergebliche, die erste Ursache einer Krankheit zu finden, enthalten nach Rau viel Wahres, wenngleich auch viel Ungerechtes. Wenn Hahnemann nicht nach den Ursachen der Erkrankung frage, so sei das erstens fehlerhaft und außerdem widerspreche er sich selbst, da er selbst sage, eine Heilung ohne Erforschung und Entfernung der Gelegenheitsursachen sei nicht möglich (23 bis 24).

Daß die Ärzte zuwenig auf die Symptome achten und zuviel sich mit den unerkennbaren Veränderungen im Inneren beschäftigen, ist nach Rau ein Vorwurf, „welcher gewiß die wenigsten unsrer heutigen Ärzte trifft" (S. 26). Auch in der Bekämpfung der Krankheitsnamen (28), des Aderlasses (37) und in der Auffassung sämtlicher Krankheiten als dynamischer ist Rau anderer Meinung. Hahnemann habe „offenbar Unrecht", wenn er mit der Bekämpfung der alten Humoralpathologie die neueren Ärzte treffen wolle. Auf Seite 54 wendet er sich gegen Hahnemanns Ansicht, daß man bei Eingeweidewürmern lediglich die Erkrankung des Darmkanals heilen müsse. „Auch was Hahnemann von den Krisen sagt, beurkundet dessen Nichtachtung der neueren geläuterten Ansichten" (S. 58). „Von der Selbsthilfe der Natur hat Hahnemann gewiß eine einseitige Meinung" (60). Die Behandlung erfrorener Glieder mittels Reibens mit Eis und Schnee „zeugt garnicht für das homöopathische Heilprincip" (73). Die von Hahnemann herangezogenen Beispiele homöopathischer Heilungen hält Rau zum großen Teile nicht für glücklich, er betont aber anderseits, daß die Gegner ganz unnötigerweise sich die Mühe gegeben haben, die Mängel dieser Beweisgründe darzulegen, wohl in der Meinung, damit die ganze Lehre als nichtig erwiesen zu haben. Die einzige Frage sei: „Hat diese Doktrin an sich Wert oder nicht?" (74). Wertvoll seien Heilungen nach dem Hahnemannschen Verfahren (79).

Über die homöopathische Arzneimittellehre urteilt Rau, es herrsche in ihr „viel Verworrenheit", und betont schon, daß manches Symptom „vielleicht bloß der gespannten Phantasie der jungen Homöopathiker seine Stelle verdankt" (115).

Was die Krankheitslehre betrifft, so sei es eine Selbsttäuschung Hahnemanns, wenn er meine, daß keine Untersuchung über Natur und Wesen der Krankheiten erforderlich sei. Er ahne gar nicht, wie er auf Grund seiner ausgedehnten Kenntnisse die unwichtigen von den wichtigen Erscheinungen unterscheide (135). Rau betont gegenüber Hahnemanns Lehre auch, daß Ausleerungsmittel nicht selten von Vorteil seien. 435

Ein größerer Abschnitt der Schrift bringt dann eine Anzahl Berichte über von Rau homöopathisch behandelte Kranke. Damit hat Rau das getan, was in einer Erfahrungswissenschaft selbstverständlich sein sollte: die praktische Prüfung am Krankenbett, über die uns die verneinenden Kritiker nichts mitzuteilen wissen.

Nachdem Rau in einem kleinen Schlußabschnitt die hauptsächlichsten Mängel in sieben Punkten nochmals kurz zusammengefaßt hat, wobei er in erster Linie die Vernachlässigung der Krankheitslehre tadelt, faßt er die Vorzüge in sechs Leitsätzen zusammen; die hauptsächlichsten sind:

„3. Die Heilung der Krankheiten geschieht ungleich leichter und schneller, als nach irgend einer andern Methode. Die Reconvalescenz erfolgt mit Riesenschritten."

„4. Der Homöopathiker heilt viele Krankheiten schnell und dauerhaft, ohne nachher noch mit der Entfernung der schädlichen Nachwirkung großer Arzneigaben kämpfen zu müssen."

„5. Er heilt viele Krankheiten, gegen welche alle vorherigen Heilversuche wenig oder nichts ausrichteten."

Wenn wir uns erinnern, was andere Ärzte über die Heilkunde dieser Zeit urteilten, wie z. B. Wunderlich, so wird man nicht sagen können, daß Rau die damalige Schulmedizin zu ungünstig dargestellt hat. Um so schwerwiegender ist dementsprechend auch sein Urteil über die Homöopathie.

Der Zeit etwas vorauseilend seien nunmehr Raus andere Schriften noch kurz behandelt.

Rau hat in seinen Schriften das Bestreben, nicht einseitig nur über homöopathische Streitfragen zu sprechen, sondern Fragen zu behandeln, die jede Heilkunde angehen. Infolgedessen sind seine von einem höheren Standpunkte aus und in leidenschaftslosem Tone geschriebenen Schriften auch heutzutage noch lesbar und lehrreich. Über den Streit um das Wesen der Krankheit und die „nächste Ursache", der durch Hahnemann wieder zum Aufflammen gebracht war, bemerkt Rau („Ideen", 1834, S. 99ff.): Vielfach würde die erste Ursache oder das Wesen der Krankheit mit der nächsten Ursache verwechselt. Bei der Bauchwassersucht bestehe das Wesen in der Anhäufung seröser Flüssigkeit in der Bauchhöhle, die nächste Ursache sei entweder vermehrte Absonderung oder verminderte Aufsaugung. Sprengel sage ganz richtig, die nächste Ursache sei die Art, das Wesen der Krankheit dagegen der Gattungsbegriff. Die Heilanzeige sei gegen die Art gerichtet, und wenn die Krankheitsart behoben sei, so sei auch die Gattung nicht mehr vorhanden. Aber diese Begriffe werden dann doch nicht widerspruchslos gehandhabt. Im ganzen gibt hier Rau die herrschende Ansicht wohl richtig
436 wieder, nicht aber die Hahnemanns, der noch hinter dieses Wesen der

Krankheit, das ja anatomisch faßbar ist, zurückgeht, denn die Bauchwassersucht ist ja keine immaterielle Erscheinung, keine „dynamische Verstimmung der Lebenskraft“, um mit Hahnemann zu sprechen, sondern höchstens die Folge davon.

Während man Hahnemann diese Kritik der Ursachenforschung übelgenommen habe, vermutlich weil er auch sonst als grundlegender Reformator aufgetreten sei, habe man sich eine Kritik der Heilkunde durch andere ruhig angehört, wie von Girtanner (s. o. S. 211), von D. Kieser (Grundzüge d. Pathol. u. Therapie, I. Teil, Jena, 1812, S. X) sowie von Choulant, der in der „Neu. Ztschrft. f. Nat. u. Heilkunde“ (Bd. 1, Heft 2) mehrfach betont, daß der innere Grund der Krankheit uns nicht erkennbar sei. Die Einstellung der Heilkunde sei um so fehlerhafter, da sie dies Unerforschliche zur Grundlage der medizinischen Theorien mache.

Rau fordert aber trotzdem immer wieder eine tunlichste Erforschung der Ursachen und hat, wie mehrfach aus seinen Schriften hervorgeht, auch Sektionen gemacht, warnt aber anderseits vor der Überschätzung der pathologischen Anatomie, sie würde „ein Rückschritt zu dem allergröbsten Materialismus“ sein. Es gehe vielfach zu weit, in den anatomischen Abweichungen nicht nur das Wesentliche, sondern auch das Erste und Ursächliche zu sehen, während sie doch Erzeugnisse einer abnormen Tätigkeit seien (Organon, S. 21 f.). Von der damals aufsteigenden pathologisch-anatomisch gerichteten Zeit wurde das natürlich abgelehnt, ja belächelt; unsere Zeit mit ihrer Betriebspathologie wird dafür wieder Verständnis haben.

Die kleine Schrift „Geschichte und Bedeutung des homöopathischen Heilverfahrens“ (Gießen, 1833) bringt nichts Neues. Auch die weitere kleine Schrift „Sendschreiben an alle Verehrer der rationellen Heilkunst nebst Thesen über Homöopathik“ (Gießen, 1836) braucht nur kurz erwähnt zu werden. Die 60 Thesen bringen in größter Kürze die homöopathische Lehre, doch ist die Darstellung allzu knapp, so daß sie naturgemäß weniger eindringlich wirkt als die „18 Thesen“ von Paul Wolf (s. u.). Entsprechend seinen übrigen Schriften vertritt er auch hier nicht den rechtgläubigen Hahnemannschen Standpunkt und erkennt die Allopathie bedingt an.

Im „Organon der spezifischen Heilkunst“ (Leipzig, 1838) hat Rau gegen Ende seines Lebens nochmals seine Ansichten zusammengefaßt, vielfach das weiter ausführend oder etwas anders wendend, was er schon früher gesagt hat. Besonders auch werden allgemeinere Fragen jeglicher Heilkunde in tiefgehenden Erörterungen mit besonderer Berücksichtigung der Homöopathie behandelt. Im wesentlichen ist er seinen Ansichten treu geblieben, und obwohl er in manchen Punkten Hahnemann auf Grund 437 seiner Erfahrungen jetzt nähersteht, hat er sich doch in vielen Fragen seinen auch der Homöopathie gegenüber kritischen überparteilichen Standpunkt bewahrt, so z. B. besonders in der Frage der „Psora", die er in der Hahnemannschen Auffassung ablehnt, indem er betont, daß viele Krankheiten, die Hahnemann als Psora betrachtet, nicht auf Ansteckung beruhen, sondern auf anderweitig bedingten Fehlern der Säftemischung (Dyskrasie), eine Auffassung oder Umdeutung der Lehre, die sich bis heute erhalten hat. Hahnemanns sog. antipsorische Arzneien möchte er „eukratische" nennen.

Was die Isopathie betrifft, hält er vieles für übertrieben und unerwiesen und bedauert manche Auswüchse sehr, ohne jedoch das ganze Gebiet ablehnen zu wollen. Insbesondere ist er von der erfolgreichen isopathischen Behandlung mancher ansteckenden Krankheiten überzeugt. Von der Behandlung des Milzbrandes mittels Anthracin heißt es: „Ich selbst habe eine große Menge glücklicher Fälle beobachtet, von denen viele die wunderbare Heilkraft dieses Mittels ganz außer Zweifel setzen." (Organon, S. 323.)

Wie schon erwähnt, hat Rau gewisse Beziehungen zur Naturphilosophie, aber er bewahrt sich seine Besonnenheit. An sich seien die Versuche, aus einer Theorie des Lebens eine solche der Krankheiten und der Heilungen zu konstruieren, nicht zu verurteilen. Aber wenn man mit Bestimmtheit von Krankheiten der Reproduktion, der Irritabilität und der Sensibilität spricht, so sei der Versuch dieser Unterscheidung verfrüht. Wenn auch die Physiologie durch die naturphilosophische Richtung Gewinn gehabt habe, so sei das in bezug auf die spezielle Pathologie nicht der Fall. Die Erfahrung habe überall das letzte Wort, und man müsse den gefundenen Prinzipien einen Vorzug vor den erfundenen einräumen. Nur in bescheidenem Maße zahlt er selbst dieser Richtung Tribut (s. o. im Abschnitt über Romantik).

Alle Schriften von Rau zeigen einen bemerkenswert vorurteilslosen Standpunkt, was in dieser von Parteiungen zerrissenen Zeit etwas sagen will. Immer wieder verweist er auf die Erfahrung, sowohl die Homöopathie als auch ihre Gegner wegen unerwiesener Behauptungen und einseitiger Übertreibungen zurechtweisend. Er läßt, obwohl er in sogar steigendem Maße der Homöopathie die Ehre gibt, auch der alten Schule Gerechtigkeit angedeihen und weist die übertriebenen Angriffe Hahnemanns zurück. Es ist zu bedauern, daß solche Männer von ausgeglichenem Urteil nicht mehr Einfluß gewannen, daß vielmehr gerade in den letzten Jahren von Raus Leben die Wege der beiden Parteien auf lange Zeit sich immer
438 weiter voneinander entfernten. Vielleicht wäre es möglich gewesen, gerade

auf Raus zwischen den beiden Parteien verlaufendem Wege eine Art Ausgleich zwischen den Schulen zu finden. Leider schritt die Geschichte über diese Möglichkeit hinweg.

Friedrich Rummel (1793—1854). Rummels erste Arbeit über Homöopathie erschien in Hufelands „Journal" (Bd. 62, H. 5, 1826), sie ist vom wohlwollend-kritischen Standpunkt aus geschrieben und veranlaßte Hufeland zu der Anmerkung, daß er mit Rummels Ansichten übereinstimme. Im nächsten Jahre erschien eine selbständige Schrift Rummels „Die Homöopathie von ihrer Licht- und Schattenseite" (Leipzig), in der er einen noch bejahenderen Standpunkt einnimmt, er bezeichnet sich aber noch als Eklektiker und betont, daß er nicht alle Kranken ausschließlich rein homöopathisch behandele, sondern hauptsächlich diejenigen Erkrankungen, die andern Heilungsversuchen bisher hartnäckig widerstanden hätten. Gegenüber Hahnemanns Bekämpfung der Krankheitsnamen betont er, ohne Verallgemeinerungen komme man in der Pathologie nicht aus. Die Homöopathie stehe in diesem Punkte der Schulmedizin gar nicht so ferne, es sei vielfach ein Streit um Worte. Dasselbe gelte von dem Streit um die symptomatische Behandlung, da auch die Schule an die Symptome anknüpfen müsse und anderseits auch die Homöopathie darüber hinausgehend die gemäß der Krankheitslehre wesentlichen Symptome berücksichtige, daneben beachte auch die Homöopathie die Entstehung und den ganzen bisherigen Verlauf. Auch Rummel bestreitet, die Homöopathie „wirke nachteilig auf das gründliche Studium der Hülfswissenschaften" und zeigt damit, wie auch schon Müller und Rau, daß die richtig verstandene Homöopathie nicht auf Anatomie, Physiologie und Pathologie verzichten kann.

Im Jahre 1832 begründete er auf Anregung des Verlegers Baumgärtner die „Allgemeine Homöopathische Zeitung", zu deren Leitung er noch Gross und Franz Hartmann heranzog. In ihr entfaltete er eine rege Tätigkeit mit eigenen Arbeiten, als Kritiker und Berichter, dabei eine mittlere Linie haltend, etwa im Sinne von Moritz Müller. Er hat aber weder gegen Hahnemann noch gegen die Spezifiker ein scharfes Wort gescheut. Diese vermittelnde Stellung hat er mit kleinen Schwankungen nach der einen oder anderen Seite im ganzen eingehalten und hat so mit seinem tüchtigen Verstand nach beiden Seiten hin Einfluß gehabt, mildernd, anderseits antreibend und klärend.

In diesem Zusammenhang sei kurz an die früheren Mitteilungen über die verschiedenen Privatdozenten erinnert, die in diesen Jahren an der Leipziger Universität homöopathische Vorlesungen hielten: Moritz Müller, K. G. Ch. Hartlaub, Karl Haubold, C. G. Franz sowie J. J. W. Lux (s. o. S. 315).

2. Die Kritiker

Es konnte natürlich, wie schon gesagt, nicht ausbleiben, daß die Homöopathie, sobald sie eine gewisse Ausbreitung gefunden hatte, auch vielfach unter die kritische Lupe genommen wurde. Was hatten die Gegner in den Jahren bis 1832 über die neue Lehre zu sagen? Von besonderem Belang wird es sein zu sehen, wie man zu der Entwicklung innerhalb der Homöopathie Stellung nahm, was man insbesondere von der naturwissenschaftlich-kritischen Richtung dachte.

I. R. Bischoff. Die erste selbständige Schrift, die sich mit Hahnemanns Lehre befaßte, gab der Prager Professor Ignaz Rudolf Bischoff heraus unter dem Titel „Ansichten über das bisherige Heilverfahren und über die ersten Grundsätze der homöopathischen Krankheitslehre" (Prag, 1819). Nachdem Bischoff zuerst ausführlich die gewöhnliche Denk- und Verfahrensweise der damaligen Heilkunde geschildert hat, geht er auf Hahnemann über, dem er für seine früheren Leistungen hohes Lob erteilt, indem er sagt, Hahnemann habe sich „einen ruhmwürdigen Namen" erworben. Auch sonst ist die Schrift in ruhigem Tone geschrieben, er wolle nicht Gleiches mit Gleichem vergelten. Besonders ausführlich behandelt er die theoretischen Ansichten Hahnemanns, daß in einem Körper nicht zwei Krankheiten vorhanden sein könnten, und bestreitet sie. Auch die Einteilung der Krankheiten und ihre Benennung erörtert er eingehend, wobei er die verschiedenen Arten des Fiebers seiner Untersuchung zugrunde legt, dabei aber vom eigentlichen Thema abschweifend. Auch gegen Hahnemanns Verfahren der reinen Symptomenfeststellung wendet er sich, wenn er auch die Genauigkeit, mit der Hahnemann dabei vorgeht, „lobenswürdig" nennt; Hahnemanns Bemühungen um die Arzneimittellehre beurteilt er günstig. „Diese Arbeit behält immer ihren Wert", obwohl er sein ganzes System nicht anerkennt. Mit Recht tadelt er, daß man bei den Prüfungen nichts über die Eigenart der Prüfenden und die sonstigen Umstände erfährt. Dagegen lobt er die Beachtung der Diät und die Bereitung der Arzneien. Am meisten aber liegt es ihm schwer auf dem Herzen, daß Hahnemann bei der Lungenentzündung keine Aderlässe macht. (Über den Aderlaß siehe oben.)

Im ganzen darf man sagen, daß Bischoff an dem Wesentlichen bei Hahnemann vorbeigegangen ist; über das Simile wird sehr wenig gesagt, insbesondere auch hat er Hahnemanns Grundstreben, von der Hypothesenpathologie fortzukommen, nicht genügend beachtet[12]. Bemer-

[12] Im Nachruf auf Paul Wolf von Bernhard Hirschel finde ich die Angabe, Bischoff (H. schreibt „Bischof") habe sich gegen Wolf im Jahre 1824 in
440 Prag günstiger über die Homöopathie geäußert, „daß doch etwas an dieser neuen

kenswert ist, daß damals die Gabenfrage noch keine Rolle spielte. Eigene Erfahrung hat Bischoff mit homöopathischer Behandlung nicht, und das ist nicht verwunderlich; denn er ist mit der Schulbehandlung eigentlich recht zufrieden; das Fragwürdige der damaligen Heilkunde, das von anderen sonst betont wird, sieht er nicht.

Puchelt. Wenige Monate nach der Schrift von Bischoff erschien eine Arbeit „Über die Homöopathie" in Hufelands Journal (Bd. 49, 6. Stück, S. 3 bis 53) „von einem akademischen Lehrer", doch wurde bald bekannt, daß der Verfasser der damalige außerordentliche Professor F. A. B. Puchelt (1784—1856) in Leipzig sei; schon Caspari spielt unzweideutig darauf an und bald wird die auch selbständig erschienene Arbeit auf Puchelt zurückgeführt; auch „Kaysers Bücherlexikon" vom Jahre 1835 nennt Puchelt als Verfasser.

Puchelt tadelt Hahnemanns scharfe Tonart, die er jedoch nicht erwidern wolle (S. 15). Da er nur wenig praktisch geprüft hat, muß er naturgemäß sich an die Theorie halten und tadelt besonders, daß Hahnemann die Krankheit als rein dynamisch ansieht; mit der Widerlegung dieses Punktes glaubt er die Homöopathie schon erledigt zu haben, obwohl er damit nicht das Wesentliche der Homöopathie und auch nicht Hahnemanns Ansicht getroffen hat, wenn dieser auch nicht selten das Dynamische allzu stark in den Vordergrund rückt. Über das Simile heißt es: „So widersprechend es nun auch auf den ersten Anblick scheinen mag, Krankheiten durch Mittel heilen zu wollen, welche ursprünglich ähnliche Zufälle erregen; so muß man doch gestehen, daß sich der Widerspruch auflöst und verschwindet, wenn man alles etwas genauer in Erwägung

---

Lehre sei", und ihn auf sie aufmerksam gemacht. Auch später habe sich Bischoff im geheimen als Anhänger betragen.

Nach dieser Mitteilung über Bischoff berichtet der Nachruf weiter, Wolf habe sich von den Homöopathen Marenzeller und von Lichtenfels in die Homöopathie einführen lassen. 1826 ließ sich Wolf als Homöopath in Dresden nieder. Der Zusammenhang scheint sagen zu wollen, daß Wolf durch Bischoff angeregt wurde, sich mit der Homöopathie zu beschäftigen. Die Angaben in dem Nachruf gehen, wie Hirschel selbst bemerkt, „größtenteils" auf Wolfs Schwiegersohn Dr. Elb zurück. Kleine Unstimmigkeiten in der Mitteilung könnten auf Erinnerungstäuschungen von Elb oder Hirschel beruhen; so wird von Bischoff gesagt, er sei erst später Professor geworden, während er in Wirklichkeit schon damals Professor war. Vielleicht aber bezieht sich das auf eine mögliche Berufung nach Wien, die 1826 tatsächlich erfolgte. Aber solch kleine Fehler können offenbar kaum das Wesentliche der Mitteilung in Frage stellen. Da Bischoff sich öffentlich nicht darüber geäußert zu haben scheint, läßt sich natürlich schwerlich der genaue Beweis führen. Wie wir später noch hören werden, wird von Schönlein Ähnliches erzählt. (Neue Zeitschrift für hom. Klin., Bd. 4, S. 22, 1857.)

zieht, als es die bis jetzt aufgetretenen Gegner der Homöopathie gewöhnlich getan haben" (S. 42). Puchelt meint, die neue Lehre würde gar nicht den Widerspruch gefunden haben, wenn nicht Hahnemann der gesamten alten Schule den Krieg erklärt hätte; Hahnemann müsse doch wissen, daß sie nicht so auf Sand gebaut habe. Hahnemanns Unterscheidung der Primär- und Sekundärwirkung als zwei entgegengesetzte Vorgänge gibt er nur sehr bedingt zu. Wenn man sie aber zugäbe, so würde es wenigstens denkbar, daß die homöopathischen Mittel mitunter die Heilung befördern (40). Wie aber der Widerspruch aufgelöst wird, von dem er oben spricht, wird nicht klar. Diese Sätze versprechen mehr Zustimmung, als Puchelt letzten Endes äußert. In manchem Punkt läßt er Hahnemann Gerechtigkeit angedeihen, indem er bei ihm einen „hohen Grad von Scharfsinn, Consequenz und Beharrlichkeit" anerkennt. Nicht einverstanden ist er mit dem Mangel an Krankengeschichten in Hahnemanns Arbeiten und bestreitet auch vieles von seinen theoretischen Ansichten. Es sei Pflicht der Ärzte, nach den Gründen der Krankheiten zu suchen, und auch ihre Einteilung und ihre Klassifikation sei notwendig. Hahnemann allerdings glaube nach seinen Grundsätzen ohne weitläufige Kenntnisse das zu können. Die Diagnose der inneren Krankheiten sei keineswegs so unmöglich, wie es Hahnemann darstelle. Die unangenehmste Seite der Homöopathie sei ohne Zweifel, daß sie die Wissenschaft beschränke, ja zerstöre. Ursachenforschung, Erkennung und Vorhersage der Krankheiten kenne die Homöopathie nicht. Eine Allopathie und Enantiopathie im Sinne Hahnemanns habe es nie gegeben. Puchelt hat selbst nur wenig Versuche gemacht, von denen er jedoch nichts Genaueres mitteilt.

Es kann natürlich — wie auch weiterhin — nicht meine Aufgabe sein, alle Einwände, die Hahnemanns Gegner machen, im einzelnen zu erörtern. Ich muß in der Hinsicht auf das im zweiten Teil Gesagte verweisen. Nur wenige Bemerkungen müssen genügen. Man sieht hier die Folgen des unseligen Mißverständnisses von Hahnemanns Bemerkungen über die inneren Veränderungen, ein Mißverständnis, das den Pucheltschen Ausführungen an verschiedenen Stellen zugrunde liegt.

Daß Hahnemann in bezug auf die Primär- und Sekundärwirkung keineswegs allein steht, zeige eine Stelle bei Kieser, der in seinem „System der Heilkunde" (Bd. II, S. 534, Halle, 1817) in einer Anmerkung kurz auf Hahnemanns neue Lehre eingeht. Während er im übrigen keineswegs mit ihm einverstanden ist, stimmt er ihm gerade in dem Punkte zu, in dem Puchelt widerspricht: „Sie unterscheidet mit Recht
442 eine primäre, positive und eine secundäre, negative, sowie die antago-

nistische Wirkung jedes Arzneimittels." Man sieht, die Gegner Hahnemanns sind in wichtigen Punkten selbst untereinander nicht einig.

Mit Recht tadelt Puchelt, daß Hahnemann die Berücksichtigung der Ursachen der Krankheit zu wenig betont. Man wird aber wohl annehmen dürfen, daß er diesen Punkt im Eifer des Gefechts nicht beachtet hat, ohne seine Wichtigkeit bestreiten zu wollen; denn sowohl in seiner ersten Zeit als Homöopath als auch in seiner späteren erwähnt Hahnemann diese „königliche Straße" und bezeichnet es als selbstverständlich, daß man die veranlassende und unterhaltende Ursache entfernt (Organon, VI, S. 66, § 7). Wogegen er sich aber immer wendet, sind die auf Grund jeweiliger theoretischer Ansichten irgendwelcher Systeme erdachten „Ursachen", womit er zumal in der damaligen Zeit gewiß vielfach recht hatte.

Die Gabenfrage wird von Puchelt gar nicht berührt.

Die Arbeit ist bemerkenswert, und wenn in dieser Art die Erörterung fortgesetzt worden wäre, so hätte man sich wohl nicht so auseinandergestritten, wie es der Fall war. Es war jedenfalls der Anfang einer sachlichen Erörterung, und wenn sie auch noch ziemlich an der Oberfläche blieb, so stand nichts im Wege, allmählich auch in die Tiefe zu dringen. (Siehe auch S. 253.)

J. Ch. G. Jörg. Eine der eigenartigsten Gestalten, die in der Auseinandersetzung zwischen der neuen und alten Schule das Wort ergriffen, ist der Leipziger Professor der Geburtshilfe Joh. Christian Gottfried Jörg (1779—1856). Wenn wir hier einen Frauenarzt in die Erörterung eingreifen sehen, so war das für die damalige Zeit durchaus nichts Ungewöhnliches, da die Grenzen zwischen den Gebieten noch nicht so streng und unüberschreitbar waren wie jetzt. So gab der ordentliche Professor der Anatomie K. F. Burdach im Jahre 1817 die zweite Auflage einer Arzneimittellehre heraus. Heutzutage allerdings ist das weniger leicht möglich bei der ungeheuern Anhäufung von Tatsachen, und außerdem wird es, wenn es geschieht, von der Zunft leicht übelgenommen. Aber auch heute kann ein Chirurg einen Arzneimittellehrer lehren, wie es Bier mit dem Schwefel getan hat und vielem anderen; — aber auch ihm hat man diese Grenzüberschreitung übelgenommen (s. oben S. 304).

Jörg gab vom Jahre 1822 ab „Critische Hefte für Aerzte und Wundärzte" heraus, von denen er für künftige Jahre eine ganze Reihe versprach. Das erste Heft „Wie sollen wir als Ärzte prüfen, um das Gute zu erhalten?" (Leipzig, 1822) entwirft sozusagen erst den Plan des Unternehmens, ohne ins Einzelne zu gehen; nur das die Homöopathie Angehende kann hier erwähnt werden. Hahnemann wird in diesem Hefte nur nebenbei einige Male in abfälligem Sinne genannt, dagegen gerade nicht dort, wo seine

Erwähnung am Platz gewesen wäre, nämlich bei Erörterung von Jörgs eigenem Plane, Arzneiprüfungen am Gesunden zu machen. Jörg hatte sich vorgenommen, sich über die Homöopathie ein auf Wiederholung der Arzneimittelprüfungen beruhendes Urteil zu verschaffen; da berührt es dann sehr merkwürdig, daß er schon am 2. Dezember 1821 das abschließende Vorwort schreibt, während er nach eigenen Angaben die Arzneiprüfungen erst am 21. November 1821 begonnen hatte. Es ist unmöglich, und wenn man auch Jörg heißt, sich in 11 Tagen ein auf eigener Erfahrung beruhendes Urteil über Homöopathie zu bilden. Es ist zum mindesten etwas voreilig, und die eigentümlich schwankenden Urteile, die man bei ihm findet, sind allem Anschein nach mehrfach darauf zurückzuführen, daß er angefangen hat zu schreiben, ehe er sich über die berührten Fragen ins klare gekommen war. So wenn er im Vorwort (S. 16) die Voraussage wagt, daß man die Homöopathie Hahnemanns allerdings in den letzten Jahren beachtet habe, „aber vermutlich, um sie um so gewisser und schneller dem verdienten Schicksal zu überliefern". Ähnlich abfällig äußert er sich noch sonst mehrfach (z. B. auf Seite 29 und 55). Nach Berührung einer Reihe von Gegenständen, die uns nicht unmittelbar angehen, kommt er auf Seit 67 auf die Arzneiprüfungen am Gesunden und besonders an sich selbst. Zum Schluß spricht Jörg über die Naturheilung, von deren Reichweite wir sozusagen noch gar nichts wüßten. „Man durchmustere nur die Handbücher der Therapie und man wird die Heilkraft der Natur dem angepriesenen Arzneivorrathe sehr untergeordnet vorfinden" (S. 74). Von den klinischen Anstalten sagt Jörg: „Sehr, sehr selten wird in solchen Anstalten bei einer zweckmäßigen Diät ein Krankheitsfall der Naturhülfe überlaßen, um auch die Heilkraft der Natur dem Lernenden zu zeigen" (S. 74). Jörg schlägt deshalb vor, in leichteren und nicht gefährlichen Kranheitsfällen zu experimentieren, wozu man das Recht habe, „da die Natur weit mehr Zutrauen und Glaubwürdigkeit verdient und weit mehr glückliche Curen aufzuweisen hat als jeder andere Lobredner dieser oder jener medicinischen Heilmethode" (S. 77).

Hier sehen wir die Keime des bald sich ausbreitenden „abwartenden Heilverfahrens", das sich dann, besonders in Wien, zur sog. „nihilistischen Therapie" entwickelte. Es ist gewiß kein Zufall, daß Jörg in diesem Zusammenhange zu solchen Vorschlägen kam. Da seine Gedanken um die Homöopathie kreisten, lag es nahe, sich mit der Wirkung der kleinen Gaben zu beschäftigen und sich die Frage vorzulegen, ob nicht ihre Heilerfolge einfache Naturheilungen seien. Um sich darüber klar zu werden, mußte einmal das große Experiment der „abwartenden Behandlung" gemacht werden. Man sieht daraus, wie gering damals noch die reine Erfahrung in der Heilkunde war.

Das zweite Heft behandelt „Dr. Samuel Hahnemanns Homöopathie“ (Leipzig, 1822). Jörgs Einstellung ist offenkundig der Homöopathie abgünstig. Während er in der ersten Schrift selbst betont, daß wir über die Reichweite der Naturheilung noch keine reine Erfahrung haben, greift er hier Hahnemann scharf an, weil Hahnemann von der Naturheilung nicht viel hält. Über Hahnemanns Ablehnung des Aderlasses insbesondere bei akuten Entzündungen ist er so entrüstet, daß er schreibt: „Schon daß er diese Mittel [Aderlaß und blasenziehende Mittel] in so gefährlichen Krankheiten niemals in Anwendung bringt und durch seine Nachtreter nie in Gebrauch ziehen läßt, macht eine obrigkeitliche Unterdrückung dieser Irrlehre wünschenswert“ (S. 29).

Nur einiges sei aus der Jörgschen Kritik herausgegriffen. Er ist den Anführungen, die Hahnemann in der Einleitung zum Organon (1. bis 3. Auflage) bringt, um seine Lehre durch frühere auf homöopathischem Wege erfolgende Heilungen zu stützen, nachgegangen und glaubt Hahnemann zahlreiche Fehler und Ungenauigkeiten nachweisen zu können, so daß er ihn wegen seiner Unzuverlässigkeit mit harten Worten tadelt. Demgegenüber wirkt es um so merkwürdiger, daß Jörg selbst in dieser Beziehung sehr nachlässig gewesen ist, wie ihm Moritz Müller nachgewiesen hat (St. Arch., Bd. I, H. 2 u. 3, 1822); ja der sonst so ruhige und milde Müller wirft ihm in Heft 3, Seite 31, vor, „daß er hier Täuschung beabsichtigt“. Gewiß hat Hahnemann mitunter mehr aus dem Fall herausgelesen und einiges ist auch an der angegebenen Stelle unauffindbar, aber wie mir Stichproben gezeigt haben, ist Müller durchaus im Recht, wenn er Jörg nachweist, daß er selbst im Glashaus sitze. Später hat D. Roth (Hygea, Bd. 18, S. 71 ff.) die Jörgschen Angaben nochmals nachgeprüft, er kommt zu demselben Ergebnis wie Müller.

Auch der Schulmediziner Professor Choulant bemerkt in den „Allgemeinen medizinischen Annalen“ (1824, S. 106) von der Entgegnung Müllers: „mit Sorgfalt ausgeführt und mit Mäßigung den leidenschaftlichen Aussprüchen der kritischen Hefte entgegentretend“.

Eine besondere Beachtung verdient die Schrift Jörgs, weil sie die erste Nachuntersuchung der Hahnemannschen Arzneiprüfungen enthält. Jörg prüfte mit einer Anzahl Studenten Chinarinde, Schwefel, weniger ausführlich Helleborus niger, Kampfer, Scilla, Ipecacuanha. Im Gegensatz zu den Hahnemannschen Mitteilungen gibt Jörg sowohl die jeweils genommene Menge an, handelt jede der Versuchspersonen einzeln ab und bringt die Erscheinungen in zeitlicher Reihenfolge. Das bedeutet gegenüber der Hahnemannschen Berichterstattung zweifellos einen Fortschritt.

Jörg wie auch andere bis auf den heutigen Tag lächeln über die große Anzahl von Symptomen, man bedenkt dabei jedoch nicht, daß 445

Jörg nur einige wenige Versuche machte, während die Hahnemannschen Prüfungen sich über einen längeren Zeitraum zu erstrecken pflegten. Außerdem ist die große Anzahl der Symptome z. T. nur scheinbar. Da Hahnemann im Gegensatz zu Jörg die ihm berichteten Symptome nicht zusammenfaßte, sondern mit den Worten des Berichters niederschrieb, so kommen sehr oft ganz ähnliche Symptome in mehrfacher Form vor. Ich habe, um dies zu zeigen, den ersten Band der ersten Auflage der „Reinen Arzneimittel-Lehre“ genommen und aufs Geratewohl aufgeschlagen. Auf Seite 177 finde ich bei Opium unter den den Schriften anderer entnommenen Symptomen, wie sie bei Vergiftungen usw. aufgetreten waren, 9 aufeinanderfolgende Angaben über „Hitze“ und „heiße Haut“, darauf folgen 12 Angaben über „Schweiß“, sodann 13 über „Benommenheit des Kopfes“, „Trunkenheit“, „Betäubung des Verstandes“, sodann mindestens 16 über „Stumpfheit“, „Dummheit“, „Gefühllosigkeit“ und „Geistesschwäche“. Hahnemann bringt also 50 Symptome, wo andere drei oder vier daraus gemacht hätten. Wenn auch der Unterschied vielfach nicht so groß ist wie an dieser zufällig aufgeschlagenen Stelle, so spielt diese verschiedenartige Darstellung überall eine mehr oder weniger große Rolle, so daß dieser Unterschied vielfach nur scheinbar ist.

An einer anderen Stelle bestätigt Jörg eine oft bezweifelte Angabe von Hahnemann: „Alle diese Symptome erschienen jedoch nach den größeren Dosen des Mittels [Helleborus] nicht etwa heftiger, sondern bei mehrern und mehrere Tage mäßiger als nach wenigern Tropfen“ (S. 171). Als Ergebnis bucht Jörg: „daß alle unsere Experimente hinsichtlich der Resultate mit den Hahnemannschen Angaben nicht stimmen.“ Ein genauerer Vergleich zeigt jedoch, daß diese Behauptung nicht richtig ist, und Moritz Müller hat in übersichtlicher Weise die sich jeweils entsprechenden Symptome nebeneinandergestellt, so daß man feststellen kann, daß zahlreiche Symptome, die die Jörgschen Prüfungen bei China, Kampfer und Helleborus bringen, sich ebenso oder ganz ähnlich auch bei Hahnemann finden. Beim Schwefel gibt Jörg eine Anzahl von Symptomen, die Hahnemann nicht hat, sie bilden also eine Ergänzung, aber es geht nicht an, daraus ein „nicht stimmen“ zu machen, da ja Hahnemann nie behauptet hat, daß er sämtliche Symptome, die Schwefel erzeugen könne, gefunden habe. Die Jörgschen Mitteilungen bilden also eine willkommene Bereicherung der Hahnemannschen. Müller faßt sein Urteil über die Chinaprüfung dahin zusammen: „In jedem Fall wird der Leser eine große Übereinstimmung zwischen den hier verglichenen Chinasymptomen finden, welche für die Glaubwürdigkeit der übrigen in der Arzneimittellehre, aber vom Verfasser [Jörg] der critischen Hefte nicht gefundenen,
446 vorteilhaft zeugt.“ (St. Arch., Bd. 1, H. 3, S. 80.)

Wenn Jörg gegen Schluß des Heftes (S. 174) sagt: „ich muß die hahnemannische Homöopathie, wie sie das Organon und die 6 Bände der reinen Arzneimittellehre vortragen, als eine unhaltbare und nicht zu gebrauchende Theorie in der Arzneikunst erklären“, so scheint er damit den Hauptton auf die Hahnemannsche Homöopathie zu legen und von dieser wiederum im wesentlichen die Theorie zu verurteilen, dagegen scheint er eine irgendwie anders gestaltete Homöopathie nicht ablehnen zu wollen, was auch durch einige weitere Bemerkungen bestätigt wird. Zusammenfassend meint er, gewisse Bruchstücke der Hahnemannschen Lehre, wie Verabreichen von jeweils nur einem Mittel, Prüfungen der Mittel am Gesunden und vielleicht auch in mehreren chronischen, nicht lebensgefährlichen Krankheiten die Benützung solcher Mittel, welche ein ähnliches Leiden verursachen, könnten „gewiß der Heilkunst noch zu einiger Bereicherung dienen“ (S. 175). Damit erkennt er also drei Hauptsätze der Homöopathie bedingt an. Es handelt sich bekanntlich bei der Lehre Hahnemanns um eine ganz neue umfassende Lehre; auch eine nur bedingte und teilweise Anerkennung dieses großen Neuen hätte wohl eine andere Behandlung verdient als eine so nebenbei gemachte Bemerkung, nachdem vorher und nachher ausführlich und immer wieder das Unhaltbare der Lehre betont wird. Wie gackert man sonst über den Fund des kleinsten Brösels! Vermutlich spielt hier die Rücksicht eine Rolle, bei den Amtsbrüdern nicht anzustoßen.

Im Jahre 1824, mehr als zwei Jahre nach dem zweiten, erschien das dritte „Critische Heft“: „Wie lernen wir die Heilmittelwirkungen der Arzneien auf den menschlichen Körper am gewißesten kennen?“ Er erörtert also hier denselben Gegenstand, den Hahnemann mehrfach, zuletzt und am ausführlichsten in seinem Aufsatz „Beleuchtung der Quellen der gewöhnlichen materia medica“ (Reine Arzneimittellehre, Bd. 3, 1817) behandelt hat. Der Inhalt kann hier nur so weit berücksichtigt werden, als er Jörgs Stellung zur Homöopathie und den hier aufsteigenden Fragen kennzeichnet. In der Vorrede spricht er von den Versuchen, die er „gegen“ die Homöopathie gemacht habe. Diese hätten ihn außer dem Gesuchten, worunter er offenbar die Gründe „gegen“ die Homöopathie versteht, auch sonst manches gelehrt. „Je mehr Mittel ich versuchte, um so höher stieg mein Staunen über unsere Unkenntnis hinsichtlich der medicinischen Eigenschaften der Arzneien. . . . Eine so hochwichtige Angelegenheit für die medicinische Praxis mußte ich den Ärzten sobald als möglich vor die Augen legen“ (S. VI). Auf der nächsten Seite schreibt er: „Besonders schien es mir gerade jetzt nothwendig, auf diese wesentlichen Unvollkommenheiten unserer Heilmittellehre und auf die Nützlichkeit des Experimentierens auf- 447 merksam zu machen." Er wünscht, daß die „beßern Ärzte . . . der bisher fast ganz vernachlässigten Arzneimittellehre bald mehr Aufmerksamkeit schenken."

Es entbehrt nicht einer gewissen Komik, daß nun endlich nach Jahrtausenden die Vorsehung jemandem, nämlich unserem Jörg, die Erleuchtung zuteil werden ließ, wie schlecht es mit dem Wissen in der Heilkunde und besonders in der Arzneimittellehre bestellt ist, und wie eilig es nun dieser Jemand hat, den neuen unerhörten Fund „so bald als möglich" seinen bisher im Dunkel tappenden Berufsgenossen mitzuteilen. Und dieser Mann, der jetzt solche Geständnisse macht, wagte noch vor $2^1/_2$ Jahren in seiner Dünkelhaftigkeit Hahnemann scharf anzugreifen und ihm „Schmähung" der Heilkunde vorzuwerfen, als dieser dasselbe über die damalige Arzneimittellehre gesagt hatte. Aber auch jetzt kann Jörg es nicht über sich bringen, nun Hahnemann die Ehre zu geben, die ihm gebührt; wenn er ihn auch nicht totschweigen kann, nirgends wird die große Leistung Hahnemanns unumwunden erst einmal anerkannt, mag man auch im einzelnen viele Fehler und Unzulänglichkeiten an ihr finden.

Auch im weiteren Verlauf spricht er immer wieder von der hochgradigen Unkenntnis über die Arzneimittelwirkungen, betont, daß uns die reinen Beobachtungen mangeln (S. 4), und sagt vom Jod: „Niemand kennt seine medicinischen Tugenden, und doch wird es viel gebraucht" (S. 9). Im großen und ganzen stimmt er mit Hahnemanns Kritik überein, ohne Bezug auf ihn zu nehmen. Hahnemann behandelt er nur, als er auf die Arzneiprüfungen am Gesunden zu sprechen kommt, und meint, seine Untersuchungen hätten „wenig oder keinen Wert", weil er die Gaben, mit denen geprüft wurde, nicht angebe. Im vorigen Teil habe ich selbst diese Unterlassung getadelt, aber in der Sucht, Hahnemann möglichst herabzusetzen, geht Jörg hier gewiß zu weit.

Man hat oft über Hahnemann gespottet, daß er vielfach in späteren Jahren an der Arznei riechen ließ (vgl. oben S. 301), aber wir werden uns wundern, bei seinem Gegner Jörg dies Verfahren genannt zu finden. Nachdem er es schon vorher erwähnt hat, sagt er entschuldigend: „Wäre uns mehr Zeit geblieben, so würden wir auch mit dem Riechen gewisser Mittel . . . experimentiert haben."

Ich habe oben (S. 301) darauf hingewiesen, daß Hahnemann nicht, wie man meist sagt, erst im Jahre 1828 das Riechen empfohlen habe, aber seine früheren Erwähnungen dieses Verfahrens waren sozusagen unbeachtet geblieben. Man wird infolgedessen wohl annehmen dürfen, daß Jörg selbständig darauf gekommen ist. Ganz unbekannt war allerdings das Riechenlassen an einer Arznei auch sonst nicht, aber es waren nur Stoffe dazu ver-
448 wendet worden, die eine starke Reizwirkung auf die Nasenschleimhaut aus-

üben, wie Salmiak. Man sieht aus den Worten von Jörg, daß der Gedanke und das Verfahren Hahnemanns für die damalige Zeit nicht ganz ungewöhnlich oder gar lächerlich war; und man versteht diesen Vorschlag noch besser, wenn man weiß, daß man damals noch vielfach annahm, daß die Arzneimittel unmittelbar von den Nerven aufgenommen würden, und diese, meinte man, seien in der Nase, wie das Riechen zu zeigen schien, besonders für die Arzneiaufnahme geeignet.

Wenige Monate später erschien dann eine weitere Schrift Jörgs, „Materialien zu einer künftigen Heilmittellehre durch Versuche der Arzneyen an gesunden Menschen“ (Leipzig, 1825). Gleich im Beginn des Vorworts sagt er, er habe einen „neuen Weg“ gezeigt „zur sichern Enträtselung der den Arzneimitteln innewohnenden Heiltugenden“. Auch auf Seite V spricht er von dem „ganz neuen Weg“, den er eingeschlagen habe. Hier setzt er offenbar sich den Lorbeerkranz auf, der Hahnemann gebührt, der als erster diesen „neuen Weg“ systematisch und mit großem Fleiße begangen hat. Man sollte denken, daß Jörg genug von der Methodologie der Wissenschaft kennen mußte, um zu wissen, daß, wenn man einige das Wesen der Sache nicht berührende Änderungen und Verbesserungen an ihr vornimmt, das kein „ganz neuer Weg“ ist. Der „ganz neue Weg“ ist die Prüfung am Gesunden. Gerade in Hinsicht auf diese Bemerkungen habe ich schon oben gesagt, daß Jörg das Streben hat, aus unsachlichen Gründen Hahnemann möglichst herabzusetzen. Hier ist noch deutlicher zu bemerken, wie er sich selbst in den Vordergrund rücken will, während er noch 3 bis 4 Jahre vorher mit der Heilkunde seiner Zeit recht zufrieden war und er die ersten Versuche nicht in objektiver Einstellung, sondern „gegen“ Hahnemann anstellte, so ist er doch erst auf alle Fälle durch Hahnemann auf diese Untersuchungen und den „neuen Weg“ gekommen.

Ausführlich erörtert Jörg in der Einleitung den schon im dritten kritischen Heft berührten Grundsatz „die das Befinden des Gesunden umstimmenden oder die krankmachenden Eigenschaften der Arzneisubstanzen sind auch die Heilkräfte derselben“, womit er gewiß auch an Hahnemann anknüpft.

Im übrigen ist sein Standpunkt der des „Contraria contrariis“; er folgert aus den gefundenen Erscheinungen, wenn auch oft mit einiger Künstlichkeit, gerade das entgegengesetzte wie Hahnemann. Auf Seite 16 schreibt er: „Am heftigsten wirken dagegen die Arzneien auf die Kranken umstimmend oder krankmachend, wenn sie mit solchen Leiden zusammentreffen, deren Symptome denen ähnlich sind, welche sie selbst erzeugen.“ Darauf bringt er Beispiele; Erbrechen, Durchfälle, Entzündungen der Gedärme würden von verhältnismäßig sehr kleinen Gaben einen sehr hohen Grad erreichen. Deshalb werde kein Vorsichtiger und Gewissenhafter die Heilung auf diesem 449

Wege erstreben. Eine gerade hier gewiß nötige Auseinandersetzung mit den gegenteiligen Ansichten und Erfahrungen der Homöopathie sucht man hier vergebens, ja noch nicht einmal der Name fällt. Aber auch eine Erörterung der gegenteiligen, bei der alten Schule üblichen Ansichten, daß die kleinen Gaben überhaupt nichts wirken und nur „Nichtse" seien, findet man nicht, sondern nur die einfache starre Behauptung der schädlichen Wirkungen, die ja auch bei verhältnismäßig großen Gaben selbstverständlich auftreten und auch von den Homöopathen oft hervorgehoben sind. Auch hier muß man sich über die von Jörg beliebten Gesichtspunkte wundern, und man weiß nicht recht, warum er diese Auseinandersetzung hier vermeidet; ist es Vorsicht, Unkenntnis, Oberflächlichkeit oder Schlimmeres? Auf alle Fälle erhält man auch hier keinen reinen Eindruck von Jörgs Denkweise. Auch bei den einzelnen Mittelprüfungen vermeidet er einen Vergleich seiner Ergebnisse mit denen der Homöopathen, der ihm eine große Anzahl von gleichen oder ähnlichen Symptomen gezeigt haben würde. Soweit es aus seinen Angaben zu ersehen ist, hat er in keinem Falle sich der anerkannt guten, von Hahnemann angegebenen Tinkturen aus den frischen Pflanzen bedient und damit jedenfalls nicht Hahnemanns Mahnung befolgt: „Machts nach, aber machts genau nach!"

Diese Arzneiprüfungen waren gewiß verdienstvoll, und sie haben manch Neues ergeben, das, soweit ich sehe, bei den Homöopathen mehr beachtet worden ist als bei der alten Schule. Sowohl Hahnemann als Noack und Trinks in ihrem „Handbuch der Homöopathischen Arzneimittellehre" haben aus den Jörgschen Berichten Symptome übernommen.

Im ersten „Critischen Heft" hatte er eine längere Reihe von Abhandlungen in Aussicht gestellt, „so lange mir Gott Gesundheit schenkt", aber es ist kein viertes Heft erschienen, und auch die „Materialien" sollten offenbar fortgeführt werden, wie der Vermerk „erster Band" auf dem Titelblatt beweist, aber er blieb ohne Fortsetzung. Warum Jörg beide Unternehmungen aufgab, ist nicht zu sagen. Hatte er vielleicht bei genauem Vergleich mit den Hahnemannschen Prüfungen doch erkannt, in welch bedenkliche Nähe zur Homöopathie er damit gekommen war; hatte er vielleicht eingesehen, daß derartige Arzneiprüfungen vom homöopathischen Standpunkt aus ergiebiger als vom allopathischen aus sind? Fürchtete er bei weiterer Fortsetzung dieser Untersuchungen vielleicht den Tadel seiner Universitätskollegen? Wie dem auch sei, er schwieg jahrelang. Erst im Jahre 1838 kam er auf diese Fragen zurück in einer Arbeit: „Wünsche für die Vervollkommnung der Arzneiwissenschaft" (Leipzig). Auch in dieser Schrift tritt er tatkräftig für die Arzneiprüfungen am Gesunden ein und sagt von der damaligen Arzneimittellehre: „Über die längst bekannten Medikamente er-
450 zählt ein Handbuch der Pharmakodynamik dem andern die alten Sagen von

deren vermeintlichen Heiltugenden, ohne im geringsten den Wert der ersten, sich bisweilen mehre [so] Hundert Jahre zurückziehenden oder der folgenden Autoritäten zu prüfen" (S. 17).

Er fordert auch wieder die Arzneiprüfungen am Gesunden, Neues bringt er aber in der kleinen Schrift kaum. Von der mittlerweile erfolgten Klärung in der Homöopathie nimmt er keinen Vermerk und bestreitet die Berechtigung des Simile, ihm ist das Contrarium „oberstes Heilgesetz".

Gewiß war es verdienstlich von Jörg, daß er als erster sich nicht damit begnügte, aus theoretischen Gründen über Hahnemann zu sprechen, aber leider hat man den Eindruck, daß er aus unsachlichen Gründen seine Urteile färbt. Wie er ja selbst durch seine Eile, den neuen Weg mitzuteilen, zeigt, war er von der Wichtigkeit des Gegenstandes überzeugt; desto tadelnswerter, daß er Hahnemann tunlichst zurücksetzt und sich mit seinem eigenen „ganz neuen Weg" in den Vordergrund zu schieben sucht. Unerfreulich wirkt dann auch die ohne jede Rechnungsablage aufgestellte Behauptung, Hahnemanns Prüfungen würden durch seine eigenen Untersuchungen in keiner Weise bestätigt. Mit dieser schillernden, unsachlichen und unwahren Einstellung hängt es offenbar auch zusammen, daß Jörg die geplanten Untersuchungen frühzeitig abgebrochen hat[13]. Es ist bedauerlich, daß diese erste Nachprüfung nicht in besseren Händen lag. Wenn man weiß, wie das einmal „Festgestellte" leicht zur allgemeinen Meinung erstarrt, wird man es für möglich halten, daß die Entwicklung andernfalls für die Homöopathie günstiger verlaufen wäre.

Johann Christian August Heinroth. Noch ein dritter Leipziger nahm das Wort gegen Hahnemann, der ordentliche Professor für psychische Heilkunde Heinroth in seinem „Antiorganon" (Leipzig, 1825). Er ist, wenn man von dem früher behandelten Hecker absieht, der Schärfste und läßt kaum ein gutes Haar an der ganzen Lehre. Er führt den Kampf unleugbar mit großem dialektischen Geschick, ist aber oft rechthaberisch, ja man hat nicht selten den Eindruck, daß er mißverstehen will. Vielfach treibt er üble „Konsequenzenmacherei". Nirgendswo ist der Wille spürbar, den großen Wurf, trotz aller Fehler im einzelnen, anzuerkennen. Gerade die wesentlichsten Punkte macht er recht kurz ab. Die Prüfungen am Gesunden sind ihm „ein Widerspruch in sich". Über das Simile spricht er völlig ab: „Und wie nun, wenn in diesem hohen Naturgesetz selbst kein

[13] Auch der ruhige, sozusagen zwischen den Parteien stehende Professor E. Martin wirft ihm „gereizte Sprache" und „persönliche Abneigung gegen das homöopathische Heilprinzip" vor. Weiter sagt er: „Der letzte Paragraph . . . spricht des Verf. Haß gegen die Homöopathie unverhohlen aus." Dies erst nachträglich zu meiner Kenntnis gekommene Urteil aus der „Hygea" (9, 381) unterstreicht das von mir über Jörg Gesagte und bestätigt das Unsachliche seiner Einstellung. 451

Sinn läge?“ (S. 110). Jörgs Angriffe kennt er und bezieht sich auf ihn, indem er bemerkt, daß Hahnemann frühere Ärzte falsch anführe, während Heinroth die Leser anführt, indem er darüber schweigt, daß der Leipziger Dozent Moritz Müller bei Jörg schwere Fehler nachgewiesen hat, die geradezu Fälschungen darstellen (s. o.). Man sollte denken, Heinroth habe bei seiner Beschäftigung mit der Homöopathie zum mindesten den ersten Band der einzigen damaligen homöopathischen Zeitschrift eingesehen; dort hätte er diese Feststellungen seines Leipziger Amtsbruders Müller gefunden.

Wenn Heinroth also auch Hahnemanns zahlreiche Schiefheiten, Übertreibungen und Einseitigkeiten im einzelnen nachweist, so wird er doch den Grundgedanken in keiner Weise gerecht. — Ob Heinroth der Mann war, im Namen einer „rationalen“ Heilkunde zu sprechen, wird man bezweifeln, wenn man erfährt, daß er in seinem „Lehrbuch der Störungen des Seelenlebens“ (Leipzig, 1818), das, wie der Titel besagt, „von rationalem Standpunkt aus entworfen“ ist, auf Seite 194, seine eigenen Ansichten zusammenfassend, schreibt: „Einer Zeugung also wurde die Entstehung der Seelenstörungen nicht bloß verglichen, sondern auch gleichgesetzt. . . . Die Mutter ist offenbar die Seele.“ Der Vater ist nach ihm das Böse, mit dem die Seele sich „begattet“. Auf Seite 378 stellt er Gott als Kraft, Licht, Liebe, Leben dem Satan als dem Zerstörer gegenüber und fährt dann fort: „Ein böser Geist wohnt also in den Seelengestörten; sie sind die wahrhaft Besessenen.“ Es handelt sich also hier nicht um Vergleiche, sondern um Gleichsetzungen, wie Heinroth selbst über die „wahrhaft Besessenen“ ausdrücklich sagt. — Wenn man Hahnemann mit Heinroth vergleicht, so ist gewiß jener gegenwartsnäher, ja zukunftsverwandter als „so ein elender Querkopf wie Heinroth“ — wie Schopenhauer ihn einmal nennt — mit seinen Teufelsphantasien.

Eine ausführliche Entgegnung auf die Schrift verfaßte Hahnemanns Schüler G. W. Gross im ersten Supplementbande von „Stapfs Archiv“ (S. 1 bis 247). Wenn Gross auch nicht selten allzu rechtgläubig seinem Gegner mehr bestreitet als berechtigt ist, so hat er in der Heinrothschen Schrift doch zahlreiche Mißverständnisse und „Querköpfigkeiten“ klargestellt.

Georg [Freiherr von] Wedekind[14]. Wedekind hat in seiner Schrift „Prüfung des homöopathischen Systems des Herrn Dr. Hahnemann“

[14] Wedekind, bürgerlich geboren, trat als Professor an der kurfürstlichen Mainzer Universität 1792 während der Belagerung durch den bekannten französischen Revolutionsgeneral Custine mit diesem in Verbindung und hatte an der Übergabe von Mainz an die Franzosen tätigen Anteil. Dann nahm er als Militärarzt Dienst bei der französischen Republik; später jedoch warf er das Steuer herum, ward Leibarzt in Darmstadt und schließlich aus einem „Citoyen Wedekind“ ein Freiherr gar!

(Darmstadt, 1825) sich mit der neuen Lehre vom Standpunkt des Materialismus, wie er selbst mehrfach hervorhebt, auseinandergesetzt, und es ist klar, daß dabei Hahnemann, so wie ihn Wedekind auffaßt, schlecht abschneidet, denn er betrachtet ihn als reinen Dynamiker, ja Spiritualisten, was, wie insbesondere unsere Ausführungen über die inneren Veränderungen (S. 220) zeigen, nicht zutrifft. Aber Hahnemann schneidet nicht nur schlecht ab, sondern die ganze Schrift bleibt unfruchtbar, wie es immer sein muß, wenn gar nicht der Wille vorhanden ist, vom Standpunkt des Gegners aus den Gegenstand auf seine logische Haltbarkeit in „immanenter“ Kritik zu behandeln. Besonders unfruchtbar mußte aber eine solche Auseinandersetzung mit einem Materialisten von Wedekinds Ansichten sein, der, beeinflußt durch C. L. Hoffmann in Mainz, insbesondere chemische Gesichtspunkte auf den Organismus anwendete, was ihm auch sonst Angriffe einbrachte wie von A. Fr. Hecker. Wedekind hatte gegen Fäulniskrankheiten, die er überall sah, Räucherungen in den Hospitälern empfohlen, da „Küchenexperimente“ die antiseptische Kraft des Rauches gezeigt hätten; der Rauch aromatischer Stoffe werde vermutlich besonders antiseptisch wirken. Hecker sagt in dem „Journal der Entdeckungen . . .“ (1797, Bd. 6, 22. Stück, S. 94f.) dagegen etwas grob: „Herr Wedekind muß also glauben, man könne die lebendigen Körper der Menschen räuchern wie Schinken und Würste.“ Er bezeichnet die ganze Anschauung als „Absurdität“. — Auch im übrigen setzt sich Wedekind nur mit den theoretischen Ansichten Hahnemanns auseinander und erntet dabei natürlich billige Lorbeeren. Eigene Versuche hat er offenbar nicht angestellt.

Wedekind hat nochmals das Wort ergriffen in Hufelands „Journal“, um seinen Kritikern zu antworten (1828, Bd. 66, St. 6, S. 3ff.). Über die Sicherheit der Erfahrung seiner eigenen Schule urteilt Wedekind (S. 4 bis 5) recht abfällig. „Bei der jetzigen Vielmischerei gelangen wir wohl im Alter zu grauen Haaren . . ., aber nie zur Erfahrung. Bringen uns aber die Homöopathen dahin, daß wir weniger Arznei geben, weniger mit den Arzneistoffen wechseln, nicht ohne Not mehrere Arzneistoffe zusammensetzen, so werden wir dereinst bei sorgfältiger Beobachtung der Erscheinungen dahin gelangen, daß wir ohne Prahlerei, von ärztlicher Erfahrung mehr rühmen können, als es leider dermalen der Fall nicht ist.“ Merkwürdigerweise zieht er aber aus dieser Erkenntnis nicht ausdrücklich den Schluß, der ja darin liegt, daß die Homöopathie die reinere Erfahrung besitzt und infolgedessen in dieser Hinsicht einen großen Vorzug vor der alten Schule hat und deshalb wohl Beachtung verdient.

Auf Seite 25 teilt Wedekind einen praktischen „homöopathischen“ Versuch mit, der verdient, der Nachwelt überliefert zu werden: „In der Idee
similia similibus curantur, wurden Pulver von $^1/_8$ Gran Ipecacuanha 453

jedes, dem Kranken verordnet. Nach dem ersten Pulver entstand sehr heftiges Erbrechen und Mohnsaft mußte zu Hülfe genommen werden. Ich hatte es nicht anders erwartet[15], weil durch die Digitalis die Erregbarkeit des Magens so sehr erhöht war, daß $^1/_8$ Gran Ipecacuanha wirken konnte, wie sonst ein halbes Quentchen." — Nach berühmtem Muster darf man wohl den Sinn dieses Versuches in die Worte zusammenfassen: „Es geschieht dem Kranken ganz recht, warum habe ich, um Hahnemann zu widerlegen, sein ‚similia similibus' mit Absicht falsch angewendet!?"

Wenn Wedekind hier eine Gabe Medizin reicht, von der er wegen der erhöhten Reizbarkeit des Magens eine Wirkung erwartet wie die einer zweihundertmal größeren Gabe, so ist das ein Musterbeispiel für einen in abgünstigster Einstellung vorgenommenen „Versuch". Seine Unwissenschaftlichkeit wird höchstens von seiner Leichtfertigkeit und der Unverfrorenheit, mit der Wedekind ihn mitteilt, übertroffen! Und die Leiden des Kranken waren sogar umsonst, denn Wedekind hat aus dem Versuch nicht gelernt, daß wesentlich geringere Gaben gewiß auch noch wirken, wenn man das Mittel nach der Ähnlichkeit wählt.

Wedekind fragt auf Seite 30, „ob er [der Arzt] in das Labyrinth der Magie übergetreten sei, wenn er mit H. annimmt, daß in den verschiedenen Arzneien verschiedene Geister eingesperrt wären. . . . Heißt homöopathisch kurieren etwas anderes, als Geister zitieren und Geister verbannen? Wären aber dann nicht die Ärzte Exorzisten?"

Hier ist der Wille, zu verstehen und gerecht zu werden, nicht einmal in homöopathischer Hochpotenz vorhanden, aber trotzdem oder deshalb fand der Gedanke bei den Feinden der Homöopathie — denn Gegner zu sagen, würde einen ehrlichen Gegner beleidigen — Anklang; immer wieder las man später noch von der „magischen" oder „mystischen Homöopathie". — Bemerkenswert ist in diesem Aufsatze noch, daß Wedekind ausführlicher, als es bisher geschehen war, sich mit den kleinen und kleinsten Gaben Hahnemanns auseinandersetzt, die große Unwahrscheinlichkeit ihrer Wirkung betonend.

* * *

Überschauen wir nochmals kurz diese Kritiken führender Professoren! Von den Arzneiprüfungen am Gesunden sagt Bischoff: „diese Arbeit behält immer ihren Wert", und Jörg ist im Grunde derselben Meinung, denn er folgt Hahnemann auf dies Feld, Heinroth aber nennt sie „einen Widerspruch in sich". Puchelt steht den Sekundärwirkungen in Hahnemanns Sinn sehr zweifelnd gegenüber, Kieser dagegen bestätigt gerade

454 [15] Von mir gesperrt.

diesen einen Punkt, während er sonst alles ablehnt. Puchelt findet im Ähnlichkeitssatz einen Sinn; es sei wenigstens „denkbar", daß man nach dem Ähnlichkeitssatze heilen könne; nach Heinroth liegt darin „kein Sinn", während Harless wiederum grundsätzlich die Richtigkeit des Similesatzes anerkennt. Ein einziger hat Arzneiprüfungen gemacht, Jörg, aber er will deren Ergebnis nach dem „Contraria contrariis" verwenden. Und alle machen Hahnemann im Namen der „Wissenschaft" die größten Vorwürfe wegen Unterlassung des Aderlasses, ja Jörg ruft — wie auch sonst mancher — deshalb sogar nach dem Büttel; — aber noch kein Menschenalter später wird dieser kostbarste Schatz der therapeutischen Rüstkammer der „wissenschaftlichen" Medizin entthront und auf den Abfallhaufen geworfen — im Namen der „Wissenschaft"!

Verfolgen wir diese Gegensätzlichkeiten und Verwirrungen noch etwas weiter, dabei vorgreifend auch noch etwas spätere Jahre, von denen wir noch hören werden, berücksichtigend! Während die einen die Homöopathie als einen Rückfall in „mystische" Zeiten und als „reaktionär" ansahen (z. B. Wedekind), verdächtigten andere sie als revolutionär; — natürlich im Metternichschen Österreich, wo auch „die orthodoxe Partei Experimente mit dem menschlichen Leibe anzustellen als gottlos denunzierte" (Neuburger, „Die Wiener med. Schule im Vormärz", Wien, 1921, 120). — Man vergleiche damit die auf Seite 75ff. geschilderten, offenbar nicht gottlosen Versuche am Menschen, die Kaiser und Papst mit tödlichen Gaben anstellten, um Gegengifte zum Schutze ihrer eigenen Person zu finden! Auch Leupoldt findet in der Homöopathie die „revolutionäre Zeittendenz". Manche wiederum, wie Fränkel, hielten die Homöopathie für eine Art Protestantismus in der Heilkunde, andere dagegen betrachteten ihn als eine Art von Ersatzerscheinung für den Katholizismus in den protestantischen Ländern (Casper in „Wochenschrift f. d. ges. Heilkunde" 1839, S. 1ff.).

Aber damit ist die Verwirrung noch nicht zu Ende. Die Homöopathen verwiesen vielfach auf die Erfolge, die sie mit Hochpotenzen erzielt hätten, die die Gegner der Hochpotenzen bezweifelten. Die schulmedizinischen Kritiker hinwiederum warfen alles in einen Topf und stellten es so dar, als ob grundsätzlich alle Homöopathen immer Hochpotenzen gäben, und daß deshalb alle von den Homöopathen durch ihre Mittel angeblich erzielten Heilungen auf Irrtum beruhten. In Wirklichkeit gaben zahlreiche Homöopathen jedoch selten oder niemals Hochpotenzen.

Während manche, wie z. B. Wedekind, die dynamischen Ansichten Hahnemanns völlig verurteilten, ist Hufeland, wie wir gleich sehen werden, gerade damit sehr einverstanden.

Während die einen Gegner, wie schon früher Hecker, der Homöopathie die Verwendung von Arsenik, Aconit usw. vorwarfen, weil sie zu 455 stark wirkten, wie z. B. Leupoldt, verlachten viele sie gerade, weil diese homöopathischen „Nichtse“ nichts wirken konnten und ihre Erfolge bestenfalls auf Suggestion beruhten.

Dieselbe Verwirrung in bezug auf die Naturheilkraft! Von den Gegnern wurde den Homöopathen irrtümlich die Ansicht von der Leugnung der Naturheilkraft untergeschoben, während in der Tat die Homöopathen die Naturheilkraft anerkannten und ihr Simile in deren Sinne wirkend ansahen und gewiß auch mit ihren milden Gaben der Naturheilkraft weniger dreinredeten und ihr mehr Spielraum gewährten als die Allopathen mit ihren starken, nach dem Contrarium wirkenden Gaben. Dementsprechend warfen die Homöopathen ihren Gegnern auch vor, daß diese wohl oft von der Naturheilkraft redeten, besonders wenn es gegen die Homöopathie ginge, man aber sonst nicht dementsprechend handle, indem man den Kranken möglichst viele und starke Mittel reiche, als ob es keine Naturheilkraft gäbe oder sie meist unzureichend sei. Anderseits konnte man bald den mechanistisch-materialistisch denkenden „Nihilisten“ den Vorwurf machen, daß sie folgerichtigerweise die Lebens- und Naturheilkraft nicht anerkännten, aber dennoch der „Natur“ ihren Lauf ließen, obwohl nicht einzusehen wäre, warum man die Abläufe in einem kranken Lebewesen nicht mit Heilmaßnahmen günstig sollte beeinflussen können. Erinnern wir uns dann noch daran, daß Wunderlich der alten Schule dieselben Vorwürfe wie der Homöopathie machte, während er selbst die von der physiologischen Schule so verachteten empirischen Heilmittel später reumütig wiederaufnahm, so sehen wir eine Verwirrung der Geister und der Schlachtreihen, die kaum überbietbar ist. Und bis heute ist keine völlige Entwirrung eingetreten, indem immer noch Ärzte ganz unwesentliche Punkte, insbesondere die Hochpotenzen, gegen die Homöopathie ins Feld führen.

Auch der moderne Schulmediziner wird infolgedessen mit seinem Gesinnungsgenossen Wunderlich der Kritik der Jörg, Wedekind, Heinroth usw. nicht allzuviel Wert beimessen. Und wenn manches, was Hahnemann an Fehlern und Übertreibungen begangen hatte, später bald in der Homöopathie zurücktrat, so wird man auch hier den Einfluß dieser Kritiken auf die Homöopathie nicht hoch bewerten dürfen, denn dasselbe hatten andere der Bewegung im ganzen bejahend Gegenüberstehende verständnisvoller und deshalb wirksamer schon früher oder gleichzeitig gesagt, wie Müller, Caspari, Rau usw.

Hahnemanns Grundstreben, im Gegensatz zu der Hypothesenpathologie eine „Heilkunde der Erfahrung“ zu schaffen, wurde von niemandem recht erkannt. Alle aber tadelten das „rein Symptomatische“ und „roh Empirische“ seiner Lehre, die der „Würde der Wissenschaft“ nicht ge-
456 recht werde.

Und keiner prüfte systematisch am Krankenbett! Schließlich sollte man denken, daß Fragen einer *angewandten* Wissenschaft wie der Heilkunde nur durch *Anwendung* zu klären sind, indem man erst als demütig Lernender zu einem geht, der belehren kann, am besten zum *Schöpfer* der Lehre. Aber nein, das tut niemand! Mit der dünkelhaften Gottähnlichkeit des „Allesbesserwissenden" fällt man Urteile, „Vorurteile", bevor man einfaches, anspruchsloses Wissen und eigene Erfahrungen hat! Aber offenbar schätzte man die Güte der eigenen Behandlung, so merkwürdig das nach den oben gebrachten Beispielen anmutet, in satter Zufriedenheit so hoch ein, daß eine Nachprüfung überflüssig war!

Besonders für die Homöopathie mußte man eine praktische Prüfung fordern, denn sie ist die erste medizinische Lehre der Neuzeit, die geradeswegs auf das *Heilen* losging und die Arzneimittellehre und die Beziehungen der Arzneimittelwirkungen zur jeweiligen Krankheit durchaus in den Mittelpunkt stellte. Aber obwohl das neu, ja unerhört war, oder vielmehr gerade wegen dieser Eigenheit, hätte jedes unbefangene Urteil dazu führen müssen, daß, was bei jeder anderen Lehre *nötig*, hier geradezu *selbstverständlich* gewesen wäre: die ausgiebige unvoreingenommene praktische Prüfung am Kranken. Keiner dieser Kritiker aber tat dies! *Und hier darf man wohl wirklich von einer geschichtlichen Schuld sprechen*, denn damit versündigte man sich gegen das erste Grundgesetz jeglicher Erfahrungswissenschaft: *das Urteilen auf Grund eigener Erfahrung*.

* *
*

Einige weitere gegnerische Schriften sollen nur ganz kurz erwähnt werden, da sie nichts Neues brachten und z. T. schon durch ihre Einstellung zeigten, daß sie nicht ernst zu nehmen sind. So geht *Ludwig Wilhelm Sachs*, Professor in Königsberg, in seiner Schrift „Versuch zu einem Schlußworte über S. Hahnemanns homöopathisches System" (Leipzig, 1826) in bezug auf seine Haupteinwände von der nicht ernstgemeinten Voraussetzung aus, *Hahnemann* habe mit seinem System nur eine Satire auf die gedankenlose Empirie schreiben wollen (S. 59). Daß auf dieser Grundlage *Sachs* nichts sachlich Wertvolles leisten konnte, ist selbstverständlich. Wie er selbst in der „Vorerinnerung" sagt, schien es ihm nötig, „diese ganze Sache an eine Stelle zu setzen, wohin sie ihrer Natur nach ganz offenbar gehört —: jenseits aller wissenschaftlichen, aller verständigen Untersuchung".

Wir wollen ihm diesen Gefallen tun und deshalb seine „unverständige Untersuchung" seinem Wunsch gemäß nicht unter die wissenschaftliche Lupe nehmen, sondern als Scherz hier nicht weiter behandeln.

Indem Sachs hier die Homöopathie von der lächerlichen Seite nimmt, hat sich hier allerdings der Spruch, daß Lächerlichkeit tötet, nicht bewährt, denn Hahnemanns Lehre lebt heute mehr denn je, — aber wer weiß noch etwas von L. W. Sachs? Eine kleine Kostprobe des Sachsschen Denkens werden wir weiter unten noch kennenlernen.

Erwähnt, wenn auch nicht ausführlich besprochen, seien die Schriften von Friedr. Alexander Simon. Schon die Titel zeigen die geistige Höhe: „Samuel Hahnemann Pseudomessias medicus" (I. Teil, Hamburg, 1830, II. 1833, III. 1835), dessen zweiter Teil lautet: „Der unsterblichen Narrheit Samueli Hahnemanni Pseudomessiae medici scabiosi . . andrer Teil". In diesem zweiten Teil wird Hahnemann meist „Scabiosus" [der „Krätzige"] genannt. Eine sachliche Klärung wird niemand in diesen Schriften erwarten, immerhin sind sie gerade wegen ihrer Schärfe und der marktschreierischen Titel bekannt geworden und gewiß nicht ohne Einfluß auf die Stimmung der schulmedizinischen Ärzte gewesen. Simon gab auch ein „Antihomöopathisches Archiv" (Hamburg, 1834 f.) heraus. Auch Allopathen tadelten den Ton, der in diesen Schriften vielfach herrscht. Insbesondere werden hochangesehene Ärzte wie Moritz Müller verdächtigt, sie hätten sich der Homöopathie zugewendet, „um in das gelobte Land der goldnen Praxis zu gelangen". (Antihom. Arch., I, H. 3, S. 18.) Während sonst meist den Homöopathen gerade ihre Einseitigkeit vorgeworfen wird, wird Müller von Simon ohne jede nähere Begründung deshalb verdächtigt, weil er nicht einseitiger Homöopath ist. Es konnte nicht ausbleiben, daß durch solche Arbeiten die Luft auf dem Kampffeld völlig vergiftet wurde.

Nur kurz erwähnt seien die Schriften von St. A. Mükisch „Die Homöopathie in ihrer Würde als Wissenschaft und Kunst dargestellt" (Wien, 1826), R. Grohmann „Ueber das Heilungsprinzip der Homöopathie" (Wien, 1826) sowie A. F. Fischer „Die Homöopathie vor dem Richterstuhle der Vernunft" (Dresden, 1829)[16].

Die kleine Schrift von I. G. Schimko „Das homöopathische System in mathematischer und chemisch-geologischer Hinsicht betrachtet und widerlegt" (Wien, 1829) suchte ihre Aufgabe darin, den Unsinn der hohen Verdünnungen vor Augen zu führen. Auf diese Schrift gehen die später immer wiederholten Ausführungen über diesen Punkt zurück, indem man behaup-

[16] Im ganzen etwas weniger einseitig sind einige Besprechungen wie die von Groh in der „Isis" (1822), Naumann in Hufelands „Bibliothek für praktische Heilkunde" (1825), Glücker im „Jahrbuch der Literatur" (Bd. 32, 1825), sowie von Lichtenstädt in „Heckers literarischen Annalen" (1. Jahrgang, 1825). Sie alle zeigen, da sie keine Streitschriften sind, mehr den Willen zum gerechten Abwägen und erkennen manches an der neuen Lehre an, lehnen sie aber im ganzen doch ab, natürlich ohne praktische Prüfungen vorgenommen zu haben.

tete, eine 30. Verdünnung herzustellen sei unmöglich, da dazu eine Alkoholmenge nötig sei, die größer als der Erdball sei. Was man aber auch gegen die 30. Verdünnung sagen kann, so sind doch alle diese Ausführungen schief, denn in der Tat benötigt man dazu nur 3000 Tropfen, also nur 70 bis 80 Gramm.

Des Verfassers wegen seien zwei kleine Aufsätze von Kurt Sprengel, dem berühmten Geschichtschreiber der Heilkunde, wenigstens genannt, aber nicht besprochen, da sie kaum Wichtiges, noch nicht Berührtes sagen. (Vgl. C. Sprengel, Opuscula academica, Lips., 1844, S. 68 bis 76, auch deutsch erschienen, übersetzt von Schragge, Magdeburg, 1833.)

* * *

Diesen gegnerischen, ja meist feindselig eingestellten Kritikern mögen nun einige angereiht werden, die den Willen zum Verstehen mitbringen. Als erster sei erwähnt:

Christoph Wilhelm Hufeland (1762—1836). Zuerst war Hufeland Arzt in Weimar; er wurde dort bald „Hofmedicus“ und war auch der Arzt Goethes. 1793 ging er als Universitätsprofessor nach Jena, von wo er 1800 nach Berlin als Direktor des medizinischen Kollegiums berufen wurde. An der neugegründeten Universität Berlin wurde er Professor und genoß das höchste Ansehen als Mensch, Arzt, Lehrer und medizinischer Schriftsteller. Seit jeher hatte er sich zum Grundsatz gemacht, nichts von vornherein aus irgendwelchen theoretischen Gründen abzulehnen, und er hatte sich auch anderen Neuerscheinungen gegenüber, wie dem Mesmerismus, ohne die Kritik aufzugeben, teilweise zustimmend geäußert. Es war mithin zu erwarten, daß sein Urteil nicht durch Vorurteile derart entstellt war wie das fast aller anderen Hochschullehrer.

Die Beziehungen Hufelands zu Hahnemann und seiner Lehre waren schon alt, denn schon dessen erste Arbeit über die Homöopathie war in Hufelands Journal 1796 erschienen. Seitdem hatte Hahnemann bis zum Jahre 1808 eine Anzahl kleiner und größerer Arbeiten dort über verschiedene Gegenstände veröffentlicht, als bedeutendste seine „Heilkunde der Erfahrung“. Hufeland selbst hatte schon bald nach den ersten Arbeiten, wie wir auf Seite 186 sahen, im Jahre 1800 im ersten Bande seines „Systems der praktischen Heilkunde“ bejahend sich darüber geäußert. Aber auch eine der ersten Kritiken der Lehre, die von Puchelt, war 1819 in Hufelands Journal erschienen.

Wie wir schon hörten, gab Hufeland im Jahre 1826 zwei Ärzten, Messerschmidt und Rummel, das Wort in seiner Zeitschrift (Bd. 62). Hufelands eigene ausführliche Vorbemerkungen wollen wir jetzt kennenlernen.

In der Einleitung betont Hufeland, daß eine solche neue Lehre um so mehr zu beachten sei, wenn sie von einem Manne wie Hahnemann stamme, den er selbst seit mehr als 30 Jahren „als einen unserer ausgezeichnetsten, geistvollsten und originellsten Ärzte" geschätzt hat, von einem Manne, der früher „Beweis genug eines großen philosophischen Scharfsinns und einer seltenen Forschungsgabe gegeben hat". (Angeführt nach der genauen Neuherausgabe durch H. Wapler: „Hufelands Schriften über die Homöopathie und die 18 Thesen Dr. Paul Wolfs", Leipzig, 1921, S. 10 bis 11.)

Seiner Geistesart entsprechend geht Hufeland nicht lange auf theoretische Haarspaltereien ein, sondern bemerkt, „ein neues Experiment kann ... nur durch Gegenexperimente beurteilt und berichtigt werden".

Als Hauptsatz stellt er auf, daß die ursächliche Behandlung immer im Vordergrunde stehen müsse, doch auch die symptomatische Kur könne, indem sie sich auf die Hauptsymptome der nächsten Ursache richte, ein Teil der Ursachenkur sein. Er wendet sich dann dem von ihm „die direkte Kurart" genannten Verfahren zu. Ein Beispiel mache seine Denkart klar: „Bei der Kur der Wechselfieber untersuchen wir erst die entfernten Ursachen. Ist sie Indigestion, so heben wir sie durch Brech- und Purgiermittel; ist es Erkältung, durch Schwitzmittel. Und oft ist damit die Kur gemacht. Dauert aber nach gehobener entfernter Ursache das Fieber fort, so richten wir die Kur unmittelbar gegen das Fieber selbst und geben Spezifika, China u. dgl. Ebenso bei Epilepsie und allen Nervenkrankheiten."

Dies Musterbeispiel ist in mehrfacher Hinsicht aufschlußreich, es zeigt insbesondere, wie fragwürdig diese von Hufeland und allen anderen so gerühmte ursächliche Kur ist und wie unsicher damals die Erkennung der Krankheiten war. Entweder liegt ein Wechselfieber vor, dann wird es schwerlich durch Behandlung einer angeblichen „Indigestion" geheilt werden, oder es lag nur eine Indigestion mit Folgeerscheinungen vor, dann war es keine ursächliche Heilung eines Wechselfiebers. Wenn wir hier eine ausgewählte schulgemäße Musterkur eines der berühmtesten Ärzte der Zeit vor uns haben, auf Grund von welchen fragwürdigen Heilanzeigen wird erst der durchschnittliche Arzt oder gar der unterdurchschnittliche gehandelt haben! Man sieht auch, wie recht Hahnemann hatte, wenn er meinte, daß die „königliche Straße" meist nicht zu begehen sei!

Man wende mir nicht ein, damals habe man unter „Wechselfieber" nicht das verstanden wie wir Heutigen; es sei ein weiterer und wesentlich unklarerer Sammelbegriff gewesen und habe alle möglichen unregelmäßigen Fieber völlig verschiedener Ursache und Eigenart umfaßt. Das unterstreicht aber nur unsere Behauptung, daß in der damaligen Zeit eine ursächliche Behandlung oft etwas sehr Fragwürdiges war und daß darauf nicht
460 eine Bestreitung der Hahnemannschen Ansichten abgestellt werden konnte.

Diese direkte Kurart gegen das Fieber nennt Hufeland auch die „spezifische“, als eine Abart sieht er auch die Homöopathie an. Nach Erörterung einiger Unterschiede der Homöopathie von sonstigen „direkten Kurarten“, wozu er auch die ableitende und erregende rechnet, kommt er zu folgendem Urteil: „Es wird also immer sehr verdienstlich bleiben und als ein Fortschritt der Praxis betrachtet werden müssen, daß durch die Homöopathie dieser Teil der spezifischen Kurart genauer bearbeitet und auf festere Grundsätze gebracht wird. Nur gegen das Erheben derselben zum Einzigen und Allgemeinen protestieren wir und verlangen, daß sie immer der Kausalindikation untergeordnet werde.“

Über den Grundsatz der Mittelwahl sagt er, daß er nicht neu sei, was — auch wenn wir von Stoerck absehen — in gewissem Sinne richtig ist, indem auch schon früher Mittel verwendet wurden, die ähnliche Erscheinungen hervorbringen können, wovon Hufeland u. a. Cantharis und Sabina nennt, es geschah aber nicht in klarer Erkenntnis des Ähnlichkeitssatzes. „Als untergeordnetes und in vielen Fällen heilbringendes sei sie uns willkommen und mit Dank anerkannt. Aber nicht als Reform und Umkehrung der ganzen Heilkunst.“ (S. 17.)

Von der Wirkung der Arzneien heißt es: „Es ist gewiß sehr richtig gedacht, sie im gesunden Zustande auszumitteln ... Was die von der Homöopathie angenommene rein dynamische Wirkung der Heilmittel betrifft, so kann niemand mehr damit einverstanden sein als der Verfasser, der sie längst in seinen Schriften angenommen und ausgesprochen hat.“ Er gibt auch die Wirkung kleiner Gaben bei manchen Mitteln zu, aber eine Untersuchung könne erst zeigen, bei welchen Mitteln sie vorhanden sei und wie weit sie gehe. „Auf die Vermehrung der Wirksamkeit durch Vermehrung der Berührungspunkte, durch Auflösung im Flüssigen, oder durch lange fortgesetztes Reiben, zuerst aufmerksam gemacht zu haben, ist unstreitig ein Verdienst Hahnemanns und dankenswert. — Aber wo sind die Grenzen der Wirksamkeit durch Zerteilung? — Ins Unendliche kann sie doch nicht gehen.“

Zum Schluß zählt Hufeland 9 Vorteile und 5 Nachteile des homöopathischen Verfahrens auf: 1. Aufmerksammachen auf die „in der letzten Zeit zu sehr vernachlässigte Semiotik [Zeichenlehre] und Symptomatologie“. 2. Hinweis auf die „von den neueren Ärzten vernachlässigte Diätetik“. 3. Warnung vor den großen, ja ungeheuren Gaben mancher Ärzte. „Das Heilmittel sei nicht angreifender als die Krankheit.“ 4. Einfachheit der Verordnung. 5. Genaue Prüfung der Mittelwirkung. 6. Bessere Herstellung der Pflanzenauszüge und Notwendigkeit besserer Überwachung der Apotheken. 7. Sie wird nie positiv Schaden tun. 8. Läßt dem kranken Körper 461 mehr Zeit zur ruhigen Selbstheilung. 9. Außerordentliche Verminderung der Kurkosten.

Die Nachteile: 1. Gefahr der bloß symptomatischen Kurart und Unterdrückung der ursächlichen. 2. Würde wie das Brownsche und Broussaissche Verfahren zur Vernachlässigung der Hilfsfächer führen. 3. Führt zu den gefährlichsten Unterlassungssünden (Blutentziehungen, Brech- und andere Ausleerungsmittel!). 4. Das Selbstdispensieren habe neben Vorteilen auch Nachteile. 5. Die Homöopathie raubt dem Arzt das Vertrauen in die Heilkraft der Natur. Anderseits gewährt aber zum Trost gerade die Homöopathie dieser Heilkraft den freiesten Spielraum.

Im Jahre 1830 erschien in Hufelands Journal nochmals eine Arbeit unter dem Titel „Die Homöopathie“ aus Hufelands Feder (Bd. 70), die im folgenden Jahre auch als selbständige Schrift herausgegeben wurde. Er bleibt im wesentlichen auf demselben Standpunkt stehen, wenn er auch einiges etwas ablehnender ausdrückt, z. T. gewiß, weil, wie er in den ersten Sätzen sagt, man ihn für einen Anhänger und Verteidiger der Homöopathie überhaupt halte. Er macht gleich auf einige neuere Arbeiten aufmerksam von angesehenen Männern wie dem Präsidenten von Wolff in Warschau, Rau und dem Medizinalrat Widnmann in München, von denen wir schon hörten. Bemerkens- und anerkennenswert ist es, daß er in dieser neuen Schrift zu unterscheiden weiß zwischen der ursprünglichen Lehre und der späteren, indem er mehrfach Ausdrücke wie „in der ersten rohen Gestalt“ und ähnliche gebraucht. Er unterscheidet sich darin sehr zu seinem Vorteil von den übrigen, die hartnäckig sich an die erste einseitige Ansicht Hahnemanns hielten, die er selbst in manchen Punkten abschwächte und die von den allerwenigsten seiner Schüler restlos anerkannt wurde. Diese Einstellung bildet so sehr die Ausnahme, daß man etwas eigentlich Selbstverständliches lobend hervorheben muß.

Er gesteht offen über die Homöopathie: „nicht bloß die Erfahrungen anderer achtbarer Männer, sondern auch eigene Beobachtung haben mich überzeugt, daß sie nicht selten und zuweilen höchst auffallend, und nach vergeblichem Gebrauch anderer kräftiger Heilmethoden, Hülfe geleistet hat“. Hufeland nennt die homöopathische Behandlung mehrfach „die Kur der Krankheit an sich“, außerdem aber auch eine „symptomatische Kur“. Das sieht wie ein Widerspruch aus, ist aber wohl folgendermaßen gemeint: Beide wenden sich nicht an die entfernteren ursächlichen Verhältnisse, sondern bleiben bei den nächsten Krankheitserscheinungen stehen. (Vgl. oben das über die „direkte Kur“ Gesagte.) Bei einer Gegenüberstellung beider Richtungen reicht er natürlich der alten „rationellen“ Schule die Palme. Er rühmt die „herrliche Wirkung“ der Abführmittel (35), die künstlichen Ge-
462 schwüre (36) und das Blutlassen bei Entzündungen (s. o.). Vielsagend ist,

daß er zweimal die Metallvergiftungen und insbesondere „die jetzt so häufige mercurielle (Hydrargyrosis)“ erwähnt, womit im wesentlichen die übertriebenen Quecksilbergaben gemeint sind, die man damals bei der Syphilis für nötig hielt. Gegen Schluß schreibt er in Sperrdruck: „Keine Homöopathie, aber wohl eine homöopathische Methode in der rationellen Medizin! Keine Homöopathen, wohl aber rationelle Ärzte, welche am rechten Orte und in der rechten Art die homöopathische Methode anwenden!“

Diese Forderung blieb lange Zeit ein frommer Wunsch, nur wenige Schulmediziner hatten die geistige Selbständigkeit, diesen Weg zu gehen. Ich habe diese Sätze 1914 in meiner Schrift „Das biologische Grundgesetz in der Medizin“ angeführt und mir zu eigen gemacht; es sollte aber noch über zwanzig Jahre dauern, ehe man begann diese Forderung in die Tat umzusetzen.

Die letzten Worte des Aufsatzes betonen, daß die eigentliche Aufgabe der Homöopathie sei, neue spezifische Mittel zu finden. „Möge sie deren noch gegen recht viele Krankheiten entdecken, und wir wollen ihr von Herzen dafür danken!“

Es fällt auf, daß die von ihm erwähnten Nachteile das Grundsätzliche kaum berühren, zumal die Einwände zum Teil schief und durch die Haltung der Schüler überholt sind, wie die Vorwürfe wegen Vernachlässigung der Ursache und der Hilfswissenschaften, andere betreffen grundsätzlich nebensächliche Punkte, wie das über das Selbstdispensieren, oder Mißverständnisse, wie das über die Naturheilkraft Gesagte.

Wie Wapler sehr richtig betont, zeigt Hufeland in beiden Arbeiten noch kein volles Verständnis für den Spezifitätsbegriff der Homöopathie, indem er sie in der Art der alten Schule als eine allgemeine Spezifität gegen eine bestimmte Krankheit (Krankheitsart) versteht und nicht als individuell spezifisch gegen einzelne Erkrankungen. Dahin ist er erst in einem Aufsatz „Physiatrik“ (Huf. Journ., Bd. 79, H. 1, S. 24 bis 25, 1833) vorgedrungen, wo er es als Hauptverdienst der Homöopathie ansieht, die Lebenskraft in dem leidenden Organe zur Tätigkeit aufzurufen und die Mittel anzuwenden, „welche diesem Organe und diesem Krankheitszustande am nächsten verwandt sind“.

Schon auf Seite 193 hörten wir, daß Hufeland im Jahre 1826 eine Sammlung von Arbeiten anderer über die Belladonnabehandlung des Scharlachs herausgegeben hat und sich selbst günstig darüber aussprach.

1835 nahm Hufeland nochmals das Wort über die Homöopathie, indem er einige Abschnitte aus einer Arbeit von Griesselich abdruckt und dazu seine Zustimmung gibt, unter Anführung einer Anzahl von Punkten, in denen die Homöopathie oder vielmehr eine Gruppe von Homöopathen „jetzt“

sich der Schulmedizin stark nähert, ja im Grunde derselben Meinung ist: die Berücksichtigung der Ursachen, die Einschränkung der kleinen Gaben, das Zugeben der Naturheilkraft, das Zugeben von der Notwendigkeit der Kenntnis der Naturkräfte, Anwendung von Blutentziehung. Das Simile habe er selbst und auch andere von Anfang an zugegeben. Dementsprechend sieht er die Zeit einer Einigung offenbar bevorstehen. (Huf. Journ., 1835, 80, 4, 100 ff.) Hufeland hat dabei aber völlig übersehen, daß die Gruppe um Moritz Müller, insbesondere dieser selbst, all die erwähnten Punkte schon seit jeher mehrfach im gleichen Sinne behandelt hatte, wenn auch im Tone weniger scharf als Griesselich.

In seiner letzten, zusammenfassenden Schrift „Enchiridion medicum“, in der er seine (allopathische) Behandlung kurz darstellt, erwähnt er nochmals die Hahnemannsche Verhütung des Scharlachs durch Belladonna, „die man nach der Mehrheit der Erfahrungen in vielen Fällen mit Nutzen angewendet“ hat. (Berlin, 3. Aufl., 1837, S. 323.) Allerdings tadelt er „die neue homöopathische Schule“, da sie alles der Natur überlasse, womit er offenbar auf diejenigen Homöopathen anspielt, die nur Hochpotenzen geben.

Besonders lobenswert ist, daß Hufeland im Gegensatz zu fast allen anderen keine kleinliche und abgünstige Kritik an der Theorie übte, sondern mehr das Wichtigste und Haltbare oder wenigstens Erörterungswerte herausstellte und im übrigen den Hauptwert auf das Praktische legte. Wenn man Hufeland und Heinroth nacheinander liest, glaubt man gar nicht über denselben Gegenstand belehrt zu werden!

Überblicken wir das Ganze, so leuchtet aus Hufelands Schriften der Wille hervor, der Homöopathie gerecht zu werden, und im allgemeinen darf man auch sagen, daß es ihm ziemlich gelungen ist, wenn wir von einigen Schiefheiten absehen, wie die Nichtbeachtung der Ansichten der Anhänger Hahnemanns in der ersten Arbeit, die Überschätzung des Wertes der Ursachenforschung und ursächlichen Behandlung in der damaligen Schulmedizin und einiges andere.

Erinnern wir uns nun, wie Hufeland, dieser edle, gewissenhafte, immer das Beste wollende Mann, Hahnemann wegen Unterlassung des Aderlasses mit „Donnerstimme“ Worte wie „Blutschuld“ und „Mörder“ entgegengerufen hat, und nehmen wir für einen Augenblick an, Hufeland habe noch in den fünfziger Jahren gelebt und wäre zur Erkenntnis seines Irrtums gekommen, wie hätte der Widerhall seines „Donnerwortes“ ihn nun selbst getroffen, wie hätte er unter dem Gefühl gelitten, als führender Arzt Ströme von Blut veranlaßt zu haben und Tausende von Menschen zum Verblutungstode verurteilt zu haben. In ihrer Tragik eine Szene würdig des
464 Danteschen Inferno!

Meine ganze Einstellung zu Hufeland zeigt wohl zur Genüge, daß ich ihn damit nicht herabsetzen will; es sind das tragische Verwicklungen, wie sie dem ärztlichen Berufe innewohnen. Es soll damit nur zur größten Duldsamkeit aufgefordert werden. Auch die festesten Meinungen wie die damalige über den Aderlaß, die sogar den milden Hufeland zu einer solchen Schärfe des Wortes veranlassen konnte, können in weitem Umfange falsch sein!

Man hat Hufeland — zumal den alten — als eine lendenlahme Vermittlernatur hingestellt und damit auch sein Eintreten für die Homöopathie entwerten wollen. Das scheint mir jedoch seiner Eigenart nicht gerecht zu werden. Nach einem schönen Wort von Marie v. Ebner-Eschenbach ist der Platz des Unparteiischen auf Erden zwischen den Stühlen, im Himmel aber wird er zur Rechten Gottes sitzen. Zu diesen nicht häufigen Menschen mit dem Willen zur Gerechtigkeit darf man Hufeland rechnen. Es war ihm beim Vermitteln nicht um das Vermitteln um jeden Preis zu tun, sondern darum, jedem neuen Gedanken gerecht zu werden. Er hatte wohl von Natur den Trieb, ja man möchte sagen den „Instinkt", bei jeder neuen wissenschaftlichen Lehre diejenigen Punkte herauszuheben, die ihm Wert zu haben schienen, ohne die ganze Lehre damit annehmen und das bisher von ihm Vertretene aufgeben zu wollen. Er blieb bis in sein hohes Alter immer der demütige Schüler des Neuen. In seiner Heilkunde waren viele Wohnungen. Der enge Fachgelehrte kann sich oft nicht vorstellen, daß es außerhalb der von ihm vertretenen Lehre noch etwas Beachtenswertes gibt, dem man anders als mit überlegenem, ja verachtendem Lächeln nahen kann, und daß es sich selten darum handelt, ohne weiteres eine neue Lehre mit Bausch und Bogen anzunehmen oder abzulehnen, daß es vielmehr oft die Aufgabe von Geschlechterfolgen sein kann, das Richtige vom Falschen zu trennen in der alten und der neuen Lehre. Der wahrhaft Kritische (von „krino" = ich scheide) wird in jedem einzelnen Punkte zu unterscheiden streben, was haltbar ist und was nicht.

Wapler erinnert daran, daß zur Jubelfeier des hundertjährigen Bestehens der „Hufelandischen Gesellschaft" in Berlin einer der Festredner, H. Strauss, mit Recht glaubte auch Hufelands Beziehung zur Homöopathie streifen zu müssen. Aber was sagte er über Hufeland? „Weiterhin darf es ihm als ein Verdienst angerechnet werden, daß er mit der Kraft seiner autoritativen Stellung der Ausbreitung der Homöopathie entgegentrat. . . ." (Berl. Klin. Wochschr., 1910, Nr. 6, S. 248). Wapler bemerkt dazu, daß es sich hier offenbar um eine bewußte Geschichtsfälschung handele, denn man könne nicht annehmen, daß man einen Mann als Festredner genommen habe, der Hufelands Schriften und — füge ich hinzu — seine Tätigkeit als Leiter des „Journals" nicht kennt. —

Man hat wohl verstanden, daß Hufeland hier nicht deshalb lobend erwähnt wird, weil er so freundlich ist, mit mir einer Meinung zu sein, sondern weil er ohne „Haß und Mißgunst“ an die Frage herangetreten ist und sich in positiver schöpferischer Kritik mit ihr auseinandergesetzt hat. Nicht das Ergebnis ist das Entscheidende, sondern die Art der Behandlung.

Hufelands Beurteilung der Homöopathie wird bei dem großen Ansehen, das er genoß, gewiß manchen Arzt, wie im Gegensatz zu H. Strauss betont werden muß, dazu angeregt haben, sich vorurteilslos mit der Homöopathie zu beschäftigen, und mancher von diesen wird dann, durch seine Erfolge befriedigt, Homöopath geworden sein. Insofern hat Hufeland gewiß der Homöopathie Vorschub geleistet. Insbesondere war es für die Homöopathie sehr wertvoll, daß in Hufelands Journal homöopathiefreundliche Arbeiten aufgenommen wurden. Sofort nach seinem Tode wurde von Osann das Journal den Homöopathen verschlossen.

Diese letztere Tatsache zeigt schon, mit welch saueren Mienen man in den Hufeland nahestehenden Kreisen seine der Homöopathie nicht abgeneigte Einstellung bemerkte, und es fehlte auch nicht an Angriffen, wie oben schon kurz bemerkt wurde. Natürlich aber hat auch die damals gerade im Werden befindliche moderne Schule Hufeland seine bedingt bejahende Meinung über die Homöopathie übelgenommen. Hahnemann und seine Anhänger waren mit diesem kargen Lob nicht zufrieden, und er selbst hat in der fünften Auflage des Organons Hufeland wegen seiner „Verblendung“ hart getadelt (§ 8). Hier haben wir einen der Vermittler, auf den von allen Seiten die Schläge prasseln, die ich oben schon erwähnte.

Fr. Groos. Von sonstigen Schriften sei erwähnt die von Fr. Groos, einem tüchtigen Irrenarzt, „Ueber das homöopathische Heilprinzip“ (Heidelberg, 1825), der das Simile neben dem Contrarium bedingt zugibt und auch sonst den Willen zur Gerechtigkeit erkennen läßt. Bemerkenswert sind seine reizphysiologischen Bemerkungen über Erst- und Nachwirkungen bei der enantiopathischen Arznei und der homöopathischen. „Warum soll die antipathische Arznei in ihrer Nachwirkung (Gegenwirkung) die Krankheit nicht ebensogut heilen, als es die homöopathische Arznei in ihrer Erstwirkung tut? Warum soll die homöopathische Arznei in ihrer Erstwirkung nicht ebensogut vergrößern und die Krankheit verschlimmern, als es die antipathische Arznei in ihrer Nachwirkung tut?“

Diese Gedanken von Groos hat Hahnemann unverkennbar im Auge, wenn er in einer Anmerkung zu § 69 des Organons (5. u. 6. Aufl.) diese
466 Meinung ohne Nennung eines Namens bestreitet. — Beide, Hahnemann

sowohl wie Groos, trennen die Erst- und Nachwirkung zu stark voneinander, und auch Hahnemanns scharfe Unterscheidung und Gegenüberstellung der Arzneiwirkung und der Gegenwirkung der Lebenskraft steht mehr auf dem Papier, als daß sie sich in Wirklichkeit so klar auseinanderhalten läßt.

Trotz seiner mehr ablehnenden als zustimmenden Ausführungen erkennt Groos doch Hahnemanns geistige Leistung an und spricht von „Tiefsinn“ und „Originalität“, lobt seine geistvolle Beobachtung und seinen genialen Blick und meint, die „Homöopathie, gehörig beschränkt, strahlt unter der Erfindung des menschlichen Geistes als eine der nützlichsten; sie wird ein höchst schätzbarer integrierender Teil der Heilkunde“ (36).

Die Schrift steht in einem erfreulichen Gegensatz zu denen von Jörg, Heinroth, Wedekind usw. und zeigt, daß es wohl damals möglich gewesen wäre, bei gutwilliger Einstellung eine Verständigung der beiden Gegner zu erreichen.

Kaiser. Die Schrift des weimarischen Amtsphysikus Karl Ludwig Kaiser „Die homöopathische Heilkunst im Einklange mit der zeitherigen Medizin und den Gesetzen derselben untergeordnet“ (Erlangen, 1829) bemüht sich gleichfalls um eine sachliche Haltung und spricht bejahend über den Ähnlichkeitssatz, die Arzneiprüfungen und vergleichsweise kleine Gaben, dabei auf eigener Erfahrung fußend. Unter gewissen Bedingungen verdiene „die homöopathische Heilmethode sehr der Beachtung und Anwendung“ (21).

Besonders ausführlich behandelt er die Erst- und Nachwirkung der Arzneien und weicht in ihrer Deutung vielfach von Hahnemann ab. „Es ist und bleibt somit immer jenes Mittel das spezifischte, passendste, welches ähnliche Krankheitssymptome zu bewirken vermag, die vertilgt werden sollen, wenn nur immer das Mittel in der entgegengesetzten Größe der Gabe gegeben wird, d. h. wurde es in großen Gaben geprüft, so gebe man es bei Aehnlichkeit der Symptome in relativ kleiner, wurde es in sehr kleiner geprüft, so gebe man es in großen Gaben als homöopathisches Mittel“ (S. 27). Hier knüpft er vielleicht an die Gedanken des eben erwähnten F. Groos an.

Die Heilung auf homöopathischem Wege stellt er sich folgendermaßen vor: „. . . so geschieht die homöopathische Heilung doch nur dadurch, daß durch die kleine Gabe des Arzneimittels gerade die entgegengesetzte Totalwirkung hervorgebracht wird, die sie in großen Gaben hervorbrachte, folglich der entgegengesetzte Zustand von der Wirkung des Arzneimittels in großen Gaben und von der Krankheit, die homöopathisch geheilt werden soll, der nun . . . kein anderer als Gesundheit sein kann‘ (63).

Nach dieser Anschauung wäre der Ähnlichkeitssatz ein Findungs-, aber kein Wirkungsgrundsatz, eine Ansicht, die seitdem vielfach geäußert ist und die auch heute noch erörternswert ist.

Man findet bei ihm auch schon das Wesentliche des „Biologischen Grundgesetzes“ ausgesprochen: „Wie bekannt und eben angegeben hat jedes Arzneimittel, freilich mehr oder weniger deutlich in die Augen springend, eine doppelte Wirkung oder Wirkungsäußerung, und zwar eine primäre, die Lebenstätigkeit erhöhende und eine sekundäre, die Lebenstätigkeit vermindernde, — die sich beide rein, polar, wie Plus und Minus, wie Kontraktion zur Expansion verhalten, folglich ganz entgegengesetzt sind“ (62).

Hier werden nicht nur zwei entgegengesetzte Wirkungen desselben Mittels erwähnt, sondern sie werden auch schon als zwei aufeinander folgende Zeitphasen aufgefaßt und außerdem, wie später von Arndt, physiologisch als erhöhte und verminderte Lebenstätigkeit gedeutet.

Auch sonst geht Kaiser derartigen reizphysiologischen Fragen vielfach nach.

Wie er hier wohl die Heilung auf dem Hahnemannschen Wege zugibt, aber sie anders erklärt, so ist er auch sonst in vielen Punkten anderer Meinung als Hahnemann, ja oft ein scharfer Gegner. Da er aber Hahnemann nicht bedingungslos beistimmt, aber ihn auch nicht bedingungslos bekämpft im Sinne von Heinroth, Wedekind, Sachs und anderen, ist die scharfsinnige Schrift einflußlos geblieben, obwohl sie zum Besten gehört, was damals über die Frage geschrieben wurde, und noch heute lesenswert ist.

Die Schrift als Ganzes betrachtet zeigt trotz grundsätzlicher Anerkennung der Hauptsätze den Verfasser mehr als Gegner, aber immer ist bei ihm der Wille zu sachlicher Beurteilung spürbar; wenn man ihn mit den meisten anderen Gegnern vergleicht, schon ein großes Lob.

Damit haben wir das Wichtigste, was von Angehörigen der alten Schule in den Jahren bis 1832 über die neue Lehre gesagt wurde, kennengelernt. Es wurde damit weder Klarheit geschaffen noch Einigkeit erzielt.

Wenn man auf diesen Zeitraum zurückblickt, muß man leider feststellen, daß die meisten Kritiker ohne entsprechende Kenntnisse über die Homöopathie leichtfertig abgesprochen haben, und man denkt an das böse französische Wort „*Juger sans connaître c'est mentir*“, das an sich schon so deutlich ist, daß ich in diesem Falle vorziehe, es nicht in unserer „plump Sprak“ zu sagen. Solche von angesehenen und vermeintlich maßgebenden Gelehrten abgegebenen Urteile erstarren nur allzu leicht zu Vorurteilen und werden die allgemeine Meinung für lange Zeit. So ging es auch hier, die damals gebildete Ansicht blieb gültig für ein Jahrhundert.

468 * * *

Die Ausbreitung der Homöopathie. Am Abschluß dieses ersten Zeitraums der Entwicklung der Homöopathie sei ein Rückblick und Ausblick auf ihre äußere Verbreitung gestattet. Natürlich kann es sich nur darum handeln, sie in großen Zügen zu schildern, wobei der Einheitlichkeit wegen auch die fremden Länder kurz einbezogen werden sollen und die ersten Sendboten der neuen Lehre namhaft gemacht werden, die dadurch bekanntgeworden sind, vielfach ohne daß sie sonst von Bedeutung waren. Die Geschichte der Homöopathie in den anderen Ländern wird erst im vierten Teile gegeben werden.

Der Mittelpunkt, von dem zuerst alles ausstrahlte, ist naturgemäß Leipzig, Hahnemanns Wohnort, gewesen. Da bei den schlechten Verkehrsverhältnissen der Zeit die Studierenden meist eine Universität in der Nähe ihrer Heimat aufsuchten und sich dann später meist auch in der engeren Heimat niederließen, fand die erste Ausbreitung der Homöopathie im damaligen Kurfürstentum Sachsen und den umliegenden Gegenden statt. Wie wir schon hörten, war der erste Schüler Hahnemanns Ernst Stapf in dem nahen Naumburg, der auf Hahnemann aufmerksam geworden war und ihn aufgesucht hatte. Die anderen frühen Schüler Hahnemanns waren Studenten in Leipzig, die seine Vorlesungen hörten und mit ihm Arzneiprüfungen anstellten; diese ließen sich gegen Ende des zweiten Jahrzehnts und Anfang des dritten nieder, wie Groß in Jüterbog zwischen Berlin und Dresden, Rückert zuerst in Grimma, Wislicenus zuerst in Eilenburg. Zu gleicher Zeit etwa trat Müller (1821) zur Homöopathie über.

In Nordwestdeutschland erregte es ein gewisses Aufsehen, als 1822 der angesehene braunschweigische Leibarzt G. H. Mühlenbein nach 33jähriger allopathischer Praxis zur Homöopathie überging. Um diese Zeit trat als einer der ersten im Westen Rau in Gießen über, sowie im Süden Widnmann in München; München wurde ein kleiner selbständiger Kristallisationspunkt, von wo die Homöopathie über Bayern ausstrahlte. Im Südwesten des Reiches waren die ersten die Badener Diehl und Hofrat Wich in Karlsruhe sowie Baumann in Kehl und Kammerer in Gmünd. Unter der feurigen Leitung von Griesselich bildete sich hier bald die „Badische Schule“, die sich um die „Hygea“ scharte und auch ins Elsaß und Württemberg hinübergriff. — Der erste Homöopath in Berlin (seit 1827) war Stüler, er starb schon 1834.

Nach Österreich kam die Homöopathie besonders frühzeitig, da Marenzeller ihr schon 1816 nahetrat; auf ihn ist auch ihre Verbreitung unter den österreichischen Militärärzten zurückzuführen. Bald bildete sich auch in Wien ein selbständiger Mittelpunkt für die österreichische Monarchie. Durch österreichische Militärärzte kam die Homöopathie schon 1821 ins Königreich Neapel, das einen neuen Ausstrahlungsherd bildete. Im gleichen Jahr gelangte sie nach Dänemark durch Hans Christian Lund, von dem Hans Gram für sie gewonnen wurde, der sie 1825 nach den Vereinigten Staaten verpflanzte. Nach Rußland kam die neue Lehre durch Adam und Stegemann 1823. Etwas später faßte sie Fuß in Schweden durch G. Wahlenberg. Der erste Schweizer Homöopath ist Siegrist in Basel, der schon 1829 Gründungsmitglied des Zentralvereins war. Nach Frankreich kam die Homöopathie auf dem Umweg über Neapel durch den Grafen Dr. med. Des Guidi, der sie im Jahre 1830 in Lyon einführte. Die ersten Homöopathen in England waren Quin und Romani. — Mitte der dreißiger Jahre war die Homöopathie in fast allen Ländern Europas vertreten sowie in einer kleineren Anzahl außereuropäischer Länder, wie den Vereinigten Staaten, in denen im Jahre 1835 sogar schon durch Constantin Hering eine Akademie mit deutscher Unterrichtssprache in Allentown gegründet war.

Die Zahl der homöopathischen Ärzte wurde im Jahre 1834 im ganzen auf etwa 500 geschätzt, 1846 auf 5000, doch ist der Gewährsmann Rapou (Histoire I, 202) unzuverlässig und diese Zahl wohl etwas zu hoch geschätzt. Für das Jahr 1845 werden für einige Städte folgende Zahlen angegeben: Wien 34, Dresden 11, Leipzig 11, Pest 9, München 7 (A. H. Z., 26, 15). Im Jahre 1850 gibt die „Gazette homœopathique“ die, namentlich angeführten, Homöopathen in Paris mit 66 an und bemerkt dazu, daß gewiß mancher übersehen worden sei, für London werden 56 genannt (A. H. Z., 39, 207).

Mehrfach wurden auch in den Parlamenten Anträge auf Errichtung von Lehrstühlen gemacht, so 1833 im Badischen Landtag von Pfarrrektor Franz Joseph Herr in Kuppenheim und 1835 in der Hannoverschen zweiten Kammer, in der eine Eingabe gemacht wurde mit 500 Unterschriften „aus der höchsten Klasse der Gesellschaft“, einen Lehrstuhl in Göttingen zu errichten (A. H. Z., 6, S. 176; Hyg., II, S. 228). Beide Bestrebungen erreichten ihr Ziel nicht, insbesondere waren natürlich die Universitäten dagegen und die von der Schulmedizin größtenteils beherrschte öffentliche Meinung, sowie die Medizinalabteilungen in den Ministerien. — Auch in Hessen bestanden Pläne, in Gießen einen Lehrstuhl zu errichten (A. H. Z., 10, S. 34). — In den vierziger Jahren versuchte der Homöopath Bicking sich in Berlin zu habilitieren, er wurde aber abgewiesen (Hygea, 20, 12, 1845). Von Bayern werden wir später hören.

Während es in Österreich im Laufe der Jahre zur Gründung einer Anzahl von Heilanstalten kam, gab es in den übrigen deutschen Landen nur sehr wenige. Abgesehen von Leipzig wurde auch in München eine Heil-
470 anstalt gegründet (s. u.). Außerdem ist mir aus diesen Zeiten nur noch der

Bestand einer privaten Heilanstalt zu Brieg (Schlesien) bekannt, die 1833 von einem sonst wenig bekannten Dr. Sauermann gegründet wurde (A. H. Z., Bd. 18, 27; 1840).

An homöopathischen Zeitschriften werden für 1848 folgende Zahlen gegeben: deutsche 5, französische 4, spanische 1, italienische 2, Nordamerika 1, Brasilien 1; England wird nicht erwähnt, gab damals aber mindestens eine homöopathische Zeitschrift heraus (Hygea, 23, S. 327 u. 471).

Von deutschen Zeitschriften nenne ich bis zur Mitte des Jahrhunderts abgesehen von den mehrfach erwähnten „Archiv für die homöopathische Heilkunst“ (1822—1848), der „Allgemeinen Homöopathischen Zeitung“ (1832 bis heute), der Hygea (1834—48): „Jahrbüch. f. Homöopathie“ (Leipzig 1838 bis 1839, 2 Bde.) von Vehsemeyer, die letzten zwei Bände gemeinsam mit Kurtz als „Medizinische Jahrbücher“ (Berlin, 1840—1841), — „Praktische Mitteilungen der correspondierenden Gesellschaft“ (Leipzig, 1826—1828, s. bei „Vereine“), — „Zeitung für naturgesetzliche Heilkunst“, später „Zeitung für homöopathische Heilkunst“ von Georg Aug. Benjamin Schweikert (Dresden—Leipzig, 1830—1835), die volkstümlich gerichtet war, — „Die Allöopathie“ von C. G. Helbig und C. F. Trinks (Dresden—Leipzig, 1834 bis 1836), — „Praktische Beiträge im Gebiete der Homöopathie“ von Thorer (4 Bde., 1834—1840, Leipzig—Görlitz), — „Allgemeine Zeitung für Homöopathie von Buchner und Nusser (Augsburg, 1848—1850, 2 Bde., — „Österreichische Zeitschrift für Homöopathie“ von Watzke (Wien, 1844—1848); — außerdem die „Zooiasis, Zeitschrift für homöopathische Tierheilkunde“ von Lux (Leipzig, 1833—1835).

Daneben erschienen periodisch noch „Annalen der homöopathischen Klinik“ von Hartlaub und Trinks (4 Bde., Leipzig, 1830—1833), das „Journal für homöopathische Arzneimittellehre“ von Fr. Hartmann und Noack (2 Bde., Leipzig 1834—1839), sowie das „Magazin für Arzneimittellehre und Toxikologie“ von J. Frank (4 Bde., 1846 bis 1855), die jedoch alle keinen eigentlichen Zeitschriftencharakter hatten; die „Annalen“ brachten nur Berichte über Krankheitsfälle sowie Arzneiprüfungen und das „Journal“ Arzneiprüfungen und einzelne Notizen über Arzneimittelwirkungen. Endlich sei noch die ganz volkstümliche und sehr unkritisch-gläubige Zeitschrift „Volksblätter für homöopathisches Heilverfahren“, herausgegeben von dem Laien C. E. Wahrhold (Leipzig, 1835—1839), sowie die „Thuringia“ von Reilke (Langensalza, 1834) erwähnt.

Vereine. Die erste Vereinigung von Anhängern der Homöopathie bildeten Hahnemanns unmittelbare Schüler, die sich, meist noch Studenten in Leipzig, um ihn geschart hatten; diese Arzneiprüfungsgesellschaft 471 bestand aus 10 Personen, aber man kann dabei wohl kaum von einem wirklichen Vereine sprechen, sondern mehr von einer Arbeitsgemeinschaft.

Im Jahre 1825 findet sich im „Allgemeinen Anzeiger der Deutschen" (Nr. 319) eine Erklärung des „Vereins homöopathischer Aerzte"; es scheint sich dabei jedoch auch nur um eine lose Vereinigung gehandelt zu haben, vielleicht nur zum Zwecke dieser Erklärung. Es ist wahrscheinlich, daß die „correspondirende Gesellschaft" homöopathischer Aerzte, welche von 1826 bis 1828 unter Leitung von C. G. Hartlaub die „Praktischen Mitteilungen" herausgab, in mehr oder weniger engem Zusammenhang mit dem obengenannten „Vereine" stand. Es finden sich in den drei Bändchen neben anderen die Namen Bethmann, Diehl, C. G. Hartlaub, Hartmann, L. Herrmann, Hering, Maly, Mühlenbein, Moritz Müller, Roehl, Rückert, Rummel, Stapf und Trinks. Doch auch dabei handelte es sich allem Anschein nach nicht um einen festgefügten Verein im engeren Sinn. Dazu scheint es erst im Anfang des Jahres 1829 gekommen zu sein, indem sich auf Anregung von Carl Haubold die Leipziger Homöopathen Franz, Haubold, Hartmann und Hornburg regelmäßig trafen. Im Juli 1829 wurde auch Moritz Müller zum Beitritt aufgefordert. Anläßlich der Feier von Hahnemanns 50jährigem Doktorjubiläum schlug Franz die Gründung eines „Allgemeinen Vereins" vor; die erste Jahresversammlung fand unter dem Vorsitz von Moritz Müller am 10. August 1830 statt. Im Jahre 1832 nahm er in Leipzig den Namen „Homöopathischer Zentralverein" an. Die Leipziger Vereinigung lebte als Leipziger Lokalverein weiter. Der Zentralverein besteht noch heute und hat sich in wissenschaftlicher und standesärztlicher Beziehung in der langen Zeit verdient gemacht. Mehrfach wurden Preise für Arzneiprüfungen und Darstellungen der Wirkungen und Anzeigen einer bestimmten Arznei ausgesetzt; der Verein regte auch z. B. die Abfassung der Grunerschen Pharmakopoe an. In standesärztlicher Beziehung kämpfte der Zentralverein mehrfach für das Dispensierrecht der Ärzte. (Vgl. „100 Jahre Deutscher Zentralverein homöopathischer Aerzte" von Erich Haehl, Leipzig, 1929.)

Diesem Vereine folgte bald die Gründung des „Homöopathischen Vereins des Großherzogtums Baden" unter Führung von L. Griesselich im Jahre 1833, der jedoch seine Mitglieder auch anderwärts hatte. Schon in der Gründerliste befinden sich 8 elsässische Ärzte, auch in Württemberg dehnte er sich aus. Später änderte er seinen Namen in „Rheinischer Homöopathischer Aerzteverein", auch heute besteht er noch als „Rhein-Maingau-Verein". Seine Bedeutung liegt hauptsächlich in seiner Vereinszeitschrift, der „Hygea". (S. Erich Haehl, „Geschichte des ‚Badischen homöo-
472 pathischen Aerztevereins'"; A. H. Z., 180, Nr. 3 u. 6, 1932.)

Neben diesen beiden Vereinen wurden in der nächsten Zeit noch eine Anzahl weiterer gegründet, die aber meist eine recht geringe Rolle gespielt haben und z. T. auch nach nicht langer Zeit wieder einschliefen.

Einer der tätigeren war der „Lausitzisch-schlesische Verein", dessen treibende Kräfte besonders Rückert und Sam. Th. Thorer (1795—1846) waren. Der Verein wurde 1832 in Görlitz gegründet und gab die oben schon erwähnten „Praktischen Beiträge" heraus. Ein Mitglied des Vereins war der bedeutende, auch bei der Schulmedizin angesehene Bruno Heinrich Schindler in Greifenberg (1797—1859), dessen geniales Hauptwerk „Das magische Geistesleben" (Breslau, 1857) allerdings die Parapsychologie betrifft. In den „Beiträgen" finden sich einige kleinere Arbeiten von ihm.

Die anderen deutschen Vereine sind, abgesehen von dem österreichischen, der jedoch anderwärts behandelt werden soll, unbedeutender; insbesondere haben sie gar nichts oder nur wenig veröffentlicht. Es sei hier noch genannt der „Niedersächsische Verein", der 1836 in Schöningen gegründet wurde, hauptsächlich auf Betreiben von Mühlenbein und Rummel. Ich erwähne noch kurz die Gründungsjahre einiger anderer: 1832 „Dresdener Ortsverein", 1833 „Thüringer Provinzialverein", 1838 „Schlesischer Verein für spezifische Heilkunst", 1849 der „Rheinisch-Westfälische Verein" (gegründet von Bönninghausen). Über die ausländischen Vereine wird an ihrer Stelle jeweils später berichtet.

c) Entwicklung der Homöopathie von 1832 bis 1848

1. Die Allgemeine Homöopathische Zeitung

Da das „Archiv für homöopathische Heilkunst" von dem getreuesten Jünger Hahnemanns Ernst Stapf herausgegeben wurde, kamen freiere Anschauungen nur schwer zu Wort. Andere Zeitschriften der homöopathischen Richtung von größerer Bedeutung gab es nicht; denn die vom älteren Hartlaub geleiteten „Praktischen Mittheilungen der correspondierenden Gesellschaft homöopathischer Aerzte" (Leipzig, 1826—1828), die überhaupt nicht in den Buchhandel kamen und nur den Verkehr zwischen den Mitgliedern vermittelten, brachten fast nur Krankengeschichten sowie einige Bruchstücke von Arzneiprüfungen, jedoch nur wenige kritisch-theoretische Arbeiten, und auch die von Schweikert herausgegebene „Zeitung für naturgesetzliche Heilkunst" war, als im wesentlichen für Laien berechnet, nicht für kritische Arbeiten geeignet.

Wenn man von älteren Praktikern, wie Moritz Müller und Rau, absieht, die sich auf Grund ihrer reichen Erfahrung auch über die Homöopathie eine allerdings im wesentlichen zustimmende, aber im einzelnen kri- 473 tische Stellung bewahrten, mußten sich die jüngeren und wenig selbständigen Ärzte, die sich der Homöopathie zuwandten, zuerst auf die Behauptungen von Hahnemann verlassen, und soweit sie vielleicht Zweifel hatten, wagten sie sich in „Stapfs Archiv" nicht recht ans Tageslicht, da es ganz im Sinne einer strenggläubigen Nachfolge Hahnemanns geführt wurde. Erst allmählich wurde man auf Grund eigener Erfahrung selbständiger. Einer der Ersten, der Zweifel an den Vorschriften Hahnemanns zu äußern wagte, war C. G. Hartlaub, indem er sich in Band 7 (H. 1, S. 19 f.) kritisch über Hahnemanns Vorschriften der seltenen Wiederholung ausspricht und dem seine eigenen Erfahrungen gegenüberstellt, da er mehrfach erst zum Ziele kam, als er die Mittel öfter und in stärkerer Gabe reichte. Als zweiten von diesen Zweiflern nenne ich Hartmann (St. A., Bd. 8, H. 3, S. 84), der Bedenken darüber äußert, ob Quecksilber immer das bei syphilitischen Leiden passende Mittel sei; die von Hahnemann empfohlene Gabe der 12. Verdünnung wirke bei manchen Kranken nicht, während er nach $^1/_{100}$ bald etwas erreichte. Im Jahre 1831 äußert sich Paul Wolf in Dresden, sich auf Hartmann beziehend, in ähnlichem Sinne (St. A., 11, 1, 34). Aber diese Kritik blieb zaghaft und vereinzelt.

Es bedeutete deshalb einen wichtigen Abschnitt in der Geschichte der Homöopathie, als im Jahre 1832 die „Allgemeine homöopathische Zeitung" gegründet wurde. Herausgeber waren Rummel, G. W. Gross und Hartmann. Mit diesen Namen war schon angedeutet, daß einerseits auch freiere Ansichten geäußert werden konnten, der Name Gross jedoch bot die Gewähr gegen eine allzu umstürzlerische Entwicklung der Zeitschrift. Auf alle Fälle aber war damit die Vorherrschaft der Jünger gebrochen und ein Mittelpunkt für diejenigen geschaffen, die über den Dogmatismus Hahnemanns hinausstrebten. Hahnemann selbst war von vornherein gegen diese Zeitschrift eingenommen, da er für das Archiv seines Freundes Stapf fürchtete, und außerdem schöpfte er Argwohn, als er hörte, Hartmann sei einer der Schriftleiter, von dem er wußte, daß er unter Müllers Einfluß stand, und dessen „Therapie acuter Krankheitsformen" als den homöopathischen Grundsätzen widersprechend er scharf ablehnte [17].

---

[17] Die Sachlage im Sommer 1832 wird durch folgende Ergänzung des auf S. 312 ff. Gesagten wohl gut gekennzeichnet. In dem der Bücherei des „Homöopathischen Zentralvereins" gehörigen Stück von Müllers Schrift „Zur Geschichte der Homöopathie" (Leipzig, 1837) finden sich vielfach handschriftliche Randbemerkungen, die offenbar von Schweikert oder einer diesem nahestehenden Person gemacht worden sind, denn sie finden sich vorzugsweise an Stellen von Müllers Bericht, an denen Schweikert eine Rolle spielt, und stellen die Angelegenheiten im Sinn von Schweikert dar. In ihm steht bei dem Satze von Müller: „Von ausschließlich homöopathischem Praktizieren war so wenig wie bisher die Rede" die handschriftliche Randbemerkung: „Es wurde voraus-

Es dauerte denn auch nicht lange, daß die „Allgemeine" Arbeiten brachte, die Hahnemann als einen Angriff auf seine Diktatur empfinden mußte. Schon im Februar 1833 (Bd. I, Nr. 22) erschien ein Aufsatz von K. T. Kretzschmar[18] (1786—1838) in Belzig „Was heißt Allöopathisiren in der Homöopathie und kann es stattfinden?" als Antwort auf Hahnemanns Angriff auf die Leipziger „Halbhomöopathen" (s. o. S. 313). Er verteidigte darin klar und selbstbewußt den Standpunkt der „Mischlingssekte", daß in bestimmten Fällen, in denen es die Sachlage zweckmäßig erscheinen lasse, kleine Aderlässe, einige Blutegel, ein unarzneilicher Einlauf und dergleichen erlaubt seien. Dergleichen sei kein „Allöopathisieren in der Homöopathie". Aber auch rein allopathische Kuren seien nicht abzulehnen: „Wie nun aber, wenn man uns noch je zuweilen auf rein allöopathischen Kuren ertappen sollte? Nun, dann sind wir in gegebenem Falle Allöopathen. Und wenn tun wir dies? Wenn wir gezwungen sind. Und warum lassen wir uns zwingen? Weil wir niemand unsere Hilfe versagen können." Das Ganze ist offenbar absichtlich in etwas leichtem Ton und recht unverbindlich gegen den Schöpfer der Lehre geschrieben, wie es sich für „brave Schüler" nun einmal nicht ziemt, und es mußte Hahnemann, der überhaupt schwer Widerspruch vertragen konnte und insbesondere ihn auch nicht von seinen Jüngern gewohnt war, um so mehr reizen, als die Schriftleitung keine abmildernde Anmerkung dazu gemacht hatte.

In Nr. 1 des zweiten Bandes (1833) erschien Hahnemanns Antwort „An meine ächten Schüler", wo er von „unhomöopathischen Verbrechen" der „Bastardhomöopathen", von „beispielloser Anmaßung" spricht und sie „Frevler" nennt. Er verurteilt alle diese allopathischen Verfahren, „durch welche die Lebenskraft unglaublich geschwächt wird, deren Energie doch, nächst der rechten Arznei, einzig alle Heilung bedingt".

Zugleich nahmen nunmehr auch die Schriftleiter das Wort; Hartmann betont, daß sachliche Erwiderungen für oder wider, soweit sie Neues zu sagen hätten, völlig unparteiisch zu Wort kommen würden. Gross versteht, daß frühere Allopathen nicht auf einmal sämtliche Forderungen Hahnemanns erfüllen könnten. Rummel legt seinen Standpunkt ausführlicher dar. Er könne für sich nicht den Titel eines „echten Schülers" in Anspruch nehmen, aber schon den eines „Schülers" müsse er ab-

---

gesetzt" (S. 22). Der beispielhafte Gegensatz zwischen rechtgläubigem Schüler und dem sich die Freiheit wahrenden Anhänger! Für den einen ist die Freiheit des Denkens und des Wortes ebenso selbstverständlich wie für den gläubigen Jünger das Schwören auf die Worte des Meisters.

18 Der Name wird verschieden geschrieben. Auf der ersten von ihm verfaßten Schrift steht auf Innen- und Außentitel „Kretschmar", auf der zweiten „Kretzschmar". Er selbst scheint beide Namen benutzt zu haben.

weisen, da er für selbständig urteilende Männer überhaupt nicht passe. Er stehe selbst auf dem Standpunkt von Kretzschmar, daß gewisse allopathische Verfahren, insbesondere der Aderlaß, anzuwenden gestattet sei, zumal wenn homöopathische Mittel versagt hätten.

In der gleichen Nummer erhielt außerdem Moritz Müller das Wort zu längeren Ausführungen, was insofern ungewöhnlich war, als es nicht üblich ist, zugleich mit einem Aufsatz auch schon eine Erwiderung eines nicht zur Schriftleitung Gehörenden zu bringen, man hatte also schon vor Erscheinen von Hahnemanns Angriff Müller Kenntnis von ihm gegeben. Offenbar lag der Schriftleitung daran, daß der Angriff Hahnemanns sofort in seiner Wirkung möglichst abgeschwächt wurde. Die sehr ruhige aber feste Erwiderung Müllers betonte, daß der Streitpunkt im Grunde die Frage nach den Grenzen der Homöopathie sei. „Das ist die ganze Differenz.“ Naturgemäß würden die Grenzen von den verschiedenen Ärzten verschieden gezogen. —

An sich war es ein glänzender diplomatischer Schachzug, wenn Müller hiermit den Streit aus dem Mittelpunkt, in dem er stand, sozusagen an den Umkreis, an die Grenze verlegte, aber er verfing doch nicht recht, dazu waren die Gegensätze schon zu scharf geworden und hatten sich besonders durch die Herrschsucht Hahnemanns zu sehr in die Gemüter hineingefressen.

Von weiteren Homöopathen ergriff noch Trinks das Wort, im wesentlichen in Kretzschmar zustimmendem Sinne, während einige andere wie C. G. Hartlaub, Th. J. Rückert, Tietze und Schubert gegen Kretzschmar Stellung nahmen. Der Ton wurde schließlich persönlich wie insbesondere in Schuberts kleiner Schrift „Kann der genaue Kenner der Homöopathie mit gutem Gewissen rein homöopathisch verfahren?“ (Pirna, 1833).

Diese Halbhomöopathen gewannen in nächster Zeit sogar an Boden und bestritten nicht nur die Richtigkeit und Ausschließlichkeit mancher Sätze von Hahnemann, sondern verwendeten auch ganz offen in Fällen, die ihnen dafür geeignet schienen, Verfahren, die in der Allopathie üblich waren, und schrieben auch darüber. Anstatt daß sich aber die Schulmediziner über diesen weiteren Blick freuten, hat man damals und bis in die neueste Zeit dies Verfahren scharf angegriffen. Durch diese Erörterungen war die Kluft zwischen beiden Parteien erst recht aufgerissen, aber Hahnemann tat noch ein übriges, um sie zu erweitern! Während das Direktorium des Zentralvereins die Jahresversammlung zum 10. August 1833 nach Leipzig anberaumt hatte, berief Hahnemann seine Getreuen nach Koethen, die auch in größerer Anzahl zu ihm kamen, während die Leipziger Versammlung
476 nur schwach besucht war. Eine Abordnung der Leipziger, bestehend aus

einem Juristen, dem Hahnemann ergebenen Schweikert und dem wohl den „Freien“ zuneigenden, aber doch vermittelnden Haubold, vereinbarte mit den Koethenern eine Satzung, in der es hieß, daß man schulmedizinische Verfahren „möglichst“ meiden solle. Da über das „möglichst“ nur das persönliche Ermessen jedes Arztes entscheiden konnte, hatte im Grunde doch die freie Richtung gesiegt und Hahnemann nachgegeben; es unterschrieben denn auch alle der freien Richtung, unter ihnen auch Moritz Müller.

Kretzschmar hat noch zweimal das Wort in kleinen Schriften ergriffen. In den „Streitfragen aus dem Gebiete der Homöopathie“ (Leipzig, 1834) führte er das schon Gesagte weiter aus und forderte Freiheit, solange nicht die Homöopathie für alle möglichen Krankheitsfälle die spezifischen Mittel habe. Er betrachtet das antipathische Verfahren auch als spezifisch. Im zweiten Abschnitt zerpflückt er rücksichtslos die Psoratheorie und übt in dem dritten an Hand der fünften Auflage des Organons eine scharfe z. T. sehr persönliche Kritik an Hahnemann und seinen Ansichten. Man merkt aus allem, daß er sich durch Hahnemann gekränkt fühlt. Bei der zweiten Schrift „Allopathie und Homöopathie Hand in Hand“ (Leipzig, 1835) sagt der Titel schon genug über den Inhalt. Er faßt beide Verfahren unter dem Begriff „Antagonie“ zusammen, da beide auf verschiedenem Wege die Krankheit bekämpfen; doch ist die Schrift im ganzen eine etwas grundsatzlose Zusammenstellung der verschiedenen Meinungen, so daß diese Bestrebungen besser erst bei den Spezifikern erörtert werden.

Wie sehr die Luft mit Giftdämpfen erfüllt war, zeige schließlich noch die Besprechung der fünften Auflage des Organons durch den im ganzen ruhigen und gemäßigten Rummel. Es heißt dort unter anderem: „Hahnemann liebt niemanden außer sich selbst, sein Haß aber ist unauslöschlich. Mit diesem verfolgt er jeden, der irgendwie sein Mißfallen erregte . . . Wer sich untersteht, neben ihm noch etwas sein zu wollen, begeht in seinen Augen ein Verbrechen.“ (A. H. Z., Bd. 4, Nr. 21, 1834.) —

Eine gewisse Beruhigung trat erst ein, als Hahnemann im Juni 1835 nach Paris gezogen war, ohne daß natürlich damit die Streitpunkte selber aus der Welt geschafft waren. Immer wieder flackerte der Streit auf zwischen den „Reinen“ und den „Freien“, und er ist bis heute noch nicht beigelegt, wenn er auch an Schärfe allmählich verloren hat. Bei Schilderung des Kreises um die „Hygea“ werden wir bald noch einiges darüber hören.

Notwendigerweise blieb die Erörterung in der A.H.Z. nicht auf die allgemeine Frage beschränkt, ob die Homöopathie für alle Erkrankungen genüge, ob sie „suffizient“ sei, wie man damals sagte, oder „insuffizient“, sondern wandte sich gleich in der ersten Zeit auch anderen Gegenständen in undogmatischen Erörterungen zu, wie der Frage der hohen Verdünnungen, 477 der Frage der Wiederholung des Mittels, der Psorafrage und anderen. Bei Erörterung aller dieser Fragen bildete sich bald eine Gruppe, die mit Rummel und Hartmann sich das Recht der eigenen Meinung vorbehielt und sich zu freieren Anschauungen durchrang. (Das Genauere über die einzelnen Fragen siehe in Abschnitt III.) Die A. H. Z. war aber nicht einheitlich in dem Sinne, daß sie den linken Flügel gebildet hätte; das verhinderte, wie schon erwähnt, der Einfluß von Gross; sie hat sich aber doch in der Entwicklung einer freieren Homöopathie Verdienste erworben.

Eine Bemerkung Müllers zeige, daß die beiden freien Zeitschriften, die A. H. Z. und die Hygea, in den wenigen Jahren ihres Bestehens schon etwas erreicht hatten. Müller sagt in einer Arbeit, die den Zustand der Homöopathie im Jahre 1836 schildert, daß es vor drei Jahren ein Frevel schien, Hahnemann zu widersprechen, jetzt dagegen sehe man überall die freie ungehinderte Bewegung unbekümmert um den Bannstrahl einer erlöschenden Hierarchie (A. H. Z., 1836, Bd. 8, S. 231). Allerdings ist dabei auch zu berücksichtigen, daß der Urheber dieses Bannstrahls mittlerweile nach Paris gezogen war!

In späteren Jahren hat die A. H. Z. unter manchen Schriftleitern zuweilen mehr oder weniger stark die Hahnemannsche Richtung vertreten, heutzutage ist sie unter der sicheren Leitung von Hans Wapler die führende Zeitschrift für die naturwissenschaftlich-kritische Richtung. Sie steht im 184. Band und ist die älteste deutsche medizinische Zeitschrift.

Hier verdient auch die Isopathie eine kurze Erwähnung, die von Hering schon im Jahre 1831 kurz gestreift und dann von Lux in einer kleinen Schrift „Isopathik der Contagionen" (Leipzig, 1833) ausführlicher behandelt wurde, wodurch sie erst in weiteren Kreisen Beachtung fand. Sie führte im homöopathischen Schrifttum zu zahlreichen Erörterungen, die ihr eine bedingte Anerkennung brachten. Erneuert wurden diese Bestrebungen, als Dr. Hermann (1847) Tierorgane bei entsprechenden Organkrankheiten vorschlug. Für die Allopathie war die Isopathie ein neuer Stein des Anstoßes, die man leicht durch Geißelung ihrer Übertreibungen lächerlich machen konnte (siehe S. 316 u. unten Abschnitt III).

* * *

Das Leipziger Krankenhaus. In diesem Zusammenhange muß auch nochmals des Leipziger homöopathischen Krankenhauses gedacht werden, über dessen Gründung und erste Schicksale wir schon auf Seite 312 gehört haben. Da Schweikert, der im September 1833 als Nachfolger Müllers gewählt worden war, damals noch in Grimma wohnte und erst umziehen mußte, übernahm für Oktober und November Hartmann, Müllers Hilfsarzt, die Leitung der Anstalt, der für Dezember von Haubold abgelöst wurde. Am 1. Januar 1834 übernahm dann Schweikert die Anstalt, Hahnemanns Anhänger und Günstling, der schon am 1. November von Hahnemanns Hilfsarzt Lehmann in das Amt eingesetzt war, das er ganz im Sinne Hahnemanns führte, auch in der Bevorzugung kleinster Gaben. Der Kompaniechirurg E. Seidel war als Unterarzt von 1833 bis 1839 an der Anstalt tätig.

Im Juni 1834 besuchte Hahnemann die nunmehr unter dem ihm genehmen Schweikert stehende Anstalt und erklärte dabei, er selbst wolle von jetzt ab statt des Direktoriums des Zentralvereins die Oberaufsicht des Krankenhauses haben. Obwohl das den Satzungen nach unstatthaft war, setzte Hahnemann es durch und stellte damit die freien Homöopathen kalt. Es konnte nicht ausbleiben, daß dadurch die schon bestehende Kluft erweitert wurde. Aber der Selbstherrscher Hahnemann ging noch weiter!

Die Versammlung des Zentralvereins pflegte seit jeher am 10. August, dem Tag von Hahnemanns Doktorpromotion, stattzufinden, und so fanden sich denn auch am 10. August 1834 eine Anzahl Ärzte in Köthen bei Hahnemann ein. Aber kennzeichnenderweise wird in „Stapfs Archiv" (Bd. 14, H. 3, S. 92) nicht von einer Versammlung des Zentralvereins gesprochen, sondern die Überschrift lautet: „Feyer des 10. August 1834" und auch sonst wird mit keinem Worte darauf angespielt, nur kurz ist von einem Aufsatz, den Dr. Reisig mitteilte, sowie von einigen Heilungsgeschichten die Rede. Zum Schluß des Berichtes wird dann mitgeteilt: „In einer Ausschußsitzung wurde unter anderem bestimmt, den bisherigen Zentralverein, als gegenwärtig seinem Zweck nicht mehr entsprechend, aufzulösen und dagegen einen sächsischen Provinzialverein für homöopathische Heilkunst zu konstituieren."

Diese Eigenmächtigkeiten konnten nur von den schädlichsten Folgen sein, die sich auch sehr bald einstellten. Die durch diese unberechtigten Eingriffe verstimmten Ärzte und der widerrechtlich sozusagen aufgelöste Zentralverein, bei dem aber immer noch Gelder einliefen, stellten die Zahlungen für das Krankenhaus ein und kümmerten sich auch sonst nicht darum. Schon damals drohten die Verhältnisse ganz unhaltbar zu werden, doch wurden die Spannungen zu einem Teil durch die Abreise Hahnemanns nach Paris im Juni 1835 behoben. Auch im übrigen wirkte sich die Entfernung Hahnemanns günstig aus, insbesondere konnte der Zentralverein seine durch Hahnemann gefährdete satzungsgemäße Tätigkeit wieder aufnehmen.

Nunmehr wurde aber die Stellung Schweikerts als Krankenhausleiter schwierig. Seine Gegner bereiteten eine Denkschrift vor, und Schweikert zog es vor, obwohl nichts Ehrenrühriges gegen ihn vorlag, die Leitung des 479

Krankenhauses im Dezember 1835 niederzulegen. In der drängenden Not des Augenblicks fiel die Wahl auf den durch den homöopathischen Buchhändler Schumann empfohlenen Dr. K. W. Fickel. Nie wohl ist eine Wahl unglücklicher gewesen als diese; denn ein Betrüger und Hochstapler hatte sich ins Vertrauen der Homöopathen eingeschlichen.

Am 1. I. 1836 übernahm Fickel die Leitung des Krankenhauses, sehr bald aber sickerten ungünstige Nachrichten über sein Verhalten im Krankenhaus durch, in dem er ganz auf die Unterstützung durch den Unterarzt angewiesen war, und auch andere Gerüchte über Fickel tauchten auf, so daß Hartmann ihn schon im Februar 1836 bei der Einberufung einer Versammlung der homöopathischen Ärzte Leipzigs überging, in der Fickel jedoch trotzdem erschien, wobei es fast zu Tätlichkeiten kam. Im März teilte dann Noack in einer Kritik des „Reallexikons" manches Ungünstige über Fickel mit und veröffentlichte im Mai rücksichtslos in „Olla potrida" (Leipzig), was er über Fickel wußte, ihn als Betrüger entlarvend. Fickel trat aber erst vor der Sitzung des Zentralvereins am 10. August 1836 zurück. Wer war dieser Fickel?

Fickel hatte 1831 in Leipzig promoviert, hatte Schulden und zog von Zwickau, wo er sich niedergelassen hatte, wieder nach Leipzig zurück. Dort kam er auf den Gedanken, sich mit der Anfertigung homöopathischer Bücher Geld zu verdienen. Nachdem er schon 1833 in einer Beilage zum Zwickauer Wochenblatt unter dem Namen „Leckiv" gegen die Homöopathie geschrieben hatte, erschien 1834 unter dem Namen L. Heyne das Buch „Praktische Erfahrungen im Gebiete der Homöopathie" und im nächsten Jahre unter dem Namen J. Th. Hofbauer „Homöopathisches Heilverfahren in chirurgischen Krankheitsfällen. Nebst den reinen Arzneiwirkungen des Osmiums" (Leipzig, 2 Teile). Diese Bücher ergingen sich vielfach in unkritischen Lobeshymnen über die Homöopathie, während die Allopathie einseitig herabgesetzt wurde, so daß auch Homöopathen daran Anstoß nahmen, wie z. B. J. W. Arnold, der bemerkte, man könne die Allopathie nicht ein „elendes Machwerk" nennen, noch sei die Homöopathie „unübertrefflich und wahrhaft göttlich" (Hygea, 2, 315). Im übrigen waren sie geschickt geschrieben und machten bei oberflächlicher Betrachtung den Anschein großen Eifers, tüchtigen Wissens und ehrlicher Forschung. Und so waren auch die Besprechungen z. T. lobend, später mußte man die gröbsten Schwindeleien feststellen, insbesondere hat sich Fickel die Symptome bei der Osmiumprüfung rein aus den Fingern gesogen. Wie es in den Kreisen einer durch eine Idee zusammengehaltenen Gemeinschaft nicht selten geht, wurde gelobt, wer „gutgesinnt" sich zu den Anschauungen der
480 Gemeinschaft bekannte, ohne daß man kritisch prüfte.

Im gleichen Jahre erschien auch der erste Band von: „Vollständige Bibliothek, oder encyklopädisches Reallexikon der gesammten theoret. und prakt. Homöopathie . . . Nach ihrem gegenwärtigen Standpunkte bearbeitet von einem Vereine mehrerer Homöopathiker" (Leipzig, 1835—1838, 5 Bde.). Dieser „Verein" war — Fickel! Gleichfalls im Jahre 1835 lieferte seine fleißige Feder noch zwei allopathische Schriften unter dem Namen C. E. Herting über „Säuglingspflege und Kinderkrankheiten".

Fickel hat später behauptet, er habe die homöopathischen Bücher nur geschrieben, um die Homöopathen bloßzustellen, alles sei nur Ironie und Satire gewesen. Wenn man aber bedenkt, daß er noch im Jahre 1838, also zwei Jahre nach der Entlarvung, das „Reallexikon" ganz vom homöopathischen Standpunkt aus schrieb und sich, wie Müller mitteilte, noch 1839 in Teplitz als homöopathischer Arzt ausgab, so kommt man doch wohl zu dem Schluß, daß Fickel im Grunde ein gewissenloser Geldmacher war, mag er sich auch beim Gelingen seines Schwindels als Nasführer gefallen haben. Er hat dann wohl sich in die Rolle des planmäßigen Entlarvers erst hineingelebt, als seine eigene Entlarvung drohte, um sich bei der Allopathie zu empfehlen. Es gelang ihm auch, bei den Schmidtschen Jahrbüchern als Berichter anzukommen, doch bald verschwindet er auch dort, man hatte wohl die ganze Fragwürdigkeit seiner Persönlichkeit durchschaut. Haeser tadelt ihn in seiner „Geschichte" (Bd. II, S. 802) auch wegen seiner „unehrenhaften Waffen". — Bei dieser Sachlage erübrigt es sich auch, seine Schrift „Direkter Beweis von der Nichtigkeit der Homöopathie als Heilsystem" (Leipzig, 1840) hier zu behandeln. Die Schrift eines Hochstaplers, in der er sich verteidigen und von manchen Vorwürfen reinwaschen will, kann kein Gegenstand einer wissenschaftlichen Kritik sein. Damit nehmen wir Abschied von Fickel — Leckiv — Heyne — Hofbauer — Herting und dem „Verein mehrerer Homöopathiker"!

Doch der Leidensweg der Heilanstalt war noch nicht zu Ende. Trotz schlechter Vermögenslage der Anstalt wurde beschlossen, sie unter Hartmanns Leitung noch weiterzuführen, aber das nächste Jahr aufzulösen, falls nicht der Staat einen Zuschuß gäbe. So leitete Hartmann wiederum das Haus und führte es im Sinne der freien Homöopathie, was bei den „Reinen" Anstoß erregte und zu Verdächtigungen und Streitigkeiten führte. Verärgert legte Hartmann deshalb die Leitung im August 1839 nieder, worauf der junge Alphons Noack an seine Stelle trat, der der Anstalt bis zu ihrer Schließung im Juni 1842 vorstand. Der Staat hatte einige Jahre einen Zuschuß gegeben, zeitweise 600 Taler das Jahr, er war dann aber auf 300 herabgesetzt worden, wodurch die Weiterführung unmöglich wurde. Als Poliklinik bestand die Anstalt weiter, wenn auch nach Verkauf des Hauses bald an einer andern Stelle.

So war denn die von Hahnemann so ersehnte Anstalt zusammengebrochen, letzten Endes durch seine Schuld. Allerdings krankte sie von vornherein an der ungenügenden geldlichen Grundlage. Mit 4000 Talern, die im Jahre 1832 vorhanden waren, läßt sich kein für eine Heilanstalt geeignetes Haus kaufen, einrichten und in Betrieb halten, wenn nicht mit bedeutenden sicheren Zuschüssen gerechnet werden kann. Diese aber liefen nicht in der gehofften Höhe ein, und das war Hahnemanns eigene Schuld, da er durch sein Dreinregieren und durch seine und seiner Anhänger Unduldsamkeit gegen die „Freien" ewige Unruhe und dauernden Streit schuf. Es konnte infolgedessen nicht ausbleiben, daß die betroffenen Ärzte und ihre Gesinnungsgenossen sich mißmutig zurückzogen und auch die Laien die höchst wichtige Anteilnahme vermissen ließen; denn man sah, daß das Haus bei den ewigen Streitereien nicht gedeihen konnte, und stiftete nichts mehr für diesen Zweck. Insbesondere wurde auch der Krankenhausausschuß teilnahmlos, er war froh, wenn er mit dieser unerfreulichen Angelegenheit nichts zu tun hatte, und so konnte es geschehen, daß ein fast unbekannter junger Arzt wie Fickel die Leitung übernahm, war man doch dadurch des lästigen Suchens und Prüfens ledig! Der Krach um Fickel raubte dem Hause das letzte Vertrauen, es siechte dahin an den Krankheitskeimen, die Hahnemanns Unduldsamkeit und Herrschsucht ihm eingeimpft hatten.

Diese wenigen Jahre seit der Gründung der A. H. Z. und dem damit verbundenen Erstarken der freien Homöopathie waren eine ununterbrochene Kette von Streitereien, letzten Endes hervorgerufen durch den Gegensatz der „Reinen" und der „Freien".

* * *

Cholera. Hahnemanns Beziehung zur Cholera haben wir schon oben kurz behandelt. In diesem Zusammenhange soll kurz auf die Rolle eingegangen werden, welche die Cholera in der Geschichte der Homöopathie gespielt hat. Wie wir schon hörten, herrschte, als die Cholera Anfang der dreißiger Jahre nach Europa kam, die größte Verwirrung in der Auffassung dieser verheerenden Seuche und dementsprechend auch in der Behandlung. Aber die Erfolge der Behandlung waren gering, Hunderttausende erlagen der Seuche. Auch die Homöopathen traten ihr mit ihrem Rüstzeug gegenüber und zeigten in diesem Massenversuch größten Maßstabs, daß ihre Behandlung nicht nur den Vergleich mit der der Allopathie aushalten konnte, sondern ihr sogar überlegen war. Statistik, zumal in der damaligen Zeit, ist ein eigen Ding; man kann sie je nach dem Standpunkt drehen und deuteln, aber es ist auffallend, daß doch zahlreiche Berichte
482 aus mehreren Ländern bekannt wurden, die die geringere Sterblichkeit

der homöopathisch Behandelten zeigten. Buchner bringt in seiner Schrift[19] eine Sammelstatistik aus mehreren Orten, nach der bei allopathischer Behandlung von über 26000 Kranken fast 50% starben, während bei homöopathischer Behandlung von 1557 Kranken nur 6% starben. Doch dürfte diese Statistik manche Fehler in sich bergen. Aber dennoch ist zu betonen, daß fast durchgängig wesentlich geringere Hundertsätze von Todesfällen bei den Homöopathen in den verschiedensten Ländern berichtet wurden. In milderen Epidemien mögen die Allopathen durchschnittlich 25 bis 40% Todesfälle gehabt haben, während es bei den Homöopathen 6 bis 20% waren; in schweren Epidemien werden 65 bis 85% angegeben und 25 bis 35%. Doch sind auch diese Zahlen nicht zuverlässig. — Auch die Behörden — was für die Homöopathie spricht — wurden aufmerksam und richteten Krankenhäuser unter homöopathischer Leitung ein, wie in München, oder erlaubten der verbotenen Homöopathie, sich auf diesem Gebiete zu versuchen wie in Wien, wo dann sogar die offenbar guten Erfolge der Homöopathie dazu führten, daß die seit 1819 in den österreichischen Staaten verbotene Homöopathie 1837 erlaubt wurde. Auch zahlreiche Ärzte wurden stutzig und wendeten sich infolge der Erfolge bei der Cholera der Homöopathie zu. Und auch die Laien wurden dadurch der Homöopathie günstig gesinnt. So wurde mit der nicht seltenen Ironie der Geschichte das entsetzliche Völkerunglück der Cholera ein Glück für die Homöopathie. Es braucht kaum gesagt zu werden, daß der Dogmatismus der Hochschullehrer ihnen nicht erlaubte, von diesen Verhältnissen Vermerk zu nehmen.

2. Die „Hygea" (Die Spezifiker)

Im Jahre 1834 erhielt die A. H. Z. eine Genossin in der „Hygea", deren leitender Geist während ihres ganzen Bestehens (bis 1848) Ludwig Griesselich in Karlsruhe war. Neben ihm zeichneten als Herausgeber der Geheime Hofrat und Leibarzt Dr. Kramer (geb. 1771) in Baden-Baden, Hofrat Wich in Karlsruhe (gest. 1838/39; s. „Hygea" XI, 90), Prof. Dr. med. et phil. Werber in Freiburg und der Privatdozent der Physiologie Johann Wilhelm Arnold.

Von Griesselich, Arnold und Werber werden wir weiter unten mehr hören. Kramer hat in den ersten Jahren in der „Hygea" einige praktische Beiträge beigesteuert. Wich ist nach Griesselichs Angaben („Skizzen" S. 152), neben einem Regimentsarzt Diehl, der erste Homöopath in Baden gewesen, er hat jedoch nichts veröffentlicht.

[19] „Resultate der Krankenbehandlung allopathischer und homöopathischer Schule", München, 1843.

Bald zeichnete Griesselich als alleiniger Herausgeber und war die Seele der „Hygea", so daß sie unmittelbar nach seinem Tode einging. Vom 24. Band erschien nach seinem Tode nur noch ein fast ganz unbekannt gebliebenes Heft, das wohl schon im Druck war, es enthält neben anderem vier Arbeiten von Griesselich.

Der Wesensart ihres Leiters entsprechend wollte die „Hygea" nicht vermitteln und ein wertvolles Glied der homöopathischen Gevatterschaft zum gegenseitigen Lobe sein, sondern klare Begriffe und reinliche Scheidung, und, wo es sein mußte, Kampf. Sie sagte ihre Meinung nicht nur offen, sondern arbeitete die Unterschiede und Gegensätze in möglichster Schärfe heraus, wobei auch persönliche Schärfen vorkamen.

Die „Hygea" kämpfte nach zwei Seiten. Auf der einen Seite gegen die Schulmedizin, wie sie damals noch vielfach im alten Stile betrieben wurde, mit der Hypothesenpathologie sowie der grundsatzlosen, auf Vermutungen aufgebauten Arzneimittellehre, den unsicheren Heilmittelanzeigen, den Vielmischungen und großen Gaben. Auch später, nach Durchbruch der „physiologischen Medizin" gab es hier noch genug Gegensätze und Mißverständnisse. Auf der anderen Seite ging der Kampf gegen die „reinen Homöopathen" mit ihrem auf Hahnemanns Lehren beruhenden Dogmatismus, und er wurde oft mit schärferen Waffen geführt als mit der Schule. Man zog einen scharfen Schnitt zwischen sich und diesen Anhängern Hahnemanns, die man zum Unterschiede von der kritischen Richtung vielfach „Hahnemannianer" nannte. Um den Unterschied noch schärfer herauszuarbeiten, wandte man auf die eigene Richtung gern das Wort „spezifisch" an, das man auch zeitweise auf den Titel der „Hygea" setzte. Doch das Wort setzte sich nicht durch, da es zu vieldeutig war und auch andere Richtungen es für sich in Anspruch nahmen wie gewisse Rademacherianer, z. B. Latz; aber man wird das Wort doch für den Kreis um Griesselich anwenden dürfen.

Die Spezifiker anerkannten nur drei Sätze Hahnemanns als für sich verbindlich: den Ähnlichkeitssatz, die Arzneiprüfungen am Gesunden und die vergleichsweise kleine Gabe eines Mittels. Allerdings hielt man das Simile für den wichtigsten Grundsatz, aber man bestritt nicht, daß man auch auf allopathischem Wege heilen könne, und griff selbst ganz ruhig und offen zu allopathischen Verfahren, wenn es nach Lage des Falles vermutlich zweckmäßiger, das heißt wirksamer sein würde. So sagt der Wiener Hampe: „Daß es mehrere Heilwege gebe ... zu dieser Ansicht und Überzeugung sind endlich alle Homöopathen gekommen." (Hygea, 10, S. 23, 1839.) Und wenn das auch insofern eine Verzeichnung des Tatbestandes ist, als einige Eiferer behaupteten, man könne nur mit dem Simile heilen, so trifft das
484 Wort doch für die meisten damals zu. —

Wenn hier die Spezifiker besonders abgehandelt werden, so geschieht das z. T. aus dem äußeren Grunde, daß der Name „spezifisch" in diesem Sinne von dem Kreis der „Hygea" ausgegangen war; im übrigen waren die Grenzen zur Gruppe um Moritz Müller fließend. In mancher Hinsicht war es mehr eine Sache des Temperaments der Führer, indem Müller, wie schon mehrfach erwähnt wurde, mehr das ihn mit Hahnemann Verbindende betonte, im Gegensatz zu Griesselich und seiner Gruppe, die das Trennende hervorhoben. Damit steht auch in Verbindung, daß von dem Müllerschen Kreis, z. B. von Rummel, nicht so scharf gegen die Hochpotenzen Stellung genommen wurde wie in der „Hygea". Manche Mitarbeiter der „Hygea" waren auch in der A. H. Z. vertreten, wie z. B. Kurtz, Buchner, Frank.

Wenn auch, nach Schiller, „was ein Professor spricht, nicht gleich zu allen dringet", so pflegt es doch in der Wissenschaft mehr beachtet zu werden, als es oft, rein sachlich betrachtet, berechtigt wäre. Auch ich habe hier und anderwärts die der Homöopathie günstigen Hochschullehrer mehrfach nicht deshalb hervorgehoben, weil sie auf unserem Gebiete Bedeutendes geleistet haben, sondern vielfach nur ihres Amtes wegen. Das Amt gibt zwar nicht, wie das Sprichwort — allerdings mit feinem Spott — sagt, den Verstand, aber Einfluß. Insofern ist diese Beachtung gerechtfertigt, ohne daß aber Amt und Person verwechselt werden dürfen und ohne daß deshalb dem Einzelnen unbesehen, wie es oft geschieht, ein Vorschuß an Bedeutung und ein „Vorruhm", wie Schopenhauer sagt, gewährt werden sollte, der ihm nach der Leistung nicht zukommt. Das soll kein Tadel sein und keine Kritik, sondern nur einen Tatbestand feststellen, der nicht selten zuwenig beachtet wird. Und wenn man weiß, wie seit jeher und auch damals die Auslese und der Aufstieg im Leben erfolgte und wie vielfach nicht die geistige Leistung das Ausschlaggebende war, sondern das Glück, das Vermögen, die Zugehörigkeit zur Schülerschaft eines einflußreichen Gelehrten, der Vorteil der zufälligen Umstände (Vetternschaft, hochmögende Beziehungen u. dgl.), kräftige Ellenbogen, der Charakter — oder auch sein Mangel —, so wird man sich über die nicht seltene „Auslese der Unpassenden" nicht wundern.

Gerade beim Mediziner wird oft nicht die wirkliche Leistung ausschlaggebend sein, sondern andere Gesichtspunkte und Umstände werden sein Vorwärtskommen günstig oder ungünstig beeinflussen. Da der strebsame Mediziner lange Zeit unter einem Anstaltsleiter, sei es einer Klinik oder einer Forschungsstätte, zu arbeiten pflegt, so wird bei ihm mehr als bei anderen Akademikern, wie Philologen oder Juristen, unter sonst gleichen Umständen der Geschmeidige, „mit dem sich arbeiten läßt", der unproblematische Futterstellenjäger und schnellfertige Vielwisser den Vorzug erhalten vor dem 485 weniger Glatten und Gefälligen, vor dem „Eigensinnigen", in der besten Bedeutung des Wortes, und dem Problematischen, der sich mit den Problemen herumschlägt. — Nur wer das beachtet und nicht vor jedem Titel an sich in die Knie sinkt, wird die rechte Einstellung finden[20].

F. L. Schrön (1804—1854). Wenn hier von den drei Führern der Spezifiker Schrön als erster behandelt wird und nicht Griesselich, der die treibende Kraft war, so deshalb, weil Schrön als erster dieser Gruppe seine Ansicht in kurzer, klarer, übersichtlicher Form in einer kleinen Schrift dargestellt hat, während Griesselich das nie in dieser Art getan hat. Schrön gebührt der Platz neben Griesselich, da er dessen vertrautester Kampfgenosse war und ihm in mehrfacher Hinsicht gleicht. Sie vertraten gegenüber dem Hahnemannismus den gleichen Standpunkt, beide waren nüchterne, klare Köpfe, beide schlagen eine scharfe Klinge und sagen immer unbekümmert ihre Meinung ohne jede Milderung, ja vielfach geradezu in möglichster Schärfe. Jedoch bedient sich Schrön nicht wie Griesselich des Sprühfeuers des jungdeutschen Zeitungstones der Zeit. Man hat gerade bei Schrön den Eindruck völliger, nur auf den Gegenstand sehender Sachlichkeit.

Abgesehen von zahlreichen Arbeiten in der „Hygea" hat er auch mehrere selbständige Schriften herausgegeben. In dem kleinen Buch „Die Hauptsätze der Hahnemannschen Lehre" (Erlangen, 1834) beschränkt er sich kurz, aber wirksam, auf die Erörterung von nur vier Punkten der Lehre. Er bekämpft besonders scharf Hahnemanns Behauptung, daß der Inbegriff der Symptome die einzige Anzeige für die Wahl des Heilmittels sei. Bei der Ähnlichkeit, die verschiedene Krankheiten in bezug auf ihre äußeren Erscheinungen vielfach haben können, wäre aus den Symptomen allein die Krankheit nicht zu erkennen. Außerdem weist er ausführlich nach, daß Hahnemann sich darin selbst widerspricht, da er selbst mehrfach betont, daß sich in gewissen Fällen die Krankheiten nicht durch die Symptome aussprechen, wie in den „Chronischen Krankheiten" (Bd. 1, 1. Aufl.) S. 3 (2. Aufl., S. 6 bis 7) und S. 60, Anmerkung (2. Aufl., S. 43), S. 68 (50) und 71 (51). Auch Gelegenheitsursachen will Hahnemann mehrfach berücksichtigt wissen, so in der „Reinen Arzneimittellehre" bei Dulcamara und Nux vomica die Erkältung, ähnlich auch bei China, Pulsatilla, Ignatia. Außerdem berücksichtige er bei den chronischen Miasmen die Ursache. Diese Ausführungen leiden jedoch unter starken Einseitigkeiten. Schröns Aufgabe wäre gewesen, auch die anderen Stellen zu berücksichtigen, an denen Hahne-

---

[20] Vgl. dazu das ganz neuerdings von v. Neergaard über den Gelehrten und Forscher Gesagte (Med. Welt 10, 1936, Nr. 1). — Über die Professoren und die Homöopathie hatte schon Griesselich manch Treffendes und Scharfes in seinen „Skizzen" gesagt.

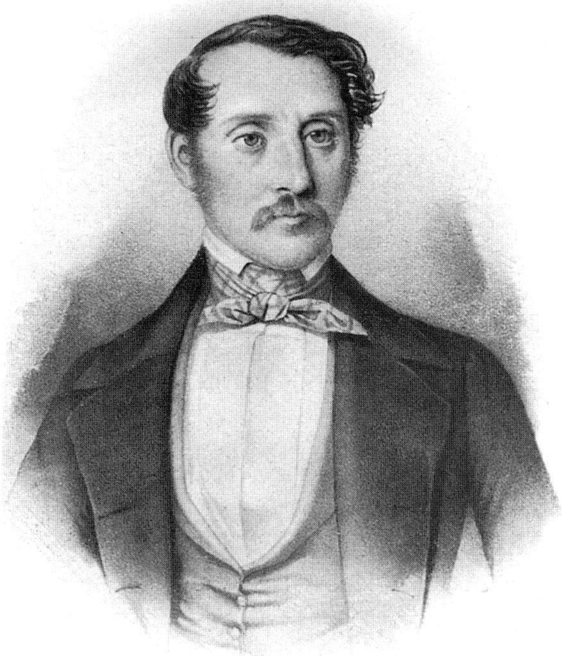

Ludwig Griesselich
1804—1848
Nach einer Steinzeichnung von G. v. Balder

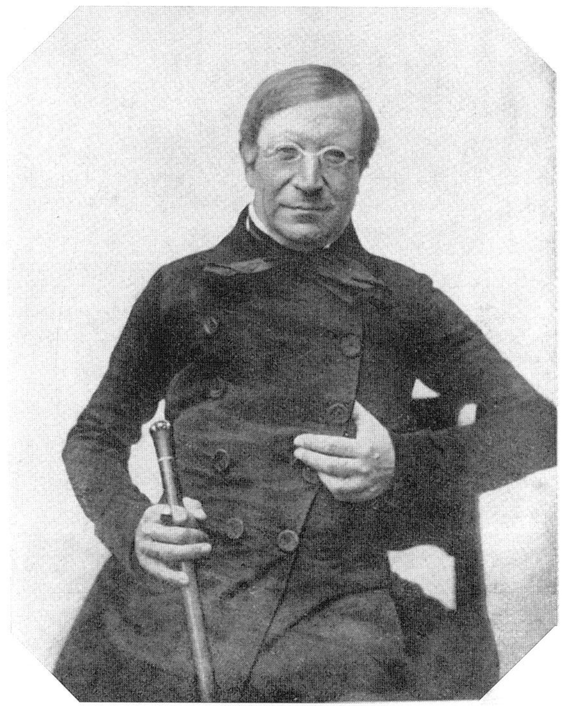

Ludwig Schroen
1804—1854
Nach einem Lichtbild

mann die Symptome nach ihrer Wertigkeit berücksichtigt wissen will, wodurch ohne weiteres über die Symptomenberücksichtigung zur Krankheitslehre fortgeschritten wird. Da er außerdem Hahnemanns Ansicht über die inneren Veränderungen falsch versteht, so macht er hier die Kluft zwischen sich und Hahnemann wesentlich größer, als sie in Wirklichkeit ist. In genau der gleichen Weise übt er an Hahnemann Kritik in einer Arbeit in der „Hygea“ (Bd. 1, 416 u. 2, 35), die in Einseitigkeit des Standpunktes und Schärfe des Tones fast eines Heinroth und Sachs würdig wäre.

Den Ähnlichkeitssatz erkennt Schrön als eine der größten Errungenschaften der Heilkunde an, lehnt aber die Erklärung Hahnemanns ab, daß bei der Heilung durch Ähnliches die schwächere Krankheit durch die stärkere Arzneikrankheit vertilgt wird. Die Arzneimittellehre sei allerdings erst im Begriffe eine spezifische zu werden, er hofft aber, daß es nach und nach gelingen werde, „spezifische Heilkräfte für die einzelnen Erkrankungsformen der einzelnen Organe“ zu finden (S. 26).

Die Potenzierlehre lehnt er ab, ohne zu leugnen, daß auch sehr kleine Gaben der Arzneien schon eine Wirkung bei Verwendung nach dem Simile ausüben, die er jedoch auf die „zarte Reaktionsfähigkeit des Organismus“ zurückführt. Die Psoratheorie mangelt nach ihm aller Beweise und ist als willkürlich zu betrachten.

Über das Gesamtwerk Hahnemanns und das Organon sagt Schrön einmal: „Als glücklicher Finder der großen homöopathischen Wahrheit, auf der sein Gebäude ruht, ist Hahnemann unsterblich, nicht durch sein Organon, denn es trägt den Keim zu seinem Vergehen klar in sich — es ist Menschenwerk, Menschensatzung“ (S. 2).

Die Schrift stellt also als das Wesentliche der Homöopathie den Ähnlichkeitssatz hin, die homöopathische Arzneimittellehre, deren Fehler und Unvollständigkeit er einsieht, und die — mit der Schulmedizin verglichen — kleinen Gaben; alles andere scheidet als unwesentlich aus. Auf dieser Grundlage hätte eine fruchtbare Erörterung stattfinden können, aber, soviel ich sehe, hat keiner der gegnerischen Kritiker sich damit auseinandergesetzt. Daß eine solch kleine, klare und übersichtliche Schrift, die sich auf das Wesentliche beschränkt und die Theorie tunlichst beiseite läßt und gerade dadurch Anlaß zu fruchtbringenden Erörterungen hätte geben können, unberücksichtigt blieb, zeigt, wie sich die Gegner schon auseinandergestritten hatten. Die Gegner hatten sich so sehr in die rein Hahnemannsche Lehre verbissen, daß sie die Ansichten der freien Anhänger der Lehre gar nicht beachteten.

Schröns zweibändiges Werk „Die Naturheilprozesse und die Heilmethoden“ (Hof u. Wunsiedel, 1837) bringt eine tiefdringende und ein- 487 gehende Untersuchung der Naturheilkraft, die er bejaht und im Anschluß an Stahl „Seele“ nennt. Der zweite Band bringt eine ausführliche Darstellung der drei Heilverfahren, des antipathischen, homöopathischen und heteropathischen, denen er allen Wirksamkeit und Berechtigung zubilligt.

Ludwig Griesselich (1804—1848). Griesselich war der Führer der freien Homöopathen, die sich um die „Hygea“ scharten, zugleich der Gründer und die Seele dieser Zeitschrift.

Sein kritischer Geist hatte schon frühzeitig die Schwächen der damaligen Heilkunde erkannt, insbesondere zweifelte er schon frühzeitig an der Geltung der Arzneimittellehre und ließ bei der Behandlung der Naturheilkraft den größten Spielraum. Er stand da mit leerer Hand, „ärmer als der Bettler mit trockener Brotrinde“, wie er in den „Reiseskizzen“ von sich selbst sagt. Als erstes Buch über Homöopathie las er im Jahre 1828 die oben erwähnte Schrift von Wedekind. Wenn auch seine Ablehnung der alten Schule dadurch nur verstärkt wurde, konnte er verständlicherweise durch die gegnerische Schrift nicht für die Homöopathie gewonnen werden. Auch die spätere Beschäftigung mit dem „Organon“ und der „Reinen Arzneimittellehre“ konnte ihn nicht überzeugen, obwohl er „viel Wahres und in seinem Innersten Widerhallendes fand“. Insbesondere nahm er an den kleinen Gaben Anstoß. Wie so mancher andere Arzt wurde er erst durch Krankheit in der eigenen Familie Anhänger.

Zuerst war er weniger skeptisch, da er selbst noch keine genügende Erfahrung hatte, aber bald schon machte er sich von vielen Ansichten Hahnemanns und seiner Jünger frei. Seine allgemeine Ansicht über die Homöopathie im einzelnen darzulegen, erübrigt sich, da er in allem Wesentlichen mit Schrön übereinstimmt, ohne daß er von ihm abhängig ist; beide sind bei ähnlicher kritischer Veranlagung zu ähnlichen Schlüssen gelangt. Die zahlreichen Anführungen, die von ihm in diesem Buche gebracht werden, bringen seine Einstellung zur Genüge zum Ausdruck. Im Jahre 1834 gründete er die „Hygea“ und hat in ihr bis zu seinem Tode eine Fülle kleiner und größerer Arbeiten erscheinen lassen.

In seinen Beiträgen zum Aufbau der Homöopathie hat er sowohl Einzelfragen wie die Hochpotenzen, die Isopathie usw. behandelt als auch Krankheitsfälle beschrieben, wobei er absichtlich auch mißlungene Kuren berichtet. Weiter hat er Arbeiten veröffentlicht über einzelne Krankheiten unter Mitteilung einer Anzahl von Behandlungsfällen, z. B. über Kroup, Dysenterie usw. In anderen Arbeiten hat er die Arzneimittel behandelt, die bei einer bestimmten Krankheitsgruppe in Betracht kommen, wie Mittel bei
488 Herzkrankheiten (Bd. 20), solche bei Erkrankungen der weiblichen Ge-

schlechtsorgane (Bd. 21) oder Geisteskrankheiten (23 bis 24). Alle zeichnen sich durch eine gesunde Kritik und Klarheit aus.

Auch seine selbständigen Schriften sind zum größten Teil kritischer Natur und vielfach Entgegnungen auf schulmedizinische Schriften.

Im Gegensatz zu dem milden Moritz Müller sagt Griesselich seine Meinung ohne Rücksicht, ja oft mit schonungsloser Schärfe, um die strittigen Punkte mit möglichster Klarheit herauszuheben.

Vielfach kämpft er mit den Waffen des Witzes und der Ironie, dabei auch persönliche Angriffe auf den Gegner nicht vermeidend. Griesselich ist als Schriftsteller von Heine, dem „jungen Deutschland" und der Art und Unart des Zeitungsstils der Zeit beeinflußt. Es ist wohl vielfach ein Feuerwerk witziger und ironischer Bemerkungen, oft mit zeitgeschichtlichen Anspielungen durchsetzt, aber der Gewinn für uns leidet oft darunter, daß das Sachliche allzusehr mit Unsachlichem und für uns vielfach kaum mehr Verständlichem untermischt und von ihm unterbrochen wird.

An sich war Kritik und Polemik gewiß damals das Wichtigste, um einerseits die Homöopathie von Übertreibungen und Rückständigkeiten zu reinigen und anderseits die Behauptungen der Schulmediziner richtigzustellen. Und das hat Griesselich mit nie ruhender Wachsamkeit auch getan.

Seine wichtigste Schrift „Handbuch zur Kenntnis der homöopathischen oder spezifischen Heilkunst" (Karlsruhe, 1848) ist von anderer Wesensart. Sie ist, wie Griesselich selbst auf dem Titel sagt, „auf dem Wege der Entwicklungsgeschichte bearbeitet", indem er über die Ansichten der einzelnen Schriftsteller in ruhigem Tone berichtet, vielfach ohne daß er daran Kritik übt und oft ohne selbst für eine bestimmte Ansicht Stellung nehmend. Diese Problemgeschichte schildert klar das Werden der einzelnen Fragen und gibt eine scharfe Zeichnung der Sachlage im Jahre 1848, aber eine zusammenfassende Darstellung der Lehre der Spezifiker bringt er nicht. Seine kritische Begabung übertraf offenbar seine aufbauende.

Seinem Feuergeist war es gelungen, in 15 Jahren eine Schar von Spezifikern zu sammeln und die „Hygea" zum Sammelpunkt dieser Bewegung zu machen. An diese Gruppe haben immer diejenigen angeknüpft, die über den Hahnemannismus hinauswollten, insbesondere sieht auch die heutige naturwissenschaftliche Partei unter Wapler, Stiegele, Bastanier usw. in dieser Gruppe ihre geistigen Ahnen. Der unmittelbare Einfluß auf die damalige Schulmedizin war jedoch gering. Auch die geschichtlichen Darstellungen nehmen im ganzen wenig Vermerk von dieser Bewegung, sondern halten sich in Bericht und Kritik im wesentlichen an die Hahnemannianer. Wenn aber Griesselich und seine Gesinnungsgenossen erwähnt werden, so geschieht das nebenbei, ohne daß man auf ihn eingeht und sich mit ihm auseinandersetzt, wobei die Sachlage meist so dargestellt wird, als ob diese Gruppe alles Wesentliche der Homöopathie widerrufen hätte, während in Wirklichkeit alles Wesentliche, insbesondere das „Simile“, beibehalten war.

Johann Wilhelm Arnold (1801—1873) verdient besondere Beachtung, da er homöopathischer Arzt und zugleich physiologischer Forscher sowie (ab 1827) Privatdozent an der Universität Heidelberg (später von 1835 bis 1840 außerordentlicher Professor in Zürich) war. Sein bekannterer Bruder Friedrich war übrigens Ehrenmitglied des „badischen homöopathischen Ärztevereins“.

Wilhelm Arnolds Arbeiten können hier nur soweit beachtet werden, als sie Beziehungen zur Homöopathie haben. Deshalb können wir seine Versuche über die Befruchtung von Froscheiern mit stark verdünntem Samen, bei denen er die 6. Dezimalverdünnung noch wirksam fand, nur nebenbei erwähnen, da infolge der organischen Formbestandteile der Spermatozoën die Verhältnisse in mancher Hinsicht anders liegen als bei verdünnten Arzneien. Immerhin zeigen auch diese Versuche für die damalige Zeit, daß überraschend hohe Verdünnungen eine Wirksamkeit entfalten können und daß es ein Irrtum ist, zu behaupten, in diesen Verdünnungen sei „nichts mehr drin“. (Hyg. X, 490.)

Belangreicher sind seine Versuche mit Strychnin an Fröschen. Er erzeugte mit $^{1}/_{10\,000}$ Gran bei einem Frosch Krämpfe; bei einem Frosch, der den Tag vorher bei dieser Gabe Krämpfe gehabt hatte, konnte er schon mit $^{1}/_{1\,000\,000}$ Gran Krämpfe erzeugen, einer Gabe, die bei vorher nicht behandelten Fröschen nur die Reizbarkeit erhöhte, ohne Krämpfe zu erzeugen. Es zeigt dieser Versuch, was bei der damaligen Verständnislosigkeit keineswegs überflüssig war, daß der Körper, der einen bestimmten Reizzustand gehabt hat, auf seine Wiederholung mit erhöhter Reizbarkeit antwortet, was in Hinsicht auf die Behandlung nach dem Ähnlichkeitssatz von Belang war (Hygea, 17, 56).

In Band 21 der „Hygea“ berichtet Arnold über Tierversuche mit Akonit und versucht daraus Folgerungen für die Behandlung zu ziehen. Andere Versuche Arnolds haben mit der Homöopathie kaum etwas zu tun, zeigen ihn aber als tüchtigen Physiologen, so seine Versuche über die damals noch strittige Frage, auf welchem Wege die Arzneiwirkung zustande kommt, ob auf dem Blutwege oder durch die Nerven (Hygea, 14, 193; 19, 444), sowie über die Wirkung des Phosphors (Hygea, 23, 9).

Auch Berichte über einzelne Krankheitsfälle veröffentlichte er eine Anzahl sowie ausführliche kritische Besprechungen von Büchern. Nach Eingehen der „Hygea“ erschienen seine Arbeiten meist in der „Homöopathi-
490 schen Vierteljahrschrift“.

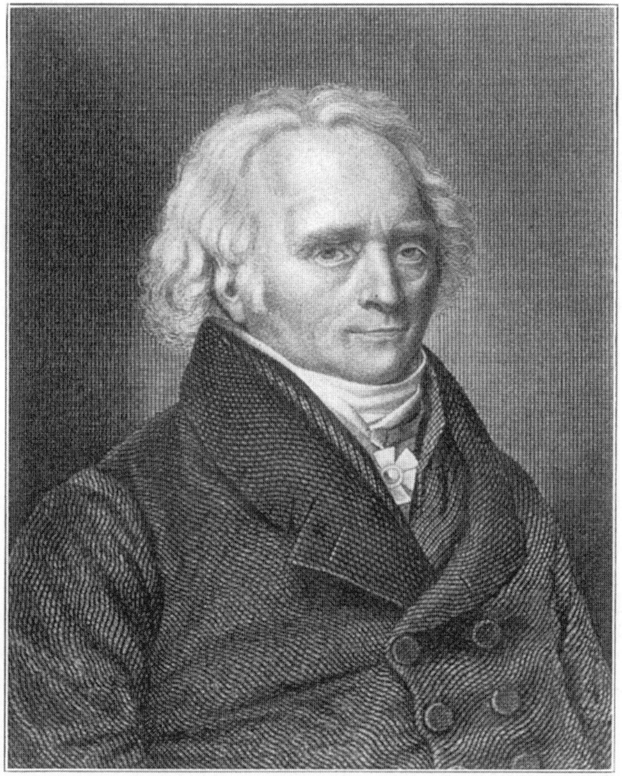

Christoph Wilhelm Hufeland
1762—1836
Gemalt von F. Krüger, gestochen von Nordheim

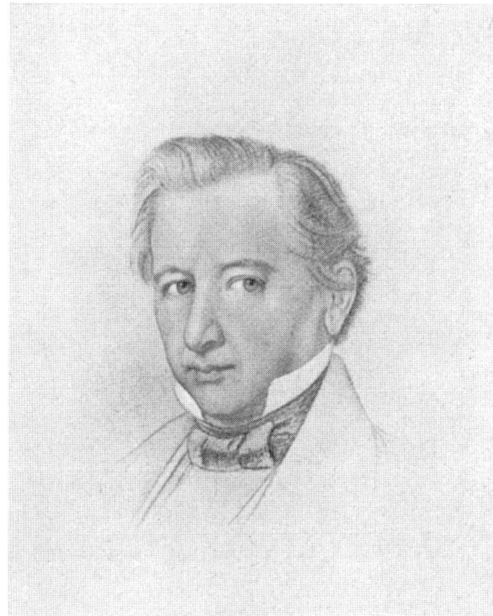

Johann Wilhelm Arnold
1801—1873
Nach einer farbigen Zeichnung von G. Ph. Schmitt

Von Wichtigkeit ist sein Buch „Das rationell-spezifische oder idiopathische Heilverfahren als naturgesetzliche Heilkunst“ (Heidelberg, 1851), beachtenswert insbesondere weil es die Ansicht der Spezifiker in einem lehrbuchartigen Werke am geschlossensten abhandelt.

Manches schon früher Berührte kann bei Arnolds Werk nur gestreift werden, soweit es hier zur Abrundung seiner Ansichten erwünscht erscheint. Arnold betont bei aller Hochschätzung der Anatomie und Physiologie, daß sie nicht genügen zur rechten Erkennung der Krankheit; man müsse auch die sonstigen physiologisch zur Zeit nicht verstehbaren Erscheinungen berücksichtigen. Wenn er sich hier gegen die „physiologische Medizin“ wendet, so betont er anderseits gegenüber der Homöopathie, daß man nicht bei den reinen Erscheinungen stehenbleiben dürfe. Ohne den Aderlaß völlig zu verbannen, spricht er sich gegen die schematische Anwendung bei jeglicher Entzündung ohne Beachtung der Nebenumstände aus.

Die Ansicht Hahnemanns über das Zustandekommen der homöopathischen Heilung hält er für völlig mißlungen. Nach Ablehnung von Koch, Widenmann, Gerstel und Mosthaff will er die Heilung mittels kleiner homöopathischer Gaben einerseits durch Beruhigung und Abstumpfung des Reizungszustandes im erkrankten Organ erklären, in anderen Fällen nimmt er an, daß sie die Heilbestrebungen des Organismus anregen (S. 237). Er benützt bei der Beweisführung auch Erfahrungen der Physiologie und am Krankenbett.

Von der Arzneimittelwahl sagt er: „Für den Zweck des idiopathischen Heilverfahrens ist durchaus eine Vergleichung der Erscheinungen, eine Ermittlung des Zusammenhangs und Ursprungs derselben, eine Erkennung der Quelle und des Herdes, mit einem Worte eine physiologische Analyse des Krankseins notwendig“ [21]. Nicht nur das Organ ist zu ermitteln, sondern auch die Art seiner Erkrankung. Beim Kranken läßt er sich zuerst von dem ersten Eindruck des Gesamtbildes leiten, geht dann zum Vergleichen und Ordnen der Erscheinungen über, zur physiologischen Zergliederung des Krankheitsbildes. Weiter berücksichtigt er die vorherrschenden Eigentümlichkeiten am Kranken, auch soweit sie nicht physiologisch gedeutet werden können, da man erst dadurch oft auf das wahre Heilmittel geleitet werde, während die Wahl eines Organheilmittels ohne diese Berücksichtigung nur zufällig glückt (S. 240 bis 242).

---

[21] Man beachte, wie Arnold hier und anderwärts nicht von „Krankheit“ spricht, sondern von „Kranksein“; er ist ein Gegner der Auffassung der Krankheit als eines besonderen Wesens (ontologische Auffassung) und will offenbar schon durch Vermeidung des Wortes „Krankheit“ dieser Auffassung keinen Vorschub leisten.

Er verwirft die hypothetische Arzneimittellehre der Schulmedizin ebenso wie das Symptomendecken gewisser Homöopathen. Versuche am Krankenbett, um Organheilmittel zu finden, verwirft er als roh und prinziplos, wobei er offenbar auf die Rademacherschen Bestrebungen anspielt. Anderseits solle die feiner unterscheidende idiopathische Heilkunst diese Bestrebungen nicht ganz außer acht lassen (S. 245).

Bei aller Hochschätzung des idiopathischen Heilverfahrens lehnt er aber auch den Gesichtspunkt des Kontrariums nicht ganz ab, insbesondere nicht bei Daniederliegen verschiedener wichtiger Körperverrichtungen und bei stark entzündlichen Erscheinungen, insbesondere wendet er den Aderlaß in solchen Fällen an, in denen infolge zu großer Blutfülle das Blut stockt und das Mittel nicht in das erkrankte Gewebe geführt werden kann (S. 247). Auch Ableitungsmittel auf Darm, Niere, Haut befürwortet er in geeigneten Fällen.

Er tritt nicht geradezu für den damals verfemten Begriff der Lebenskraft ein, weist aber ausdrücklich darauf hin, daß die Vorgänge im lebenden Organismus nicht nach rein chemisch-physikalischen Gesetzen verlaufen, sondern nach vitalen im Gegensatz zu der damals herrschenden Physiologie, die dazu neigte, auch in der belebten Natur nur chemisch-physikalische Gesetze zu sehen und das, was sich nicht fügen wollte, möglichst wenig zu beachten. Insbesondere bestreitet er die damals viel vertretene Ansicht, daß im lebenden Körper die Gesetze der Endosmose und Exosmose uneingeschränkte Geltung haben; erst im toten Körper sei das der Fall. Er hat damit recht behalten.

Eine dynamische Wirkung der chemischen und mechanischen Wirkungsweise der Arzneien gegenüberzustellen, hält er für falsch. Man könne alle Wirkung dynamisch nennen, indem für die chemischen und mechanischen Vorgänge ebensogut wie für die vitalen Vorgänge Kräfte angenommen werden müßten. Er tadelt weiter die Unfolgerichtigkeit der Physiologen, die mit Schwann eine Lebenskraft bestreiten, aber dann doch den Zellen eine eigene „metabolische“ Kraft zuschreiben, die im Grunde dasselbe wirken solle wie früher die Lebenskraft.

Um die Störung im Körper kennenzulernen, genüge nicht die Feststellung des Organs, auch die Störung der Verrichtungen müsse man beachten, außerdem müsse man physiologische Überlegungen anstellen, um den Zusammenhang der Erscheinungen verstehen zu lernen.

Wenn dieser Zergliederung der Arzneiwirkung eine ähnliche der Krankheitserscheinungen folge und wenn man auch hier die physiologischen Veränderungen in den Körperverrichtungen verstehe, so sei die Kenntnis
492 für die Behandlung möglichst vollständig.

Hahnemann habe recht, wenn er die „erste Ursache“ der alten Schule ein „dunkles Phantasiebild“ nennt, aber man brauche deshalb doch die ursächliche Behandlung nicht für unausführbar zu halten, sie müsse vielmehr das Hauptziel des Arztes sein. Schon die reinen Homöopathen vollbrächten bei ihrer Arzneiwahl mittels der Gesamtheit der Symptome oft die glücklichsten Kausalkuren. Man könne von diesen sagen, daß mit dem Bedingten auch die Bedingung aufgehoben werde. In anderen Fällen jedoch äußert sich das Kranksein durch Störung von Vorgängen, die nicht unmittelbar das ursprünglich ergriffene Organ betreffen. In diesen Fällen genügen die nach der Symptomenähnlichkeit gewählten Mittel nicht zur Heilung, wenn sie auch Besserung bringen können. „Diese Unvollkommenheit der rein empirischen Methode wird durch die früher erwähnte physiologische Analyse des Krankseins und der Arzneiwirkung zum Teil beseitigt, wobei man eher das zunächst und unmittelbar ergriffene Organ zu erkennen vermag.“

Bei der Erörterung der Heilung durch spezifische Mittel geht er von der Erregung aus, die nur bis zu einem bestimmten Grad gehen könne und sich dann abstumpfe. Er bezieht sich dabei auf die weiter unten erwähnten Beobachtungen von Purkinje am Auge (s. Abschnitt III). „Mit der Abstumpfung der Empfänglichkeit für den Krankheitsreiz hat dieser natürlich den Boden seiner Wirkung verloren, dem Kranksein fehlt das eine Element, die Anlage, und die Ausscheidung des andern Elements, der veranlassenden Schädlichkeit, kann nun ohne tiefere Kränkung der Lebensvorgänge vor sich gehen.“ Das idiopathische Verfahren sei kein symptomatisches, sondern heile die abnorme Stimmung des leidenden Organs, das Wesen der Krankheit.

Bei der Bereitung der Arzneien ist bemerkenswert, daß er bei manchen Pflanzen statt der Hahnemannschen Tinkturen Verreibungen mit Milchzucker empfiehlt. Was die Gabengröße betrifft, so geht Arnold äußerst selten über die 4. Dezimalverdünnung hinaus zur fünften oder sechsten über, in der Regel verwendet er die erste oder zweite. Arnold ist der Gegner der häufigen Wiederholung der Arznei, man solle lieber die Gabe auswirken lassen. In bezug auf das Reichen jeweilig nur einer Arznei ist er völlig der Meinung von Hahnemann; gemischte Arzneien könne man nur geben, wenn das Gemisch am Organismus geprüft sei, womit er schon den Kernpunkt der „Komplexfrage“ berührt.

Diese Schrift eines Physiologen über die Grundlagen des homöopathischen Heilverfahrens gibt etwa den Standpunkt des Kreises um die „Hygea“ wieder, wobei kleinere Meinungsverschiedenheiten unbeachtet bleiben können. Sie zeigt deutlich das Bestreben, das Wertvolle beider Schulen zu berücksichtigen, und fußt einerseits auf der Krankheitslehre der Schulmedizin, soweit es sich um festgestellte Tatsachen handelt, sowie auf den anderen Hilfsfächern der Heilkunde, anderseits bildet das Wesentliche der Homöopathie das Rückgrat der Behandlung, was das Simile, die Prüfungen und das eine Mittel betrifft. Arnold nennt sich nicht.Homöopath, und er selbst sagt über sein Verfahren: „Wir bezeichnen dasselbe als das idiopathische [idios = eigen, eigentümlich], insofern man dabei das Eigene und Besondere, die Eigentümlichkeit des Leidens, im Auge hat, das Kranksein an der Wurzel und auf dem Boden, der demselben zum Sitze dient, angreift, und zwar mit Mitteln, welche in ihren Wirkungen gleich eigentümlich sind“ (S. 294).

So berechtigt es sein mag, diesem Heilverfahren zum Unterschiede von der reinen Homöopathie einen besonderen Namen zu geben, so darf man dabei doch nicht übersehen, daß alles Wesentliche homöopathisches Gedankengut ist. Außerdem ist zu beachten, daß Arnold, um klare Grenzen ziehen zu können, die Kluft zwischen der Idiopathie und der reinen Homöopathie Hahnemanns etwas erweitert hat und Hahnemanns Lehre einseitiger darstellt als sie grundsätzlich war, da Hahnemann sowohl die Ursache, soweit sie zweifelsfrei bekannt war und man auf sie einwirken konnte, beachtete als auch die faßbaren körperlichen Veränderungen im Innern zu den Symptomen rechnete. Auch vereinheitlicht er die Anhänger zu sehr, indem nach seiner Darstellung der Eindruck entstehen könnte, als ob diejenigen Homöopathen, die nicht auf Arnolds eigenem Standpunkt stehen, nun alle vollkommen der reinen Lehre anhangen, während in Wirklichkeit nur ein Bruchteil Anhänger dieses mißverstandenen chemisch reinen Hahnemannismus war und es alle Übergänge zwischen beiden Standpunkten gab.

Obwohl das Buch somit ein Heilverfahren darstellte, das nach Methode und Grundlage der Lehre durchaus die Schulmedizin berücksichtigte und anderseits den reichen Heilschatz der Homöopathie mit ihren besonderen Heilanzeigen nach dem Simile darbot, wurde diese am besten systematisch in die „spezifische“ Heilkunst einführende Schrift recht wenig beachtet. Sie hat kaum irgendwelchen Einfluß auf die Ansichten der Schulmedizin gehabt, noch auch in der Auseinandersetzung der beiden feindlichen Brüder eine bemerkenswerte Rolle gespielt, ja sie wird meist gar nicht erwähnt. Man hielt sich statt dessen lieber auch weiterhin an das Zerrbild, das man dreißig Jahre früher entworfen hatte.

* * *

Mit der Darstellung der Ansichten von Schrön, Griesselich und Arnold ist in allem Wesentlichen der Standpunkt der Spezifiker gezeichnet und damit auch im großen und ganzen die badische Schule und die Eigenart des „Homöopathischen Vereins des Großherzogtums Baden", der, wie schon erwähnt, von Griesselich im Sinne der Spezifiker geleitet wurde.

Die hauptsächlichen Mitarbeiter seien hier nur kurz genannt, in bezug auf die meisten muß auf die Lebensabrisse im vierten Teil verwiesen werden. Von den Homöopathen in Baden sei noch erwähnt: Segin in Heidelberg, der sich insbesondere mit pharmazeutischen Fragen beschäftigte und als erster mikroskopische Untersuchungen der Verreibungen angestellt hatte. Aus dem Elsaß nenne ich Friedrich Kirschleger, zuerst praktischer Arzt in Münster bei Kolmar, später Professor der pharmazeutischen Botanik an der „Ecole de Pharmacie" in Straßburg. Von anderen Ärzten seien erwähnt Genzke in Parchim (später Neustrelitz und Bützow in Mecklenburg), Jos. Karl Maly, Professor der Diätetik und Botanik in Graz, sowie Trinks und Helbig in Dresden, Böcker (Radevormwald, später Privatdozent in Bonn), Noack (Leipzig), Elwert (Hannover), Frank (Osterode), Buchner und Widnmann in München, B. A. Vehsemeyer und Bicking in Berlin und endlich der Wiener Kreis, der, bevor er eine eigene Zeitschrift herausgab, vielfach die „Hygea" benützte, ich nenne aus diesem besonders Hampe, Watzke, Wurmb, Fleischmann, Mayrhofer, Schmid und Veith (s. u.).

3. Stapfs Archiv von 1832—1848

Nachdem wir die freie Homöopathie von 1832 bis zur Mitte des Jahrhunderts kennengelernt haben, wenden wir uns nochmals der Hahnemannschen Richtung zu, deren Schicksal wir schon bis Anfang der dreißiger Jahre verfolgt haben. Der beste Spiegel, um deren Eigenart zu erkennen, ist wiederum „Stapfs Archiv", in dem man ihr Bild reiner erkennen kann als im ersten Jahrzehnt, als auch freiere Homöopathen öfter zu Wort kommen mußten, da es keine andere in Betracht kommende Zeitschrift gab. Damit soll nicht gesagt sein, daß nunmehr das Archiv ausschließlich rechtgläubigen Hahnemannianern vorbehalten blieb; ich nenne von anderen nur Rummel, der das Archiv mitunter für größere Arbeiten benützte, da die A. H. Z. dafür nicht geeignet war, und Bärtl, der vielfach auch stärkere Gaben reicht und auch über die Ergebnisse von Leichenöffnungen berichtet (Bd. 20, 3, 104). Er ist auch insofern nicht ganz reiner Homöopath, als er das Wasserheilverfahren z. B. beim Typhus in ausgedehntem Maße herbeizieht. Insbesondere ist auch Heinr. Goullon d. Ä. in Weimar zu nennen, der wohl aus persönlichen Beziehungen zu Stapf mit Vorliebe im Archiv schreibt, im übrigen sich aber von jeglicher 495

Einengung freihält, sowohl was die Gabengröße betrifft als auch allopathische Verordnungen. Er gibt die Mittel abweichend von Hahnemann häufiger und wechselt auch öfter (s. z. B. Bd. 20, H. 2). Auch die wertvolle Arzneiprüfung des chlorsauren Kali von Ed. Martin erschien hier. Im allgemeinen aber blieb alles beim alten, so daß im Jahre 1842 Drescher dem Archiv vorwerfen konnte, es sei immer völlig so geblieben, wie es seit jeher gewesen war; von den Fortschritten der Homöopathie habe es keinen Vermerk genommen. Es blieb bis zum Eingehen im wesentlichen die Zeitschrift der Hahnemannianer[22].

Neben Krankengeschichten finden wir jedoch auch einige Versuche, über den einzelnen Krankheitsfall hinauszukommen und unter bestimmten Gesichtspunkten die einzelnen Fälle zusammenzufassen, wie z. B. Goullon die Mandelentzündung zusammenfassend darstellt und die Hauptmittel mit ihren jeweiligen Heilanzeigen behandelt. In geeigneten Fällen von chronischer Mandelentzündung befürwortet er die teilweise Abtragung der Mandeln (Bd. 19 u. 20).

Einen anderen Versuch der Zusammenfassung macht Attomyr bei verschiedenen Krankheitsgattungen wie bei dem Schlaganfall, der Dysenterie und dem Krupp (Bd. 20 u. folgende). Die Untergruppen nennt er Arten und nimmt in Fortbildung Hahnemannscher Ansichten als Einteilungsgrund die Heilmittel. Er spricht infolgedessen von Aloe-, Arsenik-, Colocynthis-, Sublimat-Dysenterien. Der Versuch ist in gewissem Sinn folgerichtig hahnemannisch, aber durch die schematische Einteilung in Arten tritt doch wieder die Starrheit ein, die Hahnemann durch Aufgeben der Krankheitsnamen beim einzelnen Krankheitsfall vermeiden will, ja sie wirkt sich unter Umständen noch ungünstiger aus, da mit der Attomyrschen Einteilung ja das Mittel sozusagen vorgeschrieben war, und dieselbe Gefahr droht, bei Änderungen des Krankheitsbildes an dem Mittel „kleben" zu bleiben, wie bei der Verwendung von Krankheitsnamen im Sinne der alten Schule an dem üblichsten Mittel.

---

[22] Das Archiv kränkelte offenbar schon einige Zeit; die drei letzten Bände, unter dem Namen „Neues Archiv für die homöopathische Heilkunst", erschienen mit neuer Bandzählung (1 bis 3, neben der alten 21 bis 23) in ziemlich langen Zwischenräumen.

Der äußere Grund des Eingehens der Zeitschrift scheint der am 18. September 1847 erfolgende Tod von G. W. Gross gewesen zu sein. Hätte die Zeitschrift starken inneren Auftrieb gehabt, wäre sie wohl weitergeführt worden, auch wenn Stapf diese Last nicht auf sich nehmen wollte. Die echten Jünger Hahnemanns aber waren nun alt und hatten doch wohl für die reine Lehre nicht genügend Anhänger unter dem jüngeren Geschlecht werben können. Das Titelblatt des letzten, 23. Bandes trägt das Jahr 1846, ebenso das erste Heft, das zweite 1847, das dritte trägt die Jahreszahl 1848 sowohl auf dem Titel als beim Druckervermerk
496 am Schluß. Es wird also Anfang 1848 erschienen sein.

Diese Aufsätze Attomyrs geben erst ein ausführliches Krankheitsbild, dann geht er auch auf die pathologische Anatomie und pathologische Chemie ein und unterscheidet z. B. nach Rokitanski die verschiedenen Stufen der Ruhr.

Wenn hier Attomyr wegen dieser Einteilung getadelt wird, so deshalb, weil es doch eine Art Verallgemeinerung ist, die ebensogut wie andere wohl zum Schlendrian verführen kann, und als Verallgemeinerung nicht echt hahnemannisch ist. An sich kann diese Einteilung ihre Vorteile haben.

Attomyr (1807—1856), ein sehr reger, kampfesfroher, leicht begeisterter, unkritischer und überspannter Mensch, lebte, wie nicht anders zu erwarten, in heftigem Streit mit den freien Homöopathen, insbesondere mit Griesselich. Beide schlugen gegeneinander die schärfsten Töne z. T. persönlicher Natur an. Attomyr ist einer der Homöopathen, die von der Naturphilosophie und Ferdinand Jahn beeinflußt worden waren, doch ist diese Beeinflussung nicht sehr tiefgreifend und betrifft nicht die Grundauffassung der Heilkunde. In dieser Beziehung blieb er immer begeisterter echter Schüler Hahnemanns.

Constantin Hering (1800—1880). Die zweite Persönlichkeit, die von den dreißiger Jahren ab eine hervorstechende Rolle in „Stapfs Archiv" spielte, war Hering. Er hat eine gewisse Ähnlichkeit mit Attomyr, auch er ist ein sehr lebendiger Schriftsteller, dabei aber oft sehr weitschweifig und jedem seiner Einfälle nachjagend, offenbar beeinflußt von Johann Paul Richter und dem jungdeutschen Zeitungsstil. Ein begeisterter Anhänger Hahnemanns hat er die Homöopathie in falscher, Hahnemann mißverstehender Richtung weiterzubilden versucht. Ohne die pathologische Anatomie ganz abzulehnen, schätzt er doch ihre Bedeutung als Unterlage für die Behandlung nicht hoch ein. Insbesondere betont er, daß die homöopathische Arzneimittellehre ganz anders vorgehen müsse als die Pathologie und ihre Einteilungen nach ganz anderen Gesichtspunkten aus vornehmen müsse. „Was der Pathologe zusammenfaßt, fällt bei uns auseinander und muß auseinanderfallen. Was wir zusammenfassen, das fällt pathologisch auseinander" (St. A., 22, 3, 92). Gewiß oft geistreich, ist er anderseits vielfach unkritisch und unterliegt nicht selten begeistert neuen Eindrücken. Er gehört zu den Leuten, die immer Neues ankünden, aber selten zur Verkündigung selbst kommen, da mittlerweile ihnen wieder anderes eingefallen ist oder sich ihre frühzeitig verkündeten Entdeckungen doch nicht im erhofften Maße bewährten.

Er war ein fleißiger Mittelprüfer, dem wir manche wertvolle Arznei verdanken, insbesondere das Schlangengift Lachesis. Eine bedeutende geschichtliche Rolle spielte er durch seine Übersiedlung nach den Vereinigten Staaten von Nordamerika; die dortige Ausbreitung der Homöopathie be- 497 ruht zum guten Teil auf seiner Tatkraft. Auf ihn geht wohl auch die Färbung der amerikanischen Homöopathie zurück, die in der Gabenverkleinerung und der reinen Symptomendeckerei vielfach weiter ging als Hahnemann selbst.

Attomyr, Hering und daneben noch Goullon, der aber sich nicht so streng an Hahnemann anschloß, waren die Beachtenswertesten und Einflußreichsten vom Kreise um das Archiv.

* * *

Arzneimittellehren und Repertorien. Bei dem von der Allopathie verschiedenen Denken und Vorgehen des Homöopathen gegenüber dem einzelnen Kranken sind auch die Handbücher der Therapie andersartig. Die phänomenologische Einstellung der Homöopathie, die einerseits an die Erscheinungen am Kranken anknüpft und sie dann mit den bei den Prüfungen festgestellten Arzneisymptomen vergleicht, macht es notwendig, Verzeichnisse der reinen Arzneisymptome zu haben. Die freien Homöopathen zwar, bei denen die Phänomenologie nur einen mehr oder weniger großen Einschlag bildet, werden vielfach Werke bevorzugen, die nicht nur den Charakter der Mittel herausarbeiten, sondern auch physiologische Gesichtspunkte berücksichtigen und auch Brücken zur klinischen Betrachtung schlagen. Aber auch sie werden letzten Endes doch zur individuellen Arzneimitteldiagnose Werke benötigen, die, mehr oder weniger reichlich, die bei den Prüfungen aufgetretenen Symptome bei jedem Mittel bringen. Wie schon früher gesagt, gibt es alle Möglichkeiten und Übergänge bis zu Werken, die in schulmedizinischer Art auf der Krankheitslehre aufbauen und die einzelnen Krankheitsformen zur Grundlage der Behandlung machen.

Schon Hahnemann sprach bei dem einzelnen Mittel mehrfach über seinen Charakter und gab auch Hinweise auf die Krankheiten, bei denen es vorzugsweise in Betracht komme, und auch die physiologischen Gesichtspunkte wollte er ursprünglich berücksichtigt wissen (s. u. „Arzneiprüfungen“); es blieb jedoch in dieser Beziehung beim Anlauf, vermutlich weil er einsah, daß bei dem damaligen Stand der Kenntnisse derartige Erörterungen ihn in ein sehr fragwürdiges Gebiet geführt hätten. An diese bei Hahnemann keimhaft vorhandenen Ansätze anknüpfend, haben dann seine Anhänger bald umfassende Arzneimittellehren geschaffen. Als erster C. Hartlaub in seiner „Systematischen Darstellung der reinen Arzneiwirkungen“ (Leipzig, 1826—1830, 9 Bde.), sowie Hartlaub und Trinks in der „Reinen Arzneimittellehre“ (Leipzig, 1828—1830). Später hat Trinks mit Noack und nach dessen Wegzug von Leipzig nach Lyon mit Clotar
498 Müller ein „Handbuch der homöopathischen Arzneimittellehre“ heraus-

gegeben (Leipzig, 1843—1848, 3 Bde.), das lange Zeit die führende Arzneimittellehre war. Es liegt in der Natur der Sache, daß eingehendere klinische und physiologische Bemerkungen erst später mehr hervortraten. Daneben wurde auch schon die pathologische Anatomie berücksichtigt.

Während diese Arzneimittellehren bei jedem einzelnen Mittel jeweils die Erscheinungen mitteilen, die bei den Arzneiprüfungen aufgetreten sind, also vom Mittel ausgehen, benötigt der Homöopath zur Stützung seines Gedächtnisses noch andere Werke, die nicht in geschlossener Weise jedes Arzneimittel behandeln, sondern von den Symptomen ausgehen, die sog. „Repertorien". Diese bringen nach gewissen Grundsätzen geordnet sämtliche Symptome, die bei den Arzneiprüfungen aufgetreten sind mit allen Eigenheiten. Also etwa unter „Erbrechen" die besonderen Umstände (Schmerzen, Art des Erbrechens, Veranlassung, die sog. „Modalitäten" z. B. Besserung durch Wärme usw.), so daß der Arzt bei der einzelnen Erkrankung sich über die dabei in Betracht kommenden Mittel unterrichten kann. Ohne Zweifel besteht dabei die Gefahr einer gedankenlosen Symptomdeckerei, jedoch wird der Homöopath durch diese Repertorien nicht gehindert, die Gesamtheit der Erscheinungen und den Charakter der verschiedenen in Betracht kommenden Mittel zu beachten usw., und auch physiologische und klinische Gesichtspunkte können durchaus Platz greifen.

Da das Verfassen solcher Repertorien zu einem guten Teil Wörterbucharbeit ist, so ist es verständlich, daß auf diesem Gebiete auch Laien mit Erfolg sich betätigen und unzweifelhafte Verdienste erwerben konnten, wie Bönninghausen und Jahr.

Clemens Franz Maria von Bönninghausen (1785—1864) war Jurist, hatte aber auch naturwissenschaftliche und medizinische Vorlesungen besucht und sich besonders mit Botanik beschäftigt. Seine Hauptschriften sind „Systematisch-alphabetisches Repertorium der hom. Arzneien" (Münster, 1832, mehrfach neu aufgelegt) sowie „Therapeutisches Taschenbuch für hom. Aerzte" (Münster, 1846). Mit diesen Büchern und anderen Schriften hatte er wertvolle Hilfen für den homöopathischen Arzt geschaffen und übte damit Einfluß auf die Homöopathie aus: insofern gehört er in eine Geschichte der Homöopathie.

Doch wurde er von dem naturwissenschaftlichen Flügel, insbesondere von Griesselich, wegen der naturgemäß mangelhaften Berücksichtigung der Krankheitslehre in seinen Schriften scharf bekämpft.

Georg Heinr. Gottlieb Jahr (1800—1875) war erst Lehrer, wandte sich dann aber der Homöopathie zu und war $^3/_4$ Jahr für Hahnemann bei Fertigstellung der zweiten Auflage der „Chronischen Krankheiten" und eines „Symptomenlexikons" beschäftigt. Auf diesem Gebiete war er auch später hauptsächlich tätig. Seine Hauptwerke sind „Handbuch der Haupt- 499 anzeigen für die richtige Wahl der hom. Heilmittel" (Düsseldorf, 1834), bekannt unter dem Namen „Der mittlere Jahr"; — „Symptomen-Codex" (Leipzig, 1844 ff.): „Der große Jahr"; — Klinische Anweisungen zur hom. Behandlung der Krankheiten (Leipzig, 1849): „Der kleine Jahr". Bei allem Fleiße, der in den Büchern steckt, wurde doch bald eine vielfach feststellbare Flüchtigkeit bemerkt.

Daß hier zwei Laien wertvolle Arbeit leisten konnten, hängt mit der idiographischen Eigenart der reinen Homöopathie zusammen, wie sie von Hahnemann allerdings einseitig und nicht folgerichtig angestrebt wurde und worin ihm seine treuen Schüler noch einseitiger folgten. Zur Verfassung dieser Symptomenregister bedurfte es im wesentlichen des Fleißes und der Sorgfalt. Kennzeichnend aber ist auch, daß diese beiden Laien hier etwas leisten konnten, sonst aber einflußlos blieben, da ihnen die tieferen medizinischen Kenntnisse abgingen.

Diese Werke von Bönninghausen und Jahr leisteten aber auch dem freien Homöopathen Hilfe, soweit er nicht versuchte, auf physiologischem Denken aufbauend die Arzneimittel anzuwenden, wozu die Zeit noch nicht reif war. Insofern haben beide einen, wenn auch bescheidenen Platz in der Geschichte der Homöopathie verdient.

* * *

Arthur Lutze (geb. 1813 in Berlin, gest. 1870 in Köthen). Hier sei auch anhangsweise kurz ein Mann behandelt, dessen Tätigkeit die Gegner der Homöopathie bis auf den heutigen Tag als beispielhaft für die Homöopathie und ihre Vertreter in zahlreichen Aufsätzen angeführt haben: Arthur Lutze. Lutze war ursprünglich Postsekretär und als homöopathischer Laienpraktiker in Potsdam tätig, wo er durch geschickte Werbetätigkeit sich bald eines großen Rufes erfreute. Er erwarb den ausländischen Dr. phil. und siedelte später, nachdem er Heilkunde studiert und den Dr. med. erhalten hatte, nach Köthen über, wo er eine vielbesuchte Heilanstalt leitete. Er gab ganz überwiegend hohe Verdünnungen und verwandte außerdem auch den Mesmerismus völlig unkritisch und phantastisch und wurde schon bald nach seinem Auftreten von den Homöopathen scharf bekämpft, wie z. B. von Sommer (A. H. Z., Bd. 27, S. 203 f., 1844), der eine Schrift von Lutze „Hahnemanns Totenfeier" (Potsdam, 1844) vernichtend beurteilt. Gegen Schluß der Kritik heißt es: „Ref. will bedünken, daß Hahnemanns Namen, so arg er schon beschimpft wurde, doch noch nie eine so große Schmach widerfuhr . ." Diese Schrift, von der mir eine 27. Auflage aus dem Jahre 1861 bekannt ist, und sein für Laien berechnetes „Lehrbuch der Homöopathie", das die schlimmste Symptomdeckerei befördert und auch
500 in zahlreichen Auflagen erschienen ist, waren allerdings bei den Laien schon

nach Ausweis dieser zahlreichen Auflagen verbreitet und beliebt, aber von den homöopathischen Ärzten wurde Lutze stets scharf abgelehnt.

Jürgensen verzeichnet infolgedessen die Sachlage stark, wenn er in seiner Arbeit „Die wissenschaftliche Heilkunde und ihre Widersacher" (Berlin, 1876) Lutze mehrfach als Kronzeugen zur Kennzeichnung der Homöopathie anführt und ihn „Großmeister" nennt. Man befindet sich wieder in der Zwangslage, entweder annehmen zu müssen, daß Jürgensen nur eine oberflächliche Kenntnis des Gegenstandes hat, oder daß diese Darstellung nicht gutgläubig erfolgt ist. Bei nur einiger Kenntnis des homöopathischen Schrifttums mußte Jürgensen wissen, daß Lutze von den Homöopathen geradezu verfemt war, ein Einzelgänger blieb und keinesfalls als maßgebender Führer und beispielhafte Gestalt behandelt werden durfte. Doch befindet sich Jürgensen in dieser Beachtung Lutzes nicht allein: diesen bequemen Prügeljungen ließ man sich ungern entgehen.

* * *

Zur Geschichte der Homöopathie in **Bayern, Württemberg** und **Österreich.** Da wir nunmehr die Geschichte der Homöopathie bis zur Mitte des Jahrhunderts verfolgt haben und die weiteren Abschnitte den Gegenstand von anderen, mehr sachlichen Gesichtspunkten schildern, sei zum Abschluß der vorhergehenden Abschnitte, die mehr an die Personen angeknüpft haben, eine kurze Schilderung der Geschichte der Homöopathie in einigen deutschen Ländern gebracht. Über Württemberg und Österreich liegen schon aus früherer Zeit kurze Schilderungen vor, ich bleibe deshalb hier mehr Chronist; über Bayern wird sie von mir auf Grund eigener Studien geliefert.

Bayern hat als einer der größeren deutschen Staaten seit langem in gewissem Grade ein Eigenleben geführt; wenn es auch nie — nach berühmten Mustern — einen „bayerischen Menschen" gegeben hat, so hat es doch dies Eigenleben bis auf unsere Tage fortgeführt, ich erinnere an die berühmten „bayerischen Belange". Besonders nachdem zur napoleonischen Zeit Bayern beträchtlichen Zuwachs an Land und Leuten erhalten hatte und eine stark zentralistische Regierung eingeführt worden war, wurde München einer der bedeutendsten Mittelpunkte des deutschen Geisteslebens. Dementsprechend war auch das Schicksal der Homöopathie in Bayern in mancher Hinsicht ein besonderes, so daß man geradezu von einer Münchner Schule sprechen kann. München war die einzige Universität im heutigen Reichsgebiet, die im vorigen Jahrhundert mehrere Hochschullehrer und sogar eine Professur für Homöopathie hatte, wenn man von dem kurzen Zwischenspiel in Leipzig absieht.

Zum Verständnis des besonderen Schicksals der Homöopathie in Bayern scheint es mir erwünscht, einen kleinen Rückblick auf die geistige Lage Bayerns zu Beginn des vorigen Jahrhunderts zu geben. Bayern war das einzige größere deutsche Land, das im 18. Jahrhundert nicht durch eine Zeit der Aufklärung hindurchgegangen war. Zur Zeit als in den protestantischen Gegenden sich die Geister freier regen konnten, sich unser klassisches Schrifttum entfaltete und im Staate Friedrichs des Großen und etwas später im Österreich Josephs II. sich die religiöse Duldung durchsetzte, herrschte in Bayern die katholische Kirche in sozusagen mittelalterlicher Ausschließlichkeit, die Jesuitenuniversität Ingolstadt unterdrückte jegliche freiere Regung; die der Aufklärung zuneigenden Professoren wurden entfernt, und ins „Ausland" gehende Bayern mußten ihre Beicht- und Kommunionszettel den von der Regierung bestimmten Agenten in den jeweiligen Orten vorlegen.

Bayern hatte seine Aufklärungszeit erst nach der Aufklärung im Beginn des 19. Jahrhunderts unter dem Minister Graf Montgelas. Doch konnte sich diese etwas unorganische und vielfach auch etwas gewaltsame und übereilte Bewegung nicht recht durchsetzen; sie löste auch, gerade weil sie verspätet vor sich ging, Gegenbewegungen aus, die langsam an der neuen Landshuter Hochschule heranreiften und mit Gründung der Münchener Universität auch dorthin verpflanzt wurden: In erster Linie eine religiöse Gegenbewegung unter der Führung des späteren Regensburger Bischofs Sailer, dem edlen, milden Lehrer und Berater König Ludwigs I. Außerdem lief daneben eine romantisch-naturphilosophische unter dem Einfluß von Schelling in München und seinen Gesinnungsfreunden. Diese beiden Richtungen waren einerseits vielfach ineinander verschränkt, anderseits aber fehlte es naturgemäß auch nicht an Gegensätzen zwischen ihnen. In Gegnerschaft zu der verspäteten Aufklärung wurde die Universität gereinigt und umgebildet, wobei der romantisch-christliche Mediziner Ringseis, der zum Kreis um König Ludwig gehörte, eine einflußreiche Rolle spielte. (Vgl. Philipp Funk, Von der Aufklärung zur Romantik, München, 1925.)

Auf diesem Hintergrunde erst versteht man, daß die Homöopathie gerade in Bayern eine gewisse amtlich geduldete Rolle spielen konnte und ununterbrochen bis Ende der siebziger Jahre auch an der Universität vertreten war. Denn beide Richtungen, sowohl die kirchliche als die romantisch-naturphilosophische, standen ihrer ganzen Weltanschauung nach in einer gewissen Gegnerschaft zur eben heranwachsenden naturwissenschaftlich-materialistischen Medizin, und diese Gegnerschaft war nicht nur verbreiteter als anderswo und einflußreicher, sondern außerdem auch schärfer,
502 da die Erregung des eben erst abebbenden Kampfes mit der verspä-

teten Aufklärung in den Gemütern noch nachzitterte. Dieser gemeinsame Gegensatz gegen die naturwissenschaftlich gerichtete Medizin milderte zugleich auch die Gegnerschaft zur Homöopathie, ohne daß sonst engere Berührungspunkte mit ihr vorhanden gewesen wären.

Der erste Arzt in Bayern und überhaupt einer der ersten, der auf Grund von eigener Erfahrung für Hahnemann eintrat, war der Münchener Ober-Medizinalrat Franz S. Widnmann (1765—1848) in einer Arbeit in Hufelands Journal der praktischen Heilkunde, Bd. 57, 1823, in der er noch abwartend kritisch ist. Später hat er noch einmal, und zwar in stärker bejahender Form in „Hufelands Journal" (Bd. 66) über Homöopathie geschrieben. Meist benützte er, bis in sein hohes Alter schriftstellerisch tätig, die „Hygea" zur Veröffentlichung seiner Arbeiten. Von anderen auch schriftstellerisch tätigen homöopathischen Ärzten sei noch Preu in Nürnberg und Franz Andreas Ott genannt, der erst als Landgerichtsarzt in Pfaffenhofen lebte, später in Mindelheim und dann in München. Er pflegte neben der Homöopathie auch die Wasserheilkunde und schrieb über „Die Hydro-Homöopathie" (Augsburg, 1845) eine kleine Schrift.

Nunmehr wenden wir uns der Münchner Schule zu. Im Winter 1830/31 hatte der Homöopath Attomyr in der Klinik von Ringseis mit dessen Erlaubnis homöopathische Versuche angestellt, über die wir später noch einiges hören werden. Sie sind offenbar nicht ungünstig ausgefallen, denn bald darauf hat Ringseis, wie uns Griesselich in seinen „Skizzen" mitteilt, selbst praktische Versuche mit der Homöopathie angestellt.

Obwohl Ringseis sie nur auf Grund eines von den Homöopathen selbst nicht günstig beurteilten Repertoriums von Haas angestellt hat, scheint er doch zufrieden gewesen zu sein, wenn er auch anderweitig zu sehr in Anspruch genommen war, um sich tiefer in sie hineinzuarbeiten. Jedenfalls hat er sich immer ein gewisses Wohlwollen gegen die Homöopathie bewahrt, wie z. B. in seinem „System der Medizin" und in seinen „Lebenserinnerungen" (Regensburg, 1886, Bd. 1). In der A. H. Z. wird berichtet, daß Ringseis bei der Regierung seinen Einfluß geltend machte, den Homöopathen einige ihnen bisher vorenthaltene Rechte zu geben (Bd. 48, S. 39).

Dem Einfluß von Ringseis ist es wohl z. T. auch zu verdanken, daß die Homöopathie sogar an der Universität vertreten war.

Der erste Dozent für Homöopathie war Joh. Jos. Roth (1804—1859). Er las zum ersten Male im Winter 1829 bis 1830 über „Entwicklungsgeschichte der Krankheiten". Das Wort „Homöopathie" taucht zum ersten Male im Sommer 1831 auf: „Über das homöopathische Heilverfahren." Im Frühjahr 1842 zog sich Roth von der Dozentur zurück.

Im April 1832 wurde Roth auf Befehl des Königs nach Österreich geschickt, um dort die Cholera und ihre homöopathische Behandlung zu stu- 503 dieren. In einer Schrift „Die homöopathische Heilkunst in ihrer Anwendung gegen die asiatische Brechruhr“ (Leipzig, 1833) hat er über die Erfahrungen der Homöopathen von Prag, Wien und Pesth berichtet, ohne selbst viel zu urteilen. Johann Emanuel Veith läßt er mit einer kleinen Denkschrift selbst zu Wort kommen. Eine versprochene Fortsetzung ist nicht erschienen.

In seinen Büchern zeigt Roth sich als wenig selbständiger Kopf; seine Vorlesungen „Über die homöopathische Heilung der Krankheiten“ (Nürnberg, 1832) sind im Grunde nur eine weitläufige Umschreibung von Hahnemanns Organon. Roth erhielt nach seiner Studienreise nach Österreich ein Choleraspital, das nach Erlöschen der Seuche in ein homöopathisches Krankenhaus umgewandelt wurde; es scheint nachher bald eingegangen zu sein; erst im Jahre 1836 hört man von der Eröffnung einer homöopathischen Heilanstalt in der St.-Anna-Vorstadt, der Direktor war Professor Reubel, der Leiter der Poliklinik Dr. Nusser, der später nach Augsburg zog, wo er 1854 starb. Er hat auch eine Anzahl von Arbeiten veröffentlicht, besonders in der von ihm und Buchner herausgegebenen Zeitschrift „Allgemeine Zeitung für Homöopathie“ (Augsburg, 1848 bis 1850, 2 Bde.).

Joseph Reubel (1779 geb. zu Rodhausen bei Nördlingen, gest. 1852 in München) der vorhin schon erwähnt wurde, war der zweite Dozent, der über Homöopathie las. Er scheint schon seit Anfang der zwanziger Jahre sich mit Homöopathie beschäftigt zu haben, 1826 wurde er Dozent, 1832 ordentlicher Professor der Physiologie. Er war der Leibarzt des Prinzen Karl von Wallerstein und wurde offenbar durch ihn gefördert. Soweit ich aus den mir nur zum Teil vorliegenden Vorlesungsverzeichnissen ersehen konnte, las er in den ersten Jahren meist über „Theoretische Philosophie in Verbindung mit Anthropologie und Psychologie“, „Über Natur, Seele, Geist“, „Über den allgemeinen Geist des Universums“. Die Titel zeigen schon, daß er Naturphilosoph war. Jedoch auch über medizinische Gegenstände las er, wie „Semiotik“ und „Pragmatische Geschichte der Medizin“, sowie über organische Chemie. Über Homöopathie finde ich zum ersten Male eine Vorlesung im Jahre 1848 angekündigt: „Über specifische (homöopathische) Heilkunde.“ Im darauffolgenden Winter las er außerdem über spezifische Heilmittellehre. Das letztemal finde ich ihn im Sommer 1849 ebenfalls über „Specifische Heilkunde“ lesen. Von da ab fehlt er vermutlich wegen hohen Alters und Krankheit.

Reubel hat nur eine kleine homöopathische Schrift „Vier Vorlesungen über die asiatische, epidemische Brechruhr (Cholera morbus) in Europa“ (München, 1831) herausgegeben, doch bringt sie kaum Neues.

Vom Jahre 1851 ab las Oskar Mahir (1814—1895) über Homöopathie, außerdem über Geisteskrankheiten. Die homöopathischen Themen
504 waren: „Die herrschenden Heilsysteme und ihre gegenseitige Beziehung mit

besonderer Berücksichtigung der Homöopathie", außerdem über „Homöopathische Arzneimittellehre" und — am häufigsten — „Über spezifische Heillehre". In der „Chronik der Universität München" vom Jahre 1872 bis 1873 wird mitgeteilt, daß Mahir aus dem Kreise der Dozenten ausgeschieden sei.

Mahir hat nur wenig geschrieben. Abgesehen von einigen Aufsätzen nur eine kleine Schrift „Die Choleraepidemie in München 1854" (München, 1854).

Am 21. Oktober 1851 wurde Dr. med. und phil. Jos. Benedikt Buchner (geb. zu Landshut 1813, gest. zu München 1879) zum „Ehrenprofessor" an der Münchner Universität ernannt und ihm „das Fach der Homöopathie zugewiesen". (Siehe Nachruf in der Chronik der Universität 1879 bis 1880.)

Buchner ist der Bedeutendste der Münchener Schule und hat sich besonders als fleißiger Arzneiprüfer hervorgetan, ich nenne davon seine Sublimatprüfung (Der S. in seinen physiologischen Wirkungen, Augsburg, 1849), die Nachprüfung von Ginseng, seine Prüfung des Flußkrebses (Hygea, Bd. 17) sowie die von Oleum crotonis (Stapfs Archiv für die homöopathische Heilkunst, Bd. 19). Außerdem war er besonders auf pharmazeutischem Gebiete tätig („Homöopathische Arzneibereitungslehre", München, 1840, und „Supplement zur Arzneibereitungslehre", München, 1843, der für ihre Zeit einen beachtlichen Fortschritt darstellten).

Von seinen sonstigen meist kleineren Schriften nenne ich noch „Febris recurrens, dessen Verhütung und Heilung" (München, 1865) sowie „Die Cholera, deren Wesen, Verlauf und Heilung" (München, 1866). Es sind das kleine Studien, die durchaus Anschluß an die moderne Schule suchten, indem sowohl die pathologische Anatomie als die Ursache erörtert wird, nur in der Behandlung scheiden sich dann die Wege. In der ersten Schrift sagt er: „Kennen wir die pathologischen Veränderungen und ihre Eigenschaften genau, so müssen wir auch die Zeichen wissen, welche selbe im Organismus verursachen und die Arzneien, die selbe nach den Gesetzen der Ähnlichkeit aufheben, weil alle vier auf ein und derselben Grundlage, der Physiologie beruhen." Die angewendeten Verdünnungen bewegen sich zwischen der ersten (z. B. Chin. sulf.) und der vierten (Atropin).

In ähnlicher Weise behandelte er in seiner letzten Schrift „Morbus Brightii" (Leipzig, 1870) die Nierenentzündung, in der er besonders ausführlich auf die pathologische Anatomie der Niere und die Chemie des Harnes eingeht. Buchner ist dabei bestrebt, tunlichst objektive Symptome bei der Arzneimittelwahl zu berücksichtigen. Er hatte eine riesige Praxis, besonders in den Kreisen des Adels.

Buchner erneuerte 1859 auch wieder das früher schon erwähnte Krankenhaus, das seitdem bis auf den heutigen Tag besteht, seit 1934 als „Biologisches Krankenhaus". — Die Zahl der Homöopathen betrug um die Mitte des vorigen Jahrhunderts gegen 50. (A. H. Z., Bd. 48, S. 33.) Hauptsächlich wohl auf Betreiben von Buchner wurde 1854 auch ein Verein gegründet, der bis 1934 bestand.

Ein Mitarbeiter an der „Allgemeinen homöopathischen Zeitung für Homöopathie" war C. Gerster in Regensburg, ein auch wissenschaftlich gut ausgebildeter Arzt. Als Beiheft zur Zeitschrift (und auch gesondert, Augsburg, 1849) erschien von ihm eine „Praktische Anleitung zur pathologischen Chemie für Ärzte", außerdem gab er eine Schrift heraus: „Was ist Homöopathie? Zur Aufklärung für Jedermann" (Regensburg, 1848). Nach einer kurzen Mitteilung in der Allg. hom. Ztg. f. Hom. hatte Gerster die Absicht, sich in München niederzulassen und zu habilitieren. Doch haben sich dieser Absicht offenbar Hindernisse in den Weg gelegt, Gerster blieb in Regensburg.

Auch in Erlangen wurde einige Zeit eine Vorlesung über Homöopathie gehalten. Der Privatdozent und Prosektor F. L. Fleischmann las im Wintersemester 1834/35 über die „Wirkungsart der homöopathischen Heilmittel". Sonst ist Fleischmann jedoch nicht hervorgetreten, 1848 wurde er Gerichtsarzt in Dillingen (vgl. Hyg., 1, 499). Dessen Vater, der Professor der Anatomie und Physiologie in Erlangen Fleischmann, der aber auch Praxis ausübte, veröffentlichte 1835 in Hufelands „Journal" (Bd. 80, H. 6, 21 ff.) eine Arbeit über Verhütung des Scharlachs mittels Belladonna. Er kam zu recht günstigen Ergebnissen.

Über den Homöopathen von Grauvogl, der starken Einfluß gewann, soll erst im vierten Teil die Rede sein.

Über Ludwig Schrön in Hof, der nicht zu dem Münchner Kreis gehörte, ist schon oben gesprochen worden.

In Württemberg[23] hat die Homöopathie auch ein gewisses Sonderdasein geführt. Der erste homöopathische Arzt in Württemberg war Carl Kammerer in Gmünd, später in Ulm (1796—1866). Er war 1824 auf die Homöopathie aufmerksam geworden und machte im nächsten Jahre die ersten Versuche. Dazu gesellten sich bald A. Koch in Ebingen, Wilhelm Diez in Ehingen an der Donau sowie Gustav Widenmann in Ludwigsburg. Alle drei waren gute klare, der kritischen Richtung angehörende Köpfe, die auch schriftstellerisch tätig waren.

Einer kurzen Erwähnung bedarf der Laienpraktiker David Steinestel, der die Homöopathie in Stuttgart einführte, durch seine Tätigkeit Aufsehen erregte und dadurch zur Ausbreitung der Homöopathie beitrug. Da er jedoch später bei mancherlei Schwindeleien in bezug auf sein Vorleben, seine

[23] Vgl. dazu „Geschichte der Entwicklung der Homöopathie in Württemberg", Stuttgart, 1889.

Ausbildung usw. ertappt wurde, erfolgte nach etwa zwei Jahren 1835 seine Ausweisung aus Stuttgart; er zog in seine Vaterstadt Schorndorf, wo er als Laienpraktiker tätig war. 1846 wanderte er nach Amerika aus und starb 1849 an der Cholera in St. Louis.

Von späteren Homöopathen sei Fischer-Weingarten erwähnt (1817 bis 1878), der in standesärztlicher Beziehung sich Verdienste erwarb und außerdem auch viel dazu beitrug, daß Württemberg dasjenige deutsche Land wurde, in dem die Homöopathie die meisten Anhänger unter Ärzten und Laien hatte. Auch ein über das ganze Land verbreiteter Laienverein, die „Hahnemannia" (gegr. 1868), vertrat die Belange der Homöopathie.

Über Georg Rapp, seit 1850 Professor der inneren Medizin in Tübingen, der wegen seiner Zuneigung zur Homöopathie 1854 seiner Stellung enthoben wurde, werden wir später noch hören.

Österreich[24]. Wenn hier von Österreich gesprochen wird, so sind damit alle die Länder gemeint, die damals zu dem Einheitsstaate Österreich gehörten. Diese Unterordnung ist um so mehr gerechtfertigt, da Böhmen, Ungarn und große Teile von Oberitalien nicht nur politisch zu Österreich gehörten, sondern auch mehr oder weniger dem deutschen Kultureinfluß unterlagen, wie er sich auch in der Besetzung der Lehrstellen an den Hochschulen ausdrückt. Am stärksten war der Einfluß Wiens in Böhmen, am schwächsten in Oberitalien.

Man spricht nicht selten von der Wiener Homöopathen-Schule und meint damit alle Homöopathen im alten Österreich. Diese Benennung bringt jedoch Verwirrung in die Darstellung. Als Wiener Schule bezeichnet man zweckmäßig nur die Bewegung, die anknüpfend und aufbauend auf der schulmedizinischen Wiener Schule um Rokitansky und Skoda deren Eigenheiten auch in der Homöopathie zur Geltung bringen wollte: besonders starke Berücksichtigung der Naturwissenschaften, zumal der pathologischen Anatomie.

Bevor wir jedoch auf die Wiener Schule eingehen können, muß der Beginn der homöopathischen Bewegung in Österreich geschildert werden. Die Homöopathie gewann in Österreich ungewöhnlich früh Anhänger. Wenn man von Hahnemanns unmittelbaren Schülern absieht, von denen nur Stapf schon selbständig war, ist wohl Marenzeller (1765—1854), der nach Mitteilung seines Sohnes schon 1816 sich ihr zuwandte, der erste homöopathische Arzt, von dem wir wissen. Marenzeller war Militärarzt, und auf seinen Einfluß geht es offenbar zurück, daß die Homöopathie gerade bei den österreichischen Militärärzten so früh sich verbreitete. Auch

[24] Vgl. Eduard Huber, „Geschichte der Homöopathie in Österreich (Cisleithanien)" (Leipzig, 1878), der ich manche Angaben entnommen habe.

die Reise des Fürsten Schwarzenberg nach Leipzig (1820) geht wohl hauptsächlich auf Marenzellers Anregung zurück. Er befand sich auch im Gefolge des Fürsten und wurde während dieser Zeit der unmittelbare Schüler von Hahnemann, während er sich vorher nur auf Grund von Hahnemanns Schriften in die Homöopathie eingearbeitet hatte.

Von anderen nach und wohl auch durch Marenzeller zur Homöopathie übergegangenen Ärzten, meist Militärärzten, in Böhmen erwähne ich Schaller in Prag († 1857), A. Schmit und den Regimentsarzt Hastiansky in Klattau, durch den 1818 der später so bekannt gewordene Joh. Emanuel Veith auf sie aufmerksam wurde. Durch Militärärzte wurde bald danach die neue Lehre auch ins Königreich Neapel verpflanzt, es werden insbesondere genannt Necher aus Melnik, A. von Schönberg und A. Schmit (s. im IV. Teil unter „Italien").

Im Süden der Monarchie wird als erster Anhänger, seit etwa 1818, ein Dr. Schuklitsch in Lichtenwald bei Cilli (im jetzigen Südslawien) genannt (Hyg., 19, 383).

Mittlerweile war diese neue Lehre, die offenbar in Österreich, wie alles Neue, als revolutionär galt, durch kaiserliche Verordnung vom 21. Oktober 1819 verboten worden, was ihr wohl einen Hemmschuh anlegen, aber sie nicht vernichten konnte.

Wie es oft geht: wenn allzuviel verboten wird, wie im Österreich Metternichs, wird kein Verbot geachtet, — so auch hier. Die Homöopathie breitete sich trotzdem aus und gewann gerade in den Kreisen des Adels große Verbreitung bis zu Mitgliedern des Kaiserlichen Hauses, ja die Pest schlich sich bis in das Haus von Metternich, denn die Gattin des allmächtigen Staatskanzlers ließ sich von Marenzeller homöopathisch behandeln.

Marenzeller war vom Kaiser, der durch den Grafen Hardegg, einen höheren Offizier, auf die Homöopathie aufmerksam gemacht worden war, im Jahre 1829 zu einer Nachprüfung nach Wien berufen worden (s. u.) und nach ihrer Beendigung dort geblieben, wo schon damals eine Reihe von Homöopathen lebten, von denen einige genannt seien: Professor Joh. Emanuel Veith, Professor Johann Elias Veith, sein Bruder, Lichtenfels, Lederer, Menz und Wrecha. Nach Salzburg kam die Homöopathie 1830 durch Dr. Hartung, in Brünn war Gerstel (später in Wien), nach Triest wurde 1834 Ginzel aus Neapel gerufen (vermutlich ein österreichischer Militärarzt). In Graz war Menz, der 1824 nach Wien ging, sowie der schon erwähnte Professor Maly.

Diese Ausbreitung der Homöopathie führte dann doch zu Maßnahmen gegen sie; Ärzte wurden vor Gericht gezogen und die Apotheken beschlag-
508 nahmt. Marenzeller soll die seine im Ofenloch versteckt haben.

Wie oben schon erwähnt, bildete sich die Wiener homöopathische Schule unter dem Einfluß der schulmedizinischen Wiener Schule und sie zeigt auch deren Eigenart, indem sie schon recht frühzeitig die Bedeutung der physikalischen Untersuchung und auch die Wichtigkeit der pathologischen Anatomie anerkannte. Sie bildete sich gegen die vierziger Jahre, und man kann vielleicht am besten bei ihrer Schilderung von der Gründung eines Spitals ausgehen.

Der Dompropst Graf Coudenhove gründete mittels milder Spenden in Gumpendorf, einer Vorstadt von Wien, im Jahre 1832 ein Spital, das zuerst bei der gerade herrschenden Choleraepidemie mit Cholerakranken belegt wurde. Der Arzt Dr. Mayrhofer (nicht Mayerhofer) behandelte zuerst allopathisch, auf Anregung von Coudenhove später mit Erfolg vorwiegend homöopathisch; Mayrhofer wurde im Juli 1833 von Dr. G. Schmid, einem Homöopathen, abgelöst, der 1835 durch Wilhelm Fleischmann ersetzt wurde, der das Haus dann bis zu seinem Tode im Jahre 1868 geleitet hat. Es entwickelte sich schnell unter ihm; so wurden im Jahre 1844 z. B. 1085 Kranke aufgenommen und in der Poliklinik 7654 behandelt. (A.H.Z., Bd. 50, S. 156, 1855.)

Doch führten die von der Homöopathie gerade bei der Cholera erzielten Erfolge dazu, daß der Staat seine Stellungnahme zu dieser Lehre überprüfte. 1835 wurden, wie Huber berichtet, der Prager medizinischen Fakultät einige Fragen über die Homöopathie vorgelegt, über die die Professoren Krombholz und Nußhardt berichten mußten. Beide betonten, daß sie kein maßgebliches Urteil abgeben könnten, da sie die Homöopathie nicht genügend kännten, doch anerkannte Krombholz, daß sie als wissenschaftliches System zu gelten habe und die freie Ausübung zu gestatten sei. Nußhardt dagegen verwarf sie zuerst völlig; in späteren Gutachten dagegen — Huber spricht vom dreizehnten — soll er gesagt haben: ihr entgegenzutreten sei Verrat an der Menschheit, da sie für die leidende Menschheit von unberechenbar wohltätigem Einfluß sei.

Weiter vorwärtsgetrieben wurde die Frage dann noch durch die Erfolge, die Fleischmann am Gumpendorfer Spital in der Choleraepidemie 1836 erzielte. Fleischmann selbst sowie zahlreiche Private wendeten sich an den Kaiser wegen Aufhebung des Verbots, die dann auch am 6. Februar 1837 erfolgte. 1840 wurde der homöopathisch gesinnte Joseph von Zlatarovich Professor der allgemeinen Pathologie und Pharmakologie an der Josephs-Akademie, der Ausbildungsstätte der Militärärzte.

Im Jahre 1841 machte die Heilung des berühmten Feldmarschalls Grafen Radetzki durch den in Mailand stehenden Militärarzt Dr. Hartung viel von sich reden. Da der Fall sogar noch in dem „Handbuch der Augenheil- 509 kunde“ von Graefe-Saemisch in unserer Zeit erwähnt worden ist, seien auch hier einige Worte darüber gesagt. Radetzki hatte eine Geschwulst der Augenhöhle und wurde von Hartung behandelt, der die bekannten Augenärzte Flarer in Padua und Jäger in Wien hinzuzog, die beide den Fall für eine bösartige Geschwulst und eine Behandlung für aussichtslos hielten. Radetzki wurde jedoch unter der Behandlung von Hartung wieder völlig hergestellt. Flarer und Jaeger äußerten dann, sie hätten sich in der Diagnose geirrt. Aber auch unter den Homöopathen kam es zu Meinungsverschiedenheiten, indem Griesselich betonte, Hartungs eigener Bericht beweise, daß nicht seine in der 30. Verdünnung gegebenen inneren Mittel gewirkt hätten, sondern die zu Umschlägen benützte, mit Wasser verdünnte Thujatinktur habe die Heilung bewirkt, denn erst nach deren Anwendung habe Hartung Besserung gesehen. Wie dem auch sei, auf alle Fälle hat diese Erkrankung Radetzkis ähnlich wie zwanzig Jahre früher die Schwarzenbergs, dessen Stabschef er gewesen war, größtes Aufsehen gemacht und zur Ausbreitung der Homöopathie beigetragen.

Im gleichen Jahre wurde Wilhelm Fleischmann (1799—1868) Dozent, doch scheint er als solcher keine große Rolle gespielt zu haben, zu klinischen Vorlesungen für Studenten scheint es nicht gekommen zu sein, woran wohl die abseitige Lage des Spitals schuld gewesen ist, dagegen verdanken zahlreiche deutsche und fremde Ärzte ihm ihre klinische Ausbildung. Fleischmann war ein tüchtiger Praktiker ohne viel theoretische Neigung und von nüchterner Kritik. Seine Behandlung war sehr einfach, was man ihm mitunter zum Vorwurf machte. Insbesondere die ansteckenden Krankheiten behandelte er ziemlich schematisch mit nur ganz wenigen Mitteln, so z. B. Lungenentzündung fast immer mit Phospor 2., den Typhus mit Arsen.

Wohl angeregt durch das Wachstum der Homöopathie in Wien, hatte Professor Töltenyi in den „Medizinischen Jahrbüchern des österreichischen Staates“ (1842, Mai) eine scharfe Kritik an der Homöopathie geübt. Diese Angriffe veranlaßten die Wiener Homöopathen, sich im Dezember 1842 in einem Vereine zusammenzuschließen, doch erhielt er erst im Dezember 1846 die amtliche Genehmigung. Kurz vorher war den Homöopathen Österreichs das Recht des Selbstdispensierens verliehen.

Die Gründer des Vereins waren Fleischmann, Hampe, Watzke und Wurmb, und sie gingen schon im Jahre 1843 entschlossen an eine umfassende Nachprüfung der wichtigsten Arzneien, die sie in der 1844 gegründeten „Österreichischen Zeitschrift für Homöopathie“ (Wien, 1844 bis 1848) unter dem sprechenden Titel „Beiträge zu einem physiologischen Umbau der Hahnemannschen Arzneimittellehre“ veröffentlichten, die zum Besten ihrer
510 Art gehörten. Aus dem ersten Bande hebe ich hervor die Prüfung der Kolo-

quinte, von Aconit und Arsen, die von Argentum nitricum, Thuja und Jod im zweiten; im dritten finden wir die von Bryonia und Kalium bichromicum und im vierten Band Kochsalz, Tilia und Coccus cacti.

Jede Arzneikrankheitsgeschichte ist mit Angabe der Konstitution des Prüfers und Angabe der Gaben rein nach der zeitlichen Abfolge geschildert. Eine übersichtliche Zusammenstellung in der Art der Hahnemannschen Prüfungsberichte erfolgt meist absichtlich nicht. Der Homöopath soll sich ausführlich mit den einzelnen dem Leben nachgezeichneten Arzneiwirkungsbildern beschäftigen. Auch Tierversuche sind mehrfach zur Erweiterung und Bestätigung angestellt worden, insbesondere von Professor von Zlatarovich. — Diese gediegenen Arzneiprüfungen stellen eine wahre Bereicherung unseres Wissens um Arzneiwirkungen dar und waren ein gewichtiger Beitrag zur Ausbildung der Homöopathie.

In Prag wurde im Jahre 1849 Elias Altschul Dozent für Homöopathie, auch ein Dozent Hofrichter in Prag war homöopathisch gerichtet und veröffentlichte mehrfach Arbeiten in der A.H.Z. In Graz war der Professor der Diätetik Jos. Karl Maly Homöopath; ob er über das Gebiet auch Vorlesungen hielt, ist mir unbekannt.

In Ungarn wird als erster homöopathischer Arzt Joseph v. Bakody genannt, der in Raab seit 1822 tätig war. Einige Jahre später (1826) finden wir Paul von Balogh in Pest. Anfang der vierziger Jahre wirkten schon 10 Homöopathen in der Hauptstadt des Landes.

In Venetien und der Lombardei gab es schon in den zwanziger Jahren einige Homöopathen, meist Militärärzte. In Padua wird in den vierziger Jahren Professor Lamprecht (Lambrecht?), der Leiter der Frauenklinik, als Homöopath genannt. Er hat in italienischen Zeitschriften auch mehrfach Arbeiten veröffentlicht (vgl. Hyg., 23, 69).

Diesem Aufschwung der Homöopathie in den vierziger Jahren entsprach es auch, daß verschiedene homöopathische Krankenhäuser gegründet wurden, wie das in Linz im Jahre 1842 unter der Leitung von Simon Reiß, einem Schüler von Fleischmann, sowie eins in Kremsier in Mähren und 1849 in Steyer. 1850 wurde in Wien ein zweites homöopathisches Krankenhaus in der Leopoldstadt gegründet, an dem Watzke und Wurmb tätig waren; letzterer hielt private klinische Vorträge für Ärzte. Über den behandelten Zeitabschnitt hinausgehend sei noch erwähnt, daß im Jahre 1857 in Wien ein drittes Krankenhaus der Homöopathie übergeben wurde, das Bezirkskrankenhaus im Stadtteil „Sechshaus" (Leiter: J. O. Müller). Entsprechend diesem Aufschwung erschien auch wieder die durch die Revolution im Jahre 1848 eingegangene Zeitschrift unter dem Namen „Zeitschrift des Vereins der homöopathischen Aerzte Oesterreichs" (Wien, 1857 und 1862 bis 1863). 511

Im Jahre 1867 wurde ein Spital in Baden bei Wien und 1868 eins in Zwittau (Mähren) gegründet. Auch einige private Heilanstalten wurden ins Leben gerufen, z. T. durch wohltätige Stiftungen, wie von der Fürstin Wilhelmine Auersberg in Zleb und von der Gräfin Harrach in Nechanitz. Im Jahre 1878 wurde in Wien durch eine Stiftung des Oberstabsarztes v. Taubes ein homöopathisches Kinderspital gegründet.

In Ungarn gab es frühzeitig schon einige kleinere Krankenhäuser. So leitete in der Stadt Günz der dortige Stadtphysikus Bless seit 1833 das Krankenhaus in homöopathischem Sinne, und in Gyöngyös wurde 1838 unter Horner aus privaten Mitteln eine Heilanstalt errichtet.

Dieses Aufblühen der Homöopathie in Österreich ist auffallend und bemerkenswert. Über die Gründe ist schwer etwas zu sagen. Man könnte daran denken, daß es mit dem Bestehen und der Eigenart der schulmedizinischen Wiener Schule zusammenhängt, und zwar in zweierlei Hinsicht: indem erstens die österreichischen Homöopathen eine besonders gute klinische und pathologisch-anatomische Schulung genossen hatten, und zweitens, weil die allopathischen Ärzte eine besonders folgerichtige nihilistische „Schulung“ erfahren hatten, so daß die Homöopathen den anderen in der modernen Organdiagnose ebenbürtig, in der Behandlung aber überlegen waren.

4. Die achtzehn Thesen

In den vorhergehenden Abschnitten haben wir verschiedene Gruppen kennengelernt, die in der Homöopathie dieser Jahrzehnte eine Rolle spielten: die um Stapfs Archiv gescharten Hahnemannianer, die gemäßigte Gruppe um die A.H.Z. und die unter Griesselichs feuriger Führung stehenden „Hygeasten“. Es ist viel zwischen diesen Gruppen gestritten worden; aus dieser Zeit ist aber auch ein sozusagen gemeinsames Bekenntnis entstanden, das näher betrachtet zu werden verdient.

Wenn ein kriegerischer Nomadenstamm, nachdem er sich im Streit mit den Nachbarn Land erobert hat, nunmehr sich Hütten bauen und zu einer seßhafteren Lebensweise übergehen will, dann tritt das Bedürfnis nach Satzungen zur Regelung des neuen Lebens auf. Es ist kennzeichnend, daß Mitte der dreißiger Jahre bei den Homöopathen zu gleicher Zeit von drei Seiten das Bedürfnis empfunden wurde, kurze übersichtliche Lehrsatzungen zu schaffen, die alle drei im Jahre 1836 erschienen. Es sind: „Sendschreiben an alle Verehrer der rationellen Heilkunst nebst Thesen über Homöopathik“ von Rau (Gießen, 1836) — „Offenes Bekenntnis über Heilkunst im Allgemeinen und Homöopathie im besonderen“ von Griesselich und Schrön
512 (erschienen in „Hygea“, Bd. 3, S. 322, und gesondert) und „Achtzehn Thesen

für Freunde und Feinde der Homöopathie“ von Paul Wolf (Stapfs Archiv, Bd. 16, H. 1, S. 1). Bevor wir jedoch auf letztere als die beste Arbeit eingehen, seien über die beiden anderen noch einige Worte gesagt. Beide stehen ebenso wie die „Achtzehn Thesen“ im wesentlichen auf dem Standpunkt der „Freien“. Die kürzeste Darstellung ist die von Rau, die knapp 3 Seiten dieses Buches füllen würde. Im großen und ganzen gibt sie ein treffendes, wenn auch etwas spärliches Bild der Homöopathie. Doch fehlt es an Irrtümern nicht, wie gerade in bezug auf die „inneren Veränderungen“, indem Rau meint, die von Hahnemann später anerkannte Notwendigkeit ihrer Berücksichtigung sei ein Widerruf der früheren Satzung.

Die Arbeit von Griesselich und Schrön ist größer, aber durch ausführliche, am Schluß stehende Anmerkungen zu den kurzen Sätzen weniger übersichtlich. Im Grunde sagen sie beide ganz Ähnliches.

Die Achtzehn Thesen sind von den drei Aufklärungsschriften die beste, ja man darf sie geradezu nach Schreibart und Inhalt als klassisch bezeichnen, und ihre Bedeutung wird noch dadurch unterstrichen, daß sie von der Zentralvereinsversammlung 1836 in Magdeburg einstimmig angenommen wurden.

Im Vorwort betont Wolf, eine Widerlegung der Homöopathie müsse sich ausschließlich gegen den Ähnlichkeitssatz und seine Anwendbarkeit auf bestimmte Krankheitsformen richten, außerdem gegen die Vorzüge, jeweils nur ein einziges Mittel zu verwenden, sowie gegen die verhältlich kleinen Gaben und die Prüfungen am Gesunden. Kein Streit dagegen könne entstehen über die rein an die Symptome anknüpfende Behandlung, die Naturheilkraft (s. o. S. 265), über den Wert der gewöhnlichen medizinischen Ausbildung usw., denn darüber sei man einerlei Meinung mit dem Gegner.

Diese Thesen nochmals auszuziehen, ist kaum angängig, und auch längere Anführungen daraus erübrigen sich, da von jedem, der sich ein Urteil über die Homöopathie bilden will, verlangt werden muß, daß er diese Thesen nicht nur mit überheblichem Lächeln einmal überfliegt, sondern wirklich mit dem Willen, sich belehren zu lassen, studiert[25].

Deshalb sei nur einiges herausgehoben. Immer wieder wird in den „Thesen“ die einseitige Darstellung der Homöopathie durch die Gegner bekämpft; man mache sich von ihr nur ein Zerrbild, insbesondere sei es nicht

[25] Ich verweise zu diesem Zwecke auf den sorgfältigen wörtlichen Abdruck in „Hufelands Schriften über die Homöopathie und die achtzehn Thesen von Dr. Paul Wolf“, herausgegeben und besprochen von Dr. med. Hans Wapler (Leipzig 1921). Die in mehreren homöopathischen Schriften gebrachten kurzen Zusammenfassungen übergehen wichtige Punkte und genügen nicht zur Kenntnis! Die Verweisungen beziehen sich auf Waplers Ausgabe.

angängig, die Homöopathie jetzt noch mit der ursprünglichen Lehre Hahnemanns gleichzusetzen. Was Hahnemann irgendwann einmal gesagt habe, sei für die jetzige Homöopathie ganz unverbindlich. Immer wieder wird von den verschiedensten Gesichtspunkten aus die Meinung bekämpft, daß die Homöopathie sich ausschließlich an die Symptome halte und die Berücksichtigung der Ursachen bekämpfe. Der homöopathische Grundsatz fordere zwischen Arzneibild und Krankheitsbild innere Übereinstimmung der Erscheinungen nach *Sitz, Art* und *Charakter.* Auch die Behauptung, die Homöopathen hielten die Symptome für die Krankheit selbst, sei falsch, auch Hahnemann habe das nie gesagt. Die Homöopathie ziehe die Ursache der Krankheit sehr wohl in Betracht, soweit darüber mehr als vage theoretische Vermutungen geltend gemacht werden könnten. Auch habe Hahnemann die Absicht ursächlich vorzugehen, indem die von ihm angestrebte dauernde Heilung des gesamten Inbegriffs der Symptome nur durch Hebung der Ursache erreicht werden könnte (S. 59). Eine ursächliche Kur im strengen Sinne, die das wirkliche Wesen der Krankheit zum Gegenstand hätte, fände auch bei der alten Schule nicht statt, was auch führende Schulmediziner anerkannt hätten. Zwischen ursächlich handeln wollen und es tatsächlich tun sei ein großer Unterschied, der nicht durch eingebildete Ursachen aufgehoben würde (S. 67). — Wer sich der 54 verschiedenen Ansichten über Ursache und Wesen der Cholera erinnert (s. o. S. 318), die 54 verschiedene Behandlungsarten bedingen würden, wird dem zustimmen müssen!

Über die inneren Veränderungen heißt es auf Seite 58: „Wir haben unter der Veränderung im Innern, dem Ursächlichen des wahrnehmbaren Symptomenkomplexes, dem Wesen der Krankheit, welches nach Hahnemann der Arzt weder wissen könne, noch zu wissen brauche, nie etwas anderes verstanden, als die rein dynamische Seite des Ursächlichen (die vitale, ideale, die causa proxima im strengsten Sinne), aber durchaus nicht die materielle (reale, das organische Substrat des wahrnehmbaren Symptomenkomplexes). Letztere halten wir weder für absolut unerkennbar, noch zu kennen für überflüssig . . .“ Diese seien in vielen Fällen ein wesentliches Symptom, aber bei weitem nicht immer die Ursache.

Diese sozusagen amtliche Feststellung beweist, daß ich — ohne diese Stelle zu kennen — die Hahnemannschen Ausführungen im Gegensatz zu der allgemein verbreiteten Ansicht richtig aufgefaßt habe (s. o. S. 220f.). Irrtümlich ist allerdings die Bemerkung Wolfs, daß man nie etwas anderes darunter verstanden habe, denn in der Tat hatten schon damals manche, z. B. Schrön (s. o.), diese inneren Veränderungen als die pathologisch-anato-
514 misch greifbaren aufgefaßt, wodurch soviel Verwirrung entstanden ist.

Leider geriet diese Stelle auch bald wieder in Vergessenheit, so daß schon in den vierziger Jahren darüber Mißverständnisse nachzuweisen sind.

Der Homöopath bedürfe und benütze dieselben Kenntnisse wie der Schulmediziner, die Arzneimittelwahl setze die Kenntnis sämtlicher in Betracht kommenden anderweitigen Kenntnisse voraus. „Der Streit der beiden Schulen liegt in der Materia medica und Therapie" (S. 71). Die Frage der Verdünnungen sei nicht wesentlich, *Hahnemanns* Ansichten darüber werden abgelehnt. Der Begriff eines homöopathischen Mittels habe nichts mit Gabengröße oder -kleinheit zu tun, sondern beziehe sich einzig auf das Verhältnis der Mittel zur Krankheit. Mittel der älteren Schule werden nicht abgelehnt, Blutentleerungen könnten unter Umständen nötig werden. „Wir werden nicht zugeben, daß man es als einen Widerspruch der Homöopathik mit sich selbst beurteile, wenn sie unter extremen Umständen jenes Hilfsmittel nicht zurückweist." (81.)

Gegen den immer wieder unternommenen Versuch, Widersprüche zwischen Ansichten der Homöopathen und denen *Hahnemanns* aufzuweisen, wird darauf hingewiesen, jede Lehre habe das Recht, nach ihrem *jetzigen* Standpunkt beurteilt zu werden. Was würde man sagen, wenn die Homöopathen so tun wollten, als ob alle ihre Gegner nach *Brown*schen Grundsätzen handelten.

Die Thesen mußten naturgemäß, da sie von einer Versammlung begutachtet und angenommen werden sollten, nicht die *Gegensätze* innerhalb der Homöopathie betonen, sondern das *Gemeinsame*, infolgedessen bekommt man durch sie ein einheitlicheres Bild der Homöopathie übermittelt, als es der Wirklichkeit entsprach.

Wie schon erwähnt, wurden die Thesen einstimmig von der Zentralvereinsversammlung angenommen; es würde aber doch die Sachlage verzeichnen, wenn man im Hinweis auf diese Einstimmigkeit sagen wollte, daß damit die Einheitlichkeit der homöopathischen Lehre bewiesen sei. Man würde sich dadurch einer Einseitigkeit schuldig machen, die man dem Gegner immer vorwirft. Man weiß, was bei solchen Abstimmungen alles mitspielt; des lieben Friedens halber sagt mancher „ja", der nicht mit allem einverstanden ist. Aber man darf doch sagen, daß die Mehrzahl der Anwesenden im wesentlichen in den Thesen die „Idee" der Homöopathie ausgesprochen sah. Die Thesen waren insbesondere die „Magna Charta" der kritischen Richtung und hätten seitdem von allen Kritikern zur Grundlage ihrer Kritik gemacht worden sein sollen. Insbesondere hätten die Geschichtschreiber beachten sollen, daß es methodisch ein schwerer Fehler ist, unter Beiseitelassen der allmählichen Umwandlungen der Lehre sich überwiegend gegen die Schwächen der Ansichten des Gründers zu wenden; es wäre der gleiche Fehler, als 515 wenn man glauben würde, man habe die Grundlagen der modernen Aseptik erschüttert, falls man bei Semmelweis und Lister Fehler nachweist.

Das Schicksal der Thesen war gleich nach ihrer Geburt nicht glücklich. Wie Gross mitteilt, sollte der Abdruck in Hufelands „Journal" erfolgen, und man scheint schon seine Zustimmung gehabt zu haben; durch Hufelands Tod, 15 Tage nach der Magdeburger Versammlung, wurde das vereitelt, und es erfolgte deshalb die Veröffentlichung in Stapfs Archiv (Bd. 16, H. 1, S. 1). Dadurch wurde den Thesen die Wirkungsmöglichkeit in den Kreisen, die es anging, zum größten Teil genommen. Aber auch in den homöopathischen Kreisen blieben sie nicht dauernd so lebendig, wie es erwünscht gewesen wäre; schon in den vierziger Jahren kam es zu Mißverständnissen über einige Punkte, die nicht möglich gewesen wären, wenn man die Thesen beachtet hätte.

Diese 18 Thesen waren verfaßt von dem Dresdener Arzt Paul Wolf (1795—1857), der der kritischen Richtung angehörte, und von Rummel vor der Veröffentlichung mit einigen Zusätzen versehen, und außerdem hat auch, was bisher nicht beachtet wurde, Gross sie „vorläufig geprüft und hier und da erweitert oder mehr erläutert" (St. A. 16, H. 1, S. 171). Damit hatte je ein Vertreter der Linken, der Mitte und der Rechten vor der Veröffentlichung Einfluß darauf genommen. Im Grunde aber war es doch ein Sieg, den Müller mit den Seinen und die Gruppe um Griesselich erfochten hatten.

Die Thesen sind mitten im Kampf entstanden und atmen bei aller vornehmen Zurückhaltung kämpferische Stimmung, indem hauptsächlich die Punkte ins rechte Licht gestellt wurden, die von den Gegnern mißverstanden und entstellt worden waren. Wolf selbst betont, daß er im wesentlichen eine „Zusammenstellung des Zerstreuten, jedem Freunde der Homöopathik bekannten" gibt. Wer die Schriften von Müller, Caspari, Rau, Rummel, Griesselich, Schrön usw. kennt, wird in der Tat kaum wirklich Neues in ihnen finden. Insbesondere darf man, glaube ich, den Einfluß von Hufeland nicht überschätzen, denn was Hufeland an Einwänden 1826 und 1830 gebracht hatte, hatten die ersten vier der oben Genannten schon früher gesagt. Immerhin ist es möglich, daß die ursächliche Behandlung in Rücksicht auf die schiefen Darlegungen des sehr angesehenen Hufeland ausführlicher erörtert worden ist, als es sonst geschehen wäre.

Die Thesen stellen die homöopathische Lehre, wie sie Mitte der dreißiger Jahre von den führenden und selbständigen Köpfen vertreten wurde, klar und in sehr geschickter Weise dar, ohne ein verletzendes Wort gegen die alte Schule. Auch heute können sie in der Hauptsache als eine gute Darstellung der homöopathischen Lehre der kritischen Richtung betrachtet
516 werden, wobei nicht übersehen werden soll, daß wir natürlich einiges jetzt

anders ausdrücken würden. Wie verstaubt würde uns aber heute eine entsprechende Darstellung der alten Schulmedizin aus dem Jahre 1836 anmuten!

Die Beachtung der Thesen war bei den Gegnern recht gering, wenige nur erwähnen sie, wie Wunderlich, der sie aber auch kurz abtut, um sich lieber ausführlich mit Auswüchsen der Homöopathie zu befassen. Während das einseitige „Organon" Hahnemanns in einer ganzen Anzahl von Büchern Behauptung nach Behauptung kritisch zerpflückt worden ist, wurde diese „Magna Charta" der kritischen Homöopathie niemals von einem Gegner ausführlich erörtert.

5. Getäuschte Hoffnungen

Wenn man die „Achtzehn Thesen" aufmerksam gelesen hat, dann wundert man sich wohl, daß eine ärztliche Gruppe, die diese Ansichten als die ihren ansah, so erbittert bekämpft und mißachtet wurde. Aber es war wohl schon zu spät für eine Verständigung. Mitte der dreißiger Jahre trat in den theoretischen Streitigkeiten zwischen der Schulmedizin und der Homöopathie eine gewisse Ruhe ein. Die Schule war des hoffnungslosen Falles müde und strafte den ungebärdigen, aus der Art geschlagenen jungen Verwandten mit Verachtung. Es war nicht die Ruhe des Friedens und Einverständnisses, sondern die des völligen Nichtverstehens. Die Schule verstand die Homöopathie so wenig, daß sie noch nicht einmal ahnte, wie sehr sie ihren Gegner mißverstand. Ermattet ließ man vom Kampfe ab und sammelte sich um die Fahnen; das war die einzige Klärung, die eingetreten war; und so stand auf weitem Feld der starke Haufen der Allopathen, bestehend aus dem vorerst noch größeren Trupp der alten Schulmedizin und dem kleinen, jungen Trupp der naturwissenschaftlich denkenden neuen Schule, gegen das Häufchen der Homöopathen, gegen die sich beide allopathischen Gruppen einig wußten.

Die eben geschilderte Sachlage drückt sich in manchem aus. Die schulmedizinischen Zeitschriften nahmen nur selten mehr Vermerk von dem homöopathischen Schrifttum, und auch Streitschriften wurden gegen das Jahr 1840 hin seltener, ohne daß auch nur klar geworden wäre, welches der Hauptstreitpunkt war, und ohne daß das Simile auch nur verstanden, geschweige denn anerkannt worden wäre.

In der Homöopathie waren aber gerade Ende der dreißiger Jahre Hoffnungen rege geworden, daß vielleicht jetzt die Zeit der Versöhnung nahe sei. Man empfand die naturhistorische Schule Schönleins als der eigenen verwandt. So wie sich Schönlein von der Hypothesenpathologie abgewendet hatte und die Krankheiten wie einen naturgeschichtlichen Gegenstand — z. B. eine Pflanzenart — beschrieb, so hatte Hahnemann schon 517 ein Menschenalter früher sich von der Vermutungskunst der damaligen Medizin entfernt und hatte sich bei den Krankheiten sowie bei der Darstellung der Arzneiwirkungen tunlichst an die Erscheinungen gehalten, ohne hinter die Erscheinungen zurückzugehen und nach dem „Warum?“ zu fragen. Den Homöopathen schwebte eine Vereinigung mit der Schulmedizin auf Grund des naturhistorisch-phänomenologischen Standpunktes Schönleins in der Krankheitslehre mit ihrem eigenen naturhistorisch-phänomenologischen in der Arzneiwirkungslehre und in der Arzneimitteldiagnose bei der Behandlung vor.

Auf der Versammlung des Homöopathischen Zentralvereins in Berlin im Jahre 1840 sprach Kurtz über die Beziehungen der Homöopathie zur „naturhistorischen Schule“. Nach Erwähnung des Namens Schönlein sagt er: „Vielleicht staunt mancher von Ihnen, meine Herren, aufs Neue die Homöopathie und die naturgeschichtliche Schule miteinander in Verbindung gestellt zu sehen, und doch unterliegt es gar keinen Schwierigkeiten, zu beweisen, daß eine innige Gemeinschaft auch diese beiden verknüpfe, daß die eine das notwendige Komplement der anderen, daß sie beide durchaus zusammenwirken müssen, wenn aus der jetzt geläuterten Kunst und den vorliegenden Fundamenten echter Wissenschaft wahrhaft Großes hervorgehen soll . . . Jene Schule strebt überall nach lebenswarmen, naturgemäßen Krankheitsbildern. Tut die spezifische Heilmethode anderes? Jeder Krankheitsprozeß gilt jener Schule als ein Individuum, das sein bestimmtes eigentümliches Leben führt. Ganz so betrachtet die spezifische Heilmethode ein jedes Arzneimittel.“ (Medic. Jahrbücher, Berlin, Bd. III, 506.)

„Obgleich die Homöopathie das ergänzende Element der Allopathie ist, so werden wir doch erst dann eine neue und reformierte Heilkunst und Wissenschaft besitzen, wenn beide Namen der Vergessenheit anheim gefallen sein werden.“ (510.)

Kurtz sagt an anderer Stelle über Schönlein: „Wäre es möglich, ihn und Hahnemann in eine Person zu verschmelzen, dann bräche der Tag für die Heilkunst wohl an.“ (A. H. Z., Bd. 20, S. 360.) — Ja sogar Hahnemann selbst darf man in gewissem Sinne als Kronzeugen anführen mit einem Brief an C. Hering, der eine kleine Vorgeschichte hat. Es hatte sich 1836 die Nachricht verbreitet, Schönlein sei gestorben, die er selbst in einem launigen Brief an seinen Freund Jäck in Bamberg widerrief. Diese Nachricht war auch nach Amerika gedrungen, und C. Hering veranstaltete an der damals gegründeten „Akademie für Homöopathie“ in Allentown eine Gedächtnisfeier, deren Bericht er Hahnemann gesandt hatte. Hahnemann schrieb darauf am 3. Oktober 1836 an Hering: „Schönleins Ansichten, die, wie ich aus ihren Blättern ersehe, ausge-
518 zeichnet sind, könnten, da Sie so viel von demselben halten (mir sind die-

selben unbekannt), mit Vortheil in Ihrer Akademie gelehrt werden (Haehl, Bd. II, S. 364; vgl. „Correspondenzblatt der Homöopathischen Aerzte. Ausgegeben durch die Nordamerikanische Akademie der homöopathischen Heilkunst in Allentaun an der Lecha"; Allentaun Pa. 1835—36, S. 11 bis 12). Es wurde sogar beschlossen, in der Akademie eine Büste Schönleins aufzustellen. — Auch sonst wurde Schönlein in dem Kreis der Homöopathen sehr geschätzt, 1839 wurde auf der Zentralvereinsversammlung in Leipzig von vielen Anwesenden der Wunsch ausgesprochen, Schönleins Ansichten als Grundlage einer homöopathischen speziellen Pathologie und Therapie zu nehmen. (Vgl. auch „Hygea" II, 93 und 14, 168.)

Daß auch unverdächtige Allopathen diese Verwandtschaft der Homöopathie mit Ansichten von Schönlein und insbesondere mit denen von Schülern Schönleins sahen, zeigt eine Bemerkung Pfeufers in der „Zeitschrift f. rat. Medizin" (Bd. 1, H. 1, S. 48, 1844) über die Schüler Schönleins und ihr Verhältnis zur Homöopathie: „Sie sind schon jetzt innerlich so wenig von diesen [den Homöopathen] geschieden, daß der von Zeit zu Zeit in Kämpfen ausbrechende Haß beider dem tiefer Blickenden eigentlich nur als eine verkehrte oder mißverstandene Liebe erscheint."

Zu dieser Einschätzung von Schönlein paßt dann wiederum gut, daß Wunderlich in seiner „Geschichte" von Schönleins „Positivismus" in seiner Züricher Zeit spricht, wenn man damit das oben Seite 208 über den Positivismus von Hahnemann Gesagte vergleicht. Aber es muß betont werden, daß sich die Schätzung Schönleins nur auf seine Krankheitslehre, nicht dagegen auf seine Behandlung erstreckte.

Auch Griesselich hat sich in ganz ähnlichem Sinne wie Kurtz über Schönlein ausgesprochen (Hyg. 15, Einleitung S. V):

„Will die jetzige naturhistorische Schule in der Medizin auf dem begonnenen Wege fortgehen, so muß sie die Arzneiwirkungen in ihren Kreis mit hineinziehen. Wie fruchtbringend auch die seitherigen Forschungen der genannten Schule für die Wissenschaft sind, für die Pharmakodynamik haben sie noch nichts geleistet, und wir sehen keinen einzigen Arzt dieser Schule diesem so hochwichtigen Zweige, ohne dessen bessere Pflege die Therapie nie zu größerer Sicherheit kommen kann, sein besonderes Augenmerk zuwenden, und doch liegt es so sehr nahe, die Geschichte der Arzneikrankheiten an sonst Gesunden zu erforschen, wie dies so nahe liegt mit der Erforschung der Krankheitsursachen und der Geschichte der sonstigen Krankheiten."

„Es ist also eine wesentliche Aufgabe unserer Zeit, der Pharmakodynamik die physiologische Grundlage zu geben, und zwar auf dem naturgeschichtlichen Wege. Nur so werden Pathologie und Therapie mit Erfolg in einem Punkte zusammen- und von einem Punkte wieder auslaufen."

Diese physiologische Begründung der Pharmakodynamik sieht Griesselich in den Prüfungen am Gesunden, wenn auch bisher „die wirklichen Tatsachen mit einer Menge losen Gerölls von vermeintlichen umgeben sind.“ (Vgl. dazu auch das von Arnold auf S. 393 über die naturhistorische Betrachtungsweise Gesagte.)

In diesem Zusammenhang ist es nicht ohne Belang, daß K. F. D. v. Villers, ein bekannter homöopathischer Arzt, von Schönlein erzählt: „Er bediente sich, wo es anging, Hahnemannscher Vorschriften, welche er mit dem Titel der ‚direkt sedativen Heilmethode‘ bemäntelte. Schreiber dieses hat Briefe Schönleins in den Händen seiner Patienten gesehen, in welchen er mit Staunen Verordnungen der Tinctura Nucis vomicae, Belladonnae u. a. in unwägbaren Dosen eingestreuet fand.“ (A. H. Z., 1878, Bd. 97, S. 138.) Man wird diese Mitteilung von Villers für möglich halten können, denn es liegt eine gewisse Logik darin, daß, wie die Homöopathen die Ähnlichkeit der Schönleinschen Grundsätze in der Krankheitslehre mit denen Hahnemanns in der Arzneimittellehre erkannten, auch Schönlein sie gesehen und die Folgerungen daraus gezogen hat, wenn er auch meines Wissens nie der Öffentlichkeit davon Mitteilung gemacht hat.

Die Erwartungen der Homöopathen über eine Verbindung der beiden Richtungen gingen jedoch nicht in Erfüllung, und bald schwand diese Hoffnung gänzlich, die Zeit war auch über Schönlein schon hinweggeschritten, die Führung hatte die „physiologische Medizin“ an sich gerissen. Während sie im übrigen in sehr vielem anderer Meinung als die alte Schulmedizin war, übernahm sie unbesehen die alte Legende der Schule über die Homöopathie, die man immer noch mit der Hahnemannschen Lehre im „Organon“ gleichsetzte, ohne die starken Veränderungen, die die Homöopathie durchgemacht hatte, zu beachten. Einen großen Stein des Anstoßes bildete es, daß ihrer Ansicht nach die Homöopathie in der jeweiligen Krankheit nur einen ungegliederten Symptomenhaufen meist subjektiver Art sah, ohne Sinn, Wert und Zusammenhang der Erscheinungen zu klären. Besonders töricht mußte es der immer stärker auf der pathologischen Anatomie aufbauenden Schule erscheinen, daß — ihrer irrtümlichen Ansicht nach — Hahnemann die inneren anatomischen Veränderungen als unerkennbar bezeichnet habe. Allerdings hatten auch fast alle Homöopathen diese falsche Meinung über Hahnemann, aber die freien blieben nicht dabei stehen, sondern schritten unbekümmert darüber hinweg und forderten Beachtung der anatomischen Veränderungen.

Ganz anders wirkte sich dieser Irrtum in der Schulmedizin aus. Der „anatomische Gedanke“ beherrschte die nächsten Jahrzehnte der Medizin. Wer in diesem Punkte ihr vermeintlich nicht beistimmte, der zählte nicht mit
520 und verdiente keine Beachtung. Der dritte wichtige Punkt, den man un-

besehen von der alten Schule übernahm, war deren Ansicht über die Hochpotenzlehre, die man fälschlicherweise der ganzen Homöopathie unterschob. Bei dieser einmal angenommenen Ansicht blieb es im wesentlichen bis auf unsere Zeit.

Die Bemerkungen von Kurtz und Griesselich zeigen deutlich, daß man sich der Gefahr einer sektenhaften „Verinselung" bei den freien Homöopathen durchaus bewußt war und daß man den Wunsch und das Streben hatte, durch Dämme zur naturhistorischen Schule diese Gefahr zu überwinden. Auch andere Äußerungen der freien Homöopathen zeigen, wieweit man sich von Hahnemann entfernt hatte. In seinem „Sendschreiben an Herrn Dr. J. C. G. Jörg" (Leipzig 1838), einer Antwort auf Jörgs Schrift aus dem gleichen Jahre (s. o.), betont Kurtz, daß der einzige Unterschied zwischen Allopathie und Homöopathie in der Arzneimittellehre und Anwendung der Arzneien beruhe. „Alle übrigen Doktrinen sind vollkommen gleich und dem Homöopathen so unentbehrlich als dem Allopathen." Auf Jörgs frühere Schrift aus dem Jahre 1822 will er nicht eingehen, „weil die derzeitige Homöopathie von jener Hahnemannschen Homöopathie himmelweit verschieden ist". (S. 21.) Von Hahnemann heißt es: „der allerdings der Gründer der Homöopathie ist, nimmermehr aber als ihr jetziger Repräsentant gelten darf. Keiner möge in diesen Worten Undankbarkeit oder hochmütige Geringschätzung gegen Hahnemann lesen, sondern nur parteilose und unverblendete Schätzung seiner Genitalität und eisernen Fleißes einerseits, anderseits seiner mannigfachen Willkürlichkeiten, seinem hin und her Schwanken und seines unbegrenzten Eigendünkels. Man sagt wohl nicht zuviel, wenn man behauptet: Es ist Hahnemann, der der Homöopathie die tiefsten Wunden schlug, er ist es, in dessen Prokrustesbette die Heilkunst ewig siechen müßte." — Angehörige einer „Sekte" pflegen über den Stifter nicht so abfällig zu sprechen, wie es Kurtz hier tut. Ähnlich haben sich mitunter auch Schrön, Griesselich und andere ausgesprochen, ja wohl noch etwas schärfer.

Im Staatsleben entscheidet nicht selten über das Schicksal des Staates und der Völker das, was man, trotz aller ursächlichen Bedingtheit jedes kleinsten Ereignisses und jedes Entschlusses, den sog. „Zufall" nennt, indem die Entscheidungen nicht entsprechend der Logik der Tatsachen aus großen sachlichen Gesichtspunkten gefällt werden, sondern aus persönlicher Zuneigung und Abneigung der leitenden Personen. So z. B. spielten gewisse spitze Bemerkungen Friedrichs des Großen über die Pompadour, die Geliebte des französischen Königs Ludwigs XV., eine Rolle bei der Entscheidung von Frankreich, sich neben den alten Feind Österreich und gegen Preußen-England zu stellen, wodurch Frankreich seine riesigen Besitzungen in Nordamerika verlor. Alte Feindschaften oder Freundschaften werden oft 521 in kürzester Zeit vergessen, wenn es der Wille der Regierenden ist; man beachtet nur das jeweilig Genehme unter Hintanstellung der entgegengesetzten Gesichtspunkte.

Ähnliches läßt sich auch mitunter in den Wissenschaften beobachten, wie z. B. heutzutage in Deutschland bei der Medizin, indem diese nicht in rein sachlich bedingter innerer Entwicklung, sondern zum guten Teil unter äußerem Einfluß auf einmal ihr Herz für die „biologische Heilkunde" entdeckt, an ihre eigene Brust schlägt und vieles bei dem bisher verachteten Gegner durchaus beachtenswert findet, ein Vorgang, der für den Außenstehenden nicht eines gewissen Humors entbehrt.

Verwandt war die damalige Sachlage zwischen Homöopathie und Allopathie, wobei Unterschiede nicht geleugnet werden sollen; vor allem fehlte ein überragender Einfluß innerhalb oder außerhalb der Heilkunde, der das Schiff der Allopathie und das der Homöopathie auf gleiche Fahrt gestellt hätte.

Wenn man sich nur an die rein sachlichen Unterschiede hält, die psychologischen Voraussetzungen aber sowie die Vorgeschichte außer acht läßt, wäre damals eine Verständigung zwischen den freien Homöopathen und der Schule wohl möglich gewesen; der Gemeinsamkeiten gab es mehr als der Unterschiede, wenn man die freie Homöopathie recht verstand. Die Spezifiker betonten, daß nur die Arzneimittellehre und die Arzneianwendung beide Schulen voneinander trenne, während die Hilfswissenschaft und die Krankheitslehre ihr mit der Schule gemeinsam seien, und sie außerdem die Wirksamkeit der schulmedizinischen Verfahren nicht nur zugab, sondern unter Umständen sie selbst verwendete. So war der Unterschied, rein sachlich gesehen, in der Tat nicht groß, zumal wenn man bedenkt, daß auch Schulmediziner die bedingte Richtigkeit des Ähnlichkeitssatzes zugaben. Aber infolge der langen erbitterten Streitigkeiten hatten sich die Parteien so weit auseinandergestritten, daß sie außer Hörweite standen und eine Verständigung nicht möglich war und das um so weniger, da man alle Einwände gegen die Homöopathie unbesehen von der alten Schulmedizin übernommen hatte und gar nicht merkte, daß nicht die moderne Homöopathie, sondern nur Hahnemanns Organon und dessen Anhänger durch die Kritik getroffen wurden.

* * *

6. Freunde und Gegner

Die Freunde. Neben Anhängern gibt es auch eine Anzahl anderer, die sozusagen als Kometen die Bahn der Homöopathie gekreuzt haben,
522 ohne dauernd ihrem Systeme anzugehören.

Johann Heinrich Kopp (1777—1858). Kopp war hessischer Leibarzt, Oberhofrat und Medizinalreferent bei der Regierung und als Praktiker hochangesehen. Es erregte deshalb Aufsehen, ja in gewissem Sinne Schrecken, als dieser angesehene Arzt im zweiten Bande seines Werkes „Denkwürdigkeiten in der ärztlichen Praxis“ (Frankfurt, 1832, Bd. II unter dem Titel erschienen „Erfahrungen und Bemerkungen bei einer prüfenden Anwendung der Homöopathie am Krankenbette“) sich weitgehend zugunsten der Homöopathie ausgesprochen hatte. Bemerkenswert ist nun — wenn auch nicht eigentlich merkwürdig, daß Kopp offenbar deshalb zu einem zum guten Teil bejahenden Urteil gekommen ist, weil er sie in einer fünfjährigen Prüfung am Krankenbett praktisch erprobt hat. Er hat sich dabei seine Kritik bewahrt und spart nicht mit Vorwürfen gegen Hahnemann wegen seines überheblichen schroffen Tones, seiner Übertreibungen und Selbstwidersprüche.

Das Werk ist mehr eine zwanglose Aneinanderreihung von verschiedenen Gedanken und Erfahrungen als ein systematisches Werk über den Gegenstand. Kopp berührt naturgemäß viele Punkte, die auch schon Rau und andere Kritiker erörtert hatten; es sei deshalb mehr auf das eingegangen, was er auf Grund seiner Erfahrung bejaht.

Einen „Glanzpunkt der Homöopathie“ nennt er die Prüfung der Arzneien am Gesunden, aber er lehnt deshalb die am Kranken gemachte Erfahrung in bezug auf Wirkung der Arzneien nicht ab, wie es Hahnemann tue (S. 34f.). Meist spricht Kopp nur von der organspezifischen Beziehung der Mittel und beachtet zuwenig die Beziehungen zu den Erscheinungen beim individuellen Krankheitsfall. Doch erwähnt er an anderer Stelle (51), was auch schon andere Anhänger der Lehre bemerkt hatten, daß nicht selten anscheinend gut gewählte Mittel nichts bewirken, was er darauf zurückführt, daß das Mittel nicht immer in individuell-spezifischer Beziehung zu dem Kranken und seinen Organen steht, wie ja Prüfungen vielfach ergäben, daß bei einigen Prüfern das spezifische Wirkungsorgan keine Erscheinungen zeige.

Die Wirkungen kleiner und kleinster Gaben erkennt er an, betont jedoch, daß große, ja sehr große „schulmedizinische“ oft besser wirken, ohne eine Erstverschlimmerung hervorzurufen. Dies belegt er auch durch kurze Krankengeschichten; aber auch von starken Verschlimmerungen nach großen Gaben weiß er zu berichten (195).

Es hängt eng mit den Eigenheiten der Homöopathie zusammen, daß Arzneivergiftungen in ihr sehr selten sind, während sie in der Allopathie besonders damals, aber auch noch jetzt eine nicht kleine Rolle spielen; ja
dieser Zusammenhang mancher chronischer Siechtümer mit lange gereichten 523

Arzneien, wie Quecksilber, Chinarinde, Jod, Höllenstein usw., war damals vielfach noch gar nicht erkannt. Kopp schreibt über diesen Punkt auf Seite 140: es „gehört zu den verdienstlichsten Bemühungen Hahnemanns, darauf den Arzt aufmerksam gemacht zu haben . . ., daß er während der Behandlung einer Krankheit die Zufälle, welche dieser selbst angehören, von denen, die durch die angewendeten Arzneien hervorgebracht wurden, unterscheidet". (Vgl. z. B. Organon, 6. Aufl., § 41 und § 235.) Daraus, daß Kopp gerade dieses Verdienst Hahnemann anrechnet, geht unzweifelhaft hervor, daß diese Behandlungsfehler damals recht häufig waren. Man ersieht daraus auch, welch große Verdienste sich Hahnemann schon in einem solchen Nebenpunkte erworben hat! Kopp knüpft an diese Bemerkungen noch ein weiteres Lob über Hahnemanns Verfahren, nur immer ein Mittel zu reichen; allerdings schränkt er das ein, indem er betont, daß es doch Zusammenstellungen von Arzneien gäbe, die sich unzweifelhaft bewährt hätten.

Die Angaben Hahnemanns über Anwendungs- und Wirkungsweise und -dauer hält er vielfach für zu dogmatisch und bezweifelt auch die Zweckmäßigkeit mancher Vorschriften; er selbst teilt aber mit, er habe bei einem Manne nach Aussetzen von Terpentingebrauch noch 34 Tage lang den dafür kennzeichnenden Geruch des Urins nach Veilchen festgestellt. Die langen Zwischenräume zwischen den einzelnen Arzneigaben hält er für untunlich und in Rücksicht auf die Erwartungen des Kranken für undurchführbar. Dabei verweist er auf Bemerkungen der Homöopathen Hartmann und Wolf, die auch stärkere Gaben und öftere Wiederholung empfahlen.' (St. A. VIII, H. 3, 84 u. XI, H. 1, 33.)

Bei Mitteilung seiner Erfolge bedient sich Kopp oft der zusammenfassenden Berichterstattung und einer verallgemeinernden Diagnose; das Krankheitsbild insbesondere in bezug auf seine kennzeichnenden, die Arzneimittelwahl bestimmenden Einzelheiten ist meist nicht scharf genug geschildert. Das deutet vielleicht darauf hin, daß Kopp doch nicht genügend tief in die Homöopathie eingedrungen ist und daß vielleicht auch mancher Mißerfolg mehr seinem verallgemeinernden Denken als der Homöopathie zur Last gelegt werden muß. Was soll man mit Diagnosen wie „Unterleibs-" oder „Harnbeschwerden" anfangen? Es mag das in Rücksicht auf den Raum geschehen, denn das Buch hat auch so 534 Seiten, aber auf diese Weise hat er sich Tadel von den Homöopathen zugezogen und es auch Sachs ermöglicht, den Versuch zu machen, seine Mitteilungen völlig zu entwerten. Auch bei Kopp muß man feststellen, wie fast bei allen Allopathen, daß sie fast nur Hahnemann kennen und berücksichtigen und nicht die von ihm mehr oder weniger unabhängigen Schüler. Durch diese unnötige Einengung des
524 Gesichtskreises verliert das Buch einen Teil seines Wertes.

Eine Überlegenheit der Homöopathie findet Kopp bei akuten fieberhaften Krankheiten, sowie bei empfindlichen und reizbaren Personen, bei Säuglingen und kleinen Kindern; während wir oben sahen, daß Moritz Müller zehn Jahre früher gerade bei akuten Krankheiten die Überlegenheit der Allopathie betonte. Auch bei Heiserkeit, gewissen Hustenarten und bei Krupp lobt er sie, insbesondere verlaufe die Genesung schneller. „Höchst auffallend" war die Wirkung der homöopathischen Behandlung bei beginnender Entzündung der Lungen und des Rippenfells (S. 304). Bei akuter Darmentzündung (Enteritis) wagte Kopp nicht die Homöopathie anzuwenden, bei der Ruhr hatte er ähnliche Erfolge wie bei der Lungenentzündung. Auch bei Durchfall hatte er oft erstaunlichen Erfolg, in manchen Fällen dagegen nicht. Desgleichen lobt er die Homöopathie bei Blasenrotlauf und bei den Masern, bei denen er eine bedeutende Abkürzung des Verlaufs fand. „Vorzüglichen Heilerfolg" hatte er beim Nasengrind, wie er bei Skrofulösen vorkommt, und bei krankhaften Regelbeschwerden. Mit Hahnemanns Syphilisbehandlung ist er nicht einverstanden.

Diese wenigen Angaben mögen genügen, um zu zeigen, wie Kopp sich eine nicht unerhebliche Erfahrung in homöopathischer Behandlung verschafft hat. Wieweit seine Erfolge durch Verwendung allzu hoher Verdünnungen beeinträchtigt worden sind, entzieht sich der Beurteilung.

Jedenfalls darf ein solch erfahrener Praktiker wie Kopp mehr Beachtung fordern als Kritiker wie Wedekind und Heinroth, die vom grünen Tisch aus die Theorie Hahnemanns bekämpft haben. Man muß diese vielfach anerkennende Darstellung von Kopp um so höher schätzen und ihr einen hohen objektiven Wert zubilligen, da er im wesentlichen Allopath geblieben ist und in vielen Punkten keineswegs mit Tadel spart. Ebenso wie Rau konnte er durch seine günstige Beurteilung der Homöopathie nur amtliche Schwierigkeiten und wirtschaftliche Schädigungen erwarten.

Kopp selbst hat seine Meinung über die Notwendigkeit der eigenen Erfahrung unzweideutig in § 72 geäußert. Er unterscheidet hier scharf zwischen der Theorie, dem Systeme Hahnemanns und der Erfahrung über spezifische Arzneien und ihre Anwendung nach dem Simile. Kopp knüpft daran längere Ausführungen über die einseitigen Kritiker, die sich nur an die Theorie bei ihrer Beurteilung gehalten haben. „Wer bloß nach dieser die Homöopathie beurteilt, handelt unrecht." Man unterschreibe keineswegs alles im Organon Gesagte, wenn man feststelle: „daß durch die Prüfung der Arzneien am Gesunden die Kenntnisse von den spezifischen Kräften der Arzneien gewonnen hat, ist ebenso gewiß, als daß noch sehr kleine Dosen von vielen derselben unter bestimmten Verhältnissen Wirkung hervorbringen". (S. 466.) 525

Diese unbefangene, auf eigener Erfahrung beruhende Beurteilung der neuen Lehre durch einen so angesehenen Arzt blieb nicht ohne Eindruck, ja sie scheint geradezu Beunruhigung und Schrecken verbreitet zu haben, wie aus mancherlei Bemerkungen der Schule hervorgeht und wie wir noch weiter unten bei Sachs sehen werden. Später ist Kopp nicht mehr auf die Homöopathie zurückgekommen.

W. J. A. Werber. Einer der bedeutenderen Mitarbeiter an der Hygea war der Freiburger Professor Werber (geb. 1798 in Ettenheim — nach anderen Quellen 1800 —, gest. 1873). Im ersten Band der Hygea bringt er eine große Arbeit von 150 Seiten „Über die Entzweiung der Medizin in Allopathie und Homöopathie und die Notwendigkeit ihrer Versöhnung; ein Versuch nach Erfahrung und Vernunft“.

Werber war seinem Wesen nach stark spekulativ eingestellt, und auch seine Arbeiten auf unserem Gebiet lassen eine Vorliebe für die Naturphilosophie und eine deutliche Beeinflussung durch sie erkennen, wenn er auch der Wesensart der Homöopathie entsprechend diese Gesichtspunkte nicht allzu stark hervortreten läßt.

Er stellt Allopathie und Homöopathie einander vergleichend gegenüber, indem er zu zeigen versucht, daß beide bedingt recht haben und beide durch Einseitigkeit und Übertreibungen sündigen. Die Homöopathie tadelt er wegen mangelnder Tiefe und wirft ihr das Stehenbleiben bei der Erscheinung vor.

„Würde die Homöopathie tiefer in das Wesen und Leben des Erkrankungs- und Heilungsprozesses eindringen, und nicht bei der oberflächlichen Anschauung der Symptome und ihrer Gruppierung zu Krankheitsformen stehen bleiben, so würde sie mit dem Tiefsinne Autenrieths die Idee der Metamorphose der Krankheit gewonnen haben, wonach das Wesen der Krankheit nur Formen wechselt, und sicherer zum charakteristischen Heilmittel leitet, als bloße oberflächliche Symptomenauffassung, um so mehr, da doch die Homöopathie auf dem naturgemäßeren Wege zur Kenntnis der Arzneikräfte wandelt.“ (121.)

Es fragt sich aber doch, ob beim damaligen Stand der Kenntnisse nicht jedes „Tiefereindringen“ schwere Irrtümer über das Wesen der Krankheiten fast notwendig im Gefolge gehabt haben würde. Mit dem Begriff der „Metamorphose“, wie er damals nicht selten verstanden wurde, war ein Abgleiten in die Tiefen und Untiefen der Naturphilosophie fast unvermeidlich.

Bei der Allopathie erkennt er an, daß sie Triumphe in der Naturerkennung feiere, in Pathologie und Ätiologie; die Homöopathie habe ihre Größe in der Kunstseite der Medizin, in Therapie und Pharmakodynamik. Von diesem Gesichtspunkte aus behandelt er beide Gebiete ausführlich, dabei
526 irrtümlich der Homöopathie die Verachtung der Naturheilung zuschreibend,

der Allopathie aber die Meinung unterlegend, sie schätze die Naturheilkraft hoch und lasse sie walten, was jedoch offenbar keineswegs allgemein damals zutraf und auch nicht recht mit der Tatsache in Einklang zu bringen ist, daß vielfach Allopathen selbst vielen ihrer Mitbrüder ein allzu starkes und häufiges Eingreifen in den Heilungsvorgang vorwarfen.

Die Arzneiprüfungen am Gesunden lobt er, wenn er ihnen auch den Vorwurf macht, daß man die gefundenen Erscheinungen zuwenig mit den ihnen zugrunde liegenden Verrichtungen in Beziehung setzt und man oft bei den „Symptomenhaufen" stehenbleibt, ein Vorwurf, der in gewissem Sinne berechtigt ist, soweit man nicht durch voreilige Ausdeutungen wiederum auf unbewiesene Vermutungen sich stützt. Die damaligen Bemühungen der Homöopathen, den „Charakter" der Mittel herauszuarbeiten und damit über den „Symptomenhaufen" hinwegzukommen, beachtet er nicht genügend. Bei der Homöopathie findet er ein übertriebenes Stehenbleiben bei den Einzeltatsachen und ein übertriebenes Individualisieren; die Allopathie findet er in der Gefahr stehend, alles zu verdichten und zu identifizieren, dagegen das Besondere und Individuelle entschwinden zu lassen. (S. 139.)

Den Ähnlichkeitssatz erkennt er an, gibt ihm jedoch eine etwas andere Wendung: „Je mehr eine Arznei einer Krankheit qualitativ entspricht, d. h. je mehr Verwandtschaft und charakteristische Ähnlichkeit eine Arznei zu einer Krankheit zeigt, desto sicherer, schneller und ausdauernder wird sie gehoben." (149.)

Ein Verzeichnis bringt eine Anzahl Arzneien, die nach ihrer Wirkung auf die einzelnen Organe zusammengestellt sind; es enthält unterschiedlos homöopathische und allopathische Arzneien, ein Verfahren, das in dieser Form unstatthaft ist, da man nicht ungeprüfte Arzneien nach homöopathischen Grundsätzen anwenden kann. (154.) Er verlangt ganz im Sinne der Homöopathen, daß man von einer Arznei ihre Wirkung auf die Gemütsbeschaffenheit usw. kenne, sowie die sog. „Modalitäten", d. h. den Einfluß, den die verschiedensten Tätigkeiten und Umstände auf die Arzneiwirkung ausüben, wie Ruhe, Bewegung, Essen, Schlafen usw.

Heile die Homöopathie nach dem Simile spezifisch, so handle die Allopathie, wenn sie „enantiopathisch" nach dem Contrarium heile, auch spezifisch, da ja auch das Contrarium besondere Beziehung zu dem Organon usw. habe, auf das man zu wirken beabsichtige.

Den Begriff der Wechselwirkung von Hahnemann übernehmend und ihn erweiternd, meint er, da ein und dasselbe Mittel sowohl Durchfall als Verstopfung erzeuge oder sowohl Pulsbeschleunigung als Pulverlangsamung hervorrufe, so fallen Homöopathie und Enantiopathie in eins zusammen. 527

„Die Homöopathie heilt ebensogut enantiopathisch als die Enantiopathie homöopathisch, und dies in der Tat durch das Gesetz der Wechselwirkung", wobei er sich auf das Buch von Fränkel (s. u.) bezieht. (S. 161.)

Diese Wechselwirkung habe die Homöopathie in „ihrer theorielosen Praxis" nicht erkannt. „Jede eigentliche Krankheit hat eine Vor- und eine Nachwirkung, oder Gegenwirkung, ebenso jede Arzneikrankheit; treten nun Arznei und Krankheit in Kampf, so trifft die arzneiliche Vorwirkung mit der Erstwirkung der Krankheit, die arzneiliche Gegenwirkung mit der Gegenwirkung der Krankheit zusammen, was der homöopathische Anteil des Prozesses ist; ferner fällt die Vorwirkung der Arznei mit der Gegenwirkung der Krankheit, und die arzneiliche Gegenwirkung mit der Vorwirkung der Krankheit zusammen, was der enantiopathische Anteil des Prozesses ist, woraus zur Genüge hervorgeht, daß ein absoluter Gegensatz zwischen der Homöopathie und Allopathie nicht obwaltet, sondern daß sie wesentlich innerlich eines und dasselbe sind."

Diese Frage, die Werber im Anschluß daran selbst als den „schwierigsten Gegenstand der Medizin" bezeichnet, ist in verwandter Weise auch von anderen behandelt worden. Es würde jedoch zu weit führen, diese Fragen hier ausführlich zu erörtern. Man sieht jedenfalls aus dem Gebrachten, daß Werber in die Tiefe geht und bei seinen Vermittlungsversuchen nicht grundsatzlosem Ausgleich das Wort redet, sondern die wesentliche Verwandtschaft beider Richtungen nachzuweisen sucht.

Wie bei einem Arzt, der zu einem bedingt bejahenden Urteil über die Homöopathie gekommen ist, nicht anders zu erwarten, hat auch Werber sich dies Urteil mittels eigener Versuche erworben. Er wendet dabei die Mittel vielfach in großen Gaben, ja in allopathischen Gaben an, indem er von der unverdünnten Tinktur einen Tropfen Nux vomica oder 10 bis 20 Tropfen Digitalistinktur gibt, ohne aber die Wirkung kleinerer Gaben zu bestreiten.

Im Jahre 1835 erschien von Werber eine Schrift „Entwicklungsgeschichte der Physiologie und der Medizin" (Stuttgart—Leipzig; auch erschienen unter dem Titel „Über Gegensatz, Wendepunkt und Ziel der heutigen Physiologie und Medizin"), in der er denselben Standpunkt vertritt. Nur einige Äußerungen seien aus ihr angeführt. „Das Tiefste, was Hahnemann gedacht und geschrieben, und von außerordentlich glücklichen Folgen für die Entwicklung der Medizin, namentlich in praktischer Beziehung, sein wird, das ist seine Unterscheidung der Arzneiwirkungen in Vor- und Nachwirkungen, so wie in Wechselwirkungen." (344.) Auch für die kleinen Gaben tritt er ein, wenn er Hahnemanns späteren Standpunkt auch für übertrieben hält. Im wesentlichen vertritt er denselben Standpunkt wie in
528 der großen Arbeit der „Hygea". Ein versprochener zweiter Band ist nie er-

schienen; vielleicht gelang es ihm nicht, die gesuchte Vereinigung beider Richtungen zu finden. (Über andere Gründe des Schweigens siehe weiter unten.)

Werber hat in den nächsten Jahren noch mehrfach in der „Hygea“ das Wort ergriffen (Bd. 6 und 7), meist um Krankengeschichten mitzuteilen, in denen er sich als Zwischenparteiler zeigt und die Mittel beider Schulen gibt und immer die Urtinkturen anwendet. Er wendet sich darin auch scharf gegen die Hochpotenzler und gegen andere Übertreibungen der Homöopathen.

In Band 8 (S. 236, 1838) nimmt er das Wort gegen Attomyr, der in Stapfs Archiv in ganz einseitiger Weise gegen die Allopathie geeifert hatte. Werber betont dabei, daß kein Kenner der Schulmedizin die Möglichkeit leugnen könne, daß man sowohl allopathisch als enantiopathisch heilen könne. Von der Homöopathie sagt er: „Seit 8 Jahren mit der homöopathischen Theorie und Praxis unausgesetzt beschäftigt, sie immer meinem prüfenden Geiste vorhaltend, habe ich ihren Wert erkannt, habe sie als die spezifische Heilkunde, die früher nur empirisch geahnt und geübt, jetzt wissenschaftlich und technisch erkannt und herangebildet wurde, innig schätzen gelernt. ... ich will die ganze Wahrheit und Wirklichkeit, und diese finde ich weder in der ausschließlichen Homöopathie, noch in der ausschließlichen Allopathie, sondern nur in der wissenschaftlichen Vereinigung beider Schulen.“ Er macht weiterhin auf die Schädlichkeit des dogmatischen Hahnemannismus aufmerksam und betont, daß die „Hygea“ der alten Schule ihre Wahrheiten nicht nehmen, sondern ihr zeigen wolle, daß in ihr ein alter Schatz ruhe, die spezifische Heilmethode, die bisher nicht genügend gefördert worden sei, und den es zu heben gälte.

In einem Aufsatz „Über die Analogie der medizinischen und moralischen Therapie“, den er auch in einer späteren Schrift „Die Heilungsgesetze“ verwendet hat, kommt Werber nochmals in der „Hygea“ auf die Homöopathie ausführlicher zu sprechen. „Die homöopathische Heilmethode für die physischen Gebrechen und Leiden ist in der neueren Zeit nicht nur praktisch, sondern auch wissenschaftlich nachgewiesen worden. Man anerkennt jetzt, daß man auf indirekte Weise durch eine der Reaktion ähnliche Reizung den Gegensatz zur Krankheit hervorrufen und dadurch die Heilung vollführen kann. Ein kaltes Fußbad heilt kalte Füße.“ (Bd. 11, S. 5, 1839.) Eine Ergänzung dazu gibt er in der „Hygea“ im Jahre 1840. (Bd. 13. S. 86.)

Spätere Schriften zeigen Werber als reinen Schulmediziner. In der Schrift „Die Heilungsgesetze“ (Freiburg i. B., 1862) setzt er sich auch mit der Homöopathie auseinander und lehnt sie ab, merkwürdigerweise von rein theoretischem Standpunkt aus, ohne auf die praktischen Erfolge, von denen
er selbst ja früher berichtet hat, in bejahendem oder verneinendem Sinne 529

einzugehen. Man darf seine ganze Stellungnahme sogar als abgünstig bezeichnen. Sein „Lehrbuch der speziellen Heilmittellehre“ (Erlangen, 1868) ist rein vom schulmedizinischen Standpunkt aus geschrieben, die Homöopathie wird nirgends erwähnt und auch homöopathische Heilanzeigen finden sich nicht als solche namhaft gemacht. Seine Vorstellungsart und Ausdrucksweise erinnern vielfach an die der alten Schulmedizin[26]. —

In seiner Schrift „Entwicklungsgeschichte der Physiologie . . .“ (1835, s. o.) sagt Werber im Vorwort: „Obwohl ich dies Buch in einer für schriftstellerische Produktionen sehr ungünstigen Lage geschrieben habe, indem meine Fakultät mein wissenschaftliches Streben und meine äußere Wirksamkeit auf eine merkwürdige Weise zu erdrücken und zu hemmen suchte . . .“ Im Lichte dieser Äußerung gewinnt diese Sinnesänderung ein besonderes Gesicht. Jedenfalls ist die Annahme nicht unwahrscheinlich, daß sich Werber aus taktischen Gründen von diesem Betätigungsfeld zurückzog, andernfalls hätte man vielleicht schon in den dreißiger Jahren ein Ketzergericht im „Fall Werber“ erlebt, wie es in den fünfziger Jahren zum „Fall Rapp“ kam. Auf der Universität fehlte im allgemeinen seit Mitte der dreißiger Jahre, wie die Schriften von Sachs, Gmelin usw. zeigen, die Möglichkeit einer gedeihlichen Zusammenarbeit, so daß Männer wie Werber sich entscheiden mußten; und man wird es verstehen können, wenn sich Werber, der immer überwiegend „Allopath“ war, für diese Richtung entschied und dann auch seine Rechtgläubigkeit nachzuweisen suchte und deshalb alle Brücken zur Homöopathie abbrach.

Das Gesagte ist nur eine Vermutung, aber jeder, der die damaligen Gegensätze kennt, wird zugeben müssen, daß hier nicht nur eine Möglichkeit, sondern eine Wahrscheinlichkeit vorliegt. Vielleicht schwebte sogar schon ein Gewitter über Werbers Haupt, das ihn veranlaßte, das Steuer umzulegen und ruhigere Gewässer aufzusuchen.

---

[26] Da Werber nur als Komet sich einige Zeit um Hahnemann bewegt hat, so bin ich seinen späteren Arbeiten nicht genauer nachgegangen, doch sei kurz noch ein Werk von Werber erwähnt, das ich erst später kennenlernte, seine „Spezielle Heilmittellehre“ (Erlangen, 1859, Bd. 1). Er erwähnt darin auch Hahnemann und die Homöopathie in der Einleitung und erkennt ihr auch manches Verdienst zu, wie das Reichen nur einer Medizin, das Suchen spezifischer Mittel, die Prüfung am Gesunden. Der Ähnlichkeitssatz wird nicht ausdrücklich erwähnt, sondern nur ein Satz aus Kopps Schrift angeführt, daß ein Mittel, das im gesunden Körper in einem bestimmten Organ Veränderungen hervorruft oder darauf spezifisch wirkt, bei einem Leiden dieses Organs in Betracht komme. Werber vermeidet also hier nicht nur selbst sich zum Simile zu äußern oder gar zu bekennen, sondern wählt auch die Anführung so, daß der nichts ahnende schulmedizinische Arzt oder Student leicht darüber hinweggelesen haben wird. In solch
530 unerfreulicher Weise wirkte sich die Unduldsamkeit der Schule aus.

Unter den Freunden der Homöopathie sei auch B. K. Krüger-Hansen (1776—1850), ein angesehener Praktiker in Güstrow in Mecklenburg, genannt, mit seiner Schrift „Homöopathie und Allopathie auf der Wage“ (Güstrow und Rostock, 1833). Krüger-Hansen war ein Eigenbrötler, der vielfach gegen die damalige Heilkunde sich im Kriegszustande befand und sie scharf kritisierte. Besonders bekämpfte er die damaligen reichlichen Aderlässe, und so war ihm die Homöopathie ein willkommener Bundesgenosse. Obwohl er aber die Homöopathie in dieser und mancher anderen Beziehung lobt und über die Allopathie stellt, geschieht das alles eigentlich nur im Vergleich und im Gegensatz zur gehaßten Schulmedizin. So betrachtet, wiegt auch das, was er zugunsten der Homöopathie sagt, an sich nicht viel und verdient deshalb keine ausführlichere Behandlung. (In zweiter Ausgabe unter dem Titel „Ansichten und Vergleichungen über Homöopathie und Allopathie“, Quedlinburg, 1840.)

Von rein theoretischen Gesichtspunkten aus trat der bekannte Arzt und Philosoph C. A. Eschenmayer in Tübingen an die Homöopathie (Die Allöopathie und Homöopathie verglichen in ihren Principien; Tübingen, 1834). Er war damals nicht mehr als Arzt tätig, sondern Professor der Philosophie, und Heilversuche hat er infolgedessen nicht angestellt; insofern ist der Wert der Schrift nicht allzu hoch zu veranschlagen. Den Zugang zum Verständnis der Homöopathie eröffnete ihm offenbar der Umstand, daß er als Anhänger des tierischen Magnetismus und der Nervenkraft sowie als romantischer Naturphilosoph dynamischen Gedankengängen nicht abgeneigt war. Wenn er auch im einzelnen vielfach Kritik übt, so zieht er doch die Homöopathie im ganzen der Allopathie vor. Die Wirkung des Simile sieht er als Reiz an, wodurch die Gegenwirkung des Organismus erhöht werde. Ähnlich wie Fränkel tadelt er an der Allopathie, daß sie die Gegenwirkung des Organismus zu wenig beachte. Der Naturheilkraft schreibt er eine große Bedeutung zu.

Eine bemerkenswerte Gestalt ist Eduard Martin, damals außerord. Professor der Frauenheilkunde in Jena. Er veröffentlichte im Jahre 1838 in der „Hygea“ eine Arbeit: „Die dynamischen Heilmethoden“ (Bd. 8, S. 481, auch gesondert erschienen), die den selbständigen Kopf zeigt. Er unterscheidet vier Heilmethoden, davon sind zwei spezifisch: die enantiopathische, die auf dem Contrarium aufbaut, und die homöopathische, außerdem die exzitierende oder perturbierende und die ableitende. Der Homöopathie räumt er ein weites Feld ein, und er rühmt ihre Milde, ohne ihr jedoch die Alleinherrschaft zu geben. Auf eine Kritik dieser Arbeit von Schroen (Hyg. 8 und 9), der das Bestehen einer besonderen exzitierenden Heilmethode bestritt, erwiderte Martin auf seinem Standpunkt stehenbleibend in Band 10 (1839, S. 314 ff.).

Aus allem ersieht man, daß er selbst eigene größere Erfahrung hat und aus dem Zustande des tastenden Versuchs heraus ist. Er ist durchaus Eklektiker, man hat aber den Eindruck, daß er der Homöopathie eine größere Rolle zuweisen wollte als etwa Werber. Er hat auch eine Anzahl von Mitteln mit einigen Studenten geprüft, wie das chlorsaure Kali (veröffentlicht in Stapfs Archiv 16, 1), Indigo, Koloquinte, die von Noack und Trincks in ihrem „Handbuch der homöopathischen Arzneimittellehre" (1843) berücksichtigt wurden. In der A. H. Z. wird außerdem mitgeteilt, Martin habe auch noch andere Mittel, z. B. Ammoniumpräparate, geprüft (A. H. Z., Bd. 27, S. 16).

Schon seit 1835 gab er mit anderen Ärzten eine deutsche Bearbeitung des von Andral, Bouillaud, Cruveilhier, Dupuytren, Magendie und anderen tüchtigen französischen Ärzten bearbeiteten ausgezeichneten „Dictionnaire de Médecine et de Chirurgie pratiques" heraus unter dem Titel „Universal-Lexikon der praktischen Medizin und Chirurgie" (Leipzig, 1835 bis 1848, 14 Bde.). Die deutschen Ergänzungen bestehen zum größten Teil aus längeren Zusätzen über Homöopathie, indem bei den einzelnen Krankheiten zum Schluß die homöopathische Behandlung angegeben wird und auch die einzelnen Arzneimittel vom homöopathischen Standpunkt dargestellt werden. Über die anderen mitarbeitenden Homöopathen sind nur Vermutungen möglich, da sie sich nur mit Buchstaben unterzeichnet haben; vermutlich ist unter dem Buchstaben „H." der ältere Hartlaub zu verstehen und unter „N—k" Noack.

Wie aus all dem Gesagten hervorgeht, hat Martin offenbar gehofft und auch angestrebt, die Homöopathie als ein Verfahren in die allgemeine Heilkunde einzuordnen. Das Schicksal seines in der „Hygea" erschienenen Aufsatzes mußte ihn aber schon darüber belehren, daß diese Zeit noch lange nicht gekommen war. Wie uns „Athanasius Müller" (d. h. Griesselich) in seiner Schrift „Berliner Vorlesungen . . ." (Karlsruhe, 1838 bis 1839, Nr. 4) mitteilt, hatte Martin die an „Hufelands Journal" gesandte Arbeit von dem damaligen Leiter, Professor Osann, zurückgesandt erhalten, und auch in anderen Zeitschriften hatte er sie nicht unterbringen können, bis sie schließlich in der „Hygea" ein Unterkommen fand. Bald danach hat er sich ganz von der Homöopathie zurückgezogen; es scheint, daß er ähnliche Schwierigkeiten wie Werber bekommen hat oder sie fürchten mußte und deshalb vor die Entscheidung gestellt war, entweder Allopath oder Homöopath zu sein. Er hat dann die Allopathie gewählt, und es ist ihm nicht schlecht bekommen; er ist später ein berühmter Professor der Geburtshilfe in Berlin geworden.

Ausführlich veröffentlicht wurden diese Martinschen Prüfungen von
532 Lycopodium, Ammonium carbonicum, Colocynthis und Indigo erst im

Jahre 1859 in der „Homöopathischen Vierteljahresschrift" (Bd. X, S. 52f.). Im ganzen waren sie nicht sehr ergiebig gewesen.

Da Martin seine Aufzeichnungen offenbar schon früher Noack und Trinks zur freien Verfügung übergeben hatte, so wird er von dieser ausführlicheren Veröffentlichung wohl kaum erfahren haben. Andernfalls wird dem angesehenen Professor die Erinnerung an seine Jugendliebe und Jugendsünde kaum sehr angenehm gewesen sein. Natürlich nahm weder der Nachruf in der „Berliner Klinischen Wochenschrift" (1875, S. 683) noch die „Allgemeine Deutsche Biographie" von Martins homöopathischer Vergangenheit Vermerk; offenbar wollte man damit sein Andenken nicht beschmutzen, — wenn man sich dessen überhaupt noch erinnerte! Heute muß Martin als einer der wenigen Hochschullehrer der damaligen Zeit rühmend hervorgehoben werden, die unbefangen und mit selbständigem Denken versuchten, der Homöopathie innerhalb der Heilkunde die ihr gebührende Stellung zu verschaffen. Zugleich ist er der einzige der damaligen Nichthomöopathen — darin ein Vorläufer von Hugo Schulz —, der die Hand ans Werk legte und unter besonderer Beachtung des Ähnlichkeitssatzes die Heilkunde durch Prüfungen am gesunden Menschen zu bereichern strebte.

Friedrich Küchenmeister (1821—1890), der berühmte Erforscher der menschlichen Eingeweidewürmer, hatte schon in seinen Studentenjahren sich der Homöopathie zugewendet. Seine vom homöopathischen Standpunkt aus geschriebene Doktorarbeit wurde von dem Leipziger Professor E. H. Weber zurückgewiesen. Küchenmeister hat Mitte der vierziger Jahre in der A. H. Z. und der Hygea eine Anzahl Arbeiten veröffentlicht und war bis 1846 Famulus bei Haubold. Nicht lange danach hat er der Homöopathie den Rücken gekehrt; über die Gründe ist nichts Genaueres bekannt. Er wurde sich wohl bewußt, daß er für wissenschaftliche Arbeit stärker veranlagt war als für praktische Heilkunde. Als wissenschaftlicher Erforscher der Eingeweidewürmer, ihrer Entwicklung und Lebensweise hat er dann schon in den nächsten Jahren tüchtige Arbeiten erscheinen lassen, wie z. B. mehrfach in den ersten Bänden von Virchows Archiv.

Huber, Memmingen, teilte im „Janus" (1900, S. 629) einiges aus einer handschriftlich vorhandenen Lebensbeschreibung Küchenmeisters mit; danach war er abgestoßen von den Streitigkeiten der Homöopathen über die Hochpotenzen. — Wohin diese Aufzeichnungen nach dem Tode von Huber gekommen sind, konnte leider nicht festgestellt werden.

Friedrich Nasse (in Bonn, 1778—1851). Wenn Nasse auch nicht als Anhänger der Homöopathie zu bezeichnen ist, so hat er sich doch in einer Schrift grundsätzlich in einer bedingt zustimmenden Art über 533 sie geäußert. Die kleine Schrift „Die Isogenesis, ein Naturgesetz“ (Bonn, 1841), die kaum beachtet wurde (das Stück auf der Münchener Staatsbibliothek war noch nicht einmal aufgeschnitten!), versucht sehr unterschiedliche Erscheinungen unter einem „Naturgesetz“ zusammenzufassen. In dem ersten Abschnitt sagt Nasse: „In allen Fällen aber, worin die Beziehung einer durch das Ineinanderwirken zweier Dinge bewirkten Veränderung ihrer selbst oder ihres von ihnen sich sondernden Erzeugten zu erkennen ist, wird sich das Gesetz darlegen:

Daß jedes Ding in seiner ungestörten Einwirkung auf ein anderes, von ihm zwar bestimmtes, jedoch selbsttätig sich veränderndes, oder auch in seiner Erzeugung mit demselben, sein Gleiches, nur dieses immer dem Charakter der Ordnung, der dieses andere angehört, angemessen, hervorbringt.“ (3—4.)

Dies „Gesetz“ verfolgt er nun durch das Reich des Anorganischen, Organischen und Seelischen, wobei mit einigem Zwang recht wesensverschiedene Erscheinungen unter ihm vereinigt werden. Ein Beispiel aus dem Anorganischen: „Der magnetische Zustand eines Körpers ruft, wo nur eben eine Neigung, ihn zu erzeugen, vorhanden ist, sein Gleiches hervor.“ Aus dem seelischen Bereich führt er unter anderem an, daß meist Gefühle an Gefühle und nicht an Gedanken anknüpfen usw. Auch aus der Krankheitslehre bringt er manche Beispiele und sagt dann, wo er über die Behandlung spricht (S. 34 bis 35):

„Unterscheiden wir nur, was in der homöopathischen Lehre Erfahrungsergebnis ist, von der den Tatsachen beigefügten Erklärung, so sehen wir diese Tatsachen, wenigstens zum großen Teil, dem Gesetz der Isogenesis sich unterordnen. Es kann ein Arzneistoff, der in einem Gesunden eine bestimmte Abweichung der Verrichtungen erzeugt, einen Krankheitszustand, in welchem dieselbe Abweichung oder doch eine ähnliche auf andere Veranlassung entstanden ist, unter der Bedingung zur Gesundheit zurückführen, daß der kranke Teil zu seiner Genesung noch einer mäßigen Steigerung der ihn von der Unterdrückung seiner Kraft wieder freimachenden Tätigkeit, seiner Fähigkeit zur Ausstoßung eines Schädlichen, oder zum Eintritt seiner erst durch vorausgegangene Anstrengung herbeizuführenden Ruhe bedarf. Hier kann dann die in dem Mittel wirkende Kraft, welche den kranken Zustand der Genesung näher brachte, sich zu dem diese herbeiführenden Vorgange isogenetisch verhalten haben.“ Einschränkend äußert er weiter noch seinen Zweifel über die Wirksamkeit kleiner Gaben.

Es kann sich in diesem Zusammenhange natürlich nicht darum handeln,
534 das Gesetz der Isogenesis genauer zu betrachten und seine sehr bedingte

Wahrheit zu erörtern; wir haben es hier nur mit Nasses Einstellung zur Homöopathie zu tun. Die Anführungen zeigen jedenfalls, daß Nasse sich grundsätzlich der Homöopathie nicht abgeneigt zeigt. Wie wir unten noch sehen werden, hat er sich offenbar eine Zeitlang eingehender mit ihr beschäftigt, und es wäre wohl möglich, daß diese damals die medizinische Welt erregende Lehre zur Aufstellung seiner „Isogenesis" beigetragen oder ihn dazu veranlaßt hat.

Friedrich Nasse, der Bonner Kliniker, war einer der bedeutendsten deutschen Mediziner der Zeit und der erste, der die physikalische Diagnostik ausübte und lehrte. Er hatte gewisse Beziehungen zur Naturphilosophie, hielt sich aber von ihren Übertreibungen fern; ein allen Erscheinungen vorurteilslos gegenüberstehender Kopf.

Für seine Bedeutung spricht auch, daß er das Wesentliche des Mesmerismus unbefangen würdigte, was die Erscheinungen angeht. Außerdem hat er das Verdienst, als einer der ersten, bei aller Anerkennung der Tatsachen, klar und entschieden sich gegen die Mesmersche Fluidtheorie ausgesprochen zu haben. Allerdings drang er nicht bis zur völligen Klarheit von Faria durch, der seit 1813 schon in Vorträgen die moderne Suggestionstheorie lehrte und 1819 in einem Buch veröffentlichte. — Auch in späteren Jahren hat Nasse nach Ausweis seiner Schriften den Mesmerismus bei Kranken angewendet und empfohlen.

Werner von Noorden hat in seiner auch sonst in manchem unzureichenden Lebensbeschreibung seines Vorfahren (Jena, 1929) dessen geistige Selbständigkeit und Unbefangenheit Mesmer und Hahnemann gegenüber nicht erkannt und gewürdigt. Ja er glaubt sogar, seinen Helden wegen seiner Zuneigung zum Mesmerismus entschuldigen zu müssen. Der zweite „Schandfleck", die nicht ablehnende Stellung zur Homöopathie, wird gar nicht erwähnt.

Diese Äußerungen in seiner Schrift „Isogenesis" rücken noch in eine besondere Beleuchtung, wenn man erfährt, daß Hahnemann in einem Brief an seinen Schüler Aegidi vom 24. März 1833 Nasses Namen erwähnt. Der Inhalt des Briefes, auf den Hahnemann hier antwortet, ist mir nicht genau bekannt, sondern nur aus Hahnemanns Worten z. T. zu erschließen. Es geht daraus jedenfalls so viel hervor, daß Aegidi im Zusammenhang mit Nasses Namen eine „Bekehrungsgeschichte" mitgeteilt hatte, womit offenbar die angebliche Bekehrung von Nasse zur Homöopathie gemeint ist. Weiter ist dem Brief zu entnehmen, daß Nasse anscheinend praktische Versuche mit homöopathischen Mitteln gemacht und Erfolge gesehen hatte. In Nasses Veröffentlichungen habe ich sonst nichts über Homöopathie finden können; Aegidi, der damals unweit von Bonn in 535

Düsseldorf wohnte, scheint von diesen Versuchen auf anderem Wege Kenntnis erhalten zu haben. Die damals sich infolge der Übertreibungen Hahnemanns insbesondere bei den Hochpotenzen und der Psora verschärfende Stimmung der Schulmedizin gegen die Homöopathie wird Nasse wohl veranlaßt haben sich zurückzuhalten. (Siehe den Brief bei Haehl „Hahnemann", Bd. 2, S. 291.)

* * *

Die Gegner. Die Zeit der erregten Kämpfe neigt sich in unserem Zeitabschnitt bald dem Ende zu, nur wenig Schriften sind in diesen Jahren gegen die Homöopathie verfaßt worden, deren Erwähnung sich lohnt oder wenigstens wegen des Ansehens des Verfassers nötig scheint.

Die erfreulichste Erscheinung, was geistige Tiefe und Willen zur Gerechtigkeit angeht, ist unter diesen Gegnern der Dessauer Arzt Hieronymus Fränkel („Das homöopathische System in seinem Zusammenhange mit der Geschichte der Medizin und dem jetzigen Zeitgeist" Leipzig, 1833). Fränkel ist ein Anhänger Hegels und sieht infolgedessen vieles in der Geschichte der Medizin und auch in Hahnemanns Lehre durch die Brille des Hegelschen Systems und stellt seine Meinung in dessen Begriffen und Worten dar. Dementsprechend sind die Ausführungen Fränkels stark begrifflich und außerdem vielfach ohne engeren Zusammenhang mit dem Thema. Es würde zu weit führen, hier darauf näher einzugehen, da manches unverständlich bleiben würde ohne ausführliche Darlegungen über die Grundanschauungen Fränkels.

Da der praktische Teil der Heilkunde das Wichtigste in der Homöopathie ist, seien nur über diesen Punkt einige Ansichten Fränkels berührt. Fränkel hat anerkennenswerterweise auch praktische Versuche gemacht, über deren Ausdehnung und Art man jedoch nichts erfährt. Er lobt die pflanzlichen Tinkturen und sagt: „die Wirkung namentlich von Bryonia, Aconit, Belladonna, Nux vomica war zu auffällig, als daß ich es leugnen sollte". Von der Allopathie betont er, daß sie nur die Passivität des Organismus beachtet, dagegen die Gegenwirkung des Organismus übersieht. Die „Größe Hahnemanns" beruhe hauptsächlich darin, daß er die Lehre von der auf dem Simile beruhenden Reaktion des Organismus „mit erstaunenswerter geistiger Kraft vorgetragen und angewandt" hat. (62.) Er lobt das „großartige System" und „die große Wahrheit", welche in den homöopathischen Arzneiprüfungen gelehrt wird. Lobenswert ist, daß Fränkel zwischen den vergleichsweise kleinen Gaben und den Hochpotenzen zu unterscheiden weiß und für die kleine Gabe bei Arzneimittelwahl nach dem Simile
536 Verständnis hat. Trotz dieser Anerkennung bleibt er doch im wesentlichen

Gegner, insbesondere offenbar wegen mancher im Grunde nebensächlicher Punkte, wie der Krankheitsauffassung, der Theorie der Heilung und mancher Übertreibungen und Widersprüche Hahnemanns.

Kurz vor Eschenmayer hatte sich schon der Tübinger Kliniker Riecke zu unserer Frage in einem Vortrag geäußert „Der äußere Zustand der Homöopathie" (1833), der mir jedoch nicht vorliegt. Er ist ihr weniger günstig gesinnt als Eschenmayer, aber gesteht zu, daß sie ihre Verdienste hat. Ich erwähne einige Bemerkungen: „Dennoch wäre es ganz falsch, die Homöopathik als eine völlig nichtige Erscheinung anzusehen. Sie hat die Allöopathik an ihrer schwächsten Seite, an der Arzneimittellehre, angegriffen, hat auf die ungeheuren Mängel unserer Medizin aufmerksam gemacht und eine Totalreform von hier aus kann nicht mehr ausbleiben." (Nach „Allg. Anzeig. d. Deutschen", 1834, S. 4290.)

Wie wir schon oben hörten, glaubte Professor L. W. Sachs im Jahre 1826 der Homöopathie mit einem „Schlußwort" die Grabrede gehalten zu haben. Hören wir nun selbst von ihm, wie er dazu kam, sich mit der schon Totgeglaubten nochmals zu beschäftigen und dem „Schlußwort" ein unwiderruflich letztes Schlußwort folgen zu lassen. In seinem Buch „Die Homöopathie und Herr Kopp" (Leipzig, 1834, S. 2) sagt er in einem Schreiben an den Leipziger Professor Clarus, das eine Art Vorwort zu dem Buche bildet:

„Nun muß ich aber sogleich die Frage an Sie richten, aus der Sie den ganzen Umfang meiner Verlegenheit und Beunruhigung erkennen werden! Es ist die nicht ohne eigene Beschämung auszusprechende nach der Möglichkeit eines Wirklichen, und zwar so: ob es denn möglich sei, daß Herr Kopp seine Schrift über die Homöopathie wirklich geschrieben?"

Man ersieht also aus diesen Zeilen, aus denen man unschwer den damaligen Modephilosophen Hegel heraushört, daß ihn die Schrift von Kopp beunruhigt und er sich dadurch veranlaßt gesehen hat, um dem möglichen unheilvollen Einfluß der Koppschen Arbeit zu steuern, nochmals das Wort zu ergreifen.

Zuerst läßt Sachs seinem Gegner Kopp alle Ehre angedeihen und bezeichnet ihn als zu den „kenntnisreichsten und mit Recht geachtetsten deutschen Ärzten" gehörend, dem er eine ausgezeichnete Beobachtungsgabe zubilligt, da er zwei neue Krankheitsformen, darunter das auch heute noch bekannte „Asthma thymicum", als erster vortrefflich beschrieben habe (39 f.). Auf Seite 102 spricht er von dem „bestürzenden Eindruck" des Buches, das er dann in einseitigster Weise kritisiert.

Als obersten Grundsatz der Homöopathie stellt Sachs den Satz hin: „der Teil sei größer (mehr) als das Ganze." (32.) Sachs spielt damit auf die Potenzierungslehre Hahnemanns an, und wir erleben es also noch- 537 mals, daß ein späterer Sproß der Lehre, der von den hervorragenderen Vertretern der Homöopathie schon damals abgelehnt worden war, zum „leitenden Prinzip“ gemacht und in dieser einseitig entstellenden Form dargestellt wurde.

Wenn man den Satz von Sachs anders formt und richtig verstehen will, enthält er sogar ein gut Stück Wahrheit, wenn auch nicht im Sinne der rechtgläubigen Hochpotenzler. Wie wir oben sahen (S. 305 f.), wirken in der Tat kleine Gaben der durch Reiben aufgeschlossenen Mineralien, von Lycopodium usw. stärker als große Gaben des unaufgeschlossenen Mittels. Andere Mittel werden oft bei großen Gaben durch Brechen und Stuhlgang so schnell ausgeschieden, daß im Gegensatz zu kleinen Gaben eine Wirkung auf andere Organe kaum oder gar nicht auftritt, wie z. B. beim Schwefel, Bryonia und vielen anderen. Die Wirkung kleiner Gaben auf bestimmte Organe und Verrichtungen tritt besonders hervor bei ihrer Anwendung nach dem Ähnlichkeitssatz am Kranken.

Die Art und Weise, wie hier Sachs die Potenzierungslehre Hahnemanns in anscheinend ganz logischen Schlüssen der Lächerlichkeit preisgibt, ist ein abschreckendes Beispiel dafür, wie wissenschaftliche Einwände nicht gemacht werden sollen. Indem er den angeblichen Sinn der Hahnemannschen Lehre mit scheinbar unwiderstehlicher Logik in solch einem kurzen, anscheinend unwidersprechbaren Satz zusammenfaßt, hat er alle schon sowieso gegen die Homöopathie Eingenommenen auf seiner Seite. Nur ein wenig Überlegung hätte aber Herrn Sachs zu anderen Naturerscheinungen führen können, bei denen „ein Teil größer ist als das Ganze“. So bringt z. B. ein Funken an einem Haufen Mehl keinerlei Wirkungen hervor, während wenige Gramm Mehl, in einem Kubikmeter Luft schwebend, durch ihn einen gefährlichen Zerknall erzeugen können. Hier hätte Sachs die „Unmöglichkeit“ eines „Wirklichen“ beweisen sollen, um im sachsisch-hegelschen Jargon zu sprechen. — Auf ähnlich hölzerner Logik, wie der von Sachs, pflegt ein großer Teil „logischer“ Widerlegungen eines gehaßten Gegners zu beruhen!

Was würde man, meint Sachs auf Seite 32, zu einem Lehrer der Kriegskunst sagen, wenn er die Festungen mit hirsekorngroßen Zuckerkügelchen und Seifenblasen bewerfen lassen wollte!? — Auf diesem Felde und in dieser Höhe bewegt sich auch sonst vielfach seine Kritik! Überall treibt er die Gegnerschaft oder vielmehr Feindschaft auf die Spitze, indem er Seite 34 schreibt: „Erstens sind die Homöopathen, wie bewiesen worden ist, gar keine Ärzte.“ Er stempelt sie damit also zu Kurpfuschern. Seite 129 betont er „die vollkommene und absichtliche Unwahrhaftigkeit Hahnemanns“, auf Seite 61 heißt es in bezug auf Hahnemann: „nach Art geistig beschränkter und unbeholfener Menschen“.

Diese Angaben zeigen ja zur Genüge, wieweit sich beide Parteien auseinandergestritten haben. Da es hier nicht mein Ziel sein kann, die Streitigkeiten im einzelnen darzustellen, sondern nur das Wesentliche der ganzen Entwicklung, so können die Schrift von Sachs und ähnliche nur als Zeichen der Zeit kurz vermerkt werden. Es soll damit nicht gesagt sein, daß sie nicht auch berechtigte Ausstellungen an der Lehre machen, sie enthalten aber nichts wesentlich Neues und bringen auch keine eigenen Versuche. Bei einer solchen negativen Einstellung, wie wir sie bei Sachs und in manchen anderen Schriften der Zeit finden, ist eine fruchtbringende Erörterung und eine fortschreitende Klärung ausgeschlossen. Deshalb sei auch die Kritik, die Sachs der Koppschen Nachprüfung hat angedeihen lassen, mit allen ihren Anzeichen des Nichtanerkennenwollens übergangen. Dies Buch und ähnliche spielen nur insofern eine geschichtliche Rolle, als sie die bestehende Kluft erweiterten.

Auch das Buch des hannoverschen Leibarztes Johann [Israel] Stieglitz „Über die Homöopathie“ (Hannover, 1835) sei darum nur im Vorbeigehen erwähnt. Durch eine Anführung sei es in seiner geistigen Haltung gekennzeichnet! Auf Seite 23 sagt Stieglitz: „Ein homöopathischer Arzt braucht z. B. nicht zu wissen, daß es einen Magen, eine Leber usw. gibt, wo sie liegen, wie sie beschaffen sind, und was sie zu verrichten haben. . . . Von einem der sich anheischig macht, nach homöopathischen Lehren und Vorschriften Krankheiten schnell, sicher und sanft zu heilen, ist nur zu fordern, daß er lesen und schreiben kann, nicht so blödsinnig ist, um nicht bis zu 3 bis 6, vielleicht noch weiter, wenn man will, zählen zu können und nicht so schwach von Geist, um nicht die oben aufliegende in die Sinne fallende und mit leicht verständlichen Worten zu bezeichnende Ähnlichkeit und Unähnlichkeit zweier Gegenstände erkennen und unterscheiden zu können.“

Bei dieser böswillig-abgünstigen Einstellung — würdig eines Advokaten — war natürlich jede Verständigung ausgeschlossen. Ähnliche Behauptungen waren schon früher ausgesprochen worden — z. B. von Mükisch —, aber obwohl die Homöopathen mehrfach dagegen Einspruch erhoben hatten, so rennt doch Stieglitz als edler Ritter von la Mancha gegen diesen nur in der Einbildung bestehenden Gegner an!

Die im Jahre 1835 erschienene Schrift des Berliner Militärarztes F. Lesser: „Die Homöopathie von der praktischen Seite beleuchtet“, hat gar nicht den Willen zur Sachlichkeit und stellt die Homöopathie in der abgünstigsten Weise dar, wobei er immer auf die überlegene Behandlung der Allopathie verweist, insbesondere schätzt er den Aderlaß sehr hoch ein.

Die Schrift enthält vorn die Widmung: „Dem Doktor der Heilkunde, welcher im Jahre 1935 an der medizinischen Fakultät der Universität zu

Berlin als Professor der Geschichte fungieren wird, im Jahre 1835 zugeeignet.“

Ich schreibe dies gerade im Jahre 1935! Lesser würde gewiß sehr erstaunt sein, wenn er sähe, daß die Homöopathie nicht schon längst eingesargt ist und ihrer keineswegs nur als einer merkwürdigen Mumie in einer geschichtlichen Vorlesung gedacht wird. Er würde sie lebendiger denn je im wesentlichen in gleicher Gestalt vorfinden. Wo aber ist seine so vielgerühmte schulmedizinische Behandlung? Von ihr würde er kaum einen Stein auf dem andern finden. Wo sind die Aderlässe bis zum Weißbluten, die Moxen, Brechkuren, die langen Rezepte?

Auch die Streitschriften von Eisenmann („Die Prüfung der Homöopathie“, Erlangen, 1836, und „Verdünnung und Verdünner“, Bamberg, 1838) brauchen nur gestreift zu werden. Auf die erste antwortete Griesselich in einer Schrift „Hahnemann und Eisenmann“ (Karlsruhe, 1836), die in einem scharfen und z. T. persönlichen Tone gehalten war. Alle drei förderten die Frage kaum. Daß Eisenmann in anderen Schriften eine positivere Stellung zum homöopathischen Grundsatz einnimmt, werden wir im Abschnitt „Beeinflussungen“ sehen.

Auch die sonstigen Gegenschriften verdienen und erfordern keine ausführlichere Behandlung, denn alle setzen sich fast ausschließlich mit Hahnemann und seinem Organon auseinander, an dem sie in manchen Punkten wie der Krankheitslehre, der Ursachenforschung usw. eine mehr oder weniger berechtigte Kritik üben. Anstatt sich mit den vielen bei Hahnemann vorhandenen Widersprüchen auseinanderzusetzen und mit den anderslautenden Äußerungen seiner Anhänger zu vergleichen und daraus die wohl richtigste Auffassung herauszustellen, hielt man sich fast immer nur an die einseitigsten Sätze Hahnemanns und überging die anderslautenden, insbesondere aber nahm man fast nie Vermerk von den anderen Homöopathen, die längst sich von Hahnemann unabhängig gemacht hatten. Ich nenne von diesen Schriften noch Gmelins, des Tübinger Klinikers, „Critik der Principien der Homöopathie“ (Tübingen, 1835), der durch die der Homöopathie zum guten Teil günstige Schrift seines Tübinger Amtsbruders Eschenmayer auf die Schanzen gerufen war und in seiner Schrift sich mit diesem und Hahnemann auseinandersetzte. Den Umstand, daß er, abgesehen vom Organon und der von Eschenmayer, keine homöopathischen Schriften berücksichtigt habe, begründet er damit, daß er darin nichts wesentlich Abweichendes gefunden habe. Er kennt demnach weder Müllers und Raus Kritik an Hahnemann noch die neusten Arbeiten von Schroen, Griesselich und dem Kreis der „Hygea“ sowie die Streitigkeiten Hahnemanns mit den Halbhomöopathen, oder hat wenigstens nur ganz flüchtig in den Schriften geblättert, andernfalls wären ihm doch die starken Gegensätze der beiden Parteien aufgefallen. Dies Verhalten Gmelins ist beispielhaft, immer wieder erlebt man es, daß angesehene Gelehrte ihr Urteil über unschulgemäße Ansichten abgeben, ohne die neue Lehre wirklich unbefangen zu studieren. Solche Männer wie Gmelin hielten sich dann trotz der mangelnden Kenntnis des Gebiets für befugt, ein Urteil auszusprechen, und sie galten leider wegen ihrer Stellung und ihres damit in Zusammenhang stehenden Rufes als Kenner und zuverlässige Quellen!

* * *

Anhangsweise seien einige Philosophen, die z. T. auch Medizin studiert hatten, in ihrer Einstellung zur Homöopathie kurz erwähnt. Diese Bemerkungen erheben keinen Anspruch auf Vollständigkeit, sie sind meist zufällige Funde, die dann z. T. etwas weiter verfolgt wurden. Abgesehen davon, daß die Äußerungen in Hinsicht auf die Bedeutung der Männer von Belang sind, zeigen sie, wie sehr die Homöopathie auch außerhalb des ärztlichen Kreises beachtet wurde.

Der geistreiche G. Th. Fechner (1801—1887), der 1822 das medizinische Staatsexamen machte, gab in demselben Jahre eine kleine Schrift heraus, die jeder auch jetzt noch mit Vergnügen lesen wird: „Panegyrikus der jezigen Medicin und Naturgeschichte", eine scharf ironische, geistreiche Satire auf die damalige Medizin. Im zweiten Abschnitt wird auf die Homöopathie übergehend gesagt, die gerühmten Vorzüge gelten aber nur für die „ächt hippokratische, die allein seligmachende" Schule. Aber „es liebt die Welt das Strahlende zu schwärzen", und so habe die neuere Zeit „eine infame Satyre auf dies göttliche System hervorgebracht", das Hahnemannsche System. Doch sei Hahnemann ja bekanntermaßen ein kluger Mann und habe sein System gar nicht ernst gemeint. Im übrigen sei es einfach, man brauche nur bis drei zählen zu können, bedürfe weiter keiner Kenntnisse, man komme mit der deutschen Sprache aus und brauche deshalb im Examen nur auf deutsch zu schweigen. Alles ist ein leichtes, witziges Spiel und schwebt nicht ohne tiefere Bedeutung zwischen Scherz, Ironie und kleinen boshaften Wahrheiten. Das Ganze wird dadurch völlig unentwirrbar, daß hier die Homöopathie ironisiert und zugleich als bewußte Satire der ironisch „göttlich" genannten Schulmedizin aufgefaßt wird. Ein echter Fechner!

Wie man sieht, hat Stieglitz seine Vorwürfe gegen die Homöopathie z. T. dieser Schrift entlehnt und zugleich ins Plumpe gewendet.

Von 1834 bis 1838 gab Fechner ein achtbändiges „Hauslexikon" heraus, in dem er und seine Mitarbeiter auch die Behandlung von Krank- 541 heiten in Haus und Familie darstellen. Es spricht einerseits für die Vorurteilslosigkeit Fechners, anderseits für die Verbreitung der Homöopathie im Volk, daß auch die Homöopathie von unbekannten Verfassern gleichberechtigt mit der Schulmedizin abgehandelt wird.

Auch Hegel hat in seiner Naturphilosophie kurz die Theorie der homöopathischen Heilung behandelt. Er faßt die Wirkung der Arznei als einen die Reaktion verstärkenden Reiz auf und meint — hier offenbar an Hahnemann anknüpfend —, daß die Arzneikrankheit stärker als die natürliche Krankheit sei. (Sämtliche Werke, Bd. 9, 1929.)

In ähnlicher Weise hat auch der Hegelschüler Carl August Göschel in seiner Schrift „Hegel und seine Zeit mit Rücksicht auf Goethe“ (Berlin, 1832) die Homöopathie behandelt.

Lotze (1817—1881), damals Privatdozent der Medizin und Philosophie in Leipzig, hat gleichfalls Stellung zur Homöopathie genommen in einer Arbeit in den „Hallischen Jahrbüchern“ (1840, S. 1264). Im ganzen lehnt er sie ab, die Richtigkeit des Simile erkennt er jedoch grundsätzlich an; er erklärt seine Wirkung durch das Contrarium wie schon andere vor ihm. Im Sommer 1841 kündigte er eine zweistündige Vorlesung an: „Kritische Geschichte der Homöopathie und anderer neuerer Theorien“, die jedoch ebensowenig zustande kam wie seine Vorlesung „Über die neuesten medicinischen Theorien“ im Winter 1842 bis 1843. (S. Lotze, Grundzüge der Ästhetik, Leipzig, 1884, Anhang S. 105.) Ob die Handschrift noch irgendwo vorhanden ist, ist mir unbekannt.

Schopenhauer ist als großer Verehrer der Naturheilkraft und des blinden Willens sowohl ein Gegner der Allopathie als auch der Homöopathie. Auch er faßt wie sein großer und gehaßter Gegner Hegel die Wirkung homöopathischer Mittel als eine Verstärkung und Beschleunigung der Reaktion auf. (Parerga und Paralipomena, Bd. 2, Kap. 6.)[27]

7. Beeinflussungen

Vom Gegner zu lernen ist oft klug, aber man spricht nicht gern davon, besonders wenn man ihn im Grunde für unbedeutend hält und ihn verachtet. Das zeigt auch die Beeinflussung der Allopathie durch die Homöopathie, denn trotz aller Feindschaft zwischen den beiden ungleichen Brüdern fehlte

---

[27] Der Merkwürdigkeit halber sei diesem Anhang noch angefügt, daß ein Dr. Hiecke in Lützen seinem Sohn folgende Vornamen gab: Luther Reinhard Hahnemann (A. H. Z., 42, S. 155, 1851), wie auch ein amerikanischer Homöopath seinen Sohn Samuel Hahnemann taufte, der später auch Homöopath wurde. Constantin Hering berichtet in der „Allgemeinen Zeitung für Homöopathie“ (Bd. I, S. 92, 1848), daß ein durch die Homöopathie geheilter Reeder in Norfolk
542 (U. S. A.) einem Schiff den Namen „Samuel Hahnemann“ gab.

es nicht an Einwirkungen. Naturgemäß erstreckten sich diese nicht auf die wichtigsten Punkte; hätte man sich in diesen beeinflussen lassen, so wäre es zu einer irgendwie gearteten Vereinigung gekommen; es sind meist Nebenpunkte der neuen Lehre, die aber im ganzen genommen doch nicht so unwichtig waren und eine nicht unbeträchtliche Einwirkung darstellten. Vielfach geschah die Übernahme stillschweigend, so daß man im Schrifttum im allgemeinen nicht allzuviel findet.

Ein Mittel zu geben war bekanntlich eine Forderung Hahnemanns im grellen Gegensatz zu den bei der Schulmedizin damals üblichen Vielgemischen, die bis zu 20 bis 30 Einzelmittel enthalten konnten. Gewiß war Hahnemann nicht der einzige und auch nicht der erste, der seine Stimme dagegen erhob, aber er war vielleicht in diesem Punkte der einflußreichste.

Schon bald ist dieser Einfluß bemerkbar; so sagt der bekannte Wichmann, nachdem er vorher Hahnemann ausdrücklich erwähnt, daß er selbst neuerdings vielfach einzelne Mittel gäbe, „wodurch ich freylich bey dem Apotheker, der fuszlange Recepte zu sehen gewohnt ist, zuweilen mit meinen nackten Recepten ein Kopfschütteln errege oder für einen Idioten angesehen werden muß“ (Huf. Journ., Bd. 10, 3, 66, 1800). Danach scheint es beinahe so, daß man sich geradezu vor dem Apotheker schämte, wenn man solch einfache Rezepte verschrieb. Wenn man schon bei berühmten Männern wie Wichmann diesen Eindruck gewinnt, um wieviel mehr wird erst in kleineren Orten und bei unselbständigen Naturen dies und manche andere Rücksicht nicht selten ein Hindernis gewesen sein, zur Einfachheit zurückzukehren.

Im ganzen hat aber gerade diese Forderung Hahnemanns wohl am wenigsten Widerspruch gefunden, und bekannte Schulmediziner erkannten ihre Zweckmäßigkeit durchaus an, ohne allerdings meist soweit zu gehen wie Hahnemann und daraus ein unverbrüchliches Gesetz zu machen; so betonte Kopp, wie oben schon erwähnt, bei all seiner Zustimmung, daß es doch gewisse Mischungen gäbe, die sich seit langem bewährt hätten und durch nichts zu ersetzen seien. Auch Haeser gibt in seiner „Geschichte der Medizin“ Hahnemanns wesentlichen Anteil an der Vereinfachung der Verordnungen zu (1. Aufl., 781).

Die Gabenkleinheit im Sinne der hohen Verdünnungen wurde bekanntlich allgemein abgelehnt, und auch die mittleren Verdünnungen — etwa die 3. bis 12. Verdünnung — „konnten nicht wirken“, und vom Standpunkt der Schule hatte man damit ja sozusagen auch recht, denn bei der Wahl nach dem „Contrarium“ wird im allgemeinen auch keine Wirkung nachzuweisen sein. Daß es nach dem Simile anders sein könnte und auch tatsächlich anders ist, wurde, obwohl es nahegelegen hätte, meist gar nicht 543 erwogen. Fand demnach hier keinerlei Beeinflussung statt, so hat man dagegen den Eindruck, die Homöopathie habe doch wohl mit dazu beigetragen, daß man die großen Gaben, die *Brown* und insbesondere *Rasori* vorschrieben, verließ, wenn die Gaben auch dann noch häufig stärker waren als die heutigen allopathischen.

Die Arzneivergiftungen wurden schon mehrfach berührt und die Verdienste, die sich *Hahnemann* um ihre Erkennung und Verhütung erworben hat, wurden vielfach anerkannt, so von *Hufeland*, der *Hahnemann* zustimmend und die Schulmediziner tadelnd sagt, daß das Heilmittel nicht angreifender als die Krankheit sein solle.

Die Naturheilung. Die Überzeugung von der Unwirksamkeit der „homöopathischen" Gaben hatte aber noch andere überraschende, unerwartete, aber nach gewisser Richtung hin doch ganz folgerichtige und segensreiche Wirkungen. Da man einerseits nicht leugnen konnte, daß Kranke auch bei homöopathischer Behandlung gesund wurden, man aber anderseits überhaupt nicht an eine Wirkung der homöopathischen Gaben glauben wollte, so kam man zu der Folgerung, daß wohl *bei*, aber nicht *durch* die homöopathische Behandlung die Heilung erfolge, daß die Heilungen vielmehr auf Suggestion und besonders auf die Naturheilung zurückzuführen seien. Dadurch bekam das bisher sehr vernachlässigte Studium der Naturheilung starken Auftrieb. Von den zwanziger Jahren ab setzte das große Experiment über die Naturheilung ein, und das Ergebnis war in der Tat die Erkenntnis, daß man sie bis dahin stark unterschätzt hatte, was für beide Schulen von Bedeutung war (s. u. Abschn. III).

Aber auch in dieser Frage war die Homöopathie nicht die einzige Anregerin, von zwei anderen Seiten zielten die Gedankengänge auf denselben Punkt. Wie die pathologische Anatomie zeigte, mußten viele Krankheiten, wie sie sich am Sektionstisch darboten, als unheilbar angesehen werden, und die neuere Medizin zog daraus den voreiligen Schluß, daß man die Krankheiten sich selbst überlassen müßte, da sie entweder von selbst heilen oder nicht heilen und zum Tode führen. Ein zweiter Beweggrund zu diesem Nihilismus war, daß man das Vertrauen zu den alten Heilmitteln verloren und noch keine neue Arzneimittellehre aufgebaut hatte. So kam es zu der innerlich widersinnigen Sachlage, daß die „Nihilisten" sich vielfach auf die Naturheilkraft verließen, obwohl sie als folgerichtige Materialisten weder eine Lebenskraft noch eine Naturheilkraft hätten anerkennen dürfen.

Die Hypothesenpathologie. Auch zur Überwindung der „Vermutungskunst" der damaligen Heilkunde hat die Homöopathie beigetragen, wenn auch andere Einflüsse wichtiger waren, wie der Einfluß der neuen französischen Heilkunde, sowohl in ihrer Grundeinstellung als insbesondere
544 durch die aus Frankreich übernommene physikalische Untersuchung, durch

die die Ärzte dazu erzogen wurden, sich an die Tatsachen des sinnlich Feststellbaren zu halten, statt den Phantasiesystemen der verschiedenen Krankheitslehren zu folgen. Daß aber jemand, der hierdurch beeinflußt war, durch die Kenntnis von Hahnemanns phänomenologischer Heilkunde noch mehr in dieser Richtung bestärkt wurde, auch wenn er nur die Kritik Hahnemanns und nicht dessen eigene Lehre auf sich wirken ließ, ist innerlich wahrscheinlich.

Das gilt insbesondere auch von den führenden Männern wie Nasse, Schönlein, Krukenberg, Stark usw. Sie werden in ihrer eindrucksfähigen Jugend Hahnemanns Ansichten aus Hufelands weitverbreitetem „Journal" kennengelernt haben, wodurch dann der Boden für die moderne französische Schule vorbereitet war. Wenn auch die französische Schule damals ihren eigenen Weg ging und wenig Einfluß von Deutschland erfuhr, so ist doch die Möglichkeit nicht von der Hand zu weisen, daß während der Kriege 1805 bis 1813, während deren sich französische Militärärzte jahrelang in deutschen Landen aufhielten, zumal die deutschsprechenden Elsässer, Kenntnis von Hahnemanns Arbeiten erhielten. Demnach würde die Möglichkeit bestehen, daß die französische Schule selbst durch Hahnemanns „Positivismus" beeinflußt worden ist. Das Gesagte soll nicht mehr sein als eine Vermutung über Möglichkeiten!

Die Wiener Schule mit ihrer hypothesenfeindlichen Einstellung überflügelte bald die Vorgänger auf deutschem und französischem Boden und sie ist, wie ja Dietl selbst zugibt, durch Hahnemann beeinflußt. Und wenn auch Rokitansky selbst mit seiner Krasenlehre neue Hypothesen einführte, so entfernten sich diese doch nicht soweit von der Wirklichkeit wie die Hypothesen der alten Schulmedizin. Die Krasenlehre bildete nicht wie in der alten Schulmedizin die Grundlage der Krankheitslehre, sondern war im wesentlichen eine Ergänzung zur übrigen Lehre, um die pathologisch-anatomisch nicht faßbaren Allgemeinerkrankungen zu erklären.

Arzneiprüfungen am Gesunden. Der Wert der Hahnemannschen Arzneiprüfungen wurde bald von vielen anerkannt und als ein bedeutender Fortschritt gewertet, wenn man auch an der allzusehr bei den Erscheinungen stehenbleibenden Art und Weise, wie Hahnemann diese Prüfungen durchgeführt hatte, Kritik übte. Daneben gab es allerdings auch andere, die dagegen einwendeten, die Ergebnisse solcher Prüfungen ließen keine sicheren Schlüsse über die Wirkung auf Kranke zu. Trotz dieser Einwände jedoch ist gerade in diesem Punkte der Einfluß Hahnemanns besonders deutlich zu verfolgen, da er sich in Gestalt neuer Arzneiprüfungen im Schrifttum feststellen läßt.

Von dem ersten, der in dieser Beziehung Hahnemanns Spuren folgte, von Jörg, hörten wir schon oben. Seitdem wurden nicht selten neue oder 545 auch alte Arzneimittel am Gesunden geprüft, insbesondere erschienen darüber eine Anzahl von Doktorarbeiten, von denen einige genannt seien: Bock: Diss. de radice Ipecacuanha (Jena, 1830), worin Selbstversuche mit $1/_2$ bis 4 Gran mitgeteilt werden; J. J. Boehler: De chinino sulphurico (Leipzig, 1828); Klinger: De Anthrakokali (Leipzig, 1839); Graf (Otto): De Kalii bromati efficacitate interna (Leipzig, 1840).

Nebenbei sei erwähnt, daß in der ersten Zeit auch Doktorarbeiten überzeugter Homöopathen erschienen, wie die des jüngeren Schweikert (Julius): „Questiones de salutari methodi homoeopathicae effectu" (Leipzig, 1831), sowie vom jüngeren Hartlaub (Herrmann): „Numquis medicorum potest esse simul deditus homoeopathiae et allopathiae, salva conscientia?" (Leipzig, 1833). — Eine Frage, die verneint wird.

Auch der schon erwähnte Wedekind hat, angeregt durch Hahnemann, Selbstversuche gemacht. Er nahm 2 bis 4 Gran wäßrigen Aloeextrakt und stellte die abführende Wirkung in einigen groben Versuchen fest. Er forderte die Naturforscherversammlung in Heidelberg 1829 auf, dies Untersuchungsverfahren auszubauen, und Oken beantragte, zur „Ausführung dieser höchst wichtigen Vorschläge" einen Ausschuß zu bilden. Die Versammlung sargte denn auch in der Tat diesen Vorschlag in einem Ausschuß ein. Von Hahnemann sagt Wedekind, er habe sich „höchst verdient gemacht", indem er auf die Unzuverlässigkeit der Medizin aufmerksam gemacht habe. Die Unwissenheit über die Arzneiwirkungen hält Wedekind für den wichtigsten Grund der Ungewißheit der Heilkunde. Im übrigen ist für ihn Hahnemanns Lehre nur „ein satirischer Versuch, die in Empirie versunkenen oder in theoretischen Grübeleien schwindelnden Ärzte zur Besonnenheit zu bringen". (Vgl. Isis 1825, S. 1227 und 1830, S. 594 bis 595.)

Wichtiger waren die Prüfungen der Wiener allopathischen Ärzte, über die Schneller und Flechner in der „Zeitschrift der Gesellschaft der Ärzte zu Wien" (1844f., Bd. 1 bis 4) berichteten. Besonders ausführlich ist Belladonna geprüft, daneben Datura Stramonium, Lactuca, Aconit, Chamomilla, Scilla usw. Es beteiligten sich daran zahlreiche Personen, doch sind die Ergebnisse der einzelnen Prüfer nicht mitgeteilt, und außerdem werden nicht wie bei Hahnemann alle Erscheinungen beschrieben, sondern es wird zusammenfassend gesagt, daß z. B. Belladonna eine Affektion der Schleimhaut des Mundes und des Rachens erzeuge, die sich bis zur Nasen- und Stirnhöhlenschleimhaut erstrecke usw. Es ist unverkennbar, daß damit der Weg beschritten wird, Vermutungen als Tatsachen hinzustellen und statt Erscheinungen zu schildern Urteile zu fällen. Im ganzen werden die Angaben der Homöopathie bestätigt. — Zum Schluß des Bella-
546 donnaberichtes wird betont, es sei erwünscht, Belladonna mehr anzuwenden,

als es der Fall sei. Vom Conium wird berichtet, daß große Gaben weniger stark wirkten als mittlere, was auch eine Bestätigung homöopathischer Angaben bedeutet.

Die Prüfungen wurden nicht so lang ausgedehnt, wie es die Homöopathen vielfach machten, und waren z. T. auch recht unergiebig. Zu tadeln ist, daß man vielfach nicht die frischen Tinkturen verwendete, sondern durch Erhitzen bereitete Extrakte. Zum Schluß des Berichtes sagt Schneller: „Jedenfalls ist die physiologische Prüfung des Mittels als Ergänzung der therapeutischen, sehr nützlich, zur Erklärung der letzteren aber unumgänglich notwendig.“ Einen großen Einfluß haben diese Prüfungen in der Allopathie nicht gehabt.

Bemerkenswert ist, daß Schneller ganz in der Art der Homöopathie nicht nur Organbeziehungen feststellen will, „sondern auch die Bezeichnung der Art und Weise, wie sich letztere in jenem System oder Organteile äußern“. (Bd. 4.)

Auch Krahmer in Halle führt in seiner Schrift „Das Silber als Arzneimittel“ (Halle, 1845) Prüfungen am Gesunden an. Aber im ganzen genommen war trotz vielfachen Lobes und Betonung der Notwendigkeit der Prüfungen am Gesunden die Einwirkung der Homöopathie nicht so groß, wie man es erwarten sollte. Dabei mag hemmend mitgewirkt haben, daß man der verachteten Homöopathie möglichst wenig verdanken mochte, wichtiger aber war doch wohl der Umstand, daß in der Tat die Ergebnisse solcher Prüfungen, zumal in der phänomenologischen Form, für die Schule weniger ergiebig sein mußten als für die Homöopathie, denn während sich Ähnlichkeiten leicht feststellen lassen, ist vielfach der Gesichtspunkt des „Contraria contrariis“ sinnlos, da in vielen Fällen das Gegenteil des bei der Prüfung Gefundenen — die Gesundheit ist. Der Gegensatz zu Geschwür z. B. ist ein „Nichtgeschwür“ und von Husten „Nichthusten“, und auch die Anwendung eines Mittels nach anderen Grundsätzen ist weniger klar und eindeutig als die nach dem Simile.

Auch führende Allopathen wie z. B. Wunderlich anerkannten das Verdienstvolle der Arzneiprüfungen. In seiner Antrittsvorlesung in Leipzig sagt er über die Prüfungen der Homöopathen: „Wir müssen es dankend anerkennen, daß wir die Initiative zu diesen Forschungen den Homöopathen verdanken, und daß sie es sind, welche sie vornehmlich verfolgten.“ (Schmidts Jahrbücher, Bd. 70, 109.)

Auch bei der Hahnemannschen Technik der Arzneiherstellung, insbesondere der Tinkturen aus frischen Pflanzen, hat man den Eindruck, daß die feindselige Einstellung gegen die Homöopathie die Übernahme dieser Arzneiformen weitgehend verhinderte, obwohl ihre Güte vielfach anerkannt wurde.

Oben haben wir gesehen, daß Hufeland der Homöopathie neun Vorteile zubilligte, und wenn auch das noch nicht unmittelbar eine Beeinflussung durch die Homöopathie darstellt, so ist es jedenfalls von der theoretischen Zubilligung eines Vorteils nicht weit zur Abstellung des eigenen Nachteils. Die meisten dieser von Hufeland genannten Punkte haben wir soeben besprochen; ein Punkt, der im Schrifttum nicht so deutlich nachzuweisen ist, ist Hufelands lobende Feststellung, daß die Homöopathie die einzelnen anscheinend oft unwichtigen Krankheitszeichen mehr beachtet, aber auch hier wird, ähnlich wie bei der Arzneiprüfung am Gesunden, einer so weitgehenden Verwendung wie in der Homöopathie der Umstand im Wege stehen, daß der Nutzen für die Allopathie nicht so ausgiebig ist und sie bei ihrem anderen Denken dieser Zeichen auch weniger bedarf. Daß die Allopathie mit solchen unbedeutenden Klagen bei beginnenden Leiden vielfach gar nichts anfangen kann, sahen wir oben (s. S. 422).

Als letzte Art der Beeinflussung muß die Übernahme einzelner Heilmittel oder Heilanzeigen auch sonst angewendeter Mittel durch allopathische Ärzte erwähnt werden, wobei entweder die Übernahme aus der Homöopathie offen zugegeben oder auch verheimlicht wird. Die Entlehnung wird aber oft aus der gezwungenen Art einer allopathischen Begründung klar, wenn auch der homöopathische Grundsatz verschwiegen wird, wie wir z. B. oben bei Berndt sahen. Monicke empfiehlt, ohne Hahnemann zu nennen, Thuja als Tinktur äußerlich bei Tripperfeigwarzen (Huf. Journ., Bd. 98, I, 126, 1843), Metsch Sabina bei „habitueller Disposition zum Abort“ (Neue Zeitschrift f. Geburtskunde, Bd. 26, H. 3), Bischoff und Altenstern empfahlen Hepar sulfuris bei Krupp sowie akutem und chronischem Katarrh der Luftwege, Kindervater Aconitum bei entzündlichen Krankheiten, der Aderlaß werde überflüssig (Hölschers „Hannoversche Annalen f. d. ges. Heilkunde“, 1848, 6. Heft), Wittfeld bei Brucheinklemmungen Tinct. nucis vom. in kleinen Gaben (Med. Correspond.-Blatt rhein. Ärzte, 1842, Bd. 1, S. 165), Müller lobt Calcium sulfuricum bei Tinea capitis und damit verbundener skrofulöser Augenentzündung in kleinen Gaben mit Milchzucker ($^1/_{32}$ bis $^1/_{12}$ Gran), Lalesque gab Chlornatrium bei Wechselfieber (Rev. méd., 1835, nach Schmidts Jahrbüchern, Bd. 9, H. 3). Doch setzte sich alles das kaum durch, und das ist nicht zu verwundern, da die genauen Heilanzeigen fehlen und nur eine „Kur des Namens“ empfohlen wird.

Im ganzen genommen ist die Beeinflussung, die die Schulmedizin durch die Homöopathie erfahren hat, wenn sie auch in zahlreichen Punkten vorhanden ist, doch nicht tiefgehend und betrifft insbesondere nicht den Hauptgrundsatz, das Simile, und dementsprechend auch nicht die nur auf Grund
548 des Similedenkens sinnvollen mittleren homöopathischen Gaben.

Um die umgekehrte Beeinflussung der Homöopathie durch die Allopathie richtig verstehen und beurteilen zu können, muß man sich erinnern, daß der Arzt, der Homöopath wird, sich dasselbe Hochschulwissen wie jeder andere Arzt hat erwerben müssen, daß es also gar keinen „chemisch reinen“ Homöopathen gibt, vielmehr alle durch tausenderlei mit der Schulmedizin verbunden, ihr verpflichtet und von ihr abhängig sind. Wenn man von den Eiferern der ersten Zeit absieht, wollten die Homöopathen selbst gar keine Änderung dieses Zustandes, da man in der Homöopathie nur eine Ergänzung in bezug auf die Behandlung erblickte.

Mehrfach wurde hier betont, daß die wesentlichsten Einwände gegen Hahnemann schon ganz im Beginn der Erörterung von seinen Schülern, insbesondere von Müller, Caspari, Rau, Rummel gemacht wurden und seit Anfang der dreißiger Jahre besonders von Schrön, Griesselich und seinem Kreise. Sobald ein Arzt sich nicht sofort kritiklos mit ganzer Seele der Homöopathie in die Arme warf, sondern sie als allopathisch gebildeter Arzt prüfte, lag es in der Logik eines ruhigen Denkens, die Schiefheiten und Übertreibungen mancher Behauptungen Hahnemanns zu sehen oder wenigstens aus den Arbeiten der obengenannten kennenzulernen. Und wenn es auch natürlich möglich war, aus den Schriften der Gegner die Fehler Hahnemanns kennenzulernen, so sind diese Schriften im allgemeinen doch weniger wirksam gewesen, da sie fast alle den Grundfehler hatten, nicht aus eigener Erfahrung zu sprechen, sondern nur theoretische Einwände zu machen.

Wenn man also von den beiden Parteien gemeinsamen Hilfswissenschaften sowie der Krankheitslehre absieht und sich nur an das der Homöopathie Eigentümliche hält, so fand eine Beeinflussung durch die allopathischen Prüfungen statt, insbesondere durch die von Jörg in bezug auf die Anstellung und Art der Mitteilung der Prüfungsergebnisse. Außerdem wurde man durch die Physiologie und pathologische Anatomie bei der homöopathischen Arzneimittellehre beeinflußt, wenn man dazu überging, die festgestellten Erscheinungen auf physiologische und anatomische Veränderungen zurückzuführen.

* * *

Nach Darstellung dieser allgemeinen Beziehungen zwischen Allopathie und Homöopathie seien nunmehr noch einige Männer behandelt, bei denen deutliche Beeinflussungen, die bei Rademacher sogar gegenseitig waren, festzustellen sind.

Eisenmann, der schon oben als Gegner erwähnt wurde, hat anderseits doch zweifellose Beeinflussungen durch die Homöopathie erfahren. In einer Schrift „Die vegetativen Krankheiten und die entgiftende Heilmethode“ 549

(Erlangen, 1835) behandelt er auf Seite 592 bis 597 „die Methode des Gegenreizes“, worunter er die Homöopathie versteht. Nach einer z. T. berechtigten Kritik an Hahnemann formt er dann selbst den Ähnlichkeitssatz folgendermaßen: „Eine krankhafte Tätigkeit wird beseitigt, wenn Reize einwirken, die im gesunden Organismus eine der vorliegenden Anomalien im Äußeren oder in den Erscheinungen ähnliche, dem Wesen nach aber mehr oder weniger verschiedene Anomalien veranlassen.“ Hier ist also der Ähnlichkeitssatz für die Behandlung anerkannt, wenn auch etwas anders gewendet; letzten Endes ist jedoch der Unterschied von der homöopathischen Ansicht kleiner, als er auf den ersten Blick erscheint. Beide betonen die „Nichtgleichheit“, wobei Hahnemann mehr das ähnliche, Eisenmann das verschiedene erwähnt. Zum Schluß sagt Eisenmann: „Die Homöopathie wird als selbständiges System verschwinden . . . sie wird sich aber als ein würdiges Glied an die rationelle Heilkunde anschließen.“

Noch einmal hat sich Eisenmann in zum Teil zustimmendem Sinne mit der Homöopathie beschäftigt in einer Arbeit über das „alterierende Heilverfahren“ (Jahrbücher d. ärztl. Vereins zu München; Landshut, 1841, S. 17). Er geht dabei von Hunters Ansicht aus, daß gewisse krankhafte Zustände nicht nebeneinander in demselben Organismus vorkommen, sondern sich aneinander wechselseitig ausschließen. Bekanntlich hatte Hahnemann diese Ansicht Hunters dazu verwendet, die Wirkung seiner homöopathischen Arzneimittel zu erklären, und man hatte vielfach geglaubt, seine ganze Lehre vernichtet zu haben, wenn man diese Theorie widerlegt hatte, die übrigens von den meisten Anhängern Hahnemanns längst aufgegeben war. Um so bemerkenswerter ist es, wenn hier ein Schulmediziner, der zudem in zwei Schriften sich sehr kritisch über die Homöopathie geäußert hatte, diese Theorie wiederaufnahm, wobei vermutlich Hahnemann den Vermittler spielte. Allerdings hält Eisenmann immer noch an der irrigen Meinung fest, daß die Homöopathie nur kleinste Gaben kenne, im übrigen aber ist die Abhängigkeit von Hahnemann deutlich, dessen Name mehrfach auch erwähnt wird, ohne daß allerdings die Stärke der Beeinflussung aus seinen Worten ganz klar hervorgeht. Würde man den Sinn seiner Darlegungen mit den Worten und Vorstellungen Hahnemanns wiedergeben, würde die Ähnlichkeit noch wesentlich stärker hervorleuchten.

Eisenmann bemerkt, daß das alterierende Heilverfahren früher vielfach üblich gewesen, aber in neuerer Zeit vernachlässigt worden sei. Als Vertreter dieses Verfahrens nennt er Rasori und Hahnemann, dessen Abhängigkeit von Brown in dieser Hinsicht Eisenmann übrigens mit Recht bestreitet. Weiter erkennt er Hahnemann das Verdienst zu, „zuerst den Lehrsatz aufgestellt zu haben, daß man durch künstlich angeregte
550 Arzneikrankheiten oder Arzneistimmungen andere im Organismus vorhan-

dene Krankheiten verdrängen könne". (S. 25.) In erster Linie rechnet er zu diesem Verfahren das Streben, auf das jeweilig erkrankte Organ, und zwar auf die in ihm zunächst leidenden Gewebe einzuwirken und diese in eine künstliche krankhafte Stimmung zu versetzen und so nach dem Grundsatz: „Niemand kann zwei Herren dienen", die bestehende Krankheit zu verdrängen. „Die Krankheit verschwindet also hier nicht infolge einer spezifischen Reaktion der Arzneiwirkung gegen den Krankheitsprozeß, sondern weil überhaupt in einem und demselben Gewebe zwei verschiedene Krankheiten nicht nebeneinander bestehen zu können scheinen." Er führt dabei die Anwendung der Cubeben und des Copaivabalsams beim Tripper, die des Schwefels bei der Krätze an, während z. B. Cubeben bei Augentripper nutzlos seien. ... „Diese alterierende Heilmethode bildet das eigentliche Prinzip der Homöopathie und vermag das ‚Similia similibus curantur' teilweise zu rechtfertigen, weil dasselbe Gewebe gegen die Arzneiwirkung nach demselben Gesetz und auf dieselbe Art reagiert, wie gegen diese oder jene Krankheit" (S. 28).

Als zweite Art dieses Verfahrens betrachtet er die Einwirkung auf einen Krankheitsvorgang, gleichviel in welchem Organ er ein örtliches Leiden macht. So heile China Wechselfieberkrankheiten (Intermittens), ob es sich nun um solche am Verdauungskanal handle oder um Augen- oder Lungenentzündungen oder eine Neuralgie. Colchicum heile den Rheumatismus jedes Organs und jeder Verlaufsart, Quecksilber die Syphilis aller Organe. (S. 30.) Um den Heilzweck zu erreichen, sei es nicht nötig, daß eine ausgebildete Arzneikrankheit entstehe; um die schädliche Wirkung abzumildern, bedient sich jedoch Eisenmann nicht der Gabenverkleinerung, sondern des Zusatzes anderer Mittel, insbesondere des Opiums.

„Die alterierenden Mittel reagieren dadurch gegen die Krankheit, daß sie im Organismus eine krankhafte Stimmung — Arzneistimmung — anregen, welche die bereits vorhandene krankhafte Stimmung oder Tätigkeit aufhebt; ihre Wirkung ist demnach von der Bedingung abhängig, daß der Organismus des Kranken für das alterierende Mittel empfänglich sei und sich von ihm in die entsprechende Arzneistimmung versetzen lasse." (S. 33.) Mit anderen Worten, daß es ein Simile sei!

Die Ähnlichkeit mit der Homöopathie und die Beeinflussung durch sie springt in die Augen und braucht nicht näher dargelegt zu werden. Es bedarf kaum des Hinweises auf die Ähnlichkeit der Eisenmannschen Ansichten mit denen der modernen Reizbehandlung, auf deren enge Beziehungen zur Homöopathie sowohl die Homöopathen als auch Männer wie Bier hingewiesen haben.

Bemerkenswert ist außerdem, daß er das antipathische und heteropathische Heilverfahren symptomatische nennt.

Rademacher. Im Jahre 1843 erschien ein merkwürdiges Buch mit dem ebenso merkwürdigen Titel: „Rechtfertigung der von den Gelehrten mißkanten, verstandesgerechten Erfahrungsheillehre der alten scheidekünstigen Geheimärzte und treue Mitteilung des Ergebnisses einer 25jährigen Erprobung dieser Lehre am Krankenbette“ von dem in Goch am Niederrhein wohnenden Arzt Johann Gottfried Rademacher (geb. 1772 in Hamm, gest. 1850). Sie erregte wegen der Eigenart der Ansichten des ehrlichen, knorrigen Arztes Aufsehen und erreichte innerhalb von 10 Jahren vier Auflagen.

Wie der Titel schon sagt, will er eine „Heilkunde der Erfahrung“ begründen, unter welchem Titel Hahnemann fast vierzig Jahre vorher eine Schrift veröffentlicht hatte. Da sie in gewissem Sinne Ähnlichkeit mit Hahnemanns Lehre hat und zwischen beiden wechselseitige Beziehungen bestehen, soll hier auf Rademachers Lehre soweit eingegangen werden, als sie Beziehungen zur Homöopathie hat. Eine ganz kurze Schilderung der Lehre möge uns erst ein Bild ihrer Eigenart geben.

Die Krankheit ist nach Rademacher ein besonderes Ergriffensein des Lebens, dessen Wesen unserem Verstande nicht zugänglich ist. Die Krankheitsform besteht in einer Anzahl von Erscheinungen (Zufällen) subjektiver und objektiver Art, sie ist also die sinnliche Äußerung der Krankheit. Die Krankheitsbezeichnungen der Schule sind roh empirisch und ohne Nutzen für die Praxis. Die echte für den Praktiker notwendige Empirie zeigt im jeweiligen Falle, welches Organ erkrankt ist oder ob es eine Erkrankung des Gesamtorganismus ist. Die übliche Suche nach der Ursache ist töricht, sie ist nur wichtig, insofern sie entfernt werden kann. Wie die Heilung vonstatten geht, entzieht sich unserem Verstande. Infolgedessen lehnte er alle Erwägungen über physiologische und anatomische Veränderungen ab, sowohl in der Krankheitslehre als auch in bezug auf die Behandlung. Die Arzneien werden gern als frische Pflanzensäfte oder als Tinkturen aus ihnen gegeben. Die Arzneigaben sind meist kleiner als die der alten Schule.

Der wichtigste Weg zur Erkennung der Krankheit ist das Finden der Arznei, die im richtigen Heilverhältnis zu ihr steht. Man findet es durch die Wirkung auf den Kranken („ex usu in morbis“). Die Arzneiprüfungen am Gesunden sagen uns nichts über die Wirkung eines Mittels beim Kranken. Es gibt Universalmittel: Salpeter, Kupfer und Eisen. Außerdem gibt es Organmittel, und zwar soviel Organerkrankungen, als der Arzt Heilmittel für das jeweilige Organ kennt. Von Leberkrankheiten kennt er z. B. eine Frauendistel-, Schöllkraut-, Brechnuß-Krankheit usw. So sehr man im vorletzten Absatz an die Homöopathie erinnert wird, so sehr unterscheiden
552 sich beide Lehren in der Arzneifindung.

Die zahlreichen Ähnlichkeiten lassen die Frage aufwerfen, wieweit sie auf Beeinflussungen durch die Homöopathie beruhen. Rein zeitlich ist das jedenfalls durchaus möglich, denn Rademacher hat sich seine Ansichten etwa vom Jahre 1815 ab gebildet, Hahnemanns Hauptschrift, das „Organon", war also schon vor vier Jahren und seine Schrift „Heilkunde der Erfahrung", die gewiß bei Rademacher verwandte Saiten zum Tönen bringen konnte war 1805 in Hufelands „Journal der praktischen Heilkunde" erschienen, das Rademacher aller Wahrscheinlichkeit nach las, denn es war die angesehenste medizinische Zeitschrift der Zeit, die zudem von seinem geschätzten Lehrer herausgegeben wurde. Rademacher selbst hat von 1796 bis 1811 eine Anzahl von Arbeiten in der Hufelandschen Zeitschrift erscheinen lassen. Seine erste Arbeit in Hufelands „Journal" erschien also in demselben Jahr und demselben Band wie Hahnemanns erste Arbeit bei Hufeland, seine berühmte erste Mitteilung über die Homöopathie „Versuch über ein neues Princip"! Rademacher wird demnach höchstwahrscheinlich Hahnemanns Ansichten gekannt und sich schon beim Werden seiner eigenen Lehre mit der von Hahnemann auseinandergesetzt haben und durch ihn in seinen eigenen Anschauungen beeinflußt oder ermutigt worden sein, wie insbesondere in bezug auf die Arzneiform der Tinktur aus frischen Kräutern und die Anwendung meist nur einfacher Mittel und in vielem seiner Krankheitslehre.

Genaueres über den Umfang einer Beeinflussung ist nicht zu sagen, denn der Umstand, daß er Hahnemann und seine Lehre in seinem Werk mehrfach erwähnt und in bejahendem oder ablehnendem Sinne dazu Stellung nimmt, beweist nichts, denn das könnte ja auch erst geschehen sein, als er mit den eigenen Anschauungen im wesentlichen im reinen war. Dafür, daß er sich zur Zeit der Abfassung seines Werkes nicht allzu eingehend mit Hahnemann beschäftigt hat, spricht, daß er Hahnemann die Ansicht unterschiebt: „Gleiches heilt Gleiches". (2. Aufl., Bd. 1, S. 115.)

Wenn man die Meinung vertritt, daß Hahnemann selbst unmittelbar auf Paracelsus fußt, dann würden sich naturgemäß die Ähnlichkeiten der Lehren von Hahnemann mit denen von Rademacher dadurch erklären, daß beide durch denselben Dritten angeregt worden sind. (Vgl. über Hahnemann und Paracelsus oben S. 45ff.)

Rademacher wirkte vielfach anregend auf Ärzte, aber zu einer eigentlichen Schulbildung kam es nicht. Allerdings wurde von seinen Anhängern Bernhardi und Löffler im Jahre 1847 eine „Zeitschrift für Erfahrungsheilkunde" gegründet, die auch im ersten Hefte auf rein Rademacherschem Standpunkt steht und dem Erproben der Arzneimittel am Kranken das Wort redet. Im zweiten Heft jedoch schon wird die Hahnemannsche Arzneiprüfung nicht nur theoretisch anerkannt, sondern zugleich eine Arznei- 553 prüfung von Eisen mitgeteilt, die Dr. Löffler mit einigen Zöglingen des Friedrich-Wilhelm-Institutes, der späteren Kaiser-Wilhelm-Akademie, angestellt hatte. Er fand zahlreiche Bestätigungen der Hahnemannschen Angaben und sieht sich fast wider seinen Willen zu dem Geständnis genötigt: „Wahrlich, es gehört kein allzu großer Enthusiasmus für den homöopathischen Lehrsatz dazu, um in diesen Erscheinungen einen schlagenden Beweis für die Richtigkeit desselben zu sehen."

Damit war im Grunde der Anschluß an die Homöopathie vollzogen, auch im dritten Heft führt ein Dr. Plange seine Heilerfolge mit Zincum aceticum auf den Ähnlichkeitssatz zurück. Es wundert deshalb nicht, daß es gar nicht zu einer geschlossenen Rademacherschen Schule kam, sondern nur einzelne Ärzte mehr oder weniger von den Rademacherschen Ansichten aufnahmen.

In seiner Schrift „Die deutsche Medizin" (Berlin, 1848) schreibt Löffler, der später ein bedeutender und einflußreicher Militärarzt wurde: „Das anatomisch-physiologische Wirkungsgebiet der Arzneien im gesunden Organismus ist auch ihr Heilwirkungsgebiet im Kranken" (S. 23).

Ein anderer selbständiger Vertreter der Rademacherschen Heilkunde, Carl Kissel, ist gleichfalls durch die Homöopathie stark beeinflußt. In einem Werk „Handbuch der naturwissenschaftlichen Therapie" (Erlangen, 1853) strebt er an, den engen Kreis der Rademacherschen Mittel zu erweitern. Als Quelle der Arzneimittelkenntnis erkennt er den physiologischen Versuch am Gesunden an, wenn er auch den Rademacherschen Weg für wichtiger hält. Auch das Simile bejaht er bedingt, allerdings versperrt er sich durch seine Rademachersche Ansicht, daß ein Mittel nur für ein Organ das wahre Heilmittel sei, den unbefangenen Blick auf die Hahnemannsche Arzneimittellehre, die zahlreiche Erscheinungen in vielen Organen ausweist und auch zeigt, daß ein Mittel zu mehreren Organen enge Beziehungen haben kann.

Wenn aber Kissel das Simile theoretisch nur bedingt anerkennt, so ist doch festzustellen, daß er in dem Hauptteile seines Werkes, der Besprechung der Heilmittel, nicht nur zahlreiche Mittel dem homöopathischen Arzneischatz entnommen hat und vielfach die Ergebnisse der homöopathischen Prüfungen kurz zusammengefaßt bringt, sondern auch die Heilanzeigen bei vielen Mitteln nach dem Simile angibt. — Das Kisselsche Werk stellt einen beachtenswerten Versuch dar, eine Vereinigung der beiden Richtungen herbeizuführen, der allerdings auf homöopathischer Seite nicht allzuviel Beachtung gefunden hat, wobei wahrscheinlich mitgewirkt haben mag, daß die Heilanzeigen, wenn sie auch vielfach nach dem Simile getroffen wurden,
554 doch im Sinne der Homöopathen zuwenig individualisierten.

Auch die anderen Anhänger Rademachers blieben meist Eklektiker, indem sie dies und jenes aus der Homöopathie oder auch aus der Allopathie übernahmen; als geschlossene Schule löste sich die Gruppe der Rademacher-Anhänger bald auf.

Bei der Ähnlichkeit mancher Ansichten Rademachers mit denen von Hahnemann lag es nahe, daß auch überzeugte Homöopathen sich mit der neuen Lehre beschäftigten, und zwar waren es besonders wohl zwei Punkte der Rademacherschen Lehre, die Beachtung und Anerkennung fanden: die Organmittel wegen ihrer grundsätzlichen Verwandtschaft mit den spezifischen Mitteln der Homöopathie, und außerdem Rademachers Ansichten über die „epidemische Konstitution" und den „Genius epidemicus". Rademacher knüpft dabei an alte Anschauungen, insbesondere an Sydenham, an über den Wechsel in der Natur einer ansteckenden Krankheit, indem ein Mittel, das in den meisten Fällen sehr günstig wirkte, bei der nächsten Epidemie oft versagte oder auch im Verlaufe ein und derselben Epidemie plötzlich ein solcher Wechsel eintrat und man ein neues Mittel suchen mußte. Derartige Erfahrungen hatten die Homöopathen auch schon mehrfach gemacht, insbesondere beim Scharlach und dem Keuchhusten. Es war deshalb von Bedeutung, daß Rademacher zu grundsätzlich verwandten Ansichten gekommen war.

Erst während des Druckes lerne ich die Schrift von Franz Oehmen „Johann Gottfried Rademacher" (Bonn, 1900) kennen. Bei allem Lobe, das die tüchtige Schrift verdient, ist doch die Beziehung der Homöopathie zu Rademacher schief und unzureichend geschildert. Unter Homöopathie versteht er nur den Hahnemannismus, den er außerdem in seiner übertriebensten Form als rein symptomatisch vorgehendes Verfahren auffaßt.

Es muß deshalb auf einige Punkte noch etwas genauer eingegangen werden. Was die Epidemiemittel und den „Genius epidemicus" angeht, hatte schon Hahnemann im Organon (z. B. V, § 81) betont, daß die einzelnen Epidemien einer Krankheit oft recht verschiedene Eigenarten haben und dementsprechend auch verschiedener Mittel bei der Behandlung bedürfen. Ich verweise noch auf die Seite 325 in einem andern Zusammenhang erwähnte Typhusepidemie vom Jahre 1813, bei der Bryonia und Rhus Toxicodendron die Epidemiemittel waren.

Besonders J. J. Schelling in Berneck bei St. Gallen hatte sich mit dem „Genius epidemicus" und den Epidemiemitteln schon frühzeitig beschäftigt und berichtete darüber vom 7. Bande ab in der Hygea, insbesondere in Band 13 (S. 50, 1840) und den folgenden Bänden. So teilt er mit, daß er zu gewissen Zeiten bei den verschiedensten fieberhaften Krankheiten vielfach mit einem Epidemiemittel, z. B. mit Pulsatilla, die besten Erfolge gehabt habe. Auch über den Keuchhusten berichtet er ähnliches.

Hahnemann und die Homöopathen haben demnach schon vor Rademacher den „Genius epidemicus“ beachtet und Epidemiemittel gekannt. Es wäre also möglich, daß Rademacher durch die Homöopathen angeregt worden ist. Es soll damit aber nicht bestritten werden, daß Rademacher dies Gebiet besonders gepflegt hat, und das ist verständlich; denn infolge der Unsicherheit seines ziemlich systemlosen Probierens mußte ihm daran liegen, Fingerzeige für die Wahl zu suchen, die er in entsprechend gelagerten Fällen durch Berücksichtigung des „Genius epidemicus“ fand. Rückwirkend hat er dann wiederum die Gedankengänge der Homöopathen befruchtet.

Auch sonst bedürfen Oehmens Ansichten einiger Richtigstellungen. Seiner Meinung nach kann es „keinem Zweifel unterliegen“, daß Rademacher bei Aufstellung seines Systems von Hahnemann unabhängig gewesen ist, ohne daß er aber darauf, wie es oben geschah, genauer eingeht. Es bleibt bei der bloßen Behauptung. Nur in dem, was Hahnemann im Organon über die Entfernung der erregenden und unterhaltenden Ursache sagt, findet er eine auffallende Ähnlichkeit mit dem später von Rademacher Gesagten, meint aber hier wohl mit Recht, daß diese Bemerkung so nahe gelegen habe, daß Rademacher auch von selbst auf sie gekommen sein könne. Wenn Oehmen aber schreibt, daß unter dem Einfluß von Rademacher „eine zwischen beiden stehende Schule, die spezifische oder neuhomöopathische“ entstand (S. 142), so verzeichnet er den Tatbestand in zweierlei Beziehung völlig. Er unterschätzt die Beziehung der spezifischen Schule zu Hahnemann und den Hahnemannianern stark und überschätzt dementsprechend den Einfluß Rademachers. Die spezifische Schule war in allem wesentlichen schon Mitte der dreißiger Jahre vorhanden, ja im Grunde geht sie auf den ersten Aufsatz von Moritz Müller zurück. (St. Arch. I, 1822.) Im Untertitel der Hygea tritt das Wort „spezifisch“ zum erstenmal in Band 7 im Jahre 1838 auf, nachdem schon früher mehrfach in ihr darüber gesprochen wird, wie z. B. von Arnold (2) und Kurtz (4).

In einem Punkte noch mag Rademacher, abgesehen von dem schon oben Gesagten, einen gewissen Einfluß gehabt haben, indem die Organkrankheiten von den Homöopathen erst nach dem Auftreten Rademachers systematischer bearbeitet wurden, wie es Griesselich mit den Herzmitteln im Jahre 1845 (Hygea 20) sowie später auch mit andern Gruppen getan hat. Aber völlig neu ist auch das nicht, indem schon früher die Pathologie und pathologische Anatomie und zugleich die Organkrankheiten berücksichtigt wurden, und auch in der Behandlung finden sich schon diese Gesichtspunkte. Gerade die Organspezifität wird vom Kreis um die
556 Hygea schon sehr frühzeitig gefordert, wie von Schroen in seiner Schrift

vom Jahre 1834 (s. o.) und in der Hygea von Georg Schmid (Bd. 5), von Kurtz (5) sowie Griesselich (7). Rein zeitlich betrachtet bestände also umgekehrt die Möglichkeit, daß Rademacher durch die Homöopathen in diesem Punkt beeinflußt worden ist.

Auch sonst stellt Oehmen in manchen Punkten die Beziehungen beider Schulen zueinander völlig falsch dar, so wenn er schreibt: „die Hauptschüler Rademachers in Deutschland haben von der Homöopathie nie etwas wissen wollen" (142). Ich erinnere nur an das oben über Kissel und Löffler Gesagte! Dieser Satz Oehmens wird nur verständlich, wenn man beachtet, daß er die Spezifiker nicht zu den Homöopathen rechnet, da er offenbar nicht weiß, daß sie in der Tat die Hauptsätze Hahnemanns, insbesondere den Similesatz, anerkannten.

* * *

Es ist leicht verständlich, daß bei der Eigenart der Homöopathie als geschlossener Lehre die Einwirkung Rademachers nichts an den Grundansichten änderte, sondern daß nur von einer Anzahl Homöopathen dies und jenes Mittel als praktisch bewährt in ihren Arzneischatz übernommen wurde. Von bekannteren Homöopathen, die sich mit den Rademacherschen Anschauungen in zum Teil zustimmendem Sinne auseinandersetzten, nenne ich insbesondere G. Rapp, v. Grauvogl und Emil Schlegel.

Eine kurze Erwähnung verdient ein anderer Arzt, Gottlieb Latz (geb. 1818), der ähnlich wie Rademacher an die paracelsischen Ansichten anknüpfte, dabei von Rademacher beeinflußt, aber über ihn hinausgehend. Er kennt sieben Arkana, z. T. die gleichen wie Rademachers Hauptmittel. Im einzelnen Falle gab Latz dem Kranken nacheinander meist die ganze Reihe seiner Mittel in verschiedener, dem jeweiligen Falle angepaßten Reihenfolge. Nach den Angaben von Emil Schlegel lebte Latz in Bonn und starb wohl etwa 1880 (s. B. h. Z. 37, Nr. 6). Seine Hauptschriften sind: „Die spezifische Heilmethode (1853), „Die Alchemie" (Bonn, 1869) und „Die Anwendung der Arkana am Krankenbette" (Bonn, 1876). Außerdem gab er die „Arkanologische Zeitschrift" heraus, die sich nach Schlegel vom 1. Oktober 1877 bis 1. April 1879 nachweisen läßt. Die erste Schrift ist stark durch Rademacher beeinflußt, nicht dagegen von der Homöopathie, sein arkanologisches System hat er erst später aufgebaut.

Einen wirklichen Jünger scheint Latz nicht gehabt zu haben, jedoch hat er nach Schlegel einen gewissen Einfluß auf einige Homöopathen gehabt, die aber meist die Mittel entsprechend der Denkweise der Homöopathen in kleineren Gaben zu reichen pflegten. Schlegel nennt als solche Rapp, 557

Fischer-Weingarten, Haarer, Ide, Stettin, sowie Grubenmann in St. Gallen. Weiterreichende Wirkungen scheinen jedoch von Latz nicht ausgegangen zu sein.

Wasserheilkunde. Die Homöopathie oder wenigstens zahlreiche Homöopathen erfuhren aber noch von anderer Seite eine Beeinflussung, nämlich durch die in den dreißiger Jahren hervortretende Wasserheilkunde, für die besonders der schlesische Bauer Prießnitz in Gräfenberg und Oertel ins Ansbach eintraten, von denen ersterer der Bedeutendere und Einflußreichere war. Sogar Hahnemann selbst ist in dem letzten Jahrzehnt offenbar durch diese Bewegung beeinflußt worden, da er dem „Organon“ in der 6. Auflage einen Paragraphen über Wasseranwendungen einfügte.

Während demnach die Stellungnahme der Homöopathen zur Wasserheilkunde nicht ungünstig war, beschäftigte sich die Schulmedizin meist in ausgesprochen feindseliger Haltung mit ihr, das gilt besonders von ihren führenden Köpfen.

Griesinger schrieb darüber im Jahre 1843: „Ein schlesischer Bauer, der weiß, was man dem Publikum bieten darf, wendet die Dreistheit seiner Ochsentherapie keck auf Menschengesundheit an, und alsbald eilt eine namhafte Zahl Graduierter dem Manne zu, um jedem Prinzip einer rationellen Heilkunde abzusagen und ihm sein einträgliches Geschäft abzulernen. Die Ehre der ernsten Wissenschaft und die Würde eines Standes, dessen schöner menschlicher Beruf schon so manchmal Gefahr lief, unter Marktschreierei zugrunde zu gehen, wird aufs neue bloßgestellt durch Hereinziehen der Laien und durch eine Wasserliteratur, die — risum teneatis amici! — nichts Geringeres als die Zukunft der Heilkunde für sich in Anspruch nehmen will! Auch diesem neuen Entdecker jubelt ein verblendeter Haufe zu, der dem Genie zu huldigen glaubt, wo es sich nur um Unwissenheit und Keckheit handelt.“ (Archiv f. physiol. Heilkunde II, 468 ff., 1843.)

Zum Vergleich sei gleich hier angeführt, was der scharfsinnige und kritische Homöopath Theod. Eduard Kurtz auf Grund mehrfacher eingehender Studien bei Prießnitz über diesen sagt: „Diejenigen, die ihn für einen Scharlatan halten, verdienen gar keine Widerlegung.“ Im vollen Gegensatz zu Griesinger rühmt er bei Prießnitz „die Bescheidenheit und höchste Uneigennützigkeit“. Jeder, der ihn näher kenne, müsse gestehen, „daß er ein geborener Arzt ist, und daß sich in seinem Geiste zwei Eigenschaften einen, die nur sehr selten zusammentreffen, — nämlich Genie und gesunder Menschenverstand“. Kurtz ist jedoch keineswegs blind gegen die Übertreibungen der vielfach sehr eingreifenden Maßnahmen von
558 Prießnitz.

Wenn man das menschlich schöne und kluge Urteil von Kurtz mit den billigen Verdächtigungen und den nichts weniger als objektiven Angriffen Griesingers vergleicht, so fragt man sich, ob nicht seine Vorwürfe auf ihn selbst zurückprallen. Beweist er nicht seine eigene „Unwissenheit und Keckheit“, wenn er ohne eigene Erfahrung über eine Sache und Person „vorurteilt“? Aber von einem Unschulgemäßen zu lernen, geht offenbar seit jeher über die Kräfte der allermeisten Hochschullehrer! Und man wundert sich um so mehr über diese dünkelhafte Verurteilung von Prießnitz, wenn man daran denkt, was wir aus dem Munde der Führer der physiologischen Medizin über den damaligen Stand der Behandlung gehört haben! Wer hat sich hier gegen die „Ehre der Wissenschaft“ und die „Würde des Standes“ versündigt!? Auf alle Fälle hat Kurtz mit seinem Urteil im wesentlichen recht behalten. (Kurtz: „Ueber d. Wert d. Heilmethode mit kaltem Wasser“, Leipzig, 1835, S. 62.)

Auch keiner der anderen Homöopathen tat es Herrn Griesinger an Unwissenheit und Vorurteilen gleich! Mehrere Gründe spielen bei dieser Einstellung der Homöopathen wohl eine Rolle. Der Außenseiter wird leicht für einen anderen Unschulgemäßen unwillkürlich ein gewisses Wohlwollen haben, weiß er ja aus eigenem Erleben, daß vieles unverdientermaßen geschmäht und verurteilt wird. Dazu kommt dann, daß sich solchen Bewegungen vielfach eine Menschenart anschließt, die das Unschulgemäße unbefangen auf sich wirken läßt und vielem eine bedingte Berechtigung zuerkennt, was der eifernde und befangene Gläubige, die, wie man an Griesinger sieht, auch in der Wissenschaft vorkommen, ohne weiteres deshalb haßvoll bekämpft, weil es seiner eigenen Meinung entgegensteht.

Auch mag bei den Homöopathen vielfach das Gefühl mitgesprochen haben, es würde gut sein, aus der Enge der strengen Lehre herauszukommen. Zuletzt, aber nicht zum wenigsten spielte wohl die mehr oder minder klare Erkenntnis eine Rolle, daß Wasserheilkunde und Homöopathie eine gewisse Verwandtschaft besäßen, weil beide die Gegenwirkung des Organismus besonders in Rechnung stellen und beide mehr den ganzen Kranken als einzelne Organkrankheiten behandeln wollen. Dieser Erkenntnis der Verwandtschaft der Naturheilverfahren und der Homöopathie ist auch die heutige Zusammenfassung in der „Biologischen Heilkunde“ entsprungen.

Von anderen Homöopathen nahmen noch zu dieser Frage u. a. das Wort: Schrön, Griesselich und Starke (alle in der „Hygea“, Bd. 9, 11 und 15), Buchner (Vademecum für Wasserfreunde, München, 1845), Ott (Hydrohomöopathie, Augsburg, 1845), Aegidi (Stapfs Arch., Bd. 12, H. 1), Hampe (Oester. Zeitschrift f. Hom., Wien, 1844, Bd. 1, H. 2, S. 241). Keiner dieser Homöopathen ist ein einseitiger begeisterter Lobredner der Wasserheilkunde, aber alle erkennen sie mehr oder weniger an. Alle auch 559 äußern ihre Bedenken gegen Prießnitz' oft allzu eingreifendes Vorgehen. Insbesondere rühmt man das Verfahren bei „Säftekrankheiten", wie alter Syphilis, Quecksilbersiechtum usw. Auch später noch sind Homöopathen für das Wasserheilverfahren eingetreten, und der Homöopath E. Altschul in Prag gab von 1853 ab eine Zeitschrift heraus, die den Titel führte „Prager medizinische Monatsschrift für Homöopathie, Balneotherapie und Hydropathie". Alles dies zeigt, daß zahlreiche Homöopathen schon früh die Wasserheilkunde als eine wertvolle Ergänzung der Heilkunde betrachteten.

8. Nachprüfungen

Wenn hier von Nachprüfungen die Rede ist, so ist nicht die theoretische Kritik damit gemeint, von der wir schon genügend gehört haben, sondern die praktische Nachprüfung am Krankenbett. Diese kann auf verschiedene Art erfolgen. Entweder in abgünstiger Einstellung und ohne wirklich vertiefte Kenntnis des Gebietes, wie es leider neuen Lehren gegenüber, die in ausgesprochenem Gegensatz zur herrschenden Ansicht stehen, üblich ist. Diese wird kaum zu wertvollen Ergebnissen führen. Und auch nicht von denen soll hier die Rede sein, die von ihren Versuchen überzeugt wurden; auch von solchen hörten wir schon, wie von Moritz Müller, Rau, Griesselich usw. Hier handelt es sich um klinische Versuche, in denen Wissen und Kritik sich zusammengefunden hatten, indem man Homöopathen unter allopathischer Oberaufsicht arbeiten ließ.

Man könnte vielleicht denken, es sei nichts leichter gewesen, als auf diese Weise die Homöopathie an unparteilicher Stelle nachzuprüfen. Aber alle mir genauer bekannten Versuchsreihen leiden an schweren Fehlern und sind deshalb in keiner Weise entscheidend.

Der erste Grund, warum diese Prüfungen uns wenig sagen, ist der, daß sie fast ausschließlich mit hohen Verdünnungen angestellt wurden, da man, wie auch sonst, fast nur den Hahnemannismus berücksichtigte und infolgedessen unmittelbare Jünger Hahnemanns oder wenigstens echte Anhänger dazu heranzog. Der Gegner der Hochpotenzen wird demnach die Versuche für nichtssagend halten.

Zweitens erfolgte die Auswahl meist nicht unparteiisch, man gab den Ärzten gern besonders harte Nüsse zu knacken, woran die Homöopathen nicht ganz unschuldig waren, da sie in der ersten Begeisterung sich vermessen hatten, mehr zu heilen, als die Wirklichkeit bestätigen konnte.

Drittens war keine Gewähr vorhanden, daß in den Krankensälen tunlichste Unparteilichkeit herrschte und keine fremden Einflüsse einwirken konnten. Soweit die Kranken in Zimmern mit anderen Kranken, die allo-
560 pathisch behandelt wurden, lagen diese Einwirkungen auf der Hand, so-

wohl andere Ärzte als die Bedienung und sogar Vorstandsdamen konnten die Kranken durch ernste Vorhaltungen oder Spott vergrämen, schlecht warten lassen, die von Hahnemann gewünschte Kost vorenthalten und auch allopathische Arzneien geben. Ja es wird sogar davon berichtet, daß dem allopathischen Krankenhausapotheker die Bereitung der homöopathischen Arzneien anvertraut war. Es ist klar, daß auch bei gutem Willen der Apotheker infolge seiner mangelnden Erfahrung für die Güte der Mittel keine Gewähr bot. Nach manchen Erfahrungen ist es aber bei der feindseligen Einstellung der Apotheker zur Homöopathie fraglich, ob überhaupt der gute Wille vorhanden war.

Die ersten Nachprüfungen unter den Augen der Allopathen machte E. Stapf, der im Herbst 1820 vom preußischen Kriegsminister nach Mainz geschickt worden war, um die an ägyptischer Augenentzündung erkrankten Soldaten zu behandeln, da die Erfolge der Militärärzte wenig befriedigend waren. Wir werden uns nicht wundern, daß die ausschließliche Behandlung mittels innerer homöopathischer Mittel auch wenig Erfolge hatte. Von März bis Mai 1821 war Stapf in Berlin, um im großen Garnisonslazarett und in der Charité Kranke zu behandeln, die ihm von einem Ausschuß von Allopathen zugewiesen wurden. Ein amtlicher Bericht ist nicht darüber erschienen, und von Stapf kennen wir nur eine Reihe von Briefen an seinen Freund Gross, in denen er sich in mancher Hinsicht befriedigt äußert (St. A. 16, 3, 149). Sein Gönner, der Kriegsminister von Hake, beschwerte sich bei der Leitung der Versuche Ende April, weil man fast ausschließlich schwere und sehr chronische Fälle für Stapf ausgesucht habe, worauf dieser auch einige andere Kranke erhielt. Die Gegnerschaft der Ärzte scheint sehr stark gewesen zu sein, wie man aus Andeutungen von Stapf entnehmen kann. Als Stapf durch Wislicenus abgelöst wurde, nahmen die aufsichtführenden Regimentsärzte nach einigen offenbaren Erfolgen dessen Aufzeichnungen an sich, ohne sie wieder zurückzugeben oder zu veröffentlichen.

M. Müller hat, auf Angaben von Stapf fußend, nicht ungünstig über die Versuche geurteilt, dabei besonders einige jahrealte Ekzeme heraushebend. (St. A. 1, 3, 109.) Stapf beklagte sich in den Briefen schon über die damals noch geringe Anzahl von gut durchgeprüften Mitteln. Ein entscheidendes Ergebnis hatten diese Versuche nicht.

Erwähnt seien weiter noch die Versuche in Wien an der Josephs-Akademie, die auf Befehl des Kaisers von Marenzeller angestellt wurden. Ein amtlicher Bericht ist nie erschienen, man erklärte nur, daß die Versuche weder für noch gegen die Homöopathie gesprochen hätten. In Band 18 von Stapfs Archiv (Heft 2, S. 172) veröffentlichte jedoch der Homöopath Attomyr das ungünstige Gutachten von Professor Zang, es dabei kritisch zerpflückend. Diesem Gegner steht ein anderes Ausschußmitglied gegenüber, Professor Zimmermann, der bald zur Homöopathie überging. Die Versuche dauerten nur vom 2. April bis Mitte Mai 1828 und erstreckten sich auf 46 Kranke. (Vgl. dazu auch „Zeitschr. d. Vereins der hom. Aerzte Oesterreichs", Bd. I, 1, 1857, S. 151.) Der Abbruch der Versuche erfolgte, da einige Sträflinge, die man zu diesen Versuchen bestimmt hatte, tätigen Widerstand leisteten und auch andere Kranke sich ihnen anschlossen.

Versuche, die der Leibarzt de Horatiis in Neapel 1829 begann, konnte er nicht zu Ende führen, da er den König auf einer Reise begleiten mußte, sein Vertreter Romani wurde krank, so daß er die Leitung unerfahrenen jungen Praktikern übergeben mußte. Darauf wurde die Abteilung nach einigen Wochen geschlossen. Rapou berichtet außerdem von starken Umtrieben der gegnerischen Ärzte (s. Rapou, Histoire de la doctrine médicale hom. I. Teil, S. 137, 1847, Paris).

Auf kaiserlichen Befehl bekam 1829 ein Dr. Herrmann aus Dresden eine Krankenhausabteilung, erst in Tultschin und später in Petersburg, um auf ihr homöopathische Versuche zu machen. Herrmann gab nach den Berichten ausschließlich die 30. Verdünnung. Die Urteile über die Erfolge waren verschieden. Seidlitz verurteilt sie in seinem Bericht (Heckers wissenschaftliche Annalen der gesamten Heilkunde, Bd. XXVII, H. 3; auch gesondert erschienen), während Th. Stürmer in Petersburg dagegen in seiner Schrift „Zur Vermittlung der Extreme in der Heilkunde" (Leipzig, 1837) meint, die Ergebnisse Herrmanns seien gar nicht so schlecht gewesen, sie zeigen die Homöopathie eher in günstigem Lichte, da die Sterblichkeit nicht größer und die Kosten geringer gewesen seien. Daß Stürmer nicht einseitig für die Homöopathie eingenommen war, zeigt schon der Titel seines Buches, und es wird diese der Homöopathie nicht günstige Einstellung noch durch die Äußerung von Trinks unterstrichen, der von Stürmer als dem „ersten homöopathischen Apostaten" spricht.

Stürmer macht auch darauf aufmerksam, daß über die Versuche in den verschiedensten Städten von den beaufsichtigenden Allopathen wenig über den ungünstigen Ausgang mitgeteilt worden sei, während die Homöopathen von „sehr glücklichen Resultaten" sprechen (s. S. 238 und 411 in „Zur Vermittlung der Extreme"; vgl. auch Bojanus „Geschichte der Hom. in Rußland", Stuttgart, 1880).

Attomyr berichtete in Stapfs Archiv (Bd. 11) über Versuche, die er, nach einigen auffallenden Erfolgen auf der Klinik von Ringseis, im Münchener Krankenhaus vom Oktober 1830 bis März 1831 anstellen durfte. Auch von ihnen gilt das oben Gesagte in vollem Umfange. Die beiden Abteilungsärzte waren gegnerisch eingestellt, die Kranken lagen vermischt unter den anderen. Zudem gab Attomyr fast ausschließlich Hochpotenzen. Attomyr ist mit den Ergebnissen trotzdem zufrieden; da er aber immer unkritisch war, sind seine Angaben nicht von großem Gewicht.

Der einzige Versuch von einem Anhänger der stärkeren Gaben war der von Vehsemeyer am Elisabeth-Krankenhaus in Berlin, 1841. Doch war er schlecht vorbereitet, es herrschte eine feindliche Umwelt, die Zuweisung erfolgte parteiisch, die alten Pfleger waren beibehalten, Allopathen hatten ungehinderten Zutritt, da ihre Kranken in denselben Zimmern lagen; sogar eine Vorstandsdame machte die Kranken durch Anpreisung allopathischer Mittel, wie Brechmittel und Blutegel, irre. Da Vehsemeyer trotz Einspruch bei der Oberleitung keine Abstellung der Übelstände erreichen konnte, trat er zurück. Seine Tätigkeit hatte vom 20. August bis zum 26. November 1841 gedauert. (Vgl. Hygea 16, S. 75, 173, 445; A.H.Z., Bd. 21, Nr. 8 und 24.)

Mir ist nur ein Bericht bekannt, in dem es heißt, man habe die Kranken ohne Auswahl abwechselnd der allopathischen und homöopathischen Abteilung zugewiesen; es ist der über Versuche Dr. Stenders in Petersburg, aber auch hier ist es bei der Absicht geblieben, denn man wich offenbar von dem Plan ab, da in dem Schlußbericht 5900 homöopathisch 2782 allopathisch Behandelte gegenüberstanden. Die unparteiische Oberaufsicht hatte Dr. Rosenberger. Die Sterblichkeit auf der homöopathischen Abteilung betrug 12,81, die auf der anderen 14,80 %; die Arzneikosten waren auf den Kopf berechnet auf der allopathischen Abteilung etwa 12mal so groß. Da aber, wie gesagt, offenbar eine irgendwie geartete Auswahl stattfand, so sind auch diese Ergebnisse nicht beweisend. (Vgl. Bojanus.)

Versuche wie die von Andral in Paris und ähnliche übergehe ich, da sie nicht von Homöopathen angestellt wurden, sondern von Allopathen mit schematischer, nicht individualisierender Heilanzeige ohne ausgedehnte Arzneimittelkenntnis und mit hohen Verdünnungen. (Vgl. Gazette des hôpitaux, 1835, sowie Hygea, Bd. 2, S. 218 und 299.)

Das Ergebnis aller dieser Versuche war, im ganzen genommen, nach jeder Richtung hin unbefriedigend, und es konnte damals kaum anders sein, denn es fehlte vor allem die reine Luft der Sachlichkeit, sie war viel zu stark mit giftigen Dünsten des Hasses und der Verachtung geschwängert, als daß ein klares, vorurteilsloses Prüfen möglich gewesen wäre.

Es sei deshalb auch nicht auf vergleichende Statistiken allopathischer und homöopathischer Anstalten eingegangen, sondern nur kurz erwähnt, daß mehrfach die Homöopathen über wesentlich günstigere Ergebnisse berichteten. So bringt J. Buchner in einer Schrift „Resultate der Krankenbehand- 563 lung allopathischer und homöopathischer Schule" (München, 1843) aus zahlreichen allopathischen Krankenhäusern 9 bis 10% Todesfälle, bei den Homöopathen 4,3%. Doch sind diese Ziffern bei der Verschiedenheit der Verhältnisse nicht miteinander vergleichbar und die Schlußfolgerungen zugunsten der Homöopathie fragwürdig.

* * *

Zum Abschluß dieses Abschnittes, der sich vornehmlich mit der Auseinandersetzung der beiden Gegner beschäftigt, unter deren Auswirkung auch die späteren Zeiten bis auf unsere Tage gestanden haben, sei nochmals ausdrücklich betont, daß hier die Schulmedizin grundsätzlich anerkannt wird. Man spricht von der Schulmedizin und der Homöopathie nicht selten als von den feindlichen „Brüdern". Das ist für mich kein Bild, kein Vergleich; sie haben in der Tat eine Mutter: Krankheits-Lehre und -Erkennung sowie die Hilfswissenschaften sind beiden gemeinsam. In bezug auf die Krankheitslehre der Schule wird hier nur dagegen Stellung genommen, daß man versuchte, die Fragen in rein mechanistischer Einstellung zu lösen.

Anders liegt es bei der Behandlung. Wenn auch manche Hahnemannianer anfangs die Homöopathie als geschlossene Lehre ansahen und versuchten, indem sie Hahnemanns Gedanken einer phänomenologischen Heilkunde zu Tode hetzten, tunlichst ohne die schulmedizinischen Lehren auszukommen, so zerschellten doch diese Bestrebungen an der Logik der Tatsachen, durch die auch die Homöopathie auf die Krankheitslehre und die Hilfswissenschaften gewiesen wurde.

Im Gegensatz dazu hatten die meisten freien Homöopathen von vornherein die Behandlung als den Streitpunkt mit der Schulmedizin angesehen. Die Hauptfrage lautete: Ist es möglich, auf Grund des Ähnlichkeitssatzes mit den am Gesunden geprüften Arzneimitteln Kranke mit Vorteil zu behandeln? Eine Frage, die letzten Endes nur die Erfahrung am Krankenbett entscheiden konnte. Leider waren die führenden Schulmediziner zu dieser Prüfung nicht zu bewegen.

Als die neue Schulmedizin zum Durchbruch kam, entstand eine andere seltsame Lage. Obwohl sie selbst eingestandenermaßen sozusagen keine Therapie hatte, so sah man doch die Homöopathen als Kurpfuscher an. Während die „physiologische Heilkunde" noch lange ein Wunschbild blieb, sah man nicht, daß die Homöopathie eine auf Versuchen am Gesunden beruhende „physiologische Medizin" war. Wie auch Bier sehr richtig betont, hatte die naturalistische Medizin neben gewaltigen Fortschritten auch bedenkliche Rückschritte gemacht. (Münch. med. Wochenschr., 1930,
564 Nr. 49; S. A. S. 9.)

Auf dem Gebiete der Behandlung also konnte sich sinngemäß nur der Kampf abspielen, was aber vielfach damals verkannt wurde und was auch die geschichtlichen Darstellungen fast nie beachten. Über den großen Zwiespalt zwischen der blühenden Forschung und dem traurigen Zustand der Behandlung an den Hochschulen erfährt man meist sehr wenig. In der ersten Auflage der „Vorlesungen über Geschichte der Medizin" von Ernst Schwalbe (Jena, 1905) findet sich ein Kapitel über die Entwicklung im 19. Jahrhundert, in dem wir wohl ausführlich über Johannes Müller und besonders Virchow unterrichtet werden, aber gar nichts über den Stand der klinischen Medizin und die Behandlung erfahren.

Ohne diese große Kluft zu beachten, die damals zwischen Forschung und praktischer Heilkunde bestand, ist es nicht möglich, zu einer auch nur einigermaßen gerechten Beurteilung der Homöopathie zu kommen; da aber auch der Wille dazu meist fehlte, so war es doppelt unmöglich, die Rolle und Aufgabe der Homöopathie innerhalb der Heilkunde richtig zu zeichnen.

III. Die Probleme

In der vorhergehenden Abteilung haben wir die Geschichte der Homöopathie bis zur Mitte des 19. Jahrhunderts geführt, wobei hauptsächlich auf die einzelnen Personen und ihr Wirken eingegangen wurde; nunmehr sollen die einzelnen Fragen der Homöopathie in sachlichem Zusammenhange geschichtlich dargestellt werden, wobei vielfach an schon Gesagtes angeknüpft und darauf verwiesen werden kann.

a) Die Krankheitslehre

(Innere Veränderungen, Dynamismus, physikalische Untersuchung, pathologische Anatomie.)

Wie wir oben schon hörten (S. 179), setzt Hahnemanns Forderung, bei der Arzneimittelwahl die „eigenheitlichen Zeichen" zu berücksichtigen, Kenntnisse in der Krankheitslehre und darauf beruhende Überlegungen voraus, und seine Jünger und Schüler betonten, daß er diese schulmedizinische Krankheitslehre nicht ablehne, soweit sie aus feststehenden Tatsachen und nicht aus Vermutungen bestehe oder auf ihnen beruhe. So betont Hartlaub (St. Arch. 5, 3, 140), Hahnemann habe die Pathologie nur verworfen, „insofern sie auf erdichteten Hypothesen beruht und sich mit unerweisbaren Erklärungsversuchen abgibt".

Auch andere Schüler haben sich in gleichem Sinne ausgesprochen. Schon ganz im Beginn der Auseinandersetzung mit dem Gegner und nicht als ihr 565

Ergebnis sagt Moritz Müller im Jahre 1822 von der Homöopathie, daß sie „die medizinischen Hülfswissenschaften durchaus nicht für entbehrlich hält". (St. Arch. 1, 3, 95.)

Gross schreibt über Hahnemann: „Er ist, wie ihm jeder bezeugen muß, der ihn näher kennt und ihn als Praktiker beobachtet hat, ein ganz vorzüglicher Patholog, Diagnostiker, Prognostiker und Aetiolog, und darum eben steht er als praktischer Homöopath so hoch, daß ihn von seinen Schülern schwerlich einer erreichen dürfte." (St. Arch., Bd. 6, 1, 38, 1826; Bd. 16, 1, 138; vgl. dazu auch oben S. 243 f.) Für die strengen Hahnemannianer mag noch Hering sprechen. Nachdem er zuerst Hahnemanns ebenerwähnte Forderung anführt und betont, daß man pathologische Kenntnisse vom Arzt fordern müsse, schreibt er: „Wir wissen, welch ein Übergewicht als Homöopathiker derjenige hat, der mit reicher pathologischer Kenntnis der alten Schule ausgerüstet ist." (St. Arch. 10, 1, 65.)

Die inneren Veränderungen. Im zweiten Teil sahen wir auf Seite 220, daß Hahnemann im Gegensatz zur auch heute noch allgemein verbreiteten Anschauung unter den „inneren Veränderungen" nicht das anatomisch Faßbare im Körperinneren verstanden hat, sondern die den Sinnen gar nicht zugängliche immaterielle Verstimmung der Lebenskraft; hierhin verlegte er das innere Wesen der Krankheit. Zu den Symptomen rechnete er alles grundsätzlich sinnlich Erfaßbare, also auch die mittels des Behorchens feststellbaren Herzgeräusche usw. Dieser Sprachgebrauch vom „Inneren" war damals nicht so ungewöhnlich wie heute; ich erinnere an das berühmte Gedicht von Albrecht von Haller: „Ins Innere der Natur dringt kein erschaffner Geist", gegen das sich bekanntlich Goethe in einem Gedicht gewandt hat. Hahnemann hat vielleicht an die Vorstellungen und Worte Hallers angeknüpft. Da mir daran lag, schon im zweiten Teil diese im Gegensatz zur allgemeinen Meinung stehende Ansicht möglichst gut zu stützen und zur Anerkennung zu bringen, habe ich schon dort auch die Äußerungen von Schülern herangezogen, aus denen hervorgeht, daß sie z. T. die inneren Veränderungen im Sinne ihres Meisters auffaßten[28].

---

[28] Nachträglich sehe ich, daß Hahnemann in der Tat diesen Spruch von Hallers in diesem Zusammenhange einmal verwendet hat. Er schreibt in seiner Arbeit „Monita über die drei gangbaren Kurarten" (Hufelands Journal, Bd. 11, Heft 4, 1801, angeführt nach Hahnemanns „Kleinen Schriften", herausgegeben von Stapf, Dresden—Leipzig, 1829, S. 103): „Von äußerst wenigen Krankheiten letzterer Klasse kennen wir die dynamische Ursache dem Namen nach, dem Wesen aber nach keine. Ins Innere der Natur dringt kein erschaffner Geist. Und gleichwohl glaubt man bei Krankheiten beides zu kennen." Einige Zeilen weiter heißt es: „Die dem Scheine nach weisesten unter den Ärzten glauben sogar in das
566 innere Wesen der Krankheiten eindringen und sie danach heilen zu können."

Eine Stelle aus „Hahnemann" möge das Gesagte abrunden, da sie besonders klar und deutlich diese Ansicht zum Ausdruck bringt. In § 17 der 5. Auflage heißt es: „Da nun jedesmal in der Heilung, durch Hinwegnahme des ganzen Inbegriffs der wahrnehmbaren Zeichen und Zufälle der Krankheit, zugleich die ihr zum Grunde liegende, innere Veränderung der Lebenskraft — also das Total der Krankheit — gehoben wird, so folgt, daß der Heilkünstler bloß den Inbegriff der Symptome hinwegzunehmen hat, um mit ihm zugleich die innere Veränderung, das ist die krankhafte Verstimmung der Lebenskraft[29] — also das Total der Krankheit, die Krankheit selbst, aufzuheben und zu vernichten." Fast genau so heißt es in der 6. Auflage, nur spricht er statt von „Verstimmung der Lebenskraft" von „Verstimmung des Lebensprinzips".

Es berührt merkwürdig, daß die Ansicht Hahnemanns gerade in einem so wichtigen Punkte ein Jahrhundert lang übersehen oder wenigstens nicht in ihrer Bedeutung erkannt worden ist; um so merkwürdiger, wenn man bedenkt, daß seit Jahrzehnten Hahnemanns Brief an Villers bekannt ist (s. o. S. 229), worin er ein klares Verständnis für Kants hauptsächliche erkenntnistheoretische Leistung der Unterscheidung des „Noumenon" und „Phänomenon" zeigt. Und dieser Arzt, der hier so klare Einsicht in schwierige philosophische Fragen zeigt, soll ein ganz ähnliches Verhältnis wie das von „Noumenon" und „Phänomenon", nämlich das Verhältnis von der übersinnlichen Lebenskraft zu den sinnlich wahrnehmbaren Erscheinungen so mißverstehen, daß er den Schnitt zwischen dem sinnlich Erkennbaren und dem uns für immer Unzugänglichen an die falsche Stelle versetzt und die materiellen Veränderungen im Innern des Körpers für „auf keine Weise erkennbar" erklärt?!

Verständlich wird dies Mißverstehen Hahnemanns nur, wenn man daran denkt, daß seit den vierziger Jahren alle Ärzte durch den Universitätsunterricht in die pathologisch-anatomische Anschauung hineinwuchsen und ohne Beachtung der Hahnemanns Anschauung zugrunde liegenden philosophischen Ansichten ohne weiteres als selbstverständlich annahmen, daß „innere Veränderungen" nur die faßbaren Veränderungen im Körperinneren sein könnten.

Daß diese Auffassung der inneren Veränderungen keineswegs eine Besonderheit der Homöopathie ist, zeigen Bemerkungen des Mediziners und Philosophen Werber, der, wie wir sahen, wohl der Homöopathie günstig gesinnt war, aber doch im wesentlichen immer Schulmediziner blieb. In der schon erwähnten Arbeit (Hygea, Bd. 1, S. 140) sagt er: „Nun ist unverkennbar, daß die Allopathie in Verbindung mit den entfernten Ursachen vor-

[29] Von mir gesperrt.

zugsweise das Innere der Krankheit, das den Sinnen verborgene, nur dem Verstande zugängliche Lebensprinzip zum Gegenstand ihrer Erkenntnis und Behandlung gemacht hat.“ Weiter führt er eine Bemerkung von Hufeland (Huf. Journ., 1829, Stück 1, S. 10) an und kommt nochmals auf die inneren Veränderungen und die Stellung der Homöopathie zu ihnen zu sprechen. „Dagegen soll die Homöopathie ihre furchtsame Scheu überwinden, und es wagen, das Innere, die Ursache und die Wesenheit der Krankheit, mit dem Äußeren, den Erscheinungen und Wirkungen lebendig zu verknüpfen . . .“ (S. 144.)

Diese Ansichten von Werber unterscheiden sich in manchem deutlich von denen Hahnemanns, Unterschiede, auf die hier nicht eingegangen zu werden braucht; hier kam es nur darauf an, zu zeigen, daß das „Innere“ der Krankheit von Werber auch als übersinnliche, nur dem Verstande zugängliche Veränderung angesehen wird.

Wir sahen schon oben, daß noch im Jahre 1836 die Wolfschen Thesen in bezug auf die inneren Veränderungen ganz mit meiner Auffassung übereinstimmen. Merkwürdigerweise tritt diese jedoch sehr bald zurück. Im Jahre 1844 (A. H. Z., Bd. 27, S. 2f.) glaubt der junge Clotar Müller, der Sohn von Moritz Müller, ausführlich begründen zu müssen, daß man sich nicht auf die von außen bemerkbaren Erscheinungen beschränken solle, sondern nichts dagegen spräche, auch die körperlichen Veränderungen im Innern zu beachten. Dabei beruft er sich nicht auf Hahnemann, sondern hat offenbar die Meinung, in diesem Punkte die homöopathische Lehre zu erweitern. Die eigentliche Ansicht Hahnemanns ist bis auf unsere Tage seitdem völlig falsch verstanden und in Vergessenheit geraten.

Um keine Verwirrung anzurichten, gilt es immer diese beiden Auffassungen klar auseinanderzuhalten. Einerseits die Hahnemanns und seiner ersten Schüler, für die die inneren Veränderungen übersinnliche, unerkennbare „Verstimmungen der Lebenskraft“ sind und alles grundsätzlich sinnlich Wahrnehmbare zu den Symptomen gehört; und zweitens die Meinung der späteren Homöopathen, die die inneren Veränderungen als materielle Veränderungen im Körperinneren verstanden und dementsprechend auch als grundsätzlich erkennbar ansahen und auch zu erkennen versuchten, wobei sie der irrtümlichen Meinung waren, über Hahnemanns Ansichten hinauszugehen. Neben diesen beiden in sich ganz folgerichtigen Ansichten gab es natürlich auch unklare Köpfe, die einerseits Hahnemanns Ansicht mißverstanden und dann an diesem Mißverständnis wie an Gottes Wort festhielten und vorwiegend die äußeren Symptome sowie die subjektiven Beschwerden berücksichtigten.

Krankheitsnamen. Wir hörten schon auf Seite 233, daß Hahne-
568 mann für Behandlungszwecke nicht eine Namensdiagnose berücksichtigt

wissen wollte und daß man seit jeher, Hahnemann mißverstehend, meinte, er wolle überhaupt keine Krankheitsnamen brauchen lassen. Von seinen Anhängern haben die strengeren sich auch in diesem Punkte mehr ihrem Meister angeschlossen und machen nur zurückhaltenden Gebrauch von Krankheitsnamen (siehe oben das bei Gross Gesagte, II, a, 1). Die freien Homöopathen benützen die Krankheitsnamen etwa so wie die Schulmediziner, aber auch sie betonen meist, daß mit der Krankheitsnamendiagnose nicht alles getan ist; auch sie verlangen für die Behandlung die individuelle Arzneimitteldiagnose.

Daß man neuerdings auch in diesem vielbelächelten Punkte mehr Verständnis hat, zeigt schon die oben auf Seite 234 gebrachte Äußerung von Krehl; schärfer hat sich darüber noch geäußert Professor von Neergaard. Er tadelt, daß das schulmedizinische diagnostisch-praktische Denken „ausgesprochen organpathologisch, lokalistisch“ sei, und meint: „Eine hochentwickelte Nomenklatur täuscht — gewaltsam scharf abgegrenzte — einzelne Krankheitsbilder vor, die in dieser Form vielfach gar nicht vorkommen.“ Und weiter unten: „Wir erkennen immer mehr, daß die klassischen Krankheitsbilder gut sind für das Lehrbuch und den Unterricht, kommen aber im übrigen zum Geständnis, daß die klassischen Krankheitsbilder die seltensten sind (von Bergmann), oder in anderer Formulierung, daß es keine Krankheiten gibt, sondern nur Kranke. Wir sprechen von Individualdiagnostik und Individualtherapie. Sind wir uns bewußt, daß damit unser bisheriges Einteilungssystem im wesentlichen schon zusammengebrochen ist, wir uns desselben nur mangels eines besseren, seiner Inkongruenz bewußt oder unbewußt, bedienen, weil wir ein Bezeichnungssystem zur Verständigung eben brauchen? Unsere Krankheitsnomenklatur ist ein Atavismus und Anachronismus[30].“ In ganz ähnlicher Weise will Hahnemann Namen zu Verständigungszwecken; im übrigen betont er, daß der Heilkünstler die Krankheiten „nach dem ganzen Inbegriffe aller Zeichen des individuellen Zustandes, jedes einzelnen Kranken zu beurtheilen und zu heilen habe“. (Org. VI, 137.)

Dynamismus. Es bedarf kaum der Erwähnung, daß mit dieser berichtigten Auffassung von Hahnemanns Meinung über die inneren Veränderungen auch der oft gegen die Homöopathie erhobene Vorwurf eines „extremen Dynamismus“ hinfällig wird; er wäre nur berechtigt, wenn Hahnemann die Verstimmung der Lebenskraft als Ursache der Krankheiten angesehen hätte, was, wie wir sahen, offenbar seiner eigentlichen Meinung nicht entsprach, wenn er allerdings auch mitunter die Beziehung beider zueinander ursächlich auffaßt (s. o. S. 224 f.).

[30] „Med. Welt“, 10. Jahrg., 1936, Nr. 1 bis 3.

Über die dynamische Auffassung der Arzneiwirkung werden wir unten noch einiges hören.

Bei Darstellung von Hahnemanns dynamischen Ansichten habe ich oben Brown nicht ausdrücklich erwähnt, da meiner Ansicht nach kaum eine Beeinflussung durch den berühmten Schotten nachzuweisen ist. Weil aber sowohl die Kritiker der Homöopathie als auch geschichtliche Darstellungen eine Beeinflussung Hahnemanns durch Brown betonen, sei dieser Punkt kurz gestreift. Da Brown weder der erste noch der einzige war, der „dynamischen“ Ansichten huldigte — ein unklarer Begriff, den man besser gar nicht anwenden sollte —, so beweist die Tatsache, daß jemand dynamische Ansichten vertritt, noch nicht, daß er von Brown beeinflußt ist. Anregungen dazu konnte er auch von anderen erhalten, z. B. von Hufeland. Der Dynamismus Browns ist nun in wichtigen Punkten so sehr von dem Hahnemanns verschieden, daß mir eine wesentliche Beeinflussung unwahrscheinlich ist. Insbesondere ist zu beachten, daß Brown das Leben ganz überwiegend von Außenreizen unterhalten denkt, während das bei Hahnemann nicht der Fall ist. Also gerade das Besondere der Brownschen Ansichten vermißt man bei Hahnemann.

Die physikalischen Untersuchungsverfahren des Behorchens und Beklopfens setzten sich auch in der Schule erst in den vierziger Jahren durch, und es ist auffallend, wie früh wir in der „Hygea“ schon von ihnen hören. In Band 5 (1835) berichtet Griesselich von der Behorchung eines Kranken im Jahre 1832. Auch sonst wird in der „Hygea“ immer wieder davon gesprochen, z. B. von Kurtz (4, 236), der betont, wie wichtig diese Untersuchung sei, um die Eiteransammlung im Brustfellraum von der Lungentuberkulose zu unterscheiden, damit man nach Stellung der Diagnose den Brustfellraum operativ eröffnen könne. Auch Schrön erwähnt die physikalische Untersuchung mehrfach. Von der ausführlichen Besprechung des Skodaschen Werkes in der „Hygea“ hörten wir schon oben. Wir sehen also, daß die „Hygea“ die physikalischen Untersuchungsverfahren ungewöhnlich früh und stark berücksichtigte. — In Stapfs Archiv finde ich diese Verfahren zum ersten Male im Jahre 1843 (Bd. 20, 3, 61) von Goullon erwähnt. Der tüchtige Genzke ergriff im Jahre 1843 (Hygea, Bd. 18, S. 57) gegenüber Widnmann das Wort, der mit seinen 77 Jahren verständlicherweise sich nicht mehr in diese Neuerung finden konnte und in der „Hygea“ (Bd. 16, S. 300 f.) darin einen Rückschritt und Versinken in Materialismus hatte sehen wollen. Genzke macht demgegenüber auf die Bedeutung des Verfahrens für Erkennung und Vorhersage aufmerksam, auch für Rück- und Fortschritte mancher Krankheiten sei es wichtig. Weniger groß sei seine Bedeutung für die Behandlung, aber auch in dieser Be-
570 ziehung hofft er auf die Zukunft. Wenn er schreibt: „Sind aber, frage ich,

die Veränderungen der Organe, welche wir vermöge der Auskultation und Perkussion ermitteln, nicht ebensogut Erscheinungen wie diejenigen, welche sich uns an der Oberfläche darbieten?“, so sieht man wieder, daß Genzke hier offenbar glaubt für eine Erweiterung des Begriffs der „Erscheinungen“ eintreten zu müssen, da er Hahnemanns eigentliche Meinung mißversteht.

Der erste dem Gebiete gewidmete Aufsatz in der A. H. Z. ist der schon oben erwähnte von Clotar Müller, in dem er betont, daß schon bei dem damaligen Zustand der Kenntnisse die physikalische Untersuchung wichtige Heilanzeigen geben könne. Allerdings bedürfe es dazu nicht der von der Schulmedizin gepflegten „subtilen Experimente und Forschungen“, bei denen die aufgewandte Mühe und Zeit nicht im Verhältnis zu den erzielten Leistungen stehe, wie er überhaupt der Forschung vorwirft, daß sie ihr eigentliches Ziel, die Kranken zu heilen, vielfach aus den Augen verliere; ein Vorwurf, der auch noch für unsere Zeit gilt.

Pathologische Anatomie. In engem Zusammenhange mit der Krankheitslehre steht die pathologische Anatomie, ja sie ist eine ihrer wichtigsten Grundlagen, denn die physikalische Untersuchung wird man mit Erfolg nur anwenden können, wenn man auch pathologische Anatomie betreibt. Über Hahnemanns Stellung dazu und die einiger Schüler hörten wir schon auf Seite 244ff. Hier sei noch zur Ergänzung eine Bemerkung aus der Frühzeit seiner Schule gemacht. Hartlaub schreibt anläßlich der Wichtigkeit der Erkennung der Krankheiten im Inneren des Körpers und der Bedeutung der Leichenöffnungen für diesen Zweck: „Aus diesem Grunde sollte kein Arzt eine Gelegenheit vorbeilassen, wo er durch Leichenöffnungen die Kunst, organische Übel bei Lebenden aus den vorhandenen Symptomen zu erkennen, bereichern kann.“ (Katechismus der Hom., Leipzig, 1824, S. 22.) Das Ergebnis von Sektionen finden wir in Stapfs Archiv auch einige Male erwähnt, so bei Bärtl. (Bd. 20, 3, 104; 1843.)

Goullon tritt gleichfalls für die Wichtigkeit der Sektionen ein und berichtet selbst über eigene Beobachtungen bei verschiedenen Krankheiten (21, 2, 44). Der Einzelgänger Attomyr trat als erklärter Gegner der pathologischen Anatomie auf. (St. Arch., Bd. 18, 3, 145ff.) Ohne ihren Wert für die Wissenschaft zu bezweifeln, ist er der Meinung, daß der allopathische Arzt bisher für die Behandlung nichts von der pathologischen Anatomie gehabt habe, noch weniger könne der Homöopath damit anfangen; er müsse sich an die sonstigen feststellbaren Symptome halten.

Auch die A. H. Z. ist auf diesem Gebiete zuerst recht zurückhaltend. Erst in Band 27 (1843, S. 225) findet sich eine Arbeit über Leichenöffnungen von Clotar Müller, eine Entgegnung auf eine Schrift Elwerts, der die Sektionen und pathologisch-anatomischen Untersuchungen ablehnte. Müller macht demgegenüber darauf aufmerksam, daß in zwei Fällen beinahe die 571 gleichen Erscheinungen bestehen können und es sich doch um ganz verschiedene Krankheiten handeln kann, bei denen auch die Behandlung ganz verschieden sein müßte. Die Erscheinungen an inneren Organen, soweit sie am Lebenden festgestellt werden können, verdienen grundsätzlich genau die gleiche Berücksichtigung bei der Mittelwahl.

In der „Hygea“ stand man dem Gebiete stärker bejahend gegenüber, anscheinend wurde Griesselich durch die Wiener Homöopathen auf die Rokitanskyschen Forschungen aufmerksam gemacht. Von Band 9 ab finden wir die pathologische Anatomie stark berücksichtigende Arbeiten der Wiener Ärzte Wurmb und Hampe. Auch Griesselich erwähnt in einer Arbeit über eine Ruhrepidemie ausführlich Rokitanskys Forschungen (Hyg. 13) und berichtet über eine Sektion bei Diphtherie (Hyg. 18). Zusammenfassend sagt er später noch einmal: „Die pathologische Anatomie wird dann für die Therapie das Höchste leisten, wenn sie auch die Arzneikrankheiten, und zwar nicht nur die schnell verlaufenden, die Vergiftungen, in ihr Bereich zieht, und die Anhänger des Homoion können nur dann aus dem Symptomenpanzer herausrücken, wenn sie den Schatz heben, der in den objektiven Symptomen liegt.“ (Hyg. 22, S. 39.)

Diese beiden Richtungen in der Homöopathie, einerseits eine reine „Erscheinungsmedizin“ anzustreben und anderseits doch auch die Krankheitslehre zu berücksichtigen, wird man nur verstehen, wenn man von Hahnemann und seinen ersten Zielen ausgeht. Hahnemanns Streben im Beginn seiner Tätigkeit als Neuerer war, eine Heilkunde ohne die übliche „Vermutungskunst“ der alten Schule zu schaffen; um diese zu vermeiden, wollte er tunlichst bei den reinen Erscheinungen stehenbleiben. Anderseits aber ging er bei der Behandlung durch die Logik der Tatsachen gezwungen doch über die reinen Erscheinungen hinaus und benützte die Krankheitslehre, um den wesentlichen Charakter der Krankheit festzustellen (vgl. S. 179). Dabei scheint er allerdings den Anteil des wertenden und auswählenden Urteils bei diesem Denkvorgang stark unterschätzt zu haben; er scheint sich nicht recht klar geworden zu sein, wie sehr er über die reine Erscheinung hinausging. Je nach dem Zusammenhang haben seine Ausführungen in diesem Punkte oft etwas Schwankendes. Nimmt man aber alles in allem, so ist festzustellen, daß er grundsätzlich die faßbaren Veränderungen im Körperinneren zur Krankheitserkennung herangezogen wissen wollte und daß er an den Stellen, an denen er sein Vorgehen im Zusammenhang schildert, die festgestellten Erscheinungen je nach den sonst vorliegenden Krankheitserscheinungen in ihrer pathognomonischen Bedeutung verschieden *wertete* (z. B. vgl. Organon V
572 und VI, § 153).

Wenn Hartmann in seinen 1850 erschienenen Erinnerungen (A. H. Z., Bd. 38, S. 295) mitteilt, Hahnemann habe ihm geraten, nur seine Lehre zu studieren, so kann er das vielleicht im Eifer des Gefechts gesagt haben; es war das etwa im Jahre 1816 bis 1817, also im Beginn der Auseinandersetzung. Es kann aber auch ein Mißverständnis bei Hartmann vorliegen. Da Hahnemanns eigene Lehre nur das rein Praktisch-Ärztliche betraf, so wollte vielleicht Hahnemann nur sagen, Hartmann solle nicht die allopathische Arzneimittellehre und Arzneibehandlung studieren, sondern sich in diesem rein ärztlichen Gebiet auf Hahnemanns Lehre beschränken.

Wie wir schon oben aus dem Munde von Gross hörten, war Hahnemann im Rahmen seiner Zeit ein guter Kenner der Pathologie, und das wird auch von anderen wie Müller und Wislicenus bestätigt; auch habe er die Wichtigkeit der Pathologie für die Homöopathie anerkannt (vgl. S. 243 und S. 566).

Obwohl grundsätzlich Pathologie und pathologische Anatomie nicht unbeachtet gelassen wurden, so ging man doch in den Kreisen um Hahnemann nicht mit der Zeit und blieb hinter der starken Entwicklung zurück, die in dem dritten und vierten Jahrzehnt einsetzte und im fünften mit Macht durchbrach. Und das ist kein Zufall, sondern liegt an den Eigenheiten der Homöopathie. Es ist, wie schon erwähnt, eine allgemeine Erscheinung, daß medizinische Lehren, die rein örtliche Leiden kaum kennen, der pathologischen Anatomie nicht in dem Grad bedürfen und sie dementsprechend auch wenig pflegen. Weiter ist es verständlich, daß Hahnemanns Standpunkt, der die nicht mit den Sinnen sicher feststellbaren Erscheinungen nicht berücksichtigen wollte und deshalb die unsicheren pathologisch-anatomischen Kenntnisse zur Zeit seiner Mannesjahre geringschätzte, bei seinen Jüngern auch noch nachwirkte, als diese Kenntnisse sicherer geworden waren. Zudem konnten sie bei der Art ihrer Arzneimittellehre nicht viel mit den anatomischen Veränderungen anfangen; diese Kenntnisse waren tatsächlich vielfach für die Behandlung unergiebig. Wie wir schon früher sahen, wußte aber auch die Schulmedizin vorerst aus den Funden der pathologischen Anatomie recht wenig Gewinn in bezug auf die Behandlung zu ziehen. Bemerkenswert und kennzeichnend ist nun das verschiedene Verhalten der beiden Richtungen. Während die Schule den Weg der pathologischen Anatomie, der zur Erkennung der Krankheiten führte, einschlug und den Heilmittelschatz über Bord warf, ging die Homöopathie getreu ihrem Wesen, eine Heilkunde zu sein, den Pfad der Heilung und beachtete die theoretische Erforschung der Krankheiten weniger. In wissenschaftlicher Hinsicht mag man daraus der Homöopathie einen Vorwurf machen; vom praktischen Standpunkt aus gesehen war es gewiß ein Vorzug, daß sie sich nicht zum Nihilismus bekannte; auch ihr selbst hätte er wohl das Leben gekostet. 573

Daß diese abwartende Einstellung vieler Homöopathen gegenüber pathologisch-anatomischen Erwägungen bei der Behandlung zum guten Teil berechtigt war, zeigt die Meinung des Berliner Klinikers Fr. Kraus, der von hoher Warte rückwärts schauend im Jahre 1921 schreibt: „Alles in allem ist zu sagen, daß die einseitig pathologisch-anatomische Richtung, selbst Virchow eingeschlossen, in therapeutischer Beziehung wenig fruchtbar gewesen ist.“ (Virch. Arch., Bd. 235, S. 327.)

Und auch die Physiologie war Mitte des vorigen Jahrhunderts noch nicht weit genug vorgeschritten und bot deshalb vorerst recht wenig Handhaben, darauf eine Behandlung aufzubauen. Wohl versuchte man auf Grund der damaligen physiologischen Kenntnis auf den kranken Körper zu wirken, meist wurden dabei aber recht voreilig die Ergebnisse von Laboratoriumsversuchen auf den kranken Körper übertragen.

Auch in der „Hygea“ finden wir physiologisch-toxikologische Arbeiten von J. W. Arnold, z. B. über die Wirkung des Akonits auf Frösche, aber der Einfluß auf die Praxis war nur gering. In den vierziger Jahren hatte besonders Liebig versucht, als Chemiker Einfluß auf die Heilkunde zu üben, er hatte aber zuwenig auf den lebenden Körper Rücksicht genommen, und so wurde denn auch bald von den Medizinern gegen ihn Stellung genommen. In den letzten Jahrgängen der „Hygea“ lassen sich die Spuren dieses chemischen Denkens auch nachweisen. Ein Dr. Boecker, damals Arzt in Radevormwald, später Privatdozent in Bonn, und sein Mitarbeiter Eulenberg kamen darin mit medizinisch-chemischen Arbeiten zu Wort; physiologisch-chemisches Denken leitet beide in ihrer Behandlung. Als kleines kennzeichnendes Beispiel sei erwähnt, daß Boecker, ausgehend von den Angaben anderer Untersucher, nach denen das „entzündete Blutserum“ erhöhten Eiweißgehalt hat, zu dem Ergebnis kommt, daß, da Sublimat Eiweiß zum Gerinnen bringt, das Sublimat angezeigt sei, um das geronnene Eiweiß im skrofulös entzündeten Auge nach dem Simile aufzulösen! (Hyg. 19, 516.)

In Band 22 der „Hygea“ findet sich auf Seite 455 eine Arbeit eines Homöopathen Hermann Geyer in Dresden über Rückenmarkschwindsucht, in der von chemischen Gesichtspunkten aus Ursachen und Behandlung erörtert werden. Er nimmt an, daß die einseitige Kost die Ursache eines von ihm beobachteten Falles war (die Tatsache, daß die Krankheit nur bei Syphilitikern vorkommt, war noch nicht bekannt). Der Kranke habe zuviel Kohlenstoff und Wasserstoff, Sauerstoff, Natrium und Chlor gehabt und zuwenig Stickstoff, Phosphor, Schwefel und Kalk und Eisen. Er empfiehlt zur Behandlung besonders Kalk und Eisen. — Dies chemische Denken, das sich hier ausnahmsweise auch in einer homöopathischen Zeitschrift findet,
574 ist beispielhaft für eine damals vielverbreitete schulmedizinische Einstellung.

Das Simile. Wir hörten mehrfach, daß die Gegner immer wieder behaupteten, man brauche als Homöopath nur die Krankheitserscheinungen in Vergleich zu setzen mit den Ergebnissen der Arzneiprüfungen, dann springe sozusagen ganz selbsttätig das richtige Mittel heraus. Immer wieder haben das schon die frühesten Anhänger bestritten, und die veröffentlichten Krankengeschichten zeigen auch bei den getreuesten Anhängern Hahnemanns, wie z. B. bei Gross, daß sie in der Tat grundsätzlich auch die Krankheitslehre zur Beurteilung des Krankheitsfalles heranzogen (s. S. 415).

Bei der Eigenart der Arzneimittellehre lag es nahe, daß auch Laien glaubten leichten Kaufs Heilkünstler zu werden, und bald gab es auch eine Reihe Bücher, meist „Haus- und Reisearzt" genannt, die zum guten Teil auch von Laien verfaßt waren. Teils bestand das Bedürfnis für Hausvater und Mutter, im engen Kreise der Familie bei Erkrankungen nicht ganz hilflos zu sein, wozu sich die Homöopathie wie geschaffen zeigte. Teils wollte man sich als Wohltäter der Menschheit aus der Menge herausheben. Auch für die gutgemeinten Bemühungen des Gutsherrn und der Gutsfrau für die Dorfbewohner schien hier ein Bedürfnis befriedigt zu werden. Außerdem wandten sich Reisende in fernen Ländern sowie Missionare diesen Büchern zu. Wenn man bedenkt, wie schwer auf dem Lande vor der Zeit des Fernsprechers und des Kraftwagens bei den schlechten Landwegen ein Arzt zu haben war, kamen diese Bücher geradezu einem Bedürfnis entgegen. Und ohne der Würde des Arztes zu nahetreten und die Homöopathie als wissenschaftliche Heilkunst herabsetzen zu wollen, war es bei guter Beobachtungsgabe und mit wachsender Erfahrung in nicht wenig Fällen möglich, mit diesen „Hausärzten" mildernd und heilend einzugreifen, wenn es natürlich auch immer wieder zu schweren, auf mangelnden ärztlichen Kenntnissen beruhenden Mißgriffen kam.

Doch lernten diese an der Oberfläche haftenden Symptomendecker natürlich nie richtig homöopathisch sprechen, da sie, statt sich auf Grund der Krankheitslehre an die deutlich vernehmbaren Selbstlauter des Wesentlichen der Krankheit zu halten, nur die an sich oft stummen Mitlauter der Symptome beachteten. Der Umstand, daß man in der Homöopathie bis zu einem gewissen Grade auf phänomenologischer Grundlage den einzelnen Krankheitsfall angehen kann, legte es auch dem in der zweiten Hälfte des 19. Jahrhunderts sich ausbreitenden Laienpraktikertum nahe, sich der Homöopathie zu bedienen, die außerdem die Möglichkeit bot, die stark wirkenden, sonst nur mit einer ärztlichen Verschreibung erhältlichen Gifte in mittlerer Verdünnung auch ohne diese dem Kranken zu verordnen. Für diese Heilpraktiker waren auch die Haus- und Reiseärzte, sowie die Repertorien die gegebenen Wissensquellen. 575

Die Rolle dieser Haus- und Reiseärzte war auch insofern unheilvoll für die Homöopathie, als die Gegner nicht selten mit ihrer Kritik bei dieser Gattung des homöopathischen Schrifttums ansetzten unter kurzer Abfertigung der besseren und wissenschaftlicheren.

Nach diesem Abschweifen in die Gefilde der Laienhomöopathie wieder zurück zu den wissenschaftlichen Bestrebungen! Schon im Jahre 1826 (St. Arch., 5, 2, 90) bemerkt Moritz Müller, daß nicht nur die Symptome zu berücksichtigen sind, sondern Verlauf, Entstehungszeit, der ganze historische Hergang, die äußeren Einflüsse, die Krankheitsanlage usw. Mit einem Wort, Müller fordert die Berücksichtigung alles auch sonst von den Ärzten Beachteten. Nun war allerdings Müller kein Rechtgläubiger, der auch bei der Behandlung sich nicht ausschließlich auf die Homöopathie beschränkte, aber es ist doch nicht die Stimme eines einzigen, wenn er das auch als erster ausdrücklich betont hat. Gerade damit hat er Einfluß gewonnen und hatte bald viele auf seiner Seite.

Bald entwickelten sich diese Bestrebungen nach einer bestimmten Richtung. Mit wachsender Erfahrung wird der Homöopath fast unwillkürlich dazu gedrängt, auf Grund des ganzen Krankheitsbildes ein bestimmtes Mittel zu wählen, auch ohne daß gerade es den Symptomen genau entsprach, indem er in ihm etwa einen typischen Sulfurfall erkannte. Diese sozusagen „intuitive“ Diagnose wurde dann von den klaren, bewußten Köpfen zu einem bestimmten Verfahren ausgebildet, und man setzte damit das fort, was sich schon bei Hahnemann keimhaft vorgebildet findet, indem er bei einer Anzahl der Mittel ihren „Charakter“ betont. Andere, z. B. Hering, sprachen gern von der Physiognomie, auch Bönninghausen hat das Charakteristische der Mittel vielfach herausgearbeitet. Man beachte dabei, daß beide Ausdrücke naturgeschichtlicher und nicht naturgesetzlicher Art sind und also der idiographischen und nicht der nomothetischen Betrachtungsweise angehören.

In Band 2 der A. H. Z. (S. 5) sagt Moritz Müller: „Die Homöopathie würde unendlich vorgeschritten sein, wenn wir statt gegen die Gesamtsymptome, unsere Mittel in allen Fällen gegen den Gesamtcharakter der Krankheit ... richten könnten.“ Ähnlich sprechen sich Kretzschmar (A. H. Z., Bd. 2, S. 82) sowie Rummel aus (Bd. 6, 184; Bd. 7, 37; Bd. 8, 244). Gross bemerkt im Jahre 1834 (St. Arch., Bd. 14, 3, S. 4): „Ohne diese Kenntnis des Charakters aber gemahnt mich unsere Materia medica wie ein verworrenes Chaos, in welchem man sich vergeblich zurechtzufinden sucht.“

In der „Hygea“ wurde der Gegenstand zum erstenmal ausführlich in
576 einer Arbeit von Schrön behandelt, die schon im ersten Jahrgang beginnt

und im zweiten Jahrgang (1835, S. 35) weiterlief. Er fordert hier gleichfalls Berücksichtigung des Charakters der Mittel und stellt Hahnemanns Ansicht in einseitiger und geradezu feindseliger Weise als reine Symptomdeckerei hin, wobei er offenbar durch ebenso einseitige gegnerische Darstellungen beeinflußt worden ist. Er beachtet dabei weder Hahnemanns Forderung, die eigenheitlichen Symptome am Kranken vorzugsweise zu berücksichtigen, noch versteht er Hahnemanns Krankheitslehre und den Sinn der „inneren Veränderungen“ richtig.

Natürlich bestand zwischen der Lehre und ihrer Anwendung am Kranken ein Unterschied wie überall im Leben zwischen Ideal und Wirklichkeit, und unbegabte und nicht gewissenhafte Mitläufer der neuen Lehre oder auch tüchtigere werden mehr oder weniger oft im Schlendrian des Alltags bei den reinen Erscheinungen stehengeblieben sein.

In deutlicher Gegnerschaft gegen diese Hahnemannschüler meint Kurtz: „Es ist gewiß sehr wahr, aber auch etwas von den bloßen Symptomenschnüfflern sehr häufig Übersehenes, daß die verschiedenartigsten, ja dem Charakter nach selbst völlig entgegengesetzten pathologischen Zustände der bloß äußeren Erscheinung nacheinander täuschend Ähnliches hervorrufen können.“ An anderer Stelle bemerkt er, daß allerdings „bei dem jetzigen desolaten Zustande unserer allgemeinen Pathologie“ es schwierig und oft ganz unmöglich sei, diesen Charakter einer Erkrankung in klare Begriffe und Worte zu fassen. Deshalb sei es vorerst vielleicht besser, statt dessen den Namen des ihnen entsprechenden Mittels zu nennen und zu sagen „Diathese für Kohle, Phosphor usw“. (Hyg. 4, S. 245.) Es ist beachtenswert und kennzeichnend für die Homöopathie, wie hier ein guter, klarer Kopf versucht, aushilfsweise die Lücken in der Krankheitslehre durch die klareren und bezeichnenderen Kenntnisse aus der Arzneimittellehre zu ersetzen.

Die 18 Thesen betonen ausdrücklich, daß sie den Ausdruck „Gesamtheit der Symptome“ im weitesten Sinne verstehen, nämlich „sämtliche pathologische Momente, welche zwischen dem Endpunkte der Gesundheit und dem gegenwärtigen Zustande inneliegen, in ihrer Folge, Dauer und ihren Übergängen“. Die Krankheitslehre und Behandlung könne nicht in übersinnlichen Vorstellungen, sondern nur in den sinnlich erkennbaren Merkmalen ihre Grundlage haben. Diese Bemerkungen richten sich nach zwei Seiten: gegen die damalige Schulmedizin mit ihren Vermutungen über das Wesen der Krankheiten und gegen die Symptomatiker, die sich nur an die äußerlich erkennbaren Erscheinungen hielten.

In ganz ähnlicher Weise sprachen sich Griesselich und Schrön in dem „Offenen Bekenntnis“ aus. Die wesentlichen Erscheinungen der Krankheit müssen denen des Arzneimittels entsprechen. (Hyg., 3, 329 und 339.)

Man sieht aus all diesen Äußerungen, die leicht um das Vielfache vermehrt werden könnten, daß alle besseren Homöopathen zum wenigsten danach streben, über die zusammenhanglose Zahl der Symptome auf dem Boden der allgemeinen Krankheitslehre hinauszukommen, zu den je nach Lage des einzelnen Falles wichtigen, mögen auch im einzelnen die Unterschiede der Betrachtungsweise beträchtlich gewesen sein und mag auch wie überall im Leben ein Unterschied zwischen Lehre und dem Tun des einzelnen bestanden haben.

Spezifisch. Im Kreis der „Hygea“ empfand man das Wort „homöopathisch“ als durch die Ansichten der Hahnemannianer zu sehr belastet, man wendete statt dessen gern das Wort „spezifisch“ an. Das Wort an sich war alt, man sprach seit jeher von „spezifischen“ Krankheiten und verstand darunter etwa dasselbe was Hahnemann „feständig“ nannte. Mittel, die nach der Erfahrung bei diesen Krankheiten gut wirkten, nannte man gern spezifisch, aber man dehnte die Bezeichnung auch auf andere Krankheiten aus und verstand darunter Mittel, die in vielen Fällen günstig gewirkt hatten.

Die Homöopathen wandten dann den Begriff anders, indem sie darunter Mittel verstanden, die dem gerade vorliegenden Krankheitsfall in Ähnlichkeit entsprächen. Während die Mittel der Schule krankheitsartspezifisch waren, waren die homöopathischen Mittel individuell-spezifisch. Bevor Hahnemann im Jahre 1807 das Wort homöopathisch einführte, benutzte er nicht selten auch das Wort „spezifisch“ und verwendete es auch später noch allein oder zugleich mit „homöopathisch“. Auch Stapf gebrauchte das Wort. (St. Arch., Bd. 1, H. 1.) In der „Hygea“ und der A. H. Z. wurde vielfach darüber gestritten, ob man statt „homöopathisch“ „spezifisch“ setzen solle; es war dann natürlich leicht zu sagen, nur homöopathische Mittel könnten spezifisch sein. Es ist jedoch nicht einzusehen, warum nicht auch nichthomöopathische Mittel spezifisch wirken können, und es wäre deshalb unrichtig, homöopathisch und spezifisch gleichzusetzen. Unter den Oberbegriff „spezifisch“ fallen verschiedene Unterbegriffe; das homöopathisch-spezifische Verfahren ist nur ein spezifisches, wenn vielleicht auch das umfassendste.

Die damaligen Erörterungen klärten diese Frage nicht genügend, und der Name „spezifisch“ setzte sich vermutlich gerade deshalb nicht durch, weil viele zum mindesten das „Gefühl“ hatten, daß hier etwas nicht ganz stimme. Bei manchen wird gewiß auch die Anhänglichkeit an den Namen „Homöopathie“ die Annahme des Wortes „spezifisch“ verhindert haben.

Naturheilkraft. Wir hörten schon oben, daß man Hahnemanns
578 kritische Stellung zur Naturheilkraft in eine völlige Ablehnung umdeutete

und daß man ihm diese bis auf den heutigen Tag bei den Gegnern zum Vorwurf macht. Dagegen wurde schon frühzeitig von den Anhängern Widerspruch erhoben, indem man sich selbst als Anhänger der Naturheilkraft bekannte und auch Hahnemann gegen den Vorwurf, er habe sie geleugnet, verteidigte (s. S. 266). Schon die erste Schrift eines anderen zugunsten der Homöopathie sprach sich durchaus für die Naturheilkraft aus. „Von der Selbsthülfe der Natur hat Hahnemann eine gewisse einseitige Meinung“ (Rau: „Ueber den Wert . . .“, 1824, S. 60). Rau hält es für überflüssig die Heilkraft der Natur, „eine unbezweifelbare Tatsache“, durch Beispiele beweisen zu wollen. Nebenbei gesagt, spricht Rau nicht davon, daß Hahnemann die Naturheilkraft geleugnet habe, sondern findet die Ansicht nur „einseitig“. Rummel sagt in einer Besprechung: „Wo wäre ohne die helfende Naturheilkraft Heilung möglich, und es ist ein arger, oft widerlegter Irrtum, wenn man Hahnemann solche Behauptungen unterlegt.“ (St. Arch. 9, 3, 162, 1830.) Kurtz sagt in seiner Schrift „Ueber den Werth der Heilmethode mit kaltem Wasser“ (Leipzig, 1835, S. 63): „Steht irgend etwas fest, so ist es dies, daß die Natur (die eingeborne Heilkraft im Menschen) allein es ist, welche die Krankheiten heilt. Eine künstliche Heilung gibt es nicht.“ Wie wir schon sahen, traten auch die „18 Thesen“ für das Vorhandensein einer Naturheilkraft ein.

Aber es gab auch andere, besonders in der ersten Zeit, die sich mehr auf Hahnemanns Seite stellten, wie z. B. Hartlaub und Trinks in der Einleitung zu den „Annalen der homöopathischen Klinik“ (Leipzig, 1830, Bd. 1, S. XV ff.). Natürlich wollen die beiden nicht behaupten, daß nie eine Krankheit heile; die Krankheit dauere solange fort, bis sie „das ihrem Wesen eigentümliche Ende erreicht hat“, oder führe zum Tode.

Noch schärfer und einseitiger vertrat diese Meinung der immer eigenbrötlerische und abseitigen Gedanken zuneigende Attomyr: „Die Natur läßt viele Krankheiten ihr natürliches Ende erreichen; daraus resultiert Genesung, aber keine Heilung. Die Natur kann keine Krankheiten heilen. Die Heilung ist das Werk der Kunst, die ganz überflüssig wäre, wenn sie nicht mehr vermöchte als die Natur.“ (St. Arch. 19, 1, 31.) Diesen wenigen aber stehen so viele andere Homöopathen gegenüber, daß es eine schwere Verzeichnung der Sachlage ist, wenn bis in die neue Zeit der Homöopathie Leugnung der Naturheilkraft vorgeworfen wird. Ja, es war wieder eine merkwürdige Ironie der Geschichte, daß, zumal in der zweiten Hälfte des vorigen Jahrhunderts, gewiß viele Homöopathen von der Heilkraft der Natur mehr hielten als die meisten mechanistisch eingestellten Ärzte!

Was nun die Beurteilung der einzelnen Krankheitsfälle angeht, ist die Sachlage etwas anders. Hahnemann hatte wohl die Naturheilkraft für die eine notwendige Bedingung gehalten, und die Anwendung homöopathischer Mittel für die andere; dementsprechend neigten die Hahnemannianer dazu, reine Naturheilungen ungern zuzugeben, und schrieben die Heilung gern ihren Mitteln zu. Als zweiter Grund kam noch hinzu, daß Hahnemann in der Behandlung Optimist war und in seiner ersten Begeisterung die Reichweite der Mittel überschätzte; auch hier folgte ihm der engere Kreis der Anhänger. Beide Gründe haben noch bis in unsere Tage gewirkt. Aber diese Ansichten blieben nicht ohne Widerspruch; so meinte z. B. Griesselich, als Tietze einen Rotlauf in 9 Tagen „heilte", das sei eine Naturheilung. Auch der französische Übersetzer der Arbeit in der „Bibliothèque de Genève" betonte das. (Vgl. Hygea 5, 86; ähnlich Käsemann, Hyg. 4, 153, und G. Schmid in der A. H. Z., 6, 260, 1835.)

Beachtenswert ist insbesondere, daß Schrön im Jahre 1837, also zu einer Zeit, in der die Schule fast durchweg noch anderer Meinung war, bemerkt, die Lungenentzündung heile auch ohne Behandlung aus, und sogar besser als bei den üblichen großen Aderlässen. Besonders ausführlich hat sich der Homöopath Bicking mit den Naturheilungen beschäftigt und vielfach schwere Krankheiten ohne Heilmittel „behandelt", und zwar so häufig, daß andere Homöopathen verwundert fragten, wie er das außerhalb eines Krankenhauses machen könne, da die Angehörigen doch die Anwendung von Heilmitteln erwarten und verlangen. (Medicin. Jahrbücher, Bd. 3, 285, und anderwärts.)

Die Erkenntnis, daß man bisher die Häufigkeit der Naturheilung unterschätzt hatte, goß wie in der Allopathie auch in der Homöopathie Wasser in den Wein des Optimismus. Aber anderseits kam man auch in der Homöopathie zur Überzeugung, daß für die Kunstheilung noch Raum genug bleibe.

Während die Allopathie der Homöopathie Vorwürfe wegen der angeblichen Verachtung der Naturheilkraft machte, entgegnete diese, wenn die Naturheilungen so an der Tagesordnung seien, warum dann in der Allopathie der Körper mit so zahlreichen und starken Mitteln und anderen Eingriffen bestürmt würde, man solle dann doch der Naturheilkraft freie Hand lassen.

Theorie der homöopathischen Heilung. Wir hörten schon oben davon, wie sich Hahnemann die Heilung durch homöopathische Arzneien dachte (S. 204 f. und 232), und es wurde dort auch bemerkt, daß er selbst auf die Erklärung keinen großen Wert legte. Es konnte nicht ausbleiben, daß immer wieder versucht wurde, ein Verständnis für die Heilung mittels homöopathischer Mittel zu erreichen, ohne daß jedoch Einigkeit erzielt wurde. Es würde hier zu weit führen, genauer über diese Erörterungen zu berichten. Keiner der selbständigen Köpfe blieb bei Hahnemanns Erklärung stehen, obgleich sie im übrigen sehr verschiedene Meinungen ver-
580 traten. Die Mitwirkung der Naturheilkraft nahmen fast alle an. Während

die einen wie z. B. Schmid, Mosthaff, Koch in etwas unklarer Weise Krankheit und Arzneiwirkung als polar entgegengesetzt auffaßten und in der Heilung einen polaren Ausgleich sahen, faßten andere den Heilungsvorgang als einen Kampf zwischen der eigentlichen Krankheit und der Gegenwirkung des Organismus auf wie insbesondere Schrön sowie Eschenmayer. Andere, wie Diez, Gerstel, Widenmann, waren — bei allen Unterschieden im einzelnen — der Ansicht, daß das auf Grund der Ähnlichkeitsbeziehung gewählte Mittel die Empfänglichkeit gegen den Krankheitsreiz abstumpfe; das auf Grund der Ähnlichkeitsbeziehung von den erkrankten Organen angezogene Mittel gestatte dem Krankheitsreiz keine Einwirkung mehr. Doch kann man nicht sagen, daß die Frage damit geklärt worden sei. (Vgl. dazu die Arbeiten in der Hygea, Bd. 12 bis 18.)

Eine besondere Erwähnung verdient der Versuch des berühmten Physiologen Purkinje, die Wirkung homöopathischer Mittel auf Grund sinnesphysiologischer Feststellungen zu erklären. Bei längerer Betrachtung einer starken Farbe sinke die Empfindlichkeit gegen sie, während die Gegenfarbe hervorgerufen werde, besonders deutlich, wenn man dann diese Gegenfarbe betrachte. Zusammenfassend sagt er: „Ein dem vorigen Reize entgegengesetzter bringt eine entgegengesetzte Aufregung hervor; beide subjektive Aufregungen heben einander wechselseitig auf, und die Stimmung des Organs kehrt zu ihrer reinen allseitigen Receptivität aus einseitiger Determination wieder zurück."

„Es ist auffallend, wie hier die Gesetze der Homöopathie mit der größten Bestimmtheit ausgedrückt sind. Die subjektive Farbe ist ein Pathos, welches durch eine ihr gleichnamige objektive aufgehoben wird. Man sieht jedoch hier zugleich tiefer in das Innere der Erscheinung; man unterscheidet primäre Einwirkung und sekundäre subjektive Rückwirkung, einen Moment der Passion und einen der Aktion; man sieht, daß nur zwei in einem und demselben Substrate erregte entgegengesetzte subjektive Aktionen einander bekämpfen und aufheben." (Vgl. das Weitere in Purkinje: „Beobachtungen und Versuche zur Physiologie der Sinne", Berlin, Bd. 2, 1825, S. 98 bis 99, Abdruck in der „Hygea", Bd. 1, S. 67 bis 69.)

b) Die Arznei

Dem Abschnitt XIII im zweiten Teil entsprechend soll hier alles das behandelt werden, was sich auf den Hahnemannschen Dynamismus in bezug auf die Arznei, die Arzneibereitung, die Arzneiprüfung und die Gabenlehre bezieht.

Dynamismus. Über Hahnemanns Auffassung der Krankheit und ihre Beziehung zu dynamischen Ansichten hörten wir schon oben (s. S. 569).

Über die Einwirkung der Arzneien hatte er ganz ähnliche Ansichten wie die damalige Physik über die Elektrizität und den Magnetismus, die man vielfach rein dynamisch auffaßte, und er ist wohl dadurch auch beeinflußt worden. Es liegt also hier bei Hahnemann tatsächlich ein reiner Dynamismus vor in der Auffassung der Hochpotenzen; sie waren für Hahnemann „gänzlich in ihr individuelles geistartiges Wesen" aufgelöst. (Organon VI, S. 250.)

Auch in der allopathischen Arzneiwissenschaft der damaligen Zeit hört man oft von „dynamischen" Wirkungen, doch müssen sie von der Hahnemannschen Auffassung unterschieden werden. Während bei Hahnemann und in den Kreisen der Hahnemannianer den hochverdünnten Arzneien selbst dynamische „Eigenschaften" zugeschrieben werden, also die Einwirkung der Arzneien dynamischer Natur war und dann auch die Erfolge dieser Einwirkung im Körper, hat der Begriff des Dynamischen in der damaligen Arzneiwissenschaft einen anderen Sinn, hier ist nur der Erfolg dieser materiell gedachten Einwirkung im Organismus als dynamisch im Gegensatz zu chemisch-physikalischer Wirkung verstanden, und hat vielfach etwa den Sinn von „funktionell".

So lesen wir bei G. A. Richter: „Die zweite, dynamische Seite giebt sich durch die lebenden Organismen inwohnende Tätigkeit, durch die Aeußerungen des höheren tierischen Lebens, der Irritabilität und Sensibilität zu erkennen. Eine veränderte Mischung von Form und Materie ist bei ihm nicht bemerkbar." (Ausführl. Arzneimittellehre, Bd. 1, 1826, S. 47.) Einige Jahre vorher hatte sich Ph. F. W. Vogt schon skeptischer ausgesprochen: „Diese große Lücke in der chemischen Theorie fühlend, nahm man darum noch eine dritte Wirkungsart der Arzneien an, nämlich die dynamische. Aber diese Annahme war auch strenggenommen nur der Lückenbüßer, indem man nur den Arzneien, an deren Wirkungserklärungen Mechanik und Chemie scheiterten, eine besondere Kraft beilegte." („Lehrb. d. Pharmakodynamik", Gießen 1821.)

Auch sonst war die Wirkung der Arzneien der Heilkunde lange unklar geblieben; so gelang es erst gerade in diesen Jahren, eine Anzahl Mittel im Blut nachzuweisen; offenbar waren also diese Mittel in den Blutkreislauf aufgenommen und wirkten nicht unmittelbar auf die Nerven, wie man vorher meist angenommen hatte, oder auf irgendeine andere unklare Weise. Diese Aufnahme durch die Nerven lag natürlich bei den Hochpotenzlern für ihre „geistartigen" Arzneien besonders nahe, außerdem konnte man diese kleinsten Mengen gar nicht im Blute nachweisen. So hatten sie denn Hemmungen und Anlässe genug, die neuen Ansichten der Physiologie über die Aufnahme in das Blut vorerst noch nicht anzunehmen. — Vielfach nahm man in
582 diesen Kreisen auch an, daß die Arzneikraft ohne materielle Spuren auf

Weingeist oder Milchzucker übertragen werde. (Vgl. Organon VI, S. 250; s. u. über Korsakow.) Auch noch heute werden von den Hochpotenzlern ähnliche Ansichten vertreten, es ist gewissermaßen eine Not- und Verlegenheitslösung, denn wer an die Wirkung der Hochpotenzen glaubt und sie erklären will, wird zu derartigen Ansichten geradezu gedrängt, da der derzeitige Stand der physikalischen Ansichten eine materielle Einwirkung jenseits der 23. Verdünnung bekanntlich nicht zuläßt.

Die kritische Richtung fand jedoch bald den Anschluß an die Schulmeinung und faßte die Arzneiwirkung als materiell bedingt auf. D. Roth in Paris sagt: „Das Wesen aller Erscheinungen ist daher, unserer individuellen Ansicht nach, dynamisch; da wir aber in der Medizin uns um die Wesenheit der Dinge nicht bekümmern, sondern nur die Erscheinung der Dinge zu würdigen haben, so ist es folglich die materielle Seite, mit der wir es zu tun haben. . . . Es gibt vom materiellen Substrate unabhängige Kräfte; sie sind aber nur dann Gegenstand der Heilkunst, wenn sie uns an ein materielles Substrat gebunden erscheinen.“ (Hyg., 7, S. 494, 1838.) Wenn diese Sätze auch vorzugsweise in Hinsicht auf die Krankheitserscheinungen geschrieben sind, so gelten sie offenbar auch für die Arzneimittelwirkung. Auch der Wiener Hampe spricht in bezug auf den Dynamismus der hohen Arzneiverdünnungen von „dynamistischen Verirrungen“. (Hyg., 12, S. 99.) Auf diesem Standpunkt steht auch Griesselich und die anderen Hygeasten.

Arzneibereitungslehre. Im großen und ganzen blieben die Vorschriften Hahnemanns über die Bereitung der Arzneien in Geltung, insbesondere hielt man an den bewährten Hahnemannschen Anweisungen über die Tinkturen aus frischen Pflanzen fest, wenn man auch im einzelnen hie und da wegen der Eigenart der Pflanze — etwa starkem Schleimgehalt und ähnlichem — kleine Änderungen vornahm.

Wichtiger waren einige andere Neuerungen. Im 11. Band von Stapfs Archiv (Heft 3, S. 104) teilte ein Laie, der sich viel mit Homöopathie beschäftigte, ein Herr von Korsakow, ein Russe, das sog. Einglasverfahren mit, womit der Erfinder die Herstellung der hohen Verdünnungen vereinfachen wollte. Er schlug vor, sich nur eines ganz kleinen Fläschchens zu bedienen, den Inhalt der ersten Verdünnung auszuschütten und die an den Innenwänden haftende Flüssigkeit zur zweiten Verdünnung zu benützen usw., bis zu den Hochpotenzen. Stapf druckt einige Briefzeilen Hahnemanns über diesen Vorschlag ab, in denen dieser das Verfahren „sinnreich und zweckmäßig“ nennt. Anscheinend unabhängig davon wandte Hering, der damals in Südamerika war, das Verfahren an, als er im ıd war und deshalb das andere zu umständlich war. (St. Arch., 13, 3, ff.) Beide potenzierten, um Weingeist zu sparen, bis zur vorletzten Ver- 583 dünnung mit Wasser. Hering stellt auch genauere Berechnungen an über das Verhältnis des zurückbleibenden Restes zum aufgefüllten Flascheninhalt und meint, man müsse, um die 30. Verdünnung zu erhalten, bei diesem Verfahren bis zur 35. oder 36. verdünnen.

Doch beruhten diese Ausführungen auf falschen Voraussetzungen; es dauerte aber noch lange Zeit, ehe diese Verhältnisse geklärt wurden, obwohl die Lösung seit den Untersuchungen des Botanikers Nägeli über Oligodynamik sozusagen in der Luft lag; es brauchte nur jemand auf den Gedanken zu kommen, diese Feststellungen auf das Einglasverfahren anzuwenden. Erst der französische Physiker A. Berné wandte sich diesem Gegenstande zu, dabei von Untersuchungen der Gebrüder Lumière über Auswaschung von unterschwefligsaurem Natron aus photographischem Papier (aus dem Jahre 1902) ausgehend. Berné zeigte auf Grund von theoretischen Überlegungen und durch Rechnung, daß der Verdünnungsvorgang beim Korsakowschen Einglasverfahren ein ganz anderer ist als beim Hahnemannschen Vielglasverfahren; daß die Verdünnung bei ersterem infolge Adsorption an der Glaswand viel langsamer erfolgt und auch höhere Verdünnungen noch kleinste Mengen der wirksamen Substanz enthalten. Beide Verfahren sind also unvergleichbar. (Berné in „L'Homéopathie française“, 1926, März.)

Wenn auch wohl keine der anerkannten Arzneibereitungslehren das Einglasverfahren angenommen hat, so haben doch vielfach Ärzte, die sich ihre Verdünnungen selbst bereiteten, nach ihm gearbeitet, meist ohne es ausdrücklich zu sagen.

Einen anderen Vorschlag noch verdanken wir dem homöopathiebegeisterten Korsakow. Er schlug in Stapfs Archiv (12, 1, 74) vor, man könne sich auf einmal eine große Menge Streukügelchen einer Arznei herstellen, wenn man ein einziges mit Arznei beschicktes Kügelchen in einer Flasche mit Tausenden reiner Zuckerkügelchen schüttele; diese würden gleichsam durch Ansteckung mit Arzneikraft versehen. Hahnemann nennt auf Grund seiner dynamischen Auffassung dies eine „wahrscheinliche Ansicht“, dagegen lehnt er die Vermutung Korsakows ab, daß diese trockenen Kügelchen in der Taschenapotheke des Arztes beim Tragen durch die Bewegung weiter potenziert würden. Abgesehen von einigen Übereifrigen, die dies Verfahren für einige Zeit pflegten, wurde es abgelehnt und spielte bald keine Rolle mehr.

Aegidi machte den Vorschlag, den Saft aus den Pflanzen unmittelbar auf den Milchzucker zu pressen und daraus auch Verreibungen herzustellen und keine Verdünnungen mit Weingeist zu machen. Auf diese Weise würde der wesentliche Gehalt der Pflanzen vollständig aufbewahrt. Der Bodensatz,
584 der sich bei der Verdünnung der Pflanzensäfte zeige, beweise, daß sich

auf diese Weise etwas ausscheide. Dieser beachtenswerte Vorschlag fand auch Hahnemanns Zustimmung, indem er ihn im Organon (VI) als eine Kannvorschrift in § 271 erwähnt; er selbst ist aber im wesentlichen bei seinen alten Vorschriften geblieben. Später und auch neuerdings wieder ist dies Verfahren mehrfach aufgegriffen worden. Es wäre erwünscht, wenn damit auch Arzneiprüfungen gemacht würden, denn, wie schon Aegidi betont, enthält diese Arzneiform wesentlich mehr Ballaststoffe, welche die Wirkung u. U. abändern werden. (Hyg., II, 217.)

Wichtiger war eine Änderung, die in diesen Jahren zum erstenmal erwähnt wurde: die Arzneien im Verhältnis von 1:10 statt nach Hahnemann 1:100 zu verdünnen. Hering wendete es zum ersten Male an bei der ersten Verreibung des Giftes der Lachesisschlange. (St. Arch., 10, 2, 9.) Als allgemeinen Verdünnungsgrundsatz hat das Zehnerverhältnis der Berliner Arzt A. Vehsemeyer in der „Hygea" 1836 (4, S. 547) vorgeschlagen. Zuerst vielfach umstritten, hat sich dies Verfahren doch allmählich durchgesetzt, da man empfand, daß die Verdünnung 1:100 allzu große Sprünge mache. Heute verordnen die meisten Ärzte nach dieser Staffel, wenn auch die andere nicht ganz abgeschafft ist.

Im Jahre 1844 teilte Gross (St. Arch., 21) mit, ein Stallmeister Jenichen in Wismar mache nach besonderem geheimgehaltenen Verfahren Hochpotenzen. Während sich Jenichen zuerst auf die 200. bis 800. „beschränkte", stieg er bald bis zur 8000., ja 16000., von denen allen Gross und andere gute Erfolge gesehen haben wollten. Es blieb unklar, wie sie hergestellt seien; in einem Schreiben an den Homöopathen Segin (Hyg., 21, 557) legt Jenichen den Hauptwert auf besonders kräftige Armschläge; er gibt an, jede Verdünnung mit 12 Armschlägen zu potenzieren. Man hat weiter die Vermutung ausgesprochen, daß Jenichen größere Mengen, etwa gleich 1:1000 verdünnt und auch nach dem Einglasverfahren gearbeitet hat, klargestellt ist das nie; jedenfalls ist es unwahrscheinlich, daß er bei einer 8000. Verdünnung wirklich 96000 sehr kräftige Armschläge gemacht hat; woher soll die Zeit dazu kommen? Man darf wohl den Verdacht aussprechen, daß hier irgendwo ein Betrug oder wenigstens eine fragwürdige Neuerung vorliegt, die für Jenichen, da er hohe Preise für seine Verdünnungen nahm, recht einträglich gewesen sein muß. Diese Hochpotenzen von Jenichen wurden in der „Hygea" scharf abgelehnt und haben wohl nie einen größeren Abnehmerkreis gehabt. Jenichen starb 1849[31].

[31] Rentsch in Wismar, der mit Jenichen persönlich bekannt war, sagt aus eigener Erfahrung, daß Jenichen für die Hochpotenzen ein anderes und wechselndes Verdünnungsverhältnis genommen habe, z. B. 1:300 oder 1:12000, außerdem rechnete er eine auch vermutlich wechselnde Zahl von starken Schüttelschlägen (10,

Im einzelnen auf die verschiedenen sonstigen Meinungen und Verfahren über die Zahl der Schüttelschläge, ihre „potenzierende“ Wirkung, die Verdünnung mit Wasser usw. einzugehen, würde zu weit führen.

Die erste homöopathische Arzneibereitungslehre verfaßte Carl Caspari unter dem Namen „Homöopathisches Dispensatorium für Aerzte und Apotheker“ (Leipzig, 1825). Die kleine Schrift ist, wie so manches von Caspari, ziemlich flüchtig abgefaßt, es ist mehr eine Zusammenstellung und bringt kaum einen Fortschritt.

Die erste von pharmazeutischen Gesichtspunkten aus bearbeitete „Homöopathische Arzneibereitungslehre“ gab 1840 Dr. med. et phil. Jos. Benedikt Buchner in München heraus, worin er manche Änderungen vorschlug, über die mitunter die Meinungen geteilt waren, die im ganzen aber doch einen Fortschritt bedeuteten.

1845 erschien die „Homöopathische Pharmakopoe“ des Apothekers Carl Gruner unter Mitwirkung des Homöopathischen Zentralvereins. Sie blieb lange Zeit maßgebend, in verschiedenen Auflagen erscheinend. Er bringt zahlreiche Änderungen gegenüber den Hahnemannschen Vorschriften, die meist berechtigt sind und z. T. auf Fortschritten in der Chemie und Pharmazie beruhen. Einige Änderungen seien als Beispiele genannt. Die Metallpulver stellt Gruner durch Niederschläge her statt mit Reiben eines Metallstückes auf einem Abziehstein unter Wasser. Die Behandlung der Säuren mit Weingeist ersetzt er für die ersten Verdünnungen durch Wasser. Statt der zweiten Verreibung von Phosphor, bei der Oxydationsvorgänge entstehen, schreibt er die Tinktur vor. Gruner übernahm als erste Arzneibereitungslehre die Zehnerstaffel zur Verdünnung.

Mischungen. Mehrfach ist schon die Frage der Arzneimischungen berührt und dabei auch erwähnt worden, daß die führenden Homöopathen dagegen waren, indem sie darauf hinwiesen, daß man damit wieder in den alten Schlendrian zurückfallen würde, den Hahnemann gerade hätte abschaffen wollen. Wenn dabei die Befürworter der Mischungen betonten, daß ja die in den Tinkturen enthaltenen Pflanzensäfte auch — und zwar sehr zusammengesetzte — Mischungen darstellen und auch manche Mineralien Beimischungen enthielten, so ging dieser Einwand an dem springenden Punkt vorbei. Diese Mischungen sind geprüft, während die neuen Mischungen als solche ungeprüfte sind. Sogar so unschulgemäße Homöopathen wie Arnold

---

12 oder 30) als eine Potenz (A. H. Z., 42, S. 145, 1851). Damit werden meine Vermutungen bestätigt.

Auch spätere Mitteilungen von Fischer-Berlin führten nicht zu einer völligen Klärung, doch ging daraus hervor, daß die Potenzen nicht mittels des Vielglasverfahrens hergestellt werden. Im übrigen betonte Fischer, er sei nicht
586 zur Aufdeckung des „Geheimnisses“ befugt. (Berlin. hom. Zeitschrift Bd. 2, 83.)

betonten das. Von angesehenen Homöopathen sei noch Rummel erwähnt, der einmal gegen Weber-Brilon in dieser Frage Stellung nimmt, wobei er betont, daß „nicht geleugnet werden soll, daß man auf diese Weise Krankheiten heilen könne“. (A. H. Z., Bd. 39, 24, 1850.) Dasselbe gilt von den neueren Komplexmedizinen. Solange nicht diese Mischungen am Gesunden geprüft sind, bleibt es unentschieden, welche Erscheinungen durch sie hervorgebracht werden. Dementsprechend hat man keinen sicheren Anhalt dafür, daß sie ein ähnliches Leiden (Homoion pathos) erzeugen, und es ist infolgedessen eine solche Verordnung von Komplexen überhaupt keine Homöopathie im eigentlichen Sinne des Wortes „Homöopathie“ und ihres Wesens.

Gabenlehre. Wir sahen schon bei Darstellung der Hahnemannschen Gabenlehre, daß er allmählich zu immer höheren Verdünnungen überging und erst im Jahre 1830 die 30. Verdünnung als Regelgabe angesehen wissen wollte, später aber selbst wieder nicht selten auch zu tieferen Verdünnungen gegriffen hat. Bei dem hohen Ansehen, das Hahnemann auf Grund seiner Erfahrung bei seinen Anhängern genoß, war es nur natürlich, daß sie sich zuerst einmal mehr oder weniger eng an seine jeweiligen Anweisungen hielten, dann aber z. T. sich nach ihren eigenen Erfahrungen richteten und eigene Wege gingen. Gross, einer seiner getreuesten Schüler, z. B. reichte anfangs entsprechend den damaligen Vorschriften Hahnemanns Gaben zwischen $^{1}/_{10\,000}$ Gran und der 30. Verdünnung. Nach Verkündigung der 30. als der Normalgabe sehen wir ihn fast nur diese reichen; im Band 7, S. 12 der A. H. Z. sagt er, daß das eigentlich Wirkende die Seele der Dinge sei. Doch dann ändern sich seine Ansichten! In Band 18 des Archivs (H. 2, S. 50, 1840) gibt er bei Hornhautentzündung Hepar sulfuris calcareum unverdünnt 1 bis $^{1}/_{2}$ Gran, in anderen Fällen von Akonit und Belladonna die 3. Im nächsten Jahre gibt er bei Kinderdurchfall eine Anzahl von Mitteln in der 3., bei Krupp die 1. bis 3. Verdünnung (St. Arch., 19, 3, 23; 20, 3, 110). In den folgenden Jahren ist er dann allerdings wieder, durch Jenichen veranlaßt, zu hohen und höchsten Verdünnungen übergegangen. In seinem Übereifer nannte er es „reine Allopathie“, wenn man niedrige Verdünnungen gäbe, und schreibt von den Spezifikern: „Von dem Augenblick an, wo sie den Grundsatz aufstellten: ‚Die Kleinheit der Dosen ist dem Wesen der Homöopathie ganz fremd und die Potenziertheorie Hahnemanns ein Unding‘, von dem Augenblick an war die Trennung entschieden.“ (A. H. Z., Bd. 26, S. 56, 1844.)

Auch Stapf gab nicht immer die Hochpotenzen, sondern mitunter die 1. Verdünnung und empfiehlt beim Krupp die 3. bis 9. Verdünnung. (A. H. Z., 21, Nr. 18.)

Die ersten, die sich offen und ausdrücklich dafür einsetzten, auch stärkere Gaben zu reichen, ohne die kleinen ganz zu verdammen, waren C. Hartlaub (St. Arch., 7, H. 1) und P. Wolf (St. Arch., 12, H. 2).

Was die bedeutenderen selbständigen Köpfe angeht, wie Moritz Müller, Griesselich, Schrön, Arnold, Rau, Trinks usw., haben sie wohl meist kürzere Zeit auf Hahnemanns Einfluß hin die Hochpotenzen bevorzugt oder wenigstens nicht selten, aber nie ausschließlich gegeben. Mitte der dreißiger Jahre waren sie aber alle im wesentlichen zu niederen und mittleren Verdünnungen zurückgekehrt. Griesselich gibt z. B. im Jahre 1832 vorzugsweise die 30. Verdünnung (Hyg., 1, S. 279f.), einige Jahre später aber fast immer die niederen Verdünnungen. Er hat jedoch niemals die 30. Verdünnung völlig abgelehnt; so sagt er 1842: „Die ‚Unreinen' haben nie gesagt, daß die 30. Verdünnung absolut unwirksam, sondern daß es eine gefährliche Regel sei, nur ganz kleine Gaben zu reichen." (Hyg., 16, 428.) Mancher wird sich vielleicht wundern, von dem kritischen Griesselich zu hören, daß er die Hochpotenzen nicht ganz ablehnte, aber wie wir noch hören werden, wäre das ohne voreiliges Urteilen damals nicht möglich gewesen.

Auch die 18 Thesen betonen in der 14. These, daß dem homöopathischen Arzt die Arzneimittel von der Urtinktur bis zur 30. Verdünnung zur Verfügung stehen.

Ein Einzelgänger ist Georg Schmid in Wien; er hat mehrfach, besonders in seiner Schrift „Homöopathische Arzneibereitung und Gabengröße" (Wien, 1846) über diesen Gegenstand gesprochen und den fast ausschließlichen Gebrauch der Urtinkturen und ersten Verdünnungen vertreten. Auch von solch starken Mitteln wie Akonit, Belladonna, Phosphorsolution gibt er „größtenteils" das unverdünnte Mittel. Er gibt selbst zu, daß er mitunter auch weniger hätte geben können. Griesselich, der das Buch in der „Hygea" (Band 22, S. 180ff.) bespricht, teilte nicht seine Ansicht über die fast ausschließlich angewendeten großen Gaben, aber er verteidigt ihn gegen diejenigen, die ihm deshalb den Namen eines Homöopathen absprechen wollen.

Anfang der vierziger Jahre standen, wie wir bei Gross sahen, ungefähr sämtliche Homöopathen auf dem Standpunkt, daß alle Verdünnungen zu verwenden seien, wobei die naturwissenschaftlich Gerichteten überwiegend die niederen Verdünnungen, die Hahnemannianer überwiegend die höheren Verdünnungen anwendeten. Als dann 1844 die Hochpotenzen von Jenichen durch Gross empfohlen wurden, fanden sie bei einem Teil der
588 Hahnemannianer Anklang, und auch Rummel wollte mehrfach von der

200. Erfolge gesehen haben, was ja auch der Gegner der Hochpotenzen für möglich halten wird, wenn die Behauptung, Jenichen wende das Einglasverfahren an, richtig ist.

Seitdem man nun bei der 800. Verdünnung angekommen war und gar bei der 16000., nahmen sich natürlich die 30. Verdünnung und ähnliche recht ärmlich aus, so daß der Name „Hochpotenzen" in diesen Jahren meist diese Höchstpotenzen bezeichnet; da aber der Sprachgebrauch naturgemäß erst schwankte, kann man in diesen Jahren, wenn nicht genaue Zahlen genannt werden, oft nicht genau wissen, was unter Hochpotenz zu verstehen ist. Später hat man unter Hochpotenz wieder die 30. und ähnliche verstanden, während man die noch höheren am besten als „Höchstpotenzen" bezeichnet.

Clotar Müller berichtet in der A. H. Z. (1846, Bd. 31, 113) über 36 Kranke, bei denen er versuchsweise nur die 30. Verdünnung gegeben habe. Bei 34 keine Änderung, nur 2 gebessert. Er kommt infolgedessen zu einem verneinenden Urteil.

Wir hörten schon auf Seite 278, daß sich bei Hahnemann beim Übergang zu immer höheren Verdünnungen zwei widersprechende Absichten verflechten: zuerst wollte Hahnemann mit dem Verwenden höherer Verdünnungen die Arzneiwirkung abschwächen, da er bei Anwendung der Arzneien nach dem Ähnlichkeitssatz am Kranken Verschlimmerungen erlebt hatte, anderseits traten dynamische Ansichten immer mehr in den Vordergrund, indem er der dynamischen Erkrankung auch eine dynamische Einwirkung der Arznei entgegensetzen wollte. Dementsprechend sollte die materielle Seite der Arznei immer mehr zurücktreten und die „geistige" mehr zur Wirkung kommen. So unklar diese Anschauung auch ist, so schlossen sich doch die Jünger ihr an, wenn wir auch bei ihnen nicht selten Schwankungen finden. Das gilt insbesondere von Gross, der zuerst die Potenziertheorie Hahnemanns vertrat (z. B. St. Arch., 9, 3, 8), während er in Band 18 über Calcarea sulf. bei Hornhautentzündung (H. 2, S. 50) schreibt: „In so desperaten Fällen aber reichen die Verreibungen nicht aus, und es ist notwendig, das Präparat zu 1 bis $1\frac{1}{2}$ Gran je Dosis zu reichen." Wenige Jahre später geht er ganz überwiegend wieder zu den hohen und höchsten Verdünnungen über, dann seien ihre Kräfte erst recht entwickelt, und er vertritt die schon von Hahnemann vorgetragene Ansicht, daß die flüssigen Potenzen, die der Arzt in der Taschenapotheke bei sich trägt, durch das Schütteln beim Gehen und Fahren höher potenziert, d. h. in ihren Kräften noch stärker entwickelt würden. Ähnliche Ansichten finden wir bei Stapf, Hering und Attomyr.

Daß bei einer so unklaren Sache auch im einzelnen die Vorstellungen schwankten, ist zu erwarten. Vielfach sprach man von „Ansteckung", ein 589

Ausdruck, über den man sich nicht wundern darf. Ehe man die Kleinlebewesen kannte, erlebte man nur, daß eine kontagiöse Krankheit bei der Berührung eines Kranken vielfach auf den Gesunden überging. Wie hier bei der Berührung offenbar irgend etwas nicht bestimmt Nachweisbares überging, dachte man vielfach auch, daß beim Mischen einer Arznei etwas auf den Milchzucker oder Weingeist übergehe, wie ein Hauch oder Geruch, bei dem mit unseren Mitteln auch nichts Materielles nachweisbar ist. Schon Rummel spricht einmal, wenn auch mehr vergleichsweise, von „Ansteckung", und Korsakow hat diesen Vergleich dann übernommen als angeblich den wirklichen Verhältnissen entsprechend.

Die „Freien" lehnten bald auch diese theoretischen Vorstellungen über die „Potenzierung" als eine absolute Krafterhöhung ab, sondern sprachen von Verdünnen, dabei die Wirkung kleiner Gaben durch die Abgestimmtheit des Arzneireizes mit der Krankheit erklärend, wenn die Auswahl des Mittels nach dem Ähnlichkeitsgrundsatz erfolgt. Bei den fast unlöslichen Mineralien faßte man bald die Wirkung als durch die bei der Verreibung erfolgende Vergrößerung der Oberfläche bedingt auf, soweit nicht wie beim Lycopodium die Sporenhülle erst durch Verreiben gesprengt werden mußte, um den wirksamen Inhalt freizulegen.

Wie bei Griesselich erwähnt wurde, behauptete man nicht ohne weiteres, daß die hohen Verdünnungen, etwa die 30., nicht wirken könnten; die Unmöglichkeit nachzuweisen, war auf Grund der damaligen Physik nicht möglich, es wäre infolgedessen ein unberechtigtes Vorurteil gewesen, zu sagen, die hohen Verdünnungen können nicht wirken. Denn die physikalischen Ansichten über die Frage, wieweit auf Grund der atomistischen Ansichten die Materie teilbar sei, waren noch nicht geklärt.

Daß die Hochpotenzen damals offenbar auch von Chemikern nicht als Unmöglichkeit angesehen wurden, zeigt der Umstand, daß in einer Liste ein im Verein der Wiener Homöopathen gehaltener Vortrag angezeigt ist: „Chemischer Nachweis der arsenigen Säure in der 100. Hahnemannschen Verdünnung nach der Marchschen Methode von dem Chemiker Theyer." (Zeitschr. d. Vereins d. hom. Aerzte Oesterreichs, Jahrgang I, Bd. 1, S. 12, Wien, 1857.) Der Vortrag selbst ist dort nicht erschienen und mir auch sonst unbekannt, infolgedessen läßt sich nicht beurteilen, wie diese angebliche Feststellung zustande gekommen ist. Vielleicht ist der Vortrag gerade deshalb nicht erschienen, weil man starke Bedenken gegen die Richtigkeit der Behauptungen hatte, aber schon der Titel wird manchen Arzt in der Vorstellung haben bestärken können, daß die Hochpotenzen noch chemisch nachweisbare Spuren der Mittel enthalten können.

Den über die 30. hinausgehenden Verdünnungen allerdings kündigte
590 Griesselich den Krieg an, in bezug auf Gross und seine Hochpotenzen

von Jenichen spricht Griesselich von „Verrücktheit", „genialem Hanswursten", „großartigem Unsinn" und ähnlichem. Die Hochpotenzler suchten diesen Schwierigkeiten dadurch aus dem Wege zu gehen, daß sie ausdrücklich zugaben, von der Gegenwart materieller Arzneiatome könne bei der 30. Verdünnung nicht die Rede sein, die Heilkraft des Mittels sei auf den Milchzucker oder den Weingeist übergegangen (z. B. Dufresne in der „Biblioth. hom. de Genève", Bd. V, H. 1, 1835, nach „Hygea"). Demgegenüber spricht Griesselich davon, es sei „eitel Wortgeklimper", wenn man von „Digitaliskraft, Moschuskraft" usw. spräche. „Daß also in dem Moschus, welcher unser Geruchsorgan trifft, auch Moschus enthalten ist und nicht ‚Moschuskraft', das ist sicher, wenn wir auch nicht sagen können, wieviel Stoff." Man sieht, die Geister prallten in dieser Frage aufeinander, und Griesselich hat auch der Schulmedizin gegenüber selten so vom Leder gezogen wie gegen Gross und seine Gesinnungsgenossen.

Gerade diese Frage des Stoffes in den Verdünnungen wurde schon früh von den Homöopathen selbst aufgegriffen und mit wissenschaftlichen physikalischen Untersuchungen zu klären versucht.

Als erster versuchte Segin in Heidelberg durch mikroskopische Untersuchungen festzustellen, wieweit sich in den Verreibungen der bestimmte Stoff feststellen ließ, Forschungen, die bis ins Jahr 1833 zurückreichen. Er konnte in den ersten 6 Centesimalverdünnungen noch bei Kupferverreibungen Kupferteilchen feststellen, in der 7. nicht mehr. Ein paar Jahre später machte er einige Nachuntersuchungen, die er jedoch selbst nicht als ausreichend betrachtet, mit dem Sonnenmikroskop, das aber für derartige Untersuchungen nicht recht geeignet ist. Er sah noch in der 24. Verdünnung von Kupfer mit etwas Wasser dunkle Punkte, die er als Kupferteilchen auffassen möchte, da Vergleichsuntersuchungen von Milchzucker und reinem Wasser dergleichen nicht zeigten. (Hyg., 7, S. 1, 1838.)

Weitere sorgfältige Untersuchungen über diesen Punkt verdanken wir Mayrhofer (nicht Mayerhofer, wie z. B. Griesselich immer schreibt). Nach genauen Vergleichsuntersuchungen seines Handwerkszeuges, des Milchzuckers, des Weingeistes usw., untersuchte er die Metalle und glaubte noch mit Sicherheit in der 9. bis 10. Centesimalverreibung Platinkörnchen gefunden, in der 12. und 13. meinte er auch noch Metallteilchen gesehen zu haben; die kleinsten von ihm festgestellten Platinkörnchen waren $^{1}/_{720}$ Linie (etwa 0,003 mm) groß. Merkurkörnchen konnte er noch bei der 9. Verdünnung feststellen, weniger zerteilbar waren von den 9 von ihm untersuchten Metallen in absteigender Reihenfolge Blei, Eisen, Zink, Kupfer, Zinn, Silber und Gold. Über die Seginschen Untersuchungen an Kupfer bemerkt er, dieser sei sicher Irrtümern zum Opfer gefallen. 591

Mayrhofer kommt zu dem Ergebnis, daß die Löslichkeit der Metallverreibungen ein Irrtum sei, womit er sich gegen die Hahnemannsche Ansicht wendet. Er ist aber trotzdem der Meinung, daß die kleinsten Teilchen der Metalle in den Blutkreislauf aufgenommen werden und dort ihre eigenartigen Wirkungen entfalten können, die er so oft am Krankenbett beobachtet habe. (Hyg., Bd. 16, S. 17 und Oesterr. Zeitschr. f. Hom., Bd. 1, H. 1, S. 153.)

Auch Rummel stellte einige Untersuchungen mit dem Sonnenmikroskop an mit der 200. Verdünnung, aber er kam nicht zu sicheren Ergebnissen, auch waren der Versuche mit dem geliehenen Mikroskop zu wenige. (A. H. Z., Bd. 29, Nr. 3.)

Mit diesen Untersuchungen war der Nachweis geliefert, daß in der Tat in mittleren Verdünnungen noch Arzneistoff vorhanden sei, was mitunter von den Gegnern bestritten worden war. Griesselich zieht dementsprechend auch den Schluß: „denn was ist, muß auch unter entsprechenden Umständen auch noch wirken". Die Wirkung der Hochpotenzen dagegen wurde durch diese Arbeiten nicht gestützt.

Der bekannte Physiker Doppler, damals in Prag, nahm gleichfalls zur Frage der hohen Verdünnungen das Wort und legte die physikalischen Verhältnisse in Überlegungen und Rechnungen klar. Er legt besonderen Wert auf die durch die Zerkleinerung größer werdende Oberfläche, wodurch er genau die Meinung des früheren Hahnemann wiedergibt. Um diese Oberfläche aber wirksam zu machen, müsse, wie es ja Hahnemann tut, ein Bindemittel die einzelnen Körnchen trennen. Nach einer Rechnung nimmt er an, daß schon in der 3. Verreibung die Oberfläche eines Körpers von einem Kubikzoll innerhalb eines Bindemittels sich auf zwei Quadratmeilen vergrößert habe. Da aber bald das Bindemittel nicht mehr reichen würde, sei es besser, nur jeweils ein Hundertstel jeder Verreibung weiterzuverreiben; wenn man dann annimmt, daß jedes Körnchen bei jeder Verreibung wieder in zweihundert kleinere Körnchen zerfällt, so würde bei der 30. Verreibung die Oberfläche etwa 2000 Quadratmeilen groß sein. Eine kleine Messerspitze dieses Kubikzolles der 30., also etwa der hundertste Teil, würde immer noch viele tausend Quadratklafter Oberfläche haben, dabei aber doch nur den dezillionsten Teil des anfänglichen Arzneistoffes enthalten. Weiter macht Doppler darauf aufmerksam, daß sich bei diesem Reiben Elektrizität bilde und daß entsprechend der Vergrößerung der Oberfläche auch die Menge der an der Oberfläche angehäuften Elektrizität wachse.

Wenn diese letzteren Überlegungen auch nicht die spezifische Wirkung
592 der Arzneimittel erklären können und die Elektrizität höchstens eine Ne-

benwirkung haben könnte, so waren doch seine Rechnungen über die Vergrößerung der Oberfläche verdienstlich, indem sie die Aufschließung der pulverförmigen Mittel durch die Verreibung zeigten.

In der Arbeit wird das Wort „Homöopathie“ nicht verwendet, aber unzweifelhaft ist die Arbeit durch die Bekanntschaft mit der Homöopathie angeregt und zielt auch auf die Homöopathie hin. (Christian Doppler: Einige Beobachtungen über das Große und Kleine in der Natur; Zeitschr. für Physik, 1837, H. 11 u. 12; Abdruck in „Hygea“, 11, 54, auch in A. H. Z., 1839.)

Das Ergebnis der langen Erörterung über die Gabenlehre und die Potenzierung als Krafterhöhung war dürftig. Wenn auch die mikroskopischen Untersuchungen und die Überlegungen von Doppler zeigten, daß die mittleren Verreibungen noch Stoff enthielten und also wohl wirken konnten, so war über die Grenze, bis zu welcher eine Einwirkung auf Lebewesen möglich war, mit diesen Überlegungen gar nichts ausgemacht, denn die Dopplerschen Berechnungen waren ja rein theoretischer Natur. Ob es möglich sei, mit jeder weiteren Verreibung den Stoff weiter zu zerkleinern, war damit nicht entschieden; diese Rechnungen zeigten höchstens, daß, falls das möglich sei, die Oberfläche des Stoffes soundso groß sein würde. Wie so oft sagt die Rechnung nichts über die Wirklichkeit. Auch beachtete Doppler nicht genügend, ob die Oberflächenvergrößerung bei der weiteren Verreibung absolut oder nur relativ größer werde, denn da ja immer nur $^1/_{100}$ jeder Verreibung zur nächsten genommen wird, müßte die Oberflächenvergrößerung das Hundertfache betragen, um nur die gleiche Oberfläche zu haben wie die vorige Verreibung, was nicht bewiesen ist. Auch sonst konnte man mit den Mitteln der Zeit nicht weiterkommen, da die Atomphysik noch nicht weit genug gediehen war, um über die Zahl der Atome genauere Aussagen machen zu können.

Man war also immer auf die Erfahrung am Krankenbett angewiesen, die, zumal in der Privatpraxis außerhalb des Krankenhauses, immer unsicher bleiben mußte. Die Entscheidung traf meist die sonstige Einstellung des Betreffenden. Wer zum Dynamismus neigte, war geneigt, eine Wirkung der hohen Verdünnungen anzunehmen, und wer auf kritisch-naturwissenschaftlichem Boden stand, war geneigt, sie zu verneinen oder wenigstens nicht in den Vordergrund zu stellen. Und auch die Potenzierungslehre im engeren Sinne als Lehre von der Krafterhöhung blieb bestehen, aber meist in einem merkwürdigen und unklaren Nebeneinander mit der der Gabenverkleinerung und Abschwächung der Wirkung. Die Gegner nahmen sich nach den Regeln des Federkrieges diese naturwissenschaftliche Blöße der Homöopathie als Ziel und nahmen nur selten von der kritischen Richtung Vermerk. 593

Die Arzneiprüfungen am gesunden Menschen sind dasjenige Gebiet der Heilkunde, auf dem die Homöopathie naturwissenschaftliche Forschung treibt. Hier hat die Homöopathie unser Wissen um die Arzneiwirkungen stark gefördert und einen wesentlichen Beitrag zur Therapie gegeben. Daß diese Untersuchungen lange Zeit meist rein beschreibender Natur waren, ist ihre Stärke und ihre Schwäche. Ihre Stärke insofern, als hier, im Grundsatz wenigstens, reine Erscheinungen festgestellt werden, die immer gültig bleiben; ihre Schwäche, insofern meist auf eine ursächliche physiologische Erklärung verzichtet wurde. Wie wir mehrfach sahen, wurden denn auch diese Prüfungen von angesehenen Schulmedizinern als wertvoll anerkannt. Aber auch heute, im Zeitalter der Versöhnung der feindlichen Brüder, werden die Ergebnisse der homöopathischen Arzneiprüfungen fast immer übersehen. Man findet neuerdings in schulmedizinischen Arbeiten wohl in vermehrtem Ausmaß die alte volksmedizinische Verwendung der jeweiligen Pflanzenmittel erwähnt, dagegen kaum je die gewiß oft beachtenswerteren Feststellungen der Homöopathen.

Schon in einer frühen Arbeit „Ueber die Kraft kleiner Gaben ...“ hatte Hahnemann ausgeführt, worauf sich die Prüfung alles zu erstrecken habe. Es heißt da in bezug auf die Belladonna: „Welche Organe sie in ihrer Tätigkeit hindert, welche sie anders modifiziert, welche Nerven sie vorzüglich betäubt oder erregt, welche Umstimmung sie dem Blutlaufe, dem Verdauungsgeschäfte gibt, wie sie die Denkart, wie sie das Gemüt affiziert, welchen Einfluß sie auf einige Absonderungen äußert, welche Modifikation die Muskelfaser von ihr erhält, wie lange ihre Wirkung dauert und wodurch sie unkräftig gemacht wird, alles dies will der gewöhnliche Arzt nicht wissen, und — so weiß er es denn auch nicht.“ (Stapf, I, 242.)

Hier war sozusagen der Forschungsplan über die physiologische Wirkung dargelegt, aber Hahnemann hat selbst nicht genau danach gehandelt, denn die objektiven Wirkungen hat er nur teilweise in der damals möglichen Art festgestellt. Dies hinterließ er als Vermächtnis seinen Anhängern.

Die ersten Arzneiprüfungen der Schüler wurden jedoch ganz in der Art Hahnemanns angestellt, man änderte gar nichts, und auch die Art der Berichterstattung war vorerst dieselbe. Doch blieben Einflüsse der Jörgschen Prüfungen nicht ganz aus, indem erstens die Versuche der einzelnen Prüfung getrennt gebracht werden und außerdem die Zeit des Auftretens berichtet wird. So hat Franz in seiner Prüfung von Ranunculus bulbosus die Versuche der in ihrer Eigenart gekennzeichneten Prüfer gesondert berichtet und auch die Zeit des Auftretens der Erscheinungen an-
594 gegeben. (St. Arch., 7, 3.) Ähnliches gilt von der Prüfung vom chlorsauren

Kali von dem Jenaer Professor Eduard Martin. (St. Arch., Bd. 16.) Diese Arbeit hat noch das Besondere, daß am Schluß bei Erörterungen der Anwendungsmöglichkeit des Mittels neben der homöopathischen auch die nach antipathischen Grundsätzen sowie die als im engeren Sinne „allopathisches" ableitendes Mittel besprochen wird.

Neben diesen Fortschritten stehen aber Änderungen, die der Kritische als Rückschritte bezeichnen muß. Wir hörten schon (Seite 294), daß Hahnemann im Jahre 1829 die Prüfungen mit Hochpotenzen empfahl und er auch Arzneisymptome, die an Kranken nach Hochpotenzen aufgetreten waren, vielfach als Wirkungen der Arznei ansah. Auf diesem Wege folgten ihm auch seine reinen Schüler, insbesondere forderte Hering das (St. Arch., 13, 2, 8), und er teilte bald auch Prüfungen mit der 30. mit, so z. B. von Theridion, einer Giftspinne. Der Vorschlag fand auch bei anderen Eiferern Anklang, und ein Prüfungsverein in Thüringen wollte nur mit der 30. prüfen. (St. Arch., 15, H. 1.) Ergebnisse dieser Prüfungen sind mir nicht bekanntgeworden.

Gegen diese Ausschließlichkeit, nur mit Hochpotenzen zu prüfen, erhob sich aber bald Widerspruch, so z. B. in den 18 Thesen von Paul Wolf (S. 77), von Strecker in den „Medicinischen Jahrbüchern" (Bd. 4, S. 481) und von Watzke in seiner Schrift „Homöopathische Bekehrungsepisteln" (S. 92). Allerdings bestreitet er nicht die Möglichkeit, auch mit Hochpotenzen Arzneisymptome zu erhalten, ist aber der Meinung, daß sie „nur dürftige und wenig brauchbare Resultate liefern". Er äußert sich auch sonst ausführlicher über die Prüfungen und betont, daß man bei Wertung der Symptome vorsichtig sein müsse, ihr Wert sei nicht unbedingt; von seinen eigenen Prüfungen sagt er, daß vielleicht gewisse Erscheinungen die Folge der „gespannten Aufmerksamkeit" gewesen seien. Aber bei aller sonstigen Skepsis ist er doch der Ansicht, daß er von der 30. Verdünnung von Kochsalz stark gelitten habe.

Man stellte auch die Forderung, die neuen Forschungen der Schulmedizin zu berücksichtigen und auch bei den Prüfungen die physikalischen Untersuchungsverfahren anzuwenden, wie z. B. Genzke (Hyg., 18, 57). Piper, der sich besonders ausführlich mit der Anstellung von Prüfungen, den Vorsichtsmaßregeln usw. beschäftigt hat, sagt von der Prüfung an Tieren: „Sie bedarf immer der Kontrolle durch Prüfung am gesunden Menschen." (Hyg., 12, 510.) Arnold hat in mehreren Arbeiten die Wirkung von Arzneimitteln auf Tiere untersucht und hat dadurch die Angaben der Arzneimittellehren auf eine festere Grundlage zu stellen versucht (s. o. S. 490).

Während wir über die Art und Weise, wie Hahnemann diese Prüfungen vorgenommen hat, in mancher Hinsicht ziemlich gut Bescheid wissen

(s. o. S. 290 bis 292), hat er leider über die Dauer der Versuche recht wenig gesagt, allem Anschein nach aber erstreckten sich die Versuche und Beobachtungen auf längere Zeiten. Aus späterer Zeit sind wir darüber genauer unterrichtet. So dauerten die Versuche, die unter der Leitung von Franz Wurmb in Wien Mitte der vierziger Jahre mit Sulfur stattfanden, bei mehreren Versuchspersonen einige Monate; Wurmb selbst und Zlatarovich verwendeten zu der Prüfung an sich selbst über 400 Tage.

Die Wiener Schule machte bei diesen Prüfungen auch Tierversuche; ich nenne Zlatarovich und Ernst Hilarius Fröhlich. Der Zeit entsprechend wurden diese Versuche nicht mit der ganzen Apparatur einer heutigen Forschungsstätte angestellt, sondern beschränkten sich im großen und ganzen auf Schilderung des Verhaltens der Tiere und Mitteilung der Sektionsergebnisse.

Schrön berichtete in der „Hygea" kurz über Versuche, die ein verstorbener Dr. Lang in Münchberg gemacht habe über Einwirkung von Arzneimitteln auf den Frosch, und berichtet selbst kurz über die Einwirkung des Akonits auf den Blutumlauf, der an den Schwimmhäuten mikroskopisch untersucht wurde. Die Versuche waren so überzeugend, daß ein skeptischer Arzt stark dadurch beeindruckt war und dem Simile geneigt wurde. Die versprochene Veröffentlichung der Arbeit von Lang erfolgte jedoch meines Wissens nicht. (Hyg., 14, 231, sowie „Homöop. Vierteljahrschrift", Leipzig, 1851, Bd. 2, 49.)

Von Männern, die sich um die Arzneiprüfungen verdient gemacht haben, seien aus dieser Zeit folgende genannt: neben den Schülern Hahnemanns, aus denen Stapf und Franz herausgehoben seien, die auch später noch selbständige Prüfungen vornahmen, J. B. Buchner, Helbig, Hencke, Hering, Hesse, Koch, Lembke, Ed. Martin, Noack, besonders aber die Angehörigen der Wiener Schule, Arneth, Ernst Hilarius Fröhlich, Gerstel, Franz Hausmann, Wilhelm Huber, Wenzel Huber, Mayrhofer, J. O. Müller, Watzke, Wurmb und Joseph von Zlatarovich.

Früh schon hatte man gegen die Hahnemannschen Prüfungen eingewendet, daß die Erscheinungen suggestiv erzeugt seien, ein Einwand, der gewiß z. T. zu Recht besteht. Widnmann, der, wie wir hörten, sich selbst der Homöopathie zuwandte, hat einige Tage einmal alle Erscheinungen ungewöhnlicher Art (wie Jucken usw.) bei sich aufgezeichnet, ohne daß er vorher ein Mittel eingenommen hatte; es zeigte sich, wie nicht anders zu erwarten, daß vielfach genau die gleichen Erscheinungen auftraten wie bei den Prüfungen. Anderseits kam er aber doch zur Überzeugung, daß
596 vieles auf die Mittel zurückzuführen sei. Spätere Prüfer waren infolge-

dessen vorsichtiger, insbesondere gilt das von den Wiener Homöopathen. Wenn auch nicht grundsätzlich, so nahm man doch meist nur die Erscheinungen besonderer Art als Arzneiwirkungen an, die bei mehreren Personen auftraten; unausgesprochene und auch sonst bei dem Betreffenden auftretende Erscheinungen lehnte man als zufällig oder suggestiv erzeugt ab. Seidlitz in Petersburg gab anderseits gesunden Krankenwärtern Hochpotenzen, insbesondere von Carbo 30., und später Scheinpulver. Die Personen gaben in beiden Fällen etwa ähnliche Symptome an. So berechtigt und verdienstlich einerseits diese Versuche waren, so war es natürlich falsch, daraus Schlüsse zu ziehen über die Prüfungen mit größeren Gaben, wie es in unzulässiger Verallgemeinerung vielfach geschah. (Schmidts Jahrbücher, Bd. 10, 1836.)

Durch diese Arzneiprüfungen und die mehrfachen Nachprüfungen wurde mit den Jahren ein nicht unbeträchtlicher Arzneimittelschatz geschaffen, der bei den Erscheinungen selbst stehenbleibend nicht dem Veralten ausgesetzt ist, wie es mit den früheren Untersuchungen der Allopathie ergangen, bei denen eine Erklärung der Wirkung meist durch eine andere, auf neueren Erkenntnissen — ja man möchte nicht selten sagen: auf einer neuen „Mode“ — beruhende ersetzt worden ist. Auf Grund dieser theoretischen Erklärung war dann oft plötzlich die bisherige praktische Anwendung fragwürdig oder falsch geworden.

Diese genaue Erforschung der Arzneimittelwirkung am gesunden Menschen gab auch zum ersten Male die Mittel an die Hand, gewisse unklar bleibende Erscheinungen am Kranken, die man meist als neue Krankheitssymptome auffaßte, als akute oder chronische Arzneivergiftungen zu verstehen, wie wir schon öfter hörten (s. Verzeichnis unter „Arzneivergiftungen“). Hier sei nur zur Bekräftigung noch ein Satz von Kurtz angeführt, dem man gewiß nicht, wie wir oben gesehen haben, kritiklose Bewunderung von Hahnemann vorwerfen kann. „Die Arzneisiechtume sind der Fluch der älteren Heilmethode, den sie nimmermehr von sich bannen kann, und unsere Enkel dürften Hahnemann allein deshalb einen Altar bauen, da doch er es allein war, der das Schwert dieses Teufels zerbrechen half.“ (Hyg., 6, 206.) Als klassischer Kronzeuge aus neuerer Zeit für die Verbreitung der Arzneivergiftungen sei nochmals Kobert erwähnt, der einmal davon spricht, die Zahl der Arzneivergiftungen sei Legion.

Wenn grundsätzlich auch eine „reine“ Arzneimittellehre angestrebt wurde, so muß doch auch in den homöopathischen Wein Wasser geschüttet werden!

Wie schon früher erwähnt wurde, hatte Hahnemann vielfach Arzneisymptome in seine Arzneimittellehre aufgenommen, die von ihm oder anderen 597

Ärzten an Kranken beobachtet worden und außerdem insofern nicht „rein" waren, als die Erscheinungen nach Geben einer Arzneimischung oder noch anderer Mittel aufgetreten waren. Das wurde von den Homöopathen bemerkt und bemängelt, und man setzte mit Recht sich das Ziel, diese unreinen Beobachtungen soweit möglich zu entfernen. Die ersten, die diese undankbare Arbeit begannen, indem sie auf die Quellen Hahnemanns zurückgingen, waren Frank, Sommer und besonders D. Roth in Paris (vgl. Hyg., 17, 18 u. 20, sowie mehrere Mitteilungen Roths in der „Hom. Vierteljahrsschrift"). Auf diese Weise wurden Tausende von Symptomen als nicht „rein" nachgewiesen. Doch wurden diese Arbeiten nicht so beachtet, wie sie es verdienen; auch heute werden viele Symptome noch aus den alten homöopathischen nicht gereinigten Quellen wie Hahnemanns Werken sowie Sammelwerken wie dem von Noack und Trinks nachgedruckt. Hahnemann selbst wurde ja zum guten Teil gerade durch seine Erkenntnis der Unreinheit der alten Arzneimittellehre zu seinem Neubau der Heilkunde angetrieben. Um so selbstverständlicher sollte es sein, daß heutzutage diese Reinigungsarbeit früherer Zeiten nicht nur berücksichtigt, sondern auch fortgesetzt wird.

Vielfach wurde auch betont, daß letzten Endes natürlich erst die Erfahrung am Krankenbett darüber entscheiden könnte, ob ein bestimmtes, nach dem Similesatz gewähltes Mittel etwas leiste. Anderseits wurden aber auch Erfahrungen am Krankenbett (Usus in morbis) dazu benutzt, neue Anzeigen zu schaffen, welche die Prüfung am Gesunden nicht ergeben hatten. So z. B. ist die bewährte Verwendung von Carbo animalis bei Bubonen aus dem Gebrauch am Kranken und nicht aus Prüfungen geschöpft. (Vgl. Gaspary, Berlin, in „Medic. Jahrbücher", Bd. 4, S. 58 f., 1841.)

An sich entspricht der strengen Lehre Hahnemanns diese Verwendung der Erfahrung am Krankenbett nicht, da sie nur an die Symptome des vorliegenden Krankheitsfalles anknüpfen will. Aber schon Hahnemann hat nicht danach gehandelt, indem er bei den einzelnen Arzneimitteln die Krankheiten angibt, bei denen das Mittel in Betracht kommt und genützt hat. Auch die Angaben über das Temperament, für das ein Mittel paßt, stammen meist vom Krankenbett, und auch die Berücksichtigung der Gelegenheitsursachen bei Arnica, Rhus Toxicodendron und Dulcamara geht über die reinen Erscheinungen hinaus. Bei den strengen Homöopathen ist unverkennbar die Neigung vorhanden, den „Usus in morbis" unbeachtet zu lassen, während die freien Homöopathen ausdrücklich betonen, daß die Prüfungen nicht genügen; erst der Gebrauch am Kranken lasse den Wert eines Mittels erkennen. Ich nenne insbesondere Schrön, Trinks und Clotar Müller, die beides berücksichtigt wissen wollen. (Vgl. A. H. Z., 10, 3; Viertel-
598 jahrschrift, 2, 303; A. H. Z., 42, 49.)

Endlich sei in aller Kürze auch die Frage des Selbstdispensierens behandelt. Wir hörten schon oben, daß Hahnemann den höchsten Wert auf das Selbstherstellen und -abgeben der Arzneien durch den Arzt legte und lieber Leipzig verließ, als darauf zu verzichten. (S. o. S. 271 bis 273.) Daß die Eigenart der homöopathischen Arzneien eine Sonderregelung verlange, darüber waren alle Homöopathen einig, und so spielte diese Frage eine wichtige Rolle. Aber es kostete schwere Kämpfe, ehe man das erreichen konnte, da der alte Beamtenstaat Metternichscher Prägung nicht glaubte den Ärzten die Selbstabgabe gestatten zu können. Erst allmählich fanden sich einige Staaten dazu bereit. Nach einigen kleineren deutschen Staaten gestattete Preußen die Selbstabgabe 1843, Österreich 1846. (Vgl. A. H. Z., Bd. 41.) In England und Amerika war die Selbstabgabe nie verboten. In Preußen und anderen Staaten muß der selbstdispensierende Arzt eine Prüfung ablegen, die sich hauptsächlich auf das Pharmazeutische erstreckt. Auch in neuerer Zeit aber ist das Recht des Selbstdispensierens mehrfach gefährdet gewesen. (Vgl. über die Frage: Hanns Rabe, „Anleitung zum Studium der Homöopathie für Ärzte", Leipzig, 1928.)

Die damaligen Medizinalbehörden hatten wohl gehofft, mit dem Verbot des Selbstdispensierens nicht nur den Homöopathen einen Wunsch zu versagen, sondern auch die Ausbreitung der Lehre zu hemmen, was bis zu einem gewissen Grade auch der Fall war. Außerdem aber führten sie durch das Verbot noch eine unerwartete Nebenwirkung herbei: die später soviel bekämpfte Laienbewegung. Es ist eine alte, schon bei Galen zu beobachtende Erscheinung, daß Ärzte, deren Tun von ihren Fachgenossen und den Behörden bekämpft wird, Beziehungen zu Laien anknüpfen. Trotz des Verbots des Selbstdispensierens gaben die Homöopathen, da sie vielfach Grund hatten, an der Zuverlässigkeit der Apotheken zu zweifeln, ihren Kranken oft die Arznei unentgeltlich mit, wofür sie dann mit Geldstrafen belegt wurden. So wissen wir aus einem Brief von Vehsemeyer, damals in Mühlhausen i. Th., an Wahle in Leipzig vom 25. August 1835, daß er schon viermal wegen Selbstdispensierens in Geldstrafe genommen worden war. Er wolle wegen dieser ewigen Nadelstiche nun Mühlhausen verlassen, doch habe sich nunmehr ein Laienverein gebildet, der eine eigene Apotheke einrichten wolle. Hier sehen wir den Beginn der homöopathischen Laienvereine, und es lag natürlich im Zuge der Entwicklung, daß die Beziehungen der Homöopathen zu den Vereinen nicht nur auf die Arzneiangelegenheit beschränkt blieben, sondern die Vereine auch gesundheitliche Belehrung usw. wünschten. Unterstützt wurde diese Bewegung noch durch den Zeitgeist; dem Streben des liberalen Bürgertums entsprechen solche Bildungs- und Belehrungsvereine sehr. Diese gesundheitliche Belehrung der Laien durch Ärzte war gewiß an sich ein Verdienst, es lag aber nahe, daß 599 diese Vereine, als für einen bestimmten Arzt gegründet, von den allopathischen Ärzten mit scheelen Augen angesehen und bekämpft wurden und zur weiteren Verschlechterung der Beziehung der beiden Schulen beitrugen. Schließlich führten sie auch vielfach zur Laienbehandlung. Wenn auch diese Bewegung erst zwei Jahrzehnte später größere Ausmaße annahm, so zeigt doch der Brief Vehsemeyers, daß sie älter ist, als man bisher glaubte, da man als ersten homöopathischen Laienverein den im Jahre 1854 gegründeten in Annaberg in Sachsen betrachtete. Vehsemeyer erwähnt auch in seinem Brief einen schon bestehenden Verein in Langensalza, der nach meiner Vermutung wohl von dem Laienpraktiker Dr. phil. F. A. Günther gegründet worden ist. Günther hatte als Hilfsprediger wegen Eintretens für die Homöopathie 1833 Zusammenstöße mit dem Gothaer Konsistorium gehabt und deshalb seinen Abschied genommen. Er zog nach Langensalza, behandelte Menschen und Tiere und war auch schriftstellerisch sehr tätig durch Herausgabe eines „Homöopathischen Hausfreundes“ (Sondershausen, 1840) und verschiedener Schriften über Tierheilkunde, die viele Auflagen erlebten und auch in fremde Sprachen übersetzt wurden. (Einige Angaben über Günther entnehme ich der Schrift von Johannes Brüsch: „Über Homöopathie in der Veterinärmedizin“, Leipzig, 1934). Es liegt deshalb nahe, die Gründung des homöopathischen Vereins in Langensalza auf den Einfluß des eifrigen Günther zurückzuführen.

Man hat 1936 in Ansbach in einer groß aufgezogenen Gedenktagung die vor hundert Jahren erfolgte Gründung des (angeblich) ersten Laienvereins durch den Laienpraktiker und Wasserheilkundler Oertel gefeiert. Wie eben gezeigt, geschah das zu Unrecht, denn es gab schon im Jahre 1835 zum mindesten zwei Laienvereine in Langensalza und Mühlhausen, ersteren vermutlich sogar schon früher.

Wie man sieht, spielten bei Gründung des Mühlhauser Vereins die verständnislosen Bestimmungen über die Arzneiabgabe durch Ärzte eine Rolle. Man sollte also, wenn man gegen diese Vereine und ihre Beziehungen zu Ärzten Vorwürfe erhebt, auch bedenken, daß das Verhalten der Medizinalbehörden zu ihrer Entstehung beigetragen, ja sie geradezu hervorgerufen hat. (Vgl. über Vehsemeyers Brief die Arbeit von K. W. Thiele: „Dem Gedenken Hahnemanns“ in der „L. P. Z. f. H.“, 67. Jahrg., Nr. 4, S. 62, 1936.)

c) Isopathie

Die Isopathie wurde schon mehrfach im I. und II. Teil erwähnt, insbesondere sahen wir auf Seite 316, daß Hahnemann sie keineswegs völlig ablehnte, wenn wir über den Wortstreit, ob man etwas zum Simile
600 oder Ison rechnen soll, hinaus zum Wesentlichen vordringen. Wie hier die

Isopathie in einem etwas unklaren Lichte erscheint, so steht es auch sonst merkwürdig mit ihr. Ihre Wurzeln kommen einerseits aus der magischen Heilkunde, anderseits hat sie ihre Wurzeln in die moderne Medizin gesenkt mit ihrer Serum-, Impf- und Hormonbehandlung, bei denen bei gewissen Erkrankungen eines Organs dasselbe Organ oder ein Bestandteil von ihm zur Behandlung verwendet wird. Diese Doppeldeutigkeit läßt das ganze Gebiet in einem unerfreulichen Helldunkel bleiben; es ist oft schwer zu sagen, wo hier aus Wissenschaft Magie, aus Vernunft Unsinn wird.

Nachdem Hahnemann das Simile ausgesprochen hatte, lag es sozusagen in der Luft, daß man vom „Ähnlich" zum „Gleich" fortschritt. Derjenige, der zuerst in der Öffentlichkeit vom Ison sprach, war der rege und einfallreiche Constantin Hering in einem kleinen Nachtrag zu einer Arbeit über das Schlangengift. Er setzt das Schlangengift, das er als eine Art Speichel auffaßt, in Vergleich mit dem Speichel beim wutkranken Hund und schlägt vor, den potenzierten Speichel eines wutkranken Hundes bei wutkranken Hunden und Menschen zu versuchen. Es sei scheinbar dasselbe, durch die Potenzierung, die verschiedene Art der Anwendung und durch die Verschiedenheit der Zeiten werde es ähnlich. (St. Arch., 10, 2, 24.)

Im Jahre 1833 erschien in Leipzig die Schrift des Dozenten Magister J. J. W. Lux: „Isopathik der Contagionen." Schon der Untertitel zeigt in einem Satz den Inhalt der kleinen Schrift: „Alle ansteckenden Krankheiten tragen in ihrem eigenen Ansteckungsstoffe das Mittel zu ihrer Heilung."

Die Veranlassung dazu, sich dieser Frage zuzuwenden, war für Lux eine Anfrage eines ungarischen Gutsbesitzers wegen Behandlung der Rinderpest und des Milzbrandes. Auf Grund der Heringschen Bemerkungen schlug deshalb Lux vor, einen Tropfen Blut eines erkrankten Tieres in verdünntem Zustande den kranken Tieren einzugeben. Davon ausgehend meint er, man könne bei allen möglichen ansteckenden Krankheiten den Ansteckungsstoff, den man entweder im Blut oder in Erzeugnissen wie den Blattern oder Geschwüren vermutete, in verdünntem Zustande einnehmen lassen, wie den Eiter aus syphilitischen Geschwüren, das Erbrochene oder den Stuhl der Cholerakranken. „Mit einem Worte, man potenziere jedes Contagium, und brauche es wie die homöopathischen Arzneien, und wir sind Herren über alle ansteckenden Krankheiten."

Auch Arzneikrankheiten will er nach diesem Grundsatz behandeln, Schwefelsiechtum mit Spiritus sulfuratus usw., desgleichen entsprechend Alkoholiker und Salzesser. Von da war der Schritt nicht mehr weit, alle möglichen Erzeugnisse des Körpers, wie Blasensteine, Fußschweiß, den Speichel Epileptischer potenziert einzugeben. Lux kam durch diese kleine Schrift zu einer Berühmtheit, die ihrem geistigen Gehalt nicht entspricht.

Lux gründete auch bald eine Zeitschrift „Zooiasis“ (Leipzig, 1833 bis 1835), in der recht auswahllos und unkritisch, vielfach von Laien, alle möglichen angeblichen isopathischen Heilungen berichtet wurden, wodurch auch das Berechtigte an der Isopathie in Verruf kam.

Die Aufnahme der Isopathie bei den homöopathischen Ärzten war verschieden. Von den nächsten Hahnemannschülern war Gross begeistert, er hielt nunmehr das Simile für einen „Notbehelf“, gab „Vaccinin“ bei Pocken und verwendete auch potenziertes Blut. Das Urteil gegen das Simile nahm er allerdings bald zurück, erst allmählich jedoch wurde es um das Ison stiller. (Vgl. A. H. Z., Bd. 2, Nr. 9; Bd. 3, Nr. 23; Bd. 4, Nr. 4 und 13; St. Arch., Bd. 14, H. 2, S. 50.)

Hering nahm auch nochmals in der Frage das Wort. Nachdem er schon in dem obenerwähnten Aufsatz auch die Krätze isopathisch zu behandeln vorschlägt, kommt er in Band 13 des Archivs (H. 3, S. 32f.) darauf zurück und teilt mit, daß er mit der potenzierten Krätzlymphe, dem „Psorin“, gute Erfolge bei Psora gehabt habe; besonders empfahl er, die Krätzlymphe vom Kranken, den man behandele, selbst zu nehmen, das sog. „Autopsorin“. In Band 14 (H. 2, S. 98 und H. 3, S. 146) erfahren wir weiteres über die Isopathie; er spricht von gutem Erfolge mit Phthisin bei Lungentuberkulose, von Ascaridin gegen Ascaridenwürmer, und will auch Weißfluß und Nachtripper mit der potenzierten Absonderung behandeln. Er betont aber, „daß alle diese potenzierten Leibesprodukte nicht als absolute Spezifika müssen betrachtet werden“, sondern nur als chronische Zwischenmittel, die homöopathischen Mittel würden nicht überflüssig. In Heft 3, S. 146, erwähnt er auch das „Syphilin“.

Stapf verhielt sich auch nicht ablehnend, betonte aber, es spräche viel dafür, das Ison als Simillimum anzusehen. Wenn er aber auch bei den ansteckenden Krankheiten die Berechtigung, den potenzierten Krankheitsstoff zu nehmen, anerkannte, so scheint es ihm doch „nichts weniger als unbedenklich“, wenn man alle Krankheitsstoffe, wie Hepatin, Leucorrhoin, Gonorrhoin usw., anwende. Wenigstens solle man diese Krankheitsstoffe tunlichst nur bei dem Kranken, dem sie entstammen, anwenden, da es sich dabei nicht um festständige Krankheiten handle wie bei den ansteckenden. (St. Arch., 14, 2, 114.)

Von anderen Homöopathen sprach sich besonders Weber in Lich für die Wirksamkeit des Anthracins bei Milzbrand aus. (A. H. Z., Bd. 7, Nr. 7.) Auch Rau, Müller, sowie I. E. Veith sprachen nicht ganz ab, wenn sie auch zu der damals von den Eiferern übertriebenen Art und Weise der Anwendung kein Zutrauen hatten.

Besonders hat sich auch Genzke damit beschäftigt (Hyg., 11, 233ff., 1839) und scharf gegen die Übertreibungen Stellung genommen. Am ehesten traut er dem Anthracin eine Wirkung zu. Beachtenswert in dem Aufsatze von Genzke ist noch, daß er die Ansteckungsstoffe als „lebensfähige Keime“ auffaßt und vermutet, daß sie niedere Tierformen sind. Es spricht das für das klare selbständige Denken des tüchtigen Mannes.

Schließlich verdient noch Helbig Erwähnung, der die Isopathie als homöopathisch wirkend auffaßt und sie im besonderen als Ursachenbehandlung (Aetiotherapie) bezeichnet, die er der Symptomentherapie (Phänomentherapie) an die Seite setzt. Beide Verfahren müßten sich ergänzen. (Heraklides, Heft 1, XIVf., 1833.)

Auch I. W. Arnold sprach sich bei den ansteckenden Krankheiten für die Berechtigung der Isopathie aus. „Daß die Isopathie bei denjenigen ansteckenden Krankheiten, deren Contagium an einen Träger gebunden ist, der sich auffassen und zu Heilzwecken bearbeiten läßt, etwas Wahres hat, und das ‚Idem‘ das ‚Simile‘ hier wirklich als Heilmittel zu übertreffen scheint, dafür spricht Theorie und manche Erfahrung.“ (Hyg., 1, 222.) Im übrigen aber erinnert er an die „Paullinische Dreckapotheke“.

Bald wurde es um die Isopathie stiller, wobei mancherlei eine Rolle spielen mag. Von denen, die gute Erfahrungen gemacht haben, ist das Haltbare weiter angewendet worden, man hat aber nicht viel davon gesprochen, nachdem die Neuheit fort war. Andere mögen an den Übertreibungen Anstoß genommen haben. Viele werden wohl auch deshalb sich davon zurückgehalten haben, weil diese Mittel nicht in der Art der homöopathischen am gesunden Menschen geprüft waren. Wenn auch bei einer Behandlung, die ausgesprochenermaßen die Ursache berücksichtigt und darauf aufbaut, die feineren Symptome strenggenommen zur Wahl gar nicht nötig sind und eine Prüfung mit dem Stoff wohl auch unergiebig wäre, so hat doch diese Tatsache viele Homöopathen, da es nicht ganz in ihr System paßte, davon abgehalten, das Gebiet genauer zu pflegen.

Einige Jahre nachher jedoch lebte die Isopathie durch die Arbeiten eines Dr. Hermann in Thalgau bei Salzburg wieder auf (A. H. Z., 27, S. 187, 1847). Er empfahl Fuchsleber bei Leberkrankheiten in der Form einer Tinktur aus der frischen Leber. Auf Grund von eigenen Erfahrungen behauptete er, gute Erfolge damit gehabt zu haben. Warum es gerade die Leber eines Fuchses sein muß, wird nicht ganz klar, vermutlich knüpft er an einen alten Volksbrauch an, in dem gerade die Fuchsleber seit jeher eine Rolle spielt. Gross sagt in einer Anmerkung, er habe sie auch angewendet, da aber keine genaueren Anzeigen für die Anwendung vorlägen, 603 so habe er es nur einige Male getan. Der Schriftleiter Rummel macht die Anmerkung: „Da Versuche nur durch Versuche bestätigt oder widerlegt werden können, so hielten wir es nicht für Unrecht, dieser neuen Art der Isopathie hier einen Platz zu gönnen.“ Genzke sprach sich in einem Aufsatz voller Spott über diese „Tierbrühen“ aus, er betonte auch, daß die Prüfung der Mittel fehle (Hyg., 20, 195); auch Schrön (Hyg., Bd. 20, 277) wandte sich dagegen und nannte es einen „empörenden medizinischen Skandal“.

Zusammenfassend sprach sich nochmals I. F. Hermann in einer Schrift „Die wahre Isopathik“ (Augsburg, 1848) darüber aus.

In der Erörterung wurde darauf aufmerksam gemacht, daß die alte Schule seit jeher und auch damals noch Ochsengalle (fel tauri) bei Leberleiden verwende. Auch die allopathische Arzneimittellehre von Bernh. Schuchardt (Braunschweig, 1858) widmet der Ochsengalle mehr als eine Seite.

Wie schon bemerkt wurde, ist gerade auf diesem Gebiete nicht sicher zu sagen, wo die Torheit beginnt. Wenn wir an die Hormonbehandlung denken, wird man weder manche Vorschläge von Lux noch die von Hermann, gewisse Körperstoffe zu benützen, von vornherein ablehnen, von der isopathischen Behandlung der ansteckenden Krankheiten ganz abgesehen. Damals aber wurde die Homöopathie wegen ihres jüngsten Sprößlings mit Hohn überschüttet. Noch 1876 spottete Jürgensen über die isopathischen Heilmittel —, 15 Jahre später hallte die Welt wider vom Streit um das Tuberkulin! (Volkmanns Klinische Vorträge, Nr. 106. Innere Medizin, Nr. 37: Die wissenschaftliche Heilkunde und ihre Widersacher. — Über die isopathischen Strömungen in der Schulmedizin gegen Ende des vorigen Jahrhunderts siehe IV. Teil.)

IV. Zusammenfassung

Wie am Anfang dieses dritten Teils gesagt wurde, haben wir es in ihm mit einer Anzahl von Gedankenreihen und Strebungen zu tun, die sich vielfach miteinander verflechten und verwirren, wodurch eine klare, übersichtliche Darstellung erschwert wurde. Es soll deshalb in einem kurzen Rückblick versucht werden, die großen Linien der Entwicklung klarer herauszuheben.

Man wird die Geschichte der Homöopathie nur verstehen, wenn man die Zwiespältigkeiten in Hahnemanns Einstellung beachtet. Sein erster Hauptgedanke war eine tunlichst an die reinen Erscheinungen anknüpfende
604 Heilkunde, befreit von den nicht festbegründeten theoretischen Ansichten

seiner Zeit[32]. Als Leitseil den Ähnlichkeitssatz benützend, der nichts erklären soll, sondern nur gewisse Erscheinungen zusammenfaßt, wollte er die reinen Erscheinungen am Kranken mit den reinen Erscheinungen bei den Arzneiprüfungen vergleichend in Verbindung setzen. Diese Idee einer rein phänomenologischen Heilkunde, die unabhängig von Hypothesen und Theorien sein sollte, war von bestechender Einheitlichkeit und Folgerichtigkeit, aber es war vorerst nur eine *Idee.* Um sie in die Wirklichkeit umzusetzen, bedurfte es der Anpassung an diese.

Schon in seiner allerersten Arbeit über seine neue Lehre vom Jahre 1796 sagt Hahnemann, nachdem er zum ersten Male den Ähnlichkeitssatz ausgesprochen hat, daß man bei der praktischen Anwendung auf der einen Seite den „wesentlichen Charakter der Krankheiten" und auf der andern den „wesentlichen Charakter der Arzneimittelkrankheiten" kennen müsse. Mit diesem einen Satz schon wird seine hochfliegende Idee einer rein erscheinungsmäßigen Heilkunde durch die Logik der Tatsachen auf die feste Erde herabgezogen und den Erfordernissen einer alle feststellbaren Erscheinungen und Umstände berücksichtigenden Krankheitslehre unterstellt. Denn zur Scheidung des Wesentlichen vom Unwesentlichen wird schon die Kenntnis der ganzen Krankheitslehre vorausgesetzt.

Aber auch seine Idee einer rein phänomenologischen, von Vermutungen unabhängigen Heilkunde bekam immer wieder einen Auftrieb durch Äußerungen, die im Widerspruch standen mit seiner Forderung, die wesentlichen Erscheinungen in erster Linie zu berücksichtigen. Je nach dem Zusammenhange betonte Hahnemann bald mehr die eine bald die andere Ansicht. An den entscheidenden Stellen des Organons, an denen er über das Auffinden der jeweils passenden Arznei spricht (VI, § 153), betont er jedoch, daß die kennzeichnenden Symptome vorzugsweise beachtet werden sollen, und bejaht damit die ganze Krankheitslehre.

An jede dieser beiden Strebungen bei Hahnemann knüpfte eine Gruppe seiner Anhänger an. Die Gruppe der Jünger bevorzugte seine Idee einer rein erscheinungsmäßigen Heilkunde, während die „Freien" grundsätzlich die Krankheitslehre berücksichtigt wissen wollten und in der Homöopathie im wesentlichen eine Ergänzung der Gesamtmedizin in bezug auf die Behandlung sahen. Schon in den ersten selbständigen Arbeiten von Hahnemanns Anhängern im Jahre 1822 in dem „Archiv für die homöopathische Heilkunst" finden wir beide Auffassungen vertreten; auf der einen Seite die Jünger unter der Führung von Stapf und Gross, auf

[32] Vgl. dazu meinen Budapester Vortrag (A. H. Z., 1935, Nr. 6), den ich z. T. benütze.

der andern Moritz Müller, der gleich in dem ersten Aufsatz des Archivs den Grundstein zur „naturwissenschaftlich-kritischen Richtung“ legte.

Diese Streitigkeiten beider Gruppen ziehen sich mehr oder weniger ausgeprägt durch die ganze Geschichte der Homöopathie, und sie kamen nicht zu einer klaren und endgültigen Entscheidung, da es sich nicht um rein verstandesmäßige Dinge handelt, sondern weltanschauliche Gesichtspunkte über Dynamismus usw. mit hineinspielten.

Moritz Müller und seine Gesinnungsgenossen, von denen noch Rau, Rummel, P. Wolf, Schroen, Griesselich, Arnold, Trinks genannt seien, vertraten im großen und ganzen ziemlich einheitliche Ansichten, wobei die Unterschiede vielfach nur auf einem Mehr oder Weniger beruhten, z. T. hervorgerufen durch Verschiedenheiten der Gemütsart. Die Hoffnung, daß es vielleicht schon damals zu einer Anerkennung und Einigung mit der Schule kommen sollte, oder wenigstens zu einer gewissen Verständigung, erfüllte sich nicht. Die Kämpfe wurden vielmehr mit steigender Erbitterung, ja Gehässigkeit ausgefochten und waren von ruhiger Würdigung der Gegengründe oft weit entfernt. Die Erörterung ging selten in die Tiefe; man begnügte sich meist damit, die alten Vorwürfe zu wiederholen. Mit einem Wort: da man Gefallen an den Behauptungen fand, war man mit den Gründen leicht zufrieden. — Wie in Lawrence Sternes „Tristram Shandy“ im Redekampf von Onkel Toby mit Dr. Slop, als dieser, um seinen Beweis zu bekräftigen, aus dem Mantelsack die Geburtszange zieht und dem Gegner als Beweisstück entgegenhält, an der aber leider versehentlich die Klistierspritze hängengeblieben war, Toby ihm dann zuruft: „Guter Gott, bringt man denn die Kinder mittels der Spritze zur Welt?“, so macht man es auch hier: man hält sich an die schlechtesten Beweisstücke. Wenn der Homöopath von Verdünnungen sprach, machte der Gegner die Hochpotenzen lächerlich, — sprach er von der Psora, verstand der Allopath darunter die Milbenkrätze, zwei ganz verschiedene Dinge. Während die „Freien“ die Krankheitslehre berücksichtigten, stellten es die Gegner so dar — dabei an Hahnemann anknüpfend, aber ihn auch mißdeutend —, als ob die Homöopathie nur einen zusammenhanglosen Haufen von subjektiven Symptomen kenne. Die Behandlung sei symptomatisch ja noch schlimmer, denn die angeblich immer gegebenen Hochpotenzen könnten ja überhaupt nicht wirken. Kurz, die Homöopathie war ein Messer ohne Klinge und Heft, eine Heilkunde ohne Pathologie und Therapie. Von diesem Standpunkt aus war es denn auch im Grunde ganz folgerichtig, daß man die Homöopathen nicht mehr als Ärzte ansah, sondern als Kurpfuscher, ja vielfach als Betrüger und sie wissenschaftlich und ge-
606 sellschaftlich verfemte.

Daß die Homöopathie im wesentlichen eine Ergänzung der Schulmedizin in bezug auf die Behandlung sein wollte und dementsprechend diese im Brennpunkte der Erörterung hätte stehen sollen, wurde von den Gegnern fast immer übersehen, und so entstand dann die seltsame Verkennung und Verdrehung der Sachlage, daß die Schule, die selbst kaum eine Therapie besaß, hochmütig auf die Homöopathen herabsah, denen die Behandlung alles war. Die Geschichte der Heilkunde im 19. Jahrhundert erhält ein ganz anderes Gesicht, wenn man auf der einen Seite den Zwiespalt zwischen dem großartigen Aufblühen der naturwissenschaftlichen *Forschung* in der Medizin und dem Daniederliegen der *praktischen Medizin* beachtet und anderseits der Homöopathie als *Heilkunde* die Bedeutung zuerkennt, die sie besitzt.

Was hatte die Homöopathie in diesem langen Kampf erreicht?

Vor allem eins: sie war nicht, wie bisher alle Abzweigungen, vernichtet worden oder spurlos in der alten Schule wieder aufgegangen. Sie hatte sich eine Selbständigkeit errungen und bewahrt und besaß ein großes eigenes Schrifttum sowie einige Krankenhäuser. Ihre Sendboten hatten außerdem die neue Lehre in ganz Europa und den von Europa beeinflußten überseeischen Ländern verbreitet. Der Staat hatte die junge Schule wenigstens insofern anerkannt, als sie nicht verboten war und man außerdem die Fragen der Arzneiabgabe vielfach in einer die Bedürfnisse der Homöopathie berücksichtigenden Art und Weise gesetzlich geregelt hatte.

Und was hat die Homöopathie in diesen Jahren geleistet? Neben dem inneren Ausbau der Lehre und der Klärung umstrittener Fragen hatte man sich dem Wesen der Lehre entsprechend hauptsächlich mit den Fragen der Behandlung und der damit in Zusammenhang stehenden Arzneimittellehre beschäftigt. Neben einer ausgedehnten Praxis fanden viele Ärzte noch Zeit zu Arzneiprüfungen. Damit lieferte die Homöopathie einen wichtigen Beitrag zur naturwissenschaftlichen Erforschung der Arzneiwirkungen. Auf Grund dieser Arzneimittelprüfungen führt dann die Anwendung der Mittel am Kranken zur Erweiterung, Befestigung und Klärung vieler Heilanzeigen. Außerdem merzte man viele Angaben Hahnemanns aus der reinen Arzneimittellehre, die gar nicht sehr rein war, durch Prüfung der Quellen aus.

So stand die Homöopathie da in bemerkenswerter Geschlossenheit, aber auch gefährlicher Abgeschlossenheit, einig in Anerkennung der Hauptsätze der Hahnemannschen Lehre. Abseits vom großen Strom der Entwicklung drohte ihr das Verdorren und Einschrumpfen zu einer kleinen sektenhaft eingestellten Gruppe. Doch wurde diese Gefahr im wesentlichen ge- 607 bannt durch die Streitigkeiten im eigenen Haus, die das homöopathische Denken vor dem Einrosten bewahrten. Wenn auch, wie wir sahen, die Gruppen um Müller und Griesselich nicht alle Homöopathen auf ihre Seiten ziehen und auch nicht die Anerkennung der Schulmedizin erringen konnten, so floß doch immer aus ihrem Gebiet, das seit jeher in möglichst enger Verbindung zu den Gefilden der Schulmedizin gestanden hatte, auch zu den Hahnemannianern der befruchtende Strom der modernen Wissenschaft.

Wohl hatte die Homöopathie die einmal eroberte Stellung gehalten, aber es waren doch schon in den vierziger Jahren unverkennbare Zeichen vorhanden, daß sie innerhalb der deutschen Medizin kaum mehr an Raum gewann. Der materialistische Zeitgeist war gegen sie. Würde sie auf die Dauer der anflutenden mechanistisch eingestellten Schulmedizin standhalten können? Würde sie aus den Reihen der jungen Ärzte, die auf den Hochschulen im Sinne dieser Schulmedizin erzogen wurden, auch nur genügenden Nachwuchs erhalten? —

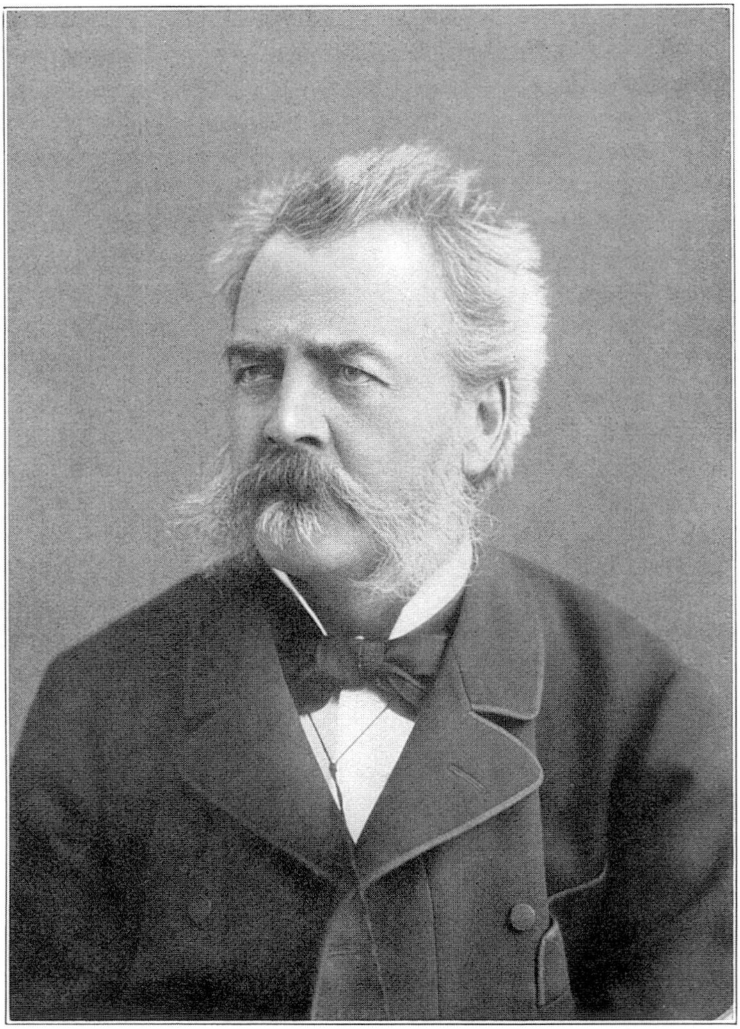

Theodor von Bakody

IV. TEIL
DIE HOMÖOPATHIE SEIT 1850

I. Einleitung

a) Die geistige Lage um die Mitte des neunzehnten Jahrhunderts

Im Anfang des neunzehnten Jahrhunderts hatten die philosophischen Lehren eines Kant, Schelling, Hegel die geistige Welt in Deutschland beherrscht. Die Welt war ihrem Urgrunde nach Geist; man baute sich die Welt vom Subjekt aus auf und schuf sie so nach seinem Bilde als einen geistdurchwalteten Organismus. Die Natur wurde in seelische Kräfte aufgelöst, und auch den Staat betrachtete man mit Vorliebe nach dem Vorbild der Lebewesen als einen Organismus.

Das alles schlug allmählich in die entgegengesetzte Anschauung um, und wenn man die Ansichten schildern will, die um 1850 insbesondere durch die mechanistische Naturwissenschaft zu den herrschenden geworden waren, braucht man das oben Gesagte nur in das Gegenteil zu verwandeln. Die Welt bestand aus einer Anhäufung, einer „Assoziation" von Atomen, und auch der Staat wurde als eine Vereinigung von „Atomen", der Einzelmenschen, angesehen. Es war die Zeit des genossenschaftlichen Zusammenschlusses gleichberechtigter Einzelmenschen (die „Associations coopératives"). Der tierische Körper war eine Summe von „Atomen", den einzelnen Zellen; diese waren die kleinsten Einheiten der Lebewesen. Die ganzheitliche Betrachtung wurde durch die summenhafte abgelöst. Sogar die Seele, die jeder Mensch unmittelbar als Einheit und Ganzheit erlebt, wurde aufgelöst in ein Zusammenspiel von Assoziationen, denen letzten Endes Bewegungen in Zellen zugrunde lagen. Es war eine „Psychologie ohne Seele".

Das Mikroskop war das Hauptwerkzeug der medizinischen Forschung und geradezu ein Gleichnis ihres Geistes. Der Gesichtskreis war stark verengt, man sah wohl die feinsten Einzelheiten, aber nichts Ganzes, und man erforschte damit nicht lebendige Vorgänge, sondern tote Zustände, war sich aber der Bedeutung dieses Umstandes meist nicht bewußt.

b) Die Schulmedizin seit den fünfziger Jahren

Im vorigen Teil wurde schon das Werden der modernen Medizin von Bichat über Laënnec zu Rokitansky und Skoda und schließlich zu Virchow geschildert. Hier sollen nur noch einige Ergänzungen gegeben werden insbesondere über *Virchows* Anschauungen, wobei gerade weniger Beachtetes hervorgehoben werden soll.

Mit den fünfziger Jahren kam die naturwissenschaftliche Medizin zu unbeschränkter Herrschaft. Um das Jahr 1850 wurden die bedeutendsten Schüler des größten deutschen Physiologen *Johannes Müller* auf wichtige Lehrstühle berufen, wodurch sie starken Einfluß auf die Gestaltung der modernen Medizin gewannen; ich nenne von ihnen *Virchow*, *Brücke*, *Helmholtz*, *Du Bois-Reymond*, und von anderen noch den Physiologen *Ludwig* in Leipzig. Durch sie wurde die Medizin auf einer naturwissenschaftlichen Grundlage aufgebaut und selbst als eine Naturwissenschaft betrachtet.

Die beherrschende Gestalt dieser Zeit ist *Virchow*, in späteren Jahren auch einflußreich durch die große Zahl von Schülern, mit denen die Lehrstühle nicht nur in Deutschland, sondern auch im Ausland besetzt wurden. Man zeichnet jedoch *Virchows* Eigenart falsch, wenn man ihn als einseitigen und engstirnigen Vertreter einer mechanistischen Medizin hinstellt; er war größer als seine Zeit, und man kann es vielleicht als seine Tragik bezeichnen, daß er entgegen seinem ursprünglichen Wollen mit der Zeit einseitiger Anatom *wurde*. Abgesehen von dem „Zeitgeist", der zum Materiellen, zum Anatomischen drängte, lag es auch wegen der leichteren Technik nahe, erst einmal dies Gebiet in Angriff zu nehmen. Zudem war die physiologische Chemie damals der Lösung der notwendigen feineren Arbeiten auf physiologischem Gebiete noch nicht gewachsen.

Virchow war, besonders in seinen jüngeren Jahren, ein vorsichtiger, besonnener Denker, der nicht nur in *eine* Richtung schaute, sondern allseitigen Überblick anstrebte. Er war sich im klaren darüber, daß ein reiner Mechanismus nicht der Eigenart des Lebendigen gerecht werden konnte, ja er stellt sich geradezu gegen den Strom der Zeit, wenn er sich zu einem Vitalismus bekennt. Er betont, daß der mechanistische Atomismus, für den die Welt nur aus physikalisch aufeinander wirkenden Atomen besteht, das Leben nicht erklären kann. Von seiner eigenen Anschauung sagt er: „Dieser Vitalismus ist ein mechanischer und hat mit allem Spiritualismus gebrochen." Da man seine kürzeren Ausführungen mehrfach nicht richtig verstanden hatte, kommt *Virchow* einige Jahre später nochmals ausführlicher in einem besonderen Aufsatz „Alter und neuer Vitalismus" in Band 9 seines Archivs darauf zu sprechen. Nach ablehnender Kritik des älteren Vitalismus, der eine seelenähnliche Leitung der körperlichen Vorgänge annahm, fährt er fort: „Aber trotzdem können wir nicht erkennen, daß die Erscheinungen des Lebens sich einfach als eine Manifestation der den Stoffen inhärirenden Naturkräfte begreifen lassen; vielmehr glaube ich immer noch als wesentlichen Grund des Lebens eine mitgeteilte, abgeleitete Kraft neben den Molekularkräften unterscheiden zu müssen. Diese Kraft mit dem alten Namen der Lebenskraft zu belegen, finde ich keinen Anstand." (S. 20 bis 21.)

Es mag zweifelhaft sein, ob Virchows „Vitalismus" überhaupt als echter Vitalismus anerkannt werden kann, auf alle Fälle ist beachtenswert, daß Virchow eine Sonderstellung einnahm und den allgemein verbreiteten, die Dinge allzusehr vereinfachenden Mechanismus bekämpfte.

Daß er in der Tat in seiner Frühzeit nicht einseitig anatomisch eingestellt war, zeigt besonders der einführende Aufsatz im ersten Band seines „Archiv", in dem er die pathologische Physiologie als die „Veste der wissenschaftlichen Medizin" bezeichnet, an der die pathologische Anatomie und die Klinik nur „Außenwerke" sind. (Virch. Arch., Bd. 1, S. 19, 1847.) Einige Jahre später betonte er ausdrücklich, daß die Wichtigkeit der pathologisch-anatomischen Diagnose überschätzt werde. (Virch. Arch., Bd. 6, S. 20, 1854.)

Im Mittelpunkt seiner Lehre steht die Zelle, die auf Reize reagiert; auf sie sei hier ganz kurz eingegangen, da sie großen Einfluß in den nächsten Jahrzehnten ausgeübt und auch bei den Begründern des „Biologischen Grundgesetzes" eine Rolle gespielt hat. Er unterscheidet dabei den Reiz (irritamentum) und die Reizung (irritatio), die zugleich eine aktive Gegenwirkung der Zelle enthält. Diese Gegenwirkung erscheint zugleich als zweckmäßiges Bestreben zur Beseitigung der Störung (Virch. Arch., Bd. 14, S. 8, 1860). Die Reize teilt er ein in funktionelle, nutritive und formative. — Es ist jedoch hier nicht möglich, genauer Virchows Anschauungen zu schildern; ich müßte sonst Biers ausgezeichnete Arbeit über Virchows Reizlehre ausschreiben und verweise deshalb lieber auf sie. (M. M. W., 1921, Nr. 46 bis 47.) Beachtenswert ist ein Satz aus Virchows Arbeit „Reizung und Reizbarkeit" (Virch. Arch., Bd. 14, S. 24), da er als ein Vorläufer der „Biologischen Reizregel" gelten kann. Es heißt dort: „Geringe Reize bringen mehr funktionelle Erregung, stärkere wirken auf die nutritive Tätigkeit, noch stärkere lösen formative Leistungen aus, und die stärksten ertöten."

Ein letzter Satz Virchows zeige schließlich noch, daß auch die Schulmedizin unserer Tage in manchen grundlegenden Anschauungen weit von ihm entfernt steht. Über Hippokrates sagt er einmal: „Vor dreißig Jahren noch sprach man von der hippokratischen Methode als von etwas Erhabenem und Bedeutungsvollem, daß garnichts Heiligeres gedacht werden konnte. Heutzutage muß man sagen, daß diese Methode beinahe bis auf die Wurzel vernichtet ist." (In: „Die Freiheit der Wissenschaft . . .", Berlin, 1877, S. 25.)

Im ganzen zeigt seine Einstellung in jungen Jahren, daß er damals nicht so weltenweit von der Homöopathie entfernt war wie andere, besonders spätere Forscher, die auf streng anatomischer Grundlage standen. Dementsprechend hat Virchow in einer Arbeit über die Spezifiker neben Rademacher auch den Homöopathen ein bedingtes Verständnis entgegen- 611 gebracht, wenigstens in bezug auf ihr Streben, spezifische Arzneien zu suchen. Doch hat er, beeinflußt durch die damalige Auffassung der Lehre Hahnemanns und der zeitgenössischen Homöopathie, das Wesentliche von dessen Lehre, auf Grund des Simile und mittels der Arzneiprüfungen am Gesunden individuell-spezifische Arzneien zu finden, nicht erkannt; er hätte sonst auf dem Gebiete der Behandlung das finden können, was er mit folgenden Worten als unerreichtes Ziel zeichnet: „Keine exakte Forschung, sei sie anatomisch oder physiologisch, pathologisch oder therapeutisch unternommen, hat jemals den Schleier lüften können, der über die Bedingungen der individuellen Eigentümlichkeiten ausgebreitet ist.“

Daß Hahnemann schon einen Zipfel des Schleiers gelüftet hatte, der das „Mysterium der Individualität“, von dem Virchow spricht, uns verbirgt, hat dieser nicht gesehen, verhindert durch die Parteibrille der damaligen Schule; das war seinem Schüler August Bier vorbehalten. (Vgl. Virch. Arch., Bd. 6, S. 28.)

Später hat sich Virchow mehrfach auf Kongressen und in der Volksvertretung scharf gegen die Homöopathie ausgesprochen, wozu wahrscheinlich seine mit den Jahren starrere anatomische Einstellung beigetragen hat, denn er sah in späteren Zeiten das Krankheitswesen letzten Endes in der veränderten Zelle; es war eine auf dem anatomisch Nachweisbaren gegründete Krankheitslehre. Er selbst hielt seine Lehre für den unerschütterlichen Grundstein jeder Pathologie.

Man sieht: immer wieder der gefährliche Irrtum, dem gerade die Großen auf Grund ihrer bedeutenden Leistung so oft verfallen, daß sie mit ihren Forschungen Endgültiges festgestellt zu haben glauben und dadurch, je größer ihr Einfluß ist, um so hemmender auf die weitere Entwicklung wirken! Aber man lernt selten etwas aus der Geschichte! Nicht nur die Theorien stürzen; auch anscheinend ganz sichere Tatsachen erweisen sich oft als unhaltbar. Virchow hat es in den achtziger Jahren noch erlebt, daß durch die Bakteriologie und Serologie seine Zellen- und Krankheitslehre in mancher Hinsicht erschüttert wurde, und er hat sich schwer damit abgefunden.

Was wir hier bei Virchow beobachten, gilt, wie schon angedeutet, in verstärktem Maße von der großen Menge der sonstigen Gelehrten: Der Mechanismus beherrschte nicht nur das Denken in den anorganischen Naturwissenschaften, sondern auch in den Lebenswissenschaften. In der Physik und Chemie sah man seine Lehrmeister und hoffte in nicht ferner Zeit die Lebewesen als chemisch-physikalische Systeme verstehen zu können. Im Grundsatz war alles klar; — es fehlten nur noch einige Einzelheiten. Und man hegte diese Hoffnungen seit den sechziger Jahren um so mehr, als man
612 fast allgemein glaubte, soeben sei von Darwin der Schlußstein ins Gebäude

der „mechanistischen Weltanschauung“ eingefügt worden in Form seiner Theorie von der Auslese des Passenden im Kampf ums Dasein.

Es konnte nicht ausbleiben, daß mit den anderen Lebenswissenschaften auch die Medizin durch diese mechanistische Anschauung beeinflußt wurde; das gilt u. a. auch vom Ursachenbegriff. Schon in den anorganischen Naturwissenschaften führt es nicht selten zu Unzuträglichkeiten, wenn man eine Bedingung des Geschehens zur „Ursache“ macht. Das mußte jedoch zu noch größeren Verzeichnungen der Wirklichkeit führen bei den so unendlich verwickelten und unübersehbaren Zusammenhängen am Lebenden, wozu die an der Physik und Chemie geschulten mechanistisch denkenden Forscher vielfach neigten. Das anatomische Denken der Zeit mußte diese Einstellung besonders fördern; im anatomischen Befund glaubte man die im wahren Sinne „begreifbare“ Ursache in Händen zu haben. Eine lebensgerechte Behandlung konnte auf diesem Boden nur schwer erwachsen.

Dazu kam aber noch, daß nicht nur der Materialismus eines Büchner, sondern auch der naturalistische Monismus eines Haeckel und verwandte Bestrebungen entschiedene Gegner des Vitalismus waren. Zielhafte[1] (entelechiale) Gesichtspunkte waren verpönt, was sich natürlich auf einem so zielstrebigen Gebiete wie der Heilkunde besonders ungünstig auswirken mußte. Da innerhalb dieser Anschauung schon die Frage nach Ziel und Zweck einer physiologischen Erscheinung sinnlos war, so blieb man auch die Antwort darauf schuldig. Bier macht darauf aufmerksam, daß Cohnheim in seinem berühmten Buche „Vorlesungen über allgemeine Pathologie“ (Berlin, 1877, Bd. I, S. 191 ff.) in seiner über 100 Seiten langen Erörterung der Entzündung mit keiner Silbe die Bedeutung der Entzündung berührt. (M. M. W., 1931, Nr. 23, S. A. S. 15.)

Wenn auch F. A. Lange — neben anderen vor und neben ihm — den Materialismus scharf bekämpfte, so kann ich doch Bier (M. M. W., 1931, Nr. 13, S. A. S. 18) nicht beistimmen, wenn er meint, Lange habe ihm den „Todesstoß versetzt“; seitdem sähen Leute, die die Geschichte der Philosophie auch nur oberflächlich kennen, den Materialismus als überwunden an. Leider aber gibt es viele Leute, die diese Geschichte nicht kennen, und so leben trotz dieser literarischen Tötung der Materialismus und verwandte antivitalistische Richtungen noch heute und beherrschen das Denken zahlreicher Forscher und Ärzte. Die meisten haben noch nicht die nicht aufeinander zurückführbare Verschiedenheit des Körperlichen und Seelischen und die Eigenart und -gesetzlichkeit des Seelischen erkannt.

[1] Das Wort „zielhaft“ (zweckhaft) hat, da die Silbe „haft“ mit „haben“ zusammenhängt, den gleichen Sinn wie das Wort „entelechial“ („das Ziel in sich habend“), was, soweit ich sehe, bisher nicht beachtet worden ist.

Zur Ergänzung sei gleich hier des Zusammenhanges wegen die homöopathische Einstellung kurz geschildert. Bei dem überragenden Einfluß, den der Schöpfer der Homöopathie bei seinen Anhängern hatte, aber auch aus inneren Gründen infolge der Eigenart der Homöopathie spielten in ihr vitalistische Gedankengänge eine größere Rolle, und führende Männer wie Clotar Müller fühlten sich auch in dieser Beziehung deutlich als im Gegensatz zur Schule stehend. Doch der übermächtige Zeitgeist hinterließ auch hier seine Spuren und ließ vitalistische Gedankengänge zum mindesten nicht mehr so häufig wie früher ans Tageslicht treten.

Im übrigen berücksichtigte man wohl in allmählich steigendem Maße die neuen Verfahren der Krankheitserkennung, mußte aber bald bemerken, daß die pathologische Anatomie für die Behandlung nicht ergiebig war. Man hielt sich deshalb an die „Gesamtheit der Symptome", wobei die naturwissenschaftlich Eingestellten auch die Erscheinungen, die die physikalische Untersuchung aufdeckte, dazu rechneten. Sie alle waren die Anzeichen einer Betriebsstörung, der man mit solchen Mitteln zu steuern suchte, die ähnliche Erscheinungen erzeugen können. Damit wollte man auf die Organe und Verrichtungen einwirken, die diese Erscheinungen beim Kranken hervorbringen, d. h. man wollte ursächlich wirken. Während man hier also bestrebt ist, an den Erscheinungen selbst anzuknüpfen bei der Behandlung, beruht die Behandlung der Allopathie vielfach auf einer nur vermuteten Ursache, die nach dem jeweiligen Erkenntnisgrad oft sehr fragwürdig war und außerdem, je nach den gerade herrschenden allgemeinen Ansichten vielfach wechselte. Zu beachten ist dabei insbesondere, daß das homöopathische Vorgehen mit der Berücksichtigung der Gesamtheit der Symptome vielfach nicht auf eine Ursache, sondern auf zahlreiche Bedingungen zu wirken gestattet, während die allopathische Betrachtungsweise leichter dazu führt, eine herausgehobene Bedingung zur „Ursache" zu stempeln. (Vgl. Tischner, „Kausales und konditionales Denken in der Medizin". Blätter für biolog. Medizin, 1919, Nr. 7 bis 8. Abdruck in B.H.Z., Bd. 37, Nr. 4 bis 5, 1919.)

Deutlich lassen sich auch bei der Behandlung in der Homöopathie teleologische Gedankengänge erkennen, indem man sich bewußt ist, mit den Similemitteln das Naturheilbestreben, die Reaktion des Körpers zu unterstützen (z. B. bei Oskar Wislicenus, s. u.).

Als Beispiele für die Einengung des Gesichtskreises auf dem Boden der mechanistischen Anschauung und des chemisch-physikalisch gerichteten Denkens seien hier erwähnt die Behandlung vermehrter Magensalzsäure mit doppeltkohlensaurem Natron, die sog. „innere Desinfektion" und die fast automatische Gedankenverbindung zwischen Entzündung und Eisbeutel.

Im übrigen haben wir schon den noch lange verbreiteten Nihilismus
614 kennengelernt, der keiner Arzneien bedurfte, aber auch keine besaß. So-

weit man aber das als Mangel empfand, befleißigte man sich entsprechend den streng naturwissenschaftlichen Bestrebungen der Zeit, in der auch in der Medizin nur das galt, was gemessen und gewogen werden konnte, eine Arzneimittellehre auf dem Tierversuch mit den reinen chemischen Substanzen aufzubauen unter tunlichster Vermeidung der Pflanzenauszüge. Der streng naturwissenschaftliche Grundsatz: „man nehme 1 mg Arzneisubstanz auf 100 g Kaninchen" führte, auf den Menschen übertragen, bedauerlich oft zu schweren Unzuträglichkeiten.

Gewiß war das alles theoretisch recht „exakt" gedacht, aber vom Standpunkt der ärztlichen Praxis aus betrachtet doch in mehrfacher Hinsicht ein fragwürdiges Beginnen, denn man übersah dabei, daß der Analogieschluß vom Tier auf den Menschen keineswegs so exakt war, wie man zu sein glaubte. Daß auch die Verwendung der reinen Stoffe gewisse Nachteile hat, indem sie oft weniger günstig wirken als die Pflanzenauszüge mit den darin vorhandenen „Ballaststoffen", hat die Arzneimittelforschung erst neuerdings erkannt. Man ist deshalb auch in der Schulmedizin mehrfach zu den Auszügen und der Volldroge zurückgekehrt.

Es dauerte damals naturgemäß längere Zeit, bis man einen „wissenschaftlich" geprüften Arzneischatz gesammelt hatte, und wir erfuhren schon früher von Roßbach, wie sehr die Arzneibehandlung auch um das Jahr 1880 noch zu wünschen übrigließ (s. o. S. 400).

Im Vordergrund der Bestrebungen stand von den fünfziger bis zu den achtziger Jahren die Bekämpfung eines der auffallendsten Symptome, des Fiebers, das man in echt mechanistischer Einstellung vielfach an sich als etwas Bekämpfenswertes betrachtete. Zuerst bevorzugte man Digitalis, bald trat Veratrin in den Vordergrund, und man konnte in der Tat eine Herabsetzung des Fiebers erreichen, aber oft auf Kosten des Herzens.

Das wohl angesehenste Werk der Zeit, Felix Niemeyers „Lehrbuch der speziellen Pathologie und Therapie" (Berlin, 1879, 10. Auflage, bearbeitet von Seitz), sagt über die Behandlung der kruppösen Lungenentzündung mittels Digitalis: „Es bedarf jedoch 6 bis 7 g und mehrere Tage Zeit." Bei beginnender Asthenie sei es zu vermeiden. Das Veratrin habe vor Digitalis den Vorteil schnellerer Wirkung. „Dagegen läßt sich der gewünschte Effekt nur durch solche Gaben des Veratrins erzielen, welche leicht toxische Erscheinungen — Erbrechen, Durchfall, große Hinfälligkeit — zur Folge haben." Vielfach gab man je Gabe 0,005 g Veratrin, stündlich eine Gabe, bis starke Übelkeit oder Erbrechen auftrat, was meist nach vier bis sechs Stunden der Fall war. Selbstverständlich kamen bei manchen Kranken neben diesen „leichten" Erscheinungen auch schwere Kollapse vor!

Später trat Chinin in hohen Gaben (5 g die Gabe und darüber!) an die Stelle, das dann bald durch Natrium salicylicum in großen Gaben ersetzt 615 wurde. Doch gewann langsam die Meinung an Raum, daß die Herabsetzung der Temperatur kaum einen Nutzen bringe, und man verließ allmählich die Behandlung des Fiebers mit so hohen Gaben dieser Mittel wieder. Auf der Salicylsäure und dem Chinin baute sich dann bald das Gebäude der unzähligen Fiebermittel auf, von denen eins der ersten das Kairin (Oxychinolinmethylhydrür) war, von dem man schon wie von allen Nachfolgern rühmte, daß es imstande sei, „ohne irgendwelche unbequemen Nebenwirkungen die Temperatur zur Norm zurückzuführen“ (Berliner klin. Wochenschr., 1882, S. 681), das man aber trotzdem wegen recht „unbequemer Nebenwirkungen“ an berühmten Kranken bald wieder verlassen mußte.

Im übrigen kann es nicht meine Aufgabe sein, hier die schulgemäße Behandlung zu schildern; die Fieberbehandlung wurde nur als kurzes kennzeichnendes Beispiel gebracht, das zeigen soll, daß man in mechanistischer Einstellung dazu neigte, das Fieber, ein durchaus sinnvolles biologisches Geschehen, ziemlich unterschiedslos zu bekämpfen, und zwar mit unheilvoll großen Gaben, bei denen man von vornherein schon mit „großer Hinfälligkeit“ und anderen „leichten“ Nebenwirkungen rechnete.

Nach früheren Bemerkungen bedarf es wohl kaum nocn der ausdrücklichen Feststellung, daß mit dem Gesagten nicht die wissenschaftliche Forschung getroffen werden soll, die sich in steilem Aufstieg befand; es soll damit im wesentlichen die praktische Heilkunde gezeichnet werden, die keineswegs damals schon sich in einem solchen Zustand befand, daß sie stolz auf Anregungen von anderer Seite hätte verzichten können.

II. Geschichte der Homöopathie von 1850 bis 1880

a) Vorbemerkungen

Bevor wir nunmehr die Geschicke der Homöopathie seit der Mitte des vorigen Jahrhunderts verfolgen, bedarf es zur richtigen Einstellung noch einiger Vorbemerkungen.

Wenn eine kleine Gruppe von Personen, die eine neue Lehre zur allgemeinen Anerkennung bringen will, nicht bald in stetem Fortschreiten sich ihre Stellung verschaffen kann und ihre Angriffe vom Gegner zurückgeschlagen werden, ja sie allmählich in Verteidigungsstellung gerät, dann tritt eine Zeit der Ermüdung, ja der Mutlosigkeit ein, und auch das innere Leben der Gemeinschaft pulst langsamer. Dies war auch die Lage der Homöopathie seit Mitte des Jahrhunderts. Der Strom des Geschehens floß in dem allmählich versumpfenden Bett etwas träge dahin, wiewohl einige stärkere Persönlichkeiten versuchten, durch Vertiefen und Reinigung den Lauf zu beschleunigen und ihm auch frisches Wasser zuzuleiten.

Aber es gibt noch andere, tieferliegende Gründe dafür, daß in diesen Jahren wenig Wichtiges über die Homöopathie zu berichten ist, so daß man wohl eine Chronik, aber schwer eine Geschichte schreiben kann. Mehrfach wurde hier schon auf den starken idiographisch-phänomenologischen Einschlag in der Homöopathie hingewiesen (s. S. 202). Die Phänomene stehen fest, wenn sie einmal gefunden sind und man von Irrtümern absieht, während im Gegensatz dazu eine ursächlich forschende Wissenschaft nie zur Ruhe kommt, indem sie das Netz der Verursachung immer genauer und tiefer eindringend erforscht. So ist die beschreibende Pflanzenkunde, wie sie im achtzehnten Jahrhundert betrieben wurde, nachdem die Einzelheiten beschrieben worden waren, im wesentlichen fertig. Ähnlich ist es in der Homöopathie. Soweit sie idiographisch denkt, ändert sich in ihr wenig, wenn natürlich auch im einzelnen ein genauerer, feinerer Ausbau erfolgen kann, der wohl wie die kleinen Geschehnisse einer Stadt chronistisch vermerkt werden kann, der sich jedoch einer ursächlich-entwicklungsgeschichtlichen Darstellung entzieht.

Soweit aber die Homöopathie nicht phänomenologisch denkt, sondern ursächlich wie die Schulmedizin, hängt ihre Geschichte eng mit dieser zusammen und bedarf nur z. T. einer besonderen Darstellung. Sie wendet dann im wesentlichen die Ergebnisse der pathologischen Physiologie auf ihrem besonderen Gebiete an. Was die Arzneimitteldiagnose angeht, wurde schon seit langem gefordert, auch hier in ursächlichem Denken die beim Gesunden festgestellten objektiven und subjektiven Erscheinungen auch physiologisch auszudeuten, was jedoch bei dem Stande der Physiologie lange Zeit meist ein frommer Wunsch blieb.

Wir sehen dementsprechend, daß bei der Homöopathie, soweit sie rein phänomenologisch ist, von einer echten Entwicklung kaum gesprochen werden kann und daß die naturwissenschaftliche Richtung, nachdem einmal Klarheit über ihre Stellung und ihre Ziele geschaffen worden war, ihren Gang neben der Schulmedizin machte und deshalb eine selbständige Entwicklung im wesentlichen bei der naturwissenschaftlichen Bearbeitung ihrer Arzneimittellehre hat, wozu dann noch die Anpassung der wissenschaftlichen Forschungsergebnisse an die Bedürfnisse der homöopathischen Behandlung tritt.

Während die Geschichtsschreiber Ameke und Haehl ihre Hauptaufgabe darin sahen, eine große Menge von Einzeltatsachen zu sammeln und mitzuteilen, habe ich versucht Zusammenhänge aufzuzeigen. Haehl betont ausdrücklich in der Einleitung zu seinem „Hahnemann" (S. IX), daß er sein Urteil zurückgehalten und mehr ein sachliches Bild habe geben wollen; er will also hauptsächlich Chronist sein, während ich das Chronistische mehr in den Hintergrund gerückt habe, ohne daß ich es ganz vernachlässigen konnte, denn der Leser will ja auch über die äußeren Tatsachen unterrichtet werden.

Dementsprechend ist bei der Eigenart der Homöopathie in diesem Teil wenig „Bedeutendes" zu berichten; es handelt sich bei den Meinungen der einzelnen meist nur um kleine Abwandlungen der üblichen Ansicht, denen nicht im einzelnen nachgegangen werden konnte. Was das Chronistische betrifft, habe ich, wie auch früher, nur das in irgendeiner Hinsicht Wichtige herausgehoben, ohne allzusehr ins einzelne zu gehen. Insbesondere konnten örtliche Ereignisse wie Streitigkeiten in einer Stadt u. dgl. nur in bestimmten Fällen behandelt werden. Je näher die Darstellung der Gegenwart kommt, um so mehr wird der einzelne manches vermissen, was ihn einst berührt hat.

Mit dieser Sachlage hängt es auch zusammen, daß ich von den Hahnemannianern weniger zu berichten habe als von der naturwissenschaftlichen Richtung, denn jene sehen in den Schriften Hahnemanns die unerschütterliche Grundlage der Homöopathie, an der sie nichts geändert haben wollen. Der Anhänger bedarf im Grunde nur der Schriften Hahnemanns, die alles Wesentliche enthalten, was man wohl erläutern und erörtern, aber nicht eigentlich verändern und weiterbilden kann. Es liegt demnach im Wesen der Sache, daß eine Geschichte, die über das Chronistische hinausgehen will, den Hahnemannismus weniger berücksichtigen kann.

b) Übersicht

Es wurde schon früher kurz erwähnt, daß um die Mitte des Jahrhunderts auch insofern ein deutlicher Einschnitt in der Geschichte der Homöopathie zu bemerken ist, als damals eine ganze Reihe führender Homöopathen, die in der Schriftleitung einer Zeitschrift waren, vom Schauplatz abtraten, wie G. W. Gross, der 1847, sowie Griesselich, der 1848 starb. Durch diese beiden Todesfälle gingen das „Archiv für die hom. Heilkunst" („Stapfs Archiv") und die „Hygea" ein. 1850 gründete Clotar Müller, der Sohn von Moritz Müller, mit Veit Meyer zusammen die „Homöopathische Vierteljahrschrift", die Müller bis zum Eingehen der Zeitschrift im Jahre 1865 leitete, während Meyer 1854 zur Leitung der A. H. Z. übertrat, nachdem Hartmann Oktober 1853 gestorben war, um den selbst kränkelnden Rummel zu unterstützen, nach dessen Tod im Oktober 1854 er dann die A. H. Z. bis zu seinem Tode 1872 selbständig führte.

Die Vierteljahrschrift wurde in Form eines Archivs geleitet und übernahm sozusagen die Mitarbeiter der „Hygea", war aber in der Tonart wesentlich milder als diese. In den ersten Jahren erschien eine Anzahl wertvoller Arzneimittelprüfungen von Reil (s. u.) und der 1853 gegründeten Prüfungsgesellschaft, deren Leitung H. Hartlaub hatte. Außerdem brachte sie einige gute kritische Bearbeitungen von Arzneimitteln, wie z. B. Aconit, Platina und Sepia durch Meyer, sowie einige Arbeiten über Krankheiten und ihre homöopathische Behandlung wie die der Pneumonie durch

Clotar Müller. Man blieb also nicht auf Hahnemannschem Standpunkt stehen, sondern handelte auch umschriebene Krankheitsbilder ab, wobei man die modernen Errungenschaften der physikalischen Untersuchung sowie die Ergebnisse der pathologischen Anatomie und Physiologie berücksichtigte.

1852 gründete Bernhard Hirschel die „Zeitschrift für homöopathische Klinik", die vom fünften Jahrgang ab als „Neue Zeitschr. für hom. Klinik" erschien, die er selbständig und lebendig im Sinne der „Freien" leitete. Hirschel war ein streitbarer Mann, der auch mehrfach Auseinandersetzungen mit anderen Homöopathen hatte, was sich im ganzen günstig auswirkte, da solche kleinen Gemeinschaften, in denen sich sozusagen alle kennen, nur allzu leicht zu einem faulen Frieden neigen, anstatt ohne Ansehung der Person einen sachlichen Kampf zu führen. Diese beiden Neugründungen standen auf kritischem Boden; die Hahnemannianer hatten mithin seit dem Eingehen von „Stapfs Archiv" keine Zeitschrift mehr, die sie beherrschten. Sie waren infolgedessen nunmehr hauptsächlich auf die A.H.Z. angewiesen, die damals meist eine mittlere Linie einhielt und beide Richtungen zu Worte kommen ließ. Auch war sie meist das Blatt des Zentralvereins.

Deutlich zeigt sich bei den führenden Männern wie Clotar Müller und Hirschel usw. das Streben, Anschluß an die Krankheitslehre der Schulmedizin zu finden, ohne doch Wesentliches der Homöopathie aufgeben zu müssen. Nicht mit Unrecht betonte man gegenüber der physiologischen Medizin, daß sie wohl eine Krankheitslehre aufbaue, dagegen keine physiologische Behandlung habe; diese betreibe vielmehr die Homöopathie.

Mit dem Beginn der fünfziger Jahre wurde auch das ausländische Schrifttum mehr beachtet und zumal in der A.H.Z. ausführlich darüber berichtet; das gilt insbesondere von dem französischen und angelsächsischen — ein Zeichen dafür, daß man dort etwas zu sagen hatte, aber auch dafür, daß man bei uns wenig zu sagen wußte; wenigstens war die A.H.Z. um das Jahr 1850 ungewöhnlich arm an besseren deutschen Arbeiten.

Doch ein Gebiet wurde in Deutschland damals gerade besonders stark gepflegt, das der Arzneiprüfungen. Wie schon erwähnt, erschienen in der Vierteljahrschrift eine Reihe tüchtiger Arzneiprüfungen, wozu 1859 die Prüfung Bährs von „Digitalis purpurea" (Leipzig) trat, sowie die von Sorge „Der Phosphor ein großes Heilmittel" im Jahre 1862. Beide waren durch Preisausschreiben des Zentralvereins angeregt und wurden auch beide mit einem Preise ausgezeichnet. Die letzte Prüfung von größerem Umfang ist die des Chelidoniums durch Buchmann. (A.H.Z., 70 bis 71, 1865.)

Auch in Österreich regte sich in den fünfziger Jahren neues Leben. Im Jahre 1857 erschienen zwei Bände der „Zeitschrift des Vereins der homöopathischen Ärzte Österreichs", herausgegeben von J. O. Müller, dem leitenden Arzt des neuerrichteten homöopathischen Krankenhauses „Sechshaus" 619 in Wien. Unter dem gleichen Namen wurde sie 1862 bis 1863 in zwei Bänden von Eidherr erneuert, auch mit der Bandbezeichnung 1 und 2, so daß sich beide nur durch Angabe des Jahres oder des Herausgebers unterscheiden lassen. Die Müllersche enthält an wertvollen Arzneiprüfungen die von Wurmb geleitete des Schwefels (Band 1 bis 2), die kürzere der Clematis erecta (Waldrebe) von F. Weinke (Band 2), und die der Erdscheibe (Asarum europaeum) von Hampe (Band 2). In der Eidherrschen erschien die wertvolle Prüfung des Fliegenschwamms (Agaricus muscarius) von v. Zlatarovich (Band 1 und 2).

Wie schon Reil nicht der engeren homöopathischen Gemeinschaft angehörte, so waren auch noch andere Nichthomöopathen auf dem Gebiete tätig, wie Fr. Wilh. Böcker in Radevormwald, der zahlreiche Prüfungen am Gesunden gemacht hat, die er für die Kenntnis der Arzneiwirkungen für notwendig hielt. Dabei hat er besonders mit großem Fleiß chemische Untersuchungen des Urins, des Blutes und der Atemluft gemacht. Wie oben erwähnt, war er zeitweise Mitarbeiter der „Hygea" gewesen, hatte aber im übrigen nur wenig Berührungspunkte mit der Homöopathie; er war vielmehr Anhänger von Professor C. H. Schultz-Schultzenstein und seiner eigenartigen „Mausertheorie". (Siehe F. W. Böcker, „Beiträge zur Heilkunde", 2 Bände, Crefeld, 1849.)

Aber auch rein schulmedizinische Forscher stellten damals Arzneiprüfungen am Gesunden an, wie Professor K. Schroff in Wien, einer der bedeutendsten Arzneimittelforscher der Zeit, der selbst nebst seinen Schülern eine Anzahl Arzneiprüfungen gemacht hat, von denen hier die von Aconit und Aconitin, Atropin, Colchicin, Helleborus niger und Taxus baccata genannt seien. Er erwähnt sie auch mehrfach in seinem „Lehrbuch der Pharmakologie" (Wien, 1856) und sagt über sie dort allgemein zusammenfassend: „Noch wichtiger sind in vieler Beziehung die Versuche mit Arzneikörpern am gesunden Menschen" (S. 22). Doch findet er offenbar nicht die Brücke zum Ähnlichkeitssatz, und man vermißt eine ausführlichere verständnisvolle Auseinandersetzung mit ihm. Weiterreichende Folgen haben diese Bestrebungen in der Hochschulmedizin nicht gehabt. Aus etwas späterer Zeit wird von schulmedizinischen Prüfungen am Gesunden in dieser Zeitspanne nur die des Saponins von Keppler erwähnt (Berl. klin. Wochenschr., 1878)[2].

[2] Da der Jahrgang früher nicht auffindbar war, komme ich erst nach Abschluß der Arbeit dazu, Einblick in den Aufsatz zu nehmen. Es handelt sich dabei um einen Selbstversuch bei Keppler, der sich 0,1 Saponin unter die Haut spritzte und dabei außerordentlich starke Schmerzen, Bewußtlosigkeit und am fünften Tage Untertemperatur von 33,6 gegenüber seiner Normaltemperatur von 36,2 bekam. Dieser Gewaltversuch ist demnach kaum mit den üblichen Arzneiprüfungen zu vergleichen und bringt uns mit seinen heftigen Erscheinungen wenig Aufklärung über die physiologischen Wirkungen von Saponin.

Beide Richtungen also arbeiteten damals auf gleichlaufenden Wegen, und es ist eine ähnliche Lage wie um das Jahr 1840, als Schönlein auf dem Gebiete der Krankheitslehre Verwandtes anstrebte wie die Homöopathie auf dem der Arzneimittellehre (vgl. S. 517 f.). Und es wurden dadurch auch wieder ähnliche Hoffnungen wie damals erweckt; so schreibt Arnold bei Besprechung einer Schrift von Rapp: „Die lokal-spezifische Wirkung der Arzneimittel bildet den Fundamentalsatz sowohl der neueren homöopathischen als auch der Rademacherschen Lehre. Auch die physiologische Schule hat die Arzneimittelwirkung anzuerkennen begonnen. ... In Folge dieser Rücksichtsnahme der physiologischen Schule bildet die Lehre von der spezifischen Arzneimittelwirkung heute den Einigungs- und Berührungspunkt der drei einander feindlich gegenüberstehenden Parteien der Allopathen, Homöopathen und Rademacherianer." (Vierteljahrschrift, Bd. 4, 434, 1853.) Arnold hofft dementsprechend, daß Rapp weiter keine Anfechtungen erfahren und daß die Behörde ihn schützen werde. Aus dem Wirken Rapps könne man für alle Beteiligten wesentlichen Nutzen erwarten.

Auch Rapp selbst sowie Reil und die spezifischen Homöopathen hatten das Bestreben, auf dem Wege über die lokalspezifische Wirkung der Arzneien bei der Schulmedizin auch für die anderen Gesichtspunkte der Homöopathie, insbesondere für die Berechtigung des Similesatzes, Verständnis zu erwecken.

Doch gerade das Schicksal Georg Rapps zeigt, wie groß die damalige Verständnislosigkeit, ja Feindseligkeit der Schule gegen andere Richtungen war, denn im Jahre 1854 wurde Rapp veranlaßt, seine Stellung als ordentlicher Professor an der Universität Tübingen und als Direktor der Medizinischen Universitätsklinik zu verlassen (s. u.). Rapps Verteidigungsschrift, die er im Jahre vor seiner Entsetzung geschrieben hat, „Die medizinische Klinik und ihr Verhältnis zur praktischen Medizin" (Tübingen, 1853), zeigt deutlich, wie ein alle drei Richtungen gut kennender Forscher die Lage sah. Er spricht mehrfach von dem jetzigen „vollständigen Mangel aller Therapie" der Schule. Sie fing gerade von vorne an, und es war demnach zu hoffen, daß sie dabei anknüpfen würde an das von den anderen Richtungen schon Erarbeitete, nachdem man selbst ja die ganze frühere Arzneimittellehre in die Abfalltonne geworfen hatte. Damit man diese Beurteilung der Schulmedizin durch Rapp richtig würdigt, sei bemerkt, daß er, um in seiner taktischen Lage sich gegen das aufziehende Gewitter zu schützen, gar keinen Grund hatte, seine Gegner durch übertrieben schlechte Schilderungen der damaligen schulgemäßen Behandlung noch zu reizen.

Die Schulmedizin schlug dann aber doch andere Wege ein beim Aufbau einer neuen Arzneiwirkungslehre; sie ging den Weg des Tierversuchs, bei dem man mit Hebeln und Schrauben genaue mengentliche Ergebnisse über das Verhältnis der Größe des Reizes zu seinen Wirkungen zu erhalten strebt. 621

Auch lag es ihrer mechanistischen Einstellung nicht, die Arzneiwirkung zweiphasisch aufzufassen. Sie sah die Arzneimittelwirkung im Sinne der Physik als ein gradlinig, entsprechend der Reizgröße sich stetig steigerndes Geschehen an, nach dem Satz: „eine geringe Dosis wirkt entsprechend schwach, eine größere Dosis entsprechend stärker" (s. o. S. 30).

Neben Reil, Böcker und Rapp sei außerdem noch der Wiener Dozent und Kinderarzt Alois Bednař erwähnt, der in seinen Schriften, zumal in seinem „Lehrbuch der Kinderkrankheiten" (Wien, 1856), an zahlreichen Stellen die jeweiligen homöopathischen Mittel neben oder statt schulmedizinischer erwähnt, sowohl bei der Diphtherie als dem Scharlach, dem Keuchhusten, Hautkrankheiten usw. Man wird sagen dürfen, daß er damit für den Schulmediziner eine wesentliche Bereicherung der Behandlung lieferte, die gewiß den Kranken gut bekam, — auf alle Fälle besser als ihm selbst, denn wenn man im Mitgliederverzeichnis der Eidherrschen Zeitschrift (Bd. 1, H. 1, S. 198, 1862) sieht, daß bei seinem Namen nicht „Dozent" wie bei anderen Mitgliedern, z. B. Fleischmann und Altschul, steht, so darf man wohl daraus schließen, daß er die Dozentenlaufbahn verlassen hatte. Da mir sonst von Bednař nur bekannt geworden ist, daß er 1816 in Pottenstein in Böhmen geboren wurde und 1888 in Wien starb, so kann ich nichts Genaueres darüber sagen.

Der Wundverband von M. Bolle. Der Bollesche Wundverband sei hier erwähnt, obwohl, nein weil er nie eine große Rolle in der Wundbehandlung gespielt hat; diese Neuerung blieb unbeachtet, da sie von einem Homöopathen kam, obwohl sie offenbar einen Fortschritt darstellte, verglichen mit der damaligen vorantiseptischen Behandlung, bei der kalte, gegen die drohende Entzündung gerichtete Überschläge und Berieselung vorherrschten, nebst tunlichster Entfernung des Eiters und häufigem Verbandwechsel. Bolle veröffentlichte sein Verfahren 1864 in der von ihm herausgegebenen „Populären homöopathischen Zeitung", nachdem er es seit dem Jahre 1852 mit sehr gutem Erfolge erprobt hatte. Es werden dabei die Wunden im vollen, frischen Blute vereinigt, so daß die Wundränder mit etwas Blut bedeckt bleiben. Anstatt der damals üblichen Scharpie nimmt Bolle Watte, die mit Arnicatinktur getränkt ist; der Verband bleibt tunlichst lange, wenn möglich bis zur vollen Heilung liegen. Der Homöopath Sick in Stuttgart, der in seinem Krankenhaus auch operierte, hat das Verfahren vielfach angewendet und berichtete über gute Erfolge, nur hat er statt Arnicatinktur die 1. Verdünnung genommen, wobei er es selbst offen läßt, ob Arnica eine wesentliche Rolle spielt oder ob nur der Alkohol antiseptisch wirke. Im Kriege 1870 machte Bolle die Militärbehörden auf sein Verfahren aufmerksam und erbot sich, in einem Lazarett es unter den Augen anderer Ärzte zu erproben; wenn es mißlänge, fordere er kein Entgelt. Doch lehnte man das ab und machte es auf diese Weise wieder einmal unmöglich, ein fortschrittliches Verfahren auszuproben.

Bald wurde das Verfahren durch die Antiseptik und Aseptik überholt, so daß dieser damalige Fortschritt sich überhaupt nicht auswirken konnte. (Vgl. Sick: „Der Bollesche Wundverband", Berlin, 1886; „Antiseptik und Homöopathie", Leipzig, 1889, sowie B. H. Z., Bd. 5 und 8, und „Internationales homöopathisches Jahrbuch", 1889.) Auch Bruno Gisevius hat im Kriege, 1866 und 1870—71, gute Erfahrungen mit dem Verfahren gemacht. (B. H. Z., Bd. 29, 495.)

Diphtheriebehandlung. Ein lehrreiches Kapitel ist auch das Schicksal der homöopathischen Behandlung der Diphtherie. Lehrreich in mancher Beziehung! Erstens, weil auch diese Behandlung wie die gesamte Homöopathie fast unbeachtet blieb, zweitens, weil sie zeigt, wie man auf Vergiftungsberichten fußend sehr Wertvolles finden kann, und außerdem lehrreich, weil später die Schulmedizin auf Gedankenpfaden, die in die Nähe der Homöopathie führen, ein Mittel fand, nämlich das Behringsche Heilserum, durch das der große Vorsprung, den die Homöopathie bei der Diphtheriebehandlung hatte, verlorenging, wie auch sonst mehrfach.

Die Homöopathie hatte natürlich auch schon früher Mittel gegen die Diphtherie angewendet, wie Kalium bichromicum, Lachesis, Mercurius corrosivus, Apis, und war im ganzen damit zufrieden gewesen. Im Jahre 1864 erkrankte der siebenjährige Sohn des homöopathischen Arztes Karl v. Villers in Petersburg an schwerster Diphtherie mit stinkenden Nekrosen am Gaumen und an den Mandeln. Der mit ihm befreundete Homöopath Alfons Beck erzählte ihm, er habe kürzlich von einem Vergiftungsfall mit Cyanmerkur gelesen, der ganz ähnliche Erscheinungen gezeigt habe. Villers ließ nun sofort in der Apotheke die 6. Verdünnung anfertigen und gab sie dem schon aufgegebenen Kranken, dessen Erkrankung sich sehr bald zum Guten wendete; der Knabe, Alexander Villers, wurde später ein bekannter Homöopath. Villers hatte auch danach noch öfter Gelegenheit, die gute Wirkung gerade in schweren Fällen festzustellen (vgl. Hom. Klin., 1868, 17, 147; im nächsten Jahr berichtete er auf der Dresdener Zentralvereins-Versammlung darüber).

Seit dieser Zeit wurde Cyanmerkur von den Homöopathen vielfach versucht und, da es sich bewährte, nach dem Ähnlichkeitssatz angewendet, wenn auch natürlich im Einzelfalle oder auch mitunter in bestimmten Epidemien Fehlschläge auftraten. In den achtziger und neunziger Jahren sind auch eine Anzahl von Statistiken durch die Homöopathen veröffentlicht worden (z. B. in der B. H. Z.), und man hat auch bei Berücksichtigung aller möglicher 623

Fehlerquellen den Eindruck, daß die homöopathische Behandlung der schulmedizinischen damals überlegen war.

Beachtenswerter sind einige Berichte von Nicht-Homöopathen, insbesondere der von C. G. Rothe in Altenburg in seiner Schrift „Die Diphtherie, ihre Entstehung, Verhütung und Behandlung" (Leipzig, 1884). Er hatte unter 98 Kranken 4 Todesfälle, bei denen die Erkrankung auf Kehlkopf und Luftröhre fortgeschritten war; in Anbetracht der damals sehr mörderischen Epidemien ein sehr gutes Ergebnis. Auch Hugo Schulz hat mehrfach auf die Behandlung der Diphtherie mittels Cyanmerkur hingewiesen (s. u.).

Allerdings muß über die allopathischen Todesfälle bemerkt werden, daß, wie man später auch mehrfach zugestand, es oft keine durch die Diphtherie an sich bedingten Todesfälle waren, sondern daß die eingreifende Behandlung insbesondere mittels chlorsaurem Kali (Kalium chloricum) daran schuld war. Doch wird die Angelegenheit dadurch nur tragischer.

Wenn schon früher nur wenig Schulmediziner dieser Behandlung sich zuwandten, so wurde die Hoffnung der Homöopathen, man werde wenigstens auf diesem Gebiete ihre Erfolge anerkennen, völlig zu Wasser, nachdem Behring 1891 seine Serumbehandlung eingeführt hatte. Wenn es auch lange Jahre einzelne angesehene Gegner gab, wie Gottstein, so setzte sie sich doch fast völlig durch, ja es galt bald als Kunstfehler, wenn das Serum nicht angewendet worden war. Wie nicht anders zu erwarten, versagte es auch nicht selten im Einzelfall oder in Epidemien und um so mehr, je später das Serum gespritzt worden war. Aber auch in solchen Epidemien dachte man kaum jemals daran, vielleicht einmal das Cyanmerkur und die anderen homöopathischen Mittel zu versuchen.

Die Stellung der Homöopathen zur Heilserumbehandlung ist verschieden: viele verwenden auch das Serum, wenn z. T. auch nur aus taktischen Gründen, um nicht in Todesfällen gerichtlich belangt zu werden; andere glauben die Serumbehandlung entbehren zu können.

* * *

Wir gehen jetzt nach diesem kurzen Ausblick wieder zurück in die sechziger Jahre. Damals begann Eduard von Grauvogl in homöopathischen Kreisen Einfluß zu gewinnen, zumal nach dem Erscheinen seines „Lehrbuchs der Homöopathie", und er hat diesen Einfluß bis in unsere Tage behalten, obwohl seine Ansichten entgegen seiner eigenen Meinung sich im Grunde nicht mit der Homöopathie Hahnemanns vertragen. (Näheres siehe unten.)

Im Jahre 1865 hatte der Außenseiter Arthur Lutze unberechtigterweise eine neue Auflage von Hahnemanns „Organon" drucken lassen und
624 dabei eigenmächtig einen § 274b eingefügt, der die Anwendung von Doppel-

Caspar J. Würstl Eichhorn Walter Tedesco A. Marenzeller Weinke Schwarz Schmid Alb Frhr. v. Pratobevera Rothhansl

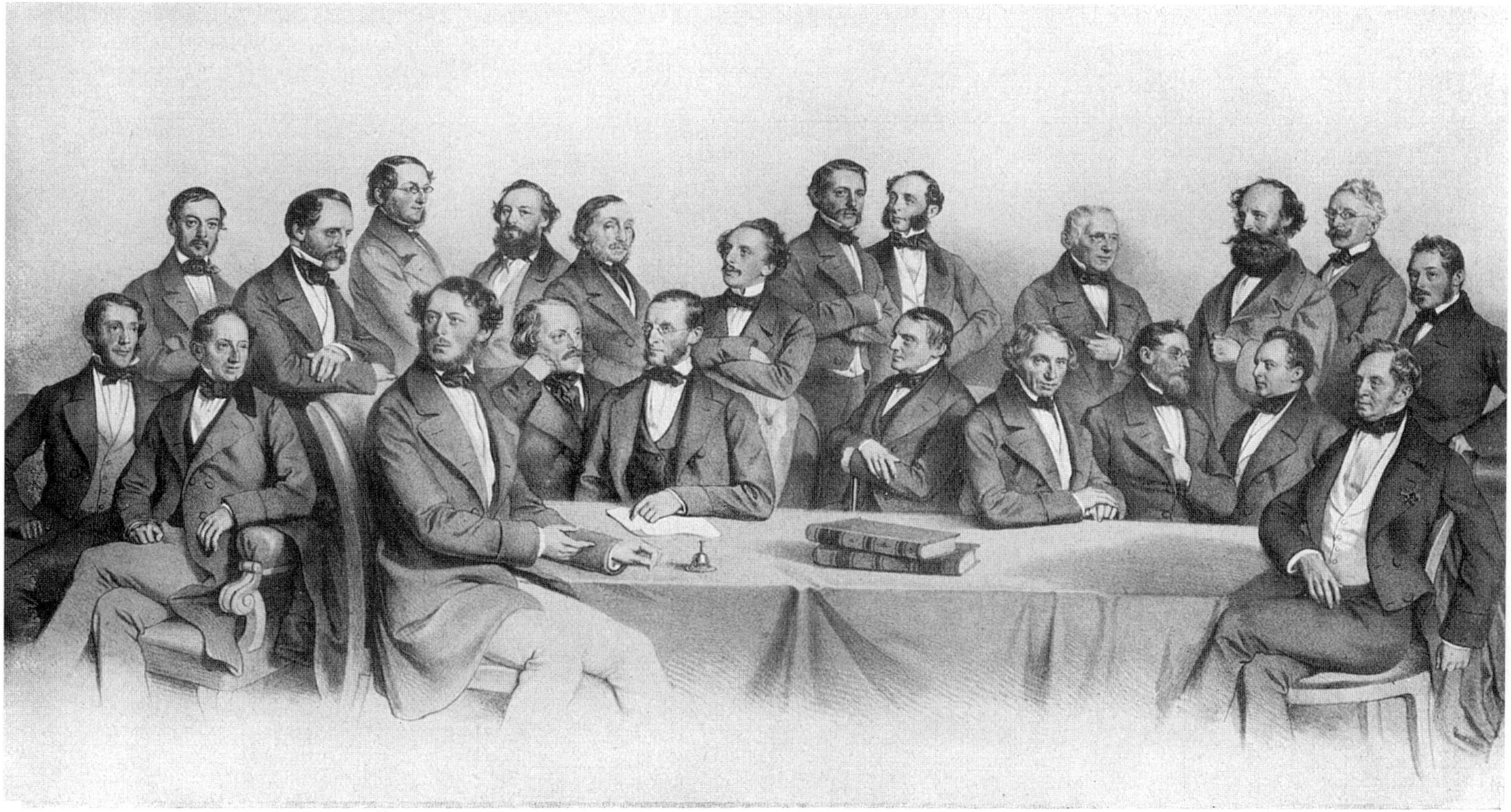

Löw Böhm Wurmb J. O. Müller Streintz v. Schäffer J. El. Veith Watzke Hampe Fleischmann

Die Wiener Homöopathen

Nach einer Steinzeichnung von J. Kriehuber, 1857 (vgl. S. 507 ff.)

mitteln, also Mischungen, befürwortete, und er begründete das damit, daß Hahnemann selbst beabsichtigt habe, diese Änderung in der letzten von ihm herausgegebenen Auflage, der fünften, vorzunehmen, er habe es jedoch dann auf den Druck seiner Freunde und Schüler unterlassen. Das war an sich richtig: Aegidi hatte Hahnemann gegenüber die Doppelmittel gerühmt, und Hahnemann war auch kurze Zeit darauf eingegangen, war dann aber vor den Folgen dieser Durchbrechung seines Grundsatzes, immer nur ein als solches geprüftes Mittel zu geben, zurückgeschreckt. Es war dieser Schritt Lutzes offenbar also eine Eigenmächtigkeit, ganz abgesehen davon, daß er gar kein Recht hatte, das Organon herauszugeben, so daß auch Frau Hahnemann dagegen Einspruch erhob und zugleich ankündigte, nun werde sie die sechste von Hahnemann fertiggestellte Auflage herausgeben, was dann jedoch nie durch sie geschah. Diese Handschrift erwarb später Richard Haehl, und er hat sie dann auch als sechste Auflage 1921 herausgegeben.

Schärfer noch war der Einspruch, den die homöopathischen Ärzte gegen Lutzes Handlungsweise erhoben. Alle Schriftleiter der deutschen homöopathischen Zeitschriften legten gemeinsam Verwahrung dagegen ein, desgleichen der „Zentralverein" und insbesondere auch Aegidi, auf den sich Lutze berufen hatte. Man hielt also an dem Satze Hahnemanns fest, immer nur ein geprüftes Mittel zu geben.

Große Hoffnungen setzte man einige Jahre lang auf die Errichtung zweier Professuren für Homöopathie an der Universität Budapest. Die erste für homöopathisch-pathologische Experimentalforschung erhielt der Deutsch-Böhme Franz Hausmann im Jahre 1871, die zweite 1873 Theodor von Bakody für vergleichende Pathologie. Da jedoch Hausmann schon 1876 starb, konnte sich sein Einfluß nicht recht auswirken. Aber auch Bakodys Tätigkeit trug nicht die Früchte, die man sich von ihr erhofft hatte (s. u.).

Zur gleichen Zeit, als es sich in Budapest regte und es zur Gründung der beiden Professuren kam, wurde es auch in Deutschland nochmals lebendig. Im Jahre 1872 erschien der erste Band einer neuen Zeitschrift „Internationale homöopathische Presse", in der sich unter Führung von Clotar Müller eine Anzahl der besten Männer zusammengetan hatte, eine wertvolle Bereicherung des Schrifttums, die jedoch mit dem Tode Clotar Müllers (November 1877) wieder einging. Da ihr die „Zeitschrift für hom. Klinik" im Jahre 1879 in den Tod folgte, gab es für einige Zeit nur eine einzige deutsche wissenschaftliche Zeitung, die „Allgemeine Homöopathische Zeitung".

Der soeben erwähnte „Homöopathische Zentralverein“, wie man ihn meist kurz nennt, obwohl er seit 1921 den Namen führt „Deutscher Zentralverein homöopathischer Ärzte“, war auch sonst der äußere Mittelpunkt der Homöopathie, und er hat sowohl in wissenschaftlicher als auch in standesärztlicher Beziehung die Belange der Homöopathie gepflegt und sich, trotz manchen Versagens im einzelnen, doch viel Verdienste um die Homöopathie erworben. Ihm und seinen Leitern wird immer der Dank der homöopathischen Ärzte gebühren. Indem ich für das Einzelne der Geschehnisse auf die fleißige, wenn auch zumal in der „Zeittafel“ nicht wenig Fehler enthaltende „Geschichte des Deutschen Zentralvereins homöopathischer Ärzte“ (Leipzig, 1929) verweise, die Erich Haehl zum hundertjährigen Bestehen verfaßt hat, kann es sich hier nur darum handeln, einiges herauszuheben, soweit es von allgemeinen Gesichtspunkten aus belangreich ist.

Nach dem Eingehen des Leipziger homöopathischen Krankenhauses im Jahre 1842 bestand dort nur eine Poliklinik, der der sächsische Staat noch längere Zeit eine jährliche Unterstützung von 300 Talern (900 Mark) gab. Ihr verdanken zahlreiche Ärzte ihre Ausbildung in der Homöopathie; die Krankenzahl schwankte sehr und lag zwischen 500 und 4000 Kranken im Jahr. Seitdem gemäß den Bestimmungen die Ärzte dort nicht mehr ihre Kassenkranken beraten dürfen, hat sie eine schwere Einbuße erlitten und die großen Zahlen früherer Jahre nicht mehr erreicht. Von ihren Leitern seien hier hervorgehoben Clotar Müller, V. Meyer, Lorbacher und Hans Wapler, der ihr seit 1901 vorsteht.

Nachdem Hahnemann 1843 gestorben war, hatte der Zentralverein die Errichtung eines Denkmals des Begründers der Homöopathie bald in die Hand genommen und einen Aufruf erlassen, der auch im Ausland Widerhall fand und — man darf sagen — aus allen Weltteilen Geldspenden nach Leipzig fließen ließ. Nach einigem Schwanken zwischen Meißen, Köthen und Leipzig hatte man — wohl mit Recht — letzteren Ort gewählt: die Stadt, in der Hahnemann seine ersten medizinischen Studien gemacht hatte, wo ihm die erste Ahnung des Similegedankens gekommen war, wo er später seine Lehre zum ersten Male vom Katheder vorgetragen und die die erste Ausbreitung und die ersten Kämpfe gesehen hatte. Und sie empfahl sich auch als große Stadt, die nach allen Richtungen gute Verbindungen hat und leicht und gern einmal besucht wurde. Dort steht nun das Denkmal in dem die Altstadt umgebenden Anlagengürtel inmitten des großstädtischen Verkehrs. Man hatte den angesehenen Bildhauer Steinhäuser, der schon von dem lebenden Hahnemann eine Büste und eine Statue geschaffen hatte, mit dem Denkmal beauftragt; es kann jedoch nicht als besonders gelungenes Kunstwerk gelten. Am 10. August 1851 fand die feierliche Enthüllung statt,
626 zu der aus zahlreichen Ländern Vertreter gekommen waren, u. a. auch Con-

stantin Hering aus Philadelphia. Melanie Hahnemann war nicht gekommen und war auch nicht durch einen Abgesandten vertreten. An der Enthüllung nahmen auch der Bürgermeister von Leipzig und der Rektor der Universität teil. Letzterer wohl nicht aus Vorliebe für die Homöopathie, sondern weil Hahnemann früher selbst Mitglied des Lehrkörpers gewesen war.

Ein deutliches Zeichen für den Willen, tunlichst allen Homöopathen die wichtigsten Fortschritte der schulmedizinischen Forschungen zugänglich zu machen, war die Herausgabe eines „Monatsblattes", einer Beilage zur A. H. Z., in der nur darüber berichtet wurde; dabei wurde sowohl die Krankheitslehre als auch Klinisches und Pharmakologisches in kurzen Auszügen gebracht. Diese Beilage erschien von 1860 bis 1871.

Auch um die Schaffung einer größeren Bücherei war der Zentralverein bemüht. Schon früher war eine Bücherei vorhanden gewesen, die auch 500 von Hahnemann gestiftete Bücher enthielt; dieser Grundstock war jedoch auf nie aufgeklärte Weise verlorengegangen. Im Jahre 1864 beschloß man, wieder eine Vereinsbücherei zu schaffen, und forderte auch zu Stiftungen auf, die denn auch reichlich erfolgten; insbesondere brachten einige Nachlaßstiftungen bedeutenden Zuwachs, von deren Stiftern hier Trinks, Dresden, Chemnitz, Zerbst, Joh. Schweikert, Breslau, und Haupt, Chemnitz, genannt seien. Sie enthält etwa 5000 Bände; das gedruckt vorliegende Verzeichnis darf als eine ziemlich vollständige Bibliographie des deutschen homöopathischen Schrifttums angesehen werden. Auch die ausländischen Zeitschriften sind in größerer Zahl vorhanden.

Mehrfach war es vorgekommen, daß der Zentralverein Schwierigkeiten bei Annahme von Stiftungen gehabt hatte, von denen einige ihm sogar wieder entgangen waren. Deshalb erwarb er endlich im Jahre 1872 die Rechte einer „Juristischen Person".

Auch der wissenschaftlichen Forschung nahm sich der Zentralverein an, soweit es in seiner Macht stand. Von den für das Hahnemanndenkmal gesammelten Geldern waren 600 Taler nicht zu diesem Zwecke verbraucht worden, die man zu Preisaufgaben zu verwenden beschloß; 1854 geschah die erste Ausschreibung, und auch später wurde das öfter wiederholt. Das Thema war meist, entweder eine Arzneiprüfung oder ein schon geprüftes Mittel zu bearbeiten, wozu dann später mehrfach auch Bearbeitungen von einzelnen Krankheiten kamen. Auf diese Weise sind eine ganze Reihe wertvoller Arbeiten entstanden.

Soweit es ihm möglich war, sorgte der Zentralverein auch für Reinhaltung der homöopathischen Lehre, indem mehrfach von Zeit zu Zeit die Hauptsätze in einer jeweils etwas veränderten Form aufgestellt wurden. So hatte Clotar Müller 1867 ein „Homöopathisches Glaubensbekenntnis" in 627 vier Leitsätzen verfaßt, das auch die Zustimmung der Versammlung erhielt. Bakody hat dann neun Jahre später auf der Versammlung in Budapest seine Fassung vorgetragen, die wir weiter unten kennenlernen werden.

Im Jahre 1879 hatte der Zentralverein Gelegenheit, sich gegen die Matteische Elektrohomöopathie auszusprechen auf der Zentralvereins-Versammlung in Hannover, wobei betont wurde, daß sie mit der Homöopathie nicht zusammenhänge und zu den Geheimmitteln gehöre.

1881 hatte man nochmals Veranlassung, sich mit diesem Gegenstand zu befassen, als ein früherer Hilfsarzt der Leipziger Poliklinik, Tritschler, eine Schrift hatte erscheinen lassen: „Neue verbesserte homöopathische Heilmethode", in der fast nur Komplexmittel empfohlen wurden.

Auf die vielen inneren Streitigkeiten, die auf Kosten des wissenschaftlichen Gehalts auf den Versammlungen und auch in den Zeitschriften ausgefochten wurden, kann hier nicht eingegangen werden.

Große Sorge mußte man sich allmählich auch wegen der Zukunft der Homöopathie machen. Wie der Fall Rapp und auch die Gegnerschaft gegen Bakody beweist, war die Schulmedizin dieser Zeit sehr scharf gegen die Homöopathie eingestellt, und es kam auch mehrfach zu erbitterten Angriffen der Schule in Streitschriften, von denen wir nachher noch kurz hören werden. Sie alle beurteilen die Homöopathie vom grünen Tisch aus, ohne sie auch nur theoretisch gut zu kennen, geschweige denn selbst Versuche mit ihr gemacht zu haben. Man weiß meist nur von Hahnemanns Übertreibungen und Einseitigkeiten und sieht alles in abgünstiger Weise (vgl. oben S. 191, Anmerkung 27 a).

Diese Feindschaft wirkte sich auch auf standesärztlichem Gebiet ungünstig gegen die Homöopathie aus. Auf dem Wiesbadener Ärztetag im Jahre 1873 wurde der Antrag gestellt, daß homöopathische Ärzte von der Mitgliedschaft der ärztlichen Vereine ausgeschlossen werden sollten, und er wäre auch angenommen worden, wenn nicht in Bayern und Sachsen durch die Verfassung jeder Arzt das Recht der Mitgliedschaft besessen hätte. Es wurde jedoch ausdrücklich genehmigt, daß in den einzelnen Vereinen der Länder, in denen das nicht gesetzlich verboten war, Beschränkungen eingeführt oder aufrechterhalten bleiben könnten, was denn auch geschah.

Alle diese Umstände mußten die Stimmung der Homöopathen ungünstig beeinflussen, sie wurden mutlos, und es versiegte allmählich der Nachwuchs. Schon in den fünfziger Jahren tauchen mitunter Klagen auf über Stillstand, ja Rückgang der Homöopathie in Deutschland; als einer der ersten brachte Adolf von Marenzeller, der Sohn des schon erwähnten Mathias Marenzeller, diese Klagen vor die Öffentlichkeit auf der Prager Versammlung des Zentralvereins im Jahre 1859, und er sieht den Grund darin, daß die Studenten durch die Lehren der Schule und die abfällige Kritik an der

Homöopathie davon abgehalten würden, sich ihr zuzuwenden. Diese Klagen vermehrten sich in den sechziger Jahren; so spricht Hirschel 1866 (in Bd. 15 der Hom. Klin.) über die schlechte Lage der Homöopathie, Klagen, die im nächsten Jahre von Schleicher wiederholt wurden, der besonders die geringe nach außen gerichtete Tätigkeit der Homöopathen für ihre Sache tadelte. Und wenn auch Watzke das in einer Erwiderung im wesentlichen bestritt, so wurde es doch in den nächsten Jahren immer offenkundiger; eine allgemeine Mutlosigkeit und Tatenlosigkeit breitete sich aus. (Hom. Klin., Bd. 16, S. 17 und 74, 1867.) Ausdrücklich wird aber betont, daß die schlechte Lage nicht durch das Abwandern der Kranken zur Schulmedizin zustande komme, sondern durch mangelnden Zustrom von jungen Ärzten, so daß die durch Todesfälle entstehenden Lücken nicht mehr ausgefüllt werden könnten, während die wenigen vorhandenen homöopathischen Ärzte vielfach ein Übermaß an Arbeit zu leisten hätten. 1874 wird in der A. H. Z. (Bd. 89, S. 104) darüber geklagt, daß der Mangel an Ärzten so groß sei, daß das Publikum zur Selbsthilfe greife. Es konnte nicht ausbleiben, daß in Ländern mit Kurierfreiheit sich nunmehr Laienpraktiker in die Lücken schoben, so daß also auch hier, wie wir schon auf Seite 600 sahen, ungewollt von amtlicher Stelle aus die Laienpraktikerbewegung durch die Bekämpfung der homöopathischen Ärzte mittelbar gefördert wurde.

Daß die Laienbewegung seit den fünfziger Jahren einen starken Auftrieb erhielt, z. T. wohl infolge der freieren Vereinsgesetzgebung nach der Revolution von 1848, zeigt die Gründung mehrerer volkstümlicher Blätter, wie der „Populären homöopathischen Zeitung" von Bolle (1855 bis 1871), der „Fliegenden Blätter über Homöopathie" von Arthur Lutze (seit 1858) und der „Leipziger Populären Zeitschrift für Homöopathie" im Jahre 1870, die noch heute besteht. Im Jahre 1868 wurde in Stuttgart die „Hahnemannia" als homöopathischer Laienverein gegründet, der seit 1876 auch eine noch heute erscheinende Zeitschrift herausgab, die „Homöopathischen Monatsblätter". Besonders in Württemberg, Sachsen, im Rheinland und in Westfalen entstanden zahlreiche homöopathische Vereine.

In der Sorge um den Nachwuchs bestellte man im Jahre 1870 Dr. Heinigke aus Glauchau dazu, an der Leipziger Poliklinik Lehrvorträge zu halten, und sprach deshalb öfter von einer „Dozentur" Heinigkes, was jedoch zu Mißverständnissen Anlaß gegeben hat und vermieden werden sollte, denn Heinigke war nicht Dozent an der Universität; es war eine rein private Lehrtätigkeit. Leider dauerte sie nicht lange, da Heinigke schon im gleichen Jahre an die von W. Schwabe begründete Poliklinik übertrat.

Man wird den Mangel an Nachwuchs erst recht verstehen, wenn man sich klarmacht, was den homöopathischen Arzt später erwartete. Es ist nicht 629 jedermanns Sache, von vornherein als Dummkopf angesehen zu werden, weil man „ganz veraltete Ansichten" vertritt, oder gar als Schwindler, dem auch die Behörden meist abgünstig gegenüberstehen und dementsprechend allerlei Schwierigkeiten machen beim Selbstdispensieren und bei der Prüfung der Hausapotheken, bei denen der Prüfende es noch dazu nicht selten an entsprechenden Fachkenntnissen fehlen ließ und unberechtigte Beanstandungen machte, gegen die dann erst bei den Behörden angekämpft werden mußte.

Es kann im einzelnen nicht auf diese unerfreulichen Verhältnisse eingegangen werden, aber man kann sie sich in mancher Hinsicht kaum unerfreulich genug vorstellen. Man male sich nur selbst im einzelnen aus, was den homöopathischen Arzt an Demütigungen traf, wenn ein allopathischer Arzt im Vollgefühl seiner Rechtgläubigkeit und wissenschaftlichen Überlegenheit dem „Kurpfuscher" den Gruß auf der Straße oder in Gesellschaft verweigerte, Beratungen ablehnte oder die homöopathische Behandlung im allgemeinen und im einzelnen Fall verständnislos und haßerfüllt herabsetzte und dabei auch Laien gegenüber nicht mit abfälligen Bemerkungen sparte. Das tat er um so weniger, da er sich durch „kollegiale" Bande dem Homöopathen gegenüber nicht gehemmt fühlte, denn die Schranke war bei manchem Hitzkopf nur das Strafgesetz, und auch diese wurde nicht selten überschritten. — Man sage nicht, daß diese Unannehmlichkeiten durch die meist guten Einnahmen der Homöopathen aufgewogen worden seien. Damit konnten für einen ehrliebenden Mann diese Demütigungen kaum gemildert, geschweige denn behoben werden; nur die Überzeugung, mit der Homöopathie vielfach dem Kranken etwas zu leisten, wozu die damalige „wissenschaftliche" Medizin nicht imstande war, konnte wohl ein Gegengewicht schaffen. Um vor diesen Aussichten nicht von vornherein zurückzuschrecken, dazu gehörte die feste Überzeugung, daß man eine gute Sache vertrete. Nur wenige wagten den Sprung über den breiten Graben, der die beiden Gegner trennte. Meist werden es junge Leute gewesen sein, die verwandtschaftliche Beziehungen zu Homöopathen hatten oder besonders eindrucksvolle homöopathische Heilungen erlebt hatten. Aber auch von diesen sind nicht wenige zurückgeschreckt; man mußte schon zu denen gehören, denen es nichts ausmacht, mit den „schwächeren Bataillonen zu marschieren".

Über die Zahl der Homöopathen ist schwer Verläßliches zu sagen, da sich die Angaben mitunter widersprechen, was ja verständlich ist, da es manche Ärzte gab, die wohl homöopathische Mittel gaben, ohne sich zur Homöopathie zu bekennen. Für Anfang des Jahres 1876 finde ich für Deutschland angegeben: 298 (1860: 264, 1844: 147, 1834: 88); dazu stimmt ganz gut, daß ein Verzeichnis in der B. H. Z. im Jahre 1885 etwa 220 angibt. Dasselbe Verzeichnis gibt für Österreich-Ungarn etwas über 100 an und für die
630 Schweiz 33. Dagegen halte ich eine Schätzung aus dem Jahre 1862, es seien

in Deutschland gegen 600 homöopathische Ärzte und 35 Tierärzte vorhanden, für übertrieben, desgleichen eine Aufstellung, die für das Jahr 1882 für Deutschland „reichlich 400" angibt. Dieselbe Liste nennt für:

Österreich 300,	Dänemark 18,
Frankreich 500,	Rußland über 100,
Großbritannien 500,	Italien 200,
Schweiz 40,	Spanien 150,

Vereinigte Staaten von Nordamerika für das Jahr 1860: 1670, 1875: 5000.

Der Homöopathische Zentralverein hatte 1874 über 300 Mitglieder, 1878 nur noch 199 Mitglieder, die im Jahre 1882 auf 154 Ärzte, Wundärzte und Tierärzte zusammengeschmolzen waren. Wenn auch der Zentralverein keineswegs alle homöopathischen Ärzte umfaßte und nicht selten infolge innerer Zwistigkeiten Austritte erfolgten, so zeigen doch die Angaben, daß es mit der Homöopathie abwärts ging. Das Leben pulste nur noch langsam in der schwerkranken; insbesondere gilt das auch von Wien, wo früher ein reges Vereinsleben geherrscht hatte und wo aus den drei homöopathischen Krankenhäusern auch vielfach berichtet wurde. Das unterblieb mit der Zeit völlig, und man wußte im „Reich" sehr wenig über die Wiener Homöopathie, und das wurde auch kaum besser, als im Jahre 1878 es durch die testamentarische Bestimmung des Dr. von Taubes zur Gründung eines homöopathischen Kinderspitals kam. Der rege erste Leiter Eduard Huber war lungenkrank, mußte Wien verlassen und starb 1883.

Bis in die achtziger Jahre hinein klagt der Herausgeber der A. H. Z., Lorbacher, über den Mangel an Regsamkeit und die Schreibunlust; er würde in einen trostlosen Pessimismus verfallen, wenn nicht die Bestrebungen und Leistungen der homöopathischen Ärzte in den Vereinigten Staaten ihn aufrichteten. Was in bezug auf das Schrifttum gilt, ist auch über die Vereinstätigkeit zu sagen. Auch hier wird mehrfach in diesen Jahren über Teilnahmlosigkeit geklagt (A. H. Z., Bd. 93, 143, 1876).

Es sah so aus, als ob die Homöopathie das neue Jahrhundert nicht mehr erleben sollte und in nicht ferner Zeit der letzte Homöopath als einsames Molekül in echt homöopathischer Verdünnung im Meer der Allopathie untergehen würde. Aber es kam dann merkwürdigerweise doch anders!

c) Die Lehre

Den besten Einblick in die Anschauungen der Homöopathen dieser Zeit werden uns die lehrbuchartigen Einführungen in die Homöopathie gewähren. Sie zeigen uns die Ansichten führender Homöopathen um die Mitte des Jahrhunderts, und die damals erschienenen Bücher dieser Art sind um so 631 einflußreicher gewesen, da sie für mehrere Jahrzehnte die maßgebenden Schriften blieben; denn seit der Mitte der sechziger Jahre ist auf lange Zeit kein derartiges Werk mehr erschienen.

In einem bestimmten Zusammenhange haben wir schon das Werk Arnolds über das „Idiopathische Heilverfahren“ kennengelernt, das jedoch in einigem besondere Wege geht und nicht ganz als beispielhaft angesehen werden kann. In demselben Jahre 1851 erschien auch ein Buch von dem Dresdener Homöopathen Bernhard Hirschel: „Die Homöopathie“ (Dessau; in zweiter, stark umgearbeiteter Auflage unter dem Titel „Grundriß der Homöopathie“ 1854 erschienen, dem eine dritte, umgearbeitete Auflage als „Compendium der Homöopathie“, Wien, 1864 folgte. Diese dritte Auflage liegt mir vor). Hirschel ist ein klarer, gewandter Schriftsteller, und ich halte seine Schrift in der letzten Form für die beste Schrift aus diesen Jahren über die Homöopathie. Er steht, wie fast alle diese Schriften, auf dem Standpunkt der „freien“ Homöopathen und zieht zuerst gleich in klarer, übersichtlicher Weise die Grenzlinie zwischen den „Freien“ und Hahnemann, das alles kurz zusammenfassend, was von Hahnemanns Ansichten von den „Freien“ nicht mehr geteilt wird, ohne daß man damit das Wesentliche der Homöopathie aufgibt. Insbesondere nennt er als solche Lehren Hahnemanns den Dynamismus, die Leugnung der Naturheilkraft, die Psoratheorie, die Erklärung des „Similia similibus“, die Lehre von der homöopathischen Verschlimmerung. Die Potenziertheorie als Krafterhöhung durch Vergeistigung wird abgelehnt und die Krafterhöhung nur soweit zugegeben, als durch Verreibung eine größere Oberfläche oder sonstige Aufschließung erzielt wird wie beim Lycopodium durch Sprengung der Sporenkapsel. Er führt den Satz von Rau an: „Potenzieren durch Verdünnen ist Unsinn.“ Auch die Berücksichtigung der Erfahrung am Krankenbett hält er für die Beurteilung der Arzneien für nötig. Hahnemanns Trennung von Erst- und Nachwirkung hält er für künstlich; es bestehe dabei, wie er unter Berufung auf andere Homöopathen wie Hering, Trinks, Piper sagt, die Gefahr, daß darunter die Betrachtungsweise der Arzneiwirkung als Ganzes verlorengehen könne.

Er bestreitet auch Hahnemanns Satz, daß der Symptomenkomplex das Hauptsächliche oder Einzige sei, den Hahnemann selbst übrigens berichtigt hat, zumal in den Einleitungen zu den einzelnen Arzneien in seiner „Reinen Arzneimittellehre“. „Das neue klinische Material der Homöopathen zeigt deutlich, wie sie alle Errungenschaften der Pathologie, die physikalische und chemische Diagnostik und die pathologische Anatomie zur Aufstellung des objektiven Krankheitsbildes benutzen, daß sie auf innere Vorgänge ebenso großes Gewicht legen, als auf das nach außen reflektierte Bild, und
632 daß nicht bloß eine Zusammenstellung der Symptome genügt, sondern

eine Charakteristik, Wertschätzung, kurz Abstraktion oder Reflexion nötig ist" (S. 29).

Auch später kommt er noch mehrfach in anderem Zusammenhange darauf zurück, daß die Arzneimittelwahl nicht auf oberflächlicher Ähnlichkeit beruhen darf und daß erst genaue Überlegung zeigen kann, was die wesentlichen Erscheinungen sind.

Zu den Ausführungen Hirschels über die Beachtung der Organe seien in Hinsicht auf die Bedeutung, welche die Organtherapie später, insbesondere durch die Arbeiten von Hugo Schulz erhielt, einige Bemerkungen gemacht, die an schon früher Gesagtes anknüpfen und es erweitern und ergänzen sollen. Hahnemann forderte, wie auf Seite 594 gesagt wurde, bei den Arzneiprüfungen in einer Arbeit seiner Frühzeit, daß dabei die Organe berücksichtigt würden, auf die das jeweilige Mittel wirke; er wollte also die Organbeziehungen der Mittel feststellen, um diese Ergebnisse seiner Prüfungen dann am Kranken zu verwenden. Aber, wie ich dort schon sagte, blieb das vorerst bei ihm eine ideale Forderung und ein Vermächtnis an seine Schüler. Doch erst als man sich allmählich aus den dogmatischen Fesseln des alten Hahnemann befreite, wurden diese Bestrebungen reger, und wenn auch schon Moritz Müller und seine Gleichstrebenden mitunter von den Organen sprachen, so wirkte doch die mißverstandene Lehre Hahnemanns von den inneren Veränderungen hemmend. Deutlich ist das Streben, Organwirkungen aufzufinden, wenn Paul Wolf in seinen „18 Thesen" die innere Übereinstimmung der natürlichen Krankheit und der Arzneikrankheit nach „Sitz, Art und Charakter" verlangt; demnach muß also bei den Prüfungen auf den Sitz, das Organ, geachtet werden.

Noch deutlicher tritt das Streben hervor bei den Wienern und den Spezifikern um Griesselich, wie Schrön und Arnold. Watzke sagt in der Vorrede zum ersten Band der „Österreichischen Zeitschrift", daß man hoffe zu einer „Anatomie der Arzneikrankheiten" zu kommen (Bd. 1, S. V bis VI, 1844). Griesselich spricht in dem „Handbuch . . ." davon, daß der Versuch am Gesunden uns zu zeigen habe, auf welche Organe und Systeme der Stoff wirke; er vergißt darüber aber auch nicht zu fordern, daß man feststellen müsse, „welcher Zustand im Organismus erzeugt wird und durch welche eigentümliche Erscheinungen sich diese Veränderungen kundgeben, mögen nun diese letzteren in Gefühlen und Empfindungen der Prüfungsperson bestehen, oder sinnlich erkennbar sein" (S. 42). Hierauf sei besonders hingewiesen, da die Vertreter der Organtherapie nicht selten dazu geneigt haben, die subjektiven und objektiven Erscheinungen, soweit sie nicht ohne weiteres auf bestimmte Organe bezogen werden konnten, zu vernachlässigen. Arnold hat sich auch mehrfach über diesen Punkt ausgesprochen, so in einer Arbeit (Hygea, Bd. 18, S. 237 ff.) über den Begriff des

Spezifischen; das Heilverfahren müsse ein „spezifisch-lokales" sein. Weiter hat er sich darüber geäußert in Band 21 (S. 428) und in seinem Buch „Das rationell-spezifische oder idiopathische Heilverfahren" (Heidelberg, 1851, S. 282 ff.). Er sagt: „Bei genauerer Untersuchung der Tatsachen stellt sich aber heraus, daß die Arzneien dann heilkräftig wirken, wenn sie dem eigentümlichen Zustande eines krankhaft ergriffenen Organes in ihrer lokalen Wirkungsähnlichkeit entsprechen" (S. 300). Das heißt also mit einem heutigen Ausdruck: wenn die Arzneien „organotrop" sind. Verwandte Ansichten vertrat auch Trinks.

Hirschel geht in seinem Werk nun noch genauer auf die Wichtigkeit der Organe ein (S. 96 ff.). „Das Erste und Zunächstliegende ist bei Erforschung des Wirkungsgebiets der Arzneien die Frage nach der Örtlichkeit, d. h. nach den Organen. ... Wir fragen dann weiter, zu welch besonderen Teilen dieser Organe eine Beziehung des Mittels obwaltet, und abstrahieren daraus ein Verwandtsein, z. B. zu den Schleimhäuten, dem Lymphsystem, dem Capillargefäßsystem, den Venenstämmen. ... Kommt nämlich die Erörterung, auf welche Organteile ein Mittel wirkt, deshalb hauptsächlich in Betracht, um die funktionelle Tätigkeit desselben kennenzulernen, da die Organe oder Organgruppen Funktioneneinheiten oder Funktionengruppen darstellen, so dringt auch die Untersuchung, auf welche Formteile besonders sich die Wirksamkeit des Medikaments erstreckt, ob auf die vegetativen (Membranen, Verbindungsgewebe) oder animalen (z. B. Nervensystem, Muskelsystem) oder die allgemeinen Substrate (Lymphe, Blut, Zellstoff), in den tieferen Hintergrund des Lebens ein." Später wiederholt er nochmals, „es sei das erste Erfordernis, zu wissen, in welchen Organen diese [die Krankheiten] sitzen"; sodann sei wichtig, „welche Formteile befallen und von welcher Struktur diese sind".

Es ist beachtenswert, daß in der nächsten Zeit diese Ansichten nicht weiter vordringen, ja eher zurücktreten, und dies hängt wohl mit der damals zur Herrschaft gelangenden Virchowschen Zellularpathologie zusammen. Durch sie traten die Zellen in den Vordergrund der Beachtung, während die Organe, diese „Funktionseinheiten", wie Hirschel ganz richtig sagt, vernachlässigt wurden. Dementsprechend liegt es ganz im Zuge der Zeit, daß man eine Zellular-, ja eine Atomentherapie anstrebte, wie der Homöopath J. J. Gutwill in seiner Schrift „Die allein mögliche Cellular- und Atomentherapie" (Leipzig, 1872; auch in „Int. hom. Presse", Bd. 1), die jedoch kaum Einfluß gewann. Das gleiche gilt von Hegewalds „Hahnemanns Atomentherapie" (Meiningen, 1884). Und das ist verständlich, denn weder die Atome noch auch die Zellen sind uns als einzelne zugänglich zu physiologisch-chemi-
634 schen Untersuchungen und waren es damals noch weniger, wo die Mikro-

skopie der Zelle nicht weit genug fortgeschritten war, um viel über die Einwirkung von Arzneien auf die Zellen sagen zu können.

Das Gesagte zeigt deutlich, daß die Lehre der lokal-spezifischen Wirkung der Arzneien, ihre „Organotropie", schon um die Mitte des vorigen Jahrhunderts in der Homöopathie klar vertreten wurde, natürlich nicht mit den Modeworten der heutigen Zeit. Wenn man nicht Wortfetischist sein will, ist infolgedessen die Darstellung Ed. Müllers in seinem Berliner Vortrag unrichtig, der diese Entwicklung erst in der neusten Zeit unter Beeinflussung durch die Schulmedizin vor sich gehen läßt. (Vgl. „Zur Kritik der Homöopathie", Leipzig, 1925, S. 20.)

Aber Hirschel will nicht nur die Organe und ihre Funktion berücksichtigen, sondern außerdem den gesamten Krankheitsprozeß, seine Art, seinen Charakter, seine Ursache und Geschichte. Dadurch werde über die symptomatische Ähnlichkeit hinaus erst die Arzneimittelwahl gesichert (110 f.). „Die Behandlung der Mundschleimhautgeschwüre wird eine ganz andere sein, wenn diese auf einfacher Hyperämie oder örtlichen Ursachen beruhen, oder wenn sie Folgen des Skorbuts, des Merkurs, der Syphilis und anderer konstitutioneller Leiden sind." — „Es ist die Aufgabe einer rationellen Therapie, den physiologischen Grundcharakter zu erörtern, welcher der anzuwendenden Arznei innewohnen muß, wenn sie auf den eigentümlichen Prozeß einwirken soll."

Mit all dem Gesagten geht demnach Hirschel weit über das rein Phänomenologische — ein Ausdruck, den er bereits einige Male verwendet — hinaus und setzt das fort, was wir schon früher bei den Führern der „Freien" kennenlernten (S. 576). Sie alle wollen seit jeher die gesamte Krankheitslehre und die physiologisch unterbaute Arzneimittellehre angewendet wissen.

Die Arzneiprüfungen mit den kleinsten Gaben nennt er eine „Verirrung", und auch in der Frage, wie oft man die Gabe wiederholen soll, weicht er von der Hahnemannschen Gepflogenheit ab, eine Gabe tagelang auswirken zu lassen, und tritt bei vielen Mitteln und den akuten Krankheiten für häufigere Wiederholungen ein. Im ganzen genommen hält Hirschel die Homöopathie für zureichend; sie bedürfe nicht der Unterstützung durch andere Verfahren, jedenfalls dürfe sie nur in bestimmten Ausnahmefällen stattfinden. Ketzerriecherei sei jedoch nicht am Platze. Im Gegensatz zu zahlreichen anderen Homöopathen vertritt er die Ansicht, daß die Kaltwasserkur in der Form einer Behandlung des ganzen Körpers wie bei Prießnitz nicht mit der homöopathischen Behandlung verbunden werden solle, da die Wasserkur vorzugsweise anti- oder heteropathisch wirke und bei gleichzeitiger Anwendung mit der Homöopathie eine Beeinträchtigung nach dieser 635 oder jener Richtung einträte. Badekuren dagegen hält er für mit der Homöopathie vereinbar: sie seien selbst nichts anderes als homöopathische Mittel.

Die Isopathie lehnt Hirschel im wesentlichen ab. Falls sich die behaupteten Erfolge bestätigen sollten, dann wäre immer noch zu überlegen, ob die sog. Isopathie dem anti-, dem homöo- oder dem isopathischen Verfahren zuzurechnen sein würde.

Aufschlußreich sind Bearbeitungen der zwei Mittel Bryonia und Rhus, von denen er das eine vorwiegend analytisch, das andere vorwiegend synthetisch abhandelt. Gerade der Anfänger, der der homöopathischen Arzneimittellehre hilflos gegenüberzustehen pflegt, lernt aus diesen Beispielen.

Hirschel ist ein klarer, analytischer Kopf, wie sich z. B. in der Zergliederung der vieldeutigen Begriffe der Isopathie und des Dynamismus zeigt, und er bewährt sich auch als guter Lehrer, so daß seine Schrift eine der besten Einführungen darstellt, die heute noch lesbar ist.

Der Prager Dozent für Homöopathie, Elias Altschul, gab ein „Lehrbuch der Homöopathie“ heraus (Sondershausen, 1858; das mir vorliegende Stück trägt als Verlagsort „Gotha“). Es ist auf seinen Vorlesungen aufgebaut und bringt eine im ganzen etwas breite Darstellung des Gegenstandes; es ist im Urteil oft unentschieden und weniger klar als das Hirschelsche Buch.

Zwei Jahre später erschien das Buch „Entwicklung eines wahrhaft physiologischen Heilverfahrens“ (Leipzig, 1860) von Oskar Wislicenus, dem Sohn von Hahnemanns obenerwähntem Schüler Wilhelm Eduard Wislicenus. Wenn sich diese Herkunft auch in dem Buche mitunter bemerkbar macht durch eine besondere Achtung vor Hahnemanns Ansichten, so ist es doch im ganzen kritisch gehalten; man merkt, daß der junge Wislicenus durch die Schule der physiologischen Medizin gegangen ist. Auch er betont: „Zu einer erschöpfenden Diagnose gehören, um es noch einmal zu wiederholen, alle sinnlich wahrnehmbaren Krankheitserscheinungen, auch diejenigen, deren eigentümliche materielle Grundlage wir noch nicht kennen.“ Besonderen Wert legt er auf die Reaktion des Körpers. Es werden durch das Similemittel „die bereits tätigen, aber unzureichenden Naturheilbestrebungen nicht bloß quantitativ erhöht, sondern vielmehr qualitativ erweitert; es werden neue, aber verwandte organische Reaktionstätigkeiten in Bewegung gesetzt“ (S. 300). Das Heilverfahren müsse sich auf die organische Gegenwirkung, also die Nachwirkung, stützen, und nicht auf die Erstwirkung, sonst sei es kein physiologisches. Er betont die Wichtigkeit der subjektiven Symptome; je individueller das Heilverfahren ist, um so mehr müsse man auf die subjektiven Symptome eingehen. Jede Arznei wirke „in der größten wie
636 kleinsten Gabe qualitativ in wesentlich gleicher Weise“; er bestreitet also die

umgekehrte Wirkung kleiner und großer Gaben (S. 270). In Entsprechung zur „differentiellen Diagnostik“ der Schule spricht er treffend von der „differentiellen Therapie“ der Homöopathie.

1864 erschien eine kleine übersichtliche Schrift von W. Sorge: „Die Homöopathie befreit von ihren Übertreibungen . . .“ (Sondershausen), die auf ähnlichem Standpunkt steht, aber einiges schärfer herausarbeitet.

Kurz sei noch erwähnt die Schrift von W. Stens: „Die Therapie unserer Zeit“ (Sondershausen, 1854), deren zweite Hälfte 1863 unter dem Namen „Die Homöopathie, in ihrem Wesen, ihrem Verhältnis zur Allopathie . . .“ in zweiter Auflage erschien. Stens steht weniger entschieden auf modernem, sondern mehr auf vermittelndem Standpunkt.

Keine dieser Schriften vertritt demnach den rechtgläubigen Hahnemannismus; es wäre aber doch ein Irrtum, wenn man daraus schließen wollte, es seien damals alle Homöopathen schon von Hahnemanns Standpunkt abgerückt. Daß die Hahnemannianer nicht so rege auf dem Gebiete der zusammenfassenden Darstellungen tätig waren, erklärt sich daraus, daß für sie weniger Veranlassung dazu vorlag, da ja alles schon bei Hahnemann zu finden war. Aber natürlich ist es doch beachtenswert, daß eine Anzahl der freien Richtung angehörende Homöopathen das Wort ergriffen und daß sogar das Werk von Hirschel drei Auflagen erlebte. Aus diesen Büchern lernten die Ärzte, die sich in die Homöopathie einarbeiten wollten, die Lehre kennen; sie übten infolgedessen in den nächsten Jahrzehnten den größten Einfluß aus und haben die meisten Jünger im Sinne der kritischen Richtung beeinflußt.

In den sechziger Jahren erschienen auch zwei wichtige Werke über spezielle Therapie. Als erstes das von Bernhard Bähr: „Die Therapie nach den Grundsätzen der Homöopathie“ (Leipzig, 1862 u. 66, 3 Bde.)[3]. Wie schon oben mehrfach bemerkt, widerspricht eine „spezielle Therapie“ im Sinne der schulmedizinischen Werke dieser Art dem Wesen der strengen Homöopathie, die statt dessen ihre Arzneimittellehren hat, die ihrer individualisierenden Arzneimitteldiagnose besser entsprechen. Deshalb auch hat sich Hahnemann tadelnd über das Werk seines Schülers Franz Hartmann ausgesprochen (s. oben S. 424).

Wegen der verschiedenen Mängel des Hartmannschen Buches wurde es deshalb begrüßt, daß Bähr, als der Verleger Hartmanns an ihn herantrat wegen Bearbeitung einer neuen Auflage des Hartmannschen Werkes, dies ablehnte, vielmehr ein neues Werk schuf, das den Forderungen auf Berücksichtigung der neueren Fortschritte der Schulmedizin in bezug auf Krankheitserkennung und -lehre besser entsprach. Das Bährsche Werk bringt

[3] Der dritte, weniger geglückte Band über die Geisteskrankheiten stammt von Jahr.

klar gezeichnete Krankheitsbilder, ganz wie die entsprechenden schulmedizinischen Werke, berücksichtigt auch die pathologische Anatomie und Physiologie in ausreichendem Maße und vermeidet es auch, ein Übermaß von homöopathischen Mitteln aufzuzählen.

In der Einleitung, in der er kurz die Grundsätze der Homöopathie darlegt, stellt er die homöopathische Heilung ganz auf die „organische Reaktionskraft" ab, sich dabei an das Werk von Wislicenus anschließend. Über die Diagnose heißt es: „Wir müssen demgemäß sagen, daß zu einer erschöpfenden Krankheitsdiagnose neben allen von Hahnemann geforderten Umständen auch noch die Einsicht in den physiologischen Zusammenhang der einzelnen Erscheinungen gehören muß" (Bd. 1, 40). Seite 53 betont Bähr, daß die größte Partei unter den Homöopathen für niedrige Verdünnungen ist.

Als Kennzeichen für die ganzheitliche Auffassung der Homöopathie im Gegensatz zu der damals verbreiteten schulmedizinischen Auffassung nur einige Sätze aus dem Abschnitt der Lungenentzündung über die damals im Vordergrund stehende Bekämpfung des Fiebers.

„Wir können das Fieber bei irgendwelcher Krankheit unmöglich anders auffassen, denn als den Ausdruck der vom Gesamtorganismus gegen eine in ihm vorhandene Störung gerichteten Reaktion. Das Fieber an sich ist also keine Krankheit, wenn es auch ein notwendiges Attribut vieler Krankheiten ist. Jedenfalls bleibt die Pneumonie, was sie ist, auch wenn sich kein Fieber zu ihr gesellt. So bekämpft man also, wenn es anginge, im Fieber durchaus nicht die Krankheit selbst. Wir behaupten sogar, daß man mit wirklich wirksamer Behandlung des Fiebers, trifft sie dieses nur allein, bisweilen indifferent, gewöhnlich schädlich, nie nützend handle. Denn mit der Herabsetzung, oder gar Aufhebung der organischen Reaktion muß die krankhafte Störung länger bestehen oder sie verschwindet gar nicht wieder. Man würde im Fieber das natürliche Heilmittel selbst zerstören." Ohne den Nutzen der damals viel verwendeten Mittel wie Digitalis, Chinin und Veratrin in bestimmten Fällen leugnen zu wollen, ist er ein Gegner der schematischen, palliativen Anwendung. „Ein solches Streben nach Palliativen — anders sind sie im besten Falle nicht zu nennen — mag oft unschädlich sein und den Gang der Krankheit ungestört lassen, gewiß ist, daß eine Therapie der Lungenentzündung damit nicht angebahnt wird" (Bd. 2, 267).

Diese Ansichten stehen uns heute näher als die damaligen schulmedizinischen. Man sieht hier auch deutlich, daß es grundsätzlich falsch ist, die homöopathische Behandlung eine „symptomatische" im üblichen Sinne des Wortes zu nennen. Bähr hat mit diesem Werk auf längere Zeit einen bedeutenden Einfluß auf die Homöopathen ausgeübt, viele Homöopathen der nächsten Jahrzehnte sind durch dieses Werk zu Homöopathen erzogen

638 worden, haben also auch diese ganzheitliche Einstellung in sich aufgenommen.

Schon einige Jahre vorher hatte Bähr eine vom Zentralverein preisgekrönte Schrift herausgegeben: „Digitalis purpurea in ihren physiologischen und therapeutischen Wirkungen" (Leipzig, 1859), in der er auf Grund eigener Prüfung und unter Berücksichtigung des gesamten Schrifttums über Prüfung und Anwendung an Mensch und Tier die homöopathischen Heilanzeigen zeichnet. Sie ist eine der wenigen in diesen Jahrzehnten erschienenen Schriften dieser Art.

Wenige Jahre nach dem Bährschen Werk erschien ein weiteres von ähnlicher Richtung von Jakob Kafka in Prag unter dem Titel „Die homöopathische Therapie auf Grundlage der physiologischen Schule" (2 Bde., I. Sondershausen, 1865, II. Gotha, 1869). Kafka steht noch entschiedener auf dem Standpunkt der physiologischen Schule, er verwendet auch die verallgemeinernde Krankheitsdiagnose und baut auf dem objektiven Befund auch die Behandlung auf, ohne jedoch die Besonderheiten der einzelnen Mittel zu vernachlässigen. Immerhin kann man wohl sagen, daß er mitunter der damaligen Schulmedizin mit ihren stark anatomischen Gesichtspunkten stärkere Zugeständnisse macht, als es sachlich nötig gewesen wäre.

Er scheut sich auch nicht, in ihm geeignet erscheinenden Fällen, in denen seinen Erfahrungen nach die homöopathischen Mittel nicht genügend helfen, allopathische Mittel heranzuziehen, so bei Koprostase Abführmittel, bei Gallensteinkolik Opiate, gegen Würmer die abortive Behandlung mittels der allopathischen Wurmmittel, beim Tripper die schulmedizinische Einspritzungsbehandlung. Kafka hat sein Werk ausgesprochenermaßen für diejenigen verfaßt, die die Homöopathie am Krankenbett versuchen wollen, und sein starkes, ja mitunter wohl allzu starkes Entgegenkommen gegen die Anschauungen der Schule hätte erwarten lassen, daß allopathische Kliniker doch an Hand des Werkes Versuche mit der homöopathischen Behandlung gemacht hätten. Das ist aber offenbar nicht geschehen; es ist wenigstens nicht bekannt geworden, daß irgendein Kliniker dadurch zu einer Nachprüfung bewogen worden wäre.

d) Die Männer

Es würde hier zu weit führen und wäre auch wenig ergiebig, die führenden Homöopathen dieser Zeit alle in besonderen Abschnitten abzuhandeln. Einige sind hie und da in einem bestimmten Zusammenhang erwähnt oder auch selbst zu Wort gekommen, mitunter sind auch bei den Lebensabrissen einige kennzeichnende Bemerkungen gemacht. Unter Verweisung auf diese Lebensabrisse und das Personen- und Sachverzeichnis seien deshalb hier nur die Namen einiger Homöopathen genannt, die schriftstellerisch hervorgetreten sind: Bähr, Bolle, J. Buchner, Eidherr, Gerstel, Goullon (Vater und Sohn), H. Hartlaub, Heinigke, Hencke, J. Kafka, Lang- 639 heinz, Lembke, Lorbacher, V. Meyer, D. Roth, Sick, Sorge, Stens, Trinks, K. v. Villers, Watzke, Osk. Wislicenus, Wurmb, v. Zlatarovich, sowie Bruckner und Schädler in der Schweiz.

Nur wenige, die durch besondere Eigenart der Leistung oder des Schicksals hervorgetreten sind, sollen etwas ausführlicher behandelt werden.

Clotar Müller war wohl in den fünfziger bis in die siebziger Jahre der angesehenste Homöopath in Deutschland durch seine ausgleichende, an seinen Vater Moritz Müller erinnernde Persönlichkeit, zudem hatte er lange Jahre als Schriftleiter großen Einfluß und hat auch in zahlreichen Arbeiten theoretischer oder klinischer Art in fortschrittlichem Sinne gewirkt. Er war bemüht um die Einführung der physikalischen Untersuchung in der Homöopathie und hat immer die Beziehungen zur Schule besonders gepflegt.

J. I. Hoppe, Philosoph und Psychologe in Basel, war ein Einzelgänger und hat sich nie ganz in die Homöopathie, die er auch praktisch ausübte, eingeordnet. Er hat vielfach besonders über theoretische, die Homöopathie und die Grenzgebiete betreffende Fragen geschrieben. Seine „Gewebstherapie", die besonders die Einwirkung auf die Gefäße beachtet, erinnert in manchem an die von Gustav Ricker entwickelten Ansichten über Gefäßwirkungen (vgl. über letzteren Volkmar Bartels in der A.H.Z., 1931, S. 78)[4].

Georg Rapp. Mit dem Namen Rapps ist das erste wichtigere, ja Aufsehen erregende Ereignis verknüpft in unserem Zeitabschnitt, das allerdings weniger für die Homöopathie selbst kennzeichnend war als für die Schulmedizin und ihr Verhältnis zur Homöopathie. Es ist die Enthebung Rapps von seiner Stellung als ordentlicher Professor der Medizin und Direktor der Tübinger Universitätsklinik für innere Medizin im Frühjahr 1854. — Was hatte Rapp verbrochen? Hatte er seine Pflicht versäumt? War er kein um seine Kranken besorgter Arzt? — Im Gegenteil! Er kümmerte sich um seine Kranken und ihre Gesundung mehr als die meisten damaligen führenden Mediziner.

Rapp — seit 1849 Privatdozent in Würzburg — war schon 1850 im jugendlichen Alter von 32 Jahren als ordentlicher Professor nach Tübingen berufen worden, als Nachfolger von Wunderlich, den man nach Leipzig gezogen hatte. Die treibende Kraft für die Berufung nach Tübingen soll der Tübinger Chirurg Bruns gewesen sein, der sich ihn in Würzburg angehört hatte.

[4] Siehe auch Hoppe, „Die Nervenwirkungen der Heilmittel", besonders Heft 4, S. 270 ff., Leipzig, 1857. Über seine Gewebstherapie in der „Preuß. Medizinalzeitung" 1858 bis 1861, und die „Memorabilien aus der Praxis" herausgegeben von Betz, Heilbronn, 1859 bis 1861.

Rapp hatte schon in Würzburg in seiner Praxis Versuche mit Rademacherschen Mitteln gemacht und war bald dazu übergegangen, auch homöopathische Mittel zu erproben. Obwohl Rapp dann diese Versuche in Tübingen stillschweigend in einigen Zimmern seiner Klinik fortsetzte, sprach sich das doch bald herum und erregte bei den Professoren recht unliebsames Aufsehen. Als Rapp merkte, daß sich über seinem Haupt ein Gewitter zusammenzog, veröffentlichte er 1853 zur Rechtfertigung seines Standpunktes die kleine Schrift „Die medizinische Klinik und ihr Verhältnis zur praktischen Medizin", in der er zeigte, daß die damalige Klinik ihre Aufgabe, den Studenten zum Arzt zu bilden, nur sehr unvollkommen erfülle. Weiter kritisierte er die damalige Art der Arzneifindung, indem man irgendwelche chemischen Tatsachen mit einigen an sich vielleicht ganz geistreichen, aber wenig haltbaren Vermutungen über die physiologischen Wirkungen zusammenbringe und so eine neue Behandlungsart geschaffen zu haben glaube. Er sei auch nicht der damaligen Ansicht der Kliniker, daß man „abwartende Therapie" treiben solle, und deshalb habe er sich berechtigt gefühlt, sich durch Beobachtungen und Versuche von Praktikern anregen zu lassen und sie nachzuprüfen. Er geht dann etwas auf die Homöopathie und Rademacher ein und gesteht, daß er ihnen wertvolle Anregungen verdanke. Eine wirksame Behandlung sei dort im besten Werden; Übertreibungen und Einseitigkeiten Hahnemanns beiseite lassend, werde dort die Arzneimittellehre in zeitgemäßerem Sinne bearbeitet, wobei er besonders auf Watzke und die Wiener sowie auf Veit Meyers Bearbeitungen einiger Mittel in der „Homöopathischen Vierteljahrschrift" verweist.

Was taten seine Amtsbrüder darauf? Vielleicht zeigt kein Ereignis dieser Jahrzehnte deutlicher die geradezu groteske Verkennung und Verkehrung nüchterner Tatbestände. Eingestandenermaßen hatte die damalige Schulmedizin keine Heilkunde, sondern nur eine „exspektative Therapie", und man war stolz darauf, Naturforscher und nicht Heilkünstler zu sein (s. oben S. 3, 396f. und 444).

Sollte man nicht denken, daß die Lehrer der künftigen Ärzte sich über Bemühungen freuen würden, aus der Medizin eine Heilkunde zu machen? Handelte es sich ja nicht um einen unbetitelten und ganz unbeachtlichen „medicus practicus", auch nicht um einen kleinen Privatdozenten oder einen etwas größeren außerordentlichen, sondern um einen leibhaftigen ordentlichen Professor, um „einen der Ihren"! Sollte man nicht mit verhaltenem Atem dem Versuch zusehen und wenigstens eine Schonfrist von zehn Jahren geben? Nein, man rümpft nicht nur die Nase und übt Kritik, sondern man wendet sich an die Behörden und erreicht auch vom Staat, daß der Neuerer seines Amtes entsetzt wird.

Man sage nicht, es seien nur einige Heißsporne gewesen, die Rapps Bestrebungen feindselig gegenüberstanden. Wenn das der Fall gewesen wäre, sollte man erwarten, daß die anderen Einspruch erheben würden gegen diesen schweren Eingriff in die Freiheit der Forschung und Lehre, die man doch sonst als das heiligste Gut des Gelehrten pries, das man aufs schärfste forderte und, wenn es bedroht war, auf das erbittertste verteidigte. — Aber wo sind die anderen, ja wo ist auch nur der eine, der in diesem besonders krassen Fall Verwahrung eingelegt hätte? Man ist trotz allem, was schon an Unduldsamkeit und Engstirnigkeit vorherging, versucht, sich zu wundern; dann aber denkt man daran, daß genau zu derselben Zeit Semmelweis gegen blindes Vorurteil der Führenden für das Leben der Mütter im Kampfe stand und dabei unterlag. Man bekommt gewiß von der Unbefangenheit, dem Arzttum und dem Weitblick dieser „Naturforscher" ein verzweifelt schlechtes Bild, und — man zieht seine Schlüsse für andere Zeiten.

Man könnte vielleicht einwenden, Rapp habe wohl versagt oder sei vielleicht gar nicht auf Grund seiner Leistungen, sondern durch irgendwelche Beziehungen an diese Stelle gelangt. Von all dem ist jedoch nichts bekannt. In den Veröffentlichungen über den Fall wird als einziger Grund seine „starke Hinneigung zur Homöopathie" genannt. Auch scheint er ein guter Lehrer gewesen zu sein, denn seine Klinik war sogar besser besucht als die seines Vorgängers und auch als die seines Nachfolgers Griesinger. — Man kann bekanntlich auf verschiedene Weise Professor werden, worauf hier nicht näher eingegangen werden soll; eine davon ist — allgemein ausgedrückt — die der Vetternschaft, die in dem kleinen Württemberg mit seiner Abgeschlossenheit damals gewiß häufig eine Rolle gespielt haben wird. Aber davon ist nichts bekanntgeworden, ja es ist sogar bei Rapp unwahrscheinlich, da er Pfälzer, also „Ausländer" war. Seine Berufung scheint auf Grund sachlicher Erwägungen erfolgt zu sein. Er besaß eine ausgezeichnete Vorbildung und hatte auf Grund seiner Leistungen ein Stipendium zu einem längeren Aufenthalt im Ausland (Paris usw.) erhalten. Insbesondere wird sein pathologisch-anatomisches Wissen gerühmt. Er stand also gewiß auf der Höhe seiner Zeit. Das Damoklesschwert, das über jedem Hochschullehrer hing, der sich solch ketzerischen Gedanken hingab, und das schon Männer wie Werber und Martin bedroht hatte, forderte nun wirklich sein Opfer! Wenn Rapp so schlau gewesen wäre, auf der „rechten Straße" zu bleiben und brav in Reih und Glied mit den anderen an ihr weiterzubauen, und er nicht klug und tapfer einen neuen, noch holprigen Weg eingeschlagen hätte, so wäre er nicht gestolpert und zu Fall gekommen. Im Gegenteil! Wäre er „Mediziner" geblieben und hätte er seine Kranken mit einer Wassersuppe abgespeist und die ihm anvertrauten Studenten in die „exspektative Therapie“ eingeweiht, wäre er wohl gar ein „großer Arzt“ geworden. Da er aber in der Tat hauptsächlich Arzt war, der seinen Kranken mit den einzigen damals vorhandenen und bewährten Mitteln das Beste leisten wollte, war er unwürdig, eine Klinik zu leiten und die Studenten dem Lande zu Ärzten zu erziehen. — Ich glaube, kein Ereignis zeichnet so körperlich greifbar die Verwirrung der Geister über die Aufgabe der Hochschulen als Bildungsstätten der Ärzte wie der Fall Rapp.

Wie aus den Mitteilungen von Sick, von dem wir bald noch mehr hören werden, hervorgeht, hat Rapp bis in die sechziger Jahre vorwiegend an Rademacher angeknüpft. Erst ein Erholungsurlaub im Jahre 1863, der ihn mit Fischer, Weingarten, zusammenbrachte, führte dazu, daß er von da ab sich in verstärktem Maße der Homöopathie zuwandte.

In der Tübinger medizinischen Fakultät scheint insbesondere Bruns besorgt und entsetzt gewesen zu sein, konnte er sich doch selbst verantwortlich dafür fühlen, denn er hatte der Fakultät dies Kuckucksei ins Nest gelegt. Um Rapp aus dem Sattel zu heben, zog man den mittelbaren, unpersönlichen und auch unsichtbareren Pfad über die Stuttgarter Regierung vor, und auch diese wagte nicht, der geheiligten akademischen Lehrfreiheit unmittelbar ins Gesicht zu schlagen. Das Ministerium sah sich „dringend aufgefordert, auf eine Änderung in der Leitung der medizinischen Klinik Bedacht zu nehmen, so gern es von einer . . . vielleicht unerwünschten Maßregel Umgang genommen haben würde“. Man schlug infolgedessen Rapp vor, er möge auf den klinischen Unterricht verzichten und sich mit theoretischen Vorlesungen begnügen. Daraufhin kam Rapp um seine Entlassung ein, da er gerade auf die praktische Heilkunde nicht verzichten wollte. Er wurde dann unter Belassung von Titel und Rang und einem Ruhegehalt Oberamtsarzt in Rottweil, und 1882 als Leibarzt der Königin nach Stuttgart berufen, wo er nach längerem Siechtum 1886 starb.

Der Form nach war das Verfahren gegen Rapp in gewisser Hinsicht sogar berechtigt. Wie damals häufig betont wurde, so z. B. auch von Helmholtz in einer Rede „Über die akademische Freiheit der deutschen Universitäten“ (1877), galt die Freiheit des Wortes, aber nicht die der Tat. Man konnte wohl die kühnsten Folgerungen aus der Darwinschen Entwicklungstheorie und auch die größte Vergötterung päpstlicher Unfehlbarkeit vortragen, aber man durfte nicht auf Grund irgendwelcher abseitiger neuer Theorien handeln. Diese Grenze aber überschritt Rapp, indem er nicht nur Theorie vortrug, sondern, wie es für ihn als Kliniker selbstverständlich sein mußte, sie in die Praxis übersetzte. Als Theoretiker würde man ihn leicht von der Prüfung der Studenten haben fernhalten können, was bei dem Direktor der Universitätsklinik unmöglich gewesen wäre. Indem jeder Student verdächtig wurde, der diese Vorlesungen Rapps besuchte, konnte man den Einfluß Rapps unterbinden. Er ersparte sich also dauernden Ärger und Demütigungen, wenn er nicht auf den Vorschlag einging. In der Theorie blieb die Freiheit der Lehre unangetastet, und man erreichte, was man wollte: Verhinderung, die neue Lehre vorzutragen und zu erproben. Unduldsamkeit und beschränkter Dogmatismus siegten.

So war es denn gelungen, die „exspektative Therapie“ in ihrer Reinheit zu bewahren und eine Befleckung mit homöopathischen Tropfen zu verhüten! Selbstverständlich mußte dies Vorgehen auf jeden abschreckend wirken, der vielleicht die Neigung fühlte, ähnliche Pfade zu beschreiten. Es sei dem einzelnen überlassen, an Hand des Gesagten sich noch weitere Gedanken über den Weltlauf zu machen, über Leistung und Erfolg, über Rechtgläubigkeit und Ketzertum. — —

Sick hat in einem Aufsatz „Rückblick auf die Entwicklung der Homöopathie in Württemberg“ (B. H. Z., Bd. 11, S. 425, 1892) die Frage aufgeworfen, wie es kam, daß ein so reichbegabter Geist, der „vielleicht der Bedeutendste seit Hahnemann“ gewesen sei, für seine Sache nicht Dauernderes und Größeres leisten konnte als die Bekehrung einiger Ärzte und die Mitwirkung bei der günstigen Gestaltung der Apothekengesetzgebung. Sick fühlt sich zur Beantwortung der Frage nicht imstande, er erwartet sie vielmehr dereinst vom Geschichtsschreiber der Homöopathie. Leider gibt Sick selbst uns wenig Handhaben dazu, so daß wir sie auch heute, oder vielmehr gerade heute vielleicht noch weniger als er beantworten können. Wir erfahren aus Sicks guter Kenntnis von Rapps Persönlichkeit leider wenig über seine Veranlagung. War er eine kampfesfrohe Natur, litt er leicht unter widrigen Umständen? und was dergleichen Fragen noch sonst sind. Allerdings möchte er zwei Eigenschaften Rapps „dem künftigen Geschichtsschreiber nicht vorenthalten“. Das Urteil eines Rottweiler Apothekers besagt, Rapp „verstehe nicht maßzuhalten“; aber dafür sind die Rottweiler Apotheker gewiß keine klassischen Zeugen, denn Rapp hat scharfe Kämpfe mit ihnen über die Selbstabgabe der Arzneien durchfechten müssen. Der Homöopath Ferd. Bilfinger in Hall meint, Rapp habe leider „den Schein eines Scharlatans nicht vermieden“. Doch wissen wir über die Beziehungen von Bilfinger zu Rapp gar nichts, so daß wir den Wert dieser Angabe nicht beurteilen können. Rapps Arbeiten machen jedenfalls nicht einen scharlatanhaften Eindruck. Es ist mir also zweifelhaft, ob wir damit den Schlüssel zum Verständnis in der Hand haben. — Aber liegt denn überhaupt ein so großes Rätsel vor? Wem nicht der Hörsaal zur Verfügung steht, der kann kaum anders auf seine Umwelt wirken als durch die Schrift, wenn man von der persönlichen Unterweisung absieht. Da ist es nun zu bedauern, daß Rapp,
644 abgesehen von wenigen Aufsätzen, die z. T. außerdem volkstümlich waren,

später nichts geschrieben hat. Dies Schweigen mag mit seiner Kränkung zusammenhängen, die er, wie uns Sick selbst mitteilt, nie ganz verwunden hat. Aber er hat auch vor seiner Entlassung nicht viel geschrieben, und das deutet vielleicht darauf hin, daß bei Rapp der Arzt den Vorrang vor dem Wissenschaftler gehabt hat. In gleiche Richtung aber weist noch anderes! Wie sein Schicksal zeigt, hat er offenbar den trostlosen Zustand der damaligen Medizin als Heilkunde stark empfunden und gerade deshalb den zu Rademacher und Hahnemann führenden Seitenpfad eingeschlagen. Auch sein Entschluß, auf den Vorschlag der Regierung nicht einzugehen, die Klinik abzugeben und sich mit theoretischen Vorlesungen zu begnügen, deutet darauf hin, daß er gerade auf ärztliches Wirken Wert legte. Bedenkt man außerdem, daß, wie Sick mitteilt, Rapp bald in Rottweil eine „auf unbedingte Hingebung seiner Kranken gegründete umfangreiche ärztliche Tätigkeit" erhielt, so zeigt das erstens seine ärztliche Begabung und ist außerdem zugleich ein weiterer Grund für sein Schweigen, da seine große ärztliche Tätigkeit seine ganze Zeit und Kraft verbraucht haben wird. Nimmt man dann noch dazu, daß, wie auch das Leben Bakodys zeigt, die Feindseligkeit der Fakultäten und der praktischen Ärzte zwei Festungswälle waren, die eine unbehinderte Einwirkung auf das junge Geschlecht unmöglich machten, so ist wohl das Wesentliche, um die Einflußlosigkeit von Rapp zu verstehen, gesagt. Diese Hemmnisse mußten erst beseitigt werden, ehe eine weitergehende Beeinflussung möglich war. Ohne genauere Kenntnis von Rapps sonstigen Eigenschaften wird sich schwerlich diese Frage weiter klären lassen.

Wie Sick sagt, hat Rapp eine außerordentlich große, treue, ja hingebende Krankengemeinde lange Jahre betreut; außerdem hat er noch weitere Höhepunkte ärztlicher Tätigkeit erreicht: die eines Klinikleiters und Universitätslehrers sowie die schwierige Stellung eines Leibarztes und Vertrauensmannes der Königin seines Landes. Drei solche Gipfel pflegen einem Menschen nicht ohne Grund „zuzufallen", das weist vielmehr hin auf besondere Gaben des Geistes und des Herzens. Um so beachtenswerter und bedauerlicher ist es darum, daß dieser Mann durch die Ungunst der Zeit nicht zu dem Einfluß gekommen ist, der im Sinne der Gemeinschaft erwünscht gewesen wäre und auf den er nach seiner Begabung Anspruch gehabt hätte. — Wenn hier das Schicksal Rapps ausführlicher behandelt worden ist, als es auf Grund seines Einflusses angemessen gewesen wäre, so deshalb, weil es als ein Schulbeispiel betrachtet werden kann für die Unterdrückung durch eine dogmatische, engstirnige medizinische Fakultät und dafür, wie durch diese Unterdrückung von Meinungen, die von der Rechtgläubigkeit abweichen, manch guter Kopf unter den Homöopathen ebenso wie Rapp in seiner Entwicklung und Auswirkung gehemmt worden ist.

Wilhelm Reil (1820—1880) hat sich besonders auf dem Gebiete der Arzneimittelforschung hervorgetan. Er trat der Lehre Rademachers und der Homöopathie schon frühzeitig nahe, vermutlich z. T. dadurch auf sie aufmerksam geworden, daß sein Bruder der Schwiegersohn von Stapf war. Er brach die Brücke zur Schule nie ab und stand der „Hygea“ am nächsten, in deren letztem Bande (23) er eine wertvolle Arbeit über Rademacher und die Beziehungen seiner Lehre zu den Spezifikern veröffentlichte. In einer zweiten Arbeit, die erst später in der „Homöopathischen Vierteljahrschrift“ (Bd. 1, 1850) erschienen ist, hat er Coccionella cacti (Coccus cacti), ein Rademachersches Mittel, das dieser als Nierenmittel ansah, am Gesunden geprüft und konnte in der Tat zeigen, daß es im Sinne der Homöopathie ein Similemittel für Nierenerkrankungen ist; daneben fand er noch andere wichtige Organbeziehungen zu Kehlkopf und Luftröhre, auf Grund deren es sich als eins der besten Keuchhustenmittel bewährt hat. Weitere Prüfungen machte er mit Acidum oxalicum und Carduus marianus (Vierteljahrschrift, Bd. 2 u. 3). Mit einer Schrift „De Carduo mariae pharmaco“ (Halae, 1852) wurde er Dozent in Halle. Diese Arbeiten zeichnen sich aus durch sorgfältige Beachtung des Geschichtlichen und Berücksichtigung klinischer Erfahrungen. Die subjektiven Erscheinungen werden von ihm nicht so beachtet wie von den echten Schülern Hahnemanns, ohne daß er sie jedoch überhaupt ablehnt wie die Schulmedizin.

Eine kleine, 1850 erschienene Schrift: „Versuch einer übersichtlichen Einteilung aller physiologisch geprüften Arzneimittel nach ihrer Wirkung auf die Systeme und Organe des menschlichen Körpers“ (Halle) sagt ja über sein Streben schon mit diesem Titel genug. Er bezeichnet als ihren Zweck ausdrücklich „Erleichterung des Studiums der Reinen Arzneimittellehre“. Nach einer kurzen Einleitung, in der er sich als Spezifiker bekennt und von den Hahnemannianern abrückt, bringt er unter den einzelnen Organen die jeweiligen Mittel in knapper physiologischer Kennzeichnung unter Beachtung der subjektiven und objektiven Erscheinungen und auch, soweit möglich, der pathologischen Anatomie. Auch weiterhin ist sein Streben hauptsächlich der Feststellung der Organbeziehung zugewendet, so im folgenden Jahr in einer Arbeit über die Nierenmittel (Vierteljahrschrift, Bd. 2, 1851). Dasselbe Thema nimmt er einige Jahre später wieder auf in der „Zeitschrift für Hom. Klin.“ (Bd. 5 u. 6) mit einer Reihe von Aufsätzen.

1858 erschien seine vom Zentralverein preisgekrönte Schrift „Monographie des Aconit“ (Leipzig). Den Preis hatte D. Roth, Paris, zur Verfügung gestellt. Reil hatte die Arbeit schon 1856 abgeschlossen, das Erscheinen hatte sich jedoch durch verschiedene Umstände verzögert. Seit 1856 gab Reil das „Journal für Pharmakodynamik, Toxikologie und Therapie“
646 heraus, als dessen Mitarbeiter von ihm kein reiner Homöopath angeführt

wird, vom zweiten Heft ab ist Hoppe, der Basler Philosoph und Physiologe, der der Homöopathie nahestand, Mitherausgeber. Als weitere, ein wenig unschulgemäße Mitarbeiter seien Böcker und Kissel, der Rademacher-anhänger, genannt, von dem wir schon oben (S. 554) hörten. Es erschienen dort Arbeiten der bedeutendsten Forscher der Zeit, wie L. van Praag, Clarus, Husemann, Buchheim und Schroff. Seine „Materia medica der reinen chemischen Pflanzenstoffe" (Berlin, 1857) wandelt, wie schon der Titel zeigt, ganz in den Bahnen der Schulpharmakologie, deren Führer, wie Buchheim, gerade damals die Forderung, möglichst die reinen Stoffe zu verwenden, in die Tat umzusetzen bestrebt waren. (Vgl. Buchheims „Lehrbuch der Arzneimittellehre", Leipzig, 1853 bis 56, S. 18.)

Reil hatte sich in diesen Jahren deutlich von der Homöopathie entfernt, und das hatte wohl auch zu der verzögerten Herausgabe seiner Aconitarbeit geführt. Über die Gründe, warum Reil sich von der Homöopathie zurückgezogen hat, sind wir nicht genau unterrichtet. Möglicherweise waren es mehr taktische Überlegungen wie früher bei Werber und Martin, die ihn dazu veranlaßt haben, denn der „Fall Rapp" mußte ihm zeigen, daß er sich durch diese Hinneigung zur Homöopathie vermutlich selbst die Möglichkeit nahm, eine Professur zu erhalten. So wirft ihm Kurtz vor, er scheue sich neuerdings, eine Bekanntschaft mit der Homöopathie kundzutun, und setzt ironisch-entschuldigend hinzu: freilich wolle ein Privatdozent Professor werden, wobei nicht die eigenen Fakultäten [Fähigkeiten], sondern die Fakultät das gewichtigste Wort habe. (A. H. Z., Bd. 53, 30, 1856.) Auch sonst wird ihm das Tragen auf zwei Schultern vorgeworfen (A. H. Z., 57, 87, 1858 von Sommer) und tadelnd bemerkt, weniger innere Überzeugung als äußere Verhältnisse hätten ihn abtrünnig werden lassen.

Reil ist dann 1858 nach Ägypten gezogen und hat dort eine Heilanstalt für Lungenkranke eröffnet. 1872 wurde er erster Leibarzt des Khedive von Ägypten. Reils Frau soll lungenkrank gewesen sein, deshalb sei er nach Ägypten gegangen, wo er homöopathisch behandelt habe. Gestützt wird diese Mitteilung durch die Angabe einer französischen Zeitschrift, Reil sei der zeitlich erste Homöopath in Ägypten gewesen[5]. Es scheint demnach in der Tat, daß Reil im wesentlichen aus äußeren Gründen sich zeitweise von der Homöopathie abgewendet hatte und die Erkrankung seiner Frau als Anlaß nahm, der Heimat verärgert und enttäuscht den Rücken zu kehren.

[5] Daß Reil der erste Homöopath in Ägypten gewesen sei, stimmt allerdings nicht, denn Anfang der fünfziger Jahre lebte dort in hohem Alter Dr. von Sonnenberg, ein Österreicher, der, etwa 1775 geboren, 1807 in Wien Arzt geworden war und der in den ersten Jahrgängen von „Stapfs Archiv" mehrfach das Wort ergriffen hatte. Vermutlich war er jedoch, als Reil nach Ägypten kam, schon gestorben.

Von Arbeiten aus dieser Zeit ist mir nur eine aus „Virchows Archiv" (Bd. 24) über seine Erfahrungen bei Lungenerkrankungen bekannt geworden, in der er Calcium hypophosphoricum in mittleren Gaben erwähnt. Damit verschwand einer der fruchtbarsten Pharmakologen der damaligen Zeit von der Bühne als ein Opfer des Bruderstreites. (Vgl. über Reil die fleißige Arbeit von König in der A. H. Z., Bd. 175, S. 40, 1927.)

Eduard von Grauvogl (1811—77). Grauvogls Streben war es, die Homöopathie naturwissenschaftlich zu unterbauen, insbesondere sie mittels der damals aufblühenden physiologischen Chemie zu einer Konstitutionstherapie weiterzubilden. Seine Hauptwerke sind „Die Grundgesetze der Physiologie, Pathologie und homöopathischen Therapie" (Nürnberg, 1860), sowie sein „Lehrbuch der Homöopathie" (Nürnberg, 1866). Ersteres ist mehr Stoff zu einem Buche als selbst der gegliederte Organismus eines Buches. Es fließt in 300 Paragraphen ohne jede sonstige Gliederung dahin; keine Inhaltsangabe erleichtert die Benützung. Eine Anzahl von Anführungen (aus Virchow, Wunderlich usw.) bis über 30 Seiten Länge weisen auch darauf hin, daß Grauvogl seinem Unternehmen nicht gewachsen war. Auch enthält es viele Unklarheiten und Widersprüche und ist im wesentlichen als eine unausgereifte Vorarbeit für sein späteres „Lehrbuch" zu würdigen, dem wir uns deshalb gleich zuwenden, in dem er seine Lehre von den Konstitutionen entwickelt hat.

Er unterscheidet drei Konstitutionen: die hydrogenoide, die oxygenoide und die carbonitrogene. Wie schon die Namen zeigen, ist er dabei von chemischen Vorstellungen ausgegangen. Zur hydrogenoiden Konstitution rechnet er die Personen, die sich bei Kälte und feuchtem Wetter schlechter befinden und auch kalte Speisen und den Aufenthalt am Wasser schlecht vertragen. Außerdem ist diese Konstitution durch eine Periodizität der Erscheinungen gekennzeichnet. Die Vertreter der oxygenoiden Konstitution leiden an Mangel von Fett und Eiweiß sowie an starker „Wetterfühligkeit", wie wir jetzt sagen würden. Die Angehörigen der carbonitrogenen Konstitution fühlen sich in der freien Luft am besten; Nässe und Kälte erzeugt keine Verschlechterung. Bei ihnen pflegen außerdem Atmung und Puls beschleunigt zu sein.

Soviel über die Eigenheiten dieser drei Grauvoglschen Konstitutionen. Was nun die naturwissenschaftliche Deutung auf Grund der chemischen Vorstellungen der Zeit angeht, so schreibt Grauvogl der hydrogenoiden Konstitution einen vermehrten Wassergehalt zu; die chronischen Krankheiten, die bei dieser Konstitution auftreten, zeichnen sich alle durch erhöhte Reduktionsprozesse aus. Die oxygenoide Konstitution führt er auf
648 vermehrten Einfluß des Sauerstoffs zurück und einen damit zusammen-

hängenden Mangel an Stickstoff und Kohlenstoff. Im Gegensatz dazu ist bei der carbonitrogenen Konstitution die Oxydation herabgesetzt, und es kommt zur Anhäufung von Stickstoff und Kohlenstoff. Diesen Konstitutionen ordnet nun Grauvogl auch bestimmte Arzneien zu, wie z. B. der hydrogenoiden: Natrium nitricum, Natrium sulfuricum und Thuja.

Man muß zur Beurteilung der Grauvoglschen Lehre unterscheiden zwischen dem Versuch, die Erscheinungen als solche rein beschreibend drei Konstitutionstypen zuzuordnen, ihrer Erklärung auf Grund der physiologischen Chemie und drittens der Zuordnung gewisser Mittel. Was die drei Konstitutionen anbelangt, so liegt hier auf alle Fälle ein beachtenswerter Versuch vor, den ärztlichen Belangen entgegenzukommen und nicht anatomische Merkmale, wie sonst meist, sondern funktionelle zur Kennzeichnung und Unterscheidung heranzuziehen und die Reaktionen des Körpers zu verwerten. Was die physiologisch-chemische Erklärung betrifft, so sind Grauvogls Deutungen im ganzen nicht aufrechtzuerhalten, wenn auch meines Wissens moderne Stoffwechseluntersuchungen an möglichst reinen Fällen der drei Typen fehlen. Die dazugehörigen Arzneien hat Grauvogl, z. T. auf chemischen Gedankengängen fußend, den verschiedenen Konstitutionen zugeordnet, z. T. vielleicht auch auf Grund praktischer Erfahrung, z. T. wohl auf Grund des Ähnlichkeitssatzes, aber sein Versuch, die Wahl nach seinen Gesichtspunkten als immer dem Ähnlichkeitssatz entsprechend nachzuweisen, muß als mißglückt angesehen werden.

Grauvogl knüpfte bei seiner Konstitutionseinteilung an Vorstellungen an, wie sie am Anfang des Jahrhunderts von Männern wie Baumès, Bertele, J. Chr. Reil gebildet waren, und auch in der Benennung finden sich Übereinstimmungen. Dieser Versuch, die Fülle der Einzelerscheinungen nach bestimmten Gesichtspunkten zu ordnen, hat auf viele Homöopathen Einfluß gehabt. Er darf das Verdienst für sich beanspruchen, daß auf diese Weise konstitutionelle Gesichtspunkte in der Homöopathie immer lebendig erhalten wurden, die ja auf Grund der Arzneibilder zahlreicher Mittel wie Calcium carbonicum, Nux vomica, Sepia usw. und der Psoralehre auch schon früher mehr oder weniger klar eine Rolle gespielt hatten. Allerdings darf dabei nicht übersehen werden, daß an sich diese beiden Arten der Typenbetrachtung nichts miteinander zu tun haben, sondern beide im wesentlichen unabhängig voneinander auf Grund der phänomenologischen Betrachtungsweise, wie sie der Homöopathie eigen ist, entstehen und eine Rolle spielen konnten. Die von zwei ganz verschiedenen Gesichtspunkten aus erfolgenden Typenbildungen haben miteinander so wenig zu tun, daß sie sich vielleicht ergänzen, aber nicht widersprechen konnten. (Vgl. W. Gerlach,
„Konstitutionslehre und Homöopathie", D. H. Z., 1928, Nr. 1.) 649

Als Ganzes genommen kann man Grauvogls Lehre nicht als eine Fortbildung der Homöopathie und ihre naturwissenschaftliche Unterbauung ansehen; sie sprengt sie letzten Endes sogar, da sich die auf dem Simile beruhende Arzneimittelwahl und die von chemischen Gesichtspunkten ausgehende ursächliche Behandlung nicht miteinander vertragen.

Es fehlt auch nicht an Unklarheiten und Widersprüchen, und obwohl seine Schriften zahlreiche Belehrungen über formale Logik enthalten, ist er letzten Endes doch selbst als unklarer Kopf zu beurteilen, der dem großgearteten Versuch, die Homöopathie mit den Ergebnissen der modernen Chemie zu unterbauen, nicht gewachsen war.

Theodor von Bakody (1826—1911). Bakody hatte seit 1873 eine außerordentliche Professur für vergleichende Pathologie inne und natürlich schon dadurch größeren Einfluß. Er war gut ausgebildet und besaß insbesondere eine gute Kenntnis der damals im Vordergrund stehenden pathologischen Anatomie und Histologie. Außerdem hatte er zwei klinische Abteilungen (s. Seite 772).

Sein an Virchow gerichtetes Sendschreiben „Zur Reform der medizinischen Therapie" (B. H. Z., Bd. 2, 1883, auch gesondert erschienen) ist wohl seine abgerundetste Arbeit. Ohne die Schwächen der homöopathischen Arzneimittelprüfungen in ihrer ursprünglichen Gestalt zu leugnen und die anderen Wege der Arzneiwirkungsforschung zu vernachlässigen, betont er doch die Notwendigkeit, in Prüfungen am Gesunden die genaueren spezifischen Beziehungen festzustellen. Die Wichtigkeit der pathologisch-anatomischen Forschung neben den funktionellen Störungen wird hervorgehoben. Die Vergiftungen und die Arzneiprüfungen betrachtet er unter einem Gesichtspunkt und macht die Gegner darauf aufmerksam, daß die Erscheinungen bei beiden nur gradweise verschieden sind und nicht artweise; das spräche dafür, daß die Prüfungssymptome auf die Arzneien zu beziehen und nicht der Phantasie entsprungen sind.

Im gleichen Bande erschien die „Retorsion" (auch gesondert erschienen), in der er sich besonders mit der Kritik von Jürgensen beschäftigt. Als einer der ersten hat er versucht, die Ergebnisse der mikroskopischen Forschung und daran anknüpfende Überlegungen im Sinne der Homöopathie zu verwerten. So bespricht er in der Arbeit „Zur Reform . . ." die drei verwandten Mittel Arsen, Antimon und Phosphor und kommt auf Grund der mikroskopischen Untersuchung dazu, daß Phosphor die engsten Beziehungen zur Fettmetamorphose hat und deshalb da anzuwenden ist, wo diese schon vom Organismus im Erkrankungsfalle eingeleitet wurde. In seiner Arbeit „Zur Kritik der medizinisch-symptomatischen Antipyrese" (B. H. Z., Bd. 4)
650 stützt er die biologische Einstellung der Homöopathie, die das Fieber nicht

im Sinne der Schulmedizin bekämpfen will, durch die Metschnikowschen Anschauungen über die Phagocytose. Da die Phagocyten bei höherer Temperatur beweglicher seien, sei es unbiologisch, die Temperatur herabzusetzen. — Wie hier gebraucht Bakody nicht selten das Wort „biologisch" zur Kennzeichnung des homöopathischen Denkens und Vorgehens im Gegensatz zur Schulmedizin.

Seine Schlußfolgerungen aus den sehr umfangreichen mikroskopischen Untersuchungen wirken mitunter etwas spärlich und gezwungen wie in seiner Arbeit „Die Karyomitosis und das Princip der biologisch-medicinischen Therapie" (B. H. Z., Bd. 4, 1885, auch gesondert erschienen), was zum großen Teil daran liegt, daß diese Befunde uns nicht so viel Entscheidendes zu sagen haben, wie man damals hoffte und anstrebte.

Am kürzesten und klarsten hat Bakody seine Anschauungen über die Homöopathie in einigen „Fundamentalsätzen" ausgesprochen, die er zuerst 1876 auf der Versammlung des Zentralvereins in Budapest vortrug und die er dann in etwas abgeänderter Form in seiner Arbeit „Über das Kochsche Heilverfahren" (A. H. Z., 122, 1891, S. 44) nochmals veröffentlicht hat. Da sie als die Hauptsätze der Homöopathie anerkannt und öfter erwähnt und angeführt wurden, seien sie hier auch gebracht. Hahnemanns Methode fordert:

„I. Die experimentale Prüfung mit einem einzigen Arzneimittel an gesunden Tier- und Menschenorganismen; und zwar in stufenweise angewandter Gabengröße mit Würdigung aller, selbst der sublimsten funktionellen, pathologisch-physiologischen, pathologisch-histologischen, chemischen und toxischen Veränderungen."

„II. Das allseitig genaue genetische (entwicklungsgeschichtliche) Vergleichen dieser Veränderungen mit den ihnen ähnlichen, aus einer hypothetischen Krankheitsursache entstandenen Veränderungen bei den natürlichen Krankheiten."

„III. Die Anwendung nur eines einzigen Heilmittels für therapeutische Zwecke, und zwar nach dem aus dem Experiment am gesunden Organismus abgeleiteten Ähnlichkeitsgesetz im Sinne kausal-spezifischer Gewebseinwirkung gemäß den verschiedenen genetischen Phasen der entsprechenden Gewebserkrankungen."

„IV. Die Anwendung des kausal-spezifischen Heilmittels in einer dem therapeutischen Zwecke entsprechenden Form und Menge, die jede pathognomonische (krankmachende) Nebenwirkung auf den gesunden Organismus ausschließt."

Dem Ähnlichkeitssatz hat er folgende Fassung gegeben:

„Nach der kombiniert induktiv-empirischen Methode Hahnemanns werden, gemäß den entsprechenden genetischen Phasen der inneren Krank- 651 heitsprozesse (in relativ kleinen Dosen) solche Heilmittel in Anwendung gebracht, die im kranken Organismus dieselben Gewebe spezifisch (direkt örtlich) berühren, in welchen sie als Arzneimittel (in relativ größeren Dosen) dem gesunden Organismus experimentell ingeriert, ähnliche pathologisch-physiologische und histologische Veränderungen hervorzurufen vermögen."

Bakody beschränkte sich bei der Behandlung grundsätzlich auf die ersten sechs Dezimalverdünnungen. Dieser Homöopath gab also größere Mengen als viele Allopathen bei der Tuberkulintherapie! Wenn Bakody die homöopathische Behandlung „kausal-spezifisch" nennt, so will er damit wohl sagen, daß man mit den spezifisch-homöopathischen Mitteln unmittelbar in die Ursachenkette eingreifen könne.

In Fortführung des bei Hirschel über die Organtherapie Gesagten sei hier von Bakody bemerkt, daß er auffallend selten die „Organe" nennt, und es hat das wohl den oben schon erwähnten Grund, daß er unter dem Einfluß von Virchow die Organe weniger beachtete. Bakody spricht vielfach von „Geweben" und „Gewebselementen", von „Bestandteilen von Organen", „Zellenleben" oder „Zellenbezirk", „Zellenindividuum" und „erkranktem Heerd", aber selten wie Hirschel und Hugo Schulz von den Organen als den wichtigsten funktionellen Einheiten.

Man hat Bakody wohl als den Begründer der naturwissenschaftlichen Richtung der Homöopathie bezeichnet. Das ist jedoch unrichtig, er setzt nur die Linie mit den Mitteln seiner Zeit fort, die, von Moritz Müller begründet, über Griesselich, Schrön und Arnold zu Clotar Müller führt. Er war seinerzeit im deutschen Kulturbereich der angesehenste und bedeutendste Homöopath dieser Richtung, und obwohl er Madjare war, darf er mit Recht bei seinen engen Beziehungen zu Deutschland und der deutschen Kultur auch der deutschen Homöopathie zugerechnet werden. Sein Einfluß als Lehrer war bedeutend, er hat zahlreiche Ärzte und Studenten in der Homöopathie ausgebildet; von Deutschen sei neben Wapler noch Stiegele genannt. Daß er in Ungarn nicht den Einfluß gewann, den er gehofft und verdient hätte, erklärt sich wohl zum großen Teil dadurch, daß das ungarische Parlament die Professur gegen den Willen der Fakultät geschaffen hatte und sie deshalb von den Professoren verfemt wurde. Wie Tihamer von Balogh in seinen „Erinnerungen" erzählt, drohte der Rektor, diejenigen Studenten, die es wagen würden, die Schwelle des homöopathischen Lehrsaales zu übertreten, bei den Prüfungen durchfallen zu lassen. (Nach M. Schmideberg, „Geschichte der homöopathischen Bewegung in Ungarn", A. H. Z., Bd. 178, S. 110, 1930.)

Wie uns Wapler in einem Nachruf auf Bakody mitteilt (A. H. Z., Bd. 160, Nr. 11, 1912), hat dieser in späteren Jahren sich verbittert von allem
652 zurückgezogen, was jeder, der unter der feindseligen Verständnislosigkeit

der Gegner gelitten hat, ihm nachfühlen wird. Als Bakody 1904 sein Lehramt niederlegte, erhielt er keinen Nachfolger.

Auch Hugo Schulz ist offenbar durch Bakody beeinflußt, wie insbesondere die durch Bakody veranlaßte Arbeit Findeisens (aus Danzig) (B. H. Z., Bd. 7, 1888) durch Anführungen aus den Arbeiten der beiden nachweist. Man wird es verstehen, daß Schulz wegen der Feindseligkeit der Schulmedizin seine Beeinflussung durch Homöopathen etwas bemäntelte. Auf diese Weise konnte er seine Ansichten besser wirken lassen, als wenn er sich als Bakodyschüler bekannt hätte; man hätte sonst vielleicht noch einen zweiten „Fall Rapp" erlebt. (Vgl. G. Schimert: „Was lehrt uns die Geschichte der Homöopathie in Ungarn?" D. H. Z., 1925, Nr. 11 bis 12.)

Bakody gab heraus: „Hahnemann redivivus" (Leipzig, 1883), eine auch heute noch wertvolle Auswahl aus Hahnemanns Schriften.

Franz Hausmann (1811—1876). Ursprünglich hatte ich die Absicht, hier eine kurze Darstellung von Hausmanns großem Werk „Über die Ursachen und Bedingungen der Krankheit" (Leipzig, 1867) zu geben. Ich glaubte jedoch bald zu erkennen, daß seine Ansichten so eigenartig sind, daß wesentlich größerer Raum dazu nötig wäre, als ihm eingeräumt werden könnte. Außerdem stellte ich fest, daß das Werk ein einsamer Felsblock ist, der neben dem Strome der Geschichte liegt, auf die er keinen wesentlichen Einfluß gewonnen hat und meiner Überzeugung nach auch nicht gewinnen wird. Letztens muß ich gestehen, daß, nachdem ich diese Überzeugung gewonnen hatte, ich nicht mehr die Kraft aufbringen konnte, mich durch das Werk durchzuarbeiten, trotz mehrfacher Anläufe. Zur Begründung der Ansicht sei nur weniges angefügt.

Sein Streben war, die natürlichen mit den künstlichen Krankheiten in bezug auf die pathologisch-anatomischen Veränderungen zu vergleichen, also eine „Vergleichende pathologische Anatomie der Krankheiten" zu schaffen und zu diesem Zwecke die Krankheiten am lebenden Tier zu erzeugen oder die zufällig bei vergifteten Menschen erzeugten zu diesem Zwecke anatomisch zu untersuchen. Er vertrat den Gedanken, daß die Stoffe, die die künstliche Krankheit erzeugen, denen, die die natürlichen Krankheiten machen, höchst ähnlich sind. So schloß er aus dem Umstand, daß die Arsenikvergiftung anatomisch große Ähnlichkeit mit der Cholera hat, daß die Ursache der Cholera „ein dem Arsenik sehr nahe verwandter chemischer Körper" sei.

Abgesehen von diesem sehr fragwürdigen Schluß ist überhaupt das Streben, die Krankheit rein anatomisch zu erforschen, im Laufe der Zeit als unfruchtbar und unzureichend erwiesen. Dazu kommt außerdem, daß Hausmann die Bakteriologie nicht kannte, die die Fragestellungen und die Antworten so verändert hat, daß uns Hausmanns Antworten oft kaum mehr etwas sagen können. Auch seine anatomischen Vorstellungen von den Geweben, die er in „Geründe, Gestülpe, Gereihe" einteilt, erscheinen uns wenig fruchtbar. Seine hemmungslose Sucht, Entsprechungen und Analogien zu suchen, zeigt ihn als echten Schüler Okens. Unsere Zeit kann damit wenig anfangen; vielleicht, daß ein späterer Geschichtsschreiber Hausmanns Werke anders beurteilt.

Nur wenige haben sich mit seinen Ansichten beschäftigt, von denen ich Bojanus und Grauvogl nenne (siehe B. H. Z., Bd. 6, S. 336, und Bd. 17, S. 185). Bojanus hat Hausmanns „Kleine Schriften" (Leipzig, 1895) herausgegeben. Außerdem vergleiche man den Aufsatz von Hanns Rabe in den „Sitzungsberichten des X. Kongresses der Liga Homoeopathica Internationalis" in Budapest 1935 (Radebeul-Dresden, o. J.).

e) Die Gegner

Karl Ernst Bock. Vor der großen Öffentlichkeit spielte die Homöopathie längere Jahre kaum eine Rolle, wie es früher bei der Erkrankung des Fürsten Schwarzenberg, bei der Cholera im Jahre 1831 und bei der Krankheit Radetzkys der Fall gewesen war. Da erschienen in den Jahren 1854 bis 1855 in der „Gartenlaube", dem Leib- und Familienblatt des liberalen Bürgers, einer sehr verbreiteten und angesehenen Zeitschrift, zahlreiche Aufsätze über Fragen der Heilkunde (Aberglauben, Kurpfuscherei, Naturheilkraft und ähnliche), die merkwürdiger-, aber auch für diese Zeit kennzeichnenderweise nicht von einem ausübenden Arzt, sondern von dem Anatomen an der Universität Leipzig, Karl Ernst Bock (1809—1874), verfaßt waren. In diesen Aufsätzen kommt Bock auch mehrfach auf die Homöopathie zu sprechen, indem er in der einseitigsten und abgünstigsten Weise über die Homöopathie und Hahnemann, den er als Schwindler darstellt, aburteilt. Im Jahrgang 1855, auf Seite 316, fordert er, daß ihm und seinen Freunden „durch homöopathische Heilmittel irgend eine, auch dem Laien sichtbare (objektive) Krankheitserscheinung ankurirt werde". Er stellte sich also selbst zu einer homöopathischen Arzneiprüfung zur Verfügung, von denen er behauptet hatte, alles, was über die Arzneiwirkung von den Homöopathen berichtet worden sei, wäre Einbildung. Clotar Müller, der in der A. H. Z. den Kampf im Namen des Zentralvereins führte, nahm diese Herausforderung an; es kam jedoch nicht zur Ausführung der Versuche, da Bock erst im Laufe der Vorverhandlungen davon erfuhr, daß man bei den Prüfungen auch stärkere Gaben zu nehmen pflegte und man auch ihm solche geben wollte. Es ist wiederum kennzeichnend, wie wenig Bock die von ihm so heftig angegriffene Lehre kannte!
654 (Die Aufsätze aus der „Gartenlaube" erschienen auch als Flugschrift „Die

Homöopathie, ein Gewebe von Täuschungen, Unwissenheit und Unwahrheiten", Leipzig, 1855.)

Wenn Bock auch letzten Endes durch sein Ausweichen, sein Tun oder vielmehr Nicht-Tun der Geschlagene war, so hat er mit dem Wort doch durch seine Angriffe, so blindwütig sie auch waren, der Homöopathie gerade bei der breiten Menge des Mittelstandes sehr geschadet. Es war die Zeit des „Bildungsphilisters", der blind auf die Wissenschaft schwur, wie sie ihm in seiner „Gartenlaube" vorgesetzt wurde. Sie war mehr oder weniger ausgesprochen materialistisch gerichtet und hatte für Erscheinungen wie die Homöopathie kein Verständnis.

Von homöopathischer Seite ergriffen in besonderen Schriften u. a. Altschul, Helbig und O. Wislicenus das Wort; auch in anderen Streitschriften spielte in dieser Zeit eine Auseinandersetzung mit Bock vielfach eine Rolle wie bei Fielitz: „Die medizinischen Weltweisen" (Sondershausen, 1857).

Auch weiterhin richtete ab und zu ein Schulmediziner Angriffe gegen die Homöopathie, sie bedürfen und verdienen jedoch nicht eine ausführlichere Besprechung, da es im Grunde immer dieselben Vorwürfe waren, die man gegen sie erhob; und es ist ein genaueres Eingehen um so weniger am Platze, als, wie schon oben (S. 191) mitgeteilt wurde, der Schulmediziner Honigmann allen diesen Schriften die wissenschaftliche Objektivität abspricht. Dazu kommt dann noch als Letztes, aber Wichtigstes, daß sie alle am grünen Tisch entstanden sind, ohne daß auch nur einer sich der Verpflichtung bewußt war, sich erst ein auf eigener Erfahrung beruhendes Urteil zu verschaffen. Mit dieser kurzen Abfertigung der Streitschriften soll nicht gesagt sein, daß sie nicht auch berechtigte Ausstellungen an der Homöopathie, ihren Übertreibungen und Einseitigkeiten machten, aber auch das waren „olle Kamellen", die immer wieder neu aufgebrüht wurden und dadurch nicht an Gehalt gewannen. Sie haben nur insofern eine größere Bedeutung erhalten, als ihnen als geistigen Leistungen eigentlich zukommt, weil sie bis auf unsere Tage als Rüstkammern denen die Waffen lieferten, die sich und andere über die Homöopathie unterrichten wollten, wie wir das auf Seite 190 von G. Klemperer sahen.

Die erste von den Schriften in diesem Zeitabschnitt, die nicht wie die Bockschen Angriffe die breiteste Öffentlichkeit beschäftigten, war die von C. Eigenbrodt, der ohne rechtes Verständnis der Homöopathie „Über die Resultate der öffentlichen Homöopathischen Heilanstalt in der Leopoldstadt zu Wien" (Gießen, 1854) berichtete, worauf Karl Hugo Caspar in einer Schrift „Parallelen zwischen Homöopathie und Allopathie" (Wien, 1856) antwortete. Weiter richtete sich ein Buch „Die Wunder der Homöopathie" 655

(Sondershausen, 1862) scharf gegen die Homöopathie, dabei besonders den Charakter Hahnemanns in der einseitigsten Weise aburteilend; der nichtgenannte Verfasser war Karsch in Münster i. W. Einige Jahre später erschien eine Schrift des Berner Physiologen Munk „Über das Wesen der Homöopathie“ (Bern, 1868), auf die Emil Schädler mit seiner Schrift „Die Homöopathie vernichtet durch Professor Munk“ (Bern, 1868) antwortete. Munk ergriff nochmals das Wort in „Die Homöopathie und die Homöopathen“ (Bern, 1868), und Schädler entgegnete in der Arbeit „Die Homöopathie und ihre Feinde“ (Bern, 1868; siehe über Munk oben S. 395).

1876 ergriff dann der bekannte Tübinger Kliniker Th. Jürgensen das Wort in einer Arbeit „Die wissenschaftliche Heilkunde und ihre Widersacher“ (Berlin, 1876), die schon auf Seite 501 und 604 kurz gekennzeichnet wurde. Gegen sie erschienen als Erwiderungen „Audiatur et altera pars“ (Wien, 1877) von Eduard Huber und „Offener Brief an Herrn Professor Jürgensen in Tübingen“ von Edmund Lewi (zuerst erschienen in Hirschels „Zeitschrift für homöopathische Klinik“, dann auch gesondert 1878), und drittens Bakodys Arbeit „Retorsion“ (B. H. Z., Bd. 2, 1883).

1881 veröffentlichte Carl Köppe eine Schrift „Die Homöopathie Hahnemanns und die der Neuzeit“ (Berlin), gegen die W. Sorge in der B. H. Z. (Bd. 1, S. 9 bis 118) ausführlich das Wort nahm, sowie P. A. Mayntzer mit der Schrift „Homöopathie und Allopathie“ (Leipzig, 1882).

Endlich einiges über die Angriffe von Joh. Rigler, der zuerst im Oktober 1880 im Ärzteverein West-Berlin gegen die Homöopathie aufgetreten war. Im Anschluß an diesen Vortrag war die Forderung ausgesprochen worden, daß das Dispensierrecht der Homöopathen aufgehoben werde, wozu auch der bekannte Chirurg Professor Bardeleben und der berühmte Kliniker Professor Frerichs in bejahendem Sinne sich ausgesprochen hatten. Es kam in der Folge zu zahlreichen aufgeregten Erörterungen auf beiden Seiten. Gleichzeitig hatte auch noch Prof. Liebreich in einem Vortrag vor Laien sich sehr abfällig über die Homöopathie ausgesprochen, wogegen sich F. Katsch in einem „Offenen Brief an Herrn Prof. Dr. Liebreich“ gewendet hatte. Außerdem kam es zu verschiedenen Gerichtsverhandlungen. Rigler wurde in drei Rechtsgängen wegen Beleidigung verurteilt und desgleichen der Schriftleiter des Ärztlichen Vereinsblattes, O. Heinze, der im Februar 1881 einen Auszug aus Riglers Vortrag gebracht hatte, in dem die Homöopathen als Schwindler und Scharlatane bezeichnet worden waren; außerdem war der Bericht in der Abteilung „Curpfuscherei und Geheimmittelschwindel“ erschienen. (Vgl. C. Heinigke: „Die homöopathische Heilmethode vor der dritten Strafkammer des Kgl. Landgerichts zu Leipzig“, Leipzig, 1881.) Sorge schrieb gegen Rigler: „Für die Homöopathie. Wider
656 Bardeleben, Rigler und Genossen“ (Berlin, 1880).

Im Jahre 1882 hat Rigler nochmals das Wort ergriffen in „Die Homöopathie und ihre Bedeutung für das öffentliche Wohl" (Berlin). Dies ist, wohl als Zeichen der sich ändernden Zeitstimmung, die letzte derartige Streitschrift gewesen, wenn auch in Zeitschriften die Gegnerschaft noch häufig sich äußerte.

f) Abzweigungen

Die Hauptbestandteile der Hahnemannschen Lehre sind, wie schon früher von mir betont wurde, so ineinander verzahnt, daß es schwer erscheint, in die Lehre als solche etwas einzufügen oder etwas aus ihr zu entfernen. Im folgenden sollen nun eine Anzahl Versuche besprochen werden, die Lehre auszubauen oder abzuändern, allerdings, wie wir sehen, ohne daß sie einen stärkeren Einfluß auf die Homöopathie gehabt und sie in irgendeinem Punkte grundlegend geändert hätten. Da sie jedoch z. T. wenigstens zu einer mehr oder weniger ausgiebigen Erörterung geführt und also eine gewisse Rolle gespielt haben, seien sie hier im Zusammenhang abgehandelt, zumal da es vielleicht möglich ist, daraus für die Zukunft etwas zu lernen.

Die atomistische Methode von Mandt. Martin Mandt, damals Leibarzt des Zaren Nikolaus I. von Rußland, bildete seine Lehre in den vierziger Jahren des vorigen Jahrhunderts aus, dabei sie an seiner klinischen Abteilung klinisch erprobend. Die Bausteine seiner Lehre entnahm er z. T. der Homöopathie, z. T. der Lehre Rademachers. In bezug auf die theoretischen Grundlagen lehnte er sich an die Schulmedizin an, auch diese selbständig abwandelnd. Mandt bildete wohl eine Anzahl Schüler aus, aber leider hat er seine Lehre nie ausführlich veröffentlicht, wenigstens nicht im Deutschen, während sie allerdings, nach Bojanus, schlecht ins Russische übersetzt sein soll. In seiner Schrift „Rückenmark und Darmschleimhaut und ihr Verhältnis zur Cholera" (St. Petersburg—Leipzig, 1849) hat er nur einen kurzen Abriß seiner Ansichten gegeben, soweit ihm das für den besonderen Gegenstand notwendig erschien. Zum besseren Verständnis der Lehre ist es infolgedessen zweckmäßig, von der Darstellung seiner Lehre auszugehen, die sein Schüler Walz in der „Allgemeinen medicinischen Centralzeitung" (1854, Nr. 84, und 1855, Nr. 48 bis 50) gegeben hat.

Das Hauptziel Mandts bei der Diagnosenstellung ist die Entdeckung des Ausgangspunktes der Krankheit (Keimdiagnose). Er betrachtet die Krankheit als eine „Zeugung"; dementsprechend nimmt er „Zeugungsstoffe" an und spricht von einem „Gesetz der Zeugung". Die Anschauungen über die ansteckend-epidemischen Krankheiten versucht er auf die anderen auszudehnen. Folgendes Beispiel von Walz einer ursprünglichen Magen-Darmerkrankung vermittelt wohl eine ungefähre Vorstellung: Die Zeugung (In- 657 digestion) wurde auf der Gastro-Duodenal-Mucosa der der Zeugung vorzugsweise zugewandten Membran hervorgerufen und bewegte sich in den ersten Graden des Fortschreitens (Progression) im Bereich der Vegetationsorgane; später trat sie in den Kreis der Organe des animalischen Lebens und erschien in der Form des nervösen und Nervenfiebers.

Mandt sucht nach spezifischen Mitteln, die er folgendermaßen einteilt:

1. Herdmittel, wegen Wirkung auf den Ausgangspunkt, den Krankheitsherd;
2. organische oder Systemmittel wegen ihrer Beziehung zum Organ;
3. Hilfsmittel für einzelne Organe.

Von Herdmitteln werden genannt: Nux vomica (sein Hauptmittel) für die allgemeine Schleimhaut, besonders des Verdauungsabschnitts; — Rhus Toxicodendron für Dickdarm; — Carduus marianus: allgemeine Serosa; — Bryonia: Serosa der Lunge, Milz, Leber; — Belladonna: äußere Haut, für akute Krankheiten; — Schwefel: für Haut bei chronischen Krankheiten; — Natrium nitricum und Veratrum für Fibrosa; — Arnica für Zellgewebe und Kapillarsystem.

Bei den Organmitteln werden genannt: Aconit für Herz und Kreislauf; Arsen: Kapillarsystem; Belladonna: Gehirn; Kupfer: Rückenmark; Glans quercus: Milz; Phosphor: Sekretion der Gesamtmucosa, besonders Lunge und Darm; Veratrum: Sekretion des Dünndarms.

Ein kurzes Beispiel, wie Mandt ein „gastrisches Fieber" behandelt, zeige das Vorgehen. Als Herdmittel: Nux vomica; als Fiebermittel: Aconit; bei Delirien: Belladonna oder Rhus. Auch äußerlich werden die Mittel als Umschlag oder Salbe gegeben. Kleine Blutentziehungen wendet Mandt auch bei chronischen Zuständen an. Die Arzneimittel fertigt er meist als Extrakte an, die er zwei Stunden mit Milchzucker verreiben läßt. Gern verbindet er zwei Mittel, z. B. Nux vomica und Aconit. Wenn ein drittes notwendig ist, gibt er es gesondert innerlich oder äußerlich. Die Gaben sind wesentlich kleiner, als sie in der Schule üblich waren, und entsprechen den niederen Verdünnungen der Homöopathie. Meist gibt Mandt $^1/_{50}$ Gran, bei starken Giften reicht er noch kleinere Gaben, z. B. beim Arsenik.

Die Lehre Mandts stellt sich damit als der Versuch eines organischen Zusammenbaues der Schulmedizin, der Homöopathie und der Lehre Rademachers dar. Mandt knüpft bei seinen Ansichten über die „Zeugung" der Krankheiten offenbar an die naturhistorische Schule an, aber diese Theorie spielt allem Anschein nach keine große Rolle. Bei der Diagnosenstellung benützt Mandt alle Mittel der modernen Schule und war z. B. um das Jahr 1840 der einzige der russischen Leibärzte, der die physikalischen Untersuchungsverfahren beherrschte. In der Behandlung knüpft er wesentlich

658

mehr an die Homöopathie als an die Schule oder an Rademacher. Aber während bei den Organmitteln gesagt wird, daß Mandt vieles Rademacher verdankt, wird Hahnemann, dem er mehr verdankt, nicht genannt. Es geschieht offensichtlich, um die neue Lehre nicht von vornherein allzusehr zu belasten; Rademacher war immerhin noch nicht so verfemt wie Hahnemann. Für den Kenner sind die Zusammenhänge mit der Homöopathie auch so auf der Hand liegend, daß nicht anzunehmen ist, Mandt hätte sie zu seinem eigenen Ruhm verleugnen wollen. Echte Homöopathie war ja seine Lehre außerdem auch nicht, denn abgesehen von einem Einschlag allopathischer Hypothesenpathologie und Rademacherscher Organheilmittel, findet die Arzneimittelwahl nicht in dem Einzelfall angepaßter Weise, sondern in der verallgemeinernden Art der Allopathie statt. — Daß er die Abhängigkeit von der Homöopathie in bezug auf die meisten Heilmittel und ihre Heilanzeigen hätte verbergen wollen, um als ganz selbständiger Systemschöpfer dazustehen, ist bei seinem ehrenwerten, offen männlichen Charakter, wie er aus seinen „Erinnerungen" hervorleuchtet (siehe Seite 741), nicht anzunehmen. Das etwas abfällige Urteil von Bojanus und anderen Homöopathen (siehe z. B. A. H. Z., Bd. 50, S. 24) ist wohl durch die Gegnerschaft echter Homöopathen gegen diese Bastardhomöopathie und z. T. wohl auch auf Eifersucht zurückzuführen.

Aus dem obenerwähnten Buche Mandts seien noch einige Ergänzungen gegeben. Über die Wege, auf denen er seine spezifischen Mittel gefunden hat, erfahren wir nichts. Wohl ist § 218 überschrieben: „Begriff eines spezifischen Heilmittels", aber die Findung der Mittel bleibt auch hier im Dunkeln. — Er nimmt gewisse polare Verhältnisse zwischen verschiedenen Organen an, insbesondere zwischen Rückenmark und Darm. Die Arzneien, besonders in kleinen Gaben, wirken auf die Nerven.

Auch in dieser Schrift wird die Homöopathie tunlichst zurückgedrängt. Einmal betont er ausdrücklich, daß er „nicht an die homöopathische Lehre der Entwicklung von Kräften glaube, wo vorher keine waren" (S. 173). Dieser Satz sagt im Grunde nicht mehr, als daß Mandt die Potenzierungslehre ablehnt, ebenso wie viele Homöopathen. Die Allopathen aber mit ihren meist recht unklaren Vorstellungen von der Homöopathie hatten gewiß den Eindruck, Mandt lehne damit die Homöopathie überhaupt in allem Wesentlichen ab. An einer anderen Stelle kommt er nach Besprechung seines Lieblingsmittels Nux vomica und der auch von Homöopathen bei Cholera gegebenen Phosphorsäure auf Ipecacuanha, Veratrum und Arsen, die von homöopathischen Ärzten empfohlen seien. Er selbst habe damit wenig Erfahrung, doch wolle er die Mittel nicht ablehnen, sondern rate, sie anzuwenden, wenn die anderen versagen. Auch den Kampfer verwendet er, 659 ohne zu sagen, wer ihn in die Cholerabehandlung eingeführt hat. Alle diese Stellen zeigen, daß er einen gewissen Abstand von der Homöopathie einhalten will.

Das Buch ist dem Kaiser Nikolaus gewidmet, und Mandt hatte vielleicht Grund, gerade dem Kaiser gegenüber die Herkunft der Mittel zu verschleiern, da Mandt an dem ränkevollen orientalischen Despotenhof auch unter den Ärzten viel Neider und Feinde hatte. (Vgl. seine „Erinnerungen".)

Die Mandtsche Lehre wurde als „Atomistische Methode" bezeichnet und auch später noch mitunter erwähnt. So spricht im „Dispensaire Hahnemann" (15. Juni 1868) Burggraeve, ein Professor i. R. in Gent, von ihr und beruft sich auf Everard, den Leibarzt der königlichen Familie von Holland, der sie in Petersburg 1853 kennengelernt habe (A. H. Z., 77, S. 195, 1868). Die Lehre soll in den siebziger Jahren noch eine Reihe Anhänger gehabt haben. Vielleicht war der Umstand, daß die Arzneimittellehre sozusagen in der Luft hing, mit ein Grund, daß das System bald wieder verschwand.

Fr. Wilh. Ludwig Salinger, ein Schüler von Mandt, hat in seinem Buch „Die positive Heilkunde, der direkte Weg zur radikalen Heilung der Krankheiten" (St. Petersburg, 1866) ein ungefähres Bild der Mandtschen Lehre gegeben, wenn er auch in manchem abweicht. Er tadelt Mandt auch, weil er das Ähnlichkeitsgesetz nirgends erwähnt, obwohl doch die Heilanzeigen seiner Mittel von Hahnemann nach dem Simile gegeben worden sind.

Heutzutage sind die theoretischen Ansichten Mandts, auf denen die praktische Anwendung beruhte, naturgemäß veraltet, aber seine Lehre ist insofern auch heute noch von Belang, als sie zeigt, wie es möglich ist, die Homöopathie auf Grund des jeweiligen Wissensstandes physiologisch zu begründen. Eine spätere Zeit mit tieferen physiologischen und pathologischen Erkenntnissen würde das besser leisten können. Aber die Tatsache, daß die Theorie jetzt veraltet ist, zeigt auch wieder, daß jegliche auf ursächlich-physiologischem Denken beruhende Lehre solange immer bald veralten wird, als wir den Betrieb des seelisch-körperlichen Organismus nicht völlig durchschauen. Es ist zu bedauern, daß die Lehre von Mandt nicht einen größeren Einfluß gewann; mit ihm wäre die Homöopathie, wenn auch auf Schleichwegen, in die allgemeine Heilkunde eingedrungen.

Mandt wird von Gurlt in der „Allgemeinen deutschen Biographie" und im „Biograph. Lexikon" (1884 ff.) ein „Eklektiker und Empiriker im besten Sinne des Wortes" genannt, und auch seine Hinneigung zur Homöopathie wird erwähnt. Dies Lob eines Mannes, der als Arzt zu 80% Homöo-
660 path war, ist im Munde eines Schulmediziners verwunderlich, mag man sich

auch über die Objektivität freuen wollen. Man möchte hoffen, daß in Zukunft Männer von ähnlicher Einstellung auch das gleiche Lob erhalten[6].

Das „Medialsystem" von Johann Martin Honigberger. Honigberger hatte lange in Indien gelebt und sich dort eine eigenartige Verquickung der Allopathie mit der Homöopathie geschaffen, die er in seinem Buche „Früchte aus dem Morgenland" (Wien, 1851) veröffentlicht hat. Seine theoretischen Erörterungen sind recht kurz und kommen letzten Endes nur darauf hinaus, daß er in seinem „Medialsystem" alle Verfahren angewendet hat; es ist eine grundsatz- und systemlose Verwendung aller möglicher allopathischer und homöopathischer Mittel sowie solcher der indischen Medizin und Volksheilkunde. Die Anwendung der homöopathischen Mittel erfolgt nicht individualisierend auf Grund des Ähnlichkeitssatzes; er hat nur eine Anzahl von Mitteln aus dem homöopathischen Arzneischatz entlehnt, die er nach der verallgemeinernden Krankheitsdiagnose gebraucht. Ähnlich wie der Isopath Hermann (siehe oben S. 603) hat er auch eine Anzahl Mittel aus dem Tierreich eingeführt, wie Hasenblut (Leporineum), Fledermausblut, sowie Cataracteum aus getrübten Tierlinsen gegen grauen Star.

In bezug auf die Gabengröße hat er seine Mittel in drei Klassen geteilt: die schwächeren gibt er zu $^1/_{25}$ bis $^1/_5$ Gran, die stärkeren zu $^1/_{50}$ bis $^1/_{25}$ Gran, die sog. Gifte zu $^1/_{100}$ bis $^1/_{50}$ Gran.

---

[6] Dies Lob ist um so verwunderlicher, als es aus einer Zeit stammt und in einem Werke steht, das der Homöopathie sonst gar nicht geneigt ist und sie meist gar nicht der Beachtung für wert hält, was sich z. B. bei E. Altschul zeigt, dessen frühere allopathischen Schriften genannt werden, nicht dagegen die zahlreicheren späteren homöopathischen, die gewiß wichtiger sind. Außerdem ist es eine merkwürdige Ironie des Schicksals, daß gerade der Mann als „Eklektiker" gelobt wird, der die Quelle, aus der er schöpfte, nicht nannte, was auch immer sein Beweggrund gewesen sein mag. Bei anderen Eklektikern — soweit sie nicht überhaupt in dieser ersten Auflage totgeschwiegen werden, wie z. B. Griesselich und Schrön, — wird der Eklektizismus nicht gelobt, so bei I. W. Arnold. — Merkwürdig ist auch, daß hier ein 80%iger Homöopath „ein Empiriker im besten Sinne des Wortes" ist! Es hat hier geradezu eine magische Verwandlung stattgefunden, indem aus der „Phantastik", dem „Geisterglauben", dem „Schwindel" und dem „Selbstbetrug" der Homöopathen auf einmal sehr lobenswerte „Empirie" und aus einem „Unsinn" plötzlich „bester Sinn" wird. Mit gleichem Rechte, wie hier dieser — abgünstig gesprochen — „geistige Diebstahl" als vorbildlicher Eklektizismus gelobt wird, könnte man auch einen Einbrecher, der nur das Beste „auswählt", einen „Eklektiker im besten Sinne des Wortes" nennen! Und all diese Taschenspielereien nur, weil es sich um einen Professor und kaiserlichen Leibarzt handelt! — Um kein Mißverständnis aufkommen zu lassen: damit soll nicht Mandt getroffen werden, der in der Lage, in der er sich befand, wohl Gründe haben konnte, seine Quelle zu verschweigen, sondern der ungleiche Maßstab, den das „Biographische Lexikon" jeweils anlegt.

Das in abecelicher Folge angeordnete Krankheitsformenverzeichnis bringt oft reine Symptome wie Nasenbluten, Zittern und führt oft 50 bis 200 und mehr Mittel an, ohne ausführliche differentialdiagnostische Bemerkungen. Da er im Gegensatz zu der Homöopathie nicht die Prüfungsbilder einer Arzneimittellehre hat, bleibt es bei einem ungeordneten Haufen von Symptomen, Krankheiten und Mitteln; es wird nicht ersichtlich, nach welchen Grundsätzen die Mittelwahl erfolgt. Auch das Arzneimittelverzeichnis macht darüber recht ungenügende Angaben. — Das Buch leidet darunter, daß es einerseits eine Reisebeschreibung darstellt für den Laien und anderseits seinem Medialsystem einen großen Raum gönnt. Für den Laien bringt es infolgedessen zuviel Medizinisches und bleibt doch für den Arzt zu sehr an der Oberfläche.

Honigberger rühmt die Erfolge seines „Systems" sehr, und es ist wohl möglich, daß er auf Grund seiner Erfahrungen und zweckmäßiger Wahl seiner Mittel Erfolge gehabt hat, und auch unter den von ihm erwähnten indischen Mitteln mögen manche wichtigen Arzneien sein. Er hat aber nicht verstanden, die Gründe seiner Arzneimittelwahl klarzulegen. Sein Medialsystem hat ziemlich äußerliche Beziehungen zur Homöopathie und kann nicht als eine Vermittlung zwischen Allopathie und Homöopathie und als organischer Zusammenbau beider gelten. Es löste im homöopathischen Lager keinerlei Erörterungen aus, und es hat kaum Einfluß gewonnen.

Die Biochemie von Schüßler. Im Jahre 1874 veröffentlichte der in Oldenburg lebende homöopathische Arzt Wilhelm Heinrich Schüßler (1821—1898) eine Schrift „Spezielle Anleitung zur homöopathischen Anwendung der physiologischen Funktionsmittel" (Oldenburg), in der er auf Moleschott, Liebig und Grauvogl aufbauend zwölf Mittel zur Behandlung empfahl, von denen er später den schwefelsauren Kalk strich. Wie schon der Titel der Schrift andeutet, steht er, wie auch in Aufsätzen in der A. H. Z., in diesen Jahren noch auf dem Standpunkt der Homöopathie. Es wurde aber von vornherein von den Homöopathen bestritten, daß seine Lehre mit der Homöopathie zusammenhänge. In den späteren Auflagen der Darstellung seiner Lehre, in dem Büchlein „Eine abgekürzte Therapie" (Oldenburg—Leipzig, 1874), das in Dutzenden von Auflagen erschien, sagt er ausdrücklich: „mein Heilverfahren ist aber kein homöopathisches, denn es gründet sich nicht auf das Ähnlichkeitsprinzip."

Das einzige, was ihn heute mit der Homöopathie verbindet, ist die Anwendung kleiner Gaben, indem er die Mittel in der sechsten oder zwölften Verreibung gibt. Sein Grundgedanke ist jetzt, daß er mit seinen Mitteln auf die „Deckung eines Defizits" abzielt. Es sind folgende Stoffe: Ferrum phosphoricum, Magnesium phosphoricum, Calcium phosphoricum, Kalium phosphoricum, Kalium chloratum, Natrium muriaticum, Natrium phosphoricum,

Calcium fluoratum, Silicea (Kieselsäureanhydrit), Natrium sulfuricum, Kalium sulfuricum. Seine Vorstellung ist: „Das biochemische Heilverfahren liefert dem Heilbestreben der Natur die demselben an betreffenden Stellen fehlenden natürlichen Mittel: die anorganischen Salze.“ Und er ist der Überzeugung, daß diese Mittel „zur Heilung aller durch innerliche Mittel heilbaren Krankheiten genügen“.

Die physiologisch-chemischen Voraussetzungen Schüßlers waren damals schon unzureichend, und das gilt heute natürlich in erhöhtem Maße; die Vorgänge im Lebewesen sind wesentlich verwickelter, als man es damals ahnen konnte. Aber auch wenn man sich auf den Standpunkt dieser Defizittheorie stellt, so können noch zahlreiche andere Stoffe mangeln; ich nenne nur Jod.

Entsprechend der Einfachheit und leichten Erlernbarkeit der Lehre hat sie besonders bei den Heilpraktikern und im Volke Anklang gefunden und große Verbreitung erlangt, so daß sich vielfach „Biochemische Vereine“ gebildet haben. Allerdings haben die heutigen „Biochemiker“ ihren Heilschatz z. T. stark erweitert und gehen damit weit über die Lehre des Gründers hinaus.

Die Arzneimittelwahl findet auf Grund seiner physiologisch-chemischen Vorstellungen statt. Bei den einzelnen Mitteln wird die Beziehung zu den einzelnen Geweben, Organen und Krankheiten auseinandergesetzt und in der Abteilung, in der die einzelnen Krankheiten erörtert werden, wird vielfach dogmatisch das oder werden die Mittel bei diesen Krankheiten oft mit besonderen Heilanzeigen angegeben. Bei anderen Krankheiten wird kurz die Begründung für Empfehlung des betreffenden Mittels gegeben.

Einige dieser Mittel waren schon in der Homöopathie mehr oder weniger gründlich am Gesunden geprüft, andere sind auf Anregung der Schüßlerschen Arbeiten dann auch von den Homöopathen geprüft worden, so Magnesium phosphoricum, das Schüßler in die Behandlung einführte. Außerdem verwenden manche Homöopathen mitunter die Schüßlerschen Mittel auf Grund der biochemischen Empfehlungen, wie ich das z. B. von Stauffer hörte. So ist die Biochemie Schüßlers nicht ohne Einfluß auf die Homöopathie geblieben, ohne daß diese jedoch dadurch irgendwie in ihrem Wesentlichen sich geändert hätte.

Die „Elektrohomöopathie“ von Cesare Mattei. Die Elektrohomöopathie hat im Grunde etwa ebensoviel mit der Elektrizität wie mit der Homöopathie zu tun, soll aber hier kurz besprochen werden, da Mattei von der Hahnemannschen Homöopathie ausgegangen ist und man infolge des Namens „Elektrohomöopathie“ hier Aufklärung über sie suchen wird.

Cesare Mattei ist geboren in Bologna im Jahre 1809 und gestorben 1896 auf seinem Schloß Rocchetta. Seit der Mitte des vorigen Jahrhunderts hat er sein Verfahren aufgebaut. Papst Pius IX. begünstigte ihn, stellte ihm für seine Versuche ein Krankenhaus in Rom zur Verfügung und verlieh ihm später den Grafentitel.

Seine erste Schrift war „Un poco di storia sui remedi Mattei“ (Bologna, 1871); 1878 erschien die Schrift „L'Elettromiopatia, scienza nuova, che cura il sangue e sana l'organismo“ (Casale—Monferrato). Die Mittel enthalten eine Anzahl von Pflanzensäften, die einer „spagyrischen“ Gärung unterworfen worden sind; die einzelnen Bestandteile befinden sich darin in niederen Verdünnungen nach Art der homöopathischen Mittel. Die Zusammensetzung war lange geheimgehalten, und als später der deutsche Vertrieb der Mittel den Schleier lüftete, wurde die Richtigkeit der Mitteilung von der italienischen Firma bestritten. Nach dem Krieg machte sich dieser deutsche Vertrieb selbständig und nannte die Mittel „Elektro-Komplex-Homöopathie“ und neuerdings „Iso-Komplex-Homöopathie“, während die „echten“ Mattei-Mittel nunmehr unter dem Namen der „Homöopathie Mattei“ gehen. Ob die jetzigen Angaben über die Zusammensetzung richtig sind, entzieht sich meiner Kenntnis.

Wie schon oben bemerkt, hat das Heilverfahren mit der Homöopathie, abgesehen davon, daß die Einzelbestandteile der Komplexe wie in der Homöopathie verdünnt werden, nichts zu tun, die Mittelwahl erfolgt in generalisierender Weise; so wird z. B. Antiscrofoloso Nr. 3 empfohlen bei: „Gesichtsflechte, Flechtenausschlag, Magenleiden, Hernien, Verschleimung, Gichtknoten, Anfällen von Fraisen oder Epilepsie bei Kindern, Starrkrampf. (Gehirnnerven: reizbare Schwäche. Nervensystem. Rückenmark. Zunge. Mandeln. Harn- und Herznerven. Haut. Neurasthenie.)“ (Siehe „Die Homöopathie Mattei“, Würzburg, 1933, Ausgabe A für Ärzte.) Gegen die spagyrische Gärung hat sich, wie schon auf Seite 286 betont, Hahnemann frühzeitig ausgesprochen. Prüfungen der Komplexe sind meines Wissens nicht angestellt oder wenigstens nicht veröffentlicht worden.

Mattei spricht von „Elektro . .“, weil die Mittel angeblich so schnell wie die Elektrizität wirken. Auch sonst ist er sehr optimistisch: noch in der letzten Ausgabe der eben erwähnten Schrift heißt es vom Krebs, er sei in den ersten Stadien „leicht zu heilen“; besonders gilt das vom Krebs, solange er noch geschlossen ist, aber auch wenn er schon aufgebrochen ist, sei „der gute Erfolg beinahe gewiß“.

Die „spagyrische Heilkunst“ Dr. Zimpels. Nach den Angaben des Herstellers der Zimpelschen Mittel ist dieser 1800 in Sprottau geboren. Ur-
664 sprünglich preußischer Offizier, verließ er das Heer nach etwa zehn Jahren und

ging dann nach Amerika für längere Jahre. Nach der Rückkehr hat er sich einige Zeit mit Medizin beschäftigt und ersuchte auf Grund einer Arbeit über das gelbe Fieber die Fakultät zu Jena, ihm den Doktortitel zu geben, der ihm bei seinen Reisen im Ausland, die er beabsichtige, von Wert sei. Er erhielt ihn 1849, ging zu seiner Ausbildung zu Lutze nach Köthen und wandte sich dann ins Ausland. In Rom wohnte er Ende der sechziger Jahre längere Zeit den Sprechstunden Matteis in seinem Krankenhaus bei und stellte selbst spagyrische Mittel her. Auch sie sind vielfach Mischungen mehrerer Mittel; es gibt aber auch zahlreiche Einzelmittel in spagyrischer Form.

Es wird angegeben, daß die Mittel auch geprüft sind, doch sind mir keine Prüfungen bekannt geworden; auch wird es nicht ganz klar, ob diese Prüfungen mit den Mischungen oder mit den einfachen Mitteln angestellt sind. Außerdem fehlt es an wissenschaftlichen Mitteilungen, in welcher Hinsicht sich die gegorenen Pflanzensäfte in ihrer physiologischen Wirkung von den nicht gegorenen unterscheiden; denn es ist anzunehmen, daß die wirksamen Stoffe dieser Pflanzenmittel bei der Gärung sich verändern. Auch ist nichts Genaues darüber bekannt, inwiefern sich die Zimpelschen Mittel von den Matteischen unterscheiden. Da beide spagyrisch sind, werden sie im Grundsatz sich ähneln, und auch die Mittelwahl ist ganz ähnlich wie bei Mattei.

Zimpel starb 1878 in Puzzuoli bei Neapel.

Da die Arzneimittelwahl bei den Komplexmitteln sehr leicht ist, so sind sie sehr beliebt geworden bei Laien, Heilpraktikern und auch bei Ärzten, die glauben, der „biologischen Heilkunst" und der Homöopathie im besonderen ihren Zoll zahlen zu müssen. Diese Umstände haben sich besonders zahlreiche Firmen zunutze gemacht, und so sind im Laufe der letzten zehn bis zwanzig Jahre eine ganze Anzahl von derartigen Komplexsystemen entstanden, mit oder ohne Spagyrik. Da jedoch über diese Mischungen keine Prüfungen bekannt sind, so ist es unberechtigt, sie als homöopathische Mittel zu bezeichnen. Es soll deshalb auch nicht näher darauf eingegangen werden.

Weihes epidemisches Heilverfahren (die Weiheschen „Schmerzpunkte"). Einen weiteren eigenartigen Versuch, zu einer gewissen Verallgemeinerung zu gelangen, stellt das epidemische Heilverfahren von August Weihe, einem homöopathischen Arzt in Herford in Westfalen, dar.

Weihe (1840—1896) war schon frühzeitig mit der Lehre Rademachers bekannt geworden, hatte vielfach dessen epidemische Mittel angewendet und
Rademachers Angaben bestätigt gefunden. In Anknüpfung an oben 665

bei Rademacher Gesagtes muß jedoch betont werden, daß diese sog. Epidemiemittel bei den Anhängern sich nicht nur auf eine bestimmte Krankheit beziehen, wie z. B. Hahnemanns zwei Mittel Bryonia und Rhus bei der Typhusepidemie von 1813, sondern sich bei den meisten Erkrankungsfällen eines bestimmten Zeitabschnittes bewähren sollen. 1872 kam er zu der Ansicht, daß in vielen Fällen ein nach dem Ähnlichkeitssatz gewähltes Mittel zwei nach Rademacher gewählten entspricht. So hatte er z. B. zu einer bestimmten Zeit als Epidemiemittel Natrium nitricum und Nicotiana festgestellt, bei seiner eigenen Erkrankung fand er nach dem Simile Sepia angezeigt, das ihm auch gute Dienste leistete; später nahm er in diesem Zeitabschnitt mit gutem Erfolg Natrium nitricum und Nicotiana. Er spricht von einer „therapeutischen Gleichung", baute dies Gebiet weiter aus und stellte zahlreiche solche typischen Gleichungen fest. Damit verband er weiter in eigenartiger Weise gewisse Schmerzpunkte, die er am Körper der Patienten, besonders in der Bauchgegend, fand.

Seiner Behauptung nach fanden sich bei jedem Kranken zwei solcher Punkte; einem ordnete er ein Organ-, dem andern ein Universalmittel zu, wobei er wieder an Rademachersche Vorstellungen anknüpfte, jedoch mit der Zahl der Mittel weit über ihn hinausgehend. Auch in bezug auf die Schmerzpunkte bezog er sich auf Rademacher, der einmal von solchen druckempfindlichen Stellen der Bauchgegend spricht (Erfahrungsheillehre, 4. Aufl., Bd. 1, S. 177). Auch Kissel erwähnt ähnliches in seinem „Handbuch" (S. 366).

Erst in den achtziger Jahren kam die Erörterung über diese Weiheschen Ansichten in Fluß; insbesondere trat Jakob Leeser für diese Ansichten ein (A. H. Z., Bd. 111, 1885), dem sich bald andere anschlossen, wie besonders Göhrum, auch Rapp und Bruckner, Basel, standen dieser Bewegung nahe. Leeser versuchte nachzuweisen, daß Weihes Verfahren innerhalb der Homöopathie stände und daß die mittels der Schmerzpunkte aufgefundenen epidemischen Mittel auch die Simillima seien. 1891 wurde eine „Epidemiologische Gesellschaft" gegründet. Versuche, die unter den Augen anderer Homöopathen gemacht wurden, überzeugten jedoch nicht.

Von Arbeiten Weihes seien genannt: B. H. Z., Bd. 5, 1886, und A. H. Z., 124, 1892; von Leeser eine Anzahl Arbeiten in der A. H. Z. (Bd. 116 bis 127, 1888 bis 1893), von Göhrum einige in der A. H. Z. (Bd. 124 bis 127) und in der B. H. Z. (Bd. 10, 1891). Als Kritiker äußerten sich A. Villers und Mossa in der A. H. Z. (Bd. 127). Mit dem Jahre 1893 verstummte in Deutschland die Erörterung, nach einer brieflichen Mitteilung von Göhrum an mich, weil durch die Influenzapandemie im Jahre 1891 die Klarheit der Beziehungen beeinträchtigt worden sei. Dagegen fand die Lehre noch in
666 unseren Jahren in Frankreich Beachtung; es erschien darüber eine Schrift von

Jacob: „Les Points de Weihe", und Bonnet-Lemaire veröffentlichte in der „L'Homœopathie Moderne" (1935, S. 639 bis 651) eine Arbeit über die Schmerzpunkte, die er mit der chinesischen Akupunktur in Vergleich setzt.

Ob an den Ansichten dieser Richtung etwas Haltbares ist, läßt sich vielleicht noch nicht mit Bestimmtheit sagen, doch halte ich die Versuche J. Leesers, das Verfahren als innerhalb der Homöopathie stehend und die Übereinstimmung in der Arzneifindung zwischen Homöopathie und Weihe nachzuweisen, für mißglückt. Die Richtigkeit der Behauptungen der Anhänger Weihes als mehr oder weniger richtig vorausgesetzt, würden diese Bestrebungen, zu einer gewissen Verallgemeinerung zu kommen, sich organischer an die Homöopathie anfügen als etwa die Schüßlersche Lehre.

* * *

All diesen Bestrebungen liegt mehr oder weniger ausgesprochen der Gedanke zugrunde, über die allzu große Individualisierung der Homöopathie bei der Arzneimittelwahl und die fast unübersehbare Symptomenfülle hinauszukommen und wieder zu einer irgendwie gearteten Verallgemeinerung und zum Zusammenfassen des einzelnen zu gelangen.

Zu dieser vergleichenden Übersicht über diese sehr verschiedenartigen Versuche sei außerdem noch Rademacher herangezogen sowie Grauvogl, der auch in diesem Abschnitt hätte behandelt werden können und der nur wegen seiner besonders engen Beziehungen zur Homöopathie schon anderwärts gebracht wurde.

Rademacher, der, wie wir schon früher sahen, doch wohl mehr oder weniger bewußt durch Hahnemann beim Aufbau seiner Lehre beeinflußt worden ist, lehnt die Individualisierung auf Grund der Prüfungsergebnisse und an Hand des Ähnlichkeitssatzes ab und geht den etwas rohen Weg des Ausprobens, auf dem er dann verallgemeinernd auch zu Epidemiemitteln zu kommen strebt. Grauvogl dagegen gelangt zu Verallgemeinerungen durch den Aufbau dreier Konstitutionen, die er auf physiologische Eigenheiten und Verhaltungsweisen gründet. Seine Arzneimittelwahl trifft er dann z. T. aus einer den drei Konstitutionen zugeordneten Gruppe von Mitteln, die er teilweise auf Grund von chemischen Überlegungen aufgestellt hat. Sein Versuch, diesen Findungsgrundsatz mit dem Ähnlichkeitssatz in Einklang zu bringen, muß als gescheitert angesehen werden.

Mandt hinwiederum versucht über die allzu große individualisierende Zersplitterung hinwegzukommen, indem er von der schulmedizinischen Krankheitslehre ausgeht, mit der er dann die schematisch vereinfachte und verallgemeinerte homöopathische Arzneimittellehre verknüpfte. Auch dieser Versuch muß in der vorliegenden Form als unzureichend betrachtet werden.

Honigberger reicht kleine Gaben und verwendet auch vielfach Mittel, die in der Homöopathie üblich sind, aber es findet eine recht grundsatzlose Auswahl statt und ohne individuelle Arzneimitteldiagnose.

Bei der Komplexhomöopathie besteht die Verallgemeinerung in ganz rohen, oft dem volkstümlichen Sprachschatz angehörenden Krankheitsdiagnosen, und auch die Individualisierung des Mittels fällt fort durch die Mischung verschiedener Mittel. Die Gabengröße ist allem Anschein nach „homöopathisch".

Die Biochemie Schüßlers baut ihre Krankheitsdiagnosen, die stark verallgemeinern, vielfach auf veralteten chemischen Anschauungen auf, doch wird immerhin eine gewisse Individualisierung versucht, indem z. B. die Verschiedenartigkeit des jeweiligen Sekretes bei Husten usw. beachtet wird. Auch die Arzneimittelwahl geht von nicht mehr haltbaren chemischen Überlegungen aus, womit mehr oder weniger offenkundig homöopathische Gesichtspunkte verknüpft sind.

Das Verfahren von Weihe versucht durch Findung eines „Epidemiemittels" über die Individualisierung hinauszukommen, doch bleiben die Beziehungen zum Ähnlichkeitssatz unklar und fragwürdig.

Keins dieser Verfahren kann als eine organische Weiterbildung der Homöopathie betrachtet werden, und so sind diese Bemühungen, soweit sie eine solche organische Weiterbildung überhaupt sein wollten, als gescheitert zu betrachten und stellen insofern ein Warnungszeichen dar. Am ehesten bestünde vielleicht die Möglichkeit, die Bestrebungen Mandts auf einer höheren Ebene wiederholend an unsere heutige vertiefte physiologische Krankheitslehre anzuknüpfen und eine gleichfalls physiologisch unterbaute, aber nicht so schematisch vereinfachende homöopathische Arzneimittellehre damit in Verbindung zu setzen. Aber es bleibt ungewiß, ob der Gewinn dieser Vereinfachung und erhöhten Übersichtlichkeit den Verlust an Individualisierung aufwiegen würde.

* * *

Die Augendiagnose. Ich benütze die Gelegenheit, im Vorbeigehen einige Worte über die Augendiagnose zu sagen, nicht weil sie ihrem Wesen nach mit der Homöopathie etwas zu tun hat, sondern weil sie nichts damit zu tun hat. Wenn Fritz Salzer, der als ein Kenner der Augendiagnose gilt, in seiner Schrift „Augendiagnose und Okkultismus" (München, 1926) sagt: ein „Hauptvertreter" der Homöopathie habe die Augendiagnose „in die Welt gesetzt", so beruht diese Angabe auf völliger Unkenntnis. Ignaz von Peczely, der „Entdecker" der Augendiagnose, hat als Homöopath nie die geringste Rolle gespielt, und niemand würde seinen Namen heute noch
668 kennen, wenn er nicht durch die Augendiagnose berühmt geworden wäre.

Nun ist allerdings nicht zu bestreiten, daß einige Homöopathen die Augendiagnose mehr oder weniger anerkennen. Es ist eine alte psychologische Erfahrung, daß Außenseiter, wie es auch die Homöopathen sind, anderen Außenseiterverfahren von vornherein weniger abgünstig gegenüberstehen als andere Menschen. Und weiter gibt es unter den Außenseitern einen Menschenschlag, der etwas nicht deshalb mit freundlichen Augen ansieht, *obwohl*, sondern *weil* es seltsam und absonderlich ist. Dies ist der ganze Zusammenhang zwischen Homöopathie und Augendiagnose.

III. Geschichte der Homöopathie seit 1880

a) Wandlungen der Schulmedizin

Um das Jahr 1880 fanden in der Medizin große Umwälzungen statt, die, wohl in manchem vorbereitet, doch ziemlich plötzlich und unerwartet der Medizin in einem Jahrzehnt ein in vielem neues Gesicht gaben.

Auf geistigem Gebiet setzte in den siebziger Jahren allmählich eine Gegenwirkung gegen den Mechanismus ein, und es war der bedeutendste systematische Philosoph des letzten Drittels des 19. Jahrhunderts, *Eduard von Hartmann*, der schon in der ersten Auflage seines berühmten Werkes „Philosophie des Unbewußten“ (Berlin, 1869) in zwei Abschnitten über „Das Unbewußte in der Naturheilkraft“ und „Das Unbewußte im organischen Bilden“ beim Lebewesen den Mechanismus des Materiellen durch Unbewußt-Psychisches geleitet sein läßt, ebenso wie er in tiefdringenden Untersuchungen das Fragwürdige der mechanistischen *Darwin*schen Abstammungslehre schon in den siebziger Jahren aufzeigte.

Wenn er auch als Kämpfer gegen die Zeit nicht den Einfluß hatte, den man nach dem Aufsehen, das sein Werk erst machte, erwarten könnte, so hat er doch wohl schon den Boden gelockert für die in den achtziger Jahren erfolgende Saat vitalistischer Gedankenkeime. Ich nenne von diesen Forschern den Botaniker v. *Hanstein*, den Pathologen *Rindfleisch*, den Physiologen *Bunge*, den Biologen *Gustav Wolff* und endlich den *Zoologen* und *Philosophen Hans Driesch*. Wenn damit natürlich auch nicht der Mechanismus widerlegt und aus den Hallen der Wissenschaft hinausgewiesen wurde, so lockerte sich doch die Ansicht eines starren Mechanismus allmählich auf, und es kamen die vitalistischen Anschauungen wieder häufiger zu Wort. Es konnte nicht ausbleiben, daß dadurch rein stimmungsmäßig auch in der Medizin die Bewertung des Materiell-Anatomischen zurückgedrängt wurde.

Aber auch in der Medizin selbst meldeten sich schon in den siebziger Jahren langsam andere Anschauungen zum Wort. Als einer der ersten Wortführer neuer Ansichten trat *Edwin Klebs* auf der Münchener und der Kasseler Versammlung der „Gesellschaft deutscher Naturforscher und Ärzte“

1877/78 hervor, der insbesondere die Alleinherrschaft der Anatomie und der Virchowschen Zellularpathologie bekämpfte und betonte, diese sei bei den ansteckenden Krankheiten unzureichend. „Die wichtigste Aufgabe der Medizin (als Heilkunde) wird aber nicht von der Zellularpathologie erfüllt, für dieselbe besitzt diese Krankheitstheorie keinen Raum, denn sie vernachlässigt alles, was den zellularen Veränderungen vorangeht, und ist absolut unfruchtbar geblieben in der Erkenntnis aller derjenigen Krankheitsprozesse, bei denen zellulare Veränderungen gar nicht oder spät auftreten. . . . Wir besitzen keine zellulare Therapie, und wenn wir eine besäßen, würden wir durch dieselbe unser Ziel ebensowenig erreichen.“ („Über Zellularpathologie und Infektionskrankheiten“ in „Tageblatt der 51. Versammlung deutscher Naturforscher und Ärzte“, Kassel, 1878, S. 133.)

Petersen, der dänische Geschichtsschreiber der Medizin, machte 1889 darauf aufmerksam, daß seit dem Tode von M. Traube (1876) unter dem Einfluß der Kliniker Frerichs und Leyden eine deutliche Gegenbewegung gegen die ausschließlich anatomische Richtung eintrat; zumal Frerichs betonte die Selbständigkeit der Klinik (Verhandlungen des Kongresses für innere Medizin, Wiesbaden, 1889, S. 237).

Besonders hat aber schon in den siebziger Jahren der eigene Wege gehende Ottomar Rosenbach sich von der einseitigen Zellularpathologie abgewendet und angestrebt, von anatomischen Feststellungen zur funktionellen Diagnostik vorzudringen und damit die Lehre von den Betriebsstörungen im Organismus zu begründen. Durch die bisherige anatomische Einstellung sei es dazu gekommen, daß man funktionelle Störungen, die wichtigsten und häufigsten Vorgänge im Körper, fast ganz verkannt habe und man die gröbsten Strukturveränderungen für die feinsten funktionellen Störungen verantwortlich machte, obwohl sich doch gezeigt habe, daß bei hochgradigen Störungen oft nicht die geringsten materiellen Veränderungen nachzuweisen seien. Die Anatomie genüge dazu nicht; dagegen könnten wir mit der funktionellen Prüfung sichere Zeichen der Störungen entdecken (s. Energetik und Medizin, Wien—Leipzig, I. Aufl. 1897, II. Aufl. 1904, angeführt nach „Ausgewählte Abhandlungen“, Leipzig, 1909, Bd. I, S. 41 bis 45).

Diese funktionelle Krankheitslehre hat sich denn auch langsam durchgesetzt, und führende Kliniker bekennen sich zu ihr, wie schon der Titel von G. von Bergmanns bedeutendem Werke „Funktionelle Pathologie“ (1932) beweist[7].

[7] Wenn ich hier nur Rosenbach und Bergmann nenne, so wird damit der erste und ein heutiger Wortführer genannt, ohne daß damit gesagt sein soll, daß nicht auch noch andere diesen Weg beschritten haben. Auch soll damit nicht eine unmittelbare Abhängigkeit des Krausschülers Bergmann von Rosenbach an-
670 gedeutet werden.

Noch wichtiger wurden in mancher Hinsicht die Entdeckungen auf dem Gebiete der Bakteriologie, die seit den siebziger Jahren unter der Führung von Louis Pasteur und Robert Koch von umwälzendem Einfluß auf die Medizin wurden und die insbesondere deshalb ein wenig ausführlicher hier erwähnt werden, weil sie in mehrfacher Hinsicht sich mit der Homöopathie berühren.

Es war hauptsächlich der geniale technische Kniff Robert Kochs des flüssigen und starr werdenden Nährbodens, der die Isolierung der Kleinlebewesen und die Reinkultur ermöglichte. Nun gelang in schneller Folge die Entdeckung der Erreger zahlreicher Infektionskrankheiten, so die des Tuberkelbazillus (1882) und des Cholerabazillus (1883) durch Koch, denen bald die des Typhusbazillus durch Eberth-Koch-Gaffky und des Diphtheriebazillus durch Klebs-Löffler folgte.

Man sah nun in etwas vorschneller Verallgemeinerung in den Bakterien „die Ursache" der Infektionskrankheiten, und Koch selbst betonte ausdrücklich, „daß die Tuberkelbazillen nicht bloß eine Ursache der Tuberkulose, sondern die einzige Ursache derselben sind, und daß es ohne Tuberkelbazillen keine Tuberkulose gibt". („Mitteilungen des Kaiserlichen Gesundheitsamtes", Bd. 2, S. 76, Berlin, 1884.) Andere jedoch waren besonnener; so hat Kochs wohl bedeutendster Schüler, F. Hueppe, frühzeitig betont, daß es eine Verkennung des Begriffes „Ursache" bedeute, die Bazillen als „die Ursache" der Krankheiten anzusehen, so z. B. 1889 in der „Berliner klinischen Wochenschrift" (Bd. 26, S. 1015), wo er bemerkt, daß die Bakterien nicht die Ursache sind, die Ursache liege im Zustande der Zellen und Gewebe. Hueppe jedoch stand damit ziemlich allein; die allgemeine Ansicht pflegte im Sinne von Koch in den Bakterien „die" Ursache zu sehen und die im Körper liegenden Vorbedingungen noch lange Zeit kaum zu berücksichtigen.

Diese Beachtung des Körpers und seiner wechselnden Bereitschaft bei einer ansteckenden Krankheit ließ allmählich wieder konstitutionelle Gesichtspunkte emporkeimen, und da es sich dabei um Antworten des Körpers auf Reize handelt, ergab es sich sozusagen von selbst, daß sich damit betriebspathologische Gesichtspunkte verknüpften. Neben Hueppe sind aus dieser Zeit noch zu nennen Rosenbach und Martius. Rein anatomische Ansichten traten dadurch weiter in den Hintergrund. Diese allmählich sich verstärkende Beachtung der konstitutionellen Betrachtungsweise erleichterte wiederum das Verständnis der Homöopathie, die in ihrer Arzneimittellehre, der umgedeuteten Psoralehre und den Grauvoglschen Anschauungen genügend Anknüpfungspunkte für Konstitutionspathologie und -therapie bot.

Dem eben Gesagten entspricht es auch, daß die Homöopathen schon frühzeitig die Kochsche Auffassung bekämpften. So hat E. Schlegel schon im Jahre 1885 über Bedingung und Ursache gesagt: „Die exogene Krankheitspotenz ist nicht die ausschließliche Ursache der Cholera, sondern der Erkrankungsausbruch ist an Mitursachen geknüpft. Der Mensch ist nicht einfach Nährsubstanz für den Pilz, sondern er wird es (in beschränktem Sinne) erst dann, wenn die Integrität des menschlichen Organismus schon zuvor gestört und der natürliche Selbstschutz, welcher im normalen Zusammenwirken seiner Funktionen liegt, aufgehoben ist.“ (A. H. Z., Bd. 110, S. 44.)

Nebenbei bemerkt ist es beachtenswert, daß hier Schlegel keineswegs dem exogenen Krankheitskeim seine Bedeutung abspricht; er erkennt ihn im Gegenteil durchaus an, allerdings völlig mit Recht neben anderen Bedingungen. Ähnlich hat sich Gerstel, Wien, dahin ausgesprochen, daß zum Zustandekommen der Erkrankung noch anderes dazutreten müsse, nämlich die individuelle Disposition. (A. H. Z., Bd. 119, S. 90 f., 1889.)

Diese neuen Erkenntnisse über die Bedeutung der Kleinlebewesen als notwendige Bedingung für zahlreiche Krankheiten mußten natürlich die Krankheitslehre tiefgehend beeinflussen. Nunmehr waren die pathologisch-anatomischen Befunde an den Organen nicht mehr das letzte sinnlich Feststellbare im Krankheitsgeschehen, und es konnte nicht ausbleiben, daß damit die rein pathologisch-anatomische Forschung an Bedeutung verlor.

Die Bakteriologie war aber auch sonst noch in mehrfacher Hinsicht von Bedeutung für die Medizin und zumal auch für ihre Stellung zur Homöopathie. Angeregt durch die Pockenschutzimpfung machte schon in den siebziger Jahren der geniale Feuergeist eines Pasteur Versuche, mittels der Krankheitserreger und ihrer Erzeugnisse gegen die Krankheiten zu feien, und es gelang ihm auch zuerst bei einer Tierkrankheit, nämlich der sog. Hühnercholera. Das größte Aufsehen aber machte die Kochsche Behandlung der Tuberkulose mittels des Tuberkulins, d. h. den in der Nährflüssigkeit befindlichen Bakteriengiften. Diese und ähnliche Verfahren haben offenbar Verwandtschaft mit der Isopathie, und das wurde auch von manchen Forschern anerkannt, wie z. B. von Hueppe, der ganz offen und mit feinem Spott schrieb: „Früher nannte man das Isopathie, jetzt nennt man es ‚spezifische Therapie‘, um ja nur den Schein zu vermeiden, als hätte man etwas von den früheren gelernt oder hätte gar Beziehungen zu den in der wissenschaftlichen Medizin etwas übel beleumdeten Isopathen und Homöopathen. In Wirklichkeit ist es dasselbe in anderer Farbe. Lux hatte so beispielsweise gegen Hundswut Hydrophobin, gegen Pocken Variolin, gegen Schwindsucht Pneumophthisin, gegen Scharlach Skarlatin hergestellt.“ („Naturwissenschaftliche Einführung in die Bakteriologie“, Berlin, 1896.)

In kritischem Sinne setzte sich auch der klare, selbständige Ottomar Ro-
672 senbach mit den Einseitigkeiten der Bakteriologie auseinander, indem er

auf das Plump-Gewaltsame der Tierversuche hinwies; „Infektionskrankheiten“ seien keine „Injektionskrankheiten“. Die Bakteriologie komme dadurch, daß man mittels Einspritzung großer Mengen von Reinkulturen maximale Reize ausübe und die Schutzvorrichtungen damit überrenne, zu falschen Ergebnissen. Sie vergleiche Unvergleichbares und mache falsche Analogieschlüsse. Wichtiger sei die Reaktionsgröße und -form des Gewebes. Auf Grund einseitig bakteriologischer Einstellung spreche man schon von Diphtherie, wenn bei einfacher Halsentzündung sich Diphtheriebazillen finden. Auch die sehr bösartige Scharlach-Diphtherie, bei der keine Diphtheriebazillen, sondern Strepto- und Staphylokokken vorhanden seien, zeige die Falschheit einer einseitig bakteriologischen Diagnose. Man verwechsle dabei eine mögliche Krankheitsursache mit der Krankheit. Nur die individuelle Diagnose des Einzelfalles ermögliche die richtige Beurteilung. Insbesondere müsse die Disposition beachtet werden. (Wiener med. Presse, 1894, Nr. 43, vgl. auch „Arzt contra Bakteriologie“, Berlin—Wien, 1903.)

Daß die Ansichten Rosenbachs, insbesondere die über eine funktionelle Pathologie, bei den Homöopathen frühzeitig beachtet wurden, ist verständlich; wurde doch von ihrer Seite, im Gegensatz zur pathologisch-anatomischen Richtung in der Schulmedizin, schon lange betont, die Homöopathie habe es vornehmlich mit den Funktionsstörungen zu tun, wie das noch kurz vor dem Auftreten Rosenbachs Lewi ausgeführt hatte (Hom. Klin., Bd. 22, 186, 1877). Besonders Schlegel hat mehrfach auf die teilweise Verwandtschaft der Rosenbachschen Ansichten mit denen der Homöopathie aufmerksam gemacht. Beachtenswert ist dabei, daß die funktionelle Diagnose im Gegensatz zur anatomischen an sich dazu neigen wird, das Besondere des Einzelfalles herauszuheben[8].

Wenn also auch, wie Hueppes Worte zeigen, man gern über die Verwandtschaft mit der Isopathie und Homöopathie schwieg, so mußte doch diese Ähnlichkeit auch dem einfachsten Gemüt auffallen und dazu beitragen, daß Ärzte und Laien in der Homöopathie nicht mehr den Unsinn sahen, wie es bisher üblich gewesen war. Und es wirkte sich das auch insofern aus,

[8] Zur Ergänzung sei nochmals auf die Worte Hahnemanns aus dem Jahre 1801 auf Seite 594 verwiesen, in denen er bei der Belladonnaprüfung ausdrücklich die Verrichtungen der Organe und Organsysteme beachtet sehen will. Griesselich sagt in seinem „Handbuch“ (S. 102), an diese Stelle anknüpfend: „Es ist natürlich, daß das, was er von der Belladonna äußerte, seine Meinung von allen Arzneien sein mußte; es ist also von ihm anerkannt, daß die Ermittlung der funktionellen Störungen, welche sich bei Arzneiversuchen zeigen, von hoher Wichtigkeit ist.“ Der Eigenart der Homöopathie entsprechend mit ihrer Vergleichung der Arznei- mit den Krankheitssymptomen wird auch bei den Krankheiten das Funktionelle besonders beachtet. Wir sehen also, wie in der Früh-, Mittel- und Spätzeit auf die Wichtigkeit des Funktionellen hingewiesen wird. 673

als der Ton gegenüber den Homöopathen doch nicht mehr so feindselig war wie in den letzten Jahrzehnten.

Aber noch etwas Zweites mußte bei der Tuberkulinbehandlung auffallen: die Kleinheit der Gaben! Man hatte in der Zeit der ersten Begeisterung mit „allopathischen“ Gaben starke Verschlimmerung erlebt und gefunden, daß auch sehr kleine Gaben wirkten, ja besser wirkten als weniger kleine. Im Verfolg dieser Erfahrungen sind manche rein schulmedizinisch eingestellten Ärzte, wie Sahli, Samson und auch Philippi, zu einer Gabenkleinheit übergegangen, die tausendfach unterhalb der üblichen Gaben vieler Homöopathen lagen, indem sie die 10. bis 11. Verdünnung gaben. Auch dieser Umstand konnte nicht ohne Eindruck auf die Schulmedizin bleiben. Die starken Wirkungen mußten in diesem Zusammenhange um so mehr auffallen, als es sich bei der Tuberkulinbehandlung wie bei der Homöopathie um spezifische Stoffe handelte, bei jener allerdings um krankheitsartspezifische, bei der Homöopathie um individuellspezifische Stoffe. Diese beiden Punkte: das Simile und die Wirksamkeit kleinster Gaben des Simile, mußten die Homöopathie nunmehr in weniger ungünstigem Lichte erscheinen lassen.

Auch die Anfang der neunziger Jahre von Behring begründete Serumbehandlung wies in gleiche Richtung. Allerdings wird mit dem Diphtherieserum dem Körper ein Gegengift einverleibt; aber wenn man daran denkt, daß das Diphtherieserum bei den Pferden durch Einspritzen des Diphtheriebazillengiftes erzeugt wird, so könnte man von „indirekter Isopathie“ sprechen. Daß die Grenzen zwischen Isopathie und Homöopathie unscharf sind, wurde oben auf Seite 8 gezeigt. Behring selbst hat von den Beziehungen seiner Behandlung zur Isopathie und Homöopathie gesprochen und Hahnemann sogar — allerdings mit etwas lässiger Gönnermiene — einiges Lob gespendet: Hahnemanns Grundsatz sei nach unseren heutigen Kenntnissen „gar nicht so übel gewesen“. „Wenn Hahnemann nichts weiter verbrochen hätte als seinen therapeutischen Grundsatz, dann brauchte es um seine Reputation gar nicht so schlecht zu stehen“ (Behring, Gesammelte Abhandlungen, Neue Folge, 1915, Bonn, S. 139 bis 140. Diese Bemerkung stammt aus dem Beginn der neunziger Jahre).

Schließlich hat Behring, die Ergebnisse von Ehrlichs Antitoxinforschungen zusammenfassend, einmal gesagt: „Dieselbe Substanz im lebenden Körper, welche, in der Zelle gelegen, Voraussetzung und Bedingung einer Vergiftung ist, wird Ursache der Heilung, wenn sie sich in der Blutflüssigkeit befindet.“ (D. M. W., Bd. 24, S. 68, 1898: „Über Heilprinzipien, insbesondere über das ätiologische und das isopathische.“) In dieser Arbeit wird der isopathische Grundsatz ausführlich behandelt, jedoch nur vom eng bakteriologischen Gesichtspunkt aus, anstatt von größeren Gesichtspunkten aus in das Gebiet und in benachbarte, wie die Homöopathie, vorzustoßen. Infolgedessen hat Behring auch — abgesehen vom bakteriologischen und serologischen Gebiet — mit diesen Arbeiten keinen weiterreichenden Einfluß gewonnen, andernfalls hätte er vielleicht damals schon das leisten können, was ein Menschenalter später August Bier geleistet hat.

Mit Bakteriologie und Serologie hielt wieder ein Stück Humoralpathologie ihren Einzug in die Medizin. Der magische Ausspruch Mephistos: „Blut ist ein ganz besonderer Saft" erhielt jetzt einen höchst wirklichen, wissenschaftlichen Sinn, als man im Blut ganz unbekannte Stoffe und Wirkungen fand. Die humoralpathologische Anschauung brachte ohne weiteres auch eine andere Einstellung zur örtlichen Behandlung; durch den alles verbindenden Blutstrom mit der bisher ganz unbekannten Fracht von Toxinen und Antitoxinen kamen auch die Allgemeinerkrankungen in ein neues Licht.

Dazu traten noch andere, z. T. außerhalb der Medizin gemachte Feststellungen, die sich allmählich in einer veränderten Beurteilung der Homöopathie auswirken mußten. Nach den Anschauungen der Pharmakologen lag die Grenze der Einwirkung auch der heftigsten Gifte auf den lebenden Körper bei Gaben von 1 bis $^1/_{10}$ mg, also bei der dritten bis vierten Verdünnung; darüber hinaus sah nur die Phantasie der Homöopathen noch Wirkungen. Die genauere Erforschung der katalytischen Erscheinungen zeigte dann jedoch, daß schon im Anorganischen wesentlich kleinere Mengen eines Stoffes chemische Reaktionen beschleunigen; so wirkt Kupfer noch in der 7. Verdünnung bei Oxydation von Sulfitlösungen mit Sauerstoff als Katalysator (nach Schade).

Wilhelm Ostwald fand, daß in übersättigten und unterkühlten Lösungen noch durch eine Stoffmenge, die der 8. bis 9. Verdünnung entspricht, dieser Zustand aufgehoben werden kann. (Vgl. Zeitschr. für phys. Chemie, 1887, S. 289; A.H.Z., Bd. 134, S. 21; sowie W. Ostwald, Grundr. d. allg. Chemie, 6. Aufl., 1920, S. 359.)

Auch die Hormonforschung mußte feststellen, daß die Einsonderungsstoffe, wie z. B. das Adrenalin, sich in ähnlich geringen Mengen im Blute befinden und doch lebenswichtige Aufgaben erfüllen. Nach gleicher Richtung wiesen die Forschungen Nägelis über die „oligodynamischen" Erscheinungen, bei denen kleinste Mengen Kupfer z. B., die der 6. bis 7. Dezimalverdünnung entsprechen, auf die Alge Spirogyra noch schädigend wirken. Zuletzt haben noch die Walbumschen Forschungen gezeigt, daß Metallsalze, wie Silbernitrat, günstige Einwirkungen auf das Mäusekarcinom in der 11. bis 20. Dezimalverdünnung haben, während „große" Gaben, wie Walbum sagt, d. h. etwa die 6. Verdünnung, noch verschlimmernd darauf einwirken. Hier sind also von einem Forscher, der gar nicht an die Homöopathie denkt, Gaben als groß, ja zu groß festgestellt worden, die nach den bis vor kurzem geltenden Anschauungen der Pharmakologen überhaupt keine Wirkung haben konnten! (Vgl. dazu Schade, „Die physikalische Chemie in der inneren Medizin", Dresden—Leipzig, 1923; P. Saxl, „Die oligodynamische Wirkung der Metalle und Metallsalze", Wien, 1924; Walbum, „Metallsalztherapie" in „Verhandlungen der deutschen pharmakologischen Gesellschaft", 1929; Walbum, „Metallsalztherapie, Behandlung von Teercancer bei weißen Mäusen", Zeitschrift für Krebsforschung, Bd. 31, 1930.)

Endlich muß hier noch die Aufstellung des „Biologischen Grundgesetzes" durch den Greifswalder Irrenarzt Rudolf Arndt erwähnt werden, das er selbst schon als eine Brücke der Verständigung zwischen Schulmedizin und Homöopathie ansah. Unmittelbar war allerdings der Einfluß des Biologischen Grundgesetzes auf die Schulmedizin gering; eine um so größere Rolle spielte es jedoch bald in der Homöopathie (Näheres siehe unten).

Man sieht, eine ganze Anzahl Gründe wurden um das Jahr 1880 wirksam, die den Geist und das Gesicht der Hochschulmedizin stark änderten, von denen nochmals kurz genannt seien das Aufkommen vitalistischer Strömungen, das Zurücktreten der pathologischen Anatomie von der Alleinherrschaft, sowie die aus der machtvoll emporstrebenden Bakteriologie hervorgehenden Bestrebungen, die mannigfach an die Isopathie und Homöopathie erinnern, was das Ison und Homoion, die Spezifität und die kleinen Gaben angeht. Betriebspathologie und die humoralpathologischen Strömungen ließen außerdem die Krankheitslehre in neuem Lichte erscheinen. Schließlich konnte das Biologische Grundgesetz, soweit es bekannt wurde, Verständnis für die Homöopathie erwecken und die Wirkung kleinster Stoffmengen in Chemie und Biologie stutzig machen.

b) Übersicht

Vergleicht man die geistige Lage Anfang der fünfziger Jahre mit der der achtziger Jahre, so fällt die große Änderung ohne weiteres in die Augen, und man wird erwarten können, daß die Einstellung zur Homöopathie nicht mehr so feindselig war wie damals. Aber man würde sich irren, wenn man dächte, nun seien die Hauptgründe der Feindschaft zwischen den Brüdern hinfällig geworden; die Sachlage ist wesentlich verwickelter, denn die Anschauungen der Schulmedizin wurden wohl in manchen Punkten nicht unwesentlich geändert, aber in ihren letzten Grundsätzen doch nicht umgestoßen.

Es war kein Zusammenreißen des alten Gebäudes und Errichtung eines Neubaues; es handelte sich nur um einige kleine Anbauten und den Umbau einiger Teile. Es war keine „Krise in der Medizin", im Gegenteil! man war höchst zufrieden mit sich und seinen Erfolgen. Und so wirkte sich die veränderte Lage in bezug auf die Homöopathie hauptsächlich so aus, daß man nicht mehr recht die Stimmung zu einer entschlossenen Feindschaft aufbringen konnte; dagegen hatten nur wenige die Einsicht, daß man von der Homöopathie auch etwas *lernen* könnte, und es dauerte noch lange, ehe auch nur *einer* der Krankenhausleiter zu einer praktischen Prüfung schritt.

Schon das erste Anzeichen der wachsenden Kraft in der Homöopathie war es wohl, daß man 1881 gegen *Rigler* und O. *Heinze* den Klageweg beschritt (s. o.), was lange nicht geschehen war, und daß man dann wegen dieser damals sich häufenden Angriffe eine Verteidigungskommission bildete. In den neunziger Jahren wird mehrfach betont, daß die Zahl der Homöopathen wieder zunehme, wie von *Mossa*, der im Jahre 1897 in einem Rückblick bemerkt, es habe sich in den letzten Jahren eine Anzahl von Ärzten der Homöopathie zugewendet, so daß die durch den Tod entstandenen Lücken ziemlich ausgefüllt seien (A. H. Z., 134, S. 5). Ähnliches sagt *Kranz-Busch* im Jahre 1901; auch sei der Ton zwischen den beiden Parteien würdiger geworden (A. H. Z., 142, S. 5). Dementsprechend konnte auch der „Zentralverein" bald über Zunahme der Mitglieder berichten; so wurden z. B. 1898 21 und 1902 23 Ärzte aufgenommen. 1898 wurde der erste homöopathische Fortbildungskurs in Berlin abgehalten. 1882 wurde die „Zeitschrift des Berliner Vereins homöopathischer Ärzte" gegründet, so daß es nach einer mehrjährigen Pause wieder zwei homöopathische Zeitschriften gab. (Die Zeitschrift, kurz B. H. Z. genannt, nahm mit dem 29. Bande 1910 den Namen „Berliner homöopathische Zeitschrift" an und wurde 1922 in die „Deutsche Zeitschrift für Homöopathie" umgewandelt.) Außerdem wurde in diesem Zeitabschnitt von *Alexander Villers* das „Archiv für Homöopathie" im Jahre 1891 gegründet, das im Jahre 1899 wieder einging. Entsprechend der Einstellung des Herausgebers stand es auf *Hahnemann*schem Standpunkt und trat für Hochpotenzen ein. Seit 1903 erschien sodann die „Homöopathische Rundschau", die mit wechselndem Geschick die Belange der Homöopathie vertrat, aber im allgemeinen keine bedeutende Rolle spielte.

Weiter lebte auch das Vereinsleben auf; ich nenne von Neugründungen, ohne Vollständigkeit anzustreben, die des „Sächsisch-Anhaltischen Vereins homöopathischer Ärzte" im Jahre 1882 (vgl. *Taube* in der A. H. Z., Bd. 180, Nr. 3, 1932) und die des „Vereins homöopathischer Ärzte Württembergs" 1888.

Als der Greifswalder Pharmakologe *Hugo Schulz* sich zugunsten der Homöopathie seit Mitte der achtziger Jahre äußerte, wurde das natürlich freudig begrüßt; aber da er selbst von der Schulmedizin mißachtet wurde, trug diese Bundesgenossenschaft erst spät ihre Früchte, als nach dem Krieg seine Gesichtspunkte für die Schule beachtenswert wurden. Und es war auch nur ein Tropfen im Meer des Vorurteils, als der Nervenarzt *Arthur Sperling*, ausgehend von der Wirkung kleinster elektrischer Ströme, sich auch mit der Homöopathie beschäftigte und sogar in einer von

Drasche herausgegebenen „Bibliothek der medizinischen Wissenschaften“ (Wien, 1894) eine Arbeit über die Homöopathie veröffentlichte, die ihr im wesentlichen gerecht wurde (auch gesondert erschienen unter dem Titel „Kritik der hom. Arzneimittellehre“; später hat Sperling noch geschrieben „Die Brücke zur Homöopathie“, Leipzig, 1927).

Erwähnenswert ist an dieser Stelle, daß die Homöopathen sich in den damaligen Streitigkeiten mit den Kassen, die mitunter zum Ärztestreik führten, vielfach geschlossen auf die Seite der anderen Ärzte stellten, obwohl sie selbst meist keine Kassenpraxis betrieben und sonst verfemt waren. Führend war auf diesem Gebiete Hans Wapler in Leipzig.

In diesem Zusammenhange ist es kennzeichnend, daß im Jahre 1902 auf der Zentralvereins-Versammlung in Köln die von C. Weiß, Schwäbisch-Gmünd, verfaßten „Kölner Leitsätze“ angenommen wurden. Sie brachten in etwas erneuerter Fassung nochmals die wissenschaftlichen Grundsätze der Homöopathie, fügten aber dann bemerkenswerterweise einige standesärztliche Sätze an: „Unter Wahrung ihrer therapeutischen Selbständigkeit erklären sich die homöopathischen Ärzte Deutschlands mit allen Bestrebungen zur ethischen und sozialen Hebung des ärztlichen Standes solidarisch.“ Der Zentralverein erwarte, daß die homöopathischen Ärzte in die örtlichen wirtschaftlichen Vereinigungen oder den Leipziger wirtschaftlichen Verband eintreten und sich an den Arbeiten beteiligen. (Neu herausgegeben von Wapler, A.H.Z., Bd. 153, Nr. 21 bis 22, 1906.)

Auch auf dem Gebiete der Krankenhäuser rührte man sich. Anfang der achtziger Jahre gab es nur ein kleines homöopathisches Spital in München. Ende der achtziger Jahre wurde man durch größere Stiftungen (besonders von Herrn C. W. von Hoffmann) in den Stand gesetzt, in Leipzig ein Krankenhaus einzurichten, das am 1. Juli 1888 unter der Leitung von Heinigke eröffnet wurde. Nach dessen Tod am 19. März 1889 waren zuerst die drei Ärzte Lorbacher, Stifft, Beeskow tätig, bis auf der Generalversammlung am 9. August 1889 Stifft zum Leiter bestimmt wurde. Im Mai 1900 übernahm Hans Wapler die Leitung, doch mußte das Haus am 1. November 1901 aus Mangel an Mitteln geschlossen werden. Im Herbst 1904 wurde in Berlin-Großlichterfelde ein auch durch Stiftungen (Wiesecke-Stiftung) ermöglichtes Krankenhaus unter der Leitung von V. Schwarz eröffnet. Im August 1914 wurde es ein Rote-Kreuz-Lazarett, jedoch aus Mangel an Mitteln im Mai 1917 geschlossen.

Im preußischen Parlament kam es gleichfalls seit langen Jahren wieder zu einem Antrag zugunsten der Homöopathie. Das erstemal war das 1859 im Abgeordnetenhaus geschehen (A.H.Z., Bd. 58, S. 72, 1859); nunmehr forderte Freiherr Hans v. Durant im Herrenhaus 1891, man solle die

Homöopathie aus ihrer Aschenbrödelstellung befreien und ihr Lehrstühle und Krankenhäuser geben. Es geschah das unter dem Eindruck, welch große Rolle in der modernen Schulmedizin iso- und homöopathische Gedankengänge spielten; aber wie zu erwarten, wurde der Antrag abgelehnt, und der Minister gab Durant den kaum ernstgemeinten Rat, sich mit R. Koch unmittelbar in Verbindung zu setzen, ob er vielleicht ihr in seinem Institut einen Platz einräumen wolle. Vielleicht ist Durant bei seinem tätigen Eingreifen für die Homöopathie durch den Grafen Recke-Volmerstein, einen Verwandten, beeinflußt worden, der damals ein bekannter Menschenfreund und Laienpraktiker war.

Durant war mein Schwiegervater, und ich habe infolge seiner Neigung zur Homöopathie diese in milderem Lichte betrachten und dann schätzen gelernt; ohne ihn wäre also auch diese „Geschichte der Homöopathie" kaum geschrieben worden. Durant hat so in zwiefacher Hinsicht in der Homöopathie eine „geschichtliche" Rolle gespielt; um so lieber widme ich ihm diesen kleinen Denkstein.

Dies Eintreten für die Homöopathie im Herrenhaus fand bei den Homöopathen starke Beachtung, und man versprach, in der A.H.Z. den genauen Bericht zu bringen, begnügte sich dann aber, da dieser nicht so schnell zu erhalten war, mit einem längeren Auszug (A.H.Z., Bd. 122, S. 206, und Bd. 123, S. 10ff., 1891).

Einige Jahre später kam es im preußischen Abgeordnetenhaus zu einem Antrag auf Berücksichtigung der Homöopathie durch den Abgeordneten Pleß; auch diesmal hatte der Antrag keinen Erfolg, und ich erwähne diese Angelegenheit hauptsächlich, weil Virchow dazu das Wort ergriff und in sehr einseitiger Weise gegen die Homöopathie Stellung nahm, indem er sich an einige Besonderheiten wie die Hochpotenzen hielt, ohne für das Wesentliche Verständnis zu haben (vgl. B.H.Z., Bd. 16, S. 281, 1897).

Auch in Bayern kam es damals mehrfach im Abgeordnetenhaus zu Erörterungen über die Homöopathie. Der Abgeordnete von Landmann hatte schon 1900 die Regierung ersucht, einen Lehrstuhl für Homöopathie zu errichten; doch hatten sich die medizinischen Fakultäten dagegen ausgesprochen, und die Angelegenheit war dadurch ins Stocken geraten. 1902 wurde der Antrag wiederholt und mit 51 gegen 41 Stimmen angenommen; aber damit war nichts erreicht, denn auf Grund eines Gutachtens der drei medizinischen Fakultäten Bayerns wurde von der Regierung die Errichtung des Lehrstuhls abgelehnt. In diesem Gutachten findet sich auch der nunmehr schon berühmte Absatz, den ich bereits auf Seite 30 angeführt und auf den ich auch sonst mehrfach verwiesen habe, in dem die umgekehrte Wirkung großer und kleiner Gaben rundweg bestritten, also die Doppelkurve ge- 679 leugnet und an die Stelle der Doppelkurve die gerade Linie als Versinnlichung der Arzneiwirkung gesetzt wird[9].

Mit diesem erhöhten Leben in der Homöopathie und den parlamentarischen Bestrebungen hängt es auch zusammen, daß mehrfach wieder von bekannten Hochschullehrern Kritiken über die Homöopathie erschienen, so eine Arbeit des Physiologen und Pharmakologen Kunkel in der „Münchener Medizinischen Wochenschrift" (1902, Nr. 12), in der ohne genauere Kenntnis und tieferes Verständnis Kritik an der Homöopathie geübt wird, indem aus dem Zusammenhang gerissene Sätze Hahnemanns abgeurteilt werden, wie sein Dynamismus, die Stellung zur Naturheilkraft und die kleinen Gaben.

1904 kam es zu einer Gerichtsverhandlung in München, da der Herausgeber der „Münchener Medizinischen Wochenschrift", Hugo Spatz, den Züricher Homöopathen Dr. med. Ernst Mende „Kurpfuscher und Homöopath" genannt hatte. Die Angelegenheit hatte folgende Vorgeschichte: Mende war für eine an der holländischen Universität Leyden zu errichtende Professur für Homöopathie in Aussicht genommen worden, und diese Nachricht hatte Spatz in seinem Blatte mit der beleidigenden Bezeichnung „Kurpfuscher" veröffentlicht. Da Spatz auf einen Widerruf nicht eingehen wollte, wurde er wegen Beleidigung zu 150 Mark Geldstrafe verurteilt. Spatz hielt ausdrücklich seine Ansicht aufrecht, daß alle homöopathischen Ärzte im Sinne der Wissenschaft Kurpfuscher seien; er betonte außerdem, er habe mit dieser Mitteilung Stimmung dagegen machen wollen, daß in Leyden eine Professur für Homöopathie errichtet werden solle, besonders habe er das auch mitgeteilt wegen der Gefahr, daß auch in München derartiges geschehen könne, wie die damaligen Verhandlungen im Landtage zeigten. Die „Sachverständigen", der Münchener Professor der Gynäkologie Winkel und der Chirurg Krecke, verurteilten die Homöopathie vollkommen, wobei besonders Winkel sehr einseitige Urteile fällte. Die drei homöopathischen Sachverständigen waren die Münchner Homöopathen Böck und Stauffer und Fr. Gisevius aus Berlin. (B.H.Z., 23, 232, 1904.)

Im Jahre 1905 äußerte sich wiederum ein Theoretiker in öffentlichen volkstümlichen Vorträgen sehr abfällig und sehr wenig verständnisvoll über die Homöopathie. Es war der Berliner pathologische Anatom David von Hansemann. Diese Vorträge wurden dann in etwas abgeänderter Form

[9] Wie wenig auch sonst die Homöopathie amtlich gerade in Deutschland berücksichtigt wurde, zeigt der Umstand, daß der Gesamtkatalog der preußischen Bibliotheken nur ein Buch Altschuls aus seiner homöopathischen Zeit enthält gegenüber fünf im Katalog der Bibliothek des „British Museum". Und dabei war Altschul Hochschullehrer! Dieser Mangel bedeutet auch für den Forscher eine große Erschwerung.

in einer Schrift „Der Aberglaube in der Medizin“ (Leipzig, 1905) veröffentlicht (vgl. auch B.H.Z., Bd. 24, S. 22ff., 1905, sowie Wapler in A.H.Z., Bd. 152, Nr. 13, S. 101, 1905).

Hansemann brachte die Homöopathie in engen Zusammenhang mit der Signaturenlehre, indem er sagte: „Es gibt einen Aberglauben, daß derjenige, welcher einen Maulwurf ansieht, erblindet; dadurch, daß der Maulwurf schlecht ausgebildete Augen hat, geschieht hier ‚Gleiches durch Gleiches‘, auf diesem Grundsatz hat die Homöopathie ihr System aufgebaut.“ Ähnlich spricht er sich auch in dem Büchlein aus (S. 98ff.) und wünscht, daß man den homöopathischen Ärzten die Bestallung entziehe. — Dies als kleine Probe für die abgünstige Einstellung und die Sachkenntnis Hansemanns. Dieser angesehene Wissenschaftler wäre vielleicht sehr erstaunt gewesen, wenn man ihm gesagt hätte, daß dieses kritiklose Zusammenwerfen zweier Gebiete, diese mangelnde Analyse jeglicher Wissenschaftlichkeit entbehrt.

Der Hallesche Arzneimittelforscher Erich Harnack hat sich mehrfach mit der Homöopathie befaßt („Deutsche Medizinische Wochenschrift“, 1906, Nr. 16, sowie in den „Dresdener Neuesten Nachrichten“, 1910, 27. Juli). Jedoch verlohnt es sich nicht, darauf näher einzugehen, da Harnack sich falscher Anführungen bedient hat, wie ihm von Wapler und Felix Fischer nachgewiesen wurde — Anschuldigungen, von denen er sich nicht reinigen konnte (vgl. dazu H. Wapler, „Geheimrat Erich Harnack und sein Lehrbuch der Arzneimittellehre“, A.H.Z., Bd. 158, S. 321ff., auch gesondert erschienen [Leipzig, 1910]; s. auch A.H.Z., Bd. 153, S. 114, 1906, und Bd. 173, 350, 1925).

Kurz erwähnt sei schließlich eine Kritik der Homöopathie durch den pathologischen Anatomen Marchand, Leipzig, in der „Medizinischen Klinik“ (1910, Nr. 13), auf die Wapler und Stiegele in der A.H.Z. (Bd. 158, 1910) antworteten.

Alle diese Kritiken sind dadurch gekennzeichnet, daß sie völlig einseitige Darstellungen geben, womit nicht gesagt sein soll, daß diese Entstellungen bewußt erfolgten, aber es fehlte auf alle Fälle das Verantwortungsbewußtsein dafür, daß man nicht über ein Gebiet ein Urteil abgeben darf, das man nur ganz oberflächlich kennt.

* * *

Was nun die Einstellung der Homöopathen zu den neuen Entdeckungen und Gedankenströmungen der achtziger Jahre betrifft, so war sie zwiespältig. Einerseits stellte man mit Befriedigung fest, daß durch das Zurückdrängen einer einseitigen pathologischen Anatomie mit ihrer ganz überwiegend das Örtliche beachtenden Krankheitslehre und durch die wieder aufkommenden humoralpathologischen Gesichtspunkte der Gegensatz zwischen den beiden

Schulen gemildert wurde. Und man konnte sich auch nicht den zwingenden Folgerungen aus den Kochschen Forschungen entziehen über die Bedeutung der Kleinlebewesen. Besonders aber wurden die homöo- und isopathischen Gedankengänge der Schulmedizin viel beachtet. Man machte darauf aufmerksam, daß gerade in der neueren Zeit mehrere Homöopathen das isopathische Gebiet gepflegt hatten, wie der Amerikaner Swan, der Engländer Burnett und der Franzose Collet. Der erstere hatte schon aus Sputum und Lungentuberkeln und Burnett 1885 aus Tuberkelbazillen Präparate hergestellt, die man innerlich gab, und wofür Swan schon den Namen „Tuberkulin", Burnett für das seinige „Bacillin" einführte. Collet (1824—1909) hatte sich ganz besonders für die Isopathie eingesetzt und hatte z. B. schon 1874 aus einer Mazeration der Diphtheriemembranen „Diphtherin" hergestellt, das er in der 10. Dezimalverdünnung anwendete.

In Deutschland war es insbesondere W. A. Haupt (1836—1916), der in der Homöopathie schon in den siebziger Jahren über eigene Untersuchungen über Kleinlebewesen berichtete und auf ihre Bedeutung hinwies. Haupt war ein Laie, ein wohlhabender Chemnitzer Kaufmann, der sich fachmännisch in das neue Gebiet eingearbeitet und später auch auf Grund einer englischen Arbeit von dem Hahnemann-College in Philadelphia den „Dr. med. homoeop." erhalten hatte. Durch seinen Einfluß z. T. setzte sich auch in der Homöopathie die Bakteriologie bald durch.

Wenn demnach die neue Entwicklung in der Schulmedizin von den Homöopathen begrüßt werden konnte, so wiesen andere Denkantriebe doch auch nach der entgegengesetzten Richtung. Es ist zum mindesten psychologisch verständlich, daß bei der Feindschaft zwischen beiden Schulen man den Neuerungen in Theorie und Praxis mit einer gewissen Zurückhaltung entgegentrat. Wie man die Einseitigkeiten der pathologischen Anatomie vermieden hatte, so zögerte man auch der Bakteriologie gegenüber etwas, und insofern mit Recht, als man vom biologischen Standpunkt aus die streng ursächliche Auffassung der Schule ablehnte, wie wir schon oben sahen. Und als ebenso unbiologisch beurteilte man die bald einsetzenden Bestrebungen, mittels Antisepticis gegen die bakteriellen Erkrankungen vorzugehen, sei es nun durch „innere Desinfektion" oder äußerlich bei Hauterkrankungen. Wie man in diesem Punkte mit Hugo Schulz, über den wir noch hören werden, übereinstimmte, so gewann das „Biologische Grundgesetz" von Arndt-Schulz starken Einfluß (s. u.).

Anfang der achtziger Jahre schmiedete der Homöopath Wilhelm Ameke der Homöopathie eine wichtige Waffe mit seinem Buch „Die Entstehung und Bekämpfung der Homöopathie" (Berlin, 1884, auch in der B. H. Z., 1884, erschienen). Während bisher über die Geschichte der Homöopathie nur eine
682 in vielem brüchige Überlieferung herrschte, deren Irrtümer immer wiederholt

wurden, ohne daß man Quellenforschung trieb, so wurde jetzt durch A m e k e s Forschungen vieles zum ersten Male im richtigen Lichte gezeigt, so z. B. H a h n e m a n n s Bedeutung als Chemiker und Pharmazeut und auch seine frühere ärztliche Tätigkeit. Wenn A m e k e vielfach auch mehr den Stoff gibt, als daß er die geschichtlichen Zusammenhänge aufzeigt, so war doch dieser Stoff eine sichere Grundlage, auf der aufbauend man vieles in der Geschichte H a h n e m a n n s und der Homöopathie erst jetzt richtig würdigen und die zahlreichen Verleumdungen und falschen Berichte richtigstellen konnte.

Die beiden Richtungen innerhalb der Homöopathie, die der Hahnemannianer, die einen streng dynamischen Standpunkt einnehmen sowie den Hochpotenzen bejahend gegenüberstehen, und die der naturwissenschaftlich Eingestellten, blieben im wesentlichen die alten, insbesondere in bezug auf die Hochpotenzen, ja man kann sagen, daß sich diese Gegensätze zeitweise wieder verschärften, da die neueren Erkenntnisse der Physik zeigten, daß der Stoff nicht, wie man früher meist annahm, ins unendliche teilbar sei, sondern daß jenseits der 23. Dezimalverdünnung kein Molekül des jeweilig wirksamen Stoffes mehr vorhanden ist. Das mußte notwendig die Erörterungen wieder lebhafter werden lassen, da die Gegner der Hochpotenzen diese physikalischen Erkenntnisse immer wieder hervorhoben, wodurch sich jedoch die Anhänger der Hochpotenzen kaum beeinflussen ließen, indem sie auf ihre Erfolge mit Hochpotenzen hinwiesen. Auch jetzt noch stehen sich beide Parteien ohne Einigung gegenüber, ja erst jetzt sind die beiden Gruppen scharf voneinander geschieden. Wer der naturwissenschaftlichen Erkenntnis einen entscheidenden Einfluß auf seine medizinischen Ansichten einräumt, wird dazu neigen, den dynamischen Ansichten der Hochpotenzler jegliche Berechtigung abzusprechen. Doch trat, nachdem man sich ausgesprochen hatte, ohne sich einigen zu können, die ganze Frage wieder mehr in den Hintergrund, und die oft recht scharfen Auseinandersetzungen milderten sich (s. Seite 713 f.).

Auch sonst verloren die Gegensätze an Schärfe. Während die naturwissenschaftlich Eingestellten g r u n d s ä t z l i c h seit jeher und t a t s ä c h l i c h in immer wachsendem Maße die Verbindung zur Schulmedizin suchten, wurde allmählich auch von den Hahnemannianern manches ehrwürdige Frachtstück über Bord geworfen, wie die rechtgläubige Lehre von der Psora, die man nur noch in mehr oder weniger starker Umdeutung anerkannte und als Disposition, Konstitution zu verstehen suchte. Während man früher seinen Stolz darein setzte, tunlichst mit rein homöopathischer Behandlung auszukommen, soweit es sich nicht um dringliche Eingriffe handelte, wurde man allmählich weniger streng, wenn allerdings diese Ausgleichung der Gegensätze in stärkerem Maße erst nach dem Kriege einsetzte und dann noch beschleunigt wurde, als man im Dritten Reich begann, eine „Neue Deutsche Heilkunde“ zu schaffen. Auch in den Kreisen der Hahnemannianer sind diese Ausgleichsbestrebungen deutlich bemerkbar.

Meine persönlichen Erfahrungen nach dem Erscheinen meiner ersten Schrift „Das biologische Grundgesetz in der Medizin“ (München, 1914) zeigten mir, daß unter den Praktikern die Stimmung gar nicht durchweg so feindselig war, wohl mehr oder weniger unbewußt infolge der neuen, obenerwähnten Tatsachen der Bakteriologie, Serologie usw. Letzten Endes waren natürlich in der „rechtgläubigen Kirche“ der Schulmedizin die Universitätspäpste bestimmend. Ein tüchtiger Facharzt, dem ich die Schrift geschickt hatte, sagte bei dem nächsten Gespräch: „Gegen das von Ihnen Geschriebene kann ich kaum etwas vorbringen, aber die da droben werden es wohl können,“ womit die besagten Päpste gemeint waren. Dieser Arzt hielt sich gewiß für wissenschaftlich; aber seine Bemerkung zeigt, daß bei ihm, und sicher auch bei vielen anderen, die Wissenschaft gerade in grundlegenden Fragen oft durch Glaubenschaft verdrängt und ersetzt ist! (Vgl. S. 4, Abs. 3.)

c) Die Biologische Reizregel

Die Biologische Reizregel — vielfach auch „Biologisches Grundgesetz“ oder „Arndt-Schulzsche Regel“ genannt — ist kein notwendiger Bestandteil der Homöopathie, sie bildet aber eine vielbegangene Brücke zum Verständnis, so daß es wohl erwünscht ist, hier einige Worte über ihr Werden zu sagen. Es ist das um so berechtigter, als die Schulmedizin sich auch um ihre Geschichte wenig gekümmert hat.

Schon im I. Teile dieses Werkes ist darauf aufmerksam gemacht worden, daß bereits bei Hippokrates Stellen vorkommen, die stark an die Biologische Reizregel (B. R.) anklingen (s. o. S. 29, zweiter Absatz), indem die umgekehrte Wirkung eines Reizes betont wird, wobei sowohl die verschiedene objektive Stärke desselben Reizes als auch die relative im Vergleich zum jeweiligen Kräftezustand des Körpers berücksichtigt wird. Wir haben hier also nicht nur die verschiedene und umgekehrte Wirkung verschiedener Reizmengen, sondern auch die Bedeutung der „Ausgangslage“ beim Lebewesen.

Jedoch sind diese Gedanken bis auf unsere Zeit unbeachtet geblieben, jedenfalls haben sie in der Geschichte der Medizin keine Rolle gespielt, mag sich auch im Schrifttum der Jahrtausende hie und da ein Anklang finden. Die nächste mir bekannte Stelle findet sich erst bei Boerhaaves Schüler G. v. Swieten, an der er über den Mohnsaft sagt, daß er, in kleiner Gabe genommen, die heitersten Empfindungen mache, in größerer schlafmachend
684 wirke und in übergroßer Gehirnschlag erzeuge. („Qui parca copia sumtus

laetissimum facit, qui cogitari potest, sensum, et instar Nepenthes Helenae omnium malorum oblivionem; aucta dosi somnum inducit, nimia copia tandem apoplexiam." Commentaria in Hermanno Boerhaave Aphorismos, Lugd. Batav., 1760, 9, 104.)

Noch an anderer Stelle spricht van Swieten einmal von entgegengesetzten Wirkungen, aber nicht von verschiedenen Wirkungen verschieden großer Gaben, sondern von verschiedener Empfindlichkeit der Menschen. („Omnia enim medicamenta corpori viventi applicantur, per vitam actuosa fiunt, et saepe in variis hominibus diversos, imo oppositos, producunt effectus, ratione peculiaris idiosyncrasiae." Comment. 9, § 6.) Wenn er hier zusammenfassend und allgemein davon spricht, daß häufig ein Mittel bei verschiedenen Menschen verschieden, ja entgegengesetzt wirke, und als einzigen Grund die Idiosynkrasie nennt, so scheint also van Swieten die verschiedene Gabengröße noch nicht als den wichtigsten Grund dafür zu kennen.

Erst unter Auswirkungen der Hallerschen Versuche über Reizphysiologie finden wir Anklänge an die B. R. gegen Ende des 18. Jahrhunderts häufiger, wie wir es bei Brown oben auf Seite 109 gesehen haben. Wenn sich diese Sätze auch auf Fragen der Behandlung beziehen, so geht doch daraus die physiologische Tatsache hervor, daß kleine Reize umgekehrt wie große wirken. 1795 finden wir bei Hufeland die Sätze: „Auch der Grad des Reizes macht einen sehr wesentlichen Unterschied in Absicht der Reaction. Der nehmliche Reiz, in verschiedenen Graden angewendet, kann von ganz verschiedener Wirkung seyn. Der nehmliche Reiz kann, z. E. in der Haut Jucken, Schmerz, zuletzt Gefühllosigkeit erregen. Ein mäßiger Grad von Kälte excitiert die Reaction, ein heftiger Grad schwächt sie, ja vernichtet sie ganz." (Ideen über Pathogenie, S. 157.)

Im folgenden Jahr finden wir in Hahnemanns berühmtem Aufsatz „Versuch über ein neues Princip . . ." den Lehrsatz: „I. Die meisten Arzneien haben mehr als einerlei Wirkung; eine direkte anfängliche, welche allmählich in die zweite (ich nenne sie indirekte Nachwirkung) übergeht. Letztere ist gewöhnlich ein der ersteren gerade entgegengesetzter Zustand." (Hahnemanns kleine Schriften, Bd. I, S. 155.) Im daran anschließenden Absatz bemerkt er weiter, daß wenige Arzneien davon eine Ausnahme machen, wie Arsenik, Quecksilber, Blei, von denen die anfängliche Wirkung sich ununterbrochen fortsetze in allmählich abnehmendem Grad, bis nichts mehr zu spüren ist. Wodurch Hahnemann auf diese Unterscheidung gekommen ist, wird nicht ganz klar, und er erwähnt im gleichen Aufsatz beim Quecksilber selbst diese zwei entgegengesetzten Wirkungen. Beim Arsen sagt er, daß seine wahre Natur noch nicht untersucht sei. Damit schränkt er selbst die obige Bemerkung stark ein, so daß man sagen darf, daß er fast allen Mitteln diese beiden einander entgegengesetzten Wirkungen zuschreibt. 685

Diese Ansichten hat er auch später vertreten, wenngleich die Bezeichnung mitunter wechselt, indem er oft einfach von Erst- und Nachwirkungen spricht, wie meist im Organon, sowie schon früher in der „Heilkunde der Erfahrung". (Kleine Schriften II, S. 24.) In den „Fragmenta" nennt er „vires primarias vel primi ordinis" und „secundarias vel secundi ordinis" (pag. V). In der Heilkunde der Erfahrung gebraucht er auch die Worte „positive, primäre (erste und vorzüglichste) Wirkung" und „negative Symptome" als Nachwirkung. Auch in der ersten Auflage des Organons spricht er vielfach von den „positiven" Primärsymptomen" und „Sekundärsymptomen" (§§ 92 bis 94), während er später meist die Worte „Erst- und Nachwirkungen" gebraucht, wie z. B. in § 63 und 64 der fünften Auflage. Recht unbekannt ist es jedoch geblieben und noch nie mit der B. R. in Verbindung gebracht, daß er in § 112 bis 115 (fünfte und sechste Auflage) nochmals auf diese umgekehrte Wirkung zu sprechen kommt, ja noch weiter geht, indem er nicht nur die zeitliche Folge, sondern auch die Gabengröße berücksichtigt und feststellt, daß bei übermäßigen Gaben (Vergiftungen) als Nachwirkungen Erscheinungen auftreten, die den anfänglichen ganz entgegengesetzt sind. Bei mäßigen Gaben jedoch sei davon am gesunden menschlichen Körper selten oder nie etwas festzustellen und bei kleinen Gaben gar nicht. „Gegen diese macht der lebende Organismus beim homöopathischen Heilgeschäfte nur so viel Gegenwirkung, als erforderlich, das Befinden wieder auf den natürlichen, gesunden Zustand zu erheben." — Wir haben also bei Hahnemann nicht nur Beachtung der zeitlichen Folge, sondern auch die der Reizgröße, sowie die einphasige und zweiphasige Einwirkung. Mitunter wird sogar eine dreiphasige Wirkung angegeben, wie in der „Reinen Arzneimittellehre" beim Opium. (1. Aufl., Bd. 1, S. 148, 1811.) Wenn wir dann noch beachten, daß mehrfach die größere Empfindlichkeit des kranken Organismus betont, also die „Ausgangslage" berücksichtigt wird, so haben wir sämtliche Bestandteile der Biologischen Reizregel. Aber man wird doch Hahnemann nicht als ihren Entdecker bezeichnen können, denn es fehlt bei ihm noch das einigende Band, die Zusammenschau der Einzelheiten. Dieser Beitrag zum „unbekannten Hahnemann" scheint mir um so mehr Beachtung zu verdienen, als dadurch auch noch auf einen anderen Punkt neues Licht fällt, worauf hier als Ergänzung von früher Gesagtem näher eingegangen werden soll, obwohl es nicht zum jetzigen Thema gehört.

Hahnemann faßte den Begriff des Giftes anders auf, als es damals in der Heilkunde sonst üblich war. Wenige Zeilen bevor er in der obenerwähnten Arbeit „Versuch über ein neues Princip" zum ersten Male die zwei einander entgegengesetzten Wirkungen der meisten Arzneien feststellt, sagt Hahnemann in einer Anmerkung: „Die wirksamsten, specifische Krank-
686 heit erregenden, folglich hülfreichsten Arzneien nennt der Laie Gifte."

Auf Seite 181 macht Hahnemann beim Arsenik die Bemerkung, daß der Arsenik bei Wechselfiebern schätzbar werde, „und wird unsern vielleicht noch kühnern, noch aufmerksamern und noch behutsamern Nachkommen, wie mir ahndet, unschätzbar werden". Dazu macht Hufeland im „Journal" eine — beim Wiederabdruck in den „Kleinen Schriften" fortgefallene — Bemerkung: „Ich muß, mit aller Achtung gegen den Herrn Verfasser, hier das Bekenntnis ablegen, daß ich mich zu dem innerlichen Gebrauche des Arseniks, besonders in Wechselfiebern, noch nicht verstehen kann." (Hufelands Journal, Bd. 2, Stück 4, S. 521.) Er betrachtet hier offenbar Arsenik als „Gift", das auch „behutsam" angewendet nicht ungefährlich ist. Hecker wirft in seiner Besprechung von Hahnemanns Arbeit diesem „gefährliche Giftpraxis" vor, und auch ein späterer Kritiker, Leupoldt, äußert sich ähnlich, obwohl damals Hahnemann und seine Anhänger zum großen Teil schon zu den hohen Verdünnungen übergegangen waren.

Hahnemann hat seinen Standpunkt in der Giftfrage in einer Arbeit in Hufelands Journal (Bd. 24, St. 3, S. 40 bis 57, 1806) ausführlich dargelegt, offenbar weil er wenig Verständnis für seinen Standpunkt fand. Es heißt dort, „daß bloß übermäßige Gabe, unschickliche Form und unrechter Ort nicht nur einige, sondern alle Arzneien zu schädlichen Substanzen umschafft" (S. 44). „Bloß durch den unrechten Gebrauch werden Arzneien Gifte; an sich selbst sind keine Arzneien Gifte" (S. 55). Wie die Gabenfrage in der Medizin durch die „Biologische Reizregel" ein ganz anderes Gesicht bekommen hat, so wurde auch schon Hahnemanns Denken durch diese Zweiphasenwirkung bei der Frage „Gift oder Arznei?" beeinflußt. Wer nur eine einheitliche einphasige Wirkung eines „giftigen" Mittels kennt, wird dazu neigen, dafür den Namen „Gift" anzuwenden. Wer jedoch, wie Hahnemann, diese beiden entgegengesetzten Wirkungsphasen der meisten Mittel kennt, wird diese beiden Phasen auch nicht einheitlich bezeichnen und nicht das Mittel an sich „Gift" nennen wollen. Für ihn gibt es kein Gift, sondern nur Mittel, die unter bestimmten Bedingungen und in einer bestimmten Phase giftig wirken. Das Wort „Gift" ist für ihn ein Verhältnisbegriff. So betrachtet, zeigt sich, daß seine Auffassung des Begriffs „Gift" nicht eine „Schrulle" von ihm ist, sondern tiefer in seiner Auffassung der Arzneiwirkung begründet ist.

In meiner Arbeit „Goethe und das ‚Biologische Grundgesetz'"[10] habe ich gezeigt, daß man auch Goethe zu den Vorläufern der B. R. rechnen darf. In einem Gespräch mit Wieland, in dem dieser von der schwächenden Wirkung des Tees spricht, sagt Goethe, er schwäche und stärke, und auf die Einwendung Wielands, es sei doch ein Gift darin, antwortet Goethe:

[10] Siehe A.H.Z., Bd. 184, Nr. 6, 1936.

„Es giebt kein Gift, alles kommt auf die Dosis an.“ Goethe hat in diesen Jahren vielfach mit Hufeland in Jena verkehrt; dieser war sozusagen sein medizinischer Berichterstatter. Aber diese Äußerungen wird er schwerlich von Hufeland übernommen haben, denn dieser war offenbar den Weg, den er mit den oben von ihm angeführten Sätzen aus dem Jahre 1795 eingeschlagen hatte, nicht zu Ende gegangen. Es fällt auf, daß dieser so ganz auf das Praktische gerichtete Arzt kein Beispiel aus der Arzneiwirkungslehre genommen, sondern offenbar an äußere Einwirkungen, insbesondere an die Kälte, gedacht hat. Und auch seine ablehnende Stellung zur inneren Arsenbehandlung zeigt, daß er die Folgerungen für die Arzneiwirkung aus der umgekehrten Wirkung kleiner und großer Reize noch nicht gezogen hat. Das Gespräch mit Wieland fand gegen Ende des Jahres 1796 statt. Wenn man nun bedenkt, daß in diesem Jahre Hahnemanns schon erwähnter Aufsatz in „Hufelands Journal“ erschienen war, so liegt es nahe, daran zu denken, daß Hufeland entweder das Wesentliche darüber Goethe mitgeteilt oder ihm sogar Einblick gewährt hat. Denn Goethe spricht hier Hahnemanns Ansicht über die Gifte und die umgekehrte Wirkung großer und kleiner Reize aus. In solch schlagwortartiger Kürze hatte das bisher noch niemand gesagt. Insofern darf Goethe unter den Vorläufern der B. R. genannt werden.

In den nächsten Jahren werden diese Gesichtspunkte kaum beachtet. Nur Harleß und Burdach (s. o. S. 403ff.) seien kurz genannt, da sie die umgekehrte Wirkung derselben Arznei erwähnen, ohne jedoch genauer darauf einzugehen. Sie bedeuten keinen Fortschritt über das von Hahnemann damals Gesagte, ja bleiben hinter ihm zurück und sind beide offenbar von Hahnemann beeinflußt. Die längeren allgemeinen Ausführungen von Harleß über den Giftbegriff in seiner Arsenarbeit (1811) zeigen, daß Hahnemann mit seiner Arbeit über den Gegenstand aus dem Jahre 1806 keineswegs offene Türen einrannte.

In den zwanziger Jahren hat dann einer der besonnensten Kritiker Hahnemanns, Karl Ludwig Kaiser, in seiner Schrift „Die homöopathische Heilkunst im Einklange mit der zeitherigen Medizin . . .“ (Erlangen, 1829) im Verlaufe ausführlicher reizphysiologischer Erörterungen geschrieben: „Wie bekannt und eben angegeben, hat jedes Arzneimittel, freilich mehr oder weniger deutlich in die Augen springend, eine doppelte Wirkung oder Wirkungsäußerung, und zwar eine primäre, die Lebenstätigkeit erhöhende, und eine sekundäre, die Lebenstätigkeit vermindernde, — die sich beide rein polar, wie Plus und Minus, wie Kontraktion und Expansion verhalten, folglich ganz entgegengesetzt sind“ (s. o. S. 467 bis 468).

Wir sehen hier, daß schon Kaiser, ähnlich wie später Arndt, die
688 zwei aufeinanderfolgenden Zeitphasen der einander entgegengesetzten Wir-

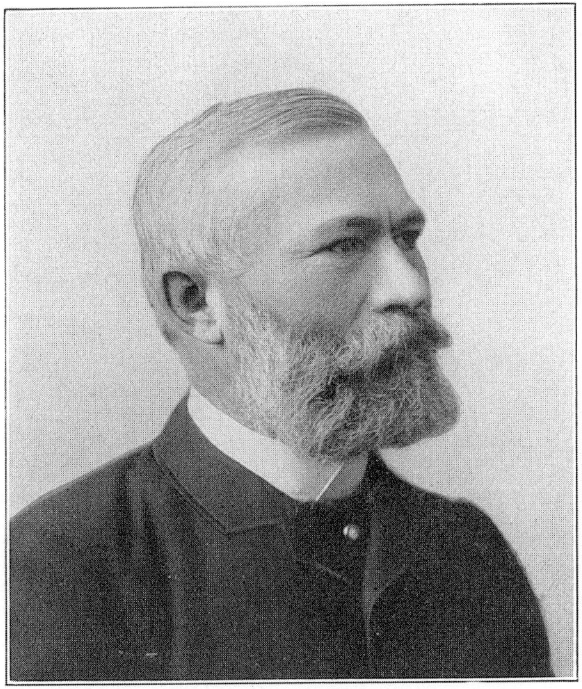

Rudolf Arndt

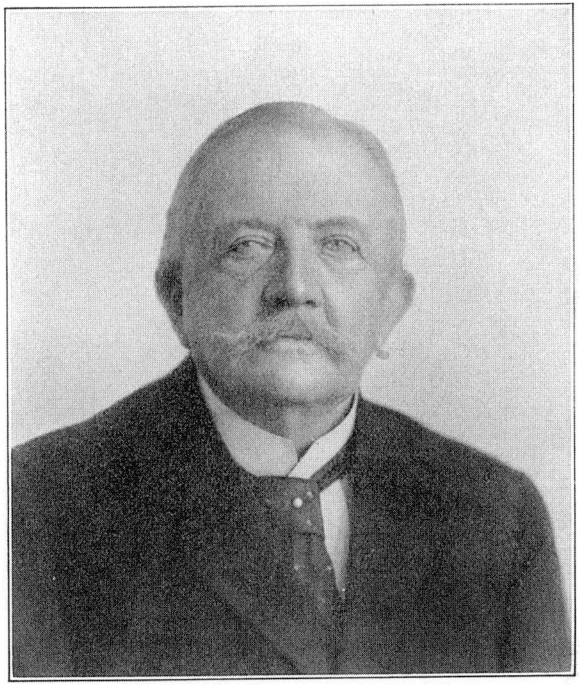

Hugo Schulz

kungen eines Mittels als Erhöhung und Verminderung der Lebenstätigkeit auffaßt.

Es sei hier nebenbei darauf aufmerksam gemacht, daß Kaiser diese entgegengesetzten Wirkungen „polar“ deutet, wie es in dem Zeitalter der Romantik, deren Lieblingsausdruck „Polarität“ war, nahelag. Daß hier Kaiser offenbar im romantischen Fahrwasser fährt, zeigen insbesondere auch die Ausdrücke „Kontraktion“ und „Expansion“, die für zwei polar entgegengesetzte Tätigkeiten in der Physiologie gern verwendet wurden. Später hat auch Altschul, wie wir gleich sehen werden, in bezug auf die zwei Phasen der Arzneiwirkung den Ausdruck „Polarität“ gebraucht. Um so beachtenswerter ist es, daß Hahnemann diesen Ausdruck vermeidet; neben manchem anderen ein weiteres, deutliches Zeichen, daß er bestrebt ist, schon bei der Benennung der Erscheinungen romantisches Gedanken- und Sprachgut möglichst nicht zu verwenden.

Ausführlicher hat sich mit diesen Fragen der scharfsinnige P. Th. E. Kurtz beschäftigt. In der „Hygea“ schreibt er einmal: „Was nun den Einfluß der Reize und namentlich auch der Arzneien auf den lebenden Organismus anbelangt, so macht sich — wohlgemerkt, wenn der Organismus im Normalzustande, oder noch bestimmter, so lange in ihm keine Affektion, welche in die Richtung der Wirkungen eines fraglichen Reizes fällt — als allgemeine Regel geltend, daß jede Reizung von kräftiger, aber doch relativ mäßiger Einwirkung vor dem Wiedereintritt des normalen Gleichgewichtes, anfangs eine Aufregung funktioneller Tätigkeiten, später einen Verfall derselben veranlaßt, wogegen jede Reizung von relativ übermäßiger Einwirkung diesen Verfall funktioneller Tätigkeiten alsbald zur Folge hat, der hier, selbst im Falle und vor der Wiederausgleichung, zwar wohl auch, doch durchaus nicht konstant, erst noch in Aufregung überschlägt“ (Bd. 22, S. 226, 1847).

Hier haben wir das Wesentliche der B. R. beieinander! Er berücksichtigt die Zeit, kennt die Reizung und Lähmung, sowie auch als dritte Phase nochmalige „Aufregung“. Und er ist sogar so vorsichtig, nicht von „Gesetz“, sondern von „Regel“ zu sprechen. Sehr fein ist auch seine Bemerkung über die „Affektion, welche in die Richtung der Wirkung eines fraglichen Reizes fällt“, womit er die Ausgangslage und die Überempfindlichkeit bei ähnlichen Reizen andeutet. Auf lange Zeit hin ist das nicht so gut gesagt worden. Aber Kurtz ist bis heute unbekannt geblieben.

Bekannter ist die B. R. erst geworden unter dem Namen des „Therapeutischen Polaritätsgesetzes“, das der Prager Dozent für Homöopathie, Elias Altschul, im Jahre 1852 aufgestellt hatte („Das therapeutische Polaritätsgesetz der Arzneidosen ...“, Prag, 1852). Es heißt an der Hauptstelle: „Wir werden aber auch ferner zeigen, daß in den pathologischen 689

Einwirkungen der großen und kleinen Dosen auf unsern erkrankten Organismus ebenfalls ein auffallender und nie zu bestreitender Antagonismus sich offenbart, daß bei einer Menge von Arzneikörpern die kleinen Dosen eine den großen Gaben entgegengesetzte Wirkung hervorbringen.“ Man sieht, Kurtz hatte das schon besser und tiefer aufgefaßt, so daß man sich eigentlich wundern muß, daß Altschul stärker beachtet worden ist, zumal er es mit romantischen Gedankengängen verbrämt hat. Vielleicht ist man dabei der Magie der Wörter „Dozent“ und „Gesetz“ unterlegen. Ein spärliches „Gesetz“ galt mehr als eine vertieftere „Regel“, und einem Dozenten, wenn er auch nur ein homöopathischer war, traute man mehr Weisheit zu als einem einfachen Praktiker!

Der Privatdozent Boecker, der sozusagen zwischen den Parteien stand, schrieb 1856 in Reils „Journal für Pharmakodynamik“ (Bd. 1, S. 98): „Wir sind gewohnt, von kleineren Dosen kleine, von größeren bedeutendere Wirkungen zu erwarten, müssen aber bedenken, daß es Umstände geben könne, unter welchen kleine Arzneigaben das Umgekehrte von größeren hervorbringen!“ Es ist bemerkenswert und gewiß kein Zufall, daß der erste deutsche schulmedizinische Gelehrte, der damals sich in diesem Sinne aussprach, Beziehungen zur Homöopathie hatte!

Als letzter dieser homöopathischen Gruppe sei der Baseler Arzt Bruckner angeführt, der sich darüber ausführlich in seinen „Beiträgen zur wissenschaftlichen Begründung der Homöopathie“ (Basel, 1858) geäußert hat. Nachdem Bruckner zuerst in bezug auf die Krankheiten betont, daß erst vielfach ein Stadium der Aufregung mit Fieber, Hitze, Delirien auftritt, dem dann ein Stadium folge, in dem die Erscheinungen der Lähmung vorwalten, geht er genauer auf die Arzneikrankheiten ein und unterscheidet drei Grade der Vergiftung. „Bei leichter Einwirkung finden sich nur Symptome der Aufregung im Gefäß- und Nervenleben oder starke Ausleerungen. Ist die Wirkung aber stark oder dauert sie lange an, so folgen als zweiter Grad mehr oder weniger heftige Symptome der Depression oder Lähmung. Ist die Vergiftung eine noch intensivere, so treten sogleich meist ohne alle vorangegangene Aufregung die Symptome der Depression oder Lähmung ein.“ Die Symptome der Aufregung nennt er „positive“ oder „aktive“, die der Depression „negative“ oder „passive“. „Übrigens hängt die positive oder negative Wirkung eines Mittels nicht allein von der Dosis, sondern ebensosehr von der Individualität des Organismus und von den Umständen ab, unter welchen sie gegeben wird.“

Hiermit verlassen wir die homöopathische Gruppe und gehen zu der
690 schulmedizinischen Gruppe über. Im Zusammenhang mit der B. R. werden

nicht selten die Namen Ritter und Valli und auch ein „Ritter-Vallisches Gesetz" erwähnt, ohne daß die Rolle, die sie hier spielen, ganz klar wird. Eusebio Valli (1762—1816) hatte 1792 in den von François Rozier herausgegebenen „Observations sur la physique . . ." (Paris, Bd. 41, S. 192 und 436, 1792) über galvanische Versuche an Nerv-Muskelpräparaten berichtet. Dabei hatte er gefunden, daß der Muskel, wenn eine zentralwärts gelegene Stelle des Nervs gereizt wird, bald aufhört, darauf mit einer Zuckung zu antworten, während eine weiter muskelwärts stattfindende Reizung noch eine Zuckung herbeiführte. (Vgl. auch die in „Aufklärung der Arzneiwissenschaften", herausgegeben von Hufeland und Göttling, Weimar, 1793, Bd. I, 1. Stück, S. 82ff. erschienenen Berichte.) Der den Kreisen der Romantiker angehörige Physiker Joh. Wilhelm Ritter (1776—1810, Jena und München) hat diese Versuche erweitert, und er faßt diese geringere und schließlich aufhörende Reizbarkeit der zentralwärts gelegenen Nervenstrecke als ein Absterben auf, das langsam weiter zum Muskel hin fortschreite. Diese Erscheinung bezeichnet man als das „Ritter-Vallische Gesetz". (Vgl. Ritter, „Beweis, daß ein beständiger Galvanismus den Lebensprozeß im Thierreiche begleite", Weimar, 1798, sowie „Beiträge zur näheren Kenntnis des Galvanismus", Jena, 1802 bis 1805, Bd. II, St. 3, 70 ff.)

Ritter hat dann weiter diese Zuckungen nach Zeit, Stromstärke und -richtung genauer untersucht, doch ist seine Beschreibung nicht ganz klar, so daß die Ergebnisse verschieden gedeutet worden sind. Du Bois-Reymond hat auf gewisse Unklarheiten bei Ritter aufmerksam gemacht, anderseits aber doch dessen Angaben in einem Schema geordnet, das schon deutliche Ähnlichkeit mit dem späteren Pflügerschen Zuckungsgesetz aufweist. („Untersuchungen über thierische Elektricität", Berlin, 1848, Bd. I, S. 319.) Auch Pflüger hat dann später diese Unklarheiten des Ritter-Vallischen Gesetzes mittelbar bestätigt, indem er betont, er fasse es ganz anders auf, als es üblich sei. (Allg. med. Centralzeitung, 1859, S. 147.) In seinen „Untersuchungen über die Physiologie des Elektrotonus" (Berlin, 1859, S. 153) deutet er die Befunde von Valli und Ritter als ein Absterben des Nervs, währenddessen anfangs eine Steigerung der Erregbarkeit auftritt, die vom Zentrum zur Peripherie fortschreitet und in gleicher Richtung allmählich abnimmt, bis sie ganz erlischt.

Pflüger berichtet in der eben erwähnten Schrift über den Einfluß des konstanten elektrischen Stromes auf die Erregbarkeit des Nerven; er hat dabei eine je nach Richtung und Stärke des Stromes verschiedene Erregbarkeit gefunden, Feststellungen, die er in einem „Zuckungsgesetz" zusammengefaßt hat. Als das für uns wichtigste Ergebnis sei erwähnt, daß bei auf- 691 steigendem schwachen Strom eine Schließungszuckung erfolgt, während der Muskel bei der Öffnung in Ruhe bleibt, und daß bei starkem Strom gerade das Umgekehrte eintritt. Ein kleiner Reiz hat also den entgegengesetzten Erfolg wie ein großer.

Eine große Rolle hat das Pflügersche Zuckungsgesetz in der allgemeinen Physiologie nicht gespielt, es blieb im wesentlichen eine Angelegenheit der Nervenphysiologie. Man erörterte wohl die Einzelheiten des Gesetzes in bezug auf Stromstärke und Stromrichtung, aber ohne größere Gesichtspunkte dabei zu haben. Auch in den Lehrbüchern und Vorlesungen wurde das Gesetz wohl ausführlich besprochen, aber auf die umgekehrte Wirkung kleiner und großer Reizung wurde im Hinblick auf allgemeine reizphysiologische Fragen kaum je hingewiesen.

Nachdem wir diese von Valli und Ritter zu Pflüger laufende Linie verfolgt haben, gehen wir einige Jahre zurück. Als erster schulmedizinischer Gelehrter wird von Süpfle (M.M.W., 1922, Nr. 25) Braconnot genannt, der 1845 gefunden habe, daß manche Gifte in kleinsten Mengen nicht schädlich wirken, sondern die vitalen Tätigkeiten erhöhen. Genauere Angaben macht Süpfle nicht. Schon einige Jahre vor Pflüger hatte Claude Bernard, der berühmteste französische Physiologe und vielleicht überhaupt der bedeutendste Physiologe des 19. Jahrhunderts, gelegentlich der Schilderung seiner Versuche über Zuckerharnruhr am mit Curare vergifteten Tier Bemerkungen gemacht, die an die B.R. erinnern. Er sagt in seinen „Leçons de physiologie experimentale“, die er im Winter 1854/55 gehalten hat (Paris, 1865, Bd. I, S. 367): „Ce qu'il est surtout important de fixer ici, et c'est là une vérité générale qui s'appliquera à beaucoup d'autres actions organiques et aux sécrétions en particulier, c'est que cette excitation ne doit pas dépasser certaines limites sous peine d'agir d'une manière inverse et de produire la dépression ou même l'anéantissement complet des fonctions qu'on voudrait activer“[11]. Nach weiteren Erörterungen und Anführung einiger Beispiele heißt es auf Seite 369: „Vous voyez qu'il en est tout autrement dans l'ordre physiologique que dans l'ordre mécanique abstrait, qu'à une force double ne correspond pas toujours un résultat proportionnel. Il y a dans tous ces phénomènes des limites dans lesquelles l'accroissement de l'action correspond à une augmentation du résultat; mais la limite dépassée, le rapport devient inverse, et l'acroissement de l'action produit un effet d'autant

[11] „Was hier als besonders wichtig festzuhalten ist — und das ist eine allgemeine Wahrheit, die für viele organische Vorgänge und im besonderen für Sekretionen gilt —, ist die Tatsache, daß die Reizung nicht gewisse Grenzen überschreiten darf, wenn sie nicht umgekehrt wirken und eine Lähmung oder selbst ein
692 vollständiges Erlöschen der Verrichtungen hervorrufen soll, die man anregen wollte.“

moindre“[12]. Im folgenden wird betont, daß die Reizgröße, um eine Erregung oder Lähmung zu erzeugen, sehr wechselnd ist, nicht nur zwischen den verschiedenen Individuen, sondern auch bei demselben in verschiedenen Zeiten seines Lebens und bei verschiedenem Befinden (vgl. dazu auch G. Sieffert, „Introduction générale à la Thérapeutique positive“, Paris, 1910).

Seit den fünfziger Jahren hört man von der verschiedenen, ja umgekehrten Wirkung kleiner und großer Reize nicht selten, wie wir das oben schon von Virchow sahen. Doch können nur wenige Namen noch erwähnt werden, wie Arch. Reith, der im „Edinburgh. med. Journ.“ (Bd. XIII, S. 679, s. Hom. Klin., Bd. 18, S. 41) betont, daß alle Arzneimittel zuerst als Reizmittel auf das vasomotorische Nervensystem wirken, als zweite Wirkung tritt dann Lähmung ein. Er bezieht sich dabei auf den französischen Physiologen Brown-Séquard, der auch von einer je nach der Gabengröße verschiedenen Wirkung gesprochen hatte. Reith erkennt, daß diese Tatsachen eine Bestätigung der Homöopathie darstellen.

Gustav Jaeger spricht in einem im August 1882 gehaltenen Vortrag mehrfach von der umgekehrten Wirkung desselben Stoffes je nach der Konzentration, in der er wirkt. In starker Konzentration mache er krank, in verdünntem Zustande wirke er günstig (B.H.Z., Bd. 2, S. 146f., 1883).

Das Biologische Grundgesetz ist mit dem Namen Rudolf Arndt eng verknüpft, der ihm im Jahre 1892 seine endgültige Fassung gab, nachdem er es in unvollkommener Form zum ersten Male in seinem „Lehrbuch der Psychiatrie“ 1883 ausgesprochen hatte. Es heißt dort im Anschluß an Erörterungen über das Pflügersche Zuckungsgesetz auf Seite 90: „Wir können deshalb überhaupt sagen, alle mittelstarken Reize wirken beschleunigend, alle starken Reize hemmend auf die Tätigkeit der Nerven ein.“ Im Jahre 1885 kommt er in seinem Buche „Die Neurasthenie“ wieder darauf zu sprechen und bezeichnet hier schon die Reizbarkeit als wesentliche Eigenschaft des Protoplasmas; von ihr gelte: „Schwache Reize fachen sie an, mittelstarke beschleunigen sie, starke hemmen und stärkste heben sie auf“ (S. 32).

Einige Jahre später hat er dann das „Biologische Grundgesetz“ in seinen „Biologischen Studien“ (Greifswald, I., S. 75, 1892) folgendermaßen endgültig geformt: „Kleine Reize fachen die Lebenstätigkeit an, mittelstarke fördern sie, starke hemmen sie und stärkste heben sie auf; aber durchaus individuell ist, was sich als einen schwachen, einen mittelstarken, einen starken oder

[12] „Sie sehen, daß es im Gebiet der Physiologie ganz anders ist als in dem der reinen Mechanik; daß eine doppelte Kraft nicht immer einen dementsprechenden Erfolg hat. Bei all diesen Erscheinungen entspricht einer stärkeren Einwirkung eine Erhöhung des Erfolges nur in gewissen Grenzen. Wenn jedoch diese Grenze überschritten wird, kehrt sich diese Beziehung um; eine Vergrößerung der Einwirkung ruft eine ebenso große Verminderung des Erfolges hervor.“

sog. stärksten Reiz wirksam zeigt." Mit diesem Nachsatz wird dem ersten Teil die Starrheit eines Gesetzes genommen und die Besonderheit des Einzelfalles vollkommen berücksichtigt, insbesondere die sog. „Reaktionslage", d. h. die Frage, ob sich das betreffende Lebewesen und insbesondere das Organ, an dem das jeweilige Mittel angreift, in gereiztem Zustande befindet oder im Gegenteil in erschöpftem, gelähmtem.

Er ging dabei auch wieder vom Pflügerschen Zuckungsgesetz oder „Nervenerregungsgesetz" aus und dehnte es auf alles Belebte aus, indem er die Reizbarkeit als wesentliche Eigenschaft des Protoplasmas ansieht, dabei es auch auf die Psychologie und Völkerpsychologie anwendend. Es geschieht das z. T. auf Grund von Beobachtungen in der freien Natur über das Größenwachstum von Tieren und Pflanzen und ähnliche biologische Erscheinungen, z. T. aber auch auf Grund eigener Untersuchungen über die Wirkung verschiedener Reizgrößen. So untersuchte er die Einwirkung der Wärme auf bewegliche Kleinlebewesen wie Paramäzien und ähnliche und stellte fest, daß geringe Erwärmung die Beweglichkeit erhöhe; mit wachsender Temperatur wurden die Bewegungen lebhafter, bis sie bei noch höheren Wärmegraden geringer wurden und endlich ganz aufhörten. Um die Einwirkung eines chemischen Mittels beobachten zu können, brachte er an den Rand des Deckglases eine farbige Flüssigkeit, wie Karminammoniak, die allmählich sich in der Beobachtungsflüssigkeit verteilte. Wo die Flüssigkeit nur schwach gefärbt war, also wenig Karminammoniak enthielt, wurden die Bewegungen der Kleinlebewesen stärker, mit allmählich wachsender Stärke des Karminammoniaks nahmen dann die Bewegungen wieder ab und hörten bei genügend starker Lösung auf.

Arndt hat also in diesen Versuchen nicht einen bestimmten Befund erhoben und in einem zweiten Versuch mit stärkeren Reizen dann das Gegenteil festgestellt; er verfolgte vielmehr die Reizwirkung in ihrem ganzen zeitlichen Verlauf von beginnender Reizung über die Reizhöhe bis zur Lähmung und dem Tod. Er hat somit nicht den starren Gegensatz von Reizung und Lähmung ausgesprochen, sondern die ganze zeitliche Entwicklung beobachtet. Das muß gleich hier festgestellt werden!

Schon frühzeitig erwähnte er auch kurz, daß auf der Grundlage des B. G. auch eine Verständigung zwischen Allopathie und Homöopathie möglich sein werde. Da man ihm das übelgenommen hatte, ist er darauf nochmals in einer Arbeit in der „Berliner klinischen Wochenschrift" (1889, S. 949 f.) zurückgekommen. Man habe es hart getadelt und es sehr anstößig gefunden, daß er der Verständigung mit der Homöopathie das Wort rede; — so sei es immer gewesen! Man habe früher auch die Wasserheilkunde und
694 das Besprechen der alten Weiber geschmäht, und jetzt wende man täglich

den Prießnitzumschlag an und die berühmtesten Nervenärzte suggerieren. Er schließt mit den Worten: „Difficile est, satiram non scribere!"

Hugo Schulz war, wie wir später noch etwas genauer hören werden, mit einem homöopathischen Arzte schon als Schüler befreundet. Es war deshalb auch naheliegend, daß er von vornherein, als er die B. R. kennenlernte, ihre Bedeutung sofort erkannte und seine schon vorher vorhandene Neigung zur Homöopathie verstärkt wurde; konnte er doch hoffen, wie es schon Arndt tat, daß sich mittels der B. R. eine Brücke zur Homöopathie schlagen ließ.

Es ist nicht unwahrscheinlich, daß auch Schulz gleich allen anderen diese Seitenpfade gar nicht betreten hätte, wenn er von Jugend auf in die spanischen Stiefel des Schulwissens eingeschnürt gewesen wäre. Erst die frühzeitige Kenntnis der homöopathischen Gedankengänge schuf die rechte Vorbedingung zur Aufnahme dieser unschulgemäßen Gedanken.

Hugo Schulz schreibt in seiner Selbstdarstellung (s. „Die Medizin der Gegenwart in Selbstdarstellungen", Bd. 2, 1923, im Sonderabdruck S. 19): „Als mir Rudolf Arndt im Jahre 1885 auf einem gemeinschaftlichen Spaziergange zum ersten Male eingehender über seine Anschauungen sprach und sein ‚Biologisches Grundgesetz' auseinandersetzte, ist es wie eine plötzliche Erleuchtung über mich gekommen." Erst auf Grund des B. G. habe er gewisse Erscheinungen verstanden, die er bei seinen Untersuchungen über die Wirkungen gewisser fäulniswidriger Stoffe auf die Erreger der Hefegärung festgestellt hatte. Mehrfach war es vorgekommen, daß bei der starken Verdünnung dieser Stoffe plötzlich die Gärungstätigkeit — gemessen an der erzeugten Kohlensäure und verglichen mit einer normalen Hefekultur — stark zunahm anstatt abzunehmen wie bei den stärkeren Lösungen. Während er bisher an einen Versuchsfehler gedacht hatte, merkte er jetzt erst, daß er damit die erste Phase des B. G. im Versuch festgestellt hatte.

Absichtlich werden hier die Vorbedingungen und das Kennenlernen des B. G. bei Hugo Schulz genauer geschildert, da diesen Umständen beispielhafte, allgemeine Bedeutung zukommt. Wie in einem Forst die Bäume anscheinend ganz unregelmäßig stehen, jedoch plötzlich in Reihen geordnet sind, wenn man von einem bestimmten Ort in einer bestimmten Richtung schaut, so auch bei einer richtig aufgestellten und angewandten Regel, einem Gesetz. Dadurch werden große Reihen von Einzeltatsachen von einem bestimmten Gesichtspunkt aus sinnvoll geordnet und vieles geklärt.

Dafür ist wieder das Erlebnis von Schulz ein deutlicher Beweis. Erst als er durch Arndt das B. G. kennengelernt hat, wird ihm plötzlich klar, daß es sich bei seinen Untersuchungen nicht um Versuchsfehler gehandelt hat und daß diese Ergebnisse sich aus dem B. G. folgern, ja vorhersagen 695 lassen. Außerdem fiel dadurch aber neues Licht auf den homöopathischen Ähnlichkeitssatz, worauf weiter unten noch etwas näher eingegangen werden soll.

Anderseits ist es kein Zufall, daß die Schulmedizin diesen Gedanken mehr oder weniger ablehnend gegenüberstand. Geschult an Physik und Chemie und auf mechanistischen Anschauungen fußend, hat die Schulmedizin wenig Verständnis für die umgekehrte Wirkung verschiedener Reizgrößen, wie es sich am deutlichsten in dem schon oben auf Seite 30 angeführten bayerischen Fakultätsgutachten aus dem Jahre 1904 zeigt: die Arzneiwirkung „erfolgt nach dem Gesetz der Äquivalenz von Ursache und Wirkung. Geringes Gift schadet nicht, mehr Gift tötet. Dosis und Wirkung stehen in geradem, nicht in ungeradem Verhältnis . . .“.

Verständlich wird diese Reizregel letzten Endes nur, wenn man die Gegenwirkung des Organismus beachtet, und es wäre von gewissen Gesichtspunkten aus wohl besser, mit Moritz Müller zu sagen, das Mittel wirke immer gleichheitlich — wenn man von direkter chemischer Ätzwirkung u. dgl. absieht —, der Erfolg jedoch sei infolge der Gegenwirkung des Lebendigen je nach Umständen (Größe der Gabe, Dauer der Einwirkung, „Stimmung“ des Organismus) verschieden, ja entgegengesetzt.

Hier seien die Bestrebungen von Schulz nur soweit behandelt, als sie mit dem B. G. zu tun haben, während seine sonstige Leistung, soweit sie mit der Homöopathie zusammenhängt, an anderer Stelle erwähnt werden soll. Seine erste wichtige Arbeit auf dem Gebiete erschien in Pflügers „Archiv f. d. gesamte Physiologie“ im 42. Bande (1888) unter dem einfachen Titel „Über Hefegifte“, wo er über seine zahlreichen Untersuchungen mit einer Anzahl Gifte berichtet, in denen er immer wieder bestätigen konnte, daß hohe Verdünnungen die Lebenstätigkeit erhöhten und niedrige sie herabsetzten. Während des Versuches las Schulz in bestimmten Abständen die Menge der erzeugten Kohlensäure als Maßstab der Lebenstätigkeit ab und entwarf auch Kurven; es wurde also der zeitliche Verlauf der Einwirkung beobachtet und aufgezeichnet.

In späteren Versuchen hat Schulz seit 1913 die Einwirkung von Stoffen auf unser feinstes Sinnesorgan, das Auge, nachgeprüft mit dem gleichen Ergebnis. Er untersuchte dabei die Veränderung der Farbempfindlichkeit durch gewisse Stoffe, wie die des Rot- und Grünsehens durch Fingerhut, Gratiola und Oleander und des Gelb- und Violettsehens durch Santonin. Da infolge des langsamen Aufsaugens aus dem Darm zuerst nur kleine Mengen von Santonin auf das Auge wirkten, trat zuerst eine Steigerung der Empfindlichkeit für Violett auf und dann eine Herabsetzung; es wurden also beide Phasen der Einwirkung dabei festgestellt, eine Kurvendarstellung
696 würde demnach eine Doppelphasenkurve ergeben. (Vgl. dazu die Arbeiten von

Schulz in „Pflügers Archiv" in Bd. 152, 154, 156, 163, 164, 166, D.M.W., 1914, Nr. 20, und eine zusammenfaßende Arbeit in den „Naturwissenschaften", 1916, Nr. 45, sowie die Arbeiten seiner Schüler Hanns Strübing, „Über den Einfluß kleiner Gaben von santonsaurem Natron auf das Gelb- und Violettsehen", Greifswald, 1916, und Kurt Wiener, „Über den Einfluß von Nerium Oleander auf das Grün- und Rotsehen", Greifswald, 1918.)

In ähnlicher Weise wie Arndt und Schulz äußerte sich auch Ferdinand Hueppe über das B.G. In der „Berliner klinischen Wochenschrift" (1891, Nr. 11, S. 281) schreibt er: „Aus der Summe dieser Erfahrungen ergiebt sich als erste fundamentale Tatsache, daß jedes für irgendein Protoplasma, für irgendeine Zelle in bestimmten Mengen tötende Mittel, bei etwas geringeren Graden nur lähmend oder entwicklungshemmend wirkt, daß darauf ein Indifferenzpunkt kommt und daß jenseits dieses liegende Mengen den gerade umgekehrten Effekt der Reizung und Steigerung der Leistung des Protoplasmas ausüben." Hueppe schildert hier in umgekehrter Reihenfolge dasselbe wie Arndt in seinem B.G.

Lange Zeit blieben die B.R. und seine Vertreter, insbesondere Schulz, ziemlich unbeachtet, seitdem er mit dem Namen des „Greifswalder Homöopathen" geächtet war. Erst in dem geistigen Umbruch, der nach dem Kriege einsetzte, änderte sich das allmählich, zumal seitdem August Bier dafür und damit zugleich für die Homöopathie eintrat. Es wurde aber nicht nur beachtet, sondern auch der Kritik unterworfen, worauf jedoch hier nicht eingegangen werden kann, da ich es mit der B.R. nur insoweit zu tun habe, als sie im Zusammenhang mit der Homöopathie steht. Es sei nur kurz auf die Namen Süpfle (M.M.W., 1922, Nr. 25) und Handovsky (Jahreskurse f. ärztl. Fortbildung, 14. Jahrg., H. 8, 1925) verwiesen, die auf Grund von Versuchen der B.R. größeren Wert absprechen wollten. Doch konnten ihnen in der Anstellung und der Beurteilung der Versuche Fehler nachgewiesen werden. (Vgl. Wapler, A.H.Z., Bd. 181, S. 3, 1933, Kötschau in Biol. Heilkunst, Bd. 13, S. 65, 1932, sowie Leeser in „Der Kampf um die Homöopathie", Leipzig, 1926, S. 317.)

Auf Grund von theoretischen Überlegungen hat sich Loewe mit der B.R. tiefgründig in kritischem Sinne auseinandergesetzt (s. Ergebnisse der Physiologie, Bd. 27, S. 150, 1928).

Während schon Kurtz die umgekehrte Wirkung kleiner und großer Gaben als „Regel" bezeichnete, spricht Arndt vom „Biologischen Grundgesetz", und auch Schulz hat diese Bezeichnung übernommen wie die meisten andern. Ich habe schon in meiner Schrift „Das biologische Grundgesetz in der Medizin" (München, 1914) meine Zweifel an der Gesetzesnatur im strengen Sinne des Wortes geäußert, und Bier spricht von der „Arndt-
Schulzschen Regel". Da Arndt nicht der Entdecker ist, denn Kurtz und 697

andere hatten dem Sinne nach schon vorher im wesentlichen dasselbe gesagt, sollte man besser von der „Biologischen Reizregel“ sprechen.

Später hat besonders Kötschau die Regelnatur stark betont, außerdem hat er die Meinung vertreten, daß die B. R. nicht ausreichend sei und durch seine „Wirkungstypenregel“ (zuerst: Wirkungstypenhypothese) zu ersetzen sei, da die B. R. nur ein Zustandsbild des Geschehens gäbe und nicht „dynamisch“ sei; außerdem kenne sie keine Doppelkurven. Um zu zeigen, daß Kötschau die B. R. falsch verstanden hat, bedarf es nur eines kurzen Hinweises auf das oben über die Versuche von Arndt und Schulz Gesagte. Sowohl diese beiden als auch ihre Anhänger haben den Zeitverlauf beachtet, fassen also die B. R. dynamisch-kinetisch auf, und kennen auch die Doppelkurve. Es braucht darauf hier um so weniger eingegangen zu werden, als mein quellenmäßiger Nachweis, daß Kötschau die B. R. viel zu eng auffaßt, bisher unbeantwortet und unwiderlegt geblieben ist. Kötschaus Regel stellt demnach keinen selbständigen Lehrsatz dar, der Neues mitteilt oder neue Ordnung schafft; er gibt in ihr und seinen daran anknüpfenden Erörterungen im wesentlichen Anweisungen zur praktischen Anwendung der B. R., indem er die im Nachsatz zu Arndts B. G. angedeuteten Möglichkeiten ausführlicher darlegt; insofern hat sie ihre Verdienste. (Vgl. Kötschau, A. H. Z., Bd. 177, S. 47 ff., 1929, sowie Tischner, D. H. Z., Bd. 15, Nr. 4, 1936, und „Fortschritte der Medizin“, Bd. 54, Nr. 8, 1936.)

Im Gegensatz zur Schulmedizin wurde die B. R. in der Homöopathie von Anfang an stark beachtet, eröffnete sich ja hier die Möglichkeit eines naturwissenschaftlichen Verständnisses der Homöopathie. Dementsprechend war es vorwiegend die naturwissenschaftliche Richtung, die sich für die B. R. einsetzte, insbesondere der Führer dieser Richtung, Hans Wapler, der immer wieder auf die theoretische und praktische Wichtigkeit der B. R. hinwies und in ihr besonders den Leitfaden für die Gabenfrage sieht.

Um die Problemlage zu zeigen, sollen hier über das Geschichtliche hinaus auch einige sachliche Fragen wenigstens gestreift werden. Man hat mehrfach auch versucht, die B. R. als die Grundlage der Homöopathie aufzufassen, doch stehen dem einige Bedenken entgegen. Die B. R. kennt als erste Phase nur die Reizung, die Homöopathie aber behandelt mit ihren kleinen Gaben sowohl Reizungs- als auch Lähmungserscheinungen, und auch der Umschlag der Reizwirkung in die Lähmungswirkung scheint doch nicht so einheitlich bei den niederen Verdünnungen zu erfolgen. Kurtz z. B. betonte schon frühzeitig, daß Carbo im wesentlichen immer gleich wirkt, ob man es in schulmedizinischer Art in Substanz gibt oder in niederen oder auch mittleren Verreibungen.

Die B. R. sieht die sehr verwickelten Vorgänge am Lebenden — bisher
698 wenigstens fast ausschließlich — zu einseitig an, indem dabei nur ein Vor-

gang, z. B. die Menge der entstehenden Kohlensäure, beachtet und gemessen wird, während andere Vorgänge, die vielleicht ebenso wichtig sind zur Beurteilung der Lebenstätigkeit, unbeachtet bleiben.

Bei der verwickelten und noch ungeklärten Sachlage ist es unzweckmäßig, alles auf die B. R. abzustellen. Am besten scheint mir die vorsichtige, aber auch weniger umfassende Formung des Gedankens durch H. Wapler: „Es gibt keinen die Lebenstätigkeit in schwacher und mittelstarker Form anfachenden und fördernden Reiz, der nicht als starker und stärkster in das Gegenteil umschlägt und die Lebenstätigkeit hemmt und aufhebt" (vgl. A. H. Z., Bd. 171, S. 14, 1923). Gerade auch für die Gabenlehre ist er wichtig.

Oben habe ich die Fassung schon angeführt, die Hueppe der B. R. gegeben hat; jedoch ist diese Wendung des Gedankens weniger einwandfrei, denn nach unseren heutigen Kenntnissen gilt der Satz, daß ein Mittel, das in großen Gaben lähmt, in kleinen anregend wirkt, in geringerem Umfange. Bastanier hat außerdem darauf aufmerksam gemacht, daß die B. R. gerade in dieser umgekehrten Form häufig verwendet wurde und auch Schulz davon ausgegangen ist, indem er von der Schädigung durch Gifte auf ihre fördernde Wirkung geschlossen hat und sie dann auch im Versuch bestätigen konnte. Das gleiche gilt auch von ihr als Findungsgrundsatz in der praktischen Heilkunde, indem man von irgendeinem Vergiftungsfall ausgehend schließt, das Mittel könne wohl in kleinen Gaben bei ähnlichen Erscheinungen günstig wirken (Hippokrates, 1932, Nr. 2).

Schulz erwähnt in dem Schriftchen „Rudolf Arndt und das biologische Grundgesetz", ein amerikanischer Arzt, B. Reed, habe zu derselben Zeit, als er selbst seine Hefeversuche machte, zwei Arbeiten veröffentlicht, die dasselbe Thema angehen. Aus der einen, „Die primäre und sekundäre Wirkung von Arzneistoffen", führt er folgende Sätze von Reed an: „Eine relativ niedrige Dosis erregt zunächst alle Organe (Nervencentren, Nerven, Drüsen, Muskel, Membranen und andere Gewebe), auf welche der in Frage kommende Arzneistoff überhaupt wirken kann. Eben dieselben Bestandteile des Organismus werden gelähmt, wenn die Dosierung hinlänglich hoch genommen wurde. Mittlere oder noch niedrigere Gaben erregen zunächst, setzen dann die Leistungsfähigkeit herab und führen schließlich zur Lähmung, wenn sie oft genug wirken können." Schulz führt die Stelle nach einem Sonderdruck an, dessen genaue Herkunft ihm selbst unbekannt war (s. D. M. W., 1890, S. 35).

Wir sehen also, daß die B. R. eine längere Geschichte hat. Nachdem die Bestandteile schon von Hahnemann gesehen worden sind, ohne daß sie von ihm vereinigt worden waren, wurden sie in den darauffolgenden Jahrzehnten mehr oder weniger klar zusammengefaßt und schon von Kurtz als „Regel" bezeichnet. In den achtziger Jahren ist sie dann erst klar und mit der nötigen Kürze eines Lehrsatzes von Arndt aus dem schon früher 699 gefundenen Pflügerschen Zuckungsgesetz abgeleitet und als „Biologisches Grundgesetz" bezeichnet worden, dessen Gültigkeit auf dem Gebiet der Arzneimittel und Gifte Hugo Schulz nachgewiesen hat.

d) Die Männer

Gustav Jaeger (1832—1916). Jaeger war bei seinen Forschungen über die biologische Bedeutung der Geruchsstoffe bei Tier und Mensch dazu gekommen, in den Duftstoffen die „Seele" zu sehen. Der „Seelenjäger" fand damit jedoch weder bei den Materialisten noch bei den Idealisten Beifall. Mittels des Hippschen Chronoskops untersuchte er die „persönliche Gleichung" und ihre Veränderung durch Duftstoffe und stellte „Osmogramme" auf. Auch die Wirkung homöopathischer Verdünnungen prüfte er an sich und einigen Schülern, unter ihnen auch an dem späteren homöopathischen Arzt H. Göhrum, und er glaubte dabei feststellen zu können, daß z. B. noch die 1000. Verdünnung von Thuja und die 2000. von Kochsalz spezifische Wirkungen hat. (Vgl. „Die Neuralanalyse insbesondere in ihrer Anwendung auf die homöopathischen Verdünnungen", Leipzig, 1881.)

Eine Nachprüfung unternahm Hugo Schulz, doch konnte er die Angaben von Jaeger nicht bestätigen (siehe in: Mitteilungen des naturwissenschaftlichen Vereins von Vorpommern und Rügen, 30. Jahrg., 1898, auch A. H. Z., 136, S. 97, und B. H. Z., 17, S. 129, 1898). Schulz findet die Erklärung in autosuggestiven Einflüssen. Jaeger ist in einer Entgegnung (B. H. Z., 17, S. 321) bei seiner Ansicht stehengeblieben und betonte Schulz gegenüber besonders, dessen Annahme, die Vp. habe jeweils gewußt, um was es sich handele, sei falsch[13]. Von anderer Seite wurde behauptet, Jaeger habe alle Potenzen mit dem gleichen Fläschchen gemacht, was jedoch unwahrscheinlich ist, da er Präparate verschiedener homöopathischer Fabriken untersucht hat. Leider erfahren wir über die genauere Versuchsanordnung in dieser Beziehung nichts in der Schrift.

Wenn man alles beachtet, so hat er offenbar nicht selbst, von der Substanz angefangen, sich die hohen Verdünnungen gemacht, wobei die einzelnen selbstdispensierenden Ärzte oft das Einglasverfahren anwendeten, ehe man dessen Fehlerquellen kannte. Da er die Mittel aus zuverlässigen, namhaft gemachten homöopathischen Apotheken bezog, wird er sich nicht selbst die Mühe gemacht haben, die Verdünnungen anzufertigen; ob allerdings die 2000. nach dem Vielglasverfahren hergestellt ist, darf man bezweifeln.

Von einer weiteren Nachprüfung erfahren wir durch Haupt (B. H. Z., Bd. 12, S. 366), die dieser mit dem Physiker Weinhold zusammen angestellt

[13] Demgegenüber sagt Eugen Kröner in einer Arbeit zum 80. Geburtstage von Gustav Jaeger, seinem Schwiegervater, dieser habe jeweils gewußt, welcher Stoff geprüft wurde. (B. H. Z., Bd. 31, S. 283, 1912.)

hatte, die jedoch keine Bestätigung von Jaegers Angaben erbrachte. Genaueres gibt Haupt bei dieser gelegentlichen Erwähnung der Versuche nicht an, und er hat auch später nichts weiteres mitgeteilt.

B. Fincke hat bald nach der Jaegerschen Veröffentlichung gleichfalls neuralanalytische Untersuchungen angestellt; da jedoch die Versuchsanordnung geändert ist, so sagen sie über die Richtigkeit der Jaegerschen Untersuchungen kaum etwas. Da zudem B. Fincke, ein Deutsch-Amerikaner, sich in vieler Hinsicht als unkritisch erwiesen hat und einer der phantastischsten Hochpotenzler und der Erfinder der „Fluxionspotenzen" ist, so wird man seine Arbeit nicht als verläßlich betrachten können (B. H. Z., Bd. 2).

Weil sich hier eine Möglichkeit bot, die Wirksamkeit der Hochpotenzen zu beweisen, ist aller Wahrscheinlichkeit nach von den Hochpotenzlern eine Nachprüfung erfolgt; wenn man davon nichts erfahren hat, wird man vermuten dürfen, daß die Ergebnisse unbefriedigend ausgefallen sind.

Walter Kröner, ein Enkel von Gustav Jaeger, meint in seinem Werke „Gustav Jaegers Sendung" (Stuttgart—Leipzig, 1936), es sei nicht jeder für diese Untersuchung geeignet, man müsse „sensitiv" sein. Es geht jedoch, soweit ich sehe, nicht aus Jaegers Arbeiten hervor, daß er eine darauf begründete Auswahl der Versuchspersonen getroffen hat. Und auch wenn er das nicht erkannt haben sollte, müßte man, da ja die „Sensitiven" nicht häufig zu sein pflegen, doch erwarten, daß er selbst nur einen kleinen Teil seiner Versuchspersonen als geeignet erkannt habe. Davon aber ist mir nichts bekannt. Ich neige aus allen diesen Gründen zu der Annahme, daß Jaeger einigen Irrtümern zum Opfer gefallen ist.

Jaeger hat das Thema noch mehrfach behandelt. Nachdem er zuerst in der „Entdeckung der Seele" (Leipzig, 1879, 4. Aufl., 2 Bde., 1912) es schon kurz berührt hatte, hat er später sich in seiner Schrift „Stoffwirkung im Lebewesen" (Leipzig, 1891) noch ausführlicher geäußert und hat auch ein vereinfachtes Instrument zur Zeitmessung angegeben.

Auch sonst hat Jaeger sich in einigen kleineren Schriften über die Homöopathie geäußert, wie in „Gleich und ähnlich" (Stuttgart, 1891), „Die homöopathische Verdünnung" (Stuttgart, 1889), „Die Homöopathie im Urteil eines Physiologen und Naturforschers" (Stuttgart, 1888), die auch alle zusammen unter dem Titel „Ein verkannter Wohlthäter" erschienen sind (Stuttgart, 1891). Als origineller Kopf, der er zweifellos war, hat er in lebendiger Weise das Gebiet dargestellt; aber sein Name war doch durch seine Seelenlehre zu sehr belastet, als daß er auf Skeptiker hätte wirken können. Als weitere Belastung kam dazu, daß er in praktischer Anwendung seiner Seelenlehre vorschlug, aus Haaren von Menschen mit hervorragenden körperlichen oder geistigen Eigenschaften homöopathische Verdünnungen herzustellen. Er nannte diese Medizin „Anthropin“, und es wurde behauptet, daß das aus den Haaren eines Schnelläufers hergestellte Anthropin gut bei Müdigkeit und Atemnot wirke und das aus einer Haarlocke von Franz Liszt hergestellte die technische Sicherheit der Klavierspieler erhöhe! Dergleichen wirkt offenbar leicht lächerlich, und so hat Jaeger auch da nicht gewirkt, wo er Begründeteres zu sagen hatte. So war er einer der ersten, der die Konstitution wieder beachtete (s. Gust. Jaeger, „Seuchenfestigkeit und Constitutionskraft in ihrer Beziehung zum specifischen Gewicht des Lebenden“, Leipzig, 1878).

Hugo Schulz (1853—1932). Über die Hauptleistung von Schulz, die pharmakologische Unterbauung der „Biologischen Reizregel“, ist oben schon gesprochen worden, doch hat er sich auch sonst vielfach mit der Homöopathie beschäftigt, ja man darf sagen, daß fast sein ganzes Denken um Fragen der Homöopathie kreist.

Vielfach meint man, erst durch Arndt und sein „Biologisches Grundgesetz“ sei Schulz in den Bannkreis der Homöopathie gekommen; dem ist jedoch nicht so. Er war schon als Gymnasiast mit dem jungen homöopathischen Arzt Ernst Weber in Duisburg bekannt geworden und hatte, wie Schulz uns selbst mitteilt, von ihm starke Einflüsse erfahren, die sich zuerst hauptsächlich auf naturwissenschaftliche Fragen, bald aber, als Schulz Medizin studierte, auch auf medizinische und im besonderen homöopathische Gegenstände erstreckten. Er lernte also schon in jungen Jahren die Homöopathie in einem besseren Licht sehen, als sie den Studenten auf der Hochschule gezeigt wurde, wo sie als ein Gewirr von Irrtum und Betrug dargestellt zu werden pflegte. Vielleicht sind diese Einflüsse schon darin zu erblicken, daß er als junger Privatdozent in einer Arbeit über das Eukalyptusöl mit diesem auch Prüfungen an sich selbst gemacht hat. Wenn diese sich auch im wesentlichen auf die Frage der Giftigkeit erstreckten, so war auch das damals ungewöhnlich, da man diese Frage an die Kaninchen zu richten pflegte. Völlig deutlich ist der Einfluß durch die Homöopathie bei seiner Empfehlung des Cyanmerkur in der Diphtherie im Jahre 1883 (D. M. W., 1883, Nr. 26, und 1884, Nr. 1), wobei er es sogar wagt, sich auf den „homöopathischen Arzt Dr. v. Villers“ zu beziehen, der schon 1869 auf der homöopathischen Zentralvereins-Versammlung diesem Mittel das Wort geredet habe. Im nächsten Jahr veröffentlichte Schulz in der „D. M. W.“ (Nr. 7, 1884) eine Arbeit „Über die Behandlung der Cholera nostras mit Veratrin“, in der er sich auch auf eine Mitteilung seines Freundes Ernst Weber bezieht, der als Ergänzung zur Arbeit eines anderen in einem allopathischen Blatte bemerkt hatte, in der Homöopathie sei die Tinc-
702 tura Veratr. alb. seit Jahrzehnten bei Cholerine in ständigem Gebrauch.

Schulz berichtet in seiner Selbstdarstellung (Die Medizin der Gegenwart in Selbstdarstellungen, Leipzig, 1923, Bd. 2, S. A. 11), sein Freund Weber habe ihm, als er diese Arbeit zugesandt erhielt, geschrieben: „Jetzt haben Sie die Meute hinter sich", und damit habe er recht behalten, denn seitdem wurde er zum „Greifswalder Homöopathen" gestempelt. Auch seine Beachtung des Schwefels, in dem Schulz nicht nur ein Abführmittel sah, und seine Empfehlung bei der Bleichsucht deutet auf Beeinflussung durch die Homöopathie wie noch vieles andere, insbesondere seine Empfehlung des arsenigsauren Kupfers bei akutem Darmkatarrh im Jahre 1890 (D. M. W., Nr. 18) und seine für einen Schulpharmakologen auffallende Beachtung der Kieselsäure, über die er von 1901 ab eine Anzahl Arbeiten verfaßt hat. Später ist dann Schulz auf homöopathischem Gebiete vielfach durch Hermann Schnütgen in Münster i. W. angeregt worden, der mit den Eltern von Schulz, die in Münster wohnten, befreundet war.

Auch Arzneiprüfungen finden sich frühzeitig bei ihm[14] und in den Arbeiten seiner Schüler, so bei seinem Schüler Th. Jüngst in der Arbeit „Experimentelle Untersuchungen über die Wirkung des Sedum acre" (Arch. f. exp. Pathol. und Pharmakol., Bd. 24, 1888). Seine größte Arzneiprüfung stellt die Schrift dar: „Studien über die Pharmakodynamik des Schwefels" (Greifswald, 1896), in der er im wesentlichen das von den Homöopathen früher Gefundene bestätigen konnte.

Frühzeitig hat Schulz auch in zusammenfassenden Arbeiten seine Ansichten dargelegt, das erstemal in „Virchows Archiv" im Jahre 1887 (Bd. 108) „Zur Lehre von der Arzneiwirkung". Er geht dabei aus von dem Pflügerschen Zuckungsgesetz, dem Ritter-Vallischen Gesetz und den darin ausgesprochenen unterschiedlichen Wirkungen ein und desselben Reizes beim absterbenden Nerven. Zu seinen eigenen Untersuchungen übergehend, betont er, er habe bei der Einwirkung der Arzneien auf den Körper dieselben Reizfolgen festgestellt wie beim Zuckungsgesetz; auch beim menschlichen Körper zeigen die verschiedenen Reizgrößen eine Umkehrung der Wirkung. Beim Kranken ist der Reizverlauf grundsätzlich derselbe, doch tritt hierbei schon eine heilsame Einwirkung bei Gaben auf, bei denen der gesunde Körper kaum irgendeine Wirkung äußert.

Bei der damaligen Behandlung der ansteckenden Krankheiten strebe man, abgesehen von rein symptomatischer Behandlung bestimmter Beschwerden, an, die Kleinlebewesen und ihre Giftwirkung zu vernichten, was vielfach wenig aussichtsreich sei. Dabei weist er auf die günstigen Erfolge mittels

[14] Seine erste Arzneiprüfung „Studien über die Wirkung des Chinins beim gesunden Menschen" erschien 1887 in Band 109 von „Virchows Archiv". Es ist wohl kein „Zufall", daß Schulz als erstes Chinin geprüft hat, durch dessen Prüfung Hahnemann zu seinem Similesatz gekommen ist.

Cyanmerkur bei der Diphtherie hin; bei den kleinen, auch bei nichthomöopathischen Ärzten üblichen Gaben von 0,01 Cyanmerkur auf 120,0 Aqua destillata könne von einer unmittelbar abtötenden Wirkung des Mittels auf die Bakterien nicht die Rede sein, wie Schulz das ja auch kurz vorher vom Veratrin nachgewiesen hatte, das auch in starker Lösung, wie sie im Körper gar nicht vorkommen kann, keine keimschädigende Wirkung in den Kulturen gezeigt hatte. Dasselbe gelte von der Dysenteriebehandlung mittels Ipecacuanha. Es handle sich demnach bei diesen Behandlungsarten offenbar um anderes, nämlich um Anwendung von Mitteln, die gerade für das in Frage stehende Organ einen Reiz darstellen, also um Organbeziehungen besonderer Art; die Mittel sind „organspezifisch“, „organotrop“, um ein modernes Wort anzuwenden. Schulz spricht auch vielfach von Organtherapie.

Wie hoch Schulz gerade die Cyanmerkurbehandlung der Diphtherie schätzte, zeigt seine Schrift „Die Behandlung der Diphtherie mit Cyanquecksilber“ (Berlin, 1914). Er hielt also den Hinweis auf dieses Verfahren auch nach 20jähriger Serumbehandlung nicht für überflüssig. Die kleine Schrift enthält auch Prüfungen am Gesunden.

Schon zeitig hat er seine Ansichten auch in lehrbuchartiger Form dargelegt, zuerst in dem „Grundriß der praktischen Arzneimittellehre“ (Stuttgart, 1888), sodann in eigenartiger Form in der „Pharmakotherapie“, die 1898 als Abteilung eines größeren Sammelwerkes erschien, in dem an anderer Stelle Samuel so einseitig gegen die Homöopathie sich ausgesprochen hatte, daß Fr. Sellentin in „Zeitgemäßen Aufklärungen über einige Grundfragen wissenschaftlicher Heilkunde“ (Heidelberg, 1901) dagegen Stellung nahm. 1907 erschienen dann seine bekannten „Vorlesungen über Wirkung und Anwendung der unorganischen Arzneistoffe“ (Leipzig, 2. Abdruck 1921).

Aus allen diesen Schriften leuchtet das homöopathische Gedankengut hervor, wenn auch vielfach, um nicht einen zweiten „Fall Rapp“ hervorzurufen, mehr oder weniger verhüllt. Am deutlichsten ist in den „Vorlesungen“ die Bezugnahme auf die Homöopathie, die bei jedem der besprochenen Mittel berücksichtigt wird.

Beachtenswert ist dann weiter noch die Berücksichtigung der Volksheilkunde und der Pflanzenheilkunde; auch hier ist Schulz ein Unzeitgemäßer, Einzelgänger und Vorläufer, denn es war damals das Hauptbestreben, aus den Pflanzen die wirksamen Stoffe möglichst als reine Substanzen herzustellen und als solche zu verwenden. Sein zweites hierher gehöriges Werk ist eine unerschöpfliche Fundgrube von Volksheilmitteln. („Die officinellen Pflanzen und Pflanzenpräparate“, Wiesbaden, 1885; „Vorlesungen über Wirkung und Anwendung der Deutschen Arzneipflanzen“, Leipzig, 1921.) In späteren Jahren hat er mehrfach in kleineren Schriften seine Ansichten kurz zusammenfassend dargestellt, wie in „Rudolf Arndt und das Biologische Grundgesetz“ (Greifswald, 1918), „Similia similibus curantur“ (München, 1920), „Meine Stellung zur Homöopathie“ (München, 1925).

Ein Überblick über die Gesamtarbeit von Schulz zeigt, daß er, wenn man von den ersten Jahren absieht, fast mit allen seinen Arbeiten in irgendeinem Zusammenhang mit homöopathischen Gedankenkreisen steht. Er verdient in Wahrheit den Ehrentitel des „Greifswalder Homöopathen“; Ehrentitel nicht, weil es gerade die Homöopathie war, sondern weil er ein Einsamer, ein Einzelgänger auf der Hochschule war. Es ist nicht so schwer, als fleißiger Schüler eines tüchtigen Mannes am Aus- und Weiterbau einer Straße durch das noch ungeordnete Land der rohen, unbehauenen Tatsachen mitzuwirken, wenn man einmal die wissenschaftliche Technik erlernt hat und von seinen Arbeitsgenossen angeregt und ermuntert wird. Wenn man dann nach allen Seiten gute Beziehungen gepflegt hat (s. o. S. 485), kann ein „Gutgesinnter“ hoffen, auch einmal als selbständiger Leiter an der Straße weiterzubauen. — Wie schwer dagegen ist es, auf eigene Faust und ohne wesentliche Unterstützung abseits einen Gedankenpfad durch das Dickicht der Vorurteile, Irrtümer und Mißverständnisse zu legen, verfolgt vom Spott der andern. Schwer als geistige Leistung und auch als moralische! Schulz wird gewiß darunter gelitten haben, nicht beachtet oder verspottet zu werden; er wurde aber nicht verbittert über seine Einsamkeit, sondern hat sie gelassen, ja mit Humor getragen. Auch das ist eine geistige und moralische Leistung, die nicht beachtet oder gar gewürdigt zu werden pflegt, ja von der gutgesinnte Schüler keine Ahnung haben.

Die Einwirkung von Schulz auf die Homöopathie war bedeutend; insbesondere sah sich die naturwissenschaftliche Richtung in ihrer Arbeit durch ihn ermutigt, da seine Gedanken die von Moritz Müller und Griesselich, von Arnold und Bakody bestätigten und weiterführten. Seine Hauptleistung war, die Virchowsche Reizlehre auf die Arzneimittellehre anzuwenden, sowie die Bestätigung der B. R. auf dem Gebiet der Arzneimittelwirkung.

* * *

Diesen beiden Forschern, Gustav Jaeger und Hugo Schulz, die nicht zum engeren Kreise der eigentlichen Homöopathen gehörten, sollen nunmehr diese selbst angereiht werden.

Emil Schlegel (1852—1934). Schlegel ist eine der eigenartigsten Gestalten in der neueren Homöopathie und hat als solche auf zahlreiche Homöopathen starken Einfluß gehabt. Er ist eine religiöse Natur und hat auch einen stark künstlerischen Einschlag; da er jedoch selbst seine Arbeiten als Wissenschaft gewertet wissen will, unterliegt er auch wissenschaftlicher Beurteilung.

Jeder sollte seine Grenzen kennen, und so gesteht hier der Verfasser, daß er zu Schlegel kein rechtes Verhältnis finden kann, ähnlich wie ihm das auch bei Franz Hausmann nicht gelang, und er ist sich vollkommen klar, daß er manchen Seiten Schlegels nicht gerecht werden kann und deshalb hier in bewußter Einseitigkeit zu Schlegel Stellung nimmt. Wer das Verstandesgerechte nicht nur in der Wissenschaft, sondern auch in der Heilkunde, soweit es sich in Wort und Schrift einfangen läßt, als an erster Stelle stehend betrachtet, wird bei Schlegel durch vieles, was dem entgegensteht, gestört, bei aller Anerkennung der Bedeutung und Weite seines Geistes und seiner Persönlichkeit. Seine oft mehr gefühlten als klar gedachten Ausführungen werden bei einem solchen Leser nicht anklingen, denn es fehlt die darauf abgestimmte Saite, oder sie ist wenigstens zur Zeit des kritischen Richteramtes nicht aufgespannt. Es fehlt ihm bei Schlegel oft an der so notwendigen Zergliederung der Begriffe, und er wird in seinen Ausführungen oft nicht mehr als Vergleiche und fragwürdige Analogien sehen. Vielfach geht Schlegel der Bewahrheitung, dem Beweisen seiner Gedanken geradezu aus dem Wege, sogar bei Berichten über Krankenbehandlungen, und er begnügt sich oft damit, daß beim gleichgestimmten Leser die entsprechende Saite mitklingt. Schlegel hat sich viel mit Paracelsus beschäftigt und ist von ihm stark beeinflußt und ihm gewiß in manchem wesensverwandt, was gewiß nicht nur Kritik, sondern auch Anerkennung bedeutet.

Hahnemann tritt er vielfach merkwürdig kritiklos entgegen, so wenn er bei einer Auseinandersetzung mit den der Homöopathie nicht ungünstig gesinnten Schulmedizinern, wie Otfried Müller, schreibt: „Bei gutem Willen unserer neuen Freunde werden dieselben bemerken, daß Hahnemann nirgends im Unrecht gewesen ist.“ (Biolog. Heilkunst, 1926, Bd. 7, S. 38; vgl. über gewisse Seiten des Schlegelschen Denkens meine Arbeit „Das magische Simile“ in der A. H. Z., 1934, Nr. 3.)

Um auch die andere Seite zur Sprache kommen zu lassen, habe ich im folgenden einigen Homöopathen das Wort erteilt, die zu seinem 80. Geburtstag sich folgendermaßen in der D. H. Z. (1932, Heft 10) äußerten:

„Schlegel ist eine durchaus duldsame und friedfertige Natur und stets geneigt, den Dingen eine Deutung unterzuschieben, die mehr ahnen läßt als in starrer Weise festlegt. Für den intuitiven Leser anregend und von hohem Reiz, für denjenigen, der die Wahrheit in knapper Form sucht, nicht leicht zu begreifen und zu verstehen. Schlegel besitzt eine Art, sich in Dinge
706 hineinzuleben, daß sie selber von seinem Geist durchsetzt zu zielbewußten

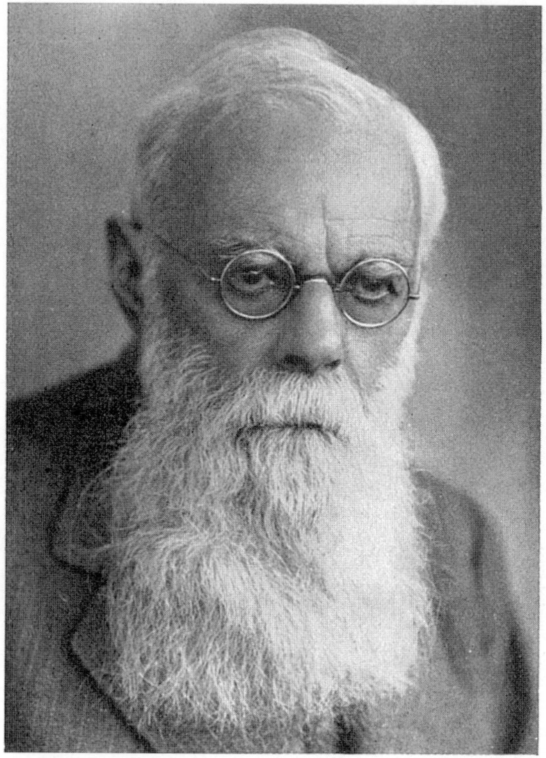

Emil Schlegel

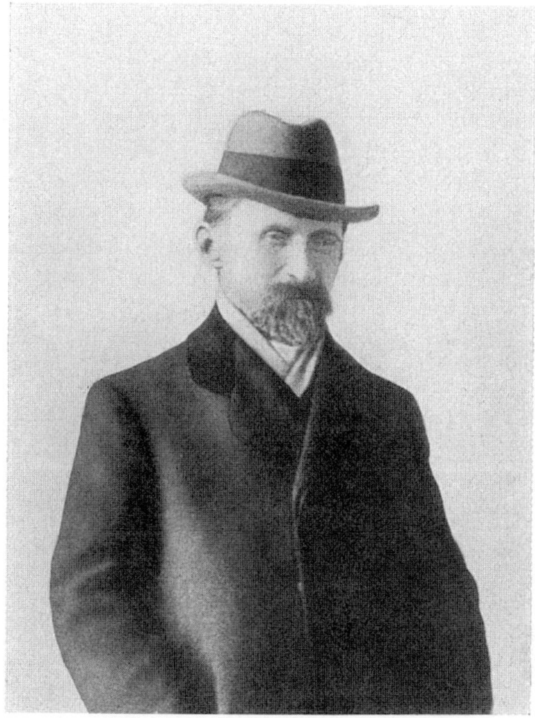

Paul Dahlke

Wesen werden, die aber letzten Endes doch einer göttlichen Zweckbestimmung unterworfen sind." (Hanns Rabe.)

„Emil Schlegel war vor Jahrzehnten ein Einsamer, ein Prediger in der Wüste, der scheinbar vergeblich rief: ‚Metanoeite!' . . . lernt umdenken! Was nutzt es uns, wenn wir z. B. die Pflanze in all ihren einzelnen Bausteinen und in der chemischen Zusammensetzung ihrer Säfte noch so genau kennen; wir haben darüber das Wichtigste verloren: die lebendige Einheit ihres Wesens, den formenden Sinn, der erst ihre Gestalt und die Eigenart ihrer Säfte schuf! Nur wenn uns die Pflanze neben allem Wissen um Einzelheiten auch den Sinn ihres Wesens und Verwesens erschließt — das, was Hahnemann das Dynamische nannte! —, nur wenn wir es verstehen, die Pflanze als Sinnbild der in ihr wirkenden und gestaltenden Kräfte zu erfassen, nur dann werden wir tiefer in die Natur eindringen, und nur dann auch wird unsere Kunst zu heilen vollkommener werden." (Werner Grabert.)

„Reich an Einfällen angesichts des Kranken, aus Paracelsischer Fülle schöpfend, von Hahnemanns Ordnung der Heilkunde sicher geleitet, verfolgte er doch aufmerksam die physikalischen Forschungsergebnisse; stets gewiß, in ihnen für seine vom Lebendigen her gewonnenen Naturanschauungen neue Stützpunkte zu finden. Wenn er mit Phantasie und intuitiver Begabung Zukünftiges vorwegnahm, so konnte er bei seinen Fachgenossen außerhalb und vielfach auch innerhalb der Homöopathie nicht viel Verständnis erfahren." (O. Leeser.)

Wenn es sich hier auch um Äußerungen zu einem Gedenktag handelt, so geht doch daraus die Einstellung der Hahnemannianer zu Schlegel klar hervor, und zugleich wird damit die ganze Richtung gut gekennzeichnet.

Wie diese und andere Beiträge in dem Heft zeigen, hat Schlegel auf zahlreiche Homöopathen mehr oder weniger stark eingewirkt. Bei manchen hat er auch die bei zahlreichen Menschen vorhandene magische Saite zum Mitschwingen gebracht.

Paul Dahlke (1865—1928). Dahlke ist der zweite bedeutende Vertreter der Hahnemannschen Richtung. Er hat in sehr zahlreichen Arbeiten, die meist in der B.H.Z. (später D.H.Z.) erschienen sind, den Hahnemannismus am reinsten, folgerichtigsten und geistreichsten behandelt, indem er für die Arzneimittelwahl rein bei den Erscheinungen stehenbleibt und den Vermutungen und dem Wissen über die den Erscheinungen zugrunde liegenden Krankheitsvorgänge tunlichst wenig Einfluß gewährt. Die Arbeiten verraten eine außerordentlich große Kenntnis der Arzneimittellehre; die individuell-phänomenologische Arzneimitteldiagnostik ist aufs feinste durchgebildet. Im Gegensatz zu Schlegel und im Einklang mit Hahnemann ist Dahlke ein Gegner des magischen Simile und der Signaturenlehre. 707

Dahlke ist außerdem führender Vertreter des Buddhismus gewesen und hat sich mehrfach längere Zeit in Indien aufgehalten und auch maßgebende Werke über den Buddhismus geschrieben. Wie er hier einen reinen Dynamismus vertritt, huldigt er ihm auch in der Homöopathie und steht insofern auch der Schulmedizin besonders fern. Zahlreiche Homöopathen sind durch ihn mehr oder weniger stark beeinflußt worden.

Hermann Göhrum (geb. 1861), ein Schwiegersohn von Gustav Jaeger, durch den er auch beeinflußt worden ist, hat sich vielseitig betätigt in seinen Arbeiten. Er ist mehrfach auch für die Weiheschen Schmerzpunkte und die Epidemiologie eingetreten.

Friedrich Gisevius (geb. 1867) hat zahlreiche Gebiete der Homöopathie bearbeitet und sich auch durch Werbung zahlreicher neuer Jünger für die Homöopathie Verdienste erworben. Mehrfach hat er auch Arzneiprüfungen gemacht, bei denen er die objektiven Erscheinungen stärker, als es früher meist geschah, berücksichtigt hat; so hat er mehrfach Pulskurven dabei aufgenommen, wie z. B. bei einer Prüfung von Strophanthus und Adonis vernalis (B. H. Z., Bd. 16 und 17, 1897/98). Auch Gisevius ist in mancher Hinsicht magisch gerichtet.

Heinrich Meng ist besonders von Dahlke stark beeinflußt und hat in diesem Sinne zahlreiche Studien über Arzneimittel und sonstige Aufsätze verfaßt, zumal hat er sich bemüht, dem Anfänger die Wege zu ebnen. Meng ist außerdem Psychoanalytiker und hat mehrfach das Gebiet der seelischen Erscheinungen am Kranken als Psychoanalytiker und Homöopath erörtert.

Von den sonstigen Vertretern der Hahnemannschen Richtung seien noch kurz erwähnt Wassily in Kiel, ein Schüler des früheren dortigen Homöopathen K. F. Kunkel, Hugo Dammholz, Berlin, Reinhard Oemisch in Halle, sowie Oskar Müller, der Kents „Arzneimittelbilder“ übersetzt hat.

Karl Stauffer (1870—1930), der eine sehr umfassende Praxis in München und später bei Lindau hatte, hat sich besondere Verdienste erworben durch eine Anzahl Werke über praktische Homöopathie und Arzneimittellehre (s. Lebensabrisse).

Eugen Kröner gab mit F. Gisevius das „Handbuch der homöopathischen Heillehre“ heraus (Berlin, 1906 bis 1908, 6 Bde.), außerdem veröffentlichte er zahlreiche Arbeiten, meist in der B. H. Z., und war auf organisatorischem Gebiete führend tätig.

Hans Wapler (geb. 1866) darf als Führer der naturwissenschaftlichen Richtung der Homöopathie bezeichnet werden, der seit Mitte der neunziger

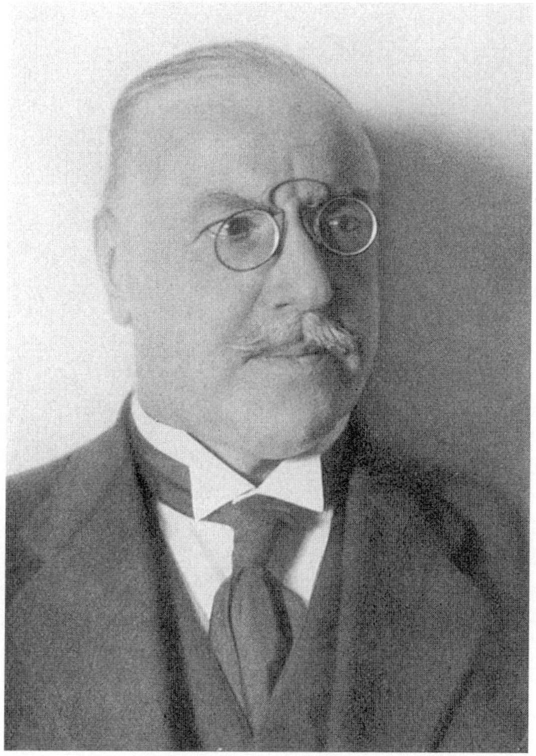

Alfons Stiegele

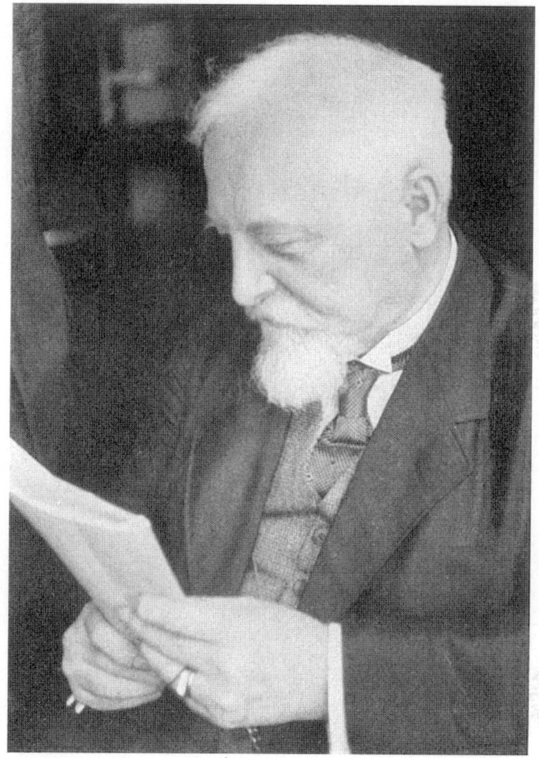

Hans Wapler

Jahre immer wieder die Grundsätze dieser Richtung dargelegt hat. Er baut dabei auf den Arbeiten von Moritz Müller und Ludwig Griesselich auf, womit er sodann, als persönlicher Schüler von Bakody, dessen Gesichtspunkte und besonders auch das „Biologische Grundgesetz" von Arndt-Schulz verknüpft. Lehrmeisterin ist ihm die Geschichte der Medizin. Den Ähnlichkeitssatz betrachtet er als wichtigen Findungsgrundsatz der Homöopathie, ohne daß er jedoch der Meinung ist, daß man darauf die gesamte Medizin aufbauen kann. Die B.R. sieht er als eine Brücke des Verständnisses zwischen Homöopathie und Hochschulmedizin an und betont besonders ihre Wichtigkeit für die Gabenlehre.

Wapler hält die Homöopathie nicht für ein Ganzes, sondern für einen Teil der Gesamtmedizin; die Homöopathie darf aber nicht spurlos in der Hochschulmedizin aufgehen, diese müsse sich vielmehr ihrerseits mit homöopathischen Gedanken durchdringen.

Mehrfach hat Wapler die Belange der Homöopathie verteidigt, wenn Schulmediziner an der Homöopathie unberechtigte, auf ungenügender Kenntnis beruhende Kritik geübt hatten. (Vgl. seine Auseinandersetzungen mit Hansemann, A.H.Z., 1906; Harnack und Loebker, A.H.Z., 1906; Kobert, A.H.Z., 1908; Marchand, A.H.Z., 1910, S. 49 und 153; Ehrenberg, A.H.Z., 1910; Harnack, A.H.Z., 1910, S. 321 und 353, auch gesondert erschienen; Strümpell, A.H.Z., 1922; Klemperer, A.H.Z., 1925; Harnack, A.H.Z., 1925.)

Von seinem naturwissenschaftlichen Standpunkt aus hat er außerdem vielfach die streng Hahnemannsche Richtung bekämpft und sich insbesondere gegen die Hochpotenzen gewendet. Über Organ- und Konstitutionstherapie hat er sich am klarsten geäußert in seiner Arbeit „Zur Frage der Krisis (perturbatio critica) im homöopathischen Lager" (A.H.Z., 1930, Bd. 178, Nr. 1), wo er sagt: „Eine Arznei kann unter Umständen zum Konstitutionsmittel werden. Sie wird es dann, wenn sie infolge ihrer Pharmakodynamik, mit ihren Organbeziehungen das ganze Betriebsstörungsgebiet eines Organismus zu erfassen und umzustimmen vermag. Mittel von so großer Reichweite sind z. B. Schwefel, Graphites, Arsen, Nux vomica, Pulsatilla, Calcium und andere mehr. Ohne spezifische Beziehung zu den erkrankten oder minderwertigen Organsystemen ist eine Einwirkung auf die Konstitution gar nicht denkbar. Alles andere ist Phantasie."

Indem Wapler immer wieder auf die naturwissenschaftliche Grundlage der Homöopathie verwies, hat er zahlreiche Ärzte in diesem Sinne beeinflußt, und er konnte das um so mehr, als er seit 1910 meist in der Schriftleitung der A.H.Z. war, die er seit 1922 ununterbrochen in seinem Sinne leitet. Auch als Leiter der Leipziger Homöopathischen Poliklinik hat er weiterreichenden Einfluß geübt. Wenn die Schulmedizin sich in der letzten Zeit um die Homöopathie kümmerte und Anknüpfungsmöglichkeiten sah, so verdankt das die Homöopathie zum guten Teil Waplers Tätigkeit. Insbesondere hat auch August Bier ausdrücklich betont, daß er von Wapler und Stiegele am stärksten beeinflußt sei.

Bemerkenswert ist, daß Wapler in seinen zahlreichen polemischen Arbeiten, solange er von der Sachlichkeit des Gegners überzeugt sein konnte, mit diesem auf höflichem Fuße verkehrte; auch das erleichterte später die Verständigung zwischen beiden Schulen. (Vgl. über Wapler die Arbeit von V. Bartels in der A. H. Z., Bd. 180, S. 299 ff., sowie Bd. 184 den Aufsatz von Kiefer, dort auch Dreyers ausführliche Bibliographie seiner Arbeiten.)

Alfons Stiegele in Stuttgart (geb. 1871) muß neben Wapler hier genannt werden. Er hat als Schüler von Sick an dessen Stuttgarter Krankenhaus eine gute klinische Ausbildung erhalten, außerdem ist er Schüler von Bakody. Doch verhält er sich diesem gegenüber durchaus selbständig, indem er bald erkannte, daß dessen Streben, auf der Virchowschen Zellularpathologie eine homöopathische Zellulartherapie aufzubauen, der Homöopathie nicht die genügend breite Unterlage gab. Schon frühzeitig ging Stiegele dazu über, die Ergebnisse der pathologischen Physiologie zu berücksichtigen und funktionspathologischen Gesichtspunkten Raum zu geben.

Da er der einzige Homöopath war, der in neuerer Zeit ausgiebigere klinische Erfahrungen am Stuttgarter Krankenhaus sammeln konnte, so hat sein Wirken dazu beigetragen, daß die Homöopathie bei der Schulmedizin stärkere Beachtung fand. Wenn Wapler gewissermaßen die wissenschaftlichen Träger zum Brückenbau hinüber zur Schulmedizin hergerichtet hat, so hat Stiegele am meisten dazu beigetragen, der Schulmedizin eine Fahrbahn zu den klinischen Erfahrungen der Homöopathie zu bauen. Seine physiologische Analyse der Arzneisymptome und die Herstellung der Beziehungen zur Pathologie eröffnete der Schule das Verständnis für homöopathische Gedankengänge. Seine Schüler haben mehrfach neuerdings auch klinische Anstalten erhalten und dadurch zur Verbreitung homöopathischer Gedanken beigetragen. Als Zeuge der Auswirkung seines Ansehens bei der Schule sei die Schrift Stiegele-Geßler, „Die Homöopathie im Rahmen der Gesamtmedizin“ (Stuttgart, 1937) erwähnt, die zwei Vorträge von der Tagung der „Deutschen Gesellschaft für innere Medizin“ (Wiesbaden, 1937) enthält.

Ernst Bastanier war in zahlreichen Arbeiten bemüht, die wissenschaftliche Seite der Homöopathie darzulegen und weiter zu entwickeln. Besonderen Einfluß hat Bastanier auf die Entwicklung der Homöopathie auch dadurch ausüben können, daß er seit dem Jahre 1928 als Dozent einen Lehrauftrag an der Berliner Universität hat und zugleich die Homöopathische Universitäts-Poliklinik leitet (s. a. Seite 764).

Karl Kiefer (geb. 1862) in Nürnberg ist in gleicher Richtung tätig. Er hat sich ein besonderes Verdienst durch eine Schrift erworben, die 1904 entstand zur Abwehr damaliger Angriffe wie den von Kunkel in der „Münchener Medizinischen Wochenschrift“ (s. o.) und der in und nach dem Prozeß Mende-Spatz erfolgten („Homöopathie, Ein Wort zur Aufklärung und Abwehr“, Nürnberg, 1904). Da sie kurz und klar das Wesentliche der Homöopathie zusammenfaßt — Wapler nennt sie einmal „klassisch“ —, wurde sie vom Zentralverein etwas abgeändert nochmals herausgegeben (Leipzig, 1905) und an zahlreiche allopathische Ärzte geschickt. (Vgl. Wapler, „Karl Kiefer zu seinem 70. Geburtstag“, A. H. Z., 1932, Nr. 3, Bd. 180.)

In gleichem Sinne hat Richard Heppe, Kassel, mancherlei Arbeiten theoretischer und praktischer Art verfaßt.

Josef Schier, Mainz, hat zahlreiche verdienstliche Arzneiprüfungen seit den neunziger Jahren gemacht und dabei absichtlich schon damals vorzugsweise deutsche Pflanzen untersucht (s. S. 718 f.). Als ein Anzeichen für die heute veränderte Einstellung zur Homöopathie sei hier noch kurz erwähnt, daß Schier an der Inneren Klinik in Frankfurt von Professor Volhard zur homöopathischen Behandlung der Kranken hinzugezogen wurde, sowie auch an der dortigen Ohrenklinik (Professor Voß) und am Homburger Krankenhaus von Professor Lampert. Es wurden dabei auch von der Leitung anerkannte Heilerfolge erzielt, jedoch war es aus äußeren Gründen nicht möglich, die Nachprüfung in der geplanten umfassenderen Weise durchzuführen (vgl. A. H. Z., Bd. 181, Nr. 3, und Bd. 183, Nr. 4).

An selbständigen Schriften gab er u. a. heraus: „Vergiftungen und deren Behandlung“, Berlin, 1912; „Biologische Erfahrungsheillehre“, Stuttgart, 1936; „Kinderkrankheiten“, Stuttgart, 1937.

Edwin Scheidegger ist Schweizer und Leiter des Baseler Homöopathischen Krankenhauses, doch gehört er in seinem Wirken ganz dem deutschen Kulturbereich an. Er hat eine Anzahl wertvoller Arbeiten in kritischem Sinne verfaßt, klinischer, theoretischer und experimenteller Art.

Mit Scheidegger, Kiefer und Heppe gestaltete Wapler seit 1923 die „Allgemeine Homöopathische Zeitung“ im Sinne der naturwissenschaftlichen Richtung folgerichtig aus.

Gustav Schimert, Vater, in Budapest, ist mit einer Anzahl Arbeiten klinischer und theoretischer Art hervorgetreten. Außerdem war er der Organisator des Budapester Kongresses der „Liga Homoeopathica Internationalis“ im Jahre 1935.

711

IV. Die Probleme

Bis zur Mitte des vorigen Jahrhunderts waren alle theoretischen Fragen so ausgiebig in Büchern und Zeitschriften behandelt worden, daß seit dieser Zeit kaum etwas Neues zu sagen war, soweit nicht neue Gesichtspunkte durch die Fortschritte von Naturwissenschaften und Schulmedizin auftauchten. Es kann deshalb nur kurz auf einiges eingegangen werden, wobei auch das Ausland schon gestreift werden soll.

Krankheitslehre. An der grundsätzlichen Einstellung der beiden Richtungen in der Homöopathie änderte sich nichts. Die Hahnemannianer blieben auch ferner im großen und ganzen bei den Erscheinungen stehen und berücksichtigten demnach hauptsächlich die subjektiven Symptome, die allerdings dem Homöopathen wesentlich aufschlußreicher sind als dem Schulmediziner. Die „inneren Veränderungen" wurden auch weiterhin als die faßbaren materiellen Veränderungen mißverstanden. Doch gingen diese Hahnemannianer immer mehr dazu über, die physikalische Diagnostik zu üben, die ja auch in der Schule erst im sechsten Jahrzehnt allgemein angewendet wurde. Es konnte nicht ausbleiben, daß allmählich dadurch auch die objektiven Erscheinungen mehr berücksichtigt wurden.

Die freien Homöopathen strebten auch weiter danach, mit den Fortschritten der Schulmedizin Schritt zu halten und dementsprechend auch die pathologische Anatomie zu berücksichtigen. Aber wenn sie auch bei der Krankheitslehre und -erkennung eine Rolle spielte, so blieben die Bemühungen, sie auch in der Behandlung mehr zu berücksichtigen, ziemlich unergiebig, wie das ja letzten Endes auch in der Schulmedizin der Fall war. Hier aber wurde diese Überschätzung der pathologischen Anatomie erst später erkannt und zugegeben (vgl. S. 574).

Das Simile wurde vielfach erörtert, und man war bestrebt, unter Benutzung klinischer Erfahrungen den „Charakter" der Mittel noch schärfer herauszuarbeiten und damit in eine andere Schicht des Simile vorzudringen. (Über die Simileschichten vgl. Breyer in „Hippokrates", 1936, S. 640.) Auch wurde versucht — insbesondere von Grauvogl und seinen Anhängern —, das Simile mit dem Konstitutionsbegriff in Verbindung zu setzen, allerdings ohne rechten Erfolg.

Es erhoben sich aber auch kritische Stimmen; am schärfsten hat sich darüber Kurtz geäußert, am kritischsten in der Z. f. hom. Klin. (Bd. 6, S. 109 f., 1857). Es heißt dort über die Arzneimittelkenntnis: „Ich habe über die Wirkung dieses und jenes Arzneimittels eine Art Schattenriß . . . Nur eins wird auch hierdurch wieder aufs neue bewiesen: nämlich welch durch
712 und durch wächsernes Ding das Similia Similibus zur Zeit noch sei." Daß

hier nicht ein im Alter Enttäuschter spricht, zeigen frühere Äußerungen von ihm, z. B. in den „Medizinischen Jahrbüchern“ (Bd. 3, S. 263 f., 1840), wo er den Begriff der Spezifität voranstellt und eine vertiefte Simileauffassung fordert; die Hahnemannsche Symptomenähnlichkeit sei viel zu oberflächlich, aber auch die „Charakterähnlichkeit“ genüge nicht, und am allerungenügendsten sei die „organische Beziehung“. Die Arbeit in der „Hom. Klin.“ fand mehrere Erwiderungen durch angesehene kritische Männer, wie Hirschel, Trinks, Link, die den Pessimismus von Kurtz nicht teilen konnten.

Während früher die meisten Homöopathen das Simile als ein Naturgesetz betrachteten und nur wenige wie Griesselich (s. z. B. das „Handbuch“) vom „Prinzip“ oder „Grundsatz“ sprachen, wurde man damit allmählich auch vorsichtiger, so daß man in neuerer Zeit seltener den Ähnlichkeitssatz als Gesetz bezeichnet, wie es z. B. E. Schlegel getan hat.

Der Begriff des „Spezifischen“ und der „Spezifiker“ trat nach dem Tode Griesselichs und dem Eingehen der „Hygea“ (1848) bei den Homöopathen zurück, zumal das Wort zeitweise auch von der kleinen Gruppe von Ärzten für sich verwendet wurde, die von Rademacher ausgehend auch Einflüsse von den kritischen Homöopathen erfahren hatten.

Was die Naturheilkraft angeht, so waren wohl alle neueren Homöopathen ihre Anhänger, auch die stärker naturwissenschaftlich Eingestellten, wie etwa Bakody, wenn man auch das Wort damals vielfach nicht gern gebrauchte. Auch die Theorie der Heilung durch das Simile wurde immer wieder erörtert, ohne jedoch zu einer Lösung geführt zu werden. Diesem dauernden Bemühen, gerade die Similewirkung zu erklären, liegt anscheinend der Gedanke oder das Gefühl zugrunde, sie sei besonders erklärungsbedürftig. Vom Standpunkt des Mechanismus aus, der alles mit dem Maßstabe der anorganischen Natur messen will, mag das zutreffen, denn in der Mechanik wirkt man mit gegensinnigen Mitteln. In der organischen Natur jedoch ist aus der Tatsache der Gegenwirkung des Lebewesens ohne weiteres abzuleiten, daß man vielfach das Ziel auch mittels zweckmäßig angewendeter mitsinniger Einwirkungen erreichen kann. Das Simile bedarf also der Erklärung nicht mehr, sondern eher weniger als das Contrarium.

Die Arznei. Auf diesem Gebiete waren auf Grund der neueren naturwissenschaftlichen Erkenntnisse in mancher Beziehung ausführlichere Erörterungen vonnöten, ohne daß jedoch dadurch die Fragen endgültig beantwortet wurden.

Die Fragen des Dynamismus und der Hochpotenzen hängen so eng zusammen, daß beide zweckmäßigerweise nicht unnötig auseinandergerissen werden sollen. Der Dynamismus, den Hahnemann gerade bei den Arzneien am schärfsten vertreten hatte, in dem Sinne, daß die Arzneien durch die

Potenzierung „fast geistig“ würden und die „Arzneikraft“ auf den Milchzucker und den Alkohol übergehe, konnte in früheren Jahren auf Grund von naturwissenschaftlichen Erkenntnissen nicht widerlegt werden. Erst in den fünfziger bis siebziger Jahren hatte sich die Physik durch Versuch und Rechnung zu klareren Ansichten über Größe der Moleküle und Atome und ihre Zahl in einem bestimmten Raumteil durchgearbeitet, Ansichten, die im wesentlichen bis auf den heutigen Tag immer wieder auf den verschiedensten Wegen bestätigt werden konnten. Dementsprechend lag es nahe, diese neuen Erkenntnisse auch auf Fragen der Homöopathie anzuwenden.

Die Untersuchungen von Clausius, Loschmidt, Thomson und Clerk Maxwell, um einige Hauptnamen zu erwähnen, zeigten, daß die Zahl der Moleküle in einem Kubikzentimeter Luft keineswegs unendlich, wenn auch sehr hoch sei; sie beträgt bei gewöhnlichem Druck 27 bis 28 Trillionen. Daraus folgt, daß jenseits der 23. Verdünnung keine Moleküle des in Frage stehenden Stoffes mehr vorhanden sind. Es war wohl Conrad Wesselhoeft, der diese Ergebnisse der modernen Physik zum erstenmal auf die Frage der Hochpotenzen angewendet hat. (Vgl. den Bericht von Haupt in der A. H. Z., Bd. 123, S. 185, 1891, über Wesselhoefts Arbeit „The dose and degree of attenuation“ in „Transact. of the 32. Sess. of the Amer. Inst. of Hom.“, Philadelphia, 1880, S. 328 ff.)

Etwa zu gleicher Zeit hatte auch W. Sorge, auf Johnston Stoney (Philos. Mag., Vol. 36, p. 141) fußend, die Zahl der Moleküle in einer 20. Kochsalzverdünnung mit 7751 angegeben. In dieser Arbeit (B. H. Z., Bd. 1, 1880), der Entgegnung auf Köppes Schrift, hatte jedoch Sorge keinen Anlaß, die Folgerungen in bezug auf die Hochpotenzen zu ziehen. Auf Grund dieser seitdem immer wieder bestätigten Anschauungen der Physik ergab sich das Irrtümliche der früheren Anschauungen über die unendliche Teilbarkeit des Stoffes, die es den Gegnern der Hochpotenzen, wie z. B. Griesselich, nicht ermöglicht hatten, klare und grundsätzliche Grenzen der Verdünnungsmöglichkeiten aufzustellen. Von den Hochpotenzlern wurde auch versucht, ein Verständnis für die Wirksamkeit der höheren Verdünnungen jenseits der 23. zu schaffen, insbesondere bemühte sich Emil Schlegel, mittels „Richtkräften“ die Hochpotenzen zu retten; aber es bleibt dabei doch die Frage ungelöst, wie die spezifische Eigenart eines Stoffes erhalten bleiben soll, wenn seine ganz bestimmt gebauten, diese Eigenart bedingenden Moleküle auf Grund der Rechnung nicht mehr vorhanden sind. (Vgl. Schlegel, Das Heilproblem, Leipzig, 1912, sowie das auf Seite 302/3 Gesagte.)

Da ich auf diesem Gebiete keine eigene Erfahrung habe, ich jedoch auch nicht aus reiner Theorie über die Hochpotenzen aburteilen will, so nahe das liegen könnte, so sei hier nur bemerkt, daß ich die von Hochpotenzlern mitgeteilten Heilungsgeschichten nicht als beweisend anerkennen
714 potenzlern mitgeteilten Heilungsgeschichten nicht als beweisend anerkennen

kann, zumal da es meist nur einzelne Krankheitsfälle sind. In einer so fragwürdigen Angelegenheit — fragwürdig, weil die Behauptungen der Hochpotenzler anscheinend feststehenden, grundlegenden Tatsachen der Physik über den Bau der Materie widersprechen — kann nur ein strengsten Anforderungen genügender Erfahrungsbeweis anerkannt werden; den sehe ich jedoch nirgends geführt. Leider ist es auch noch nicht zu den von Donner in der A. H. Z. (1935, S. 91 ff.) vorgeschlagenen Versuchen gekommen.

Im deutschen Schrifttum ist mir als einzige beachtenswerte Arbeit mit größeren klinischen Beobachtungsreihen die von Martin Eidherr bekannt, in der er von 140 Kranken die Behandlungserfolge bei Lungenentzündung im Homöopathischen Krankenhaus Leopoldstadt berichtet, das unter der Leitung von den beiden tüchtigen Ärzten Watzke und Wurmb stand. In den Jahren 1850 bis 1852 behandelte man alle Lungenentzündungen dort mit der 30. Verdünnung, in den Jahren 1853 bis 1855 mit der 6. und von 1856 bis 1859 mit der 15. Dezimalverdünnung. Bei der ersten Gruppe war die Lösung der Lungenentzündung nach 4,9 Tagen vollendet, bei der zweiten nach 6,9, bei der dritten nach 6,3 Tagen. Ähnlich sind die Ergebnisse in bezug auf das völlige Verschwinden der Infiltration und des Exsudats sowie auf die Dauer der Rekonvaleszenz und die Zahl der Verpflegungstage. (Zeitschr. d. Vereins der hom. Ärzte Österreichs, Wien, 1862, Bd. 1.)

Der Zweifler sowie der Gegner der Hochpotenzen wird diesen Bericht nicht einfach übergehen können. Der Bericht bringt sehr ausführliche Angaben über die Witterungsverhältnisse, den Ozongehalt der Luft usw., aber leider nichts über den Krankheitsverlauf in anderen Wiener Krankenhäusern in diesen Jahren. Auch weiß man nicht, ob die Leitung während der ganzen Zeit in der gleichen Hand war, wieviel Einfluß der jeweilige Hilfsarzt auf Behandlung und Entlassung hatte usw. Man kennt also nicht alle Punkte, die beim Zustandekommen dieser Ergebnisse eine Rolle gespielt haben könnten.

Die Arzneibereitung blieb im wesentlichen dieselbe, wenn auch im einzelnen auf Grund neuerer chemischer oder pharmazeutischer Erkenntnisse manches geändert wurde. Das Wichtigste war, daß sich die Dezimalverdünnung als die übliche durchsetzte.

Frühzeitig wurde auch schon auf die Bedeutung der Verunreinigung des Alkohols und namentlich des Milchzuckers hingewiesen, zumal von dem Apotheker und Stabsarzt Starke (Stapfs Archiv, Bd. 14 und 15; A. H. Z., Bd. 8 und 9, S. 24). An letzterer Stelle betont er, daß es nicht gleichgültig sein könne, wenn der Milchzucker in 100 Gran $^1/_{100}$ bis $^1/_{1000}$ Gran „Chlorkalin, phosphorsaures Kalium, Gerbestoff oder eine erdige Substanz enthält". Den Alkohol empfiehlt er aus Dextrin herzustellen, auch solle man Destillierapparate mit Kupfer meiden. 715

Auch später sind mit den feineren Verfahren der neueren Chemie derartige Untersuchungen angestellt, worüber z. B. in der „Hom. Klin." (Bd. 6, S. 158, 1857) berichtet wird. Besonders hat W. Sorge diesen Gegenstand mehrfach behandelt und den indischen Zucker empfohlen, da er im Gegensatz zu dem üblichen Eisen, Kupfer, Schwefelsäure oder Chlorkalk nicht enthalte (A. H. Z., Bd. 125, S. 104, 1892). Mikroskopische Untersuchungen zeigten Haupt, daß der Milchzucker einer 12. Dezimalverreibung von Gold mehr Silicea und Eisen enthalte als Gold (A. H. Z., Bd. 108, S. 106).

Über das rein Pharmazeutische kann im übrigen hier nur ganz kurz gesprochen werden; ich verweise dafür auf die größere Arbeit von Hugo Platz in der A. H. Z. (Bd. 170, Nr. 1 bis 3, 1922), wo auch mancherlei geschichtliche Bemerkungen zu finden sind, sowie auf das oben auf Seite 140, 307 f. und 586 Gesagte.

Bald nach der oben schon erwähnten, in mehreren Auflagen erschienenen „Homöopathischen Pharmakopöe" von Gruner erschien von dem Wiener Arzt Georg Schmid „Homöopathische Arzneibereitung und Gabengröße" (Wien, 1846). Schmid hat das Bestreben, die Urtinkturen möglichst stark herzustellen; er verwendet deshalb zur Herstellung der Urtinkturen tunlichst wenig Alkohol. Einschneidendere Veränderungen führte der Berliner homöopathische Arzt L. Deventer († 1892) in seiner „Homöopathischen Pharmakopöe" ein (Berlin, 1860, 2. Aufl. 1878, 3. Aufl. 1886). Insbesondere fügte er dem weingeistigen Auszug vielfach noch einen weingeistigen und ätherischen Extrakt zu.

Diesen zahlreichen und wohl z. T. berechtigten, z. T. aber auch willkürlichen und überflüssigen Abänderungen gegenüber ging der Leipziger Apotheker Willmar Schwabe in seiner „Pharmakopoea Homoeopathica Polyglotta" (Leipzig, 1872) wieder tunlichst auf die Vorschriften Hahnemanns zurück. Die erste Auflage erschien in deutscher, französischer und englischer Sprache, später kam noch die italienische, spanische und portugiesische Sprache hinzu; außerdem erschien noch eine eigene russische Ausgabe. Diese Schwabesche Pharmakopöe fand Anklang, erlebte mehrere Auflagen und wurde das führende Werk. 1890 erschien sodann eine vom Deutschen Apothekerverein herausgegebene homöopathische Pharmakopöe, die die Herstellung der Essenzen und Tinkturen stark vereinfacht hat.

Kurz zusammengefaßt kann man ganz allgemein zwei Bestrebungen in der homöopathischen Pharmazeutik feststellen. Einerseits will man die Mittel so zubereiten, wie sie Hahnemann bei seinen Prüfungen verwendet hat, anderseits aber will man auch die Erkenntnisse der modernen Forschung und die Errungenschaften der heutigen Technik berücksichtigen. Hier einen gerechten Ausgleich zu finden, ist vielfach schwer, und es entsteht nicht
716 selten die Frage, ob wir es bei veränderter Herstellung noch mit „demselben"

Mittel zu tun haben. Falls infolge veränderten Herstellungsverfahrens auch Bestandteile der Pflanze in dem Präparat enthalten sind, die z. B. in einen weingeistigen Auszug nicht eingehen, so müßte eine erneute Prüfung stattfinden. Das ist aber bisher nur in geringem Maße geschehen. Auch anorganische Stoffe sind nach neuen Verfahren hergestellt, z. B. die kolloiden Präparate, wo es auch zweifelhaft sein kann, ob man es noch mit „denselben" Mitteln zu tun hat.

Mikroskopische Untersuchung der Verreibungen. Die schon früher angestellten mikroskopischen Untersuchungen der Verreibungen (s. o. S. 591 f.) wurden auch in diesem Zeitabschnitt wiederaufgenommen, so von Dr. v. Szontagh in Pest (Z. f. hom. Klin., Bd. 12, 1863), der zu ähnlichen Ansichten wie Mayrhofer kam. Im Gegensatz zu diesen früheren Untersuchungen kam C. Wesselhoeft in Boston mit besserer Technik und Untersuchung und der mittlerweile bedeutend verbesserten Optik zu dem Ergebnis, daß die Teilchen bei den höheren Verreibungen nicht viel kleiner werden, als sie bei der 2. Centesimalverreibung geworden sind; es würden höchstens noch die größer gebliebenen Teilchen dadurch kleiner. Schon bei der 3. Centesimalverreibung seien nur wenige Teilchen der betreffenden Substanz im Gesichtsfeld zu finden. Außerdem fand er, daß durch den reichlich bei diesem Hahnemannschen Verfahren vorhandenen Milchzucker die Zerkleinerung erschwert werde, da der Milchzucker die Metallteilchen geradezu vor der weiteren Zerkleinerung schütze.

Er wollte infolgedessen auch die Ergebnisse der Prüfungen gestrichen wissen, die von Hahnemann und seinen Anhängern mit derartigen vermeintlich gelösten Mitteln gemacht worden waren. Seine Behauptungen wurden von manchen anderen, wie z. B. von Buchmann, auf Grund eigener Untersuchungen bestritten, der ungefähr auf dem Standpunkt Mayrhofers beharrte. Wesselhoefts Ergebnisse wurden dagegen von einigen, wie insbesondere von W. A. Haupt, bestätigt. — Mit den damaligen Mitteln war wohl kaum weiterzukommen; aber daß es doch nicht das letzte Wort war, haben wir schon oben auf Seite 141/42 gesehen, indem die moderne Kolloidchemie zeigte, daß man in der Tat mit dem Hahnemannschen Verreibungsverfahren trockne Kolloide herstellt, die dann auch sich weiterhin lösen lassen. (Vgl. C. Wesselhoeft, Mikroskopische Untersuchungen verriebener Metalle, Leipzig, 1878, und O. Buchmann, Mikroskopische und anderweitige Beobachtungen und Untersuchungen zum Nachweis der Löslichkeit von Metallen und andern harten Körpern, Leipzig, 1881, sowie A. H. Z., Bd. 98, S. 73 und 76, 1879, Bd. 103, S. 129, 1881, und Bd. 104, S. 9, 1882.)

Arzneiprüfungen. Vielfach wurden sowohl neue Arzneiprüfungen als auch Nachprüfungen gefordert, dem allerdings nicht entsprechend die Tat folgte. 717

Reil prüfte Coccus cacti, Acidum oxalicum, Carduus marianus und Hyoscyamus (Hom. Vierteljahrschrift, Bd. 1 bis 3, 1850 bis 1852, Bd. 9, 1859); H. Hartlaub mit seiner Prüfungsgesellschaft Colchicum und Mezereum (Bd. 8); Bähr steuerte eine preisgekrönte Prüfung von Digitalis bei (Leipzig, 1859), und Sorge veröffentlichte 1862 seine Phosphorprüfung (Leipzig); Buchmann prüfte Chelidonium (A. H. Z., Bd. 70/71, 1865). Dazu kommen noch die Prüfungen der Wiener in der Zeitschr. d. Vereins d. homöopath. Ärzte Österreichs (Wurmb: Schwefel, Bd. 1 u. 2, 1857; Zlatarovich: Agaricus muscarius, Bd. 2, 1863), wobei von kürzeren und unwichtigeren abgesehen wird.

Der einzige, der seit den vierziger Jahren zahlreiche Prüfungen angestellt hat, meist nur an sich, ist James Lembke in Riga. Hencke machte darauf aufmerksam, daß diese Prüfungen sehr schnell aufeinander folgten und daß man nicht selten bei einem Mittel Symptome angegeben findet, die von dem vorher geprüften hervorgerufen sein könnten. Diese Prüfungen sind also wohl nur mit Vorsicht zu benützen. (Zahlreiche Mitteilungen zerstreut in der A. H. Z., Bd. 34 bis 118, und Hom. Klin., Bd. 2 bis 21.)

Dagegen setzten gerade auf diesem Gebiete seit der Mitte des Jahrhunderts starke ausländische Einflüsse aus Frankreich, England und besonders aus den Vereinigten Staaten von Nordamerika ein, wo die befeuernde Kraft von Constantin Hering viel Anregungen gab und auch selbst zahlreiche Prüfungen leitete. (Vgl. Hering, „Amerikanische Arzneiprüfungen", I. Teil, Leipzig—Heidelberg, sowie E. M. Hale, „Materia medica and special therapeutics of new remedies", übersetzt nach der 3. Auflage von F. G. Oehme, „Neue amerikanische Heilmittel", Leipzig, 1873, und T. F. Allen, „Encyclopedia of pure materia medica", 9 Bde., New York—Philadelphia, 1877.)

Wenn auch diese Prüfungen z. T. nicht vollständig waren, so stellen sie doch als Ganzes einen sehr wertvollen Beitrag dar, den Amerika damit der Homöopathie darbrachte. Ich nenne von diesen Mitteln Actaea racemosa, Aesculus Hippocastanum, Apocynum, Aralia racemosa, Baptisia, Caulophyllum, Chimaphila, Collinsonia, Dioscorea, Eupatorium perfoliatum und purpureum, Gelsemium, Glonoinum, Gnaphalium, Hamamelis, Helonias, Hydrastis canadensis, Iris versicolor, Kalmia latifolia, Lilium tigrinum, Phytolacca, Sanguinaria und Veratrum viride. — Der größte Teil ist bisher der Schulmedizin unbekannt geblieben. — Bei diesen Prüfungen wurden mit den Jahren auch in wachsendem Maße die objektiven klinischen Untersuchungsverfahren, wo es angängig und erwünscht war, verwendet.

Erst in den neunziger Jahren, als die Homöopathie in Deutschland sich wieder zu regen begann, kam es zu neuen Prüfungen unter der Führung
718 von Josef Schier, der schon damals für tunlichste Berücksichtigung

der heimatlichen Pflanzenwelt eintrat. Ich nenne von diesen Prüfungen und Nachprüfungen: Vinca minor, Primula veris, Ranunculus sceleratus, Viscum quercinum, Lactuca virosa, Lolium temulentum, Spiraea ulmaria, Spartium scoparium, Arum maculatum, Chininum arsenicosum, Lathyrus sativus, Cytisus Laburnum. (In der A. H. Z., Bd. 128 bis 143.)

Aber auch die Kritik an den früheren, insbesondere den Hahnemannschen Prüfungen und den aus anderen Schriften entnommenen Symptomen, ruhte nicht und wurde besonders von David Roth betrieben (s. o. S. 598). Ihm schlossen sich namentlich an Hirschel, der eine Nachprüfung aller Mittel forderte (Hom. Klin., 3, S. 6, 1854), und Langheinz, der vorschlug, der noch bestehende Prüferverein solle sich der Sache annehmen. Hirschel klagte auch darüber, daß der einzelne nicht mehr die genügende Übersicht über den angesammelten Stoff habe, und schlug deshalb schon vor, eine „Therapie" herauszugeben, die auf verschiedene Verfasser verteilt werden solle (Hom. Klin., 6, 119, 168). Aber es blieb vorerst in diesen Zeiten des Stillstandes bei den Plänen. Erst Anfang dieses Jahrhunderts wurden diese Pläne wiederaufgenommen und in Gestalt des „Handbuchs der homöopathischen Heillehre" (Berlin, 1906 bis 1908, 6 Bde.) unter der Leitung von Eugen Kröner und F. Gisevius unter Mitarbeit einer Anzahl anderer Homöopathen zu Ende geführt.

Damit nun zum Schluß auch das Satyrspiel nicht fehle, einige Worte über das den Homöopathen so wichtige Dispensierrecht, um das immer wieder der Kampf entflammte, wie z. B. nach dem Vortrag von J. Rigler in Berlin (s. o.) und auch sonst noch oft später. Doch wiesen die Homöopathen immer wieder darauf hin, daß infolge der ärztlichen Hetze viele Apotheker bei Abgabe homöopathischer Mittel unzuverlässig seien und statt der gewünschten Mittel Spiritus oder Milchzucker abgegeben hätten. Wie in einem Falle, in dem ein Diener, abgesehen von einem Arzneimittel, noch in einem Wollgeschäft „Estremadura 5" holen sollte und der Apotheker, in der Meinung, diese auf dem gleichen Zettel stehende Bestellung sei ein homöopathisches Mittel, „Estremadura 5" als homöopathisches Mittel abgab, was später nochmals wiederholt wurde, als man es als ärztliche Verschreibung gefordert hatte (A. H. Z., Bd. 95, 103). Was hier durch Zufall zustande kam, wurde dann später des Versuchs halber mehrfach anderwärts wiederholt, so z. B. 1901 in Hessen, worüber J. Schier in der B. H. Z., 1904 (Bd. 23, S. 268 ff.) berichtete.

Es wurden drei verschiedene Arten von Mitteln gefordert. Erstens solche, die sich in der verschriebenen Potenz nicht in flüssigem Zustand darstellen lassen, so Silicea dil. 3, Cuprum metallicum dil. 3. 719

In anderen Versuchen wurden Mittel verschrieben, bei denen mikroskopische oder sonstige Untersuchung feststellen konnte, ob das Verlangte abgegeben war, wie Cuprum metallicum trit. 2, Carbo vegetabilis trit. 2.

Außerdem wurde noch eine Gruppe von Verschreibungen gemacht von Dingen, die es gar nicht gab als Medizin, so z. B. „Madaroma fraudulosus" (betrügerischer Glatzkopf), „Tuber cinereum", „Pemphigus foliac.", „Gusselia" (frei erfundenes Wort) usw. Die Ergebnisse waren recht schlecht; meist wurde ohne weiteres der Auftrag angenommen und dem Käufer das Mittel ausgehändigt und vom Apotheker eigenhändig auf das Schildchen der Flasche „Madaroma fraudulosus" oder dgl. geschrieben und auch die gesetzliche Taxe für ein homöopathisches Mittel eingestrichen. Als Ergebnis stellt Schier fest: „Von 12 Apothekern, welche auf diese Weise von uns kontrolliert wurden, erwies sich ein einziger als gewissenhaft und erklärte, die verlangten Stoffe nicht abgeben zu können. . . ." (Vgl. dazu auch A. H. Z., Bd. 127, S. 117, sowie B. H. Z., Bd. 7, S. 308, 1888; Bd. 22, S. 370, 1903; Bd. 23, S. 332, 1904.) Ähnliche Feststellungen machte man in Berlin.

Nur wer die Ergebnisse solcher Prüfungen kennt, wird verstehen, daß die Homöopathen auf das Selbstdispensierrecht das größte Gewicht legten; denn falls keine rein homöopathischen Apotheken vorhanden sind, kann nur durch Selbstdispensieren die Sicherheit geschaffen werden, daß der Kranke das Mittel bekommt, das ihm der Arzt zugedacht hat. Zur Entschuldigung der Apotheker kann nur gesagt werden — und es ist eine schwache Entschuldigung —, daß sie entsprechend der allgemeinen Meinung die Überzeugung hatten, alle diese Mittel seien „Nichtse" und reiner Spiritus oder Milchzucker sei gerade so wirksam; es würde also durch diese Pflichtverletzung kein unmittelbarer Schaden angerichtet. Auch von den Behörden wurden diese Feststellungen der Homöopathen gewürdigt, so daß das Selbstdispensierrecht bestehen blieb. (Vgl. z. B. die Mitteilungen Fassbenders in der D. H. Z., Bd. 12, Nr. 10, S. 245, 1933.)

Daß heutzutage dergleichen nicht mehr vorkommt, nachdem die Apotheker durch Schulungskurse über die Möglichkeit der Wirkung auch kleinster Mengen aufgeklärt sind und dadurch ihr Verantwortungsbewußtsein gestärkt ist, muß man voraussetzen! Nachprüfungen fehlen jedoch.

In Bayern hatte man bei der Beschränkung des Selbstdispensierrechts auch das Abgeben von Streukügelchen verboten. Auf eine Beschwerde aus Regensburg antwortete die bayerische Regierung: die Abgabe von Streukügelchen sei dem Arzt nicht verboten, denn diese gehörten zu den „Zuckerwaren", gegen deren Abgabe nichts einzuwenden sei.

Es sieht fast so aus, als ob man damit eine kleine Bosheit gegen die
720 Homöopathie beabsichtigt habe, wobei man nicht bedachte, daß auf diese

Weise nicht nur „Nichtse", sondern auch recht wirksame Arzneien abgegeben werden können (A.H.Z., 97, S. 175, 1878).

Die Isopathie spielte in diesen Jahren nur eine geringe Rolle. Wie Hirschel sie nur sehr bedingt anerkannte, so war sie auch sonst bei den Praktikern stark zurückgetreten. Doch hörten wir schon oben, daß besonders im Ausland in den siebziger Jahren von Homöopathen Tuberkulin, Diphtherin und ähnliches geschaffen und benutzt wurde. Fünf Jahre vor Koch wandte schon der englische Homöopath Burnett ein aus Tuberkelbazillen hergestelltes, innerlich gegebenes Mittel an, das er Bacillin nannte. Auch das Kochsche Tuberkulin wurde von Homöopathen vielfach innerlich verabreicht, obwohl anderseits die Unwirksamkeit innerlich gegebenen Tuberkulins behauptet wurde. In Frankreich spielt die Isopathie offenbar eine größere Rolle als bei uns in Deutschland; so hat die „Homéopathie Moderne" mehrfach Sondernummern über das Gebiet herausgegeben.

Die Homöopathie in der Tiermedizin kann hier nur ganz kurz gestreift werden; für alles weitere sei auf die kleine Schrift von Joh. Brüsch: „Über Homöopathie in der Veterinärmedizin" (Leipzig, 1934) verwiesen.

Schon in den zwanziger Jahren des vorigen Jahrhunderts drang die Homöopathie auch in die Tiermedizin ein; zumal war es von Einfluß, daß der bekannte J. J. W. Lux ein Tierarzt war. Einer der tüchtigsten homöopathischen Tiermediziner war J. C. L. Genzke, der sich auch als Menschenarzt auszeichnete und zahlreiche kritische und klare Arbeiten in der „Hygea" und anderwärts veröffentlicht hat. Er schrieb das beste Buch der Frühzeit: „Homöopathische Arzneimittellehre für Thierärzte . . ." (Leipzig, 1837). — Seitdem gab es immer eine kleine Anzahl Tierärzte, die mehr oder weniger homöopathisch eingestellt waren.

Besonders aber hatte sich die Homöopathie in den Kreisen der Gutsbesitzer, Gutsinspektoren und ländlichen Heilpraktiker stark verbreitet, deren Erfolge unbestreitbar waren. Ja ich weiß von Tierärzten, die sich von geschickten Laienpraktikern ihres Bezirkes in ihrer Praxis bedroht fühlten, sich in das Lager des Feindes begaben, indem sie sich mit der Homöopathie beschäftigten, und auf Grund ihrer Erfolge dann Homöopathen wurden. Sie haben es nicht bereut!

Ganz neuerdings ist in der Tiermedizin eine homöopathische Bewegung entstanden, die sich besonders an die Namen Thienel, Schömmer, Nörr und Pschorr knüpft. Zumal wurden außerordentlich günstige Erfolge bei schweren septischen Erkrankungen mit Lachesis berichtet, das in höheren Verdünnungen den Tieren eingespritzt wird. (Vgl. Münch. Tierärztl. Wochenschrift, 1937, Nr. 50; kurzer Bericht in der D.H.Z., 1938, Nr. 2.) Es wurde 721 in über 230 Fällen bei Septikämie, Metritis acuta, Puerperalfieber, Phlegmone usw. angewendet und war den üblichen Verfahren stark überlegen.

Wenn man diese und ähnliche Erfolge bei anderen Krankheiten der Tiere kennenlernt, erhält man den Eindruck, daß die subjektiven Erscheinungen doch vielleicht nicht die ausschlaggebende Rolle für die Arzneimittelwahl spielen, die man ihnen in der Homöopathie zuschreibt. Die Tierheilkunde wird von stark anregendem Einfluß auf die Menschenheilkunde sein können und das ihr von Hahnemann anvertraute Kapital vielleicht bald mit reichen Zinsen zurückzahlen. Es liegt im Wesen der Tiermedizin, daß bei ihr vieles einfacher liegt, wie bei der eben erwähnten Arzneimittelwahl und auch bei der Beurteilung der Erfolge, indem dabei Suggestion und Einbildung nicht beim Kranken, sondern höchstens beim behandelnden Arzte eine Rolle spielen kann. Um so eher wird es gelingen, in der Tiermedizin zu einer Entscheidung über Wert und Unwert der Homöopathie zu kommen.

V. Die Homöopathie im Ausland

Da das ausländische homöopathische Schrifttum in Deutschland nur recht unvollständig vorhanden ist, war es von vornherein ausgeschlossen, in der Art, wie es für Deutschland geschehen ist, auf die Quellen zurückzugehen. Aber es war auch unmöglich, eine zureichende zusammenfassende Darstellung zu geben auf Grund der vorhandenen geschichtlichen Arbeiten über das Ausland. Ich konnte infolgedessen im großen und ganzen nur einen stark lückenhaften, chronistisch gehaltenen Bericht geben, der vermutlich auch nicht wenig Fehler enthält, denn soweit ich nachprüfen konnte, habe ich oft feststellen müssen, daß die Arbeiten nicht auf Quellenstudium beruhen, so daß ich auch gegen das, was ich ungeprüft zu übernehmen gezwungen war, mißtrauisch bin.

Aber dieser Mangel ist doch vielleicht nicht so schlimm, wie er auf den ersten Blick scheinen könnte. Nicht mit Unrecht hat man die Homöopathie im Ausland vielfach die „Deutsche Heilkunde" genannt; denn sie ist es in der Tat! Ihr Schöpfer ist ein Deutscher, und auch die Abwandlungen, insbesondere der Brückenbau zur Naturwissenschaft und zur Schulmedizin hin, sind schon frühzeitig in Deutschland geschaffen worden; es seien hier nur die Namen Moritz Müller, Rau, Rummel, Schroen, Griesselich, Arnold, Paul Wolf, Kurtz, Trinks, Watzke, Wurmb genannt, die z. T. schon am Werk waren, ehe überhaupt im Ausland von einer homöopathischen Bewegung gesprochen werden konnte und lange bevor aus den dortigen Schülern nun selbst Meister geworden waren. Der reine Hahnemannismus im Ausland baute selbstverständlich auf Hahnemanns eigenen Werken auf und die „Freien" unmittelbar oder mittelbar auf den Leistungen

Die Ausbreitung der Homöopathie

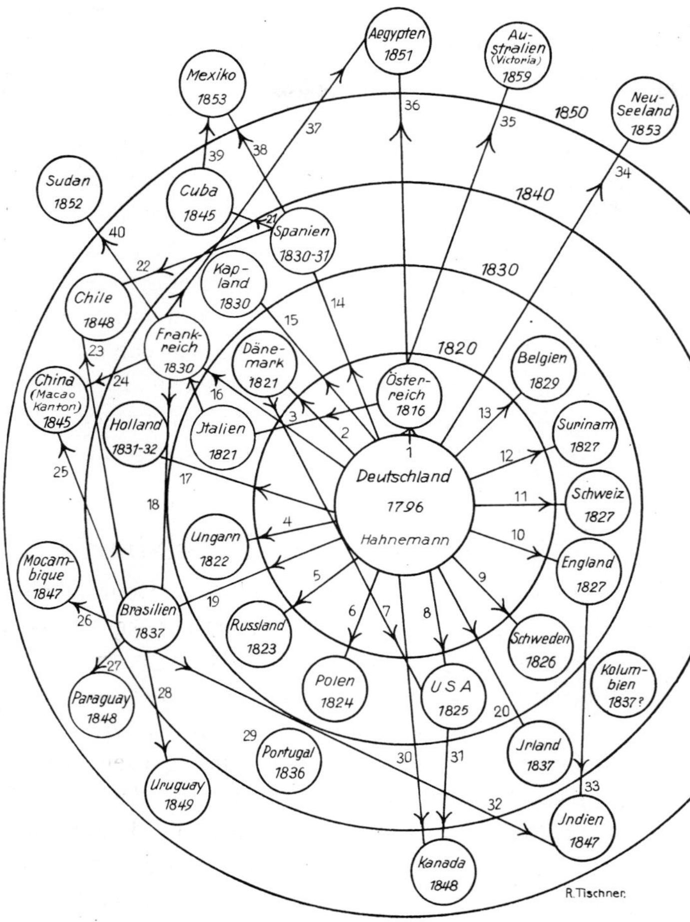

Die Namen der ersten Sendboten

1. Mathias Marenzeller
2. Lund
3. Necher u. a.
4. J. v. Bakody
5. Adam
6. Bigel
7. Gram
8. Wesselhöft (1828), Hering (1833)
9. Wahlenberg
10. Quin
11. Siegrist
12. Hering
13. van Moor
14. Querol, Folch
15. Philip
16. Graf Des Guidi
17. J. Schönfeld
18. Mure (1842)
19. Jahn (1837)
20. C. Luther
21. J. Bramon
22. Garcia
23. Aug. Gusmao
24. Lagrenée
25. Yvan, Callery
26. Monteiro
27. Chedifer
28. Korth, Estrazulas, Lopez
29. F. G. Galvao
30. v. Schrader
31. Lancaster
32. Nolasco
33. S. S. Brooking
34. Fischer
35. v. Rochlitz
36. v. Sonnenberg
37. Mure
38. R. Cormellas, J. M. Carbo
39. Navarette
40. Mure

Da mir das Aufzeigen der Zusammenhänge das Wichtigste war, ist die zeitliche Folge, um Überschneidungen auf dem Diagramm möglichst zu vermeiden, nicht immer eingehalten worden. Bei Portugal und Kolumbien sind die Zusammenhänge nicht bekannt.

der eben genannten Männer und ihrer Mitstrebenden. Bakody gehört sozusagen dem deutschen Kulturkreise an, und Tessier, Imbert-Gourbeyre und Jousset setzen das fort, was in Deutschland begonnen worden ist. — Und wer sind die bedeutendsten Homöopathen jenseits des Meeres? Ich glaube wenig Widerspruch zu finden, wenn ich Constantin Hering und Conrad Wesselhoeft, den älteren, nenne, — beide in Sachsen-Thüringen, im Herzen Deutschlands geboren und gebildet. — Auch der deutsche Anteil unter den ersten Sendboten stellt sich als noch stärker heraus, als er bisher angenommen und, besonders im Ausland, dargestellt wurde (s. Tafel).

Mit dem Gesagten soll natürlich nicht bestritten werden, daß es auch im Ausland gute Homöopathen und klare Köpfe gegeben hat, und noch weniger, daß das Ausland mit zahlreichen Arzneiprüfungen neuer Mittel seinen Beitrag zur Homöopathie geliefert hat. Aber etwas zugespitzt könnte man doch sagen: Wer die Geschichte der Homöopathie in Deutschland kennt, kennt auch die der anderen Länder, ihre Kämpfe, ihre Siege und Niederlagen, ihre Probleme und ihre Sorgen, ihre Enttäuschungen und ihre Hoffnungen.

Mit diesen Bemerkungen glaube ich nicht einem parteiischen und einseitigen Nationalismus zu huldigen, sondern nur als „guter Europäer", wie Nietzsche sagt, die Gewichte so zu verteilen, wie es die quellengeschichtlichen Studien und Feststellungen ergeben. —

Zum Internationalen Kongreß in Philadelphia hatte man den guten Gedanken gefaßt, eine „Weltgeschichte der Homöopathie" schreiben zu lassen. Jedes Volk sollte die Geschichte der Homöopathie seines Landes beisteuern. Aber sie ist leider Stückwerk geblieben, die verschiedenen Teile sind sehr ungleichwertig, ja zum Teil fast völlig unbrauchbar. Das Werk erschien unter dem Titel „History of Homœopathy" (Philadelphia, 1880; 1128 Seiten), hier kurz „History" genannt.

Was den heutigen Stand der Homöopathie angeht, hatte ich gehofft, von der „Liga Homœopathica Internationalis" die Unterlagen erhalten zu können; da das jedoch nicht möglich war, habe ich meist auf die Mitteilungen Donners zurückgegriffen (A. H. Z., 1931). Im übrigen fußen meine Berichte auf den in den Zeitschriften enthaltenen gelegentlichen kleinen Mitteilungen und mitunter auf kurzen Aufsätzen geschichtlichen Inhalts oder auch auf Büchern, die bei den Ländern jeweils erwähnt werden. Bei Namen des deutschen Kulturbereichs habe ich mit „(s. u.)" mehrfach auf die „Lebensbeschreibungen" verwiesen.

a) Schweiz

Die Entwicklung der Homöopathie in der Schweiz ist eng verbunden mit der im Deutschen Reich, und sie hat sich etwa gleichzeitig mit der im Südwesten des Reiches entwickelt. Der erste Homöopath in der Schweiz war 723

Franz Joseph Siegrist in Basel, der ihr etwa 1827 nähertrat und schon der Zentralvereins-Versammlung im Jahre 1829 als Gründungsmitglied beiwohnte; er starb 1840, 45 Jahre alt; auch sein Sohn wurde homöopathischer Arzt in Basel. Wenig später als Siegrist traten Altherr, St. Gallen, (1828) und Zopfy der Homöopathie näher. Dieser hatte sich von Arnold in Heidelberg und Widnmann in München seit 1828 unterweisen lassen; 1830 ließ er sich nieder. Auch J. J. Schelling (s. u.) war unter den ersten.

Im französischen Sprachgebiet setzte die Verbreitung etwas später ein; die ersten waren 1831 Pierre Dufresne in Genf, ein Schüler von Des Guidi in Lyon, sowie Peschier in Genf und Longchamp in Freiburg. Die treibende Kraft war Dufresne; er starb schon 1836. Auch Peschier (1782—1853) war schriftstellerisch tätig und hat Arbeiten aus dem Deutschen übersetzt. Über die erste Zeitschrift und die erste Gesellschaft siehe unter „Frankreich".

Durch Siegrist wurde auch der Prosektor an der Anatomie in Basel, Nusser aus Württemberg (gest. 1853), zur Homöopathie gezogen. In Bern wirkte Karl Krieger aus Wasseralfingen in Württemberg (1817—1874), der mit Zopfy und Bruckner (s. u.) den „Verein homöopathischer Ärzte der Schweiz" gründete. In Bern lebte auch Schädler (s. u.), der mehrfach in Streitschriften das Wort ergriff (s. o.). Aus Basel sind sonst noch erwähnenswert Bruckner (s. u.) und J. I. Hoppe (s. u.). Es gab in Basel schon in den siebziger Jahren ein Krankenhaus mit 12 Betten unter Siegrist (Sohn), das 1918 durch ein größeres, von Frau Merian-Iselin gestiftetes ersetzt wurde, dessen Vorstand seit der Gründung Scheidegger ist (s. o.). Neben diesem trat seit 1910 Jakob Aebly in Zürich (gest. 1934, s. u.) mit zahlreichen Arbeiten hervor. 1931 gab es in der Schweiz etwa 35 Homöopathen.

b) Italien

Infolge gewisser politischer Geschehnisse kam die Homöopathie besonders früh und gleichzeitig durch eine Reihe von Sendboten nach Italien. Nach einem Aufstand gegen den König Ferdinand IV. von Neapel waren 1821 österreichische Truppen zur Herstellung der alten Ordnung ins Königreich im Einverständnis mit dem König eingerückt und hielten es längere Zeit besetzt. Wie wir schon gehört haben, war gerade unter den österreichischen Militärärzten schon frühzeitig eine Anzahl mit der Homöopathie bekannt geworden, vermutlich durch den angesehenen Marenzeller. Auch die Behandlung ihres Feldherrn Schwarzenberg durch Hahnemann mag dazu beigetragen haben. In erster Linie ist das Bekanntwerden der Homöopathie in Italien dem General Baron Koller und seinen Ärzten zu danken. Koller, ein Verehrer der Homöopathie, überreichte der Königlichen Akademie in Neapel Hahnemanns Organon und die „Reine Arzneimittellehre", und die Akademie beauftragte darauf den Militärarzt A. v. Schönberg, eine zusammenfassende Darstellung der Lehre im Italienischen zu geben, was dieser auch mit der Schrift „Il systema medico del Dr. Hahnemann" (Neapel, 1822) tat. Genannt werden außerdem noch Odry aus Freiburg und Severin aus Dresden. Der geschichtlich Einflußreichste von diesen deutschen Ärzten war jedoch Georg Necher aus Melnik in Böhmen[15], der Leibarzt des Generals v. Koller, da durch ihn die drei wichtigsten Italiener der ersten Zeit für die Homöopathie gewonnen wurden: Francesco Romani, Giuseppe Mauro und der sehr angesehene Cosmo de Horatiis, Professor, Krankenhaus- und Akademiedirektor sowie Leibarzt des Königs. In Rom war zeitweise Kinzel, der Leibarzt des Fürsten Esterhazy, tätig. Der erste einheimische Arzt in Rom war Centamori, ein Neffe Napoleons; er hatte die älteste Tochter Charlotte von dessen Bruder Lucian geheiratet. Auch am Hof von Lucca wirkten schon frühzeitig Homöopathen; es werden genannt Anton Schmit und G. Necher, der dort von 1826 bis 1848 tätig war. Durch diese österreichischen Ärzte wurde Italien ein wichtiger Ausstrahlungspunkt, von dem aus die Homöopathie nach Frankreich und von dort aus nach Brasilien kam, das dann ein weiterer Mittelpunkt wurde (s. dort).

Horatiis stellte in seiner Klinik von März bis Dezember 1828 umfangreiche Versuche an in Gegenwart der beiden leitenden Ärzte (chief of service) de Cusatis und Ascione und berichtete in einer Schrift über 180 so behandelte Fälle. Durch die Erfolge ermutigt, schlug er dem König eine Untersuchung durch einen Ausschuß vor, die dann auch 1829 stattfand, jedoch unter keinem glücklichen Stern stand. Schon oben (S. 562) war von dieser Nachprüfung die Rede, und es wurde auch kurz angedeutet, daß die feindselige Haltung einiger Gegner unhaltbare Zustände schuf. Da mir nur Berichte aus dritter Hand zur Verfügung standen, ging ich nicht auf das Nähere ein; jedoch die auf amtlichen Berichten beruhende Darstellung durch den italienischen Homöopathen Dadea in der für den homöopathischen Weltkongreß in Philadelphia (1876) geschaffenen „History of Homœopathy" (Philadelphia, 1880) veranlaßt mich, nun doch noch einige Ergänzungen zu

---

[15] Die meisten ausländischen Quellen und mitunter auch daraus schöpfende deutsche Verfasser schreiben „Necker de Melnik". Abgesehen von dieser geschichtlichen Rolle als wichtigster der ersten Sendboten der Homöopathie in Italien ist Necher wenig hervorgetreten und hat meines Wissens nichts geschrieben. Später wird er als Freund von Marenzeller in dessen Nachruf als „Geh.-Rat Freiherr von Necher" erwähnt, Ehrungen, die er offenbar als Leibarzt des Fürsten und der Fürstin von Lucca erhalten hatte. Wie in sonstigen Nachschlagewerken konnte ich auch in mehreren über den deutschen und österreichischen Adel leider keine Angaben über ihn finden (s. Zeitschr. d. Vereins d. hom. Ärzte Österr., Wien, 1857, Bd. 1, S. 165).

bringen. Abgesehen von Verhetzung der Kranken und Beleidigung der Homöopathen durch einige der Mitglieder des Ausschusses, wird folgendes berichtet: Ein Insasse des Spitals, der sich auf dem Wege der Besserung befand, obwohl zwei gegnerische Ausschußmitglieder, Roncchi und Albanese, seinen Tod ausdrücklich vorhergesagt hatten, erkrankte plötzlich unter Vergiftungserscheinungen. Da die Umstände verdächtig waren, wurde eine Untersuchung eingeleitet und festgestellt, daß Albanese dem Kranken getrocknete Feigen gegeben hatte mit dem Bemerken, er solle dem Abteilungsarzt nichts davon sagen. Ernstere Folgen hatte der Zwischenfall für den Kranken glücklicherweise nicht, da er sich erbrach. Albanese wurde darauf öffentlich eines nichtswürdigen Verbrechens angeklagt, doch schützten ihn die Großmut von Horatiis und Romani sowie die Bemühungen des daran selbst interessierten Roncchi vor dem gerichtlichen Austrag der Angelegenheit. Selbst wenn man diese Beschuldigungen nicht als erwiesen betrachten will, so zeigt die ganze Angelegenheit, daß in dieser verpesteten Luft ein einträchtiges Zusammenarbeiten beider Parteien nicht möglich war. In Rücksicht auf das Geschehene und aus Sorge vor dem Kommenden schloß Romani an Stelle des mit dem König abwesenden Horatiis nach 155 Tagen diese Untersuchung ab.

Daß es sich dabei nicht nur um leeres Gerede handelte, so unglaubwürdig das Ganze scheinen mag, zeigt die Tatsache, daß wenige Wochen nach dem Vorkommnis der Bericht des Untersuchungsgerichts (court of inquiry) in den „Effemeridi di Medicina Omiopatica" (1829, Bd. 1, S. 81) abgedruckt wurde, auf dem die Darstellung durch den italienischen Homöopathen B. Dadea fußt. Dieses Geschehnis zeigt deutlich, wie haßerfüllt man gegen die Homöopathie war, wenn sich das auch sonst nicht in dieser Weise ausgewirkt hat.

Horatiis, Mauro und Romani haben zahlreiche Werke erscheinen lassen, meist Bearbeitungen deutscher Bücher. Horatiis starb 1850, bis zuletzt ein Anhänger der Homöopathie, wie gegenüber der Behauptung von Esquirol betont werden muß. Mauro war bis ins höchste Alter für die Homöopathie tätig, zeitweise an der Poliklinik in Palermo lehrend. Er starb, über 90 Jahre alt, im Jahre 1857. Romani, geb. 1785 zu Vasto, starb 1854 in Neapel. Er war als Arzt des Lord Shrewsbury von 1830 bis 1834 in England tätig, wo er auch eine auf der Besitzung des Lords eingerichtete Poliklinik leitete und so für Verbreitung der Homöopathie in England beitrug; der zeitlich erste Homöopath jedoch, wie oft behauptet wurde, war er dort nicht.

Der erste Homöopath in Sizilien war Tranchina, doch kam erst durch den Franzosen Benoit-Jules Mure eine größere Bewegung zustande.
726 Da wir Mure noch mehrfach begegnen werden, seien ihm hier einige

Zeilen gewidmet. — Mure (1809—1858) war als Sohn reicher Eltern in Lyon geboren; schwer lungenkrank war er nach Sizilien gegangen, wo man ihm sagte, er solle sich doch von dem Grafen Des Guidi in seiner Heimatstadt behandeln lassen, was er dann auch tat, und er wurde durch diesen im Jahre 1833 wiederhergestellt oder wenigstens so weit gebessert, daß er in den ihm noch bleibenden 25 Jahren seines Lebens in ununterbrochener Tätigkeit sich seiner selbst gestellten Lebensaufgabe widmen konnte, die Homöopathie in aller Welt bekannt zu machen, die er mit großer Begeisterung und romanischem Feuer durchführte. Er kehrte zu diesem Zweck 1835 nach Sizilien zurück und organisierte mit großen Mitteln seinen Kampf für die Homöopathie; sie wurde an einer Anzahl von Spitälern eingeführt. Auch eine Verreibungs- und Verschüttelungsmaschine erfand er. Ob Mure übrigens Arzt war, ist zweifelhaft, jedoch war sein Tun immer durch Ärzte gedeckt. 1839 kehrte er wieder nach Paris zurück und belebte auch dort die homöopathische Bewegung (s. unter „Frankreich"). Von dort ging er als Sendbote der Homöopathie nach Brasilien und versuchte Südamerika für die Homöopathie zu erobern (s. „Brasilien"). 1848 kehrte er nach Paris zurück, wo er etwa 3 Jahre blieb, um dann in Ägypten die neue Heillehre zu predigen; er drang bis in den Sudan vor. 1854 war er wieder in Italien, wo er in Genua die Cholera bekämpfte. 1857 sehen wir ihn wieder in Ägypten, doch schon rüstete er zu einer neuen Reise nach Brasilien, als ihn in Kairo am 4. März 1858 der Tod ereilte. Mit ihm starb der begeistertste Sendbote der Homöopathie und derjenige, der am meisten zu ihrer Ausbreitung in fremden Ländern beigetragen hat (vgl. über Mure: H. Balzli in der A. H. Z., Bd. 177, Nr. 2, 1929).

Die Anregungen, die Mure in Sizilien gegeben hatte, wirkten auch nach seiner Abreise im Jahre 1839 weiter. Es kam 1842 zur Gründung einer Königlichen homöopathischen Akademie in Palermo, die jedoch erst 1844 die amtliche Bestätigung erhielt. Erwähnt seien von den dortigen Ärzten Bartholi, der Vorsitzender der Akademie wurde, Blasi, Morello und Tripi.

Wie im Jahre 1847 uns Lamprecht, Professor der Geburtshilfe in Padua, der auch sonst mitunter als Homöopath erwähnt wird, in der A. H. Z. (Bd. 32, S. 32) mitteilt, erschienen damals zwei homöopathische italienische Zeitschriften, die seit 1835 bestehenden „Annali" in Palermo und das „Giornale", das seit drei Jahren in Bologna erschien. Lamprecht betont: „in beiden waltet der Geist der reinen Homöopathie." Letztere wird in der A. H. Z. von Sommer sehr schlecht beurteilt; wenigstens die letzten drei Bände hätten ohne Verlust für die Wissenschaft ungedruckt bleiben können (Bd. 35, S. 270, 1848).

Wie in dem übrigen Italien gab es auch in den zu Österreich gehörigen Landesteilen, also in der Lombardei und Venetien, schon frühzeitig einige

Homöopathen, wie den eben erwähnten Professor Lamprecht in Padua; außerdem wird dort als Leiter des Lazaretts Dr. von Sonnenberg genannt. Von dem Militärarzt Hartung, damals in Mailand, dem Leibarzt des Feldmarschalls Radetzky, hörten wir schon früher in anderem Zusammenhang.

Aus der späteren Geschichte der Homöopathie ist erwähnenswert Rubini (gest. mit 88 Jahren im Jahre 1888 in Neapel), der eine Prüfung von Cactus grandiflorus machte und sich besonders auch für die Kampferbehandlung der Cholera einsetzte. Auch der berühmte Cesare Lombroso bekannte sich zur Homöopathie.

Italien zählt etwa 50 Homöopathen; es gibt ein Krankenhaus in Turin und mehrere Polikliniken, und es erscheint eine Zeitschrift.

c) Spanien und Portugal

Spanien. Die Homöopathie wurde das erstemal in Spanien genannt, als Horatiis, den wir schon von Italien her kennen, 1829 mit einer Abordnung zur Hochzeit des spanischen Königs Ferdinand VII. in Madrid war. Er machte sie dort unter den führenden Ärzten bekannt und scheint auch in der Medizinischen Akademie in Madrid einen Vortrag über die Homöopathie gehalten zu haben. Doch ist dieser kurze Aufenthalt wohl ohne nachweisbare Folgen geblieben. Bald darauf setzte sich Zuarte, ein reicher Kaufmann, der die Homöopathie durch Dr. Necher kennengelernt hatte, für sie ein; er ging selbst nach Köthen zu Hahnemann und dann zu Des Guidi, verteilte zahlreiche Stücke von Hahnemanns Werken und regte den Sohn eines Freundes an, Medizin zu studieren, doch ging dieser später zur Diplomatie über. Als erster Arzt wird ein Dr. Querol in Sevilla genannt, daneben ein Professor Folch in Barcelona, der zum Studium der Cholera nach Deutschland gesandt worden war und bei dieser Gelegenheit die Homöopathie kennenlernte, die er dann auch ausübte, wozu er auch einen Dr. Janer anregte. Außerdem werden aus dieser ersten Zeit noch genannt ein Dr. Coll in der Provinz Zamora, Rino y Hurtado in Badajoz und Lopez Pinciano. An der Madrider Universität waren die Professoren Hysern und Obrador bedingte Anhänger.

Einen größeren Aufschwung nahm jedoch die Homöopathie erst durch Jos. Nunez (geb. 1805), der als politischer Flüchtling in Bordeaux Medizin studiert hatte und 1844 wieder nach Spanien kam, wo er in Madrid bald eine Praxis in den höchsten Kreisen bekam und auch Leibarzt der Königin wurde. Später wurde er Marquis und Senator. Er gründete auch ein Spital und hinterließ ihm zum Ausbau eine große Summe. Das Verhältnis zu den Allopathen war gut. — 1931 gab es 120 bis 140 Homöopathen, zwei Kranken-
728 häuser (in Madrid und Barcelona) und ein Lungensanatorium an der See in

Barcelona mit Poliklinik. Es erscheinen zwei Zeitschriften. Der Titel der einen, „El Sol de Meissen", zeigt, wie auch heute noch im Ausland der Begründer der Homöopathie geehrt wird.

Portugal. Der erste homöopathisch gesinnte Mediziner war Florencio P. Galvao, Professor der Pharmakologie an der Universität Coimbra, der schon 1836 über Homöopathie vortrug. 1838 trat der Professor der Medizinischen Klinik in Lissabon, Lima Leitao, für die Homöopathie ein, durch dessen Schüler sie sich im Lande verbreitete. Im Jahre 1852 wurde die erste Poliklinik in Porto eröffnet. Nach der A. H. Z. (Bd. 155, S. 108, 1907) gab es damals 18 homöopathische Ärzte und in einem Krankenhaus eine homöopathische Abteilung von 4 Zimmern, nach Donner 1911 11 Ärzte und drei homöopathische Abteilungen.

d) Frankreich [16]

Nicht selten wird ein großes, in seiner eigenen Kultur ruhendes Volk erst später durch neue geistige Strömungen getroffen als andere, kleinere Länder mit weniger selbständiger Kultur. Das läßt sich auch hier bei Frankreich beobachten; zudem ist es kennzeichnend, daß nicht ein Franzose, sondern ein Ausländer die neue Lehre 1830 nach Frankreich brachte: der italienische Graf Des Guidi in Lyon. Allerdings war schon 1824 das erste homöopathische Buch in Gestalt von Hahnemanns „Organon" von E. v. Brunnow, einem homöopathiebegeisterten Laien, der von Hahnemann behandelt worden war, ins Französische übersetzt worden, und 1827 war schon in Warschau eine Schrift des Elsässers Bigel auf französisch erschienen (s. Rußland); indes waren beide in Frankreich wirkungslos geblieben.

Es ist jedoch nicht ganz sicher, ob wirklich Des Guidi der erste Homöopath in Frankreich gewesen ist. Bei den damals so regen Beziehungen zwischen Baden und dem Elsaß ist es nicht unwahrscheinlich, daß, wie es 1830 schon mehrere Anhänger der Homöopathie in der deutschen Schweiz gab, sie auch schon ins Elsaß gedrungen war, wenn man es auch nicht ohne dortige örtliche Nachforschungen wird feststellen können. Bemerkenswert ist in diesem Zusammenhange jedenfalls, daß im Jahre 1834 schon 8 elsässische Ärzte dem „Badischen Verein" beitraten. Auch wird berichtet, daß Curie die Homöopathie 1832 in Mülhausen kennenlernte.

---

[16] Der Abschnitt über Frankreich war schon fertig, als ich die 1937 erschienene „Histoire de l'Homéopathie française" kennenlernte von Charles Janot (Fontenay aux Roses). Janot ist Laie und stellt die Geschichte mehr von außen dar durch Schilderung der Schicksale der Zeitschriften und Gesellschaften. Auf die Personen und die Probleme geht er weniger ein. In dem Rahmen, den er sich gesteckt hat, ist er zuverlässig. Ich habe seiner Arbeit nur weniges entnommen und verweise auf sie.

Sebastian Graf Des Guidi war geboren auf Schloß Guardia bei Caserta (Königreich Neapel) am 5. August 1769 (gest. den 27. Mai 1863 in Lyon). Er war als Flüchtling nach der Revolution gegen die Königin Caroline von Neapel 1799 nach Frankreich gekommen. 1801 wurde er Professor der Mathematik am Colleg zu Privas, zwei Jahre später auch für Physik, 1810 Professor der Mathematik am Colleg zu Lyon, 1813 Inspektor der Universität von Grenoble, 1819 in Lyon. 1819 erwarb er den Doktortitel der Philosophie, 1820 den medizinischen Doktortitel in Straßburg. Die Homöopathie lernte er gelegentlich eines längeren Aufenthaltes in Italien 1828 durch Dr. Cimone in Puzzuoli und Romani in Neapel kennen, durch die seine seit langem kranke Frau wiederhergestellt wurde. Bevor er nach Frankreich zurückkehrte, ging er noch für einige Zeit nach Köthen zu Hahnemann. Des Guidi hat also, bevor er sich niederließ, auch unmittelbare Einflüsse von Hahnemann erfahren. Er ist übrigens 1832 zur Zentralvereins-Versammlung nochmals in Deutschland gewesen. Seit 1830 hat Des Guidi dann in Lyon seine Praxis ausgeübt und ist eifrig bis in sein höchstes Alter für die Homöopathie tätig gewesen; durch ihn wurde Lyon ein Mittelpunkt der Homöopathie in Frankreich. Von seinen Schriften ist die 1832 in Lyon erschienene „Lettre aux médecins français sur l'homéopathie“ auch ins Deutsche übersetzt worden.

Wenn Lyon auch durch Des Guidi ein Mittelpunkt der Homöopathie wurde, so ging doch der Anstoß zur Zusammenfassung in Gestalt einer Zeitschrift und Gesellschaft von Genf aus. Es war Des Guidis Schüler Pierre Dufresne in Genf, der 1832 die erste französische homöopathische Zeitschrift, die „Bibliothèque homéopathique“, gründete. Im gleichen Jahre vereinigten sich dort sechs Homöopathen, um eine französische Gesellschaft für Homöopathie zu gründen, was dann auch 1833 in Lyon unter dem Namen „Société Homéopathique Gallicane“ geschah.

Nach Paris scheint die Homöopathie gleichfalls im Jahre 1830 gekommen zu sein, und zwar durch den Schotten Quin (1799—1878), der seit 1827 in London als Homöopath tätig war. Schon im Herbst 1833 vereinigte sich in Paris eine Anzahl von Ärzten unter der Führung von Pétroz zur „Société homéopathique de Paris“; im gleichen Jahre wurde auch schon das „Journal de la médecine homéopathique“ von Leon Simon und Curie gegründet, denen sehr bald die „Archives de Médecine homéopathique“ von Jourdan im Jahre 1834 folgten, die sich beide schon 1835 als „Archives et Journal d. l. méd. hom.“ vereinigten.

Neben Des Guidi seien in Lyon noch genannt Dessaix und Alphons Noack aus Leipzig (s. o.), sowie die beiden Rapou, Vater und Sohn. Diese zwei waren mehrfach in Deutschland und hatten auch sonst im
730 übrigen Europa die Verbreitung der Homöopathie studiert, worüber der Sohn

in einem zweibändigen Werk „Histoire de la doctrine médicale homéopathique“ (Paris, 1847) berichtete. Das Werk behandelt hauptsächlich den Zustand der Homöopathie zur Zeit der verschiedenen Aufenthalte in den Ländern und berichtet über die damaligen Vertreter, wobei die Schilderung oft stark verzerrt wird, da er sich ohne Nachprüfung auf Gewährsmänner gestützt hat, die nicht als objektiv angesehen werden können. Meist ist es offenbar der Kollege, mit dem er aus irgendeinem zufälligen Grund am meisten am jeweiligen Orte verkehrt hat. Auch sonst ist das Werk sehr subjektiv und unzuverlässig, was sich schon darin zeigt, daß ein großer Teil der Namen der genannten Ärzte mehr oder weniger falsch geschrieben ist, darunter auch die Namen von im Schrifttum sehr bekannten Ärzten wie Griesselich u. a. Er stützt sich meist auf das Hörensagen; ernsthafte Quellenstudien findet man kaum bei ihm. Noch jetzt spuken seine Irrtümer, da es längere Zeit das einzige geschichtliche Werk über die Homöopathie war.

Zu den führenden Homöopathen in Paris gehörten in der Frühzeit Léon Simon (Vater, geb. 1798 in Blois) und Pétroz. Erwähnenswert ist noch D. Roth (s. u.) wegen der Vermittlerrolle, die er zwischen der deutschen und französischen Homöopathie gespielt hat.

Naturgemäß erhielt die Homöopathie in Frankreich einen besonderen Anstoß durch die Übersiedlung von Hahnemann nach Paris. Eine Anzahl schloß sich enger an ihn an, wie z. B. der Savoyer Croserio (1786—1855), Mure (s. Italien), der Deutsche Jahr, Malan, und als sein letzter Schüler Chatran.

Mure gründete mit Hahnemanns Zustimmung und Beteiligung sowie unter Mitwirkung von Jahr und Croserio Ende 1839 das „Institut Homœopathique de Françe“ mit zwei Polikliniken, die stark besucht wurden; doch ging das Institut bald wieder ein, als Mure, der befeuernde Geist, seiner Gesundheit wegen 1840 Frankreich verlassen mußte und nach Brasilien ging.

Naturgemäß waren die Zeitschriften zuerst in ziemlich weitem Umfang auf Übersetzungen aus dem Deutschen angewiesen; noch Ende der vierziger Jahre bemerkt Sommer tadelnd, daß Frankreich fast nur von der deutschen Einfuhr lebe und nur wenig Selbständiges geleistet habe (A. H. Z., Bd. 37, S. 80, 1849). Doch wurden einige Prüfungen gemacht: so prüfte Molin einige Mischungen, wie Sulfur und Nux vomica; Aconitum und Belladonna; Mercurius solubilis und Pulsatilla usw. („Journal d. l. doctrine Hahnemanienne“, 1840). Er fand, daß die Charaktere beider Mittel bei den Prüfungen herauskamen (nach Hyg. 14, 371).

Später prüfte Molin im „Bull. d. l. soc. med. hom. d. Paris“ Gold (Bd. I, 1845); Pétroz brachte im gleichen Blatt 1847 eine Acidum benzoicum-Prüfung, nachdem er schon früher in der „Revue critique et retrospective“ (1841) eine Prüfung von Murex purpurea veröffentlicht hatte.

Aus Bordeaux wird berichtet, daß seit Beginn der dreißiger Jahre Professor Mabit in seinem Hôpital St. Andrée homöopathisch behandele.

Einen weiteren, nicht unwichtigen Mittelpunkt der Homöopathie in Frankreich bildete Montpellier, die berühmte, seit jeher den Vitalismus vertretende Schule, von der besonders Risueno d'Amador genannt wird. Er war Spanier, geboren 1802 in Cartagena. Mit 18 Jahren wurde er Dr. phil. in Salamanca und mit 20 Jahren Professor der Philosophie an der Universität Murcia. 1823 ging er nach Montpellier zum Studium der Medizin und wurde dort 1837 Professor der allgemeinen Pathologie und Therapie. Er scheint Eklektiker gewesen zu sein. Er starb 1849. Die A. H. Z. weiß zu berichten, daß ihm 1842 von Paris aus untersagt worden sei, in seinen Vorlesungen über Arzneimittellehre die Homöopathie zu nennen. In demselben Bericht der A. H. Z. wird noch mitgeteilt, daß die Universität fast ganz der Homöopathie verfallen sei (Bd. 28, S. 79 bis 80, 1845); auch ein Professor Dunant wird mitunter erwähnt. Man wird den Bericht für etwas übertrieben halten dürfen; immerhin erschienen in der Zeit einige sich in bejahendem Sinne mit der Homöopathie beschäftigende Doktorarbeiten, so von Dupré, Bechet, Dupont und Raissy (in Hyg., Bd. 14, S. 366, „Jaissy" genannt). In dieser letzten Arbeit „Über die Ätiologie der chronischen Krankheiten" (1840) wird einiges aus den mündlichen Vorträgen von Amador mitgeteilt. Dieser bezeichnet die „Homöopathie als den kürzeren, geraden Weg zur Heilung"; er fährt dann fort: „Theoretisch ist die Homöopathie ganz nahe dem Vitalismus unserer Schule verwandt, ja sie ist garnichts anderes als der Vitalismus auf die Therapie angewandt. Diese neue Therapeutik wendet sich an die Lebenskräfte, um die Krankheiten zu heilen, so wie die vitalistische Pathologie diese Kräfte erforscht, um das Werden der Krankheit zu erklären. Von jeher war dies der Grundsatz der Schule von Montpellier, daß in der Verstimmung der Lebenskraft die Urquelle der Krankheiten zu suchen sei, daß man sich auch an diese Quelle wenden müsse, wenn man schnelle und sichere Hilfe von den Arzneien erwarten wolle [vgl. oben S. 170, und über Stahl, den Vater des Vitalismus, S. 104]. Es fehlte also dem Vitalismus von Montpellier nur an einem Mann, der die lebendigen Heilkräfte der Arzneien von ihrem materiellen Substrat zu befreien sich bemüht hätte; dies hat Hahnemann durch seine Verdünnungen der Heilmittel getan: durch diese Entdeckung hat er das Feld des Vitalismus erweitert und dieser Lehre eine praktische Stütze gegeben." Amador scheint demnach Anhänger der Potenzierungslehre als einer „Vergeistigung" der Arzneien gewesen zu sein.

Daß auch noch andere Professoren in Montpellier offenbar durch die Homöopathie beeinflußt worden sind, wenigstens in bezug auf Arzneiprüfungen
732 gen am Gesunden, zeigt eine von Hans Balzli in der D. H. Z. (1935, Nr. 7)

veröffentlichten Arzneiprüfung des Haschisch eines Professor Rech in Montpellier im „Journal d. l. société de méd. prat. de Montpellier“ (Bd. 16, 1847).

Der berühmte französische Kliniker Trousseau hat in seinem mit Pidoux herausgegebenen Werke „Traité de thérapeutique“ sich auch etwas mit der Homöopathie beschäftigt, ohne den Grundsatz ganz abzulehnen, von dem sogar einmal gesagt wird, der Grundgedanke verdiene nicht den Spott, den seine Anwendung in der Homöopathie erfahren habe. Ein Behandlungsverfahren wird das „substitutive oder homöopathische“ genannt.

Im ganzen sind aber ihre Ansichten wohl mitunter von den Homöopathen positiver gewertet und öfter angeführt worden, als sie es verdienen. Allerdings finden sich auch merkwürdige Widersprüche, die vielleicht darauf zurückzuführen sind, daß das Werk von zwei Verfassern stammt. Während es in Band I (S. LI) heißt: „Huit grammes de poudre de Quinquina jaune arrètent une maladie pernicieuse, qui allait foudroyer l'organisme . . . tout homme saine peut prendre la même dose sans s'en apercevoir“, — sagen die Verfasser Band II, S. 302 (angeführt nach der mir vorliegenden 3. Aufl., Paris, 1847): „L'observation de chaque jour, dit Bretonneau, prouve que le quinquina donné à haut dose détermine, chez un grand nombre de sujets, un mouvement fébrile très marqué.“ Als Symptome werden Ohrensausen, Taubheit, leichter Schüttelfrost, trockene Hitze mit Kopfschmerz angeführt. — Es erzeugt demnach, was es heilt.

Trousseau hat auf Grund seines großen Rufes auch andere in dieser Hinsicht beeinflußt; so hat der bekannte Psychiater J.-J. Moreau bei Halluzinationen in einer Reihe von Fällen Stramonium (Stechapfel) mit Erfolg gegeben; er bezieht sich ausdrücklich auf Trousseau und das homöopathisch-substitutive Verfahren. Allerdings verwendet Moreau „allopathische“, an die Vergiftung heranreichende Gaben. (Gazette médicale de Paris, 1841, S. 641 bis 647, und S. 673 bis 680; Moreau: Mémoire sur le traitement des hallucinations par le datura stramonium; mitgeteilt von Balzli, D.H.Z., 1935, Nr. 4.).

Wenn ich nunmehr einige Mitteilungen über mehrere der bedeutendsten französischen Homöopathen mache, so fuße ich dabei größtenteils auf den aufschlußreichen Arbeiten, die Hans Balzli in der A.H.Z. veröffentlicht hat (Bd. 174, Nr. 1, 1926: Tessier und Imbert-Gourbeyre; Bd. 175, 3, 1927: P. Jousset).

Durch Jean Paul Tessier (1811—1862) erhielt die Homöopathie in Frankreich einen stärkeren Auftrieb. Er hatte schon frühzeitig am Hôtel-Dieu durch seine Kurse anregend gewirkt und eine Gruppe junger Ärzte um sich geschart. Diese Kurse behielt er auch als Abteilungsleiter am Krankenhaus „Sainte-Marguerite“ und später „Beaujon“ bei. Angeregt durch seinen Schüler Dufresne, den Sohn des erwähnten Genfer Homöopathen, ging er 1848 am Krankenhaus Sainte-Marguerite dazu über, die Homöopathie zu erproben, wodurch er nach einiger Zeit mit dem Leiter der anderen inneren Abteilung Streitigkeiten bekam, der ihn bei der Oberleitung der Krankenhäuser wegen Scharlatanerie verdächtigte. Man gab jedoch Tessier die Erlaubnis, drei Jahre lang Versuche mit homöopathischen Mitteln zu machen, und verbot es auch später nicht, da die Versuche gut ausgefallen waren. Unter gleichen Verhältnissen hatte Tessier auf seiner Abteilung von 100 Betten 8,55% Todesfälle, während die Todesfälle auf der anderen Abteilung desselben Krankenhauses bei 99 Betten 11,3% betrugen. Außerdem hatte Tessier 939 Kranke mehr gehabt in diesen drei Jahren, was zeigt, daß die Kranken schneller entlassen werden konnten. Die Arzneikosten betrugen auf seiner Abteilung 300 Fr. gegenüber mehr als 23000 Fr. auf der zweiten Abteilung. Aber er blieb der „Außenseiter", hatte deshalb viel Feinde und seine Schüler wurden von der Besetzung von leitenden Stellen ausgeschlossen. Tessier betonte mehrfach, daß er nicht reiner Homöopath sei; seine Richtung entspricht etwa der der „Spezifiker" Griesselichscher Richtung in Deutschland. Es hätte sich deshalb wohl gerade bei ihm die Möglichkeit gefunden, eine Brücke zwischen den beiden Richtungen zu schlagen. — 1854 gründete er das Blatt „L'Art médicale", deren Programmnummer er der „Academie de médecine" zusandte, wie es üblich war, die jedoch die Annahme verweigerte. Tessier hat sich mehrfach mit allgemeinen Fragen der Medizin beschäftigt in seinen Arbeiten, auch hier über den engen Parteistandpunkt sich erhebend.

A. Imbert-Gourbeyre (1818—1912) bestand 1844 die Prüfung und ließ sich dann in Clermont-Ferrand nieder, 1852 wurde er an der dortigen medizinischen Fakultät außerordentlicher und 1858 ordentlicher Professor für Therapie und Arzneimittellehre; er wirkte dort als solcher bis zum Jahre 1888. Die erhoffte Berufung nach Montpellier unterblieb wegen seiner Neigung zur Homöopathie. Er war fleißig schriftstellerisch tätig; am bekanntesten wurden seine „Lectures publiques sur l'homœopathie" (Paris, 1865, übersetzt ins Deutsche 1877). Hervorzuheben sind seine Arbeiten über Arsenik. Sein Hauptstreben war, vom Physiologischen ausgehend, die Krankheitslehre und die Behandlung aufzubauen.

Pierre Jousset (1818—1910) war ein Schüler von Tessier; er hat später längere Zeit „L'Art médicale" geleitet, in der zahlreiche Arbeiten von ihm erschienen; auch er war Eklektiker, doch der Hauptsache nach Homöopath. Im Jahre 1856 wurden Jousset, Tessier sowie die Homöopathen Gabalda und Frédault aus der Pariser anatomischen Gesellschaft ausgeschlossen aus Feindschaft gegen die Homöopathie; etwas anderes lag nicht
734 gegen sie vor. Die vier befanden sich dabei in sehr „vornehmer" Gesell-

schaft, denn in der gleichen Sitzung wurde noch ein anderer Arzt ausgeschlossen, der wegen eines entehrenden Verbrechens (un acte flétrissant) schon verurteilt worden war. 1871 wurde das homöopathische Krankenhaus Saint-Jaques gegründet, dessen leitender Arzt Jousset wurde. Dort hat er klinische Vorträge gehalten, von denen drei Bände erschienen (Paris, 1877, 1886, 1906). Es sei noch erwähnt „Traité élémentaire de matière médicale", der unter der Mitwirkung anderer 1884 erschien. Jousset hat neben seinen vielen ärztlichen Arbeiten sich auch mehrfach in gegnerischem Sinne mit der Deszendenztheorie beschäftigt, was z. T. begründet war in seiner gläubigen katholischen Einstellung. Es ist bemerkenswert, daß Tessier und Imbert-Gourbeyre gleichfalls einen katholisch-spiritualistischen Standpunkt einnahmen, der auch auf ihre medizinischen Ansichten eingewirkt hat, insbesondere waren sie Gegner des positivistisch-materialistischen Standpunktes, den die meisten Ärzte damals einnahmen. Jousset hat auch Untersuchungen über die Einwirkung von Giften, insbesondere von Argentum nitricum, auf Schimmelpilze gemacht; er glaubte auch eine hemmende Wirkung der 30. Verdünnung auf das Wachstum der Pilze feststellen zu können (vgl. A. H. Z., Bd. 170, Nr. 2, 1922). Wie schon Wapler bemerkt hat, läßt sich ohne genaue Nachprüfung nicht mit Sicherheit sagen, ob die Versuche richtig angestellt worden sind. Insbesondere sei es auffallend, daß bei keiner Verdünnung eine Anregung des Wachstums erfolgt sei. Eine Nachprüfung ist mir nicht bekannt geworden.

Jousset spricht vielfach nicht von „Homöopathie", sondern von „Thérapeutique positive", ein Ausdruck, der auch von anderen, wie z. B. Sieffert, angewendet wurde.

Als weiterer bedeutender Homöopath sei noch J.-J. Bechet (1813—1884) erwähnt, über den Balzli eine ausführliche Arbeit in der A. H. Z. (Bd. 175, Nr. 4, 1927) gebracht hat, in der besonders die ausführliche Schilderung einer Meningitisepidemie und ihre homöopathische Behandlung beachtenswert ist.

Im übrigen kann nur ganz kurz noch auf einige bekanntere Namen hingewiesen werden, wie C. Ozanam (gest. 1890), einen Schüler Tessiers, der die verschiedensten Gebiete in selbständigen Schriften abgehandelt hat, wie die Spinnengifte, Brom, die Anaesthetica, den Kaiserschnitt, die Laryngotomie, den Ikterus, medizinische Philosophie, und ein Werk über die Zirkulation herausgab, in dem er einen selbsterfundenen Sphygmographen beschreibt („Les battements du cœurs . . .", Paris, 1867). — Es fällt auf, wie viele der bekannteren französischen Homöopathen die engen Grenzen ihres „Faches" überschritten haben.

Teste (1814—1899) war ein fleißiger Arzneiprüfer. Aus der Lyoner Schule Des Guidis ging hervor der einflußreiche Jean Pierre Gallavardin (1825—1898), dessen Sohn Jules (1870—1917) den „Propagateur de l'homœopathie" gründete. In Marseille wirkte Chargé (1810—1890). Léon Simon (Sohn) war, wie sein Vater, in Paris tätig; er hielt private Vorlesungen, die auch veröffentlicht wurden (Conférences sur l'Homéopathie, Paris, 1869).

Th. J. M. Collet (1824—1909) war Geistlicher und Arzt, sein Mönchsname war Denys. 1853 wurde er Arzt und ging 1865 zur Homöopathie über. 1873 wurde er Missionar in Mosul in Mesopotamien. Er arbeitete besonders über Isopathie (s. o.).

Die Homöopathie, die sich seit Mitte des vorigen Jahrhunderts einer gewissen Blüte erfreute, ging seit etwa 1870 langsam wieder zurück, was sich bis zum Krieg fortsetzte. Aufsehen machte es, als sich der bekannte Pariser Kliniker Huchard Anfang dieses Jahrhunderts mehrfach in bedingt günstigem Sinne über die Homöopathie äußerte (in schlechter Übersetzung in der B. H. Z., Bd. 27, 1908). Doch hatte diese Einstellung im ganzen keine bedeutenderen Folgen, wenn wohl auch dadurch bei manchem Schulmediziner die feindselige Einstellung abgeschwächt worden sein mag.

In der Nachkriegszeit befindet sich die Homöopathie in Frankreich in starkem Aufstieg. Während man 1919 110 Anhänger zählte, sind es 1936 nach Fortier-Bernoville 438 (s. Janot, S. 240), wozu er noch als „Sympathisierende" und Anfänger über 1400 zählt. Vier Krankenhäuser in Paris gehören der Homöopathie. Auch sonst herrscht reges Leben: es erscheinen fünf ärztliche Zeitschriften, und es werden regelmäßig Einführungs- und Fortbildungskurse gehalten.

e) England

Der erste Homöopath in England war Dr. Quin (1799—1878), ein Schotte, der Leibarzt des Herzogs Leopold von Sachsen-Koburg, des späteren Königs von Belgien. Quin hatte sich in Deutschland über die Homöopathie unterrichtet, wahrscheinlich bei Hahnemann selbst und Stapf, und hatte sich mit ihr noch mehr vertraut gemacht in Neapel, wo damals die Homöopathie stark verbreitet war; er ließ sich dann 1827 in England nieder, also, wie die „History" ausdrücklich feststellt, früher als die Italiener Belluomini, Romani und Taglioni. Besonders wurde behauptet, die Homöopathie sei durch die Familie Shrewsbury nach England gekommen, die den Dr. Romani nach dort gezogen habe, wo er im Schloß der Familie eine unentgeltliche Poliklinik einrichtete. Das ist aber bestimmt nach dem Jahre 1827 gewesen. Quin soll durch Stapf angeregt worden sein, sich in London niederzulassen.

Es ist bemerkenswert, daß England, das sonst als so duldsam und als Zufluchtsstätte so manches politischen Flüchtlings bekannt ist, gerade auf unserem Gebiete sich durch eine besonders ausgeprägte Unduldsamkeit ausgezeichnet hat. Schon Quin versuchte man die Praxis zu untersagen; da er jedoch Einspruch dagegen erhob, ließ man ihn in Ruhe. In den dreißiger Jahren nahm die Homöopathie allmählich in England und besonders in London zu. Von diesen ersten Homöopathen sei noch genannt August Paul Curie (1799—1853), ein Franzose, der die Homöopathie in Mülhausen im Elsaß 1832 kennengelernt hatte; er ist der Großvater des berühmten Physikers. Er war von Mülhausen nach Paris gegangen und 1835 von William Leaf, einem reichen englischen Kaufmann, der von Hahnemann geheilt worden war, nach London gezogen. Leaf förderte die Homöopathie auf jede Weise mit seinen großen Mitteln. Er richtete unter Curies Leitung eine Poliklinik und dann ein Krankenhaus ein, das jedoch später wieder einging. Ein anderer Laie, der für die Ausbreitung der Homöopathie sorgte, war der Reverend Everest, der auch schriftstellerisch tätig war und dessen eine Schrift auch ins Deutsche übersetzt worden ist (Allgemeinverständliche Übersicht der Homöopathie, Leipzig, 1835). Er war mit Hahnemann befreundet.

Anfang der vierziger Jahre gab es in Großbritannien schon eine größere Anzahl von Homöopathen, so daß es 1843 zur Gründung einer Zeitschrift kam, des „British Journal of Homœopathy", durch Drysdale, Russel und Black. Drysdale (gest. 1892 mit 75 Jahren) wurde bekannt durch seine Prüfung des Kalium bichromicum (Brit. Journ., 1846). 1844 wurde die „British Homœopathic Society" gegründet, deren erster Vorsitzender Quin war.

Diese Verbreitung der neuen Lehre beunruhigte nunmehr die ärztliche Öffentlichkeit, und als im Jahre 1844 der Edinburger Professor der Pathologie Henderson sich zur Homöopathie bekannte, rief das starke Entrüstung hervor; man versuchte ihm den Lehrstuhl zu entziehen, was allerdings nicht gelang, jedoch verlor er die Krankenhaustätigkeit und seine klinische Lehrstelle, außerdem wurde er aus der Medizinisch-chirurgischen Gesellschaft ausgeschlossen. Der schärfste Gegner war der bekannte Chirurg Syme.

Zur Rechtfertigung seines Standpunktes gab Henderson eine Schrift heraus „Enquiry into the homœopathic practice of medicine" (London, 1845), aus der zu ersehen ist, daß er den richtigen Weg eingeschlagen hat, indem er die Lehre am Krankenbett ausprobte. Er führt zum Beweis eine große Anzahl von Krankengeschichten an, um an beispielgebenden Fällen die Wirksamkeit und teilweise Überlegenheit der Homöopathie zu zeigen. Sein Standpunkt ist der der naturwissenschaftlich-kritischen Richtung, und er legt großen Wert auf eine mit pathologisch-anatomischen Überlegungen unterbaute Diagnose. Auch lehnt er andere Heilverfahren, wenn Aussicht besteht, daß sie wirksamer sein werden, nicht ab.

Gegen Henderson ergriff das Wort John Forbes in der von ihm geleiteten Zeitschrift „British and foreign medical review" (1846; in deutscher Bearbeitung herausgegeben von Adolph Bauer: „Homöopathie, Allopathie und die neue Schule", Wien, 1846). Forbes ist im ganzen recht mild, wenn er auch allzu ausschließlich über die Kleinheit der Gaben spricht, und er gibt sogar großmütig zu, daß die Erfolge der homöopathischen Behandlung nicht schlechter seien als die der Allopathie, wobei er vielfach sich mit den Krankenhausberichten von Fleischmann, Wien, beschäftigt. Der Grund dieser Großmut wird dann allerdings zum Schluß klar. Er ist ein Anhänger der neuen Schule, d. h. er ist Nihilist, und hat für die übliche allopathische Behandlung selbst wenig übrig. Alle Erfolge erklärt er durch die Heilkraft der Natur, die vielfach auch trotz der eingreifenden (allopathischen) Behandlung siege. Die Arzneiwissenschaft habe einen Punkt erreicht, wo sie nicht schlechter werden könne: entweder müsse Besserung eintreten, oder sie müsse zugrunde gehen.

Man wird es verstehen, daß eine solche Kritik der Allopathie — zumal in solchem Zusammenhang — dieser sehr mißtönend klang, und so war der Haupterfolg der Arbeit eine Flut von Briefen von seiten der Allopathen an ihn als den Herausgeber der Zeitschrift, von denen ihm wenige zustimmten, die meisten ihn vielmehr wegen des schlechten Urteils über die Allopathie scharf angriffen. Das Ende dieser Angriffe war, daß er sich gezwungen sah, die Leitung der Zeitschrift niederzulegen.

Henderson ergriff nochmals das Wort im „Brit. Journ. of Hom." (XVI): die auch von Forbes gelobten Arzneiprüfungen am Gesunden seien in der Tat lobenswert, aber sie hätten für den Allopathen wenig Wert; was nütze es ihm, wenn er bei einem Mittel feststelle, daß es Magenschmerzen oder einen Schnupfen mache. Nur der nach dem Simile handelnde Homöopath könne an dergleichen mit Erfolg anknüpfen.

Alex. Walker nahm zu gleicher Zeit in seinem Buche „Pathology founded on the natural System of anatomy and physiology" vielfach Bezug auf die Homöopathie in zustimmendem Sinne (s. A.H.Z., Bd. 20, 210, 1845).

Aber die Beziehungen der beiden Richtungen zueinander verschärften sich weiter. In Edinburg gab man einem Studenten nicht die Bestallung, da bekannt war, daß er zur Homöopathie neigte, und er nicht versprechen wollte, sich nicht der Homöopathie zuzuwenden. Zwei andere schottische Universitäten schlossen sich dem Edinburger Vorgehen an, und die „Provincial Medical and Surgical Association" billigte unter F. R. Horner in
738 einer Entschließung das Vorgehen dieser Universitäten gegen die homöo-

pathischen „Irrtümer und Betrügereien“ (delusions and impostures) im Jahre 1851 auf einer Versammlung in Brighton ausdrücklich. Außerdem beschloß man die Ausschließung der Homöopathen aus dem Verein und das Verbot irgendwelcher beruflicher Beziehungen zu ihnen.

Gegen diesen Beschluß der Universität in Edinburg wurde eine von über 3000 Anhängern der Homöopathie unterschriebene Eingabe an die Patrone der Universität gesandt, die dann, da andere Behörden nicht eingriffen, — wie es scheint, eigenmächtig — erklärten, der Beschluß sei unbedachtsam gewesen. In Zukunft würden die Studenten kein Hindernis finden.

Eine eigenartige Schickung war es, daß der angesehene F. Rob. Horner vom General-Hospital in Hull, unter dessen Vorsitz sechs Jahre früher die Ärzteversammlung den Beschluß von der Ausschließung der Homöopathen gefaßt hatte, selbst dieser Bestimmung zum Opfer fiel, als er seinen Übertritt zur Homöopathie erklärte. Seine Schrift, in der er seinen Schritt erklärt, wurde unter dem Titel „Warum ich der Homöopathie den Vorzug gebe“ ins Deutsche übersetzt (Sondershausen, 1860). Er bringt darin zahlreiche, aus seiner Spitalpraxis stammende Krankengeschichten.

Was die Ausbreitung der Homöopathie angeht, so zählte man im Jahre 1857 mehr als 200 Ärzte, sowie zahlreiche, vielfach aber kleine und einfache Polikliniken, sowie einige Krankenhäuser. Leider stehen mir gerade über England für die spätere Zeit nur wenig Notizen zur Verfügung. Es seien nur die Namen einiger bedeutenderer Homöopathen genannt:

Richard Hughes ist bekannt durch sein „Manual of Pharmacodynamics“ (erschienen 1867, übersetzt von Donner: „Einführung in die homöopathische Arzneimittellehre“, Radebeul-Dresden, 1932). Hughes starb 1902 im 66. Lebensjahre.

James Compton Burnett (geb. 1840; gest. 1901). Studierte u. a. auch in Wien und machte 1876 in Glasgow die Doktorprüfung. Er ist der Verfasser verschiedener Bücher, die z. T. auch ins Deutsche übersetzt worden sind. Burnett hatte schon 5 Jahre vor Koch ein aus Tuberkelbazillen hergestelltes Präparat, das er Bacillin nannte. („Five Years Experience in New Cure of Consumption by its own virus“, London, 1890.)

John Henry Clarke (geb. 1853; gest. 1931). Er wurde durch Burnett zur Homöopathie gebracht und leitete seit 1885 die „Homœopathic World“. Sehr bekannt wurde er durch das „Dictionary of materia medica and Clinical Repertory“ (3 Bde., London, 1900 bis 1902), sowie durch „The Prescriber“. Clarke ist auch Vater der völkischen Bewegung in England.

Zur Zeit gibt es in England etwa 220 homöopathische Ärzte und 14 meist private Krankenhäuser; das größte ist das Londoner mit 172 Betten. Es erscheinen zwei Zeitschriften.

In **Irland** wurde die Homöopathie durch Carl Luther (s. u.) etwa 1837 in Dublin eingeführt. Auch sein Bruder Gustav war in Irland tätig, zwei weitere in England. Die Homöopathie scheint sich bald in Irland ausgebreitet zu haben; aus dem Jahre 1845 wird die Gründung einer Gesellschaft gemeldet (A. H. Z., Bd. 29, S. 192). Über den heutigen Stand ist mir nur bekannt, daß sich in Dublin eine Poliklinik befindet.

f) Rußland[17]

Die Homöopathie ist, wie auch sonst mehrfach, zuerst wohl durch Laien nach Rußland gebracht worden. Der erste Arzt, von dem wir wissen, ist Dr. Adam, der sie durch Hahnemann kennengelernt hatte und sie 1823 in Rußland einführte. Da sich jedoch Adam mehr mit Landwirtschaft als mit der Heilkunde beschäftigte, war sein Einfluß kaum stark. Von größerer Bedeutung ist das Wirken des Staatsrats und Hofarztes Stegemann aus Preußen (gest. 1835 in der Schweiz), von dem schon 1825 ein kurzer Bericht über einige Heilungen in „Stapfs Archiv" erschien (Bd. 4, 2).

Stegemann lebte meist in Dorpat — zwischendurch auch in Riga — und scheint in Dorpat den dortigen Professor G. F. J. Sahmen zu homöopathischen Studien angeregt zu haben, auf Grund deren dieser im Jahre 1825 eine Schrift herausgab „Über die gegenwärtige Stellung der Homöopathie zur bisherigen Heilkunde" (Dorpat, 1825). Sahmen geht mit dem Willen zur Gerechtigkeit an die Prüfung; mit Recht setzt er an den theoretischen Ansichten Hahnemanns vieles aus, was ihn jedoch nicht hinderte, selbst praktische Versuche anzustellen, die z. T. zu günstigen Ergebnissen führten, insbesondere mit Nux vomica, Colocynthis und Opium. Bei Moritz Müller und Hartlaub lobt er das Streben, über das rein Symptomatische hinaus zum Charakter der Mittel vorzudringen. Er fordert von der alten Schule, daß sie die Ähnlichkeitsbeziehungen mehr beachte, und tadelt, daß sie, vom theoretischen Standpunkt aus, die Wirkung kleiner Gaben bestreitet. Auf Grund seiner Erfahrungen schreibt er: „Daß es aber eine homöopathische Beziehung zwischen Krankheit und Arzneigabe gebe, vermöge welcher kleine Gaben von Arzneien, welche einen der zu hebenden Krankheit möglichst ähnlichen Symptomen-Inbegriff erregen, diese schnell und für die Dauer heben, läßt sich nicht aus theoretischen Gründen wegleugnen. — Es ist selbst wahrscheinlich, daß diese Symptomenähnlichkeit eine Anzeige abgeben dürfte, um für viele Krankheiten die entsprechendsten Gegenmittel aufzu-

---

[17] Über Rußland verdanke ich eine Reihe einzelner Angaben der Schrift „Geschichte der Homöopathie in Rußland" (Stuttgart, 1880) von C. Bojanus; in bezug auf die hauptsächlichsten Arbeiten wie die von Sahmen, Bigel, Mandt, Walz, Seidlitz und Salinger bin ich jedoch sowohl in dem Tatsächlichen als auch hinsichtlich der Beurteilung von Bojanus unabhängig.

finden, wovon bei der milden, schnellen, bequemen Wirkungsweise der homöopathischen Arzneien die Kunst erhebliche Vorteile sich versprechen müßte. Hiemit ergibt sich, daß von einer näheren Erforschung und Erkenntnis dieser Beziehung ansehnlicher Gewinn für die ausübende Heilkunde zu erwarten wäre“ (S. 79). „Wenn ich nun eine Arznei ein Übel habe heben sehen, gegen welches dessen Wirksamkeit schon an sich früher nicht bekannt war, und zwar in einer Gabe, der man früher gewiß nicht die geringste Wirkung auf übrigens gesunde Menschen zuerkannt hätte, so muß es mir sehr glaublich scheinen, daß auch eine noch kleinere Gabe von nicht unerheblicher Wirkung sein könne und daß andere Krankheiten ähnliche früher unbekannte Beziehungen zu kleinen Gaben entsprechender Arzneien zeigen mögen“ (S. 68). Man sieht, daß Sahmen, abgesehen von dem Ähnlichkeitssatz und den Ergebnissen der Prüfungen, sogar die besonders umstrittenen kleinen, in der Homöopathie üblichen, Gaben anerkennt.

Einen solchen ruhigen, vorurteilsfreien Standpunkt, der es nicht verschmäht, auch praktische Prüfungen zu machen, würde man seinen reichsdeutschen Amtsbrüdern wünschen. Sahmen strebt hier offenbar etwa dasselbe an wie einige Jahre später Hufeland mit seiner Forderung: „Keine Homöopathie, aber wohl eine homöopathische Methode in der rationellen Medizin!“ Hätten an den Hochschulen mehr Männer wie Hufeland und Sahmen gelehrt, hätte man doch wohl aufgehorcht; die Stimme einzelner mußte ungehört im Stimmengewirr verhallen.

Auch der angesehene Marcus in Moskau, einer der Leibärzte des Zaren Nikolaus (s. Mandt: „Ein deutscher Arzt am Hof Kaiser Nikolaus I. von Rußland“, München—Leipzig, 1917), sprach sich nicht ungünstig in einer russischen Zeitschrift über die neue Lehre aus. Über die Versuche von Seidlitz und Hermann ist schon in einem anderen Zusammenhang gesprochen worden.

Wie überall, kam es zu vielfachen Streitigkeiten beider Richtungen. Erwähnt sei hier nur noch ein Aufsatz eines Dr. Tscherminski, der auf eine Kritik hin, daß die homöopathischen Heilversuche alle ungünstige Ergebnisse gehabt hätten, im russischen „Journal für homöopathische Heilkunde“ darauf hinweist, daß er im Jahre 1831 in Schitomir die Cholera mit besonders gutem Erfolge homöopathisch behandelt habe, was auch von der Behörde anerkannt worden sei, so daß angeordnet wurde, vorkommendenfalls die Homöopathie nicht außer acht zu lassen. Tscherminski wurde infolgedessen 1837 bei Wiedererscheinen der Cholera in die Kreisstadt Wladimir abkommandiert, wo er in 6 Wochen 400 Cholerakranke behandelte, von denen nur 12 starben.

Wie in Ungarn hielten sich eine Anzahl hoher Adliger homöopathische Leibärzte, und auch sonst waren homöopathische Ärzte über ganz Rußland
verstreut. Unter ihnen waren zahlreiche deutschblütige, z. T. aus Deutschland 741

stammend, z. T. Deutschrussen, die meisten von diesen wohl aus den baltischen Provinzen stammend. Von den 16 homöopathischen Ärzten in Petersburg zwischen 1835 und 1845 haben 15 deutsche Namen.

An einigen Krankenhäusern war die homöopathische Heilkunde erlaubt, insbesondere an einigen Lazaretten. So war Schering, der 1864 oder 1865 in hohem Alter in Petersburg starb, Anhänger der Homöopathie, die er als Chefarzt des Gardekorps unter dem Namen der „spezifischen Heilmethode“ ausübte. Als Anhänger der Homöopathie wird auch der Professor an der Medizinisch-chirurgischen Militärakademie Sawenko genannt.

In Riga wirkten Brutzer, Hencke aus Sachsen sowie Lembke. In Warschau gab es schon frühzeitig Vertreter der neuen Lehre. Als erster ist zu erwähnen Bigel, ein Elsässer, der in Straßburg promoviert hatte, der Leibarzt des Großfürsten Konstantin; er hatte die Homöopathie 1824 auf einer Reise des Großfürsten in Deutschland kennengelernt. Schon in Band 4 von „Stapfs Archiv“ erschien von Bigel eine längere Arbeit, und im Jahre 1827/28 gab er ein dreibändiges Werk heraus: „Examen théorique et pratique de la méthode curative du Dr. Hahnemann, nommée Homéopathie“ (Warschau). Es war das erste selbständige Werk über Homöopathie in französischer Sprache, das jedoch in Frankreich, wofür es wohl eigentlich bestimmt war, wenig beachtet worden ist, jedoch in Polen, Rußland und Italien mehr gewirkt zu haben scheint. Im ganzen steht das Werk auf dem rechtgläubigen Standpunkt Hahnemanns. — Daß der Warschauer Medizinal-Präsident v. Wolff auf Grund eigener Versuche sich 1827 im ganzen günstig über die Homöopathie ausgesprochen hatte, hörten wir schon oben auf Seite 418.

An der Universität in Kasan werden zwei Professoren erwähnt, die der Homöopathie geneigt waren: Eversmann und Lindgreen. Letzterer war Professor der speziellen Pathologie und behandelte in den theoretischen Vorlesungen sowohl die allopathische als auch die homöopathische Therapie.

Wichtiger und auch einflußreicher war das Wirken von Martin Mandt, dessen Lehre schon oben gewürdigt worden ist. Hier sei nur kurz erwähnt, daß Mandt sein System Ärzten und älteren Studierenden in einem Militärlazarett in klinischen Unterweisungen mitteilte und daß es noch in den siebziger Jahren Anhänger unter den Militärärzten in Rußland gehabt haben soll.

Ein kleines Zwischenspiel war die Berufung von Eduard von Grauvogl (s. o. und die Lebensabrisse) durch den Generalgouverneur von Finnland, Graf Adlersberg. Er sollte für ein Jahr dort Vorlesungen halten und die Homöopathie auch im Krankenhaus einführen. Seine Gegner leiteten die Krankeneinweisungen, und sie wiesen ihm viel verschleppte Fälle zu. Auch sonst setzten alle möglichen Hintertreibereien ein. Seine im November
742 ber 1871 begonnene Tätigkeit endete Ende Juli 1872, da Grauvogl auf

Befehl des Zaren den schwer erkrankten Grafen Adlersberg auf einer Erholungsreise ins Ausland begleiten mußte, von der Grauvogl auch nach Genesung des Grafen nicht mehr nach Rußland zurückkehrte.

Aus späterer Zeit seien erwähnt C. Bojanus in Moskau (s. u.) und Brasol in Petersburg, der nach dem Kriege auswanderte und 1927 in Paris starb. Es erschienen vor dem Kriege einige Arbeiten von ihm in deutschen Zeitschriften. Zur Zeit sollen in Rußland etwa 50 Homöopathen tätig sein. 1931 war die Herausgabe einer Zeitschrift geplant. —

g) Das übrige Europa

Von den Nachfolgestaaten Rußlands sei kurz erwähnt, daß es in **Polen** 8 homöopathische Ärzte geben soll; es erscheint eine homöopathische Zeitschrift „Lekarz homeopata". Etwas mehr Ärzte wirken in **Lettland,** wo allein in Riga 16 homöopathische Ärzte sein sollen.

In **Rumänien** ist nur ein homöopathischer Arzt bekannt, in Griechenland und Bulgarien keiner.

In der **Tschechoslowakei** scheinen nur etwa 4 bis 6 Homöopathen vorhanden zu sein, größtenteils Deutsche. In **Südslawien** gibt es nur in Agram 2 Homöopathen.

Ungarn. Über die Frühgeschichte ist schon auf Seite 511/12 berichtet worden, außerdem wurden Th. v. Bakody und Fr. Hausmann schon in diesem Teil (II, d) ausführlicher gewürdigt. Im übrigen muß auf die Arbeit von M. Schmideberg in der A.H.Z. (1930, 1/2) sowie auf die von G. Schimert in der D.H.Z. (1925, Nr. 11/12) verwiesen werden. Es gibt dort zur Zeit etwa 10 bis 12 Homöopathen.

Schweden. Der erste ärztliche Anhänger der Homöopathie war der berühmte Naturforscher Göran Wahlenberg, seit 1826 Professor der Medizin und Botanik in Upsala. Seit diesem Jahre hielt er Vorlesungen über Homöopathie. 1829 war er zur goldenen Doktorfeier Hahnemanns in Köthen. Da er mehrfach in Mitteleuropa weilte, ist es nicht unwahrscheinlich, daß er auch schon früher dort war und von Hahnemann unterwiesen wurde. Das „Biographische Lexikon" erwähnt nicht, daß W. Homöopath war, während Meyers Lexikon, 6. Auflage, davon Vermerk genommen hat.

Neben Wahlenberg ist noch hervorzuheben Per Jacob Liedbeck (1802—1876). Er war zuerst Prosektor in Upsala; als er bemerkte, daß er wegen seiner Neigung zur Homöopathie keine Aussichten auf der Universität habe, ließ er sich 1846 in Stockholm als Arzt nieder. Er schrieb in deutschen Zeitschriften, insbesondere in der „Hygea", zahlreiche Arbeiten. — Es gibt in Schweden etwa 10 Homöopathen; es erscheinen vier homöopathische, meist volkstümliche Blätter.

Norwegen besaß wenig Vertreter der Homöopathie. 1860 gab es dort 3, darunter als der bekannteste Kaurin in Stavanger (gest. 1883 in Dresden). Auch jetzt soll es einen geben.

Dänemark war im Gegensatz dazu eine frühe und größere Pflanzstätte. Der erste Homöopath war Hans Christian Lund (1765—1846) in Kopenhagen. Er bekannte sich seit 1821 zur Homöopathie und war wohl ein persönlicher Schüler Hahnemanns. Er hat zahlreiche homöopathische Werke aus dem Deutschen übersetzt und ist besonders noch dadurch erwähnenswert, daß Hans B. Gram, der erste Homöopath auf amerikanischem Boden, sein Schüler war. Unter den Homöopathen der Frühzeit befinden sich auch Ludwig Pabst, geb. zu Bosau im Fürstentum Lübeck, und Hans Thomsen in Husum; beide waren Deutsche (vgl. Hansen in B.H.Z., 4, 327, 1885). 1930 gab es in Dänemark etwa 4 Homöopathen.

Holland. Der erste Homöopath in Holland ist Joh. Schönfeld in Winschoten bei Groningen, der ihr etwa 1831/32 nähertrat. Doch scheint dieser Übertritt wenig folgenreich gewesen zu sein, die Homöopathie hat sich in der nächsten Zeit kaum weiterverbreitet. Erst von Bicking hören wir, daß er während eines Aufenthaltes in Holland (etwa 1842) Versuche mit homöopathischen Mitteln bei einem Krankenhausleiter, dessen Namen er nicht nennt, im Haag kennengelernt hat, die er jedoch tadelt, da dieser schematisch auf Grund von Krankheitsdiagnosen vorging und nicht individualisierte (vgl. Fr. Bicking: „Die Verirrungen der Medicin . . .“, Berlin, 1843). Weitere Folgen scheinen diese Bemühungen nicht gehabt zu haben.

Von diesen Vorspielen abgesehen, ist der erste Homöopath in Holland C. G. Kallenbach, ein Deutscher, der früher in Berlin und dann zwei Jahre in Kleve gewesen war und nun, im Jahre 1856, nach Utrecht zog. Im nächsten Jahr ließ sich sein Sohn in Rotterdam nieder, und im folgenden Jahre zog Adolph Julius Gruber (1820—1896) von Merseburg gleichfalls nach Rotterdam, dem 1859 der erste Holländer, S. J. van Royen, folgte. Dazu kam bald darauf im Haag J. Verwey. 1881 zählte man 4 Homöopathen, 1901 15. Damals wurde vom Parlament die Errichtung eines Lehrstuhls der Homöopathie in Leyden bewilligt, der jedoch auf Einspruch der Fakultät dann nicht errichtet wurde. Heute gibt es 35 bis 40 Homöopathen, ein Krankenhaus in Utrecht und 3 Zeitschriften.

Belgien nennt van Moor seinen ersten Homöopathen, der seit 1830 in Aalst als solcher wirkte. Aus späteren Zeiten sei Jos. Mouremans genannt (gest. 1874). Es erschienen mehrere Zeitschriften, wie „L'Homéopathie Belge“ und „Journal du Dispensaire Hahnemann“. 1930 gab es 30 Homöopathen.

744

h) Die Vereinigten Staaten von Nordamerika[18]

Die bedeutendste Ausbreitung erlangte die Homöopathie in den Vereinigten Staaten von Nordamerika; es sei deshalb auf die ersten Anfänge etwas ausführlicher eingegangen.

Der erste Homöopath war Hans Burch Gram, geboren 1786 in Boston. Sein Vater war Däne, und der junge Gram ging 1806 nach Kopenhagen, studierte dort bis 1814 Medizin und lernte 1823/24 die Homöopathie kennen. Sein Lehrer war Hans Christian Lund (geb. 1765; gest. 1846). 1825 kehrte Gram nach Amerika zurück, ließ sich in New York nieder und warb für die neue Lehre. Zu diesem Zweck übersetzte er 1825 als erste im Englischen erscheinende Schrift Hahnemanns „Geist der homöopathischen Heillehre" unter dem Titel „The Characteristic of Homœopathia". Bald scharten sich eine Anzahl Ärzte um ihn, von denen hier Gray und Vanderburg genannt seien. Gram starb 1840 in New York.

Folgenreicher war die Entstehung einer zweiten Keimzelle drei Jahre später in Pennsylvanien. Der junge deutsche Arzt Wilhelm Wesselhoeft bekam von seinem Vater und von Stapf, einem Studienfreunde, einige homöopathische Bücher und Medizinen geschickt; er gewann Interesse daran und schlug 1828 deshalb einigen Kollegen vor, die neue Heilkunde zu versuchen.

Wilhelm Wesselhoeft war geboren 1794 in Jena als Sohn eines Buchdruckers und Buchhändlers, der verwandt war mit dem Buchhändler Fromann in Jena, dem Vormund von Minna Herzlieb, dem von Goethe verehrten Urbild der Ottilie der „Wahlverwandtschaften". 1813 bezog Wesselhoeft die Universität in Jena und wurde von Goethe, der sich damals besonders mit meteorologischen Studien beschäftigte, angeregt, auf dem Observatorium in Jena Wolkenstudien für Goethe zu machen. (Bradford u. King, I, S. 132.) Er starb 1858.

Goethe stand auch mit Wesselhoefts Vater in regem, meist geschäftliche Dinge behandelndem Briefwechsel (s. Sophienausgabe), nahm aber auch Anteil an den Geschehnissen in der Familie, zumal als Anfang der zwanziger Jahre zwei von den Söhnen, Wilhelm und Robert, als Mitglieder

[18] Es gibt über die Homöopathie in Amerika zwei größere Darstellungen: Bradford and King: „History of Homœopathy in the United States" (1905, 4 Bde.), und den in der „History" erschienenen Abschnitt von über 600 Seiten. Beide Werke jedoch enttäuschen stark; sie sind im wesentlichen eine Aufzählung und Anhäufung von Namen usw., ohne auch nur den Versuch zu machen, das Wesentliche herauszuheben und darzustellen, so daß ihnen nur wenig zu entnehmen war. Das meiste über die spätere Zeit verdanke ich den Arbeiten von Donner (A. H. Z., 1928, Bd. 176, Nr. 1/2, und Bd. 177, Nr. 2 u. 4).

der Burschenschaft in politische Haft genommen wurden. Wilhelm gelang es bald, zu entkommen; er setzte seine ärztlichen Studien im Auslande, insbesondere in Basel, fort und wanderte dann, etwa 1823/24, nach Amerika aus.

Von dem Kreise um Wesselhoeft seien noch genannt Dr. Heinrich Detwiller, ein Deutsch-Schweizer aus dem Kanton Basel-Land (1795—1887), sowie Dr. E. Freytag. Einen größeren Auftrieb erhielt die Bewegung aber erst, als im Jahre 1833 Constantin Hering nach Philadelphia kam. Hering war 1827 nach Surinam ausgewandert, wo er das Lachesisgift geprüft und in die Homöopathie eingeführt hatte. 1832 war er zu einem Besuch in die Heimat gekommen und hatte auf der Rückreise Philadelphia besucht. Er wurde angeregt, dort zu bleiben, und er entfaltete sofort eine große Tätigkeit. Schon am 1. April 1833 kam es zur Gründung der „Hahnemanngesellschaft“ und am 1. Januar 1834 zur Gründung der „Nordamerikanischen Akademie der homöopathischen Heilkunst“ in „Allentaun an der Lecha“. Allentown liegt etwa 75 km nördlich von Philadelphia in einer Gegend, die besonders stark von Deutschen besiedelt war. Deutsch war auch die Unterrichtssprache, und auch die von den Gründern herausgegebene Zeitschrift „Correspondenzblatt der homöopathischen Ärzte“, die von 1835 bis 1837 erschien, war in deutscher Sprache geschrieben. (Das erste Heft zeigt übrigens als Erscheinungsjahr „1385“!) Wie deutsch die ganze Gründung war, zeigen auch die Namen der Ärzte und Laien, die in der Leitung saßen. Neben Hering, Wesselhoeft, Detwiller und Freytag finden wir die Namen Romig, Becker, Pretz, Säger, Keck, Bauer, Krause, Goepp, Ebner, Hunter, Eckert, Rice, zu denen später noch Pulte kam. Also nur zwei englische Namen, von denen in „Rice“ vielleicht ein Deutscher „Reiß“ verborgen ist.

Die Einführung der deutschen Sprache war sachlich dadurch gerechtfertigt, daß es beinah nur deutsche Bücher über Homöopathie gab, insbesondere waren die Schriften Hahnemanns noch nicht übersetzt. So stark gerade Pennsylvanien bekanntlich mit deutschen Einwanderern durchsetzt war, so war die deutsche Unterrichtssprache doch ein Hindernis, da nur wenig Anderssprachige sich dazu entschlossen, Deutsch zu lernen. Dazu kamen noch andere Schwierigkeiten, insbesondere Geldmangel infolge größerer Unterschlagungen, so daß diese erste homöopathische Lehranstalt der Welt im Jahre 1842 nach dem Wegzuge von Wesselhoeft entschlief.

Hering, der die Seele des Ganzen gewesen war, gründete 1848 gewissermaßen als ideale Fortsetzung der Akademie in Allentown zu Philadelphia mit Jeanes und Williamson das „Homœopathic Medical College“ mit 7 Lehrstellen, dem von den fünfziger Jahren ab auch der Deutsche Adolf (Graf zur) Lippe (1812—1888) angehörte, einer der besten Arzneimittelkenner (s. u.).
746

Infolge Streitigkeiten traten Hering und einige andere aus dem College aus und gründeten das „Hahnemann Medical College“ in Philadelphia im Jahre 1867, das jedoch schon 1869 das „Homœopathic Medical College“ in sich aufnahm und als die bedeutendste Lehranstalt für Homöopathie bis heute besteht. Im Jahre 1894/95 studierten an ihr 265 Studenten; sie besaß im Jahre 1904/05 einen Lehrkörper von 18 Köpfen, kann sich also mit kleineren deutschen Fakultäten der Zeit vergleichen. Auch ein außerordentlich reges ärztliches Vereinsleben herrschte schon in frühen Zeiten in Amerika. Bradford und King zählen bis 1905 im ganzen etwa 200 Zeitschriften auf, darunter 7 deutschsprachige, die meist volkstümlich waren. Es gab auch einen „Verein Deutscher Homöopathen Amerikas“, dessen erste Sitzung 1864 stattfand im Hahnemann College in Chikago (A. H. Z., Bd. 70, S. 46, 1865).

Es entspricht der amerikanischen Auffassung, tunlichst wenig in die Privatverhältnisse der Staatsbürger einzugreifen und möglichst viel der privaten Regelung zu überlassen. Dementsprechend lag auch die Ausbildung der Ärzte lange Zeit recht im argen. Erst in der zweiten Hälfte des vorigen Jahrhunderts entstanden allmählich Staatsuniversitäten, und erst vor 30 Jahren setzten Bestrebungen ein, die Ausbildung der Ärzte mittels strengerer Bestimmungen genauer zu regeln. Die rein privaten medizinischen Fachschulen waren vielfach ganz ungenügend ausgestattet, und es fehlte mitunter besonders an der Möglichkeit, Erfahrungen an Kranken zu machen, da der Unterricht rein theoretisch aus Handbüchern erfolgte. Diese Schwächen des Unterrichts waren in den Schulen beider Richtungen festzustellen. Infolge neuer Bestimmungen mußten die meisten dieser Colleges geschlossen werden, so daß es jetzt nur wenige homöopathische Colleges gibt.

Da der Hahnemannismus weniger Wert auf die naturwissenschaftliche Seite des Studiums legt, erklärt es sich, daß die kleinen medizinischen Fachschulen die „reine“ Homöopathie bevorzugten, weil man auf diese Weise mit wenig Kapital auskommen konnte. Infolgedessen sind viele Homöopathen früherer Jahrzehnte im Sinne europäischer Hochschulen recht schlecht ausgebildet worden. Auch der Einfluß von Constantin Hering mag zu dieser Verbreitung des Hahnemannismus beigetragen haben. Vielleicht darf man aber in dieser Vorliebe für das Irrationale auch eine Gegenwirkung gegen das in vieler Hinsicht so stark rationalisierte Leben in den Vereinigten Staaten erblicken, wie wir das auch sonst feststellen können in der starken Verbreitung mystisch-religiöser Bewegungen wie des Swedenborgianismus, mystisch-okkultistischer Bewegungen, der „Christian Science“ und der zahllosen christlichen Sekten.

Die führende Persönlichkeit dieser rein phänomenologischen Richtung ist James Tyler Kent (geb. 1849; gest. 1916), so daß man diese Be- 747 wegung auch „Kentianismus“ genannt hat. Kent hat auch auf die deutschen Hahnemannianer Einfluß gehabt, und zwei seiner Werke sind übersetzt: „Arzneimittelbilder“ (Charlottenburg, 1919/20) und „Repertorium der homöopathischen Arzneimittellehre“ (Stuttgart, 1937; vgl. über diese Richtung Donner, A.H.Z., Bd. 176, Nr. 2, 1928).

Von bekannteren Homöopathen Amerikas seien noch genannt:

Caroll Dunham (1828—1877). Er machte 1850 die Prüfung, war dann längere Zeit in Europa, London, Dublin, Paris, Wien und ein Jahr bei Bönninghausen in Münster; von 1865 an war er Professor der Arzneimittellehre am New York Homœopathic College. Er war die treibende Kraft bei dem Internationalen Homöopathischen Kongreß in Philadelphia 1876.

Sehr bekannt geworden ist in Deutschland Ernest A. Farrington (geb. 1. Januar 1847 in Williamsburg, N. Y.; gest. 17. Dezember 1885 in Philadelphia). Er beendigte das Studium am Hahnemann College in Philadelphia 1868, 1870 erhielt er dort die Professur für gerichtliche Medizin und 1874 die für Arzneimittellehre. Er war Swedenborgianer. Seine 1891 von H. Fischer ins Deutsche übersetzte „Klinische Arzneimittellehre“ wurde nach seinem Tode herausgegeben. Er vertritt darin im wesentlichen den phänomenologischen Standpunkt.

George Royal (geb. 1853) promovierte 1882 in New York und wurde 1892 Professor der hom. Arzneimittellehre in Des Moines (Jowa). Bekannt geworden ist er besonders durch seine Arzneimittellehre (übersetzt von Balzli[19]) und seine „Homœopathic Pratice of Medicine“.

Der bedeutendste Chirurg der homöopathischen Schule war Will. Tod Hellmuth (geb. in Philadelphia 1833; gest. 1902 in New York). Er promovierte am „Homœopathic Medical College of Pennsylvania“ 1853. Zuerst Professor in St. Louis, kam er 1870 ans New Yorker College.

Timothy Field Allen (geb. 1837) machte 1861 die Doktorprüfung an der New Yorker Universität (allopathisch) und 1865 nochmals am Hahnemann College in Philadelphia. Er war Professor am New Yorker „Homœopathic Medical College“ und gab die große „Encyclopaedia of Drug Pathogenesy“ heraus. Nicht zu verwechseln mit H. C. Allen in Chikago!

Conrad Wesselhoeft der Ältere (1834—1904, s. u.), der wohl der bedeutendste amerikanische Homöopath gewesen ist. Besonders hat er sorgfältige mikroskopische Untersuchungen über die homöopathischen Verreibungen gemacht und ist auch für die tunlichste Verwendung des Tierversuchs eingetreten. Er war an der Bostoner Universität Professor der homöopathischen Arzneimittellehre.

---

 [19] Regensburg, 1926.

Conrad Wesselhoeft der Jüngere, ein Verwandter des ersteren, hat besonders über Infektionskrankheiten gearbeitet. Er ist gleichfalls an der Bostoner Universität.

Albert Euclid Hinsdale (1881—1924) hat sich durch zahlreiche experimentelle Untersuchungen ausgezeichnet, sowohl durch Tierversuche, z. B. mit Kalium bichromicum, wie auch Nierenfunktionsprüfungen nach dem Eingeben verschiedener Mittel (A. H. Z., Bd. 176, Nr. 3, 1928).

In letzter Zeit ist besonders hervorgetreten Linn J. Boyd in New York, der zahlreiche eindringende Untersuchungen pharmakologischer und klinischer Art gemacht hat, von denen einige auch in Übersetzung in der A. H. Z. erschienen (Bd. 176, Nr. 3, 1928; Bd. 180, Nr. 1/2, 1932; Bd. 181, Nr. 3, 1933).

Man liest nicht selten von der „eklektischen Schule" und den von ihr geprüften und eingeführten Arzneimitteln; sie geht zurück auf einen Dr. Wooster Beach, der im Jahre 1825 eine medizinische Reformbewegung ins Leben rief und 1830 im Staat „Ohio" ein „Reformed Medical College" gründete. Er strebte an, besonders Pflanzenmittel zu verwenden. Im „Eclectic College" in Cincinnati gab es auch eine homöopathische Abteilung, ein Beweis, daß die beiden Richtungen einander verwandt waren. Ein Zeichen dafür ist auch der Umstand, daß nicht selten Eklektiker Homöopathen wurden und wohl auch umgekehrt. Der eben erwähnte Kent z. B. hatte an dem College der Eklektiker promoviert (vgl. Donner, A. H. Z., Bd. 176, Nr. 2, 1928). Eine größere Anzahl nicht selten ziemlich oberflächlich geprüfter Mittel hat die Homöopathie übernommen und z. T. auch nachgeprüft.

Die Lage der Homöopathie in Amerika ist nicht so rosig, wie sie oft geschildert wurde, aber wohl auch nicht so schlecht, wie Madaus einmal vor einigen Jahren behauptete (Biolog. Heilkunst, 1929, Nr. 23). Nach Mitteilungen von Erich Haehl scheint z. B. das Hahnemann College in Philadelphia sich im Aufstieg zu befinden, indem 1934 140 Doktoranden dort waren, im Gegensatz zu 35 bis 38 zehn Jahre früher (D. H. Z., 1932, S. 291).

Die Zahl der homöopathischen Ärzte darf man wohl auf 5000 schätzen. Nach Donner gab es 1931 zwei homöopathische Hochschulen (Philadelphia und New York) und eine Dozentur an der Californischen Staatsuniversität in San Francisco. An 27 Krankenhäusern mit zusammen 3420 Betten wird rein homöopathisch behandelt; außerdem gibt es zahlreiche Krankenanstalten, an denen homöopathische Abteilungen bestehen. Es erschienen 1931 6 homöopathische ärztliche Zeitschriften sowie eine volkstümliche.

Die Lage der Homöopathie scheint vielfach davon abzuhängen, ob man gerade das Glück hat, von reichen Privatleuten mit großen Stiftungen beschenkt zu werden. Da die Staatsunterstützung nur gering ist oder ganz fehlt, so wird die Homöopathie in Zeiten der Not leicht Schaden leiden. 749

i) Die übrige Welt

Kanada. Es gab 1930 58 Homöopathen und ein Krankenhaus in Montreal.

Mexiko. In Mexiko hat sich die Homöopathie stark verbreitet. Es gibt mehrere hundert Ärzte und drei homöopathische Ärzteschulen, von denen eine zur Universität Mexiko gehört, die zweite dortige sich als „freie Schule" bezeichnet und die dritte der Universität in Merida (Yukatan) angegliedert ist. Über ihre Wertigkeit ist nichts bekannt.

Kolumbien soll etwa 150 bis 200 homöopathische Ärzte besitzen.

Mit Übergehung der anderen südamerikanischen Staaten, in denen es nicht viele Homöopathen gibt, wenden wir uns gleich dem Staate zu, in dem es nach den Vereinigten Staaten von Nordamerika die meisten Homöopathen gibt:

Brasilien. Die erste Mitteilung über die Homöopathie soll in Brasilien schon 1818 durch Dr. Antonio Ferreira Franca an der Medizinischen Schule von Bahia erfolgt sein, doch hatte das keine weiteren Folgen. 1837 schrieb Friedrich Emil Jahn aus Twann im Kanton Bern, der in Leipzig studiert hatte, in Rio de Janeiro eine Doktorarbeit: „Die Darlegung der homöopathischen Lehre." Erst dies Ereignis hatte Folgen, indem durch Jahn eine Anzahl von Ärzten zur Homöopathie geführt wurden, so daß dieser als der erste Sendbote der neuen Lehre in Brasilien angesehen werden kann. Einer der von Jahn zur Homöopathie Geführten war Duque Estrada, der vorher schon einige Jahre allopathisch gearbeitet hatte und auch über diese Vorgänge im Jahre 1845 in einer Schrift berichtete. Im Jahre 1840 kam Mure, den wir schon aus Frankreich kennen, nach Brasilien; zuerst jedoch kümmerte er sich nicht um die Homöopathie, sondern wollte eine Kolonie gründen, die auf den sozialistischen Theorien Fouriers aufgebaut werden sollte. Mure erlebte indes starke Enttäuschungen, wandte sich 1842 wieder der Homöopathie zu und gründete mit dem portugiesischen Chirurgen Joao Vincente Martins (gest. 1854) zuerst eine Poliklinik und 1845 eine Lehranstalt, die im nächsten Jahre die Erlaubnis bekam, Diplome auszustellen. Mure hatte die Homöopathie mit anderen Dingen vermischt, zu einer Art Religion ausgestaltet und mit den sozialistischen Gedanken von Fourier verbrämt. Von hier verbreiteten sich die Schüler über das ganze Land, und auch in fremde Länder gingen Mures Sendboten, wie nach Paraguay, Chile, Mozambique, Angola, Benguela, Kapland, ja sogar nach China. Mure machte auch Prüfungen mit brasilischen Pflanzen und Tieren, deren Richtigkeit in Zweifel gezogen ist. Elaps corallinus wurde jedoch von Lippe nachgeprüft und Mures Angaben im wesentlichen bestätigt. 1848 kehrte Mure nach
750 Europa zurück.

Seitdem hat die Homöopathie in Brasilien immer eine Rolle gespielt. 1931 gab es über 500 homöopathische Ärzte und in Rio eine homöopathische Fakultät mit einem sechsjährigen Studium. Abgesehen von dem Hahnemann-Krankenhaus mit 200 Betten gibt es noch mehrere mit einer homöopathischen Abteilung. Es erscheint eine Zeitschrift.

Afrika. Nach dem Kap der Guten Hoffnung wurde die Homöopathie zuerst getragen durch Missionare, insbesondere durch deutsche. Der erste Arzt war *Philip*, ein Missionar oder Geistlicher, der, nachdem er die Vorzüge der Homöopathie kennengelernt hatte, nach Europa zum Studium der Medizin und im besonderen der Homöopathie ging. Ob er Deutscher war, ist nicht klar; da man aber damals nur in Deutschland die Homöopathie kennenlernen konnte, ist es wahrscheinlich, daß er sie in Deutschland studiert hat. Nach der „History" kam die Homöopathie nach Südafrika „fully fifty years ago", das wäre etwa 1830. Die Homöopathie ist unter den Buren stark verbreitet, die nach einem der zahlreichen „Hausärzte" Mensch und Tier behandeln; besonders ist eine holländische Übersetzung von *Guernseys* „Domestic Homœopathy" verbreitet. Ärzte gibt es nicht viel.

Nach **Ägypten** kam die Homöopathie Anfang der fünfziger Jahre, etwa gleichzeitig durch Dr. v. *Sonnenberg* (s. o.) und B. *Mure*. In **Algerien** bestand schon in den vierziger Jahren ein Krankenhaus in Staoueli, über das A. *Espanet* in einer Schrift im Jahre 1851 berichtete. *Alexis Espanet* (1811—1886), ein Schüler von *Pétroz*, war oder wurde Mönch, er starb in dem Trappistenkloster Aiguebelle bei Chambéry.

In **Asien** verdient nur **Indien** vermerkt zu werden, wo es zahlreiche homöopathische Ärzte gibt, allerdings wenig europäische, aber viel eingeborene, die z. T. eine Ausbildung an amerikanischen Schulen erfahren haben. Über die Ausbildung der Ärzte, die an einheimischen ärztlichen Fachschulen studiert haben, ist nichts Bestimmtes bekannt. Es erscheinen zwei von indischen Ärzten herausgegebene englische Zeitschriften. — In **China** gibt es einige amerikanische Missionsspitäler, an denen amerikanische Ärzte wirken.

Dagegen gibt es in **Japan** *keine* Homöopathen, was wohl damit zusammenhängt, daß in Japan seit jeher nicht nur die Wirtschaft, sondern auch die Presse und die Wissenschaft „zentral gesteuert" werden nach einem einheitlichen Plan. Da Japan seit den siebziger Jahren fieberhaft den Anschluß an die westliche Kultur, Wissenschaft und Technik suchte und planmäßig seine Söhne an ganz bestimmte Stellen schickte, so mußte die Homöopathie als selbst nicht anerkannte Lehre dabei übergangen werden.

In **Australien** war der erste homöopathische Arzt K. v. *Rochlitz*, ein Österreicher, der in Wien studiert und die Prüfungen gemacht hatte. Er kam 751 etwa 1858/59 nach Australien; vorher hatte schon in Melbourne ein Laienpraktiker, Berigny, homöopathisch behandelt. Neben Rochlitz wird noch ein Dr. Ray aus London erwähnt. In Neuseeland war der erste ein Dr. Fischer, der dort seit 1853 tätig war (vgl. Rochlitz in Zeitschr. d. Ver. d. österr. Ärzte, Wien, 1862, Bd. 1, H. 3, S. 111; sowie A.H.Z., 104, 118, 1882, und die „History"). Rochlitz war lungenkrank und kehrte später in die Heimat zurück, wo er 1873 in Görz starb. Heute zählt man in Australien etwa 20 homöopathische Ärzte und vier Krankenhäuser.

Man sieht, die „Deutsche Heilkunde" hat in den hundertvierzig Jahren ihres Bestehens ihre Schicksale gehabt, und sie ist fast in allen Kulturstaaten vertreten. Dabei ist mehrfach ein Wechsel zwischen Aufstieg und Niedergang in den verschiedenen Ländern festzustellen; auch finden sich bemerkenswerte Unterschiede zwischen den einzelnen Ländern, und es wäre vielleicht reizvoll, den Gründen für die zahlenmäßig so große Verschiedenheit der Verbreitung nachzugehen. Doch würde das hier zu weit führen, und man würde auch kaum zu sicheren Ergebnissen kommen, da eine Beurteilung letzten Endes nur möglich wäre, wenn man die Geschichte der Homöopathie, die Gründe dieser Fort- und Rückschritte in den einzelnen Ländern kennte. Auf alle Fälle hat sie die Grenzen der Länder und Meere, Staaten und Völker, Rassen und Sprachen überschritten, und man wird sich gerade heute überall wieder mit ihr auseinandersetzen müssen, denn sie hat unverkennbar in den meisten Staaten neuerdings an Anhängern gewonnen. Sie scheint sich in einem neuen Aufstieg und, wenn nicht alles täuscht, vor ihrer allgemeinen Anerkennung zu befinden.

VI. Rückblick und Ausblick

Die Schilderung der Ereignisse ist im wesentlichen nur bis zur Schwelle des Weltkrieges geführt worden, durch den die Weltlage völlig geändert wurde, so daß er nicht nur in weltpolitischer und weltwirtschaftlicher Hinsicht einen bedeutenden Einschnitt setzt durch Änderungen der Landkarte und deren Folgen, sondern auch und besonders in geistiger Beziehung. Wie der Schwimmer keine Übersicht über seine engere Umwelt hat, da er zu tief in ihr steckt, so ist auch uns keine Übersicht von erhöhtem Standpunkt aus über die letzten zwanzig Jahre möglich, da wir uns — trotz starken, seitdem eingetretenen Wandlungen im einzelnen — geistes- und besonders wissenschaftsgeschichtlich noch im gleichen Zeitabschnitt befinden. Es ist deshalb auch nicht möglich, ein geschichtliches Urteil von höherer Warte aus über diese Zeit abzugeben, denn Gegenwart ist keine Geschichte, und es wäre von diesem Gesichtspunkt aus betrachtet das richtigste, hier meine Geschichte
752 der Homöopathie abzuschließen. Doch lassen bestimmte Ereignisse der

Nachkriegszeit es als erwünscht erscheinen, noch einen Blick auf die nächsten Jahre zu werfen, ohne daß diese Zeit irgendwie ausführlich gekennzeichnet oder die Ereignisse genauer dargestellt werden sollen.

In den ersten drei Teilen dieses Werkes haben wir den Weg des Ähnlichkeitsgedankens von den urtümlichen Zeiten des magischen Simile über das echte Simile des Hippokrates bis zu Hahnemann, der mit seiner eigenwüchsigen Lehre eine ganz neue Heilkunde aufbaute, verfolgt, und wir haben sodann auch noch die erste Ausbreitung der Homöopathie bis zur Mitte des vorigen Jahrhunderts kennengelernt. Es sei deshalb auf das früher Gesagte und insbesondere auf die drei Zusammenfassungen verwiesen.

Nur die Leistung Hahnemanns, des Mittelpunkts der ganzen Bewegung, soll hier rückblickend noch von gewissen allgemeinen Gesichtspunkten aus kurz herausgehoben werden. — Man kann geistige Leistungen in der verschiedensten Weise beurteilen, z. B. nach dem äußeren Erfolg, ihren unmittelbaren oder dauernden Wirkungen, oder sie rein als geistige Schöpfungen betrachten. Und auch dabei kann man noch verschiedene Standpunkte einnehmen, indem man etwa sozusagen die „Masse“ und den Umfang der bewältigten Gedanken und ihre Schwierigkeit berücksichtigt oder die Neuheit und geistige Selbständigkeit der Schöpfung betont.

Nicht die größte geistige Leistung hat jeweils den größten Einfluß, und oft pflückt einer die Früchte von einem Baum, den ein anderer gepflanzt hat. So ist die geistige Leistung Kants nach Schwierigkeit und Tiefe bedeutender als die Rousseaus, und doch hat dieser auf das Weltgeschehen stärker gewirkt (Revolution, Romantik, Liberalismus). Henles Gedanken über die Kleinlebewesen als Krankheitserreger (1840) stellen eine größere geistige Leistung dar als die Forschungen von Robert Koch, — aber wer kennt Henle? Ja viele der bedeutendsten geistigen Schöpfungen bleiben lange wirkungslos oder werden gar ganz vergessen, weil sie bedeutend waren und, als im Gegensatz zu ihrer Zeit stehend, gar nicht verstanden wurden. Anderseits sind viele geistige Schöpfungen, auch bedeutende und einflußreiche, nur der letzte Schritt auf einem Weg zu einem Punkte hin, von dem man große Gebiete von einer neuen Seite betrachten kann. Bei anderen wiederum ist die geistige Selbständigkeit zu bewundern, mit der gerade unbegangene Pfade oder vielmehr neue, in ganz andere Richtung führende gebahnt werden. — Doch ist hier nicht der Ort, die Geschichte des Erfolgs und Mißerfolgs zu schreiben, so fesselnd das wohl auch wäre. In der Walhalla der Berühmten müßten viele Umbesetzungen vorgenommen werden. Deshalb zurück zu Hahnemann! Seine Leistung wird man nur recht würdigen, wenn man seine Selbständigkeit und seinen langjährigen, einsamen Gang durch eine feindliche Umwelt beachtet.

Nietzsche sagte einmal irgendwo tadelnd von Ranke, er sei der geborene „*advocatus* jeder *causa fortior*“, d. h. jedes Erfolges. Wollte man die Homöopathie von diesem Standpunkte aus betrachten, verlohnte es sich vielleicht gar nicht, von ihr zu reden, und Hahnemann wäre dann wohl nur ein kleiner Kläffer. Nein, ihm wird man nur gerecht werden können, wenn man seine Leistung als solche, ihre Eigenart und Selbständigkeit beachtet (vgl. S. 214).

Das Hauptergebnis des ersten Teils dieses Werkes, über die Vorläufer Hahnemanns, war die Feststellung, daß Hahnemanns Auffassung des Simile mit dem im Altertum und Mittelalter oft erwähnten Simile im allgemeinen gar nichts zu tun hat. Wenn man von den dunklen Stellen bei Paracelsus absieht, die man z. T. erst versteht, nachdem man den Gedanken selbst schon gefaßt hat, finden wir den Keim des Hahnemannschen Simile bei Hippokrates, bei Stoerck und in gewissem Sinne auch bei la Bruguiere. Wenn sonst von Galen bis auf Hahnemanns Zeiten vom „Simile“ die Rede ist, so ist es wohl dasselbe Wort, aber nicht der gleiche Sinn. Aber auch bei dem unmittelbaren Vorläufer Stoerck gelangt das Simile nicht zu völliger Klarheit, was sich schon darin zeigt, daß Stoerck es nur einmal in Form einer Frage berührt und seine Anwendung so tastend erfolgt, daß Stoercks Similebehandlung bis auf unsere Tage nicht als solche erkannt worden ist.

Um so leuchtender strahlt Hahnemanns Selbständigkeit hervor, indem er den auf den ersten Blick geradezu widersinnigen und von Gegnern auch als solchen angesehenen Ähnlichkeitssatz aufstellte und gegen eine Welt des Widerstandes zu einer bedingten Anerkennung gebracht hat. Dieser Satz war nicht die Entdeckung eines Neuen und Anderen wie viele andere auch, sondern ein der gesamten Anschauung der Zeit Widersprechendes. — Wir alle denken in vorgezeichneten Bahnen, auch die meisten Entdeckungen liegen in der Verlängerung des schon Bekannten; nur wenige widersprechen dem Gewohnten und Herkömmlichen derart wie Hahnemanns Simile. Und er hat diesen Gedanken nicht irgendwo einmal schüchtern und nebenbei geäußert, sondern er hat, von seiner Bedeutung überzeugt, sofort für seine Anerkennung gekämpft und eine Art Forschungsplan aufgestellt. In dieser Welt des Widerspruches mußte er laut rufen, um gehört zu werden, und man wird es ihm nachsehen, daß er sich mitunter überschrien und die Bedeutung des Simile als alleinigen Grundsatz überschätzt hat. Welch großer Entdecker ist von Überschätzung seines Fundes frei geblieben? Erst wenn man diese dem ganzen herkömmlichen Denken widersprechende Selbständig-
754 keit seines Denkens erkannt hat, kann man seine „kopernikanische“ Tat voll

würdigen[20]. Dieser Erkenntnis gegenüber und vor ihrem Ausbau zu seiner Lehre verschwinden fast seine Irrtümer und Fehler sowie die Leistungen seiner Anhänger, die ihm beim Aufführen des Baues als Kärrner und Werkführer geholfen haben.

Was oben von den Kämpfen bis zur Mitte des vorigen Jahrhunderts berichtet worden ist, gilt auch für die folgenden Jahrzehnte. Wenngleich sich die Schlachtreihen etwas verschoben haben, da sich gerade um die Mitte des Jahrhunderts starke Wandlungen der Schulmedizin durchgesetzt hatten (s. o. S. 390 ff.), so blieben sich doch das Unverständnis und die Feindseligkeit gleich. Gewiß hatte Hahnemann zum guten Teil selbst den Ton angegeben, und seine Anhänger folgten ihm z. T. darin, aber die Gegner übertrafen die Homöopathen durch die mangelnde Kenntnis des zur Rede stehenden Gegenstandes. Denn während alle Homöopathen auf der Hochschule ja zu Allopathen erzogen worden sind und ihr allopathisches Wissen in den Prüfungen unter Beweis stellen mußten und dann z. T. selbst allopathisch mehr oder weniger lange tätig gewesen waren, gilt im Gegensatz dazu nicht das Entsprechende von den Allopathen. Infolge dieser mangelhaften Kenntnis des Gegners entstand schon in den ersten Jahren der Kämpfe in den zwanziger und dreißiger Jahren des vorigen Jahrhunderts ein Zerrbild, ja ein Phantom der Homöopathie durch Aneinanderreihung der Übertreibungen, Einseitigkeiten und Irrtümer der Homöopathen, auf das immer wieder zurückgegriffen wurde. Und wenn wirklich später einmal jemand auch das neuere Schrifttum berücksichtigte, so las er im wesentlichen nur eine Bestätigung der alten herkömmlichen Meinung heraus. Die naturwissenschaftliche Richtung von Griesselich, Schrön, Wolf, Bakody wurde kaum je beachtet und nie ausführlich gewürdigt.

Wer gezwungen ist, dies ganze Schrifttum durchzuarbeiten, bekommt mit der Zeit eine recht schlechte Meinung über den Willen und das Vermögen der meisten Menschen, eine der eigenen Ansicht widersprechende andere einigermaßen gerecht zu würdigen, und es könnte ihn die Verzweiflung packen über dies anscheinend hoffnungslose Aneinandervorbeireden. Das schlimmste aber war, wie schon mehrfach erwähnt, daß es länger als ein Jahrhundert dauerte, ehe Kliniker mit gutem Willen und beraten von Homöo-

[20] Um Mißdeutungen zu verhindern — vestigia terrent! —, bemerke ich ausdrücklich, daß ich mit dem Wort „kopernikanisch" nicht sagen will, daß Hahnemann eine neue Weltlehre aufgestellt hat; ich brauche das Wort im gleichen Sinne wie Kant. Wie Kopernikus den allgemeinen Standpunkt vom Stillstehen der Erde und der Bewegung der Sonne verließ und den entgegengesetzten einnahm, so hat auch Hahnemann die Stellung völlig gewechselt und ist vom „Contrarium" zum „Simile" übergegangen. — Übrigens hat auch Kopernikus seine Vorläufer gehabt.

pathen daran gingen, die Homöopathie nachzuprüfen. Ich glaube, darin steht sie einzig da! Es gibt wohl keine andere wissenschaftliche und insbesondere keine medizinische Lehre, die ein derartiges Schicksal gehabt hat. Und gerade zu Beginn unseres Zeitabschnittes war die Lage der Homöopathie wenig rosig.

Der „Zeitgeist“ um die Mitte des vorigen Jahrhunderts war in den meisten Ländern, wenn man von den „Vereinigten Staaten von Nordamerika“ absieht, recht ungünstig; die Homöopathie machte nicht nur keine Fortschritte, sondern verlor allmählich an Gelände, so daß es um das Jahr 1880 so aussehen konnte, als ob sie das Ende des Jahrhunderts kaum erleben werde. Gerade in dieser Zeit jedoch traten eine Anzahl Umstände ein, die manches an der Homöopathie in günstigerem Lichte erscheinen ließen, so daß sie selbst wieder neue Anhänger gewann und sich auch die Beziehungen zur Schulmedizin allmählich besserten. Dieser überraschende Aufstieg zeigte sich nicht nur in Deutschland, sondern auch in anderen Ländern wie Frankreich und England, während die Entwicklung in Amerika aus mehreren Gründen anders verlief.

Die auf Seite 669 schon geschilderten „Wandlungen der Schulmedizin“ seit 1880 enthalten bereits fast alle die im Laufe der nächsten Jahrzehnte heranwachsenden Keime: das Wiedererwachen vitalistischer Ansichten, das Zurücktreten des Anatomischen und Vordringen des Funktionellen, die ganz neuen Lehren der Bakteriologie und Serologie und damit wieder Beachtung des Humoralen sowie isopathischer und homöopathischer Gesichtspunkte, Erneuerung des Begriffs des Spezifischen, die Wirkung kleiner Gaben (Tuberkulin, Katalyse, Hormone, Oligodynamie) sowie erneute Beachtung von Konstitution, Disposition, der Diathesen usw. Mit dem Zurücktreten des einseitig Anatomischen trat auch die rein örtliche Betrachtung der Krankheiten zurück; dies sowohl wie vitalistische Anschauungen und die Beachtung des Humoralen bargen außerdem schon die Keime zur Ganzheitsbetrachtung späterer Jahre. Schließlich kam dazu noch in der Vorkriegszeit die Reiztherapie, also die Bestrebungen Biers und Weichardts mit seiner „Protoplasmaaktivierung“. Wie die weltpolitische und geistesgeschichtliche Lage voll von unausgeglichenen und zum guten Teil unausgesprochenen Spannungen war, so auch die der Medizin; sie war in der Tat „trächtig mit Zukünftigem“!

Wie alle diese Änderungen zeigen, hatte sich die Schulmedizin in den letzten Jahrzehnten der Homöopathie genähert, oder wohl besser gesagt, war die Schulmedizin zu neuen und erneuerten Anschauungen gekommen, die unzweifelhaft in mannigfacher Beziehung Verwandtschaft mit homöopathischem Gedankengut hatten, so daß man für die Homöopathie ein gewisses Verständnis haben konnte. Aber auch die Homöopathie hatte sich gemausert,
756 die moderne Diagnostik hatte allmählich immer mehr an Boden gewonnen,

so daß es auch dadurch der Schulmedizin leichter wurde, sich mit ihr ernsthaft auseinanderzusetzen.

Aber wenn auch sogar die Hahnemannsche Richtung sich in bezug auf die Diagnostik der Schulmedizin genähert hat und es Vertreter dieser Richtung gibt, die einer Verschmelzung das Wort reden, so besteht doch die Richtung als solche noch fort, insbesondere was den Dynamismus und damit zusammenhängende Anschauungen angeht. Jedoch vertritt nur eine kleine Gruppe den in sich folgerechten Dahlkeschen Phänomenalismus.

Diese schon vor dem Krieg eingeleitete Näherung setzte sich nun in den Nachkriegsjahren beschleunigt fort und führte gerade in Deutschland zu bemerkenswerten Geschehnissen, durch die die Homöopathie in der Anerkennung wesentlich gefördert wurde. Doch war es letzten Endes kein glücklicher Zufall, sondern war im Zeitenschoße vorbereitet und bedurfte nur der zeugenden Kraft eines Mannes, um ans Tageslicht zu treten. Die seit 1880 zugunsten der Homöopathie wirkenden Umstände setzten sich allmählich immer stärker durch; dazu kamen dann noch Antriebe, die der Nachkriegszeit entstammen und durch dies große Erleben hervorgerufen worden waren.

Die Philosophie, dieser Uhrzeiger an der geistigen Weltenuhr, war in der Vorkriegszeit durchaus unmetaphysisch gerichtet, zumal gilt das von der Hochschulphilosophie, ja sie war metaphysikfeindlich; die Metaphysik galt als unwissenschaftlich. Man erschöpfte sich meist in der feinen Zergliederung der Erscheinungen auf allen philosophischen Sondergebieten ganz im Sinne der Einzelwissenschaften. Erst nach dem Kriege hat sich diese Bewegung in ihrer Einseitigkeit totgelaufen, man wagte wieder Metaphysik zu treiben, wozu zum guten Teil der Krieg mit seinen furchtbaren Folgen für Gemeinschaft und den einzelnen beitrug, und setzte sich mit dem Sinn und Unsinn der Welt gedanklich auseinander. Mit diesen metaphysischen Strebungen ist schon gegeben, daß man über die Einzeltatsache und die Einzelwissenschaft hinaus nach Zusammenschau verlangte, die Zergliederung trat zurück, oder es trat wenigstens neben die immer notwendige Analyse die Synthese. Was für die Philosophie gilt, trifft auch für die Medizin zu; man merkte, daß die ins Unendliche getriebene Zergliederung schließlich zu einer völlig unübersehbar werdenden Flut von Einzeltatsachen führen mußte, in der man ertrank. Wie auf vielen Gebieten der modernen Kultur, zweifelte man an vielem, was früher selbstverständlich war, es schwand das fraglose, sieghafte Gefühl des unendlichen Aufstiegs zu immer neuen Höhen, man wurde vielfach unsicher über die Alleingültigkeit der bisherigen Grundlagen der Heilkunde und geriet allmählich in die Stimmung hinein, die kurz mit dem damals aufkommenden Wort einer „Krisis in der Medizin“ bezeichnet werden darf. Erst allmählich klärte sich die Stimmung, und noch später 757 wurde sie in grundsätzlichen Erörterungen klar herausgestellt. Vieles davon scheint mir besonders gut Karl von Neergaard in Zürich eingefangen zu haben in einer schon mehrfach erwähnten Arbeit „Zur Situation der medizinischen Forschung unserer Zeit" in der „Medizinischen Welt" (Bd. 10, Nr. 1 bis 3, 1936). Indem Neergaard es dahingestellt sein läßt, ob man die Erscheinungen als Krisis oder Entwicklung ansprechen soll, und es auch nicht allzu schwer nehmen will, daß das so wichtige Vertrauensverhältnis zwischen Arzt und Krankem durch die Sozialversicherung gestört und dadurch ein Mißtrauen gegen die Schulmedizin im Volke vorhanden sei, meint er: „In Wirklichkeit liegen die Gründe der Krise in der Medizin viel tiefer und sind viel ernster, weil ihre Lösung innerhalb der bisherigen leitenden Grundideen unseres medizinischen Denkens nicht möglich erscheint."

Neergaard sieht einen Hauptgrund der Krise im Wesen der analytischen Forschung unserer Tage mit ihrer immer mehr anschwellenden Fülle analytischer Einzeluntersuchungen, denen niemand mehr folgen könne. „Wir ersticken im Einzel- und Fachwissen. Das so ungeheuer segensreiche Prinzip analytischer Forschung läuft sich tot wie jede Idee mit ihrer Auswirkung." Wenn Neergaard auch nicht wie manche Eiferer die naturwissenschaftlichen Grundlagen der Medizin aufgeben will, so müsse man sich doch bewußt sein, „daß die bisherigen Richtlinien und treibenden Ideen nicht mehr die leitenden Ideen der Zukunft sein werden" (vgl. S. 342 f.).

Die Laboratoriumsarbeit werde überschätzt, als Werkzeug der Heilkunde jedoch sei sie wertvoll; dieser Werkzeuggedanke führe vorwärts, doch müsse die Laboratoriumsarbeit anders in die Gesamtmedizin eingeordnet werden. — Dies muß hier genügen, es zeigt jedenfalls im Zusammenhalt mit dem früher Gebrachten (siehe oben S. 422, 486, 569), daß angesehene Schulmediziner die einseitige Analyse der bisherigen Schulmedizin sich ihrem Ende zuneigen und eine ganz andere Einstellung sowie neue Ideen aufsteigen sehen. Ich konnte schon früher zeigen (A. H. Z., Bd. 184, Nr. 4, 1936), daß die Gesichtspunkte Neergaards in mancher Hinsicht auffallende Ähnlichkeit mit denen der Homöopathie haben in bezug auf Krankheitslehre, Individualisierung, Nomothetik und Idiographik, Berücksichtigung der subjektiven Klagen der Kranken usw. — offenbar Anzeichen, daß die Schulmedizin bei dem Spiralgang der Entwicklung zur Zeit dem Kraftfeld der Homöopathie nähergekommen ist. Auch der Werkzeuggedanke wird schon früh von den Homöopathen vertreten, wie von Clotar Müller, der 1844 tadelnd bemerkt, daß vielfach die physikalische Untersuchung Selbstzweck sei und das eigentliche Ziel, die Kranken zu heilen, aus den Augen verloren werde (vgl. oben S. 571).

Daß in der Tat nach dem Kriege die Stimmung der Homöopathie gegenüber milder geworden war, zeige ein persönliches Erlebnis. Ich „durfte"
758 im Dezember 1920 im Ärztlichen Verein in München, was früher undenkbar

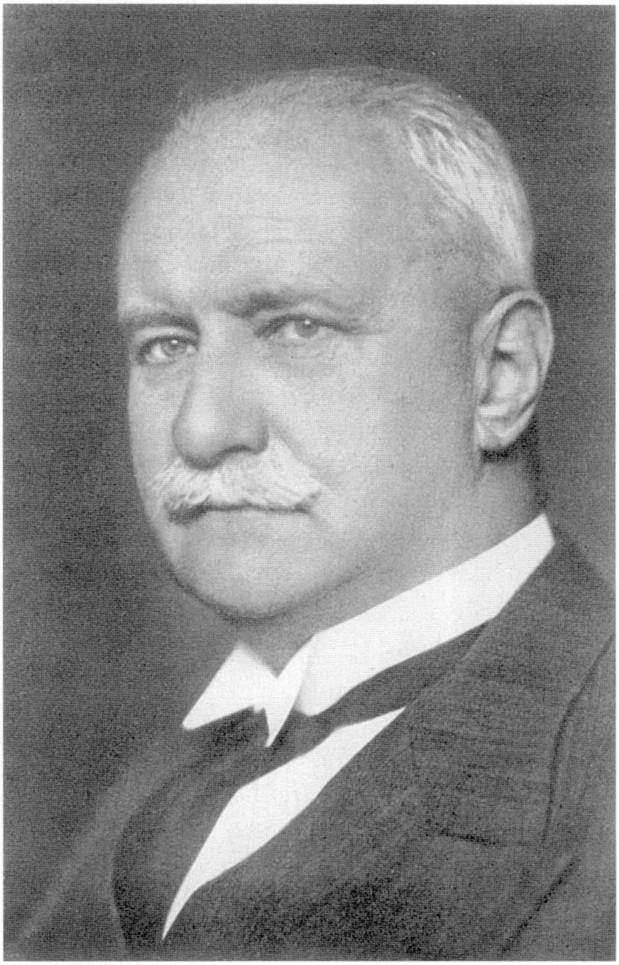

August Bier

gewesen wäre, einen Vortrag über Homöopathie halten, der sogar sehr stark besucht war und auch eine wenig feindselige Kritik erfuhr. Besonders aber ist es nicht ohne Reiz, daß derselbe Schriftleiter Hugo Spatz, der keine zwanzig Jahre früher die Homöopathie als Kurpfuscherei bezeichnet hatte (s. oben S. 680), mir einen sechs Maschinenseiten langen Selbstbericht über diesen Vortrag in der „Münchener Medizinischen Wochenschrift" zubilligte. Es war das erstemal, daß in dieser führenden allopathischen Zeitschrift eine Arbeit über die Homöopathie erscheinen konnte, die von ihr ein unentstelltes Bild gab (vgl. den Selbstbericht über meinen Vortrag vom 1. Dezember 1920 in Nr. 7, 1921)[21].

Besonders beachtenswert war auch in der Erörterung, daß der Vorsitzende nach meinem Vortrag sagte, man wolle von der Homöopathie lernen. Es waren das Worte, die in dem Hörsaal der Münchner Klinik noch nie erklungen waren.

Nach der gleichen Richtung wiesen dann einige Arbeiten, die in derselben Zeitschrift zwei Jahre später erschienen anläßlich des 70. Geburtstages von Hugo Schulz, den man bis dahin höchstens mit einigen abfälligen Bemerkungen „beachtet" hatte.

Wiederum zwei Jahre später erregte es in ärztlichen Kreisen, ja darüber hinaus das größte Aufsehen, als August Bier in der „Münchener Medizinischen Wochenschrift" (1925, Nr. 18/19) eine längere Arbeit veröffentlichte unter dem Titel „Wie sollen wir uns zu der Homöopathie stellen?", die dann auch als Sonderabdruck erschien und mehrere Auflagen erlebte.

Bier hatte die Homöopathie 1899 durch Hugo Schulz kennengelernt und zugleich auch die Arndt-Schulzsche Regel, deren Bedeutung er bald schätzen lernte und die ihm eine wichtige Hilfe bei seinen Arbeiten wurde. Schon vorher war er unbewußt in die Nähe der Homöopathie gekommen durch die Bekämpfung einer Entzündung durch physikalische Mittel, die die Entzündung verstärken[22]. Auch die Verwendung von Derivantien und Revulsiven, die Hahnemann bekämpfte, da er der Meinung war, daß die Entzündung dadurch gedämpft würde, es also allopathische Mittel seien, faßt er als homöopathisch wirkend auf, da die Entzündung dadurch verstärkt werde. Schließlich wendete Bier auch insofern unbewußt

[21] Leider wurde diese Einstellung seitdem nicht immer beibehalten. 1932 lehnte man die Besprechung des ersten Teils dieses Werkes aus „Raummangel" dort ab; erst das Eingreifen eines Mitherausgebers schuf dann Wandel.

[22] Hier verdient bemerkt zu werden, daß schon 1907 der Berliner Homöopath Breustedt darauf aufmerksam machte, daß „die Anschauungen Biers ... uns außerordentlich nahestehen". Er empfahl den Homöopathen die Biersche Stauung, da sie in den Rahmen der übrigen homöopathischen Behandlung passe. In der daran anschließenden ausgiebigen Erörterung wurde der Standpunkt Breustedts von anderen z. T. auf Grund eigener Erfahrungen bestätigt (B. H. Z., 26, S. 210).

schon damals homöopathisch wirkende Mittel an, als er die Tierbluttransfusion nicht, wie es sonst geschah, als Ersatz, sondern als Reizbehandlung auffaßte, die den Körper zur Abwehr anrege. Die gerade zu Beginn der zwanziger Jahre stark beachtete Reizkörperbehandlung benützt er dann als Brücke, um seinen Lesern die Homöopathie verständlich zu machen in bezug auf ihre Wirkungsweise, die Seltenheit der Anwendung, die ganz Hahnemanns Grundsatz entspreche, eine zweite Gabe einer Arznei erst zu geben, wenn die erste ausgewirkt habe. Auch bei der Reizkörperbehandlung erlebe man bei zu großen Gaben allzu starke Reaktionen mit schweren Schädigungen. Die Reiztherapie sei eine Art Homöopathie im ursprünglichen Sinn Hahnemanns. An Hand der modernen Auffassung des Reizes, insbesondere auf Schulz' Ansichten fußend, erörtert Bier sodann die Arzneimittelwirkung als eine auf die Organe wirkende Reizbehandlung, dabei mehrfach auf die große Wichtigkeit der Arndt-Schulzschen Regel für die Gabenlehre verweisend.

Wenn Bier sagt: „die Reizkörperbehandlung . . . ist eine Art Homöopathie im ursprünglichen Sinne Hahnemanns" (Wie sollen wir uns zu der Homöopathie stellen? S. 6), so bedarf das doch der Erläuterung, wenn nicht Verwirrung angerichtet werden soll. Hier findet eine Erweiterung des Begriffs „Homöopathie" statt. Während für Hahnemann ein Stoff nur dann ein homöopathisches Mittel ist, wenn er bei Prüfungen am Gesunden gewisse Erscheinungen erzeugen kann und dann bei ähnlichen Erscheinungen beim Kranken verwendet wird, handelt es sich bei der Reiztherapie doch nur insoweit um Homöopathie, als diese Reizmittel „mitsinnig" wirken, also am Kranken, der eine Entzündung hat, diese verstärken und dann zur Abheilung bringen.

Dieser veränderte Sachverhalt sollte auch in einer anderen Benennung zum Ausdruck kommen. Man könnte wohl dafür „idiopathisch" sagen, wenn nicht dieses Wort schon „besetzt" wäre; es empfiehlt sich deshalb vielleicht das Wort „idiotherapeutisch". —

Aber Bier kennt die Homöopathie nicht nur theoretisch gut, er hat auch praktische Erfahrungen mit ihr gesammelt. Auf den Rat von Stiegele hat er Sulfur jodatum in dritter und sechster Verreibung bei Furunkulose angewendet und damit in einer großen Anzahl von Fällen sehr gute Erfolge erzielt. Ähnliche Erfahrungen machte er bei Akne vulgaris, indurata und rosacea. „Der Schwefel wirkt hier nicht so sicher wie bei der Furunkulose, aber doch in den weitaus meisten Fällen, in denen alle anderen Mittel versagt hatten, ganz überraschend." Auch bei einzelnen Furunkeln waren die Erfolge mit Sulfur jodatum „mindestens so gut wie bei jeder anderen Behandlung". Er betont dabei ausdrücklich, daß Schwefel hier offenbar wirke, ob-
760 wohl jeder Mensch mit der Nahrung sich täglich eine viel größere Menge

Schwefel einverleibe. Das Mittel wirke dann eben nicht grobstofflich, sondern wie ein Ferment oder ein Kolloid. Dementsprechend scheine es „keineswegs unsinnig“ zu sein, daß die Homöopathen auch mit ihrer Behauptung recht hätten, daß Kochsalz in homöopathischer Verabreichung ganz andere Kräfte entfalte. Weiter bespricht er noch zwei andere selbst mit Glück erprobte homöopathische Verfahren, die Verwendung von Jod bei Schnupfen und die des Äthers gegen Ätherbronchitis wie auch andere Arten von Bronchitis, dabei auch auf die Isopathie eingehend. Zusammenfassend sagt er von der Homöopathie: „Ich glaube aber behaupten zu können, daß viel an ihr ist, daß wir sehr viel von ihr lernen können, und daß es nicht weiter angeht, daß die ‚Schulmedizin‘ sie totschweigt oder verächtlich auf sie herabsieht“ (S. 25). Und er gesteht, daß er sich viele Umwege und Irrtümer erspart haben würde, wenn er die Homöopathie 30 Jahre früher kennengelernt hätte.

Bier hat später noch in zahlreichen Aufsätzen in den Jahren 1927 bis 1931 in der „Münchener Medizinischen Wochenschrift“ unter den Titeln „Gedanken eines Arztes über die Medizin“ und „Beiträge zur Heilkunde aus der Chirurgischen Universitätsklinik in Berlin“ das Wort ergriffen und dabei sich ausführlich mit weitestem, „heraklitischem“ Gesichtskreis und genialer Unbefangenheit mit den grundlegenden Fragen der Heilkunde beschäftigt, dabei auch ausführlich die Homöopathie und Isopathie behandelnd (s. auch oben S. 344). Leider kann hier von diesen tiefschürfenden Ausführungen nur weniges kurz erwähnt werden.

Gleich die ersten Zeilen der Abhandlung über die Homöopathie verdienen wörtlich angeführt zu werden: „Die Homöopathie ist nun einmal für den heutigen Schulmediziner dasselbe wie für den Stier das rote Tuch. Er kennt zwar weder ihr Schrifttum, noch hat er sie praktisch angewandt, trotzdem weiß er, daß alles, was sie behauptet, barer Unsinn oder Schwindel ist. Bestenfalls sucht er sich aus den gangbaren Lehrbüchern der Geschichte der Medizin darüber zu unterrichten, die meiner Meinung nach sämtlich ohne jede wirkliche Kenntnis der Homöopathie geschrieben sind, oder er urteilt auf Grund von ‚Autoritäten‘, die sie zwar verdammen, sie aber ebensowenig kennen wie er selbst.“ (M. M. W., 1930, Nr. 20; S.-A. S. 3.)

Auch sonst fällt noch manch scharfes oder auch ironisches Urteil über die Schulmedizin; doch auch gegen die Fehler der Homöopathie ist Bier keineswegs blind und übt an den Einseitigkeiten und Übertreibungen Hahnemanns und der Homöopathie vielfach Kritik, aber er billigt Hahnemann doch „Genialität“ und „erstaunliche Beobachtungsgabe“ zu (s. auch oben S. 344). Das Dynamisieren der homöopathischen Arzneien erkennt er bis zu einem gewissen Grade an, da die kleinen Gaben tatsächlich nicht chemisch wirken, sondern als Reize den Organismus zur Tätigkeit anspornen. Die Schulmedizin habe schon, ohne es zu merken, vieles von der Homöopathie 761 übernommen, wie die Verwendung kleiner Arzneigaben, die große Wichtigkeit der Dosierung nach Einzelgabe und Zwischenraum, die Beachtung der Stärke und Art der Reaktion und die Arzneiprüfungen. Ausdrücklich stellt er fest, daß die iso-homöopathische Regel fruchtbarer sei als die allopathische. (M. M. W., 1930, Nr. 41; S.-A. 16.)

Biers erste Veröffentlichung über die Homöopathie im Jahre 1925 wurde je nach der Gemütsart des einzelnen in den allopathischen Kreisen mit Staunen oder auch mit Entrüstung aufgenommen. Man glaubte fast allgemein, die Homöopathie sei ein geistig stark zurückgebliebener Bruder, von dem man keine Anregungen erwarten könne; denn man bezog damals im allgemeinen sein Wissen über die Homöopathie noch aus Parteischriften wie der von Rigler (s. oben) oder aus ähnlich eingestellten Arbeiten von Theoretikern wie Kunkel, Harnack und Marchand. Plötzlich trat nun ein berühmter Chirurg auf, der unglücklicherweise nicht nur Hand, sondern auch Kopf war, ja wohl der fruchtbarste und schöpferischste der gesamten Heilkunde der letzten Jahrzehnte, und behauptete, man könne von der Homöopathie viel lernen! Es wurde deshalb auch in Berlin zum 29. Juni 1925 eine große Ärzteversammlung einberufen, in der ein „Ketzergericht" — wie mehrere allopathische Berichterstatter sagten — über Bier und seine Ansichten abgehalten werden sollte.

Da keiner der gegnerischen Redner — es sprachen in erster Linie der Kliniker E. Müller, Marburg, und der Pharmakologe Heubner aus Göttingen — eigene Erfahrung auf diesem Gebiete der Heilkunde gesammelt hatte, soll hier aus grundsätzlichen Erwägungen heraus nicht im einzelnen auf die Ausführungen eingegangen werden, denn wir sind keine Scholastiker, sondern haben es mit einer Erfahrungswissenschaft zu tun.

Nur ein Satz aus einer späteren Arbeit Heubners, als die erste Erregung sich also schon gelegt haben konnte und man die Behauptungen Biers genauer durchdenken und auch schon hätte nachprüfen können, sei hier gebracht, um die „Kennerschaft" und Vorurteilslosigkeit der Gegner zu zeigen.

Wie oben erwähnt, hatte Bier ausdrücklich bei seinen Schwefelkuren betont, daß diese kleinsten Mengen Schwefel offenbar beim Kranken wirken, obwohl der Mensch täglich mindestens 1 Gramm davon in der Nahrung aufnimmt. Auch in seinen späteren Aufsätzen berichtet er über seine weiteren ausgedehnten Versuche mit Schwefel, bestätigt seine früheren Angaben und hat die Wirkung dieser kleinsten Gaben der sechsten Verreibung auch objektiv nachgewiesen, indem er die dadurch angeregte, stark vermehrte Schwefelausscheidung mengentlich feststellte. Sieben Jahre später schreibt der Arzneimittelforscher Heubner in einer Kritik der Homöopathie (im Sonderheft
762 heft „Homöopathie" in den „Süddeutschen Monatsheften", Februar 1932):

„Ziemlich grotesk wirkt auf den Sachverständigen auch die Verabreichung von gewöhnlichen Allerweltsstoffen wie Kieselsäure in Mengen von tausendstel Milligrammen und weniger, weil von ihnen viel mehr als diese arzneilich gegebenen Dosen von selbst dauernd aufgenommen wird, in der Nahrung, in der Atemluft, ja selbst in dem Milchzucker, der in der homöopathischen Apotheke als Verreibungsmittel dient.“

Es ist in der Tat „ziemlich grotesk“, daß der „Sachverständige“ Heubner sieben Jahre später von diesen Untersuchungen Biers gar keinen Vermerk nimmt, die zudem im wesentlichen das bestätigten, was Homöopathen seit über hundert Jahren tausendfach beobachtet hatten!

Auch auf G. Klemperer, der mehrfach vom hohen Roß der Theorie herab ohne eigene Erfahrung über die Homöopathie abgeurteilt hat, braucht hier nicht mehr eingegangen zu werden, da schon oben auf Seite 190 f. das Notwendige besonders auch über die moralische Seite der Sache gesagt worden ist. Da Klemperer in den letzten vier Jahren dazu nicht Stellung genommen und seine Beschuldigungen nicht widerrufen hat, bleibt es bei den damaligen Feststellungen.

Daß die Homöopathen das Eintreten Biers für die Homöopathie begrüßten, ist verständlich, jedoch war auch bei ihnen die Aufnahme nicht einheitlich, da die Hahnemannianer die Berechtigung mancher Urteile des auf naturwissenschaftlichem Standpunkt stehenden Forschers bestritten; insbesondere gilt das von seiner hohen Einschätzung der „Biologischen Reizregel“ und seiner sehr kritischen Stellung zu der vorwiegenden Berücksichtigung der subjektiven Erscheinungen. Dagegen wurde Bier von den naturwissenschaftlich eingestellten Homöopathen sehr begrüßt, wenn man auch in einzelnen Punkten andere Auffassungen vertrat. Auch sie hielten Biers Ansicht über Unwichtigkeit der feineren Symptome beim Kranken, womit allerdings Biers Schätzung von „Leaders in Homœopathic Therapeutics“ von Nash nicht recht in Einklang steht, nicht für richtig (vgl. besonders Wapler, A.H.Z., 1931, Bd. 179, S. 6 und 23, und Aebly, S. 89).

Einer der geistig aufgeschlossensten Mediziner Deutschlands, Hans Much, hat sich gleichfalls mehrfach mit der Homöopathie in bejahendem Sinne beschäftigt, in diesen zwei Beziehungen also August Bier gleichend, aber doch im übrigen sein Gegenspiel. Spiegelt sich bei Bier alles in einem blanken, ebenen Spiegel, also klar und ohne Verzerrung, so betrachtet Much die Gegenstände in einem glitzernden Facettenspiegel eigener Machart, hier mit glänzenden Schlaglichtern versehen, dort verzerrt bis zur Unkenntlichkeit. Man lernt aus Muchs Büchern nicht die Homöopathie kennen, wie sie ist, sondern den Verfasser, und wie er sie höchst persönlich sieht. Ja die Gegenstände sind sozusagen nur dazu da, damit Much an ihnen seinen Geist und seine Phantasie zeigen kann. Er regt den Kenner wohl an — besonders zu Widerspruch —, aber er verwirrt den Anfänger. Deshalb mag es bei obigem Vergleiche sein Bewenden haben; eine begriffliche und sachliche Auseinandersetzung mit Much würde ziemlich unfruchtbar bleiben. Es muß hier genügen, auf diesen geistvollen Anreger hingewiesen zu haben.

Much behandelte die Homöopathie besonders in folgenden Schriften: „Pathologische Biologie“, Leipzig, 1922, und späteren Auflagen. — „Spezifische und unspezifische Reiztherapie“, Leipzig, 1922. — „Homöopathie“, Leipzig, 1926. — „Von homöopathischen Dingen“, Leipzig—Stuttgart, 1929.

Hier muß auch Bernhard Aschner genannt werden, der in seinen vielbeachteten Werken auch die Homöopathie in bejahendem Sinne beurteilt und sie selbst mit Glück verwendet hat (s. besonders „Die Krise der Medizin“, Stuttgart, 1928). Wenn Aschner auch die Durchsichtigkeit seiner unbestreitbaren Erfolge durch allzu große Vielgeschäftigkeit dem einzelnen Fall gegenüber häufig trübt, so hat er doch auf die Suchenden des jüngeren Geschlechts damals einen starken Einfluß ausgeübt und sie der Homöopathie geneigter gemacht.

Seit 1925 hat, trotz aller Gegnerschaft, die man auch heute noch nicht unterschätzen darf, die Homöopathie an Raum gewonnen; sie kommt z. B. nicht selten in den führenden schulmedizinischen Blättern mit eigenen Arbeiten und auch mit Sammelberichten zu Wort.

Außerdem gelang es, in der preußischen Volksvertretung die Errichtung einer homöopathischen Universitätspoliklinik und die Erteilung eines Lehrauftrages an einen Homöopathen im Jahre 1925 durchzusetzen, worum sich der bekannte Lebensreformer Professor Martin Fassbender besondere Verdienste erwarb. Beide Neueinrichtungen wurden dem Berliner Homöopathen Ernst Bastanier übertragen. Im Herbst 1928 hielt der neue Dozent seine Antrittsvorlesung, nach einem Jahre fand die Eröffnung der Poliklinik statt.

So war seit dem Auftreten von Bier trotz der Ketzerrichterei und trotz aller Unkenntnis und Vorurteile die Lage der Homöopathie eine wesentlich bessere geworden, und ein langsamer Ausgleich der Gegensätze war zu erwarten. Es bedeutete deshalb für die Homöopathie nicht eine völlig neue Lage, als mit dem Umbruch des Jahres 1933 im Dritten Reich die „biologischen“ Heilverfahren gefördert wurden, eine Bewegung, die hauptsächlich der Naturheilkunde zugute kam, wenn auch für die anderen Verfahren und damit auch für die Homöopathie der Boden gelockert wurde und noch bestehende Gegnerschaft weiter zurücktrat. Insbesondere war auch die Ein-
764 stellung derer, die immer gern mit den stärkeren Bataillonen marschieren,

eine andere; ja es kam so weit, daß man oft hörte, man habe das selbst alles schon lange gemeint und außerdem sei Hahnemann gar nicht der Entdecker, so daß man fast glauben könnte, die kampflose Anerkennung werde gar nicht mehr lange auf sich warten lassen. Ich möchte jedoch annehmen, daß bei der Eigenart und Schwierigkeit der Homöopathie sie auch weiter zu kämpfen hat und sie das ihr Zukommende nur erreichen wird, wenn ihre Anhänger in voller Aufgeschlossenheit für alles Außerhomöopathische im steten Kampf das Wesentliche der Homöopathie zur Geltung zu bringen verstehen. Die Zukunft innerhalb der Gesamtmedizin liegt in den Händen des jungen Geschlechts; möge es diese verantwortungsvolle Aufgabe geschickt und tapfer dem erwünschten Ende zuführen!

Wie groß ist nun zur Zeit in Deutschland die Zahl der Homöopathen? Wenn man alle die zusammenzählen würde, die in irgendeinem Umfange bewußt homöopathische Heilanzeigen befolgen, so käme man bei der Verbreitung, die die Homöopathie in den letzten 20 Jahren gefunden hat, in die Tausende. Aber das wären nicht alles „Homöopathen". Homöopathen kann man nur die nennen, deren arzneiliche Behandlung vollständig oder ganz überwiegend nach homöopathischen Heilanzeigen erfolgt, mögen sie auch, wie es seit jeher üblich ist, daneben mehr oder weniger auch physikalisch-diätetische Behandlung treiben. Die Gruppe dieser echten Homöopathen mag etwa 500 bis 600 betragen. Aber es gibt in gleitendem Übergange alle Abschattungen einerseits zu den „Naturärzten" und anderseits zur Schulmedizin. Viele von all diesen Ärzten wenden jedoch nur wenige Mittel in homöopathischem Sinne an. Außerdem gibt es zahlreiche Ärzte, die einige Komplexmittel übernommen haben und glauben, damit der „modern" gewordenen Homöopathie die ihr gebührende Achtung erwiesen zu haben.

Krankenhäuser oder Abteilungen, in denen die arzneiliche Behandlung ganz überwiegend homöopathisch ist, finden sich in Stuttgart, München, Berlin, Wuppertal-Elberfeld, Bremen, Schwerte. Die sonstige Behandlung ist dort physikalisch-diätetisch. In Berlin gibt es zwei homöopathische Polikliniken, in Leipzig eine (vgl. Tischner in der „Homéopathie Moderne", 1937, Nr. 17).

Aber auch an anderen Krankenhäusern wurde die Homöopathie als eine Behandlung neben anderen erprobt; die Zahl dieser Krankenhäuser kann auch schätzungsweise nicht angegeben werden, jedoch möchte ich vermuten, daß es nicht wenige sind.

Nur einige sollen hier wegen ihrer Bedeutung wenigstens ganz kurz gestreift werden. Von den Versuchen, bei denen J. Schier beratender Homöopath war, haben wir schon oben gehört. Geßler in Wuppertal-Barmen hat mit seinem in der Homöopathie bei Stiegele ausgebildeten 765

Oberarzt Haake Versuche mit der Homöopathie angestellt, worüber er in günstigem Sinne sich mehrfach geäußert hat. (Vgl. M. M. W., 1936, Nr. 16; Hippokrates, 1937, Nr. 32; Verhandl. d. deutschen Gesellschaft f. inn. Med., 1937, S. 154; sowie Stiegele-Geßler „Die Homöopathie im Rahmen der Gesamtmedizin", Stuttgart, 1937.) Außerdem verdient es Erwähnung, daß in der Berliner Universitätsklinik von G. v. Bergmann Gust. Schimert, Sohn, homöopathische Behandlung betrieben hat, über die er auch kurz berichtete (A. H. Z., Bd. 186, Nr. 1, 1938).

Wenn man sich der früheren Einstellung gegen die Homöopathie erinnert, wie wir sie bei angesehenen Klinikern wie Heinroth, Sachs usw. kennengelernt haben, und an das Schicksal von Georg Rapp denkt, so läßt sich doch ein ungeheurer Unterschied gegen früher feststellen. Und es scheint so, als ob die Homöopathie in „friedlicher Durchdringung" sich in den nächsten Zeiten stark ausbreiten wird. Nicht in dem Sinn, daß ein großer Hundertsatz von Ärzten zu Homöopathen wird, sondern indem die Homöopathie in passenden Fällen, in denen sie sich erfahrungsmäßig besonders bewährt, angewendet wird. Daneben mag es auch noch eine Gruppe von homöopathischen Fachärzten geben. Damit würde das eintreten, was ich seit jeher als Ziel der Entwicklung angesehen habe.

Schon in meiner ersten Schrift über die Homöopathie: „Das biologische Grundgesetz in der Medizin" (München, 1914) habe ich betont, daß ich nicht als Parteimann über und für sie sprechen will, sondern als ihr Anwalt, dabei das Wertvolle an ihr hervorhebend, und ich habe von diesem Standpunkt aus damals den Satz geprägt: „Man muß die Homöopathie überflüssig machen und vernichten, indem man sie in die Schulmedizin einverleibt." Und auch in diesem Werke habe ich mehrfach betont, daß ich nicht als parteimäßig gebundener Homöopath schreibe. Man scheint es hie und da als Widerspruch empfunden zu haben, daß ich meine Urteile vielfach auf die Reinheit der homöopathischen Lehre abgestellt habe und mit ihren Gegnern nicht immer zart umgegangen bin.

Hier am Schluß meiner Darstellung mag nun dieser scheinbare Widerspruch aufgelöst werden. Ich habe die Gegner der Homöopathie mit Kritik und Spott nicht geschont, wenn sie an ihre Aufgabe herangetreten sind, ohne die selbstverständliche Verpflichtung, das Gebiet erst einmal wirklich, d. h. theoretisch und praktisch, zu kennen, ehe sie es be- und verurteilen, wie das für jeden Forscher auf seinem eigentlichen Arbeitsgebiete der Brauch ist, — wenn man mit einem Wort sich nicht mit einem Gegner in wissenschaftlicher Erörterung auseinandersetzen, sondern einen Feind vernichten will. Wenn auch die Menschheitsentwicklung uns heute zu solch
766 ethischen Höhen emporgeführt hat, daß Giftgase sogar gegen Frauen und

Kinder als erlaubte Kampfmittel gelten, so waren doch im wissenschaftlichen Kampf vergiftete Waffen niemals gestattet. Falls man aber nicht annehmen will, daß angesehene Gelehrte trotz nur ganz oberflächlicher Kenntnisse die Homöopathie bekämpft haben, so kommt man zu der Schlußfolgerung, daß es nicht immer guten Glaubens geschehen ist. Zwischen diesen beiden Möglichkeiten bleibt einem die peinliche Wahl.

Bei dieser Einstellung konnte bisher natürlich keine „Einverleibung" in die Schulmedizin in Frage kommen: das wäre Selbstmord gewesen. Nur in der Fabel läßt sich das Schaf so vom Wolf „einverleiben". Es bedeutet aber auch weder eine „Einverleibung" noch eine Anerkennung, wenn ein Allopath darauf hinweist, daß ja auch seine Schule mitunter nach dem Simile handele, wobei dann etwa angeführt zu werden pflegt, daß man Rhabarber bei Durchfall gebe und daß man Aconit- und Droserapräparate habe mit ähnlichen Heilanzeigen wie in der Homöopathie. So richtig das einerseits ist und so geschickt es als Rückzugsgefecht sein mag, so handelt es sich dabei gar nicht selten um „Entlehnungen" unter tunlichstem Verschweigen des Woher und Warum, oder auch ausdrücklich um eine Empfehlung mit ganz anderer gewundener Erklärung. In anderen Fällen liest man, das Mittel habe sich dabei bewährt, „obwohl" es ähnliche Erscheinungen selbst erzeugen könne, aber selten wird die Empfehlung ausdrücklich mit dem Similesatz begründet; d. h. man hört fast nie statt des „obwohl" das „weil".

Bei dieser Sachlage mußte es deshalb bisher das Ziel der Homöopathen sein, das Wesentliche der Lehre durch die Zeiten zu bewahren und sie einer Zukunft zuzuführen, die ihr völlig unvoreingenommen gegenübersteht, sie prüfen und von ihr lernen will. Nur bei einer solchen Einstellung ist die Möglichkeit vorhanden, daß wirklich das Wertvolle der Homöopathie in der Gesamtmedizin erhalten bleibt; nur unter diesen Umständen kann eine „Einverleibung", die in der verschiedensten Art vor sich gehen könnte, in Frage kommen. Dieser Zeitpunkt scheint nun nahegerückt zu sein, und es würde damit geschehen, was manche Homöopathen seit jeher erstrebt haben. —

Den III. Teil habe ich mit der Frage geschlossen, ob die Homöopathie auf die Dauer der andrängenden Flut der Schulmedizin werde standhalten können. Nunmehr beende ich das Werk mit der Hoffnung und dem Wunsche, daß es den in brüderlichem Geist erfolgenden Bemühungen gelingen möge, in der künftigen Heilkunde die eigenartige Schöpfung des großen deutschen Arztes tatsächlich in würdiger Weise „aufzuheben"!

VII. Lebensbeschreibungen

Diese Abteilung soll für die Homöopathen das bringen, was das „Biographische Lexikon“ für die Ärzte im allgemeinen anstrebt: kurze Berichte über Leben und Ausbildung, soweit das aus den Nachrufen usw. zu ersehen ist, sowie ihre Werke. Es sind hier nur verstorbene Ärzte aufgenommen worden. Ärzte, die nicht mit schriftlichen Erzeugnissen hervorgetreten sind, konnten, mögen sie auch als Ärzte einen großen Ruf gehabt haben, nur ganz ausnahmsweise berücksichtigt werden, — dem Arzte flicht die Nachwelt keine Kränze!

Diese schon mehrfach gewünschten Lebensbeschreibungen schienen mir um so notwendiger, als das „Biographische Lexikon“, wenn es auch die Homöopathen in der zweiten Auflage etwas mehr als in der ersten berücksichtigt, es doch in ungenügender Weise tut. Daß es weniger Homöopathen erwähnt, ist selbstverständlich, aber die an sich knappe Auswahl ist nicht besonders geglückt.

Ausdrücklich möchte ich noch betonen, daß ich nur Ärzte des deutschen Kulturkreises berücksichtigt habe. Wenn ich auch einige, die ich gern erwähnt hätte, aus Mangel an Unterlagen fortlassen mußte, so ist diese Sammlung doch in gewissem Sinne etwas Einheitliches; sie würde aber uneinheitlich werden, wenn ich auch die anderen Sprach- und Kulturkreise hätte bringen wollen, da ich diese nur in dem Maße hätte berücksichtigen können, in dem der Zufall mir Unterlagen gegeben hätte. Infolgedessen habe ich es vorgezogen, einige Ärzte anderer Sprach- und Kulturkreise schon in der „Homöopathie im Ausland“ (Seite 722 f.) zu erwähnen.

Es ist seltsam, daß der Mensch von bekannten und berühmten Männern gern einiges über ihr Leben erfährt, und seien es auch nur einige magere Angaben. Ich hoffe, daß man sich mit diesen kurzen Mitteilungen zufrieden gibt; sie haben wesentlich mehr Arbeit gekostet, als man ihnen ansieht. Vielfach habe ich mit oder auch ohne Erfolg selbst Nachforschungen angestellt; da sie jedoch aus der Ferne erfolgen mußten, waren sie oft nicht so ergiebig, wie ich gehofft hatte. Hier wäre Gelegenheit für andere, an Ort und Stelle Nachforschungen vorzunehmen! Wenn ich das sage, so möchte ich doch anderseits rühmend anerkennen, daß ich vielfach, besonders von Stadtarchiven, in der entgegenkommendsten Weise ausführliche Angaben erhalten habe.

(Zur Ergänzung ist das Inhaltsverzeichnis zu vergleichen. Die schon oben im Text erwähnten Schriften sind hier nicht nochmals angeführt[23].)

Aebly, Jakob (geb. 17. August 1885 in Zürich; gest. daselbst 24. November 1934). Studierte bis zum Physikum in Zürich, 1907 ging er für zwei Semester nach Heidelberg und empfing Einflüsse durch Krehl; sodann war er ein Semester in Kiel und für einige Monate am Krankenhaus Hamburg-Eppendorf. 1909 machte er in Zürich die Staatsprüfung. Nachdem er noch an verschiedenen Kliniken tätig gewesen war, ließ er sich 1911 in Zürich nieder. Er ist dann sehr bald zur Homöopathie übergegangen; seine erste Arbeit darüber stammt aus dem Jahre 1911. Zuerst Anhänger der Hochpotenzen, wurde er nach dem Kriege ihr entschiedener Bekämpfer. Er war ein klarer Kopf und scharfer Kritiker. Stark mathematisch begabt, hat er auch vielfach in der Medizin mathematische Verfahren angewendet, die für den Nichtmathematiker das tiefere Verständnis seiner Arbeiten z. T. erschweren. Die Zukunft wird zeigen müssen, wieweit dies Verfahren fruchtbringend in der Biologie angewendet werden kann.

Aegidi, Karl Julius (geb. 14. Mai 1795 [nach dem Berliner Dissertationsverzeichnis: 1794] in Kiauten, Ostpreußen; gest. 11. Mai 1874 in Freienwalde an der Oder). Wurde infolge seiner Heilung durch Hahnemann ein Anhänger der Homöopathie. — Nachdem er schon 1813 auf Schlachtfeldern und in Lazaretten ärztlich tätig gewesen war, studierte Aegidi nach dem Krieg und machte 1819 in Berlin sein Doktorexamen. Zuerst Landarzt im Kreis Johannisburg in Ostpreußen, wurde er dann Distriktsarzt in Tilsit und durch Hahnemanns Vermittlung 1831 Leibarzt der Prinzessin Friedrich in Düsseldorf, wo er auch die erste homöopathische Kinderheilanstalt gründete. Auch nach Entlassung aus dem prinzlichen Dienst verblieb er längere Jahre in Düsseldorf. 1846 ließ er sich in Berlin nieder und zog später nach Freienwalde.

Aegidi war mit Hahnemann befreundet und unterhielt mit ihm einen regen Briefwechsel, doch hielt er sich mit seinen Ansichten in manchem von

[23] Mehrfach habe ich Titel und Ehrenzeichen erwähnt, obwohl sie, rein sachlich betrachtet, über die Bedeutung der Person oft herzlich wenig besagen. Es geschah im wesentlichen aus soziologischen Gründen, um zu zeigen, daß die Homöopathen unter bestimmten Umständen, wie Fürstengunst, auch zu Ehren und Würden kommen konnten.

Hahnemann unabhängig. Über die von ihm vorgeschlagenen Doppelmittel s. S. 625. Abgesehen von zahlreichen Aufsätzen, besonders in St. Arch. und der A. H. Z., veröffentlichte er nur eine kleine Schrift „Sendschreiben in Betreff des v. Grauvoglschen Werkes: Die Grundgesetze", Leipzig, 1860.

Altschul, Elias (geb. etwa 1807 in Prag; gest. daselbst 16. August 1865 [24]). Sollte Rabbiner werden, verließ jedoch mit 16 Jahren diese Laufbahn, besuchte das Gymnasium, studierte dann in Prag und Wien Medizin, wo er 1832 die Doktorprüfung machte. Lernte Ende der dreißiger Jahre in Boskowitz die Homöopathie kennen und bekannte sich seitdem zu ihr. 1849 wurde er Privatdozent in Prag, später erhielt er den Titel „Professeur agregé". Von seinen Schriften erwähne ich noch: „Miscellen aus dem gesamten Gebiete der theoretischen und praktischen Medizin", 1838; „Lehrbuch der physiologischen Pharmakodynamik", Prag, 1853; „Reallexikon für homöopathische Arzneimittellehre", Sondershausen, 1864.

Ameke, Wilhelm (geb. 19. April 1847 als Sohn eines Arztes in Menden, Westfalen; gest. 22. Januar 1886 in Berlin). Studierte seit 1865 in Würzburg, Bonn, Marburg, Halle, machte 1870 die Staatsprüfung; nach dem Kriege, in dem er das Eiserne Kreuz erhielt, ließ er sich erst in Menden nieder, doch verließ er es bald und ging, nachdem er sich in Köthen und Berlin mit der Homöopathie beschäftigt hatte, 1872 nach Würzburg, von wo er 1875 nach Berlin zog. Vielfach schon leidend, bekam er schließlich eine Lungentuberkulose. Seine Hauptleistung ist sein Buch „Die Entstehung und Bekämpfung der Homöopathie" (Berlin, 1884), das auch heute noch wertvoll ist durch seine zahlreichen Anführungen.

Arnold, Joh. Wilhelm (geb. 10. März 1801 zu Edenkoben, Rheinpfalz, Bruder des Physiologen Friedrich Arnold; gest. 9. Juli 1873 in Heidelberg). Studierte 1821 bis 1825 in Heidelberg, machte 1825 das Doktorexamen und ging 1826 zur Fortbildung nach Paris. Von 1825 bis 1835 Privatdozent der Physiologie in Heidelberg, 1835 bis 1840 ao. Professor in Zürich, seit 1841 wieder in Heidelberg als praktischer Arzt. 1866 gab er wegen körperlicher Leiden die Stadtpraxis auf. Gab, abgesehen von zahlreichen Arbeiten in der „Hygea" und der „Vierteljahrschrift" und seiner Schrift „Das

---

[24] Die Angaben über das Geburtsjahr gehen sehr auseinander. Die meisten Nachschlagewerke nennen das Jahr 1812 (z. B. das Biogr. Lex., Wurzbach, sowie die jüdischen), während Nachrufe sein Alter mit 70 Jahren angeben. Er selbst gibt anläßlich einer von ihm gemachten Arzneiprüfung aus dem Frühjahr 1852 sein damaliges Alter mit 45 an (Therapeut. Polaritätsgesetz . . . Prag, 1852, S. 35), was auch besser zu seiner gelegentlichen Mitteilung paßt, er habe 1828 klinische Vorlesungen gehört, und zu seiner Doktorarbeit im Jahre 1832.

rationell-spezifische oder idiopathische Heilverfahren" (Heidelberg, 1851), einige physiologische Schriften heraus. Im „Biogr. Lex." wird nicht erwähnt, daß er Homöopath war, obwohl die Mehrzahl seiner Arbeiten von diesem Standpunkt aus geschrieben ist.

Attomyr, Joseph (geb. 9. September 1807 in Djakovo in Slavonien, unweit Esseg; gest. 5. Februar 1856 [nach Kleinert am 29. Januar 1856] in Preßburg). Er besuchte das Gymnasium in Esseg, kam 1825 nach Wien als Praktikant ins Garnisonspital und dann zu den Kürassieren in Kecskemet, wo er durch den Regimentsarzt F. Jos. Müller (geb. 1773 bei Rheinau, Baden, gest. 1852 in Budapest) für die Homöopathie gewonnen wurde. Dann einige Jahre zum Studium in Wien an der Josephsakademie für Militärärzte, wo er aus seinen homöopathischen Überzeugungen kein Hehl machte. Damals schon lungenkrank, mußte er oft das Studium unterbrechen. Wegen seines Eintretens für die Homöopathie von der Akademie ausgeschlossen, zog er nach München, wo er 1831 das Doktorexamen machte. Führte ein sehr unstetes Leben: zuerst als Arzt des Grafen Csaky in Oberungarn und Preßburg, dann nahm er durch Vermittlung von Dr. Anton Schmit die Leibarztstelle bei dem Herzog von Lucca an. Nach drei Jahren ging er wieder nach Ungarn, lebte dann einige Zeit bei Wien; 1839 ließ er sich in Pest nieder und zog endlich nach Preßburg. Er starb an seinem alten Leiden.

Neben zahlreichen Arbeiten besonders in „Stapfs Archiv" gab er auf unserem Gebiete heraus: „Briefe über Homöopathie", drei Hefte, Leipzig, 1833/34; „Die venerischen Krankheiten", Leipzig, 1836; „Beiträge zur hom. Arzneimittellehre", Wien, 1851, 2. (Titel-) Auflage, Preßburg, 1856; „Primordien einer Naturgeschichte der Krankheiten", Wien, 1851, 2. (Titel-) Auflage, 2 Bände, Preßburg, 1856. Seine Arbeiten erschienen z. T. unter dem Namen „Dulalethes".

Bähr, Bernhard (geb. 17. April 1828 in Hannover; gest. 21. Oktober 1884 in Gmunden im Salzkammergut, wo er gerade als Gast des Herzogs von Cumberland, des früheren Königs von Hannover, weilte). Bähr studierte in Göttingen und Wien; dort lernte er schon 1855 die Homöopathie kennen. Er ließ sich dann in Hannover nieder und wurde nach dem Tode von J. L. Weber Leibarzt des Königs.

Bakody, Theodor v. (geb. am 5. Mai 1825 in Raab als Sohn des homöopathischen Arztes Josef v. Bakody; gest. 29. März 1911 in Budapest). Nach dem Besuch des Gymnasiums in Raab studierte er in Pest Philosophie und ging 1845 bis 1848 nach Leipzig zu philosophischen und juristischen Studien.
1848 schloß er sich der Revolution an und wurde Kapitän und Adjutant des 771

Oberbefehlshabers Görgei; nach dem Zusammenbruch ging er ins Ausland und studierte, da ihm die juristische Laufbahn verschlossen war, von 1850 ab in Wien Medizin. 1852 heiratete er die Tochter des Homöopathen G. A. Schreter in Lemberg, eines Freundes seines Vaters. 1854 machte er in Wien die Doktorprüfung und ging nach längeren Studien im Ausland nach Lemberg, wo er sich nach einigen Jahren für Naturheilkunde habilitierte. In der Praxis seines Schwiegervaters, eines ausgesprochenen Hochpotenzlers, lernte er die Homöopathie kennen, doch wurde er nicht überzeugt. Studium des homöopathischen Schrifttums und vorsichtige Versuche mit niederen Verdünnungen machten ihn dann zu einem überzeugten Vertreter der Homöopathie. 1861 zog er nach Budapest; dort setzte er die Errichtung zweier Lehrstühle für Homöopathie durch, er erhielt 1873 den für vergleichende Pathologie, Hausmann den für homöopathisch-pathologische Experimentalforschung. Nach dem Tode Hausmanns 1876 erhielt er auch dessen Lehrstuhl. Er hatte eine homöopathische Abteilung in einem städtischen Krankenhaus und noch ein selbstgegründetes kleines Krankenhaus „Bethesda“. 1904 trat er vom Lehramt zurück, nachdem er schon 1900 die städtische Abteilung und dann auch „Bethesda“ aufgegeben hatte.

Er veröffentlichte auch dichterische Werke, z. T. auch in deutscher Sprache (zwei Bände Lyrik und mehrere Operntexte; vgl. Tischner in L. P. Z. f. H., 1938, Nr. 4 u. 5).

Baumann, I. F. (geb. 30. März 1818 in Augsburg; gest. 6. [8.?] November 1879). Studierte in Erlangen, zuerst Allopath in Memmingen und Buxheim; später wieder in Memmingen. Trat 1852 zur Homöopathie über. Schrieb: „Das alte und neue Heilverfahren“, Memmingen, 1857; „Die Homöopathie und ihre Gegner“, Memmingen, 1869.

Bicking, Franz (geb. 31. März 1809 in Erfurt als Sohn eines Wundarztes; gest. 14. Januar 1873 in Berlin). Sollte zuerst Geistlicher werden und besuchte zu diesem Zweck das Collegium Theodorianum in Paderborn; sodann studierte er Medizin in Berlin, wo er 1833 die Doktorprüfung machte. Ließ sich 1835 als Nachfolger von Vehsemeyer in Mühlhausen in Thüringen als Homöopath nieder, doch zog er schon 1842 nach Berlin, wo er sich zu habilitieren versuchte, was jedoch nicht gelang. Er wurde der Leibarzt des Prinzen Albrecht von Preußen, mit dem er mehrfach größere Reisen nach dem Orient unternahm.

Er schrieb u. a.: „Die Verirrung der Medizin von ihrem Grundprincip und die Feststellung desselben in der homöopathisch-specifischen Heillehre“, Berlin, 1843; „Sendschreiben an die medic. Facultät Berlin . . .“, Berlin, 1844;
772 „Die Heillehre von der Seite der Reaction aufgefaßt“, Berlin, 1845; „Das

Princip der Medicin in seiner Folgerung aus dem Begriff des Organischen", Berlin, 1847. — B. hat sich auf standesärztlichem Gebiete im Sinne der Homöopathie betätigt und ist auch als Dramatiker und Epiker unter dem Namen „Ludwig Rüben" bekannt geworden. Zwei Dramen erschienen in Reclams „Universalbibliothek".

Bojanus, Carl Heinrich (geb. als Sohn eines aus Hessen-Darmstadt stammenden Bankangestellten in Petersburg am 23. August 1818; gest. auf seinem Gut bei Samara den 28. Mai 1897). Zuerst Kaufmann, studierte er später in Petersburg und Moskau Medizin bis 1845. Von 1853 bis 1863 war er in selbständiger Stellung an einem Spital in Nishnij-Nowgorod besonders auch chirurgisch tätig, dann bis 1885 in Moskau. Er machte mehrere Arzneiprüfungen: Spiraea Ulmaria, Sinapis alba und Osmiumsäure. Schrieb außer anderen Arbeiten: „Die Leistungen des Apanagenspitals zu Nishnij-Nowgorod in den Jahren 1855 bis 1859", Dorpat, 1863; „Homöopathische Therapeutik in ihrer Anwendung auf die operative Chirurgie", Stuttgart, 1880.

Bolle, Peter Meinolf (gest. 28. Januar 1885 zu Aachen im 73. Lebensjahr). Zuerst Arzt in Paderborn, später in Aachen. Gab von 1855 bis 1871 heraus „Populäre hom. Zeitung" (Paderborn). Von ihm stammt der „Bollesche Wundverband".

Bruckner-Burkhardt, Theophil (geb. 5. November 1821 zu Binningen; gest. 6. November 1896 in Basel). Studierte seit 1840 in Basel, Freiburg i. Br., Würzburg und Berlin. 1845 bestand er die Staatsprüfung in Basel, war ein Jahr lang Assistent und ging dann nach den Vereinigten Staaten, wo er die Homöopathie kennenlernte; nach neun Jahren kehrte er nach Basel zurück. Er bearbeitete die deutsche Übersetzung von Hales „News Remedies" (Leipzig, 1869). Außerdem schrieb er einen oft aufgelegten „Homöopathischen Hausarzt" und ein „Repertorium der Krankheitsursachen", Leipzig, 1881, sowie „Die homöopathische Behandlung der Augenkrankheiten nach den Erfahrungen von Vilas und Norton", Leipzig, 1894.

Brunnow, Ernst Georg Frhr. v. (geb. 6. April 1796 in Dresden als Sohn eines aus Kurland stammenden Offiziers; gest. 5. Mai 1845 in Dresden). Studierte von 1815 bis 1819 in Leipzig Rechtswissenschaft, wurde von Hahnemann mit Glück behandelt, trat Hahnemann freundschaftlich näher und übersetzte das Organon („Organon de l'art de guérir", Dresde et Leipsic, 1824). Schrieb u. a.: „Précis de la méthode curatif homéopathique", Dresde, 1832, sowie „Ein Blick auf Hahnemann und die Homöopathik", Leipzig, 1844. 773

Buchmann, Otto (geb. den 21. August 1819 in Gardelegen, wo sein Vater Organist war; gest. den 3. Februar 1887 zu Alvensleben). Zuerst Wundarzt, erhielt er 1869 die Bestallung als Arzt und ließ sich in Alvensleben nieder. Zahlreiche Arbeiten, besonders in der A. H. Z., wo auch seine Prüfung von Chelidonium in Band 70 erschien.

Buchner, Joseph Benedikt (geb. 21. März 1813 in Landshut; gest. 7. November 1879 in München). Besuchte das Gymnasium in Landshut und studierte dann am geistlichen Lyceum in Landshut und sodann an der Universität München, wo er 1835 die niederen Weihen erhielt. Noch im gleichen Jahre begann er das Studium der Medizin, war dann ein Jahr in Würzburg, erhielt 1839 in München die Approbation und machte in demselben Jahr auch das Doktorexamen. Die zwei praktischen Jahre brachte Buchner z. T. bei Ringseis, teils bei den Homöopathen Roth und Nusser zu, insbesondere aber als Hilfsarzt bei Professor Reubel. Zur weiteren Ausbildung ging er nach Wien. 1841 machte er in Erlangen den Doktor der Philosophie. Er ließ sich dann in München nieder, wo er 1851 zum Honorarprofessor ernannt wurde.

Caspar, Karl Hugo (starb am 14. März 1893 mit 76 Jahren in Meran). Schrieb mit Wurmb zusammen „Homöopathisch-klinische Studien", Wien, 1852, sowie selbständig „Parallelen zwischen Homöopathie und Allopathie", Wien, 1856.

Caspari, Carl Gottlob (geb. als Sohn eines Pfarrers am 9. Februar 1798 in Zschortau bei Delitzsch; gest. am 15. Februar 1828 durch Erschießen während Fieberdelirien bei den Blattern in Leipzig).

Dahlke, Paul (geb. in Osterode, Ostpreußen, den 25. Januar 1865; gest. 28. Februar 1928 in Berlin-Frohnau). Studierte in Berlin, trat schon als junger Arzt der Homöopathie nahe. Neben sehr zahlreichen Aufsätzen schrieb er u. a. an medizinischen Werken: „Gesichtete Arzneimittellehre", Berlin, 1914 f.; „Heilkunde und Weltanschauung", Stuttgart, 1928. Außerdem zahlreiche Schriften über Buddhismus.

Diez, Wilhelm (geb. 1809; gest. 26. März 1864). Arzt in Ehingen a. d. Donau, 1845 Oberamtsarzt in Freudenstadt, 1859 im Medizinalkollegium in Stuttgart, blieb jedoch der Homöopathie treu. Schrieb vom kritischen Standpunkt aus mehrfach in der Hygea (Bd. 18) und die Schrift „Ansichten über die specifische Curmethode . . .", Stuttgart, 1839.

Eidherr, M. (geb. 1829 in Gaunersdorf in Nieder-Österreich; gest.
774 29. November 1874 in Wien). 1855 Dr. med., 1859 Assistent an der Homöo-

pathischen Heilanstalt in der Leopoldstadt, 1864 nach Wurmbs Tod Leiter der Anstalt. Eidherr war ein guter Lehrer, und seine Krankenvisiten wurden deshalb viel von Ärzten besucht. Sein Nachfolger an der Anstalt war Carl Würstl. — E. leitete die Zeitschrift des Vereins der homöopathischen Ärzte Österreichs (1862/63).

Elwert, Wilhelm (geb. 14. Oktober 1793 in Hildesheim; gest. 11. Januar 1867 in Harburg). Durch Mühlenbeins Erfolge auf die Homöopathie aufmerksam gemacht, praktizierte er erst in Hildesheim und zog 1837 nach Hannover, gab 1858 die Praxis auf und zog in die Nähe von Itzehoe; später in Harburg wieder als Arzt tätig. Schrieb u. a.: „Die Homöopathie und Allopathie auf der Waage der Praxis“, Bremen, 1844; „Beitrag zur Beurteilung der Homöopathie“, Karlsruhe, 1845. — Sein Sohn Friedrich Elwert, Arzt in Hannover, starb dortselbst 1871. Schrieb: „Die Homöopathie gegenüber den verschiedenen Schulen“, Hannover, 1858.

Eschenmayer, Adam Karl August (geb. 4. Juli 1768 zu Neuenbürg, Württemberg; gest. 17. November 1852 in Kirchheim). Studierte an der Karlsakademie und nach ihrer Aufhebung in Tübingen und Göttingen Medizin und war dann praktischer Arzt in Kirchheim, sodann Oberamtsarzt in Sulz und von 1800 bis 1811 wieder in Kirchheim. 1811 wurde er außerordentlicher Professor der Philosophie und Medizin in Tübingen, 1818 ordentlicher Professor für praktische Philosophie, 1836 nahm er den Abschied und zog nach Kirchheim, wo er als Homöopath tätig war.

Faulwasser, Eduard (geb. 24. April 1827 in Bernburg; gest. daselbst 1. Juli 1904). Studierte ab 1845 in Berlin, Heidelberg und Würzburg, machte dann in Berlin Staats- und Physikatsprüfung; 1850 ließ er sich in Bernburg nieder. Er übersetzte ins Deutsche zurück die „Vergleichende Arzneimittellehre“ von Groß-Hering (Leipzig, 1892), wurde Mitarbeiter des „Deutschen homöopathischen Arzneibuches“ und hatte die Hauptleitung bei der von dem Homöopathischen Zentralverein herausgegebenen „Deutschen homöopathischen Arzneimittellehre“. 1894 wurde er „Geheimer Sanitätsrat“.

Fielitz, Heinrich August (geb. etwa 1796; gest. in Harzburg den 4. Oktober 1877). Machte 1819 die Doktorprüfung und ließ sich in Lauban nieder, von wo er nach einigen Jahren nach Halberstadt ging; 1839 wurde er nach dem Tode C. Hartlaubs von Mühlenbein nach Braunschweig gezogen, von wo er etwa 1874 sich nach Harzburg zurückzog. Er war Hofmedikus. Er schrieb neben einer Anzahl von Aufsätzen (besonders in der A.H.Z.): „Die medizinischen Weltweisen“, Sondershausen, 1857; „Materialien 775 zu einer künftigen allgemeinen Medizinalverfassung für Homöopathie", Leipzig, 1835. (Zum Teil nach freundlicher Mitteilung des Stadtarchivs Braunschweig.)

Fischer, Weingarten, Franz (geb. am 5. April 1817 als Sohn eines Lehrers in Neckarsulm; gest. den 5. November 1878 in Weingarten). Erst kurze Zeit im katholischen Konvikt, ging er bald zum Studium der Medizin über, zuerst in Tübingen, sodann in Freiburg und Heidelberg; das Staatsexamen machte er in Tübingen und ließ sich dann in Weingarten nieder. Zuerst besonders von Rademacher beeinflußt, trat er Ende der vierziger Jahre der Homöopathie nahe, neben der er aber auch später noch nach Rademacher verordnete. Er beschäftigte sich auch mit standesärztlichen und volkswirtschaftlichen Fragen. Hauptsächlich durch seinen Einfluß erhielt die Homöopathie eine solch weite Verbreitung in Württemberg.

Fischer, Hermann Alexander (geb. 1823 in Neuruppin; gest. 7. Oktober 1895 in Berlin). Studierte erst Philologie, dann Medizin, 1852 Dr. med. Zuerst Assistent bei dem Chirurgen Langenbeck, lernte er die Homöopathie kennen, verließ die Klinik und wurde in Berlin Homöopath. Übersetzte den „Farrington". Er vermachte dem Homöopathischen Krankenhaus in Leipzig 50000 Mark.

Fleischmann, Wilhelm (geb. 1799; gest. 23. November 1868 in Wien). Hat, abgesehen von einigen Arbeiten und Berichten, meist in der „Hygea" und der „Österreichischen Zeitschrift", nichts geschrieben. War seit 1835 Leiter des Gumpendorfer homöopathischen Krankenhauses.

Franz, Karl Gottlob (geb. am 8. Mai 1795; gest. 8. November 1835 in Leipzig). Studierte zuerst seit 1813 Theologie; durch Hahnemann glücklich behandelt, wandte er sich der Medizin zu und war längere Zeit Gehilfe bei Hahnemann. Er beteiligte sich rege an den Arzneiprüfungen und hat auch selbständig die Prüfung von Ranunculus bulbosus gemacht. Er war Arzt in Leipzig und erlag einem langjährigen Lungenleiden.

Freytag, Hermann Ludwig (geb. 7. Juni 1834 in Plauen i. V. als Sohn eines Gymnasiallehrers; gest. 18. April 1901 in Leipzig). Bezog 1852 die Universität Leipzig. Nach der Staatsprüfung machte er eine längere Studienreise ins Ausland, insbesondere nach Paris; dann ließ er sich in Leipzig nieder. Der Homöopathie trat er schon als Student nahe. Zahlreiche Arbeiten in der A. H. Z. Er vermachte, obwohl er Familie hatte, dem Homöopathischen Krankenhaus 10000 Mark.

Genzke, Johann Carl Ludwig (gest. am 26. Januar 1879 mit 77 Jahren in Bützow in Mecklenburg; nach freundlicher Mitteilung der Stadtverwaltung). Studierte — z. T. in Berlin — Menschen- und Tierheilkunde und ließ sich zuerst in Neustrelitz nieder, später in Parchim und endlich in Bützow. Nach Mitteilung der Stadtverwaltung war er Dr. med. (nach Brüsch Dr. phil.). Er war reger Mitarbeiter an der „Hygea" von Griesselich, dem er in Klarheit und Schärfe des Urteils glich. Er scheint auch später sowohl Menschen- als auch Tierarzt gewesen zu sein. Selbständige Werke schrieb er nur über Tiermedizin. „Homöopathische Arzneimittellehre für Tierärzte ...", Leipzig, 1837 (von Brüsch sehr gelobt); „Homöopathischer Taschenroßarzt", Leipzig, 1837, 2. Aufl. Quedlinburg, 1848.

Gerstel, Adolf (geb. am 19. April 1805; gest. 10. Januar 1890 in Wien). Studierte in Prag, machte dort 1831 die Doktorprüfung und ließ sich dann gerade zur Cholerazeit in Brünn nieder, wo er mit homöopathischer Behandlung große Erfolge hatte. 1842 zog er nach Wien. Er leitete die Arzneiprüfung von Aconit, wurde aber wegen seiner Bearbeitung von Watzke angegriffen. Er nahm eine Sonderstellung ein, hatte mehrfach innerhalb des Wiener Vereins Streitigkeiten und wurde wegen Hinterträgereien ausgeschlossen. Er war bis in sein hohes Alter schriftstellerisch tätig. Er beteiligte sich rege an den allgemein-ärztlichen Standesfragen im Wiener Doktorenkollegium; besondere Verdienste hat er sich um das Unterstützungswesen der Wiener Ärzte und ihrer Witwen und Waisen erworben.

Goullon, Heinrich, Vater (geb. 29. März 1801 in Weimar; gest. 13. [14.?] Mai 1883 daselbst). Seit 1827 als Homöopath in Weimar tätig, nachdem er vorher schon drei Jahre als Allopath dort gewirkt hatte. Er genoß in weiten Kreisen großes Ansehen, wurde später der oberste Medizinalbeamte des Großherzogtums und Comthur des Falkenordens. Er schrieb, abgesehen von zahlreichen Aufsätzen, u. a. „Darstellung der Homöopathie ...", 1859; 2. Aufl. 1862.

Goullon, Heinrich, Sohn (geb. 8. Juni 1836 in Berka bei Weimar; gest. 25. Oktober 1906 in Weimar). Studierte seit 1855 in Jena, 1858/59 in Leipzig und Berlin. 1859 machte er die Doktorprüfung in Jena sowie die Staatsprüfung in Weimar. War dann Hilfsarzt an der Irrenanstalt in Jena und ging 1861 einige Zeit nach Paris und ein Jahr nach Rußland. Erst kurz in Stadtremda, ließ er sich 1865 in Weimar nieder. Zahlreiche Arbeiten sowie eine Anzahl kleinere Schriften. Mehrmals erhielt er für seine Beantwortung einer Preisfrage des Zentralvereins einen Preis: „Die Krankheiten der ersten Lebensjahre", Leipzig, 1869. — „Die skrophulösen Erkrankungen", Leip- 777 zig, 1871. — „Diabetes mellitus“, Leipzig, 1872. — „Was verspricht und was leistet Graphit in der homöopathischen Praxis?“, Leipzig, 1872. — „Thuja occidentalis“, Leipzig, 1877. — „Das Bienengift“, Leipzig, 1880. — „Gesundheitspflege“, Köthen, 1882.

v. Grauvogl, Eduard (geb. 18. Februar 1811 als Sohn eines Bauinspektors zu Eichstätt; gest. zu München am 31. August 1877). Studierte in München und promovierte 1835, wurde nach längeren Auslandsreisen, u. a. nach Wien, 1839 Militärarzt. In einer Schrift „Die Zukunft der ärztlichen Arbeit“ (Erlangen, 1848) übte er scharfe Kritik an der Schulmedizin, aber auch an der Homöopathie, mit der er sich damals schon beschäftigt hatte. Erst von 1850 ab trat er ihr in bejahendem Sinne näher. Er lebte zuerst in Ansbach, ab 1857 in Nürnberg und ab 1873 im Ruhestande in München. Er schrieb noch: „Das homöopathische Ähnlichkeitsgesetz“, Leipzig, 1861.

Griesselich, Ludwig (geb. 9. März 1804 als Sohn eines Arztes in Sinsheim, unweit Heidelberg; gest. 31. August 1848 in Altona infolge eines Sturzes vom Pferde). Mit 9 Jahren kam er auf die Schule nach Heidelberg, und mit 16 bezog er dort die Universität, wo er seine ganze Studienzeit, 1820 bis 1824, verbrachte. Von den naturwissenschaftlichen Fächern zog ihn besonders die Pflanzenkunde an, in der er schon in frühen Jahren selbständige Arbeiten veröffentlichte. Nach dem Examen wurde er Militärarzt. Unzufrieden mit der damaligen Medizin, arbeitete er sich von 1828 bis 1832 in die Homöopathie ein und unternahm im Sommer 1832 eine größere Reise, um sich an der Quelle bei Hahnemann noch tiefer in sie einführen zu lassen. Abgesehen von Köthen besuchte er auch andere Orte und die dortigen Homöopathen, wie Stapf, Gross, sodann die Leipziger und Trinks, sowie Wolf in Dresden, die besonderen Einfluß auf ihn gewannen und ihn gegen die hohen Verdünnungen skeptisch stimmten. Einige Jahre später knüpfte er während eines Aufenthaltes in Wien mit den dortigen Homöopathen an, die zum großen Teil an der „Hygea“ mitarbeiteten. 1847 unternahm er nochmals eine Reise nach dem Norden zur Zentralvereins-Versammlung in Berlin, auf der er wiederum zahlreiche Fachgenossen kennenlernte, die alle überrascht waren, den grimmigen Kritiker als einen solch liebenswürdigen Menschen kennenzulernen. 1848 zog er mit den badischen Truppen als Generalstabsarzt nach Altona, wo ihn, den ungeübten Reiter, das Schicksal ereilte. (Vgl. die Arbeit von F. König in der A.H.Z., Bd. 177, S. 11, 1929; dort auch eine vollständige Bibliographie seiner selbständigen Schriften.) Hier seien von seinen Schriften nur noch genannt: „Kleine Fresco-gemälde aus den Arcaden der Heilkunst“, 2 Bde., Karlsruhe, 1834/35; „Der
778 Sachsenspiegel“, 2 Bde., Karlsruhe, 1835.

Groos, Eduard (geb. 21. Februar 1806 als Sohn des fürstlichen Kammerdirektors auf Schloß Wittgenstein bei Laasphe, Westfalen; gest. 12. Dezember 1891 daselbst). Studierte seit 1825 in Marburg, 1827 bis 1829 in Bonn, 1829 bis 1831 in Berlin. Ließ sich 1831 in Laasphe nieder. Durch seinen Schwager Griesselich beeinflußt, ging er nach längerem Schwanken zur Homöopathie über. Er schrieb „Erfahrungen eines alten Arztes. Eine biographisch-medizinische Skizze", Iserlohn, 1885. Zwei seiner Söhne waren auch homöopathische Ärzte. — Oskar Groos, 1835—1903, tätig in Eisbergen, dann in Mühlhausen, wo er auch Kreisphysikus wurde, und von 1871 bis 1898 in Magdeburg. Nach Aufgabe der Praxis zog er nach Erfurt. Er starb in seinem Geburtsort Laasphe. Sein jüngerer Bruder, Ernst Groos, wurde 1846 geboren und starb als Geh. San.-Rat 1921 in Barmen.

Gross, Georg Wilhelm (geb. 6. September 1794 in Kaltenborn bei Jüterbog als Sohn eines Pfarrers; gest. 18. September 1847 in Klebitz). Besuchte von 1809 bis 1813 das Gymnasium in Naumburg und studierte dann in Leipzig; 1817 machte er den Doktor in Halle, wurde 1818 als Arzt bestallt und ließ sich in Jüterbog nieder, wo er bis kurz vor seinem Tod verblieb. Leitete mit Rummel und Hartmann die A.H.Z. und „Stapfs Archiv" mit Stapf bis zu seinem Tod.

Gross, Rud. Hermann (geb. in Kaltenborn bei Jüterbog, starb er am 13. August 1865 in Barmen). Studierte erst die Rechte, sodann ab 1834 Heilkunde, war Arzt in Halberstadt, Neu-Ruppin, Wusterhausen, Jüterbog und seit 1860 in Barmen. Er war ein Neffe von Georg Wilhelm Gross und der Verfasser der „Vergleichenden Arzneiwirkungslehre", die von Constantin Hering ins Englische übersetzt und daraus 1892 (Leipzig) ins Deutsche zurückübersetzt wurde.

Haehl, Richard (geb. 15. Dezember 1873 in Kirchheim u. T. als Sohn eines Handwerkers; gest. den 7. Februar 1932 in Stuttgart). H. sollte zuerst den Beruf seines Vaters ergreifen, doch ermöglichte ihm fremde Hilfe das Studium der Homöopathie in Amerika, wo er in Philadelphia 1894 bis 1898 am Hahnemann Medical College studierte und auch den Dr. med. homœop. machte, den zu gebrauchen er später die Erlaubnis erhielt. Neben seinen Forschungen über Hahnemann beschäftigte er sich besonders mit Frauenkrankheiten. Schrieb neben anderem „Gynäkologie und Homöopathie", Stuttgart, 1935.

Hampe, Clemens (geb. 1803; lebte noch Ende der siebziger Jahre). Arzt in Wien. Er gehörte zu den Gründern des Vereins homöopathischer Ärzte Österreichs. Er trat besonders im Sinne der Wiener Schule für Berücksichtigung der pathologischen Anatomie ein. Prüfte Cyclamen (Zeitschr. d. Vereins d. hom. Ärzte Österreichs, I, 1, 1857) und schrieb auch über Hydrotherapie in bedingt zustimmendem Sinne (Österr. Zeitschr., Bd. I, 1844). Leibarzt des Fürsten von Liechtenstein.

Hartlaub, Carl Georg Christian (geb. 7. April 1795 in Lichtenstein i. Sa. als Sohn des Arztes Phil. Erhard H.; gest. den 5. Februar 1839 in Braunschweig)[25]. Trat schon als Student der Homöopathie nahe und beteiligte sich auch an den Arzneiprüfungen Jörgs. 1824 machte er die Doktorprüfung mit einer Arbeit über den Aderlaß. Er war der erste Anhänger Hahnemanns, der als Privatdozent Vorlesungen über Homöopathie ankündigte (W.-S. 1827/28). 1830 zog er nach Braunschweig, um den alten Hofrat Mühlenbein in seiner großen Praxis zu entlasten. Hartlaub vertrat etwa den Standpunkt von Moritz Müller und war ein fleißiger Schriftsteller. Er schrieb u. a.: „Katechismus der Homöopathie", Leipzig, 1824; 3. Aufl. 1829, „Grundzüge der neuen naturgemäßen Heillehre, Homöopathie genannt", Leipzig, 1834. — Mit Trinks gab er heraus „Annalen der homöopathischen Klinik" (I—IV, Leipzig, 1830 bis 1834). Die „Systematische Darstellung der reinen Arzneiwirkungen zum praktischen Gebrauch für homöopathische Ärzte" (Bd. I—IX, Leipzig, 1826 bis 1830) war nach Hahnemanns Werken das erste zusammenfassende Werk der Art, dem manch andere ähnliche Werke folgten. — H. und Trinks: Reine Arzneimittellehre (3 Bde., 1828 bis 1831, Leipzig); H. und Trinks: Systematische Darstellung der antipsor. Arzneimittel (3 Bde., Dresden—Leipzig, 1829 bis 1830).

Hartlaub, Hermann (geb. 18. Dezember 1807 in Stollberg bei Chemnitz; gest. 18. März 1886 in Schlitz in Oberhessen). Studierte seit 1827 Medizin in Leipzig, wo er 1831 das Staatsexamen machte. Nachdem er durch seinen Bruder schon früher der Homöopathie nahegetreten war, wurde er jetzt Famulus bei Moritz Müller; 1833 arbeitete er einige Monate bei Hahnemann, ihn bei den literarischen Arbeiten unterstützend. Er ließ sich zuerst in Reichenau bei Zittau nieder, zog dann nach Neuwied am Rhein, von dort nach Blankenburg in Thüringen und kurz vor seinem Tode nach Schlitz. — Er blieb sein ganzes Leben ein strenger Anhänger Hahnemanns. Er war einige Jahre der Leiter einer Prüfungsgruppe, über deren Ergebnisse auch in der Vierteljahrschrift berichtet wurde.

Hartmann, Franz (geb. 18. Mai 1796 in Delitzsch als Sohn eines Volksschullehrers; gest. 10. Oktober 1853 in Leipzig). Studierte 1814 in Leipzig zuerst Theologie, dann Medizin, 1817/18 in Berlin und später in

[25] Nach freundlicher Mitteilung des Braunschweiger Stadtarchivs.

Leipzig. In Jena erwarb er 1819 den Doktor, 1821 machte er in Dresden die Staatsprüfung und ließ sich zuerst in Zschopau nieder. 1826 zog er nach Leipzig. Seit langem mit Gross befreundet, geriet er nun allmählich stärker unter den Einfluß von Moritz Müller. — Neben einigen Arzneimittelstudien über Nux vomica (Leipzig, 1828) sowie über Aconitum, Bryonia und Mercurius (Leipzig, 1835) und zwei Schriften über Diätetik schrieb er in der A.H.Z. Lebenserinnerungen über seinen Verkehr mit Hahnemann und dessen andern Jüngern (A.H.Z., Bd. 26 und 38). Seit 1832 leitete er gemeinsam mit Rummel und Gross die A.H.Z. bis zu seinem Tod.

Hartung, Christoph (geb. 1779 in Römheld, Sachsen-Meiningen; gest. 1853 in Baden bei Wien). Besuchte die Wiener Josephsakademie, verließ sie 1812 und wurde Militärarzt. Seit 1824 Homöopath, zuerst in Biala (Galizien), seit 1830 in Salzburg als erster Homöopath, später in der Lombardei, insbesondere in Mailand. Dort war er der behandelnde Arzt des Generalfeldmarschalls Radetzky (s.o.). An sich nicht bedeutend, wurde er durch seinen berühmten Kranken selbst berühmt, ja es wurde sogar von seinen Freunden und dankbaren Kranken 1843 eine Denkmünze geschlagen, durch die sein Name auf die Nachwelt gekommen ist, so daß ich noch vor kurzem aus Philadelphia eine Anfrage erhielt von einem mir unbekannten Münzensammler, der um nähere Auskunft bat wegen dieses Dr. Hartung. Geschichtlich spielt er nur insofern eine Rolle, als die Heilung Radetzkys großes Aufsehen machte und die Augen aller auf die Homöopathie zog. Sein Heilungsbericht von Radetzkys Krankheit wurde 1843 von Joseph Buchner in München herausgegeben (Geschichte und Dokumente der Krankheit und Heilung des Grafen Radetzky). Von Hartung stammt auch die von Buchner in irreführender Weise unter dem Titel „Fragmente aus den hinterlassenen Schriften des Hofrats Hahnemann“ (München, 1848) herausgegebene Schrift, die eine Anzahl von Krankengeschichten aus Hartungs Praxis, aber kein Wort von Hahnemann enthält. — Hartungs Sohn Eberhard wurde später wegen der Verdienste seines Vaters unter dem Namen „Hartung zu Hartungen“ geadelt (Hom. Klin. XII, 176, 1867). Er starb im 75. Jahre am 9. September 1893 in Weidling bei Wien.

Ein Enkel des Ersteren, Christoph von Hartungen, hatte vor dem Krieg lange Jahre eine Heilanstalt in Riva am Gardasee.

Haubold, Carl (geb. 17. April 1796 in Leipzig; gest. 8. Juni 1862 in Ems, wo er zur Kur weilte). Studierte nach dem Besuch der Nikolaischule von 1815 bis 1821 in Leipzig und wendete sich etwa 1828 der Homöopathie zu. Er las schon seit 1823 über Arzneimittellehre; die erste homöopathische Vorlesung hielt er im Wintersemester 1829/30. Er galt als sehr guter Arz- 781 neimittelkenner. Er schrieb „Homöopathisches Repertorium der in der Geschlechtssphäre des Mannes wie des Weibes vorkommenden Krankheitserscheinungen“, Leipzig, 1846, 2. Aufl. Leipzig, 1851.

Hausmann, Franz (geb. 9. November 1811 in Horatitz in Deutsch-Böhmen, zwischen Saaz und Komotau, als Sohn eines Bergbeamten; gest. in Budapest den 22. Juni 1876 an einer Blutvergiftung, die er sich bei einer Tiersektion zugezogen hatte). Besuchte das Gymnasium in Leitmeritz, studierte dann in Prag, Wien und Zürich. Dort geriet er unter den Einfluß des Naturphilosophen Oken. 1841 machte er in Wien das Doktorexamen, wo er bis 1844 blieb und sich auch an den Arzneiprüfungen (Koloquinte) beteiligte. 1844 wurde er Hausarzt beim Grafen Károlyi und ließ sich in Pest nieder. 1871 erhielt er die ao. Professur für homöopathisch-pathologische Experimentalforschung und wurde Oberarzt des Homöopathischen Elisabethinums. Abgesehen von den obenerwähnten Schriften hat er eine größere Anzahl von Aufsätzen in deutschen und madjarischen Blättern veröffentlicht.

Heinigke, Carl (geb. 1832 in Gößnitz [Sachsen-Altenburg]; gest. 19. März 1889 in Leipzig). Nachdem er erst in einigen kleineren Orten gewesen war, ließ er sich 1870 in Leipzig nieder, um an der Poliklinik des Zentralvereins zu unterrichten; 1871 ging er an die Schwabesche Poliklinik, bis er 1888 das neue Leipziger Homöopathische Krankenhaus übernahm. Schrieb: „Die Principien der Homöopathie“, Leipzig, 1871. — „Handbuch der homöopathischen Arzneiwirkungslehre“, Leipzig, 1880. — „Die Homöopathie vor der 3. Strafkammer“, Leipzig, 1881.

Helbig, Carl Gottlob (geb. 12. März 1799 in Zethau bei Freiberg [Sachsen]; gest. 13. November 1869 in Dresden). 1818 bis 1821 auf der chirurgisch-medizinischen Akademie in Dresden, 1821 bis 1829 Kompagniechirurg; sodann studierte er und machte 1832 in Leipzig das Doktorexamen. Schrieb: „Heraklides“, Leipzig, 1833 bis 1836, 2 Hefte. — „Die Macht der Ähnlichkeit. . . .“, Dresden, 1842. Eigenartige Persönlichkeit mit öfters ungewöhnlichen und einseitigen Ansichten. Rapou nennt ihn einmal „bizarr“.

Hempel, Karl J. (geb. 5. September 1811 in Solingen; gest. 2. September 1879 in Grand Rapids). Wanderte 1835 nach New York aus, wo er Medizin studierte. Bald wurde er Homöopath und später Professor der Materia medica und Therapie in Philadelphia; nach drei Jahren zog er nach Grand Rapids. Schrieb Werke über Arzneimittellehre; u. a. „New Hom. Pharmacopoeia and Posology“, New York, 1850.

Hencke, Carl August (geb. 14. November 1801 in Döbeln in Sachsen; gest. 23. Dezember 1880 in Riga). Zuerst Militärarzt, studierte er später; in Jena machte er den Dr. med., arbeitete dann bei Trinks in Dresden und kam durch diesen zu einem Grafen Keyserling nach Rußland, wo er sich 1841 in Riga niederließ. Zahlreiche Arbeiten in homöopathischen Zeitschriften. „Die Homöopathik Hahnemanns oder die Heilkunde der Erfahrung“, Riga, 1860.

Hering, Constantin (geb. 1. Januar 1800 in Oschatz in Sachsen als Sohn eines Lehrers; gest. 23. Juli 1880 in Philadelphia). Besuchte zuerst ab 1817 die chirurgisch-medizinische Akademie in Dresden, von 1820 ab die Universität in Leipzig. Dort lernte er noch Hahnemann kennen und besuchte auch seine Vorlesungen. Er arbeitete bei dem Chirurgen Robbi und sollte auf dessen Anregung hin eine Gegenschrift gegen die Homöopathie schreiben, doch wurde er durch die zum Studium angestellten Prüfungen und Krankenversuche ein Anhänger. Da er in Leipzig beim Examen Schwierigkeiten zu fürchten hatte, ging er für ein Semester nach Würzburg, wo er 1826 das Doktorexamen machte. Im nächsten Jahre ging er mit einem Verwandten nach Surinam; 1833 ließ er sich nach einem kurzen Aufenthalt in Deutschland in Philadelphia nieder. Gründete mit Wesselhoeft zusammen die Akademie in Allentown und 1848 das Hahnemann Medical College in Philadelphia, an dem er bis 1869 Professor der Arzneimittellehre war. Er trug sehr viel zur Ausbreitung der Homöopathie in Amerika bei. — Schrieb mehrfach unter Decknamen, z. B. Ostner. Unter dem Namen „Wisent“ schrieb er „Vorschlag zur völligen Vertilgung der sog. Homöopathie auf wissenschaftlichem Wege“ (Leipzig, 1846). Die Schrift ist voller Witz und Ironie, so daß man auf Fechner als Verfasser riet.

Hirschel, Bernhard (geb. 15. Januar 1815 in Dresden; gest. 15. Januar 1874 in Dresden). Begann das Studium 1832 an der Dresdener chirurgisch-medizinischen Akademie, ging dann nach Leipzig, wo er 1839 Dr. med. wurde. Mitte der vierziger Jahre wendete er sich der Homöopathie zu. Er gründete 1852 die „Zeitschrift für hom. Klinik“, die er bis zu seinem Tode herausgab. Abgesehen von zahlreichen Aufsätzen schrieb er u. a. noch: Compendium der Geschichte der Medizin; 2. Aufl. 1864; „Der homöopathische Arzneischatz in seiner Anwendung am Krankenbett“, Dresden, 1856; „Die Magenschmerzen ...“ Gekrönte Preisschrift, Leipzig, 1866.

Hofrichter, J. (gest. in Prag am 5. Oktober 1883 im Alter von 81 Jahren). War Dozent an der Universität in Prag. Schrieb von den vierziger bis in die siebziger Jahre vielfach in verschiedenen Zeitschriften. 783

Honigberger, Joh. Martin (geb. in Kronstadt in Siebenbürgen 10. März 1795; gest. 1869, vermutlich in Marseille). „Widmete sich dem medizinischen Studium und dem Apothekergeschäfte“ (Wurzbach); ob er aber approbierter Arzt war, ist zweifelhaft. Brachte lange Jahre im Orient zu, längeren Aufenthalt nahm er in Konstantinopel und Kairo. Dreimal war er längere Zeit in Indien an Fürstenhöfen als Leibarzt tätig. (In Kaschmir und Lahore 1829, 1838 bis 1849, 1853 bis 1855.) Auf einer Europareise lernte er auch Hahnemann in Paris kennen. Er erwarb sich Verdienste durch das Studium der indischen Arzneipflanzen.

Hoppe, Joh. Ignaz (geb. in Großbartloff auf dem Eichsfeld 14. Januar 1811; gest. 1891 in Basel). Studierte Philosophie sowie Medizin in Berlin am militär-ärztlichen Institut, machte 1834 das Doktorexamen und nach längerer Militärdienstzeit 1840 das Staatsexamen. 1846 habilitierte er sich in Bonn und wurde 1852 außerordentlicher Professor der Logik in Basel. Er arbeitete besonders auf den Grenzgebieten der Physiologie und Psychologie und schrieb ein bekanntes Buch über „Die Erklärung der Sinnestäuschungen bei Gesunden und Kranken“, 1888. Auf unserem Gebiete zahlreiche, z. T. umfangreiche Aufsätze theoretischer, kritischer und klinischer Art.

Hornburg, Christian Gottlob Karl (geb. 18. Oktober 1793 in Chemnitz als Sohn armer Eltern; gest. 28. Januar 1834 in Leipzig). Besuchte das Chemnitzer Lyzeum und studierte von 1813 ab Theologie in Leipzig, doch ging er sehr bald zur Heilkunde über. Wurde ein begeisterter Anhänger Hahnemanns und vernachlässigte das Studium der Schulmedizin. Eine ungebändigte Natur, verspottete er sie außerdem und zog sich dadurch die Ungnade der Professoren zu. Von seinen Freunden wird er als genial geschildert; trotzdem gelang es ihm weder in Leipzig noch anderswo, die Staatsprüfung zu machen. Er behandelte infolgedessen ohne Bestallung, wodurch er sich gerichtliche Verfolgungen zuzog. Er starb an einem Lungenleiden. — Mit seiner Begeisterung warb er vielfach für die Homöopathie und brachte seinen Freund Hartmann in den Hahnemannschen Kreis, auch die Leibärzte Schwarzenbergs, v. Saxl und Marenzeller, machte er genauer mit der Homöopathie bekannt. Die für diese verfaßte Schrift hat offenbar auch Goethe kennengelernt (vgl. A. H. Z., Bd. 180, S. 165). H. war auch fleißiger Arzneiprüfer, hat aber nichts veröffentlicht.

Horner, Stephan (geb. 1808 in Ullö bei Pest; gest. 7. Mai 1891). Studierte in Pest und machte dort 1832 das Doktorexamen. 1835 ließ er
784 sich in Gyöngyös nieder und gründete 1838 dort ein Krankenhaus mit zu-

erst nur 6 Betten, das bis 1878 auf 120 Betten anwuchs. Er schrieb mehrere Schriften in madjarischer Sprache, veröffentlichte aber auch manches in deutschen Zeitschriften, besonders die Jahresberichte über sein Krankenhaus. Er wurde unter dem Namen „von Vezekényi" geadelt.

Huber, Eduard (geb. 17. November 1847 in Görz als Sohn eines Oberlandesgerichtspräsidenten; gest. 8. Mai 1883 in Pola an Lungentuberkulose). Studierte von 1866 ab in Graz, seit 1868 in Wien. 1871 Dr. med., 1873 Staatsexamen. Wurde 1878 Primararzt am neugegründeten, von Taubes gestifteten Kinderspital in Wien. Abgesehen von Zeitschriftenaufsätzen und Berichten über das Krankenhaus schrieb er gegen Jürgensens Schrift „Audiatur et altera pars", Wien, 1877. Seine obenerwähnte „Geschichte der Homöopathie in Österreich" erschien als Anhang zu der Arbeit von Edmund Lewi: „Offener Brief an H. Pr. Jürgensen", Leipzig, 1878.

Huber, Wilhelm (geb. 1806; gest. 1859). 1834 Doktorexamen, 1843 Homöopath geworden, beteiligte sich eifrig an den Wiener Arzneiprüfungen, besonders gut war die von Kochsalz; außerdem prüfte er noch Thuja, Bryonia, Argentum, Cochenille, Schwefel. 1848 war er Abgeordneter im deutschen Parlament in Frankfurt. 1854 wurde er Leiter des Homöopathischen Spitals in Steyr.

Jaeger, Gustav (geb. 23. Juni 1832 in Bürg am Kocher; gest. 13. Mai 1916 in Stuttgart). Studierte Medizin, habilitierte sich 1856 in Wien für vergleichende Zoologie und war von 1867 bis 1884 Dozent und Professor an der Landwirtschaftlichen Hochschule in Hohenheim und der Technischen Hochschule in Stuttgart. 1884 verließ er den Staatsdienst und widmete sich ganz seinen eigenen Bestrebungen (Wollsystem, Lebensreform). Er gab von 1885 ab lange Jahre das „Monatsblatt, Organ für Gesundheitspflege und Lebensreform" heraus.

Kafka, Jakob (geb. 27. Dezember 1809 zu Wodňan in Böhmen als Sohn eines Kaufmanns; gest. 30. April 1893 in Prag). Studierte in Prag und Wien, 1836 Dr. med. Ließ sich zuerst in Melnik nieder. Nachdem er 1845/46 unter Rokitansky und Skoda gearbeitet hatte, zog er nach Prag. Dort lernte er bald die Homöopathie kennen. War von 1872 bis 1876 Leiter der A. H. Z. Viele Aufsätze in A. H. Z., der „Hom. Klinik" und anderwärts. K. war ein angesehener Führer der kritischen Homöopathen.

Kafka, Theodor (geb. 11. September 1846 in Prag; gest. 29. Juni 1902 in Karlsbad). Sohn des vorigen. 1870 Dr. med.; nachdem er sich noch einige Zeit bei Hausmann in Budapest aufgehalten hatte, ließ er sich 1871 in Karlsbad nieder. Schrieb, abgesehen von zahlreichen Aufsätzen, „Diabetes 785 mellitus und Karlsbad“, Leipzig, 1876, sowie einige andere Schriften über Karlsbad.

Katsch, Ferdinand (geb. 2. Juli 1828 in Potsdam; gest. 27. September 1896 in Baden-Baden). Zuerst Apotheker, 1855 Dr. med., 1857 Staatsexamen in Berlin. Arzt in Beelitz, Treuenbrietzen, Golssen und Berlin; dann 1866 zu Grauvogl nach Nürnberg. 1871 übernahm er die Lutzesche Klinik in Köthen; 1878 Stuttgart, 1885 Pforzheim, 1888 Baden-Baden. Abgesehen von homöopathischen Arbeiten schrieb er ein freimaurerisches Geschichtswerk, sowie Religiös-Theologisches und übersetzte die „Ars amandi“ des Ovid.

Kirsch, Phil. Christian (geb. 3. November 1804; gest. in Mainz 30. Januar 1873). Studierte seit 1823 fünf Jahre in Heidelberg. Durch Rau beeinflußt, wurde er Homöopath. Als Militärarzt wechselte er mehrfach den Ort; zuletzt in Wiesbaden. Hatte vielfach wegen der Homöopathie Schwierigkeiten mit der Medizinalverwaltung. Zahlreiche Arbeiten in der „Hygea“ und der A.H.Z. usw. — Sein Sohn Eduard, ebenfalls Homöopath, starb den 2. August 1877 in Wiesbaden.

Kirschleger, Friedrich (geb. 7. Januar 1804 in Münster bei Kolmar; gest. 15. November 1869 in Straßburg i. E.). Zuerst praktischer Arzt in Münster, kam er 1835 als Professor der medizinischen Botanik an die „Ecole de Pharmacie“ in Straßburg. Damit trat naturgemäß seine ärztliche Tätigkeit ganz zurück, er berichtete aber bis zum Eingehen der Hygea (1848) in ihr über die französische Medizin und hat sich durch diese Vermittlertätigkeit zwischen beiden Völkern Verdienste erworben. Es ist bemerkenswert, daß in dem „Bull. d. l. Soc. d'histoire naturelle de Colmar“ (1872, S. 297 bis 314) sich ein langer und sehr lobender Nachruf auf Kirschleger findet, der auch über Einzelheiten seines Lebens berichtet, aber über sein Wirken auf homöopathischem Gebiet kein Wort sagt. Er vertrat den kritischen Standpunkt so entschieden und scharf wie Schrön und Griesselich, wenn er auch nicht so angriffslustig war wie letzterer.

Koch, Aug. W. (geb. 27. März 1805; gest. 1886 in Philadelphia). Studierte 1826 bis 1830 in Tübingen, ließ sich 1831 in Ebingen nieder, zog aber schon 1836 nach Stuttgart. Er war ein reger Mitarbeiter an der „Hygea“, in der er auch 1837 eine fleißige Prüfung von Calcium carbonicum und causticum veröffentlichte. 1846 erschien ein tüchtiges, kritisches Werk von ihm: „Die Homöopathie . . .“ (Karlsruhe). Er wanderte 1847 nach Amerika aus und zog nach Philadelphia, hat aber auch später noch mitunter in deutschen Zeitschriften geschrieben.

Kretzschmar (auch Kretschmar), Traugott (geb. 15. April 1786 zu Dobrilugk als Sohn eines Geistlichen; gest. zu Belzig am 10. April 1838). Erzogen bei seinem Großvater, Professor Böhmer, einem bedeutenden Botaniker in Wittenberg, studierte K. 1806 bis 1809 Medizin, ließ sich zuerst in Oschatz nieder, sodann in Herzberg; nach dem Kriege, den er als Militärarzt mitmachte, zog er 1814 nach Belzig.

Kröner, Eugen (geb. 11. April 1861 zu Idar im Fürstentum Birkenfeld als Sohn eines Lehrers; gest. am Kniebis im Schwarzwald an einem Herzschlag den 30. Juli 1924). Besuchte vom 18. Jahre ab die Universität Tübingen zum Studium der Theologie; nach dem Vikarsexamen ging er zur Philosophie über, seine Habilitationsarbeit wurde jedoch in Leipzig abgelehnt, da er für Gedanken seines Schwiegervaters Gustav Jäger eintrat. Nun wurde er Mediziner, machte die Prüfungen 1891 und ließ sich dann in Potsdam als homöopathischer Arzt nieder. Erwarb sich als Führer und Organisator in den verschiedenen homöopathischen Vereinen um die Belange der Homöopathie große Verdienste. Gab zusammen mit F. Gisevius das „Handbuch der homöopathischen Heillehre“ heraus, in dem er wichtige Teile bearbeitete, außerdem war er Mitarbeiter an der „Deutschen hom. Arzneimittellehre“. Zahlreiche Arbeiten in Zeitschriften.

Kunkel, Karl Friedrich (geb. 15. März 1819 in Golsmas bei Flensburg; gest. 18. Juni 1896 in Kiel). 1847 in Kiel Doktorexamen, sodann in Kappeln und 1861 in Kiel niedergelassen. Er kam über Rademacher zu Hahnemann, war Hahnemannianer und ein guter Mittelkenner. Er schrieb: „Die Impfvergiftung . . .“, Kiel, 1879; — „Sind Kraft und Stoff Ursache und Wirkung?“, Kiel, 1885; — „Die homöopathische Behandlung der Heiserkeit“, Leipzig, 1896.

Kurtz, Paul Theodor Eduard (geb. 20. Februar 1799 in Trebnitz in Schlesien; gest. 6. März 1878 in Dessau). Wurde 1822 in Berlin Doktor, ließ sich zuerst in Frankenberg in Schlesien nieder, zog dann nach Breslau und wurde von dort als Leibarzt des Herzogs von Anhalt nach Dessau berufen, wo er als Geh. Med.-Rat starb. K. war ein klarer und kritischer Kopf, wie seine zahlreichen Arbeiten in den verschiedensten Zeitschriften, wie Hygea, A. H. Z., Vierteljahrschrift, Hom. Klinik, zeigen. Besonders beschäftigte er sich mit der Arzneiwirkungslehre. Er schrieb noch: „Maßregeln, der Entstehung, Verbreitung und Gefährlichkeit der Cholera vorzubeugen“, Dessau, 1866.

Langhammer, Christian Friedrich (geb. etwa 1786; gest. in den vierziger Jahren). Gehörte zu der Prüfungsgruppe um Hahnemann. Nicht sehr begabt und Psychopath hat er vielfach Symptome geliefert, die allzu 787 stark durch seine pathologische Persönlichkeit gefärbt waren und wenig Vertrauen verdienen, um so weniger, als er bei den verschiedenen Mitteln ganz ähnliche Symptome angab.

Lilienthal, Samuel (geb. 1815 in München; gest. 3. Oktober 1891 in San Franzisko). Beendete 1839 sein Studium in München, siedelte dann nach Amerika über, wandte sich 1847 der Homöopathie zu, siedelte 1857 nach New York über, wo er die Leitung des „North American Journal of Hom." übernahm und nach Gründung der homöopathischen Fakultät dort die Professur für innere Medizin und Nervenkrankheiten erhielt, die er bis 1886 bekleidete. Sein „Lehrbuch der hom. Therapie" erschien in vier Auflagen.

Lippe, Adolph (Graf zu) (geb. 11. Mai 1812; gest. 23. Januar 1888 in Philadelphia). Wanderte 1837 nach Nordamerika aus, studierte Medizin, machte 1841 die Doktorprüfung und wurde später Professor der Arzneimittellehre am Hahnemann College zu Philadelphia. Er galt als ausgezeichneter Arzneimittelkenner und schrieb auch besonders darüber, so „Textbook of Materia medica", Philadelphia, 1866. (Zum Teil nach dem Gothaischen genealogischen Hofkalender, 1889.)

Lobethal, Julius (geb. 1810 in Breslau; gest. 12. Dezember 1874 daselbst an Stenokardie). 1833 in Berlin approbiert. Durch die Heilung seiner Mutter wurde er Homöopath. Zahlreiche Arbeiten und kleinere Schriften. Gründete Anfang der vierziger Jahre die „Allgemeine preußische Altersversorgungsanstalt", die er bis 1849 leitete.

Lorbacher, Arnold Friedr. Phil. Heinr. (geb. 26. August 1818 in Sömmerda, Vater Obersteuerinspektor; gest. 10. Mai 1899 in Leipzig). Studierte in Greifswald, wo er 1844 sein Doktor- und Staatsexamen machte. Er ließ sich in Eisleben nieder und wandte sich sehr bald der Homöopathie zu, deren Anhänger sein Vater schon lange war. Im Jahre 1869 siedelte er nach Leipzig über, war seit 1872 zweiter Arzt an der Homöopathischen Poliklinik und seit 1877 erster. Von 1870 ab hatte er die Schriftleitung der „Populären Zeitschrift für Homöopathie" und leitete von 1878 bis 1889 die A. H. Z. Schrieb zahlreiche Arbeiten in der Vierteljahrschrift und besonders in der A. H. Z. und die kleine Schrift „Anleitung zum methodischen Studium der Homöopathie", Leipzig, 1883.

Luther, Carl (geb. 26. September 1810 in Raguhn [Anhalt] als Sohn eines Arztes, der später Homöopath wurde; gest. in Southwick in Südengland am 5. Oktober 1876). Nach dem Besuch der Universität Halle wurde er Haus-
788 arzt bei Lady Campbell in Nizza, lebte dann einige Zeit in Paris und ließ sich

in Dublin nieder, als erster Homöopath in Irland. 1860 richtete er auf seinem Gute Nudersdorf bei Wittenberg das erste römisch-irische Bad Deutschlands ein. Später nahm er seinen Wohnsitz in England. R. Haehl erwähnt zwei Dr. Luther in „Ragusa“, es ist das offenbar ein Lesefehler. Drei seiner Brüder gingen auch nach Großbritannien und Irland.

Lux, Joh. Jos. Wilhelm (geb. 6. April 1776 in Oppeln; gest. 29. Januar 1849 in Leipzig). Studierte in Berlin an der Tierarzneischule seit 1800, ging 1803 nach Leipzig, um Medizin und Naturwissenschaft zu studieren. Wurde 1805 Dr. phil. und „magister medicinae“. Seit Winter 1805/6 las er an der Universität über Tierheilkunde. Beschäftigte sich seit Beginn der zwanziger Jahre mit Homöopathie. (Vgl. auch Brüsch, „Über Homöopathie in der Veterinärmedizin“, Leipzig, 1934.)

Mahir, Oskar (1814—1895). Studierte in München, machte dort 1835 das Doktor- und 1836 das Staatsexamen; 1842 Dr. phil., 1844 Privatdozent; er las über Irrenheilkunde und Homöopathie. Auf unserm Gebiete schrieb er, abgesehen von wenigen Arbeiten in der A. H. Z., „Die Choleraepidemie in München 1854“, München, 1854. Er las bis 1872.

Maly, Joh. Karl (geb. 2. März 1797 in Prag; gest. in Graz 25. Januar 1866). Studierte Medizin in Prag und machte dort 1823 den Doktor, worauf er sich in Graz niederließ. Außerdem war er Botaniker und wurde Professor der Diätetik und Botanik. Auf unserm Gebiet schrieb er von 1826 ab eine größere Anzahl praktische Fragen betreffende Aufsätze in den „Praktischen Mitteilungen“ und besonders der „Hygea“. Er gab meist starke Gaben (Phosphor in der 1. Verdünnung) und war Gegner der Hochpotenzen. Ende der vierziger Jahre ertaubte er und geriet dadurch in große Not, da er die Praxis aufgeben mußte, so daß für ihn in Kollegenkreisen gesammelt wurde.

Mandt, Martin Wilhelm (geb. 6. August 1800 in Beyenburg an der Wupper als Sohn eines Chirurgen; gest. in Frankfurt an der Oder 20. November 1858). War zuerst in der niederen ärztlichen Laufbahn als Chirurg von 1816 ab tätig. Seit 1819 studierte er in Berlin und machte dort 1822 die Doktorprüfung, sowie 1823/24 das Staats- und Physikatsexamen. Wurde 1825 Kreisphysikus in Küstrin und 1830 ordentlicher Professor der Chirurgie in Greifswald. Auf eine Empfehlung des Berliner Chirurgen Rust hin begleitete er 1835 die russische Großfürstin Helene auf einer Bäderreise, ging als ihr Leibarzt mit nach Petersburg und wurde 1840 Leibarzt des Zaren Nikolaus I. Er erhielt bald an der Medizinisch-chirurgischen Akademie in 789

Petersburg eine Privatklinik und erteilte an der Akademie älteren Studierenden und jungen Ärzten klinischen Unterricht, dabei sein System ausbildend. Nach dem Tode des Zaren (1855) ging er wieder nach Deutschland und lebte zuletzt in Frankfurt an der Oder.

Marenzeller, Mathias (geb. 13. Februar 1765 in Pettau, Südsteiermark, jetzt Südslawien; gest. 6. Januar 1854 in Wien). Studierte in Graz kurze Zeit Philosophie und in Wien Medizin. Lehrte, wie sein Sohn berichtet, schon im 21. Jahre Anatomie als Privatdozent und machte 1788 das Doktorexamen. Er wurde Militärarzt und wurde sehr bald Skeptiker, schwor allen Systemen ab, war der Feind aller starken Arzneien und unterließ auch alle Ausleerungsbehandlung mittels Aderlaß, Blutegeln und Abführmitteln, sie auch seinen Untergebenen verbietend. Seit 1804 verfuhr er rein abwartend, bis er 1816 die Schriften Hahnemanns kennenlernte und sich dessen Lehre als erster österreichischer Arzt anschloß. Von seiner Berufung im Jahre 1828 nach Wien zur Anstellung homöopathischer Versuche hörten wir schon oben auf Seite 561. Er siedelte dann 1829 für die Dauer nach Wien über und hatte dort bis ins höchste Alter eine riesige Praxis. Leider hat er nichts über seine Erfahrungen veröffentlicht.

Angeregt durch Lavaters Physiognomik, hatte er sich schon im Jahre 1804 mit der Konstitutionseinteilung beschäftigt, indem er magere, starke und fette Konstitutionen unterschied, was an moderne Systeme mit asthenischen, athletischen und pyknischen Körperbautypen erinnert. Leider hat weder Marenzeller noch sein Sohn Adolf, wie er versprochen hatte, etwas darüber veröffentlicht (s. den Nachruf in der „Zeitschr. des Vereins der hom. Ärzte Österreichs", Wien, Bd. 1, 1857, 165). — Neben Wasseranwendungen verwendete er auch äußerlich Arzneien, wie bei schlecht heilenden Geschwüren Hydrargyrum oxydatum rubrum, Gichtsalbe, Goulardsches Wasser, sowie den Magnetismus. — M. war Leibarzt des Erzherzogs Johann. Marenzellers Sohn, der auch homöopathischer Arzt war, wurde wegen der Verdienste seines Vaters nach dessen Tod geadelt.

Mattes, Martin (geb. 2. Januar 1854 in Böttingen, O.-A. Spaichingen, Württemberg; verunglückte in den Alpen 1. August 1909). Studierte in Tübingen, Freiburg, Würzburg, wo er 1879/80 die Prüfungen ablegte. An verschiedenen Orten tätig, seit 1883 in Ravensburg. Seit 1883 war er Homöopath, bekehrt durch seine Erfolge bei Diphtherie mit homöopathischen Mitteln, nachdem er sehr schlechte Erfahrungen mit allopathischen Verfahren gemacht hatte. Neben der Homöopathie wandte er besonders in jüngeren Jahren auch Rademachermittel an. Er war Mitarbeiter des Handbuchs der
790 homöopathischen Heillehre.

Maylaender, Carl Adolf (geb. 10. August 1830 in Gröbzig in Anhalt; gest. 2. Januar 1896 in Berlin). Bezog 1848 die Universität in Halle und machte dort 1853 die Staatsprüfung. 1854 ließ er sich als Operateur und praktischer Arzt in Zerbst nieder. Anfang der sechziger Jahre lernte er durch Lutze die Homöopathie kennen, die er seitdem in passenden Fällen anwendete. 1870 wurde er Leibarzt der Prinzessin Friedrich Karl und zog 1872 nach Berlin, wo er eine chirurgische Heilanstalt errichtete. Mehrfach hat er in den homöopathischen Zeitschriften auch über seine operative Tätigkeit berichtet. Er schrieb: „Skizze chirurgischer Erfahrungen während der letzten Jahre“, Leipzig, 1872. — „Über heutige Homöopathie“, Berlin, 1882.

Mayrhofer, Carl (geb. etwa 1807 [?]; gest. vermutlich Ende der vierziger Jahre). War Stiftsarzt in Kremsmünster. Machte genauere mikroskopische Untersuchungen über die homöopathischen Verreibungen, beteiligte sich auch an den Arzneiprüfungen und leitete die von Thuja (Österreich. Zeitschr., Bd. 2, 1846).

Meyer, Veit (geb. 17. Februar 1815 in Dresden; gest. 22. April 1872 in Leipzig). War zuerst an der Chirurg.-medizinischen Akademie in Dresden und studierte dann von 1837 bis 1842 in Leipzig, machte dort 1842 den Doktor. Ließ sich in Leipzig nieder. Arzt an der Poliklinik mit Clotar Müller von 1854 bis 1872. Gab mit Clotar Müller zusammen zuerst die „Hom. Vierteljahrschrift“ heraus, trat zur Unterstützung von Rummel zur A.H.Z. über (Januar 1854), die er vom Oktober 1854 bis 1872 selbständig leitete. Er war eine vermittelnde Natur und stand zwischen den beiden Parteien der Hahnemannianer und der Kritischen.

Mossa, Samuel (geb. 19. Oktober 1833 in Friedland bei Beeskow; gest. in Stuttgart am 8. März 1904). Machte 1859 die Staatsprüfung und lernte bald darauf als einjährig-freiwilliger Arzt bei Rudolf Herman Gross die Homöopathie kennen. Er ließ sich in Bromberg nieder und zog 1883 erst nach Straßburg und bald darauf nach Stuttgart. Von 1894 bis 1904 hat er die „Allgemeine Homöopathische Zeitung“ geleitet, in der er zahlreiche Arbeiten geschichtlicher, kritischer, klinischer Art veröffentlichte, wobei er als Sprachenkundiger auch das ausländische Schrifttum berücksichtigte.

Mühlenbein, Georg August Heinr. (geb. 15. Oktober 1764 in Königslutter; gest. 8. Januar 1845 in Schöningen). Studierte ab 1784 in Helmstedt Medizin und Chemie und machte 1789 das Doktorexamen. Nach kürzerem Wirken in Königslutter, Nienburg a. d. Saale und Braunschweig, kam er als Physikus nach Schöningen. Machte sich in seinem Kreise verdient um die Impfung. Nach der Übersiedlung nach Braunschweig wurde er Leibarzt des Herzogs und auch Mitglied des Obersanitätskollegiums im Herzogtum Braunschweig. Er hatte eine sehr ausgedehnte Praxis und erfreute sich in weiten Kreisen großen Ansehens. Es erregte deshalb Aufsehen, als dieser angesehene Arzt im Jahre 1822 zur Homöopathie überging. Auch als solcher hatte er eine große Praxis, so daß seit 1830 C. G. Ch. Hartlaub ihn unterstützte und nach dessen Tode Fielitz nach Braunschweig zog. Abgesehen von einigen Arbeiten im Archiv veröffentlichte M. eine kleine Schrift: „Rechenschaft über mein ärztliches Handeln beim Schluß meiner 50jährigen praktischen Laufbahn", Schöningen, 1843. Mit Rummel zusammen gründete er den „Norddeutschen Provinzialverein für Homöopathie" und hat zur Ausbreitung der Homöopathie in Norddeutschland beigetragen. Für Arzneiprüfungen stiftete und sammelte er bei Freunden eine Summe, die bei seinem Tode fast 800 Taler betrug, die jedoch von den Erben nicht ausbezahlt wurden.

Müller, Clotar (geb. in Leipzig den 25. August 1818; gest. in Lugano 10. November 1877). Er ist der Sohn von Moritz Müller. Studierte in Leipzig, machte dort 1842 das Staatsexamen und wurde dann Assistenzarzt an der dortigen, von seinem Vater geleiteten Homöopathischen Poliklinik, die er nach dem Tode seines Vaters selbst leitete. 1850 gründete er die „Homöopathische Vierteljahrschrift", die er zuerst bis 1853 mit Veit Meyer, dann bis 1865 allein führte. Im Jahre 1872 übernahm er die Oberleitung der „Internationalen homöopathischen Presse", die er bis zu seinem Tode führte. Er bearbeitete mit Trinks zusammen den zweiten Band und das Repertorium des „Handbuchs der homöopathischen Arzneimittellehre". Sonst nur einige kleinere Schriften neben zahlreichen Aufsätzen. Clotar Müller war einer der angesehensten Homöopathen seiner Zeit, klar und ruhig in seinem Urteil.

Müller, Josef Oswald (gest. Ende August 1886 mit 76 Jahren in Wien). Dr. phil. et med. War von der Eröffnung ab (1857) lange Jahre Primararzt im homöopathischen Krankenhaus „Sechshaus" in Wien.

Müller, Moritz (geb. 11. August 1784 zu Klebitz bei Wittenberg als Sohn eines Pfarrers; gest. 29. September 1849 in Leipzig). Kam mit 11 Jahren auf das Gymnasium von Torgau, dann mit 17 Jahren nach Wittenberg, um Medizin zu studieren; nach drei Jahren ging er nach Leipzig, wo er 1809 den philosophischen und 1810 den medizinischen Doktor machte. Seit 1812 Privatdozent.

Noack, Alfons (geb. 10. März 1809 in Leipzig; lebte im Jahre 1887 noch in Lyon). War von 1839 bis 1842 Leiter des Homöopathischen Krankenhauses in Leipzig. 792 Bald darauf wanderte er nach Lyon aus, wo er lange

Zeit als Arzt tätig war, wie später auch sein Sohn. Während seiner Leipziger Zeit prüfte er Chinin. Gab mit Trinks heraus: Handbuch der hom. Arzneimittellehre, Bd. I, 1843.

Patzack, Franz (geb. 22. März 1812 in Liegnitz; gest. dortselbst 24. September 1878). Doktorprüfung in Berlin 1835, sodann Niederlassung in Neisse, seit 1850 in Breslau, die letzten 6 Jahre in Liegnitz lebend. Schrieb neben zahlreichen Aufsätzen „Die Homöopathie und das Selbstdispensieren der homöopathischen Ärzte von Seiten des Staats- und Privatrechts", Breslau, 1861. Vermachte dem Zentralverein 3000 Mark für das Leipziger Krankenhaus.

Perutz, S. (geb. 1815; gest. Oktober 1862 in Teplitz). Studierte seit 1835 in Prag, später in Wien, wo er 1842 die Doktorprüfung machte. Ließ sich als Badearzt in Teplitz nieder und veröffentlichte eine Anzahl kleinerer Schriften und Abhandlungen über die Wirkung der Teplitzer Quelle und ihre Beziehungen zur Homöopathie.

Porges, Gabriel (geb. 1807 in Prag; gest. 20. [22.?] Oktober 1888 in Prag). War von 1844 bis 1870 als Badearzt in Karlsbad tätig und lebte dann in Wien und Baden bei Wien, seit 1886 in Prag. Er schrieb u. a.: „Spezifische Wirkungsweise und physiologische Analysen der Karlsbader Heilquellen", Dessau, 1853; „Balneologische Zeitfragen", Prag, 1856; „Gedanken eines Homöopathen über Brunnenkuren", Prag, 1863. Er vermachte dem Zentralverein 30000 Gulden zur Unterstützung von Studenten, die Homöopathen werden wollten, und außerdem für das Leipziger und Berliner Krankenhaus 3000 Gulden.

Pröll, Gustav (geb. 17. August 1817 auf der österreichischen Staatsdomäne Groß-Pöchlarn; gest. den 5. Dezember 1895 in Graz). Studierte in Wien, 1841 Doktorexamen, darauf größere Reisen. Praktizierte zuerst in Linz seit 1847 und schloß sich bald der Homöopathie an, in die er durch Wurmb eingeführt wurde. Seit 1851 im Sommer in Gastein, im Winter in Nizza (1858 bis 1886), dann in Meran und seit 1894 in Graz. Mehrere Schriften und zahlreiche Aufsätze über Bäder, insbesondere über Gastein.

Puhlmann, Gustav (geb. 18. Oktober 1840 in Naumburg a. S.; gest. 2. April 1900 in Leipzig). Studierte Medizin, mußte aber aus äußeren Gründen das Studium abbrechen. Redigierte von 1871 ab die „Leipziger Populäre Zeitschrift für Homöopathie", die er bis zum 28. Jahrgang leitete. Schrieb: „Handbuch der homöopathischen Praxis", Leipzig, 1894, und die in der „History" englisch veröffentlichte kurze „Geschichte der Homöopathie in Deutschland" (1876).

Rapp, Georg (geb. 2. November 1818 zu Annweiler in der Pfalz; gest. 27. November 1886 in Stuttgart). Sein Vater war bayrischer Domäneninspektor. Nach dem Besuch der Gymnasien in Zweibrücken und Mainz studierte Georg Rapp seit 1838 in Erlangen und später in Würzburg, wo er 1842 die Doktorprüfung und nach den zwei praktischen Jahren das Endexamen mit größter Auszeichnung bestand. 1843 bis 1847 war er Assistent an verschiedenen Abteilungen des Würzburger Juliusspitals. 1847 bis 1849 machte er eine Studienreise ins Ausland mit Staatsunterstützung, die er hauptsächlich für einen langen Aufenthalt an verschiedenen Pariser Kliniken benützte. 1849 habilitierte er sich in Würzburg und wurde Ende 1850 als ordentlicher Professor nach Tübingen als Nachfolger Wunderlichs berufen, wo er seine Tätigkeit im März 1851 begann. 1854 entsagte er dieser Stelle (siehe darüber oben) und nahm eine Stelle als Oberamtsarzt in Rottweil an, von wo er 1882 als Leibarzt der württembergischen Königin nach Stuttgart übersiedelte. 1886 erhielt er den persönlichen Adel.

Rau, Gottlieb Martin Wilhelm Ludwig (geb. 3. Oktober 1779 als Sohn eines Theologieprofessors in Erlangen; gest. den 22. September 1840 in Gießen). 1797 begann er in Erlangen Medizin zu studieren und erwarb 1800 den Doktortitel. Im nächsten Jahre wurde er Privatdozent in Erlangen; bald danach wurde er von einem Grafen Görz nach Schlitz als Leibarzt und Physikus berufen. 1813 folgte er dem Rufe des Barons Riedesel als Hausarzt und Physikus nach Lauterbach in Oberhessen. In den zwanziger Jahren wurde er Physikus in Gießen. Anfang der zwanziger Jahre begann er sich mit der Homöopathie in kritisch prüfender Weise zu beschäftigen, worüber er 1824 in seiner Schrift „Über den Wert des homöopathischen Heilverfahrens" berichtete (s. oben S. 432). Rau betätigte sich auch als Dichter.

Raue, Carl Gottlob (geb. in Niedercunnersdorf bei Löbau i. Sa.; gest. 21. August 1896 in Philadelphia). War zuerst Lehrer und machte Veröffentlichungen über Psychologie, wanderte nach Amerika aus, wo er unter Constantin Hering am Philadelphia College Medizin studierte; 1850 erhielt er die Bestallung als Arzt, 1864 wurde er Professor für spezielle Pathologie und Therapie in Philadelphia.

Reil, Wilhelm (geb. 8. April 1820 in Schönwerda in Thüringen; gest. den 14. Januar 1880 bei Kairo). Reil ist der Neffe von Johann Christian Reil, dem berühmten Kliniker in Halle und Berlin. Er studierte in Halle von 1841 bis 1846; in diesem Jahre machte er das Examen und ließ sich als praktischer Arzt in Halle nieder. 1852 wurde R. Privatdozent der Pharmakologie in Halle. 1859 gründete er bei Kairo in Ägypten eine Lungenheilanstalt und wurde 1872 erster Leibarzt des Vizekönigs von Ägypten
794 (s. A.H.Z., Bd. 175, S. 40ff., 1927).

Reubel, Joseph (geb. 1779 zu Rodhausen bei Nördlingen; gest. in München am 9. November 1852). Studierte in Landshut; 1832 ord. Professor der Physiologie in München.

Roth, David (geboren in Ungarn; gest. im 78. Lebensjahre in Paris 24. [25.?] Dezember 1885). Aufgewachsen in Preßburg; studierte in Wien. Ging als junger Arzt nach Paris, wo er bald die Homöopathie kennenlernte. Er war zeitweise Arzt an der österreichischen Botschaft in Paris und sehr rege als Schriftsteller tätig, mehrfach unter dem Namen „Dr. Beauvais de Saint-Gratien", so „Clinique homéopathique", 9 Bde., 1836 bis 1840; eine sehr fleißige Sammlung aller bis dahin veröffentlichten Behandlungsfälle mit Repertorium aus dem deutschen und französischen Schrifttum. Seine Zeitschriften, „Revue critique et retrospective" (Paris, 1840 bis 1842) und das mit Davet herausgegebene „Journal homœopathique de Paris", 1850 f., hatten keine lange Lebensdauer. Er schrieb noch „Matière médicale pure", 4 Bde., 1850 bis 1853. Roth hat sich Verdienste erworben durch seine Vermittlung zwischen der deutschen und französischen Homöopathie und durch seine quellengeschichtlichen Studien über Hahnemanns „Reine Arzneimittellehre", in der er zahlreiche unsichere Angaben nachwies (in „Hygea" und „Vierteljahrschrift", sowie der „Homöopathischen Klinik").

Roth, Johann Joseph (geb. 7. März 1804 in Augsburg; gest. 15. Oktober 1859 in München). Wurde 1829 Privatdozent an der Universität München; 1842 gab er die Dozentur wieder auf.

Rückert, Ernst Ferdinand (geb. 3. März 1795 zu Großhennersdorf bei Herrnhut als Sohn eines Pfarrers; gest. 27. Juli 1843 in Königsbrück). Bezog 1811 die Universität Leipzig, um Theologie zu studieren, vertauschte sie jedoch im nächsten Jahr mit dem Studium der Medizin, erlangte 1817 in Jena die Doktorwürde und im gleichen Jahre die Bestallung als Arzt in Leipzig. Er führte ein unstetes Leben, gab zeitweise den Beruf auf. Schrieb eine Anzahl von Nachschlagewerken, darunter: „Systematische Darstellung aller bis jetzt bekannter homöopathischer Arzneien . . .", 3 Bde., 1830 bis 1832; 2. Aufl., Leipzig, 1835, 2 Bde. — „Kurze Übersicht der Wirkungen homöopathischer Arzneien", 2 Bde., Leipzig, 1831/32. Er war vielfach nicht kritisch.

Rückert, Theodor Johannes (Bruder des vorigen; gest. am 6. August 1885 mit 85 Jahren in Herrnhut, als letzter unmittelbarer Schüler Hahnemanns). Er schrieb „Klinische Erfahrungen in der Homöopathie", Dessau—Leipzig, 1854 bis 1860, 5 Bde., worin er die seit dem Jahre 1822 veröffentlichten Heilungen darstellte.

Rummel, Friedrich Jak. (geb. 26. April 1793 in Lauchstedt als Sohn eines Kaufmanns; gest. 10. Oktober 1854 in Magdeburg). Studierte ab 1812 in Halle und Leipzig; nach der Schlacht bei Leipzig trat er ins Heer ein und wurde als Kompagniechirurg verwendet. Er setzte dann die Studien in Göttingen fort, wo er 1815 das Doktorexamen machte. Zuerst kurz in Lauchstedt, zog er 1818 nach Merseburg, wo er sich 1825 der Homöopathie zuwendete. Er nahm auch an den Arzneiprüfungen teil. 1833 zog er nach Magdeburg. 1846 verlor er durch einen Typhus sein Gehör und wendete sich infolgedessen mehr der Schriftstellerei zu. Er war von 1832 Mitleiter der A. H. Z. bis zu seinem Tod.

Schädler, Emil (geb. 15. August 1822 in Solothurn als Sohn eines Gerichtspräsidenten; gest. 1. Januar 1890 in Bern). Studierte in Genf, Straßburg, Tübingen, Würzburg, Bern. An mehreren Orten tätig, ab 1862 in Bern. Als er zehn Jahre Arzt war, ging er zur Homöopathie über. Er veranlaßte eine Anzahl von Ärzten, Homöopathen zu werden.

Schelling, J. J. (gest. in Berneck bei St. Gallen mit 81 Jahren am 27. November 1878). Schelling arbeitete schon frühzeitig über die epidemiologischen Heilmittel (zahlreiche Arbeiten in der „Hygea").

Schlegel, Emil (geb. 4. Oktober 1852 in Karlsruhe als Sohn armer Eltern; gest. 15. Dezember 1934 in Lindau am Bodensee). Sollte erst Kaufmann werden, konnte jedoch dann, durch Gönner unterstützt, ohne das Reifezeugnis zu haben, in Tübingen Medizin studieren. Zuerst besonders von dem Physiologen Vierordt sehr geschätzt, wurde er von diesem und anderen feindselig behandelt, nachdem man seine Neigung zur Homöopathie erfahren hatte. Doch wurde ihm von der Regierung schließlich erlaubt, das Staatsexamen zu machen. Eine Doktorarbeit „Eserin als Heilmittel gegen Glaukom" wurde zwar in den „Mitteilungen der Tübinger Augenklinik" gedruckt, doch zur Erlangung des Doktortitels abgewiesen. Anfang 1879 machte er die Staatsprüfung und ließ sich, nach einer einjährigen Betätigung am Stuttgarter Diakonissenhaus unter der Leitung des Homöopathen Sick, in Tübingen nieder, wo er mehrere Jahrzehnte eine sehr umfangreiche Praxis ausübte. Später zog er nach Lindau, wo er auch noch über ein Jahrzehnt ärztlich tätig war. (Vgl. dazu „Heilkunst als Weltmitte", Karlsruhe, 1931.)

Schlegel hat neben vielen Aufsätzen auch zahlreiche Schriften veröffentlicht, von denen hier die wichtigsten genannt seien: „Die Stellung der Homöopathie zu den Grundfragen der Heilkunde", Kiel, 1883; „Innere Heilkunst bei sog. chirurgischen Krankheiten", Reutlingen, 1894; 5. Aufl., Regensburg, 1930; „Reform der Heilkunde", Brugg (Schweiz), 1903; „Paracelsus in seiner Bedeutung für unsere Zeit", München, 1907; 2. Aufl., Tübingen, 1922; „Die Krebskrankheit“, München, 1908; 2. Aufl., Stuttgart, 1927; „Das Heilproblem“, 2. Beiheft zu „Annalen d. Naturphilosophie“, Leipzig, 1912; 2. Aufl. 1922; „Religion der Arznei“, 1. Aufl., Leipzig, 1915; 3. Aufl., Radebeul, 1933. — Außerdem gab Schlegel eine Zeitschrift heraus: „Wegweiser zur Gesundheit“, Tübingen, 1886 bis 1892.

Schmid, Georg (geb. 11. Mai 1802 in Reichersdorf bei Eger als Sohn eines Tagelöhners; gest. zu Wien 23. April 1882). Besuchte das Gymnasium in Eger, wo er im Herbst 1821 das Abitur machte[26]. 1831 Doktorexamen in Wien. Schmid ist insofern bemerkenswert, als er fast immer große Gaben (Urtinktur oder unterste Verdünnungsgrade) anwendete. Er schrieb u. a.: „Homöopathische Arzneibereitung und Gabengröße“, Wien, 1846; „Mein ärztliches Testament“, Wien, 1882, sowie „Die Quellen der Arzneimittellehre“ (ohne Namen), herausgegeben von Clotar Müller, Leipzig, 1860. — Der Breite seiner Schreibweise entspricht nicht immer ein entsprechender Gehalt.

Schneider, Heinr. Gottfried (geb. 13. September 1800 in Gommern; gest. 18. Dezember 1880 in Magdeburg). Studierte am Friedrich-Wilhelm-Institut in Berlin, um Militärarzt zu werden. Staatsprüfung 1824, 1826 Militärarzt in Magdeburg, ließ sich 1830 in Sommerschenburg nieder; einige Jahre später wurde er Homöopath und zog 1846 nach Magdeburg. Er schrieb u. a.: „Handbuch der reinen Pharmakodynamik“, Bd. I, Magdeburg, 1853. — „Die Krankheitsvernichtungstheorie und die Heiltheorie“, Magdeburg, 1877. — „Für die Heiltheorie gegen die Krankheitsvernichtungstheorie“, Magdeburg, 1877.

Schreter, Gustav Adolph (geb. 1. Mai 1803 in Leutschau in der alten deutschen Sprachinsel der Zips an der Tatra als Sohn eines Arztes; gest. an einem Schlaganfall 24. Juli 1864 in Lemberg). Nachdem er das Gymnasium in Leutschau durchgemacht hatte, studierte er ab 1820 in Wien, wo er 1826 promovierte. Nach einer wissenschaftlichen Reise, die ihn auf Wunsch seines Vaters nach Leipzig zu Hahnemann und nach Paris führte, ließ er sich 1828 in Leutschau als Homöopath nieder; 1831 ging er nach Lemberg, von Patienten dahin gezogen, als wohl erster homöopathischer Zivilarzt. Er war strenger Hahnemannianer und stand lange mit Hahne-

[26] Es wird berichtet, er habe, nachdem er beim Abitur als Bester eine lateinische Rede gehalten hatte, von dem bei der Feier anwesenden Goethe am 5. September 1821 in die Prämie eine Widmung eingeschrieben bekommen. Da solche Familienlegenden ja vielfach wenig begründet sind, versuchte ich, der Sache nachzugehen, und konnte feststellen, daß Goethe vom 1. bis 5. September 1821 mit Fritz vom Stein in der Tat die höheren Schulen Egers besucht hat. Man wird demnach die Nachricht für glaubhaft halten können.

mann im Briefwechsel (s. Stapfs Archiv, Bd. 23). Vielfach stellte er an sich und seiner Frau Arzneiprüfungen an. Er ist der Schwiegervater Th. v. Bakodys.

Schrön, Friedr. Ludwig (geb. 28. April 1804 in Hof als Sohn eines Juristen; gest. 4. Februar 1854 ebendort). Studierte ab 1825 in Erlangen, Würzburg, München, wo er 1829 das Staats- und Doktorexamen machte. Dann ging er nach Wien und ließ sich 1830 in Hof nieder. 1831 wurde er Arzt an der Kontumazanstalt in Töpen bei Hof und erhielt später auch eine Abteilung an dem städtischen Krankenhaus in Hof.

Schulz, Hugo (geb. 6. August 1853 in Wesel als Sohn eines Richters; gest. 13. Juli 1932 in Greifswald). Besuchte das Gymnasium in Duisburg, studierte ab 1872 in Heidelberg, nach einem Jahr ging er nach Bonn, wo er bis zum Staatsexamen blieb. Als cand. med. war er Famulus des bedeutenden Physiologen Pflüger in Bonn. Nach dem Staatsexamen arbeitete er erst vergleichend anatomisch bei Leydig, sodann am Polytechnikum in Karlsruhe, um sich in der Chemie noch weiter auszubilden. Herbst 1878 wurde er Assistent beim Pharmakologen Binz in Bonn und wurde im nächsten Jahre Privatdozent. Schon im Jahre 1880 wurde er als ordentlicher Professor nach Greifswald berufen. In den letzten Jahren lebte er im Ruhestande.

Schwarz, Victor (geb. 7. Mai 1868 in Königsberg [Ostpreußen]; gest. 7. November 1915 in Berlin). Sein Vater war apostolischer Priester der Königsberger Gemeinde. Er war das zweitjüngste Kind von 11 Geschwistern. Von der Quarta an mußte er sich seinen Lebensunterhalt selbst verdienen. Studium und Prüfungen in Königsberg. Sodann Assistent an der Augenklinik und der Kinderklinik sowie längere Zeit an der Irrenanstalt Allenstein. Niederlassung in Brandenburg, 1903 bis 1904 in Dresden zur Vervollkommnung in der Chirurgie. 1904 wurde er Leiter des Homöopathischen Krankenhauses in Berlin-Lichterfelde. Eine Reihe von homöopathischen Ärzten verdanken ihm ihre Ausbildung. (Z. T. nach freundlicher Mitteilung von Dr. Baumann, Halberstadt.)

Schweikert, Georg August Benjamin (geb. am 25. September 1774 in Ankuhn, einem jetzt zu Zerbst [Anhalt] gehörenden Dorf; gest. 15. Dezember 1845 in Breslau). Zuerst auf Wunsch des Vaters Theologie studierend, ging er nach dessen Tode zur Heilkunde über und promovierte 1799 in Jena, worauf er sich in Zerbst als praktischer Arzt niederließ. 1801 ging er an die Universität Wittenberg, wurde Privatdozent und las über Geburtshilfe. Nach einigen Jahren wurde er Stadtphysikus. Als 1815 Wittenberg zu Preußen kam, wurde die Universität aufgehoben und Schweikert ging nach Grimma, wo er Stadtarzt und Arzt an der dortigen Fürstenschule wurde. Schweikert wurde zuerst im Jahre 1820 durch Moritz Müller mit der Homöopathie bekannt; 1824 nach langer anderweitiger Behandlung auf homöopathischem Wege von einem Unterleibsleiden befreit, bekannte er sich 1825 (St. Arch., Bd. 4, H. 1, S. 97) zur Homöopathie und ergriff auch in den nächsten Jahren mitunter das Wort (St. Arch., Bd. 6 und 7). Von 1830 bis 1835 gab er die „Zeitung für naturgesetzliche Heilkunst" — später „Zeitung der hom. Heilkunst" — heraus (Leipzig—Dresden, 11 Bde.). Sie war im wesentlichen volkstümlich gerichtet, aber S. hat durch sie doch vielfach Einfluß auf die Verbreitung der Homöopathie geübt. Außerdem veröffentlichte er „Materialien zu einer vergleichenden Arzneimittellehre", 4 Bde., Leipzig, 1826 bis 1828.

Schweikert, Johannes (geb. 3. Januar 1816 in Grimma als Sohn des vorigen; gest. 21. März 1903 in Breslau). Studierte von 1835 bis 1839 in Leipzig, Breslau und Berlin und machte dort 1840 die Staatsprüfung. Ließ sich dann in Breslau als Homöopath nieder, wo er eine große Praxis hatte. Schrieb, abgesehen von mehreren Aufsätzen, auch einige kleinere Schriften (über Cholera und Polemisches).

Schweikert, Julius (geb. 1807 in Wittenberg als Sohn von G. A. B. Schweikert; gest. in Moskau am 25. April 1876). Studierte ab 1826 in Leipzig, 1831 Doktorexamen, wurde 1832 Leibarzt des Fürsten Kurakin. Von 1846 bis 1860 leitete er ein von einigen Adligen gegründetes und unterhaltenes kleines Krankenhaus in Moskau.

Sick, Paul (von) (geb. 17. Juni 1836 in Stuttgart als Sohn eines wohlhabenden Kaufmanns; gest. 16. Dezember 1901 in Stuttgart). Studierte von 1854 bis 1859 in Tübingen und war von 1857 bis 1858 an der Medizinischen Klinik unter Griesinger tätig. Nach dem Examen war er zwei Jahre unter Bruns an der Chirurgischen Klinik in Tübingen; zur weiteren Ausbildung war er sodann in Berlin (Langenbeck), Prag, Wien und Paris an inneren und chirurgischen Kliniken. 1863 ließ er sich in Stuttgart nieder und wurde dort 1866 leitender Arzt an der Diakonissenanstalt, die er sehr vergrößerte, so daß die Anzahl der Schwestern in 34 Jahren von 50 auf über 700 wuchs. Er war dort auch gynäkologisch und chirurgisch tätig. 1866 wurde er Mitglied des württembergischen Medizinalkollegiums und erhielt den Obermedizinalratstitel sowie den persönlichen Adel. Neben zahlreichen kleineren Arbeiten schrieb er noch 1886 „Die Krankenpflege in ihrer Begründung auf Gesundheitspflege". Er hat sich manches Verdienst um die Stellung der Homöopathie in Württemberg errungen.

Sorge, Gotth. Wilh. (geb. 5. April 1825 in Schildau bei Torgau als Sohn eines Geistlichen; gest. 18. Mai 1897 in Berlin). Bezog mit 19 Jahren die Universität Halle, ging dann nach Greifswald, wo er 1849 das Examen machte. Zuerst in Wettin bei Halle, von 1863 ab in Berlin als Arzt tätig.

Stapf, Ernst (9. September 1788 in Naumburg geboren als Sohn eines Pfarrers; gest. 11. Juli 1860 in Bad Kösen bei Naumburg). Bezog 1806 die Universität Leipzig, wo er auch 1811 die Prüfungen machte. Er ließ sich in Naumburg nieder. Unzufrieden mit der damaligen Heilkunde, setzte er sich mit Hahnemann in Verbindung, als er 1812 das Organon kennenlernte. Bald trat er auch persönlich zu ihm in Beziehung und stand Hahnemann von allen seinen Schülern am nächsten; ein Verhältnis, das nie getrübt wurde. Stapf war ein sehr eifriger Arzneiprüfer, er hat 32 Mittel geprüft. Stapf war und blieb die stärkste Stütze des reinen Hahnemannismus. Er schrieb seine Arbeiten häufig unter dem Namen „Philalethes".

Stauffer, Karl (geb. 27. Mai 1870 in Obersülzen bei Grünstadt [Pfalz]; gest. 28. April 1930 in Hoyerberg bei Lindau). Er studierte in München und Erlangen, 1893 machte er die Prüfungen. Nach einer längeren Schiffsreise ließ er sich 1895 in München nieder. Ein Bruder von ihm war vom Grafen Mattei mittels Elektrohomöopathie glücklich behandelt worden, so daß auch Stauffer sich damit beschäftigte, aber bald zur Hahnemannschen Homöopathie überging. Er hatte eine sehr große Praxis, von der er sich 1913 zurückzog, um in Hoyerberg zu wohnen. Er nahm die Praxis jedoch später wieder auf. — Seine hauptsächlichen Werke sind neben dem Beitrag im „Handbuch der homöopathischen Heillehre" (Berlin, 1906 bis 1908, 6 Bde.): „Leitfaden zur hom. Arzneimittellehre", Stuttgart, 1922. — „Homöotherapie", Regensburg, 1924, 2. Aufl. 1927. — „Klinische homöopathische Arzneiwirkungslehre", Regensburg, 1926. — „Symptomenverzeichnis nebst vergleichenden Zusätzen zur hom. Arzneimittellehre", Regensburg, 1929. — „Homöopathisches Taschenbuch", Radebeul-Dresden, 1930.

Stens, Wilhelm (geb. 1. August 1810 in Essen a. d. Ruhr von armen Eltern; gest. 8. [9.?] Februar 1878 in Bonn). Machte 1841 das Staatsexamen und ließ sich 1842 in Bonn nieder. Er war auch dichterisch tätig (Gedichte, Epen, Dramen).

Taubes, Johann, Ritter v. Lebenswarth (gest. 14. Januar 1879 im 75. Lebensjahr). War zuerst Leibarzt Radetzkys und später des Erzherzogs Johann. Taubes stiftete 1878 ein homöopathisches Kinderspital in Wien,
800 dessen leitender Arzt Eduard Huber wurde.

Trinks, Karl Friedrich (geb. den 8. Oktober 1800 in Eythra bei Leipzig als Sohn eines Müllers; gest. den 15. Juli 1868 in Dresden). Nach harter Jugend studierte er von 1817 bis 1823 in Leipzig. Nach einer längeren Reise mit seinem Freunde C. G. Ch. Hartlaub, die ihn bis Brüssel, Paris und Süddeutschland führte, ließ er sich in Dresden nieder, wo er sich bald eine große Praxis erwarb. Als Schriftsteller war er in seinen Ansichten Griesselich verwandt und auch mitunter von großer Schärfe. Infolgedessen ist es verständlich, daß Hahnemann ihm nicht sonderlich wohlgesinnt war; warum dieser aber in ihm seinen schärfsten Feind sah, bleibt ungeklärt und ist wohl unberechtigt. — „Hahnemanns Verdienste um die Heilkunst", Leipzig, 1843. Gab heraus: „Handbuch der hom. Arzneimittellehre", Bd. I mit Noack, 1843, Bd. II und III mit Clotar Müller, 1847/48. — Trinks hat das Verdienst, in diesem Werke mit seinen Mitherausgebern mehr, als es bis dahin geschehen war, die pathologische Anatomie und Toxikologie berücksichtigt zu haben. Weiter gab er zwei Schriften von Watzke heraus (s. dort, vgl. auch C. G. Ch. Hartlaub). Stiftete seine Bücherei dem Zentralverein.

Vehsemeyer, Bruno Albert (geb. 6. [5.?] Juni 1807 in Alvensleben als Sohn eines Wundarztes; gest. 1. Mai 1871 in Berlin). Nach der Reifeprüfung am Domgymnasium in Magdeburg besuchte er das militärärztliche Friedrich-Wilhelm-Institut in Berlin und wurde 1828 Chirurg in Erfurt, 1831 in Berlin, 1832 Doktorexamen, Staatsprüfung 1833 in Berlin. Beschäftigte sich 1833/34 unter Schweikert am Leipziger Homöopathischen Krankenhaus mit Homöopathie, war von 1834 ab Arzt in Mühlhausen in Thüringen und zog 1836 nach Berlin. Wurde Anfang der vierziger Jahre Leibarzt der Prinzessin Albrecht. Vehsemeyers Name wurde besonders bekannt, da er (nach dem Vorgang von Hering) das Dezimalsystem bei der Verdünnung vorschlug. Schrieb eine Anzahl Arbeiten in der „Hygea", der A. H. Z. und den „Jahrbüchern für Homöopathie", die er herausgab.

Veith, Johann Elias (geb. 1789 in Kuttenplan; gest. 19. Februar 1885 in Wien). Bruder des nächsten. Wurde 1823 Professor am Tierarzneiinstitut in Wien, 1823/24 wurde er sowie sein Bruder durch seine Heilung von einem Magenleiden durch den Homöopathen Menz zur Homöopathie geführt. Trat 1855 in den Ruhestand, betrieb aber die Menschenpraxis bis wenige Tage vor seinem Tode. Hat auf unserem Gebiete nur wenige kurze Mitteilungen über Homöopathie bei ärztlichen Versammlungen bekanntgemacht.

Veith, Johann Emanuel (geb. 10. Juli 1787 in Kuttenplan in Böhmen; gest. 6. November 1876 in Wien). Sollte Rabbiner werden, setzte es jedoch durch, Medizin zu studieren, machte 1812 in Wien das Doktorexamen, wurde 801

Assistent am Wiener Tierarzneiinstitut, 1814 vorläufiger Direktor, 1816 wurde er getauft und 1817 Direktor des Instituts. 1821 wurde er Priester und legte die weltlichen Ämter nieder. 1823/24 lernte er die Homöopathie kennen und übte sie besonders während der Choleraepidemie (1831) mit großem Erfolge aus. Er war einer der berühmtesten Kanzelredner seiner Zeit, er behandelte nicht nur die Cholera und schrieb über seine Erfolge, er predigte auch darüber („Die Cholera im Lichte der Vorsehung", Wien, 1831). Der hohe Adel strömte zu seinen Predigten und ließ sich heimlich von ihm mittels der verbotenen Homöopathie behandeln. Er schrieb nur wenig auf unserem Gebiet (s. „Hygea" und „Internationale homöopathische Presse"), doch trug er durch seinen berühmten Namen zur Verbreitung der Homöopathie bei.

Villers, Alexander (geb. 25. November 1857 in St. Petersburg; gest. 28. Juni 1907 in Sonnenstein). Wurde von Dr. Karl Franz Dominik von Villers (s. u.) als Kind angenommen. Zog mit dem Vater nach Deutschland und wuchs in Weimar auf, studierte in Jena und wurde Militärarzt; als solcher kam er nach Zittau und Geithain. Bald nahm er den Abschied und zog nach Dresden. 1903 mußte er wegen Paralyse in die Irrenanstalt Sonnenstein überführt werden. Er gab 1889 bis 1891 die A. H. Z. und von 1891 bis 1899 das „Archiv für Homöopathie" heraus.

Villers, Karl Franz Dominik von (geb. 15. Januar 1817 in Leipzig; gest. 12. August 1890 in Dresden-Blasewitz). Zog 1822 mit seinen Eltern nach Dresden und bezog 1836 die Universität Leipzig. Von 1844 bis 1847 wohnte er in Dresden und von 1848 bis 1852 in Plauen (ob Plauen bei Dresden oder Plauen im Vogtland, ist unbekannt). Von dort zog er nach St. Petersburg und kehrte 1867 nach Deutschland zurück, 1868 bis 1870 wohnte er in Dresden und ging nochmals nach Petersburg. 1873 bis 1877 wohnte er in Weimar, dann wiederum in Dresden, zog 1883 nach Blasewitz, wo er bis zu seinem Tode wohnen blieb. (Dank freundlicher Mitteilung des Dresdener Stadtarchivs.) Er ist Schüler von Trinks. Schrieb: „Physik des negativen Kunstheilprozesses", Leipzig, 1869.

Walz, K. Friedrich (geb. 12. Oktober 1820 in Karlsruhe; gest. 2. Februar 1898 in Frankfurt a. d. Oder). Studierte seit 1839 in Bonn, Würzburg, Berlin, dort 1843 die Staatsprüfung. Wurde Assistent an der Gynäkologischen Klinik bei Professor Busch; durch dessen Empfehlung kam er 1845 nach St. Petersburg als Leiter des neuen Hospitals für Frauenkrankheiten. Dort trat er dem kaiserlichen Leibarzt Mandt nahe und ist offenbar durch ihn stark beeinflußt worden. In der „Medizinischen Zentralzeitung" lieferte er 1854/55 eine wenn auch kurze Darstellung des Mandtschen Systems (s. o.). Später ist er durch Villers mit Hahnemanns Lehre bekannt geworden. Wieweit er später noch Mandtsche Anschauungen vertreten hat, ist nicht bekannt. 1867 verließ er Rußland als russischer Staatsrat und ließ sich 1874 in Frankfurt a. d. Oder als Homöopath nieder.

Watzke, Philipp Anton (geb. den 12. Mai 1803 zu Straden bei Kulm, unweit Aussig in Deutschböhmen, als Sohn eines Zimmermeisters; gest. 1. Juli 1867 in Wien). Besuchte das Gymnasium in Leitmeritz. Während seines Studiums war er genötigt, sich durch Privatunterricht seinen Lebensunterhalt zu verdienen. Das erste Jahr studierte er in Prag, dann in Wien, wo er als Lehrer und Erzieher in das Haus des Homöopathen Dr. E. F. Ritter von Lichtenfels kam. Schon hier wurde er für die Homöopathie gewonnen, die er in seiner Doktorarbeit „De principio medendi" (Wien, 1832) verteidigte. Zuerst Hilfsarzt bei v. Lichtenfels, ging er bald nach Klagenfurt, von wo er etwa 1840 nach Wien zurückkehrte, wie es scheint durch Anton Schmit, den Leibarzt der Herzogin von Lucca, angeregt. 1850 wurde er mit Wurmb Leiter des Homöopathischen Krankenhauses in der Leopoldstadt. In den sechziger Jahren erkrankte er an einer Rückenmarksentzündung, wegen der er jahrelang streng waagerecht liegen mußte, so daß er seine letzten Arbeiten auf oberhalb der Augen gehaltenes Papier schreiben mußte. Er war Mitbegründer des Österreichischen Vereins und Leiter der Zeitschrift von 1844 bis 1848. Er beteiligte sich mehrfach an den Arzneiprüfungen und gab selbst die der Koloquinte heraus. Er schrieb unter dem Decknamen „Dr. Y." „Homöopathische Bekehrungs-Episteln", Dresden, 1837, sowie „Der erste homöopathische Apostat oder Dr. Stürmer und sein Juste milieu", Dresden, 1837. Da damals noch die Homöopathie in Österreich verboten war, sind beide von Trinks in Dresden herausgegeben. — „Erwiderung auf Prof. Töltenyis Aufsatz betitelt ‚Das Heilprincip und die Homöopathie'", Wien, 1843. — Auf dem Krankenlager schrieb er über seinen Freund „Dr. Franz Wurmb", Wien, 1865, und „Ein Tag aus meiner Praxis", Leipzig, 1866.

Weber, Ernst (geb. 16. Dezember 1832 in Duisburg; gest. 29. Juni 1913 in Mülheim a. R.). Studierte in Bonn und Berlin, wo er 1862 die Staatsprüfung machte. Nach ausgiebigen Studienreisen ließ er sich 1865 in Duisburg nieder. Der Homöopathie trat er etwas später nahe, angeregt durch den Homöopathen Krummacher in Bremen. 1883 siedelte er nach Köln über, wo er eine ausgedehnte Praxis hatte. In den neunziger Jahren zog er krankheitshalber aufs Land in die Nähe bei Duisburg, wo er nur in beschränktem Maße noch Praxis ausübte. Er war der geborene Versammlungsleiter und hat die Zentralvereins-Versammlungen neunmal geleitet. Er hat das Verdienst, Hugo Schulz, der schon als Schüler mit ihm bekannt war, frühzeitig in die Homöopathie eingeführt zu haben. 803

Weber, Georg Adolf. War in Lich in Oberhessen Leibarzt der Fürsten von Solms-Lich. Er ist der Verfasser von: „Systematische Darstellung der antipsorischen Arzneimittel“, Braunschweig, 1830/31, und der „Systematischen Darstellung der reinen Arzneiwirkungen aller bisher geprüften Mittel“, Braunschweig, 2 Bde., 1831 bis 1836. Ich habe in Lich leider nichts über ihn erfahren können.

Weber, Joh. Heinr. (geb. in Brilon 18. November 1792; gest. daselbst 25. Dezember 1869). Studierte in Münster und Bonn, wo er 1820 die Prüfungen machte. Ließ sich erst in Belecke nieder, doch zog er bald nach Brilon. Zahlreiche Arbeiten, besonders in der A.H.Z.

Weber, Julius Ludwig (geb. 15. März 1813 in Jühnde bei Göttingen als Sohn des Canton-Maire im damaligen Königreich Westfalen; gest. den 23. [21.?] März 1866 in Hannover). Seine Mutter war eine „Französin aus Ypern“. Nach dem Tode seines Vaters, 1822, zog seine Mutter nach Hildesheim. 1831 bezog er die Universität in Göttingen, wo er 1835 die Staats- und Doktorprüfung machte. Er ließ sich dann in Hannover nieder und wurde 1846 der Leibarzt des Kronprinzen, des späteren Königs Georg V. Er schrieb mehrfach in der „Hygea“. (Nach freundlicher Mitteilung des Städtischen Archivs und des Preußischen Staatsarchivs in Hannover.)

Weihe, August (geb. 6. November 1840 in Sjörup in Schweden von deutschen Eltern; gest. 1. Oktober 1896 in Herford). Kam mit 11 Jahren nach Herford, wo sein Oheim Justus homöopathischer Arzt war; sein Großvater war auch dort homöopathischer Arzt gewesen und ein Freund von Bönninghausen; er war Botaniker gewesen und besonders als Brombeerforscher bekannt geworden. — August Weihe studierte in Bonn, Leipzig, Halle, machte 1865 seinen Doktor und 1866 das Staatsexamen. Dann einige Zeit in Wien. Seit 1868 in Herford. War durch die Epidemiologie Rademachers beeinflußt. Entdecker der „Schmerzpunkte“.

Weiß, Karl (geb. 1848 in Welzheim; gest. 7. Mai 1919 in Schwäbisch Gmünd). Besuchte das Gymnasium in Tübingen, wo er auch bis zum Staatsexamen studierte. Nach einer Studienreise nach Wien ließ er sich 1872 in Gmünd nieder, wo er sein ganzes Leben verbrachte. Er hat sich besonders Verdienste organisatorischer Art um die Homöopathie und ihre Eingliederung in die Standesorganisation erworben. Von ihm stammen die „Kölner Leitsätze“.

Wesselhoeft, Conrad (geb. 23. März 1834 in Weimar; gest. 1904 in Boston). Kam mit 6 Jahren nach Amerika, mit 15 kehrte er wieder nach
804 Deutschland zurück und machte in Leipzig die Reifeprüfung. Nach Rückkehr

nach Amerika studierte er an der „Harvard Medical School“, wo er 1856 promovierte. 1873 wurde er an „Boston University“ Professor der homöopathischen Arzneimittellehre, an der er bis zu seinem Tode blieb. Er war der Neffe von Wilhelm Wesselhoeft. Zahlreiche Arbeiten auch in deutschen Blättern. Beachtenswert besonders seine „Mikroskopischen Untersuchungen“.

Widenmann, Gustav (geb. 13. Oktober 1812; gest. 26. Januar 1876 in Ulm). Nach dem Staatsexamen ging er nach Wien, wo er — schon als Student homöopathisch gesinnt — praktisch in die Homöopathie eingeführt wurde. 1841 wurde er Arzt am Arbeitshaus in Ludwigsburg. 1848 bis 1855 ging er ganz in der Politik auf, war selbst politischer Schriftsteller und gab zeitweise in Stuttgart die „Süddeutsche politische Zeitung“ heraus; später lebte er in Ulm, Zürich und Augsburg. 1855 begann er wieder ärztlich tätig zu sein in Bad Teinach. 1865 siedelte er nach Ulm über. Er schrieb mehrfach in der „Hygea“ und gab außerdem eine vom kritischen Standpunkt aus geschriebene Schrift heraus „Über das Wesen der Natur nebst einem Blick auf die Homöopathie“, Stuttgart, 1839.

Widnmann, Franz Seraph (geb. 19. März 1765 in Marktoffingen als Sohn eines Oberamtmanns; gest. in München den 28. Januar 1848). Studierte zuerst in Dillingen katholische Theologie, sodann in Ingolstadt Medizin und machte 1792 die Doktorprüfung in Würzburg. Er ließ sich dann in Wallerstein, der kleinen fürstlich öttingenschen Residenz, nieder, wo er 1798 Hofmedicus wurde. Als Wallerstein 1803 bayrisch wurde, kam er als Medizinalrat nach Eichstätt und wurde Leibarzt beim Fürstbischof und 1817 Leibarzt des Herzogs von Leuchtenberg (Eugen Beauharnais). Nach dessen Tod (1824) zog er nach München. Schon früh beschäftigte er sich mit der Homöopathie und veröffentlichte den ersten Aufsatz in Hufelands Journal 1823 (s. S. 417). Bis in sein hohes Alter war er schriftstellerisch mit vielen kleinen Arbeiten in der „Hygea“ tätig.

Windelband, Rudolf (geb. 1. Oktober 1839 in Frankfurt a. d. Oder als Sohn eines Pfarrers; gest. 29. April 1909 in Groß-Lichterfelde bei Berlin). Studierte 1860 bis 1865 in Berlin, Würzburg (Wintersemester 1862/63) und wieder Berlin, wo er 1864 die Doktor- und 1865 die Staatsprüfung machte. Er ließ sich dann in Berlin als praktischer Arzt nieder. Durch die großen Mißerfolge, die er als Allopath in der Cholerapidemie 1866 hatte, entmutigt, wollte er die Rechte studieren; durch den homöopathischen Arzt Sorge wurde er mit der Homöopathie bekannt gemacht und wurde dann Homöopath. 1870 wurde er Hofarzt des Prinzen Friedrich Karl. Er hat sich besonders um die homöopathischen Organisationen wie den Berliner Verein hom. 805

Ärzte, den Verein der selbstdispensierenden Ärzte und den Zentralverein verdient gemacht, deren Vorsitzender er lange Jahre war. Er leitete auch die „Berliner Zeitschrift“ seit Beginn.

Wislicenus, Oskar (geb. 14. März 1827 in Eisenach als Sohn des nächsten; gest. 4. August 1898 in Eisenach). Ging nach Erlangung des Reifezeugnisses mit 19 Jahren nach Jena, Leipzig, Prag und Wien und machte sodann 1851 die Staatsprüfung in Jena. Er ließ sich in Eisenach nieder, ging 1878 nach Elberfeld, doch kehrte er 1886, öfters kränkelnd, nach Eisenach zurück, wo er zeitweise auch wieder ärztlich tätig war. Außer mancherlei kleineren Arbeiten und dem obenerwähnten Werke schrieb er noch die preisgekrönte Schrift „In welcher Beziehung steht die Lehre von den Krisen zu dem Wesen der Homöopathie?“ (in: A.H.Z., Bd. 49).

Wislicenus, Wilhelm Eduard (geb. 2. März 1797 in Battaune bei Eilenburg als Sohn eines Pfarrers, gest. 14. Juli 1864 in Eisenach). Studierte in Jena und Leipzig. Zuerst ließ er sich, etwa 1822, in Eilenburg nieder, zog aber sehr bald nach Eisenach, wo er eine ausgedehnte Praxis versah. In „Stapfs Archiv“ mehrfach schriftstellerisch tätig, zog er sich später ganz zurück. (Z. T. nach freundlicher Mitteilung seines Enkels, des Kunstmalers Max Wislicenus.)

Wolf, Paul (geb. 24. Februar 1795 in Dresden; gest. 2. Januar 1857 in Dresden). Studierte in Leipzig, Prag, Jena, 1817 Doktorexamen. Machte 1818 als erster Jude das Staatsexamen in Sachsen. Durch Lichtenfels und Marenzeller in die Homöopathie eingeführt. Hatte eine riesige Praxis in den ersten Kreisen Dresdens. Außer den „18 Thesen“ hat er nur wenig geschrieben.

Wurmb, Franz (geb. den 22. Juni 1805 zu Neumarkt a.d. Aschach, Oberösterreich; gest. 10. Oktober 1864 in Wien). Sein Vater war ein wohlhabender Leinwandhändler. Seit dem 12. Jahre am Gymnasium in Kremsmünster, wo er in allen Klassen Erster war. 1823 bezog er die Universität in Wien, das zweite Jahr studierte er in Padua, dann wieder in Wien, wo er mit den späteren Professoren der Wiener Universität Kolletschka, Skoda und Schuh Freundschaft schloß. Nach der Doktorpromotion 1831 wurde er Assistent bei dem besonders in der Damenwelt sehr beliebten Dr. Wierer; doch opferte er die sich ihm dadurch bietenden Aussichten, als er die Homöopathie kennenlernte. 1839 erschien in der „Hygea“ seine erste größere Arbeit über Pneumonie, in der er sich als Schüler der modernen Wiener Schule von Rokitansky und Skoda zeigt. Nach dem Urteil von
806 Watzke war er der treibende Kopf im „Verein der homöopathischen Ärzte

Österreichs für physiologische Arzneiprüfungen", desgleichen bei der Gründung der homöopathischen Heilanstalt in der Leopoldstadt, die er gemeinsam mit Watzke leitete. Ende 1862 erkrankte er an Lungentuberkulose, zu der sich dann mehrfache Knochentuberkulose gesellte. — Professor v. Zlatarovich war sein Schwager. Seine Hauptverdienste liegen in den Arzneiprüfungen der Wiener Gesellschaft, an denen er sich meist beteiligte, und außerdem in seinen Lehrvorträgen für Ärzte in der Heilanstalt. Seine Bearbeitung des Arsens (Österr. Zeitschr. f. Hom., Wien, 1844, Bd. 1) darf als eine der besten Arbeiten dieser Art gelten. Die unter seiner Leitung gemachte sorgfältige Nachprüfung des Schwefels erschien in der „Zeitschrift des Vereins homöopathischer Ärzte Österreichs" (Bd. I, 1, 1857). Außerdem erschienen von Wurmb und Caspar „Homöopathisch-klinische Studien", Wien, 1852. Wurmb war auch an den vergleichenden Untersuchungen verschiedener Verdünnungen bei Pneumonie beteiligt, die 1862 in der „Zeitschr. d. Vereins d. hom. Ärzte Österreichs" von M. Eidherr veröffentlicht wurden. — Vgl. Fr. Ant. Watzke, „Dr. Franz Wurmb", Wien, 1865.

Zlatarovich, Joseph von (geb. 1807 in Agram; gest. 1874 in Graz). Machte 1830 in Wien das Doktorexamen, war mehrere Jahre Assistent bei Wawruch und wurde 1834 Lehrer der theoretischen und praktischen Medizin an der militärärztlichen Bildunganstalt des Josephinums, von 1840 bis 1848 Professor der allgemeinen Pathologie und Therapie dortselbst. Als das Josephinum 1848 geschlossen wurde, wurde Z. mit halbem Gehalt zur Ruhe gesetzt und auch nicht mehr verwendet, als es wieder erstand, weil er Homöopath war. Seit den dreißiger Jahren homöopathisch gesinnt, insbesondere dazu angeregt durch den Vergleich der Vergiftungserscheinungen des Merkurs und seine Wirkung bei der Lues. Beteiligte sich sehr eifrig an den Arzneiprüfungen von Kalium bichromicum, Kochsalz, Kochenille, Bryonia und Agaricus; die beiden letzten leitete er selbst (Österr. Zeitschr. f. Hom., Bd. 3, 1847; Zeitschr. d. Vereins hom. Ärzte Österr., Bd. 2, 1863). Prüfte an sich mit starken Gaben. Sein Streben war, die Arzneimittel nicht nur nach der pharmakodynamischen und pathologischen Seite, sondern auch nach der physiologischen Seite zu bearbeiten. Er schrieb noch: „Der Feldarzt und die Homöopathie". Eine Denkschrift. Graz, 1870.

VIII. Nachträge und Berichtigungen

Die aus äußeren Gründen erfolgende Erscheinungsweise in mehreren zeitlich nacheinander herauskommenden Teilen bringt es mit sich, daß ich auf Grund späterer Funde manches richtigstellen und vielfach auch Neues berichten kann. Von Druckfehlern wurden nur die wichtigsten berücksichtigt.

Seite 19. Vgl. zur Signaturenlehre meine Arbeit „Das magische Simile" in der A. H. Z. (Bd. 182, S. 139, 1934).

Seite 20, 6. Zeile von oben hinter „medica" einzufügen: (siehe Hahnemanns „Reine Arzneimittellehre", Bd. 3, erste und zweite Auflage).

Seite 57, 2. Zeile von unten statt Paracelsus: Hahnemann.

Seite 64, Abschnitt 3. Meine Vermutung, daß diese Anführung Koberts nichts mit dem Hahnemannschen Simile zu tun hat, hat sich als berechtigt herausgestellt, und ich konnte das noch in der englischen Übersetzung des ersten Teiles richtigstellen. Kobert wird wohl diese Anführung dem Werke des gelehrten Heinrich Marx: „Die Lehre von den Giften" (Göttingen, 1827 bis 1829) entnommen haben, in dem die Verweisung auch schon falsch ist. Desgleichen fand ich die Stelle in einigen älteren homöopathischen Arbeiten ohne oder mit falscher Verweisung. Dabei werden die Namen zweier „Jesuiten" Cyrus und Johannes genannt. Wenn das auch wieder falsch war, so konnte es doch als Fingerzeig dienen. Es mußte sich um die beiden frühchristlichen Märtyrer Cyrus und Johannes handeln, die beide Ärzte gewesen sind. Die von Jesuiten herausgegebenen „Acta Sanctorum" (Antwerpen, 1643, Januar, Bd. 2, S. 1091 ff.) berichten, daß eine Frau beim Wassertrinken einen Frosch verschluckt hatte, der dann auf einen Rat dieser Heiligen hin durch Wassertrinken und dadurch erzeugtes Erbrechen wieder herausbefördert wurde (eoque epoto ad vomitum provocata molestissimam illam ranam, quam inscia hauserat, sic ejecit, ut mortis periculum, quod illi aquae creaverant, aquis depelleretur). Eine ähnliche Geschichte wird noch über einen gewissen Theodor berichtet, der auch auf ähnliche Weise geheilt wurde. Anschließend folgt dann der Satz: „Sanctis non jam contraria contrariis, ut mortales medici solent, sed similia similium usu curantibus."

Man sieht, mit wie wenig Recht Kobert diese Stelle mit der Homöopathie zusammenbringt. Es sind ganz oberflächliche Ähnlichkeitsbeziehungen, und vielleicht schwingt auch das magische Simile mit, aber von Homöopathie ist nichts zu finden.

Seite 68. Joh. Groenevelt, ein holländischer Arzt in London und Mitglied des „Royal College of Physicians", wurde auf Befehl des Präsidenten dieses Kollegiums in das Gefängnis von Newgate gebracht, weil er Blasenleiden mit Canthariden behandelt hatte. In einer Schrift „De tuto Cantharidum in medicina usu interno" (London, 1698), in der er sich verteidigt, führt er zahlreiche Ärzte an, die dasselbe getan hätten, darunter auch Hippokrates mit zwei Stellen. Es geht aus seinen Ausführungen nicht ganz klar hervor, ob er das Bewußtsein hat, nach dem Simile zu handeln. G. war ein seiner Zeit sehr bekannter Steinschneider.

Seite 69, oben. Schon Phil. Nenter (in Fundamenta medicinae theor., Argentor. 1718, Bd. 2, S. 646) rät gegen die Pest isopathische Mittel. Neben vielem anderen empfiehlt er: „Specifica: Ossa humana semiputrida pulverisata, bubones de mortuorum excissi, exsiccati et in pulverem redacti."

Seite 70, Ende des 3. Absatzes: Reinhard Planer.

Seite 72, Ende des 1. Absatzes zuzufügen: sowie bei Sorge, B.H.Z., Bd. 1, S. 34, 1880.

Seite 77. Hahnemann führt in seiner „Reinen Arzneimittellehre" bei Aconit mehrfach Claudius Richard an und verweist dabei auf „Schenk lib. VII obs. 136". Ich fand ihn bei Herausgabe des I. Teils nicht, da die mir vorliegende Ausgabe von Joh. Schenck a Grafenberg „Observationes medic. rariorum" (Frankfurt, 1675) eine andere Zählung hatte. Nachträglich stellte ich fest, daß der Bericht dem Werk von Thomas Jordan „Pestis Phaenomena" (Frankfurt, 1576) entnommen ist, der ihn als Anhang zu Buch III auf Seite 626 bringt. — Es handelt sich bei Richard um einen Bericht über eine zum Studium der Wirkung des Bezoars im Jahre 1564 in Prag vorgenommene Vergiftung mit Aconit und eine im Jahre 1565 in Wien vorgenommene Arsenikvergiftung an einem Verbrecher.

Seite 79. Im Jahre 1762 berichtete Joh. Friedr. Karl Grimm in Eisenach in einer Arbeit „Effectus quidam Opii in corpore sano observati" (Nova acta physico-medica, Halae) über Versuche mit Opium am Gesunden. Die Versuchsperson nahm das erste Mal ein Gran rohes Opium, ein zweites Mal 3 Gran, worauf eine Anzahl Symptome auftraten, die Hahnemann z. T. auch in der „Reinen Arzneimittellehre" anführt. Grimm erwähnt als einen Arzt, der auch Prüfungen am Gesunden gemacht hat: G. Young in seiner Schrift „Treatise on Opium" (London, 1753).

Seite 101. Das Bild Hahnemanns stammt aus dem Jahre 1835, Hahnemann war also erst 80 Jahre alt. (Vgl. Tischner „Die Bildwerke Hahnemanns" in der „L. P. Z. f. H." 1934, Nr. 4—6.)

Seite 128, Anmerkung 10. Ein späterer Fund klärte die Angabe Sprengels in Bd. V, 1 (nicht II, 2!) seiner „Geschichte". Schon 1773 hatte Th. Percival in „Essays, medical and experimental", London, in einem Aufsatz „On the medicinal uses of fixed air" mitgeteilt, bei mehr als 40 Patienten habe sich Kohlensäure in den späteren Stadien der Lungenschwindsucht als ein „powerful palliativ" erwiesen.

Seite 142, 1. Abschnitt. Die Bemerkung, daß Hahnemann wohl als erster für unlöslich gehaltene Stoffe löslich gemacht hat, indem er sie in einen kolloiden Zustand brachte, ist in dieser Allgemeinheit nicht richtig. Jedoch ist er allem Anschein nach der erste gewesen, der trockene Kolloide dargestellt hat. Ohne von Hahnemann zu wissen, hat in der modernen Wissenschaft erst neuerdings P. v. Weimarn das geleistet.

Seite 152, Anmerkung. Vgl. über Fr. Hahnemann meine Arbeit in der „Leipziger Populären Zeitschrift für Homöopathie", 1935, Nr. 4/5.

Seite 160, 2. Zeile von unten: „Die Stengel des Nachtschattens . . ."

Seite 161, 4. Zeile von unten ein Schreibfehler! Statt „die Fallgesetze" muß es heißen: „das Gravitationsgesetz", von dem ich schon auf Seite 10 ganz richtig spreche.

Seite 182, Ende des 2. Absatzes. Statt (s. n.): (s. u.).

Seite 186, 11. Zeile von unten. Hinter „1800" einfügen: Bd. I.

Seite 198, Absatz 4. Statt der beiden letzten Zeilen sagt schon die englische Übersetzung: „Dazu kommt noch, daß der Laie viele stark wirkenden Arzneien, die in der Allopathie üblich sind, nicht verschreiben kann, da sie nur gegen eine ärztliche Verschreibung in der Apotheke abgegeben werden dürfen. Der Laienpraktiker ist deshalb, falls er Arzneien geben will, hauptsächlich auf die Homöopathie angewiesen. Dies sind die Hauptgründe dafür, daß die Homöopathie dem Laien bessere Möglichkeiten zur Behandlung gibt als die Allopathie."

Seite 213, Mitte. Statt (S. 77): (S. 197).

Seite 235, Mitte. Statt (s. u. Kap. XIII): (s. S. 249 u. Kap. XIII).

Seite 271, Anmerkung. Wie ich schon in meiner in der Anmerkung erwähnten Arbeit mitteilte, hat R. Haehl auch eine Nachricht ungeprüft übernommen, Napoleon habe in seinen Staaten die Homöopathie einführen wollen. Ich habe das gleich aus inneren Gründen bezweifelt und konnte bald auch Näheres darüber mitteilen (s. A.H.Z., 1933, S. 311 f.). Die eigentliche Quelle wurde mir erst später zugänglich, es ist die kleine Schrift eines Dr. F. W. Ewers: „Bewährte Heilmethode der Läusesucht und des Grindes"
810 (Ilmenau, 1826), angeblich frei bearbeitet nach einer Schrift des französischen

Arztes Dr. I. P. Maragnot. Im Vorwort teilt Ewers in der Tat mit, daß Napoleon in Frankreich die Homöopathie habe einführen wollen. Im Text wird erzählt, Napoleon habe auf Elba an Grind und Läusen gelitten und habe sich zugunsten der Homöopathie erklärt. Das ist, wie ich schon früher sagte, aus inneren und äußeren Gründen unwahrscheinlich und ist auch von Hahnemann, als er von der Schrift erfuhr, so bezeichnet worden. Vermutlich ist das Ganze eine Spottschrift auf die Homöopathie, wenn sie auch als solche eigentlich zu witzlos ist. Ein Dr. Maragnot ist überhaupt als ärztlicher Schriftsteller nicht nachweisbar (Katalog der „Biblioth. nationale", Paris, und des „British Museum", London).

In bezug auf Goethe sei noch auf meine Arbeiten „Goethe und das biologische Grundgesetz" (A. H. Z., 1936, S. 402 ff.) sowie „Kleine Beiträge zur Goetheforschung" (Zeitschrift f. deutsche Philologie, Bd. 61, S. 48 ff., 1936) verwiesen.

Seite 273, Absatz 3. In dem schon auf S. 120 erwähnten Brief an Dr. Billig in Altenburg schreibt Hahnemann am 5. Februar 1821 über seine Bemühungen um eine neue Wirkungsstätte: „Zwar sind mir von Preußen entgegenkommende Schritte dieser Art getan worden . . ." In einer neu erschlossenen Quelle („Dav. Ferd. Koreff" von Friedr. v. Oppeln-Bronikowski, Berlin, 1928) finde ich in einem Brief des Generalchirurgen Rust an Koreff, der damals Geh. Ober-Regierungsrat im Kultusministerium in Berlin war, Hahnemann erwähnt; er wolle sich im preußischen Staate niederlassen und habe sich, wie Rust tadelnd bemerkt, nicht an den Innenminister oder den Kultusminister, sondern an den Kriegsminister gewendet, weil dieser die homöopathische Lehre in Schutz genommen habe. — Die auf Seite 561 behandelte Nachprüfung der Homöopathie in Berlin vom März bis Mai 1821 wurde durch den Kriegsminister von Hake angeordnet und steht offenbar mit Schritten Hahnemanns, in Preußen Fuß zu fassen, in Verbindung.

Seite 282, Zeile 17 von oben. Diese Anführung aus Schelling enthält in der Erstausgabe, auf die ich mich stütze, an dieser Stelle einen Druckfehler, den er erst am Schluß des Buches richtigstellt. Der Beginn muß lauten: „Die Ursache der Erregbarkeit . . ."

Seite 294, Absatz 4. Man hat mich darauf aufmerksam gemacht, daß meine Beurteilung der am Kranken beobachteten Symptome doch wohl zu ungünstig sei. Ich gebe zu, daß gewisse Gesichtspunkte dafür sprechen, die an Kranken gefundenen Symptome nicht so scharf abzulehnen, wie es oben geschehen ist, zumal da die Grenze zwischen „gesund" und „krank" sehr unbestimmt und fließend ist. Um diese Ansicht zu Wort kommen zu lassen, bringe ich die klaren Ausführungen, die schon vor langen Jahren J. I. Hoppe 811

gemacht hat. Er schreibt in einer Arbeit „Die an Kranken gewonnenen Arzneiprüfungssymptome" (A. H. Z., Bd. 70, S. 19 ff., 1865) nach Bericht über einen Kranken, der nach Darreichen von Arsen D 12 eine eigenartige Atemstörung bekam, die *Hoppe* auf Arsen zurückführen möchte: „Das erfolgreichste Arzneiprüfen ist das Arzneiprüfen mittelst kleiner Arzneiportionen an solchen Gesunden, die verborgene oder schlummernde Läsionen haben, und ferner an solchen Kranken, deren Leiden an Grad und Ausbreitung noch geeignet ist, vorhandene Störungen in charakteristischen Symptomen unter der Einwirkung von Arzneistoffen hervortreten, sichtbar, erkennbar werden zu lassen. — Um mittelst solcher Gaben brauchbare Symptome zu erlangen, kann man nur an kranken Menschen experimentieren. Am geeignetsten werden aber immer solche kranken Menschen sein, die relativ gesund erscheinen und die in der populären Auffassung noch unter die Gesunden gezählt werden. Arzneisymptome, die an einem Krankenlager und zumal nach vorhergegangenem Gebrauche verschiedener Mittel gewonnen werden, werden immer eine strenge Kritik bestehen müssen, um Anerkennung zu erhalten. Bestehen sie diese Kritik, so sind sie so giltig, wie die Symptome an sogenannten Gesunden. — Wenn ich jedoch sage, daß die zur Mittelwahl zu benutzenden Arzneisymptome zum großen Teile von Kranken entnommen sind und von Kranken entnommen werden müssen, so rede ich *durchaus nicht* einer alten, längst begrabenen Auffassung das Wort. Ich spreche durchaus nicht gegen den Grundsatz der Arzneiprüfung an ‚Gesunden'. Aber ich muß diese ‚Gesunden' anders auffassen, und damit ich auch nicht von Kranken rede, so bleibt nichts übrig, als nur von ‚*Arzneisymptomen*' zu sprechen, die *wahr* sind, mögen nun diese Arzneisymptome herrühren von welchem Körper es sei. Ihre Ursprungsstätte vermindert an sich nie ihren Wert. *Arzneisymptome zur Verwertung am Krankenbette* suchen, das ist die *Aufgabe*; hingegen Heileffekte zur Verwertung in anderen Krankheitsfällen suchen, das ist nicht die Aufgabe, sondern dies ist nur ein Geschäft, das etwa zur Kontrolle dient." (A. a. O. S. 28/29.) Kürzlich hat das besonders der erfahrene Arzneiprüfer *Jul. Mezger* im „Hippokrates" (1936, S. 850) betont. Aber wenn man auch grundsätzlich den *Hoppe*schen Ausführungen zustimmen kann, so heißt es auf alle Fälle kritisch zu sein, um so kritischer, wenn es sich um wirklich Kranke handelt. Besonders gilt das aber bei wirklich Kranken, denen man ein Mittel in *Hochpotenz* als *Arznei* gegeben hat. Solange nicht die Wirkung der Hochpotenzen als fest bewiesen gelten kann, lehne ich auf alle Fälle die Erscheinungen ab, die *Hahnemann* aller Wahrscheinlichkeit nach bei mit Hochpotenzen behandelten Kranken erhalten hat. Bei der Unsicherheit aller Erfahrung scheint es mir nicht angängig, zu aller sonstigen Unsicherheit gleich *zwei* weitere
812 Unsicherheitspunkte einzuführen.

Seite 300, 2. Zeile von oben. Statt XXII: XX.

Seite 302, letzte Zeile. Mit der Erwähnung der Arbeit von Madaus und Kuhn sollte nicht gesagt werden, daß sie als die Ersten diese Frage behandelt hätten, denn ich schreibe dort nicht die Geschichte des Korsakowschen Verfahrens; die Arbeit wurde genannt, weil in ihr besonders „eindrucksvoll", wie ich sage, die Eigenheiten und Fehler der Korsakowschen Verdünnungen gezeigt werden. Zudem war sie soeben erschienen und lag, während ich diese Frage behandelte, gerade auf meinem Schreibtisch. Da jedoch nachträglich Kötschau mich darauf aufmerksam machte, er habe das schon in ähnlichen Versuchen 1927 gezeigt, muß die Frage des Erstanspruchs berührt werden. Wie bereits auf Seite 584 gesagt ist, hat der Physiker Berné schon ein Jahr früher in „L'Homéopathie française" (1926, März) die Eigenart der Korsakowschen Verdünnungen nachgewiesen. Er fußt dabei auf Arbeiten der Gebrüder Auguste und Louis Lumière, die bis ins Jahr 1902 zurückgehen (vgl. „Elimination de l'hyposulfite de soude retenu par les papiers photographiques" in „Revue trimest. des Traveaux de Recherche effectués dans les Laboratoires Photogr. dirigés par A. et L. Lumière", wobei sie sich auf einen Aufsatz aus dem Jahre 1902 im „Bulletin de la soc. franç. de Photographie" beziehen.) Ein Blatt Papier (13:18), das in einer Lösung von Natriumhyposulfit lag, wurde nach Abtropfen 5 Minuten lang in 100 g Wasser gelegt, und das wurde achtmal mit neuem Wasser in neuer Schale wiederholt. Noch im achten Waschwasser wurde 0,00016 g Natriumhyposulfit gefunden.

Diese Untersuchungen photographischer Art hat Berné sodann auf die Verdünnungen der Homöopathie angewendet und auch mittels Rechnung das Verhältnis der Hahnemannschen zu den Korsakowschen Verdünnungen klargelegt. Danach ist:

C1	Hahnemann	=	C1	Korsakow
C2	„	=	ca. C3	„
C3	„	=	ca. C7	„
C4	„	=	ca. C20	„
C8	„	=	ca. C11000	„

Dazu vergleiche man außerdem Bernés Arbeit in der „Biologischen Heilkunst" (Bd. 14, Nr. 8, S. 116, 1933), in der er gegen einen (ungenannten) Autor Einspruch erhebt, der seine „Ideen aufgenommen und verwendet hat, ohne ihre Herkunft zu erwähnen". Berné macht demgegenüber seine Erstansprüche geltend. Eine Erwiderung gegen Berné ist mir nicht bekanntgeworden; dieser Erstanspruch von Berné ist also wohl auf alle Fälle als berechtigt anzuerkennen, denn Kötschaus Arbeit erschien erst ein Jahr später.

Seite 317, Absatz 1. Vgl. dazu noch „Die Chronischen Krankheiten", 2. Aufl., Bd. 1, S. 188, wo er über die isopathischen Mittel, insbesondere über „Psorin" weniger ablehnend schreibt, aber betont, es sei kein Ison, sondern ein „Simillimum".

Seite 330, Absatz 4. Melanie Hahnemann starb den 27. Mai 1878 in Paris.

Seite 363. An Schrifttum aus den letzten Jahren nenne ich noch:

Tischner: Hahnemann ein Jude? „D. H. Z.", 1933, Nr. 12; gekürzt auch in A. H. Z., 1934, Nr. 1. Ablehnung ganz unbegründeter Behauptungen, die eine Arzneimittelfabrik in unlauterem Wettbewerb aufgestellt hatte.

Tischner: Die Bildwerke Hahnemanns. „L. P. Z. f. H.", 1934, Nr. 4/6.

Tischner: Das magische Simile. „A. H. Z.", 1934, Nr. 3.

Aebly: Hahnemanns Werk als Ausdruck seiner Persönlichkeit. „D. H. Z.", 1935, Nr. 12.

Tischner: Zur Psychologie Hahnemanns (Entgegnung auf Aeblys Arbeit). „D. H. Z.", 1936, Nr. 2.

Tischner: Hufeland und die Homöopathie. „A. H. Z.", 1936, Nr. 5.

Tischner: Stiefkind Homöopathie. „Fortschritte d. Medizin", 1937, Nr. 4.

Tischner: Hahnemanns Brautbrief. „A. H. Z.", 1937, Nr. 2.

Tischner: Hahnemann und Schelling. „Archiv f. Geschichte der Medizin u. d. Naturwissenschaften", Bd. 30, Nr. 1/2, 1937.

Tischner: Hahnemann und die naturwissenschaftlich-kritische Richtung in der Homöopathie. „A. H. Z.", 1937, Nr. 4.

Grabert: Die Gesamtheit der Symptome. „D. H. Z.", 1937, Nr. 10.

Tischner: Die „Gesamtheit der Symptome" und die inneren Veränderungen. „D. H. Z.", 1938, Nr. 2.

Tischner: Hahnemann und die geistigen Strömungen seiner Zeit. „A. H. Z.", 1938, Nr. 4.

In dieser Arbeit sowie in der eben erwähnten über „Hahnemann und Schelling" im „Arch. für Geschichte der Medizin . . ." wird das oben auf Seite 276 ff. Gesagte weitergeführt und insbesondere H's. Beeinflussung durch Schellings Identitätsphilosophie aufgezeigt. Außerdem fällt auch noch auf einige andere Punkte, wie Hahnemanns Verhältnis zum Mesmerismus, neues Licht. (Kurz auch in Berliner Kongreßbericht, Stuttgart, 1938.)

Tischner: Die „festständigen" Krankheiten bei Hahnemann. „D. H. Z.", 1938, Nr. 12. Zeigt den nicht unbeträchtlichen Teil der Erkrankungen, in
814 denen Hahnemann bei der Arzneimittelwahl nicht an die individuellen

Symptome anknüpft, sondern auf einer verallgemeinernden Krankheitsdiagnose fußt. Es sind im wesentlichen die „miasmatischen“ Krankheiten, die er in allen Erkrankungsfällen schematisch mit einem oder zwei Mitteln behandelt. Diese Ansichten über die festständigen Krankheiten hat er bis zum Ende festgehalten. Bei der Behandlung der Cholera mittels Kampfer strebt er bewußt als erster Arzt mit einem Heilmittel die „innere Desinfektion“ an; es ist die erste „Therapia magna sterilisans“!

Seite 398, Absatz 4. Da man vielfach zu glauben scheint, erst Erwin Liek habe diesen Gegensatz gesehen und so bezeichnet, so führe ich demgegenüber als zufälligen Fund an, daß im Jahre 1884 (A. H. Z., 108, S. 65) der Berliner Homöopath Weil über eine Arbeit schreibt: „interessiert nicht nur den Mediziner, sondern speziell den Arzt als Heilkünstler“. Damit soll nicht gesagt sein, daß dies die früheste Stelle ist.

Seite 440, Anmerkung. Kafka berichtet diesen Ausspruch, der von Hirschel dem Professor Bischoff zugewiesen wird, vom Chirurgen Fritz. (A. H. Z., Bd. 120, S. 14.)

Seite 469, 2. Absatz, Zeile 6. Statt Kurfürstentum: Königreich.

Seite 508, 6. Abschnitt, 3. Zeile. Statt 1829: 1828.

Seite 508, 6. Zeile von unten. Die aus irgendeiner ausländischen Quelle — vermutlich aus Rapou — entnommene Angabe über „Ginzel“ dürfte sich auf den unten bei „Italien“ erwähnten „Kinzel“ beziehen.

Seite 512, 1. Abschnitt. Das Wiener Kinderspital wurde vielfach das „Lebenswarthsche Kinderspital“ genannt nach dem Adelsnamen seines Stifters Taubes von Lebenswarth.

Seite 536, 6. Zeile von oben. In der A. H. Z., Bd. 107, S. 148, wird in einem Nachruf auf den Homöopathen A. H. Hendrichs, der Anfang der vierziger Jahre Assistent bei Nasse war, mitgeteilt, Nasse habe damals auch das homöopathische Schrifttum gepflegt; durch die homöopathischen Schriften in der Bücherei der Bonner Klinik sei Hendrichs zur Homöopathie gekommen.

Seite 542, 4. Zeile von oben. Nach Faulwasser stammen die homöopathischen Beiträge von Karl Haubold (vgl. A. H. Z., Bd. 131, S. 162).

Seite 542, Anmerkung. „Hiecke“ ist offenbar ein Druckfehler in der A. H. Z. Nach anderen Quellen, z. B. in „Samuel Hahnemann“ von Albrecht, heißt der Arzt Huck, der auch sonst bekannt ist.

Seite 563, Absatz 4. Andral hat später auf eine Anfrage des Homöopathen Dunham mitgeteilt, er halte die Versuche selbst nicht mehr für maßgebend, außerdem seien sie ohne seine Genehmigung veröffentlicht worden. (Aus der „Hom. Times" berichtet in der A. H. Z., Bd. 45, S. 153 u. 185, 1853.)

Seite 586, Anmerkung. Nach dem Tode von Hermann Hartlaub, von dem H. Fischer die Bereitungsweise der Hochpotenzen Jenichens erfahren hatte, fühlte sich dieser nicht mehr zum Schweigen verpflichtet und hat in der A. H. Z. (Bd. 124, S. 114) das Verfahren mitgeteilt. Bis zur 30. wird, wie üblich, nach dem Vielglasverfahren verdünnt, von da ab nach Korsakow mit 12 Schüttelschlägen, 2 Tropfen auf 200 Tropfen Spiritus. Von der 200. Verdünnung ab wird mit Wasser verdünnt, nur die Potenzen, die aufbewahrt werden sollen, werden mit Spiritus gemacht. Außerdem werden jetzt größere Sprünge gemacht, indem auf 12000 Tropfen 2 von der vorigen Potenz genommen werden, 30 Schüttelschläge. Wie die Zählung geschieht, wird nicht gesagt, vermutlich sinngemäß entsprechend der Verdünnung je um 60 steigend, also von der 200. zur 260. Doch bleibt das zweifelhaft.

Seite 590, 4. Absatz. In der A. H. Z. (Bd. 76, S. 185, 1868) teilt Fr. Alb mit, Theyer habe den Versuch vor einer Anzahl von Ärzten gemacht. Es sei im Marshschen Apparat ein Arsenspiegel aufgetreten, und das aus der Schwefelsäure hergestellte Wasserstoffgas sei arsenfrei gefunden worden. — Der Apotheker Marggraf in Leipzig prüfte die Angaben nach und stellte Beobachtungsfehler fest. Genaueres wird leider nicht gesagt. (A. H. Z., 80, S. 96.)

Seite 654, 3. Absatz. Nachträglich habe ich festgestellt, daß Bock nicht nur als Anatom, sondern auch als Arzt tätig war, wie das damals im Gegensatz zu später in Deutschland nicht selten war.

Seite 723, 4. Absatz. Dieser Kongreß in Philadelphia war der erste internationale Kongreß für Homöopathie; ihm folgten seitdem andere, meist alle fünf Jahre. 1911 wurde auf dem Kongreß in London die Bildung eines Internationalen homöopathischen Rates beschlossen, der jedes Jahr zusammentreten sollte, was infolge des Krieges jedoch mehrfach unterblieb. Auf einer Tagung des Rates im Jahre 1925 in Rotterdam wurde die „Liga Homoeopathica Internationalis" gegründet, deren Versammlungen seitdem jährlich stattfinden; die letzten waren 1935 in Budapest, 1936 in Glasgow, 1937 in Berlin und 1938 in Nizza.

Seite 786. Katz, Julius (geb. 1. Mai 1870 in Hötensleben [Provinz Sachsen], aus altsächsischem Bauerngeschlecht; gest. 28. Februar 1938 in Leipzig). Zuerst studierte er Pharmazie und machte in Marburg die Staats- sowie 1896 in Leipzig die philosophische Doktorprüfung mit einer chemischen Arbeit. Seit dem Jahre 1897 arbeitete er an der Ausgestaltung der Schwabeschen „Pharmacopoea Homoeopathica Polyglotta". Später entschloß er sich zum Studium der Medizin, machte 1904 in Leipzig die Reifeprüfung und studierte dann seit 1905 Medizin, zuerst in Leipzig, seit 1907 in Berlin, wo er 1911 die Bestallung als Arzt erhielt. Im gleichen Jahre machte er die medizinische Doktorprüfung und ließ sich als homöopathischer Arzt in Leipzig nieder. 1911 bis 1914 war er in der Schriftleitung der A. H. Z. tätig. Seine Arbeiten wurden mehrfach durch seinen Doppelberuf als Arzt und Apotheker bestimmt. In einigen Arbeiten kritischer und experimenteller Art hat er sich mit der Hochpotenzfrage beschäftigt. Er war Mitarbeiter am „Handbuch der praktischen und wissenschaftlichen Pharmazie" von Professor Thoms, für das er den Abschnitt „Homöopathie und homöopathische Arzneimittel" verfaßte.

Personen- und Sachverzeichnis

Die wichtigsten Stellen sind **fett** gedruckt

 835

Vom Verfasser ist früher erschienen:

Das biologische Grundgesetz in der Medizin. München, 1914. (Vergriffen.)

Über interne Therapie des grauen Stares. Dresden, 1914. (Vergriffen.)

Über Telepathie und Hellsehen. Zweite, stark vermehrte Auflage. München, 1921; übersetzt ins Englische.

Ludwig Aub, eine psychologisch-okkultistische Studie. Leipzig, 1920.

Einführung in den Okkultismus und Spiritismus. Zweite, vermehrte Auflage. München, 1923; übersetzt ins Dänische.

Monismus und Okkultismus. Leipzig, 1921.

Geschichte der metapsychischen (okkultistischen) Forschung: II. Teil. Von der Mitte des 19. Jahrhunderts bis zur Gegenwart. Pfullingen, 1924.

Fernfühlen und Mesmerismus. (Exteriorisation der Sensibilität.) München, 1925; übersetzt ins Tschechische.

Der Okkultismus als Natur- und Geisteswissenschaft. Stuttgart, 1926.

Franz Anton Mesmer. Leben, Werk und Wirkungen. München, 1928.

Geschichte der Homöopathie, übersetzt ins Englische.
- I. Teil: Die Vorläufer der Homöopathie. Leipzig, 1932;
- II. Teil: Hahnemann. Leben und Werk. Leipzig, 1934;
- III. Teil: Ausbreitung der Homöopathie (bis 1850). Leipzig, 1937.

* * *

Außerdem gab der Verfasser heraus:

Vierte Dimension und Okkultismus. Auswahl aus den Werken Friedr. Zöllners. Leipzig, 1922.

Materialisationsversuche von Will. Crookes. Leipzig, 1923.

Das Medium D. D. Home. Leipzig, 1925.

* * *

In Vorbereitung:

Homöopathische Quellenschriften (mehrere Bändchen). Ausgewählte Teile aus älteren Arbeiten.